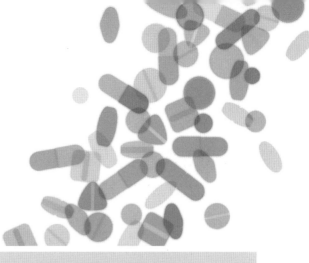

Common Diseaseの病態生理と薬物治療

監修
寺田 弘・金保 安則・原 晃

共編
システム薬学研究機構・牧野 公子・宮城島 利一・高乗 仁
江口 至洋・礒濱 洋一郎

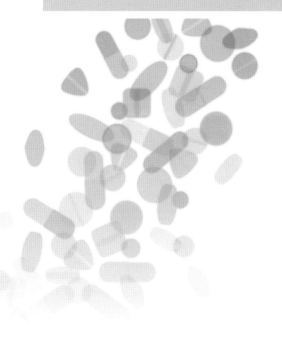

Ohmsha

本書に掲載されている会社名・製品名は，一般に各社の登録商標または商標です．

本書を発行するにあたって，内容に誤りのないようできる限りの注意を払いましたが，本書の内容を適用した結果生じたこと，また，適用できなかった結果について，著者，出版社とも一切の責任を負いませんのでご了承ください．

　本書は，「著作権法」によって，著作権等の権利が保護されている著作物です．本書の複製権・翻訳権・上映権・譲渡権・公衆送信権（送信可能化権を含む）は著作権者が保有しています．本書の全部または一部につき，無断で転載，複写複製，電子的装置への入力等をされると，著作権等の権利侵害となる場合があります．また，代行業者等の第三者によるスキャンやデジタル化は，たとえ個人や家庭内での利用であっても著作権法上認められておりませんので，ご注意ください．

　本書の無断複写は，著作権法上の制限事項を除き，禁じられています．本書の複写複製を希望される場合は，そのつど事前に下記へ連絡して許諾を得てください．

出版者著作権管理機構
（電話 03-5244-5088, FAX 03-5244-5089, e-mail：info@jcopy.or.jp）

JCOPY ＜出版者著作権管理機構 委託出版物＞

はじめに

　人間の寿命は，120才が限度であると言われている．生命活動は，エネルギー代謝，種々の生理物質の同化と異化などを行っている細胞に基礎をおいてなされている．人間の身体は60兆個の細胞からなっていると言われてきたが，最近ではどうやらそれよりも少ない数の37兆個程度であることが分かってきた．1兆は10の12乗であるから，どちらにしても膨大な数であることに変わりはない．人体には200種類もの細胞が存在していて，これらの細胞は，それぞれ特有の役割を演じながら，相互に連携をとって，身体の機能が円滑に運営されるように働いている．この細胞の連携機能が破綻することによって疾病が生ずる．

　疾病の発症に際して，どこの部位にどのような異常が起こっているかを知ることができるならば，それに対処する治療行為を円滑に進めることができる．放射線照射や手術は異常な部位を物理的な方法で削除する侵襲的な治療法である．一方，薬物療法は，病変によって過度に抑制されたり，もしくは活性化された生理機能を医薬品によってもとのレベルにまで戻す非侵襲的な療法であって，基本的には心身に過度な負担を伴わずに日常生活を維持しながら治療を行うことができる有効な方法である．

　本書は，日常生活を行っている際に"よくかかる病気（common disease）"を医薬品によって治療するに際して，まず身体のどの部位にどのような異常が発生し，これを治療するのに有効な医薬品は何かを記載したものである．ほぼ50種類にのぼる疾患を，発症する15の部位に分類し，疾患の概念，症状，発症機構について記述し，次いで，それぞれの疾患に有効な医薬品の作用機構と副作用をも念頭に入れた適切な使用法を解説している．また，疾患部位が多岐にわたる感染症や悪性腫瘍，それに疾病診断に有効な臨床検査に関しては項を改めて記述した．本書は，疾患に関しては医系の専門家が，薬物療法に関しては薬系の専門家が分担して執筆するという医薬連携によって生まれたものである．医師や薬剤師，そしてその他の医療関係者が医療現場において医薬品の適正な使用を実践するために本書を活用して頂ければ幸いである．

　本書の企画編集は，東京理科大学発 NPO 法人 "システム薬学研究機構"（http://www.system-spharma.org）によってなされたものである．この NPO 法人は，細胞内の遺伝情報やタンパク質ネットワークを理解・究明することを基盤として，医薬品の作用やその適正使用を研究するために設立されたものであり，その成果は既にオーム社から"遺伝子力"，"薬効力"として上梓されている．この法人の活動に興味を持たれた方の参加を希望するとともに，上記の書籍も本書と併せて参考にして頂ければ幸いである．

　本書の出版は，オーム社書籍編集局の方々の多大なご尽力によって実現できたものであることを最後に記して謝辞に代えさせて頂く．

2019 年 2 月

監修者を代表して

寺田　弘

「Common Disease の病態生理と薬物治療」監修者・編者・執筆者一覧

監修者 寺田　弘（新潟薬科大学），金保安則（筑波大学），原　　晃（筑波大学）

編　者 東京理科大学発 NPO 法人 システム薬学研究機構，牧野公子（東京理科大学），宮城島利一，高乗　仁，
江口至洋，礒濱洋一郎（東京理科大学）

執筆者（執筆順）

第Ⅰ編 病態生理と薬物治療

第 1 章 心臓・血管系の疾患
[病態生理]
- ＊青沼和隆　　（筑波大学）1.1 ～ 1.4
- 山本昌良　　（筑波大学）1.1
- 町野　毅　　（筑波大学）1.2
- 星　智也　　（筑波大学）1.3
- 木村泰三　　（筑波大学）1.4

[薬物治療]
- 石井邦雄　　（横浜薬科大学）

第 2 章 呼吸器・胸部の疾患
[病態生理]
- ＊檜澤伸之　　（筑波大学）2.1 ～ 2.3
- 矢﨑　海　　（筑波大学）2.1
- 角田義弥　　（筑波大学）2.2
- 藤田一喬　　（筑波大学）2.3
- 坂本　透　　（筑波大学）2.3

[薬物治療]
- 礒濱洋一郎（東京理科大学）

第 3 章 消化器系疾患
[病態生理]
- ＊兵頭一之介（筑波大学）3.1 ～ 3.6
- ＊山本祥之　　（筑波大学）3.1 ～ 3.3
- 松井裕史　　（筑波大学）3.1
- 金子　剛　　（筑波大学）3.2
- 溝上裕士　　（筑波大学）3.2
- 奈良坂俊明（筑波大学）3.3
- 鈴木英雄　　（筑波大学）3.3
- 安部井誠人（筑波大学）3.4 ～ 3.6
- 福田邦明　　（筑波大学）3.4
- 石毛和紀　　（筑波大学）3.5
- 長谷川直之（筑波大学）3.6

[薬物治療]
- 堀江俊治　　（城西国際大学）

第 4 章 腎臓・尿路の疾患
[病態生理]
- ＊山縣邦弘　　（筑波大学）4.1 ～ 4.3
- 永井　恵　　（筑波大学）4.1 ～ 4.3
- 臼井丈一　　（筑波大学）4.2
- ＊西山博之　　（筑波大学）4.4
- 高岡栄一郎（筑波大学）4.4

[薬物治療]
- 石橋賢一　　（明治薬科大学）

第 5 章 血液・造血器系疾患
[病態生理]
- ＊千葉　滋　　（筑波大学）5.1 ～ 5.2
- 坂本竜弘　　（筑波大学）5.1
- 栗田尚樹　　（筑波大学）5.2

[薬物治療]
- 本田一男　　（昭和大学）
- 橋本光正　　（昭和大学）

第 6 章 内分泌系疾患
[病態生理]
- 川上　康　　（筑波大学）

[薬物治療]
- 森山賢治　　（武庫川女子大学）

第 7 章 代謝性疾患
[病態生理]
- 川上　康　　（筑波大学）

[薬物治療]
- 前田武彦　　（新潟薬科大学）

第 8 章 骨・関節の疾患
[病態生理]
- 坂根正孝　　（筑波学園病院）

[薬物治療]
- 小茂田昌代（東京理科大学）

第 9 章 アレルギー・免疫疾患
[病態生理]
- ＊住田孝之　　（筑波大学）9.1 ～ 9.2
- 高橋広行　　（筑波大学）9.1
- 坪井洋人　　（筑波大学）9.1
- 近藤裕也　　（筑波大学）9.2
- 横澤将宏　　（筑波大学）9.2
- 金子駿太　　（筑波大学）9.2

[薬物治療]
- 礒濱洋一郎（東京理科大学）

第10章 生殖器疾患
［病態生理］
*西山博之 （筑波大学）10.1
末富崇弘 （茨城西南医療センター病院）10.1
*吉川裕之 （筑波大学／茨城県立中央病院・茨城県
地域がんセンター）10.2
川崎彰子 （筑波大学）10.2
［薬物治療］
森山賢治 （武庫川女子大学）

第11章 神経・筋の疾患
［病態生理］
*松村　明 （筑波大学）11.1 脳神経外科
伊藤嘉朗 （筑波大学）11.1 脳神経外科
鶴田和太郎 （筑波大学）11.1 脳神経外科
**玉岡　晃 （筑波大学）11.1 神経内科〜11.5
石井亜紀子 （筑波大学）11.1 神経内科
石井一弘 （筑波大学）11.2
中馬越清隆 （筑波大学）11.3
冨所康志 （筑波大学）11.5
［薬物治療］
岡淳一郎 （東京理科大学）

第12章 精神疾患
［病態生理］
*高橋祥友 （筑波大学）12.1 〜 12.2
高橋　晶 （筑波大学）12.1
今村芳博 （筑波大学／直方中村病院）12.2
［薬物治療］
枝川義邦 （早稲田大学）

第13章 耳鼻咽喉の疾患
［病態生理］
*原　　晃 （筑波大学）
和田哲郎 （筑波大学）
［薬物治療］
礒濱洋一郎 （東京理科大学）

第14章 皮膚疾患
［病態生理］
*藤本　学 （筑波大学）
古田淳一 （筑波大学）
［薬物治療］
稲垣直樹 （岐阜薬科大学）

第15章 眼疾患
［病態生理］
原　　敏 （原眼科医院）
［薬物治療］
石井邦雄 （横浜薬科大学）

第16章 感染症
［病態生理］
**人見重美 （筑波大学）16.1 〜 16.5
小金丸博 （筑波大学）16.1
喜安嘉彦 （筑波大学）16.2, 16.5
栗原陽子 （筑波大学）16.3
［薬物治療］
松元一明 （慶應義塾大学）

第17章 がん
［病態生理］
*檜澤伸之 （筑波大学）17.1
田村智宏 （筑波大学／茨城県立中央病院・茨城県
地域がんセンター）17.1
*原　尚人 （筑波大学）17.2
坂東裕子 （筑波大学）17.2
*大河内信弘 （筑波大学）17.3 〜 17.5
明石義正 （筑波大学）17.3
村田聡一郎 （横浜市立大学）17.4
高野恵輔 （筑波大学）17.5
榎本剛史 （筑波大学）17.3 〜 17.5
*松村　明 （筑波大学）17.6
中井　啓 （筑波大学／茨城県立医療大学）17.6
山本哲哉 （横浜市立大学）17.6
*千葉　滋 （筑波大学）17.7
加藤貴康 （筑波大学）17.7
*西山博之 （筑波大学）17.8
小島崇宏 （筑波大学）17.8
*吉川裕之 （筑波大学／茨城県立中央病院・茨城県
地域がんセンター）17.9
水口剛雄 （筑波大学）17.9
輪湖哲也 （日本医科大学付属病院）17.10
［薬物治療］
森田智子 （国立がん研究センター東病院）17.1
龍島靖明 （国立埼玉病院）17.2
野村久祥 （国立がん研究センター東病院）17.3
板垣麻衣 （前・国立がん研究センター東病院）17.4
宇田川涼子 （国立がん研究センター中央病院）17.5
清水久範 （昭和大学病院）17.6
小井土啓一 （国立がん研究センター中央病院）17.7
安室　修 （亀田総合病院）17.8
輪湖哲也 （日本医科大学付属病院）17.9 〜 17.10

第Ⅱ編 臨床検査
吉川恵次 （新潟医療技術専門学校）

【*：取りまとめ，**：執筆・取りまとめ兼務】

v

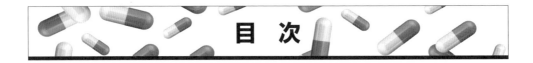

目 次

第Ⅰ編 病態生理と薬物治療

第1章 心臓・血管系の疾患 …… 2
1 心不全 …… 2
　病態生理…2　　薬物治療…8
2 不整脈 …… 18
　病態生理…18　　薬物治療…22
3 虚血性心疾患 …… 27
　病態生理…27　　薬物治療…31
4 高血圧症 …… 35
　病態生理…35　　薬物治療…40

第2章 呼吸器・胸部の疾患 …… 48
1 上気道炎（かぜ症候群）・
　インフルエンザ（疾患） …… 48
　病態生理…48　　薬物治療…51
2 気管支喘息 …… 53
　病態生理…53　　薬物治療…57
3 慢性閉塞性肺疾患（COPD） …… 62
　病態生理…62　　薬物治療…67

第3章 消化器系疾患 …… 70
1 胃食道逆流症 …… 70
　病態生理…70　　薬物治療…71
2 胃・十二指腸疾患 …… 74
　病態生理…74　　薬物治療…84
3 小腸・大腸 …… 90
　病態生理…90　　薬物治療…97
4 肝疾患 …… 101
　病態生理…101　　薬物治療…107
5 胆道疾患 …… 112
　病態生理…112　　薬物治療…115
6 膵疾患 …… 119
　病態生理…119　　薬物治療…122

第4章 腎臓・尿路の疾患 …… 125
1 腎不全 …… 125
　病態生理…125　　薬物治療…133
2 糸球体腎炎 …… 139
　病態生理…139　　薬物治療…144
3 ネフローゼ症候群 …… 146
　病態生理…146　　薬物治療…152
4 排尿障害（過活動膀胱） …… 157
　病態生理…157　　薬物治療…159

第5章 血液・造血器系疾患 …… 162
1 貧血 …… 162
　病態生理…162　　薬物治療…166
2 血栓・塞栓 …… 172
　病態生理…172　　薬物治療…178

第6章 内分泌系疾患 …… 186
1 甲状腺機能異常症 …… 186
　病態生理…186　　薬物治療…190

第7章 代謝性疾患 …… 196
1 糖尿病・低血糖症 …… 196
　病態生理…196　　薬物治療…200
2 脂質異常症 …… 206
　病態生理…206　　薬物治療…210
3 高尿酸血症・痛風 …… 215
　病態生理…215　　薬物治療…219

第8章 骨・関節の疾患 …… 223
1 骨粗鬆症 …… 223
　病態生理…223　　薬物治療…228

第9章 アレルギー・免疫疾患 …… 236
1 自己免疫疾患 …… 236
　病態生理…236　　薬物治療…241
2 関節リウマチ …… 244
　病態生理…244　　薬物治療…251

第10章 生殖器疾患 …… 255
1 前立腺肥大症 …… 255
　病態生理…255　　薬物治療…259
2 子宮内膜症 …… 263
　病態生理…263　　薬物治療…269

第11章 神経・筋の疾患 …… 274
1 脳血管疾患 …… 274
　病態生理…274
　　　［脳神経外科…274　　神経内科…279］
　薬物治療…283
2 てんかん …… 288
　病態生理…288　　薬物治療…294
3 パーキンソン病 …… 301
　病態生理…301　　薬物治療…306
4 アルツハイマー型認知症 …… 310
　病態生理…310　　薬物治療…316

5 血管性認知症 ……………… 319
病態生理…319　薬物治療…321

第12章　精神疾患 ……………… 324
1 統合失調症 …………………… 324
病態生理…324　薬物治療…329
2 うつ病・躁うつ病 …………… 334
病態生理…334　薬物治療…338

第13章　耳鼻咽喉の疾患 ……… 343
1 めまい ………………………… 343
病態生理…343　薬物治療…348
2 メニエール病 ………………… 351
病態生理…351　薬物治療…354
3 鼻炎・花粉症 ………………… 356
病態生理…356　薬物治療…363

第14章　皮膚疾患 ……………… 367
1 アトピー性皮膚炎 …………… 367
病態生理…367　薬物治療…371
2 乾　癬 ………………………… 379
病態生理…379　薬物治療…383
3 疥　癬 ………………………… 387
病態生理…387　薬物治療…391

第15章　眼疾患 ………………… 393
1 緑内障 ………………………… 393
病態生理…393　薬物治療…398

第16章　感染症 ………………… 403
1 細菌感染症 …………………… 403
病態生理…403　薬物治療…407
2 感染性胃腸炎 ………………… 416
病態生理…416　薬物治療…421

3 ヘルペスウイルス感染症 …………… 423
病態生理…423　薬物治療…426
4 ヒト免疫不全ウイルス（HIV）感染症 ……………………………………… 430
病態生理…430　薬物治療…434
5 真菌感染症 …………………… 442
病態生理…442　薬物治療…447

第17章　がん …………………… 453
1 肺がん ………………………… 453
病態生理…453　薬物治療…459
2 乳がん ………………………… 467
病態生理…467　薬物治療…474
3 胃がん・食道がん …………… 479
病態生理…479　薬物治療…486
4 大腸がん ……………………… 492
病態生理…492　薬物治療…498
5 肝・胆・膵がん ……………… 504
病態生理…504　薬物治療…509
6 脳腫瘍 ………………………… 518
病態生理…518　薬物治療…523
7 悪性リンパ腫・白血病 ……… 531
病態生理…531　薬物治療…536
8 前立腺がん …………………… 547
病態生理…547　薬物治療…550
9 子宮体がん …………………… 555
病態生理…555　薬物治療…559
10 子宮頸がん …………………… 561
病態生理…561　薬物治療…563

第Ⅱ編　臨床検査

第1章　総　論 ………………… 574
1 臨床検査の意義・目的 ……… 574
2 臨床検査の種類 ……………… 576

第2章　代表的な臨床検査 …… 578
1 肝機能検査 …………………… 578
2 腎機能検査 …………………… 582
3 呼吸機能検査 ………………… 583
4 心機能検査 …………………… 586
5 血液・血液凝固検査 ………… 588

6 内分泌・代謝疾患の検査 …… 591
7 感染時・炎症時の臨床検査 … 598
8 アレルギー疾患・膠原病の検査 … 600
9 悪性腫瘍に関する臨床検査 … 602
10 尿・便を用いた臨床検査 …… 604
11 動脈血ガス分析の検査 ……… 606
12 バイタルサイン ……………… 607

第3章　臨床検査の基準値 …… 612

付　録

1 医学・薬学関連の略語一覧 ……… 620
2 一般名一覧 ……………………… 644
3 販売名（商品名）一覧 ………… 653

索　引 ……………………………… 663

vii

第 I 編

病態生理 と 薬物治療

第 1 章　心臓・血管系の疾患
第 2 章　呼吸器・胸部の疾患
第 3 章　消化器系疾患
第 4 章　腎臓・尿路の疾患
第 5 章　血液・造血器系疾患
第 6 章　内分泌系疾患
第 7 章　代謝性疾患
第 8 章　骨・関節の疾患
第 9 章　アレルギー・免疫疾患
第10章　生殖器疾患
第11章　神経・筋の疾患
第12章　精神疾患
第13章　耳鼻咽喉の疾患
第14章　皮膚疾患
第15章　眼疾患
第16章　感染症
第17章　がん

1 心不全

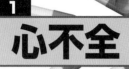

◆ 病態生理

1. 心不全とは

心臓は全身の臓器に血液を送るポンプ機能を果たす臓器であるが，心不全とはそのポンプ機能障害により生じた症候群を表す．日本循環器学会のガイドラインによると，急性心不全は「心臓に器質的，あるいは機能的異常が生じて急速に心ポンプ機能の代償機転が破綻し，心室拡張末期圧の上昇や主要臓器への灌流不全を来

表1 心不全の原因疾患

心筋の異常による心不全	血行動態の異常による心不全
虚血性心疾患 虚血性心筋症，スタニング，ハイバネーション，微小循環障害	**高血圧**
心筋症（遺伝子異常を含む） 肥大型心筋症，拡張型心筋症，拘束型心筋症，不整脈原性右室心筋症，緻密化障害，たこつぼ心筋症	**弁膜症，心臓の構造異常** ・先天性 　先天性弁膜症，心房中隔欠損，心室中隔欠損，その他の先天性心疾患 ・後天性 　大動脈弁・僧帽弁疾患など
心毒性物質など ・習慣性物質 　アルコール，コカイン，アンフェタミン，アナボリックステロイド ・重金属 　銅，鉄，鉛，コバルト，水銀 ・薬剤 　抗癌剤（アントラサイクリンなど），免疫抑制薬，抗うつ薬，抗不整脈薬，NSAIDs，麻酔薬 ・放射線障害	**心外膜などの異常** 収縮性心外膜炎，心タンポナーデ
	心内膜の異常 好酸球性心内膜疾患，心内膜弾性線維症
	高心拍出心不全 重症貧血，甲状腺機能亢進症，パジェット病，動静脈シャント，妊娠，脚気心
	体液量増加 腎不全，輸液量過多
感染性 ・心筋炎 　ウイルス性・細菌性・リケッチア感染など，シャーガス病など	**不整脈による心不全**
免疫疾患 関節リウマチ，全身性エリテマトーデス，多発性筋炎，混合性結合組織病など	・頻脈性 　心房細動，心房頻拍，心室頻拍など ・徐脈性 　洞不全症候群，房室ブロックなど
妊娠 ・周産期心筋症 　産褥心筋症を含む	
浸潤性疾患 サルコイドーシス，アミロイドーシス，ヘモクロマトーシス，悪性腫瘍浸潤	
内分泌疾患 甲状腺機能亢進症，クッシング病，褐色細胞腫，副腎不全，成長ホルモン分泌異常など	
代謝性疾患 糖尿病	
先天性酵素異常 ファブリー病，ポンペ病，ハーラー症候群，ハンター症候群	
筋疾患 筋ジストロフィ，ラミノパチー	

（日本循環器学会/日本心不全学会合同ガイドライン（班長：筒井裕之）：急性・慢性心不全診療ガイドライン（2017年改訂版）．http://www.j-circ.or.jp/guideline/pdf/JCS2017_tsutsui_h.pdf（2018年5月閲覧）より転載）

表2 心不全の増悪因子

- 急性冠症候群
- 頻脈性不整脈（心房細動，心房粗動，心室頻拍など）
- 徐脈性不整脈（完全房室ブロック，洞不全症候群など）
- 感染症（肺炎，感染症心内膜炎，敗血症など）
- アドヒアランス不良（塩分制限，水分制限，服薬遵守などができない）
- 急性肺血栓性塞栓症
- 慢性閉塞性肺疾患の急性増悪
- 薬剤（NSAIDs，陰性変力作用のある薬剤，癌化学療法など）
- 過度のストレス・過労
- 血圧の過剰な上昇
- ホルモン，代謝異常（甲状腺機能亢進・低下，副腎機能低下，周産期心筋症など）
- 機械的合併症（心破裂，急性僧帽弁閉鎖不全症，胸部外傷，急性大動脈解離など）

（日本循環器学会/日本心不全学会合同ガイドライン（班長：筒井裕之）：急性・慢性心不全診療ガイドライン（2017年改訂版）．http://www.j-circ.or.jp/guideline/pdf/JCS2017_tsutsui_h.pdf（2018年5月閲覧）より転載）

し，それに基づく症状や兆候が急性に出現，あるいは悪化した病態」と定義されている[1]．また，慢性心不全は「慢性の心筋障害により心臓のポンプ機能が低下し，末梢主要臓器の酸素需要量に見合うだけの血液量を絶対的にまた相対的に拍出できない状態であり，肺，体静脈系または両系にうっ血を来し日常生活に障害を生じた病態」と定義されている[2]．

心不全はあくまで症候群を表すため，心機能の低下を引き起こす原因となる数多くの疾患が存在する ▶表1．また，安定していた心不全の状態から発症に至る増悪因子も症例によって異なる．増悪因子としては服薬アドヒアランスの低下による退薬，水分や塩分の過剰摂取，肺炎などの感染が主にあげられる ▶表2．

1）心不全の分類

心不全は病態によりいくつかに分類することができる．代表的分類には，①右心不全と左心不全，②低心拍出性不全と高心拍出性不全，また，収縮機能の低下と拡張機能の低下のどちらが主たる病態かで分類した③収縮不全と拡張不全，といった分類方法がある．

① 右心不全と左心不全

左心不全では左室拡張末期圧の上昇を契機に，その手前に存在する左房圧，肺静脈圧が上昇することで肺うっ血が生じることが主な病態

である．右心不全では右房圧の上昇により右房へ還流する体静脈のうっ血が生じる．また，左心系へ送り出す血流が減少することで，結果，体循環への低心拍出が生じる．右心不全は単独で生じることは比較的稀であり，左心不全による肺静脈圧の上昇が肺動脈に伝播することで生じる右心への負荷を契機とした両心不全を呈することが多い．

② 低心拍出性不全と高心拍出性不全

低心拍出性心不全は心拍出量の低下によって末梢組織の需要に見合った血液を駆出できない状態である．一方で，高心拍出性心不全は心拍出量は正常もしくは軽度上昇しているにもかかわらず，末梢組織の供給量が上昇しているため，それに見合った心拍出量が得られていない状態であり，高度の貧血，甲状腺機能亢進症，脚気，動静脈シャントなどが代表的な原因疾患である．

③ 収縮不全と拡張不全

収縮不全心は収縮能の低下を主病態とし，いわゆる低心拍出性心不全の病態を呈する．一方で，これまでは収縮機能が保たれていれば心不全を来しえないと考えられていたが，近年では，心臓が拡張して次に駆出するための血液を受け入れる機能である拡張機能の低下により，肺うっ血や低拍出を来すことが知られており，拡張不全心と呼ばれている．拡張不全心は報告によって異なるが，心不全患者の3割〜約半数を占めており，長期的な予後も収縮不全心とほぼ同等であるという報告がなされている[3),4)]．また，大規模臨床研究において拡張不全心に対して予後の改善が明らかとなった薬剤は現時点では存在しない．臨床像としては高齢者や女性に多く，高血圧の既往との関連が強い．また，動脈硬化による血管弾性の低下による心臓に対する後負荷の上昇など，心臓外の要因の関与も大きいと考えられている．

2）心不全の進行にかかわる因子

心不全の進展には多くの因子が関与している．高血圧を代表とする圧負荷は適応機構として心肥大を生じ，過剰な体液貯留や逆流性弁疾患などによる容量負荷では心拡大を生ずる．それらは同時に神経体液因子の活性化を来し，長期的には心機能を増悪させるという悪循環を形成する．

① レニン-アンジオテンシン-アルドステロン（RAA）系

RAA系は全身の血圧，体液量，電解質を調節する生命維持に重要な役割を果たしており，灌流圧，交感神経活性，腎集合管のNa濃度などにより調節されている ▶図1 。アンジオテンシノーゲンがレニンによりアンジオテンシンⅠ（Ang Ⅰ）となり，さらにACE（angiotensin converting enzyme）により生理的活性を有するアンジオテンシンⅡ（Ang Ⅱ）となる．Ang Ⅱの受容体にはAT₁受容体とAT₂受容体が存在し，Ang ⅡはAT₁受容体を介して，血管収縮による血圧上昇やNaや水分の再吸収，心筋の線維化や肥大を引き起こすことで，長期的には心不全の増悪に関与する．心不全では腎血流の低下や交感神経活性の上昇からAT₁が有意に発現亢進する．一方で，AT₂は心保護的な役割を果たしていると考えられている．

② 交感神経系

心不全という生命の危機的な状態を反映し，心不全の重症度が上がるにつれ交感神経活性の上昇が引き起こされる．慢性的な交感神経活性の上昇は血圧や脈拍を増加させることで心筋細胞の酸素消費量を増加させる．また，心筋の収縮・弛緩に重要な役割を果たしている，Ca（カルシウム）ハンドリングを破綻させ，心筋細胞内のCa過負荷を引き起こすことで心筋細胞の収縮不全や致死性不整脈の増加に関与する．

③ サイトカイン

心不全の発症や進展に免疫細胞とそれらが産生する様々なサイトカインの関与していることが報告されている[5]．実際，心不全患者ではtumor necrosis factor-α（TNF-α），Interleukin-6（IL-6）が血中に増加し，予後とも関連している．これらのサイトカインは直接的な心収縮能の低下（陰性変力作用）あるいは心筋細胞障害により心機能を抑制する．また，血管の透過性亢進による肺うっ血や浮腫の増悪，末梢血管抵抗の増大による後負荷の上昇に関与する．CRPは代表的な炎症性マーカーであり，高感度CRP濃度が基礎疾患の有無にかかわらず予後と関連しているとの報告がある．高感度CRPはサイトカインよりも簡便で安価に測定できるが，感染症など様々な病態によって上昇するため，心不全に対する特異性に欠ける．

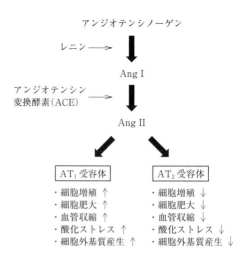

図1 レニン-アンジオテンシン-アルドステロン系の概略図

2. 症状

心機能障害によりポンプ失調が生じると，心臓が前方に送り出す血液量が減少する前方障害としての「低拍出」と，その後方に血液が貯留する後方障害としての「うっ血」が生じる．左心不全の場合，前方障害により様々な臓器への還流障害が生じ，腎臓に対しては腎血流の低下により尿量の低下が生じる．また，低血圧，倦怠感，易疲労感なども低拍出の症状である．後方障害としては左心系の手前に位置する肺のうっ血による低酸素血症，起坐呼吸，咳嗽などが生じる．

右心不全は前方障害としては左室に血液を送ることができないことから，左心不全の前方障害と同様の低拍出による症状が生じるが，両心不全の場合はより一層，臓器還流障害が増強する．また，後方障害としては体循環にうっ血が生じるため，下腿の浮腫や胸水，臓器のうっ血による肝・腎障害や消化管の浮腫による食思不振や栄養吸収障害が生じる ▶表3 ．

3. 診断基準

心不全の診断基準の最も代表的なものはFramingham criteria（フラミンガム診断基準）であり，主に自覚症状や身体所見から診断可能である ▶表4 ．心不全の重症度を表す分類としては自覚症状を基にしたNYHA（New York Heart Association）分類が簡便な指標として広く用いられている ▶表5 ．

表3　急性心不全の自覚症状と他覚的所見

うっ血症状と所見
　左心不全
　　症状：呼吸困難，息切れ，頻呼吸，起坐呼吸
　　所見：水泡音，喘鳴，ピンク色泡沫状痰，Ⅲ音や
　　　　　Ⅳ音の聴取
　右心不全
　　症状：右季肋部痛，食思不振，腹満感，心窩部不
　　　　　快感，易疲労感
　　所見：肝腫大，肝胆道系酵素の上昇，頚静脈怒
　　　　　張，右心不全が高度なときは肺うっ血所見
　　　　　が乏しい
低心拍出量による症状，所見
　症状：意識障害，不穏，記銘力低下
　所見：冷汗，四肢冷感，チアノーゼ，低血圧，乏
　　　　尿，身の置き場がない様相

表4　うっ血性心不全の診断基準
（Framingham criteria）

大症状2つか，大症状1つおよび小症状2つ以上を心
不全と診断する．
　［大症状］
　・発作性夜間呼吸困難または起坐呼吸
　・頚静脈怒張
　・肺ラ音
　・心拡大
　・急性肺水腫
　・拡張早期性ギャロップ（Ⅲ音）
　・静脈圧上昇（16 cm H_2O 以上）
　・循環時間延長（25秒以上）
　・肝頚静脈逆流
　［小症状］
　・下腿浮腫
　・夜間咳嗽
　・労作性呼吸困難
　・肝腫大
　・胸水貯留
　・肺活量減少（最大量の1/3以下）
　・頻脈（120/分以上）
　［大症状あるいは小症状］
　・5日間の治療に反応して4.5 kg以上の体重減少が
　　あった場合，それが心不全治療による効果ならば
　　大症状1つ，それ以外の治療ならば小症状1つと
　　みなす．

表5　NYHA 心機能分類

クラスⅠ
　身体活動を制限する必要はない心疾患患者
　通常の身体活動で，疲労，動悸，息切れ，狭心症状
　が起こらない．
クラスⅡ
　身体活動を軽度ないし中等度に制限する必要のある
　心疾患患者
　通常の身体活動で，疲労，動悸，息切れ，狭心症状
　が起こる．
クラスⅢ
　身体活動を高度に制限する必要のある心疾患患者
　安静時には何の愁訴もないが，普通以下の身体活動
　でも疲労，動悸，息切れ，狭心症状が起こる．
クラスⅣ
　身体活動の大部分を制限せざるをえない心疾患患者
　安静にしていても心不全症状や狭心症状が起こり，
　少しでも身体活動を行うと症状が増強する．

1）身体所見

　血圧と脈拍は緊急性を考慮するうえで重要な
初期情報である．心原性ショックは血圧が90
mmHg 以下に低下し，脈の触知が微弱となり，
通常は交感神経活性の上昇により頻脈や末梢冷
感を伴う．一方で過度の血圧上昇は心臓の後負
荷増大により急性左心不全を引き起こす原因と
なる．著しい頻脈は心臓の十分な拡張時間を妨
げ，一回拍出量が減少することで低心拍出から
心不全の原因となる．洞不全症候群や高度の房
室ブロックによる著しい徐脈は，心拍数が減少
することで低拍出から心不全の原因となる．動
脈血酸素飽和度もしくはパルスオキシメーター
から非侵襲的に測定される SpO_2 により低酸素
血症の有無を判断する．

　身体所見では下腿の浮腫や頚静脈の怒張など
で表される体液貯留徴候の有無や，聴診による
心音や呼吸音の異常所見の確認が重要である．
心音では弁膜症などによる心雑音や，3音奔馬
調律の有無を確認する．肺うっ血をみとめる場
合は通常，湿性ラ音が聴取される．気道の浮腫
による狭窄音が聴取されることもあり，気管支
喘息との鑑別が必要となる．

2）心電図・胸部レントゲン

　心電図は基礎心疾患の診断や不整脈の診断に
有用である．心筋虚血や陳旧性心筋梗塞の有
無，心室内の刺激伝導伝播を表す QRS 波の幅
や形から心室の障害の程度を推測することがで
きる．脈の異常としては，正常では右房内に存

4. 検　査

　心不全の原因疾患や病態は多岐にわたり，
様々な要因が複雑に関連している場合が多い
▶表2．ゆえに確定診断や病態の把握に多く
の検査を要することがあるが，非侵襲的な検査
のみならず，体に負担のかかる侵襲的な検査も
存在するため，病状を考慮したうえでの必要な
検査を選択することが重要である．主な検査方
法について述べる．

在する洞結節からの電気的興奮が心臓全体に伝播するが（正常洞調律），心不全の進行により心房細動や心室性不整脈の頻度が増加する．

胸部レントゲンでは，肺うっ血や胸水の有無，心陰影の大きさから心不全の診断や治療による効果判定をすることが可能である ▶図2．

3）心臓超音波

心臓超音波検査は非侵襲的な検査であり，心不全の診断から治療開始後の経過観察まで広く用いられている．代表的な心機能指標としては，左室の収縮機能を表す左室駆出分画や，肺うっ血の原因である左房圧の上昇や拡張機能障害を反映する左室流入血流速波形などがある ▶図3．また，各弁膜症の有無や重症度の判定，下大静脈の径や呼吸性変動から体液量の目安となる中心静脈圧の推定などが可能である．

4）CT・MRI

心臓CTは心不全の原因となる冠動脈狭窄の評価として広く臨床に用いられている．造影剤を使用するため腎機能低下例では施行できないことや，石灰化の強い症例では解析が困難であること，放射線被爆などの問題点がある．心臓MRIでは心筋壁運動や心腔内血流を観察することが可能であるが，特にガドリニウム造影を用いて遅延像を撮影することで心筋の線維化や炎症の局在を明らかとすることができるガドリニウム遅延造影は，現在では心不全の原因診断のゴールドスタンダードとして用いられている．

5）心臓カテーテル検査

心臓カテーテル検査は心臓の中に直接カテーテルを挿入する検査であり，心不全の血行動態評価および原因検査において重要な情報が得られる．しかし，侵襲性を有するために検査の適応を順守する必要がある．主目的としては，①冠動脈造影による虚血性心疾患の鑑別 ▶図4，②左室および右室造影による壁運動の評価 ▶図5，③心内圧・心拍出量の測定による心不全の病態の評価，④心筋生検による心筋の病理学的検討，⑤心臓電気生理学的検査による不整脈の原因診断などがあげられる．

6）採血検査

心不全では各臓器のうっ血や低灌流による臓器障害により，多くの血液検査項目に異常を来しうる．また，貧血，感染，甲状腺機能異常などはそれ自体が心不全の原因や再増悪の契機となる．主な検査項目として，電解質（Na・K），肝・腎機能，貧血の有無，甲状腺機能，CRPなどによる炎

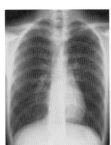
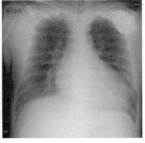

(a) 健常者　　(b) 急性心不全患者
　　　　　　（ペースメーカー植込み後）

図2　胸部レントゲン写真
心不全では心陰影の拡大と肺うっ血による肺血管陰影の増強をみとめる．

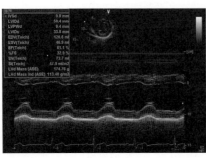
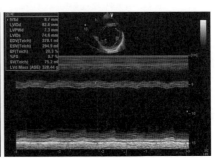

(a) 健常者　　　　　　　　　　　　(b) 拡張型心筋症

図3　心臓超音波所見（Mモード法）
左室の中隔と後壁の壁運動を経時的に表す．拡張型心筋症では左室内腔の拡大と収縮機能の低下をみとめる．

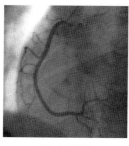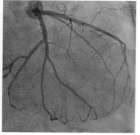

(a) 右冠動脈　　　　(b) 左冠動脈

図4　冠動脈造影

正常の冠動脈造影所見．

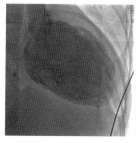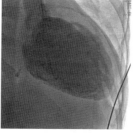

(a) 拡張期　　　　(b) 収縮期

図5　左室造影

拡張型心筋症症例の左室造影所見．収縮機能の高度低下により収縮期にも殆どの血液が左室内に貯留し，低拍出を呈している．

本症例の左室駆出分画は15％（正常値は55％以上）．

症反応の確認が重要である．また，CK（クレアチンキナーゼ）やトロポニンTといった心筋逸脱酵素の上昇は急性心筋梗塞や高度の心筋障害の存在を示唆する．脳性ナトリウム利尿ペプチド（brain natriuretic peptide：BNP）やBNPの前駆物質のN末端であるNT-proBNP（N terminal-pro BNP）は主として左室の負荷により分泌が亢進するホルモンであり，心不全であるか否かの診断や治療の効果判定指標として実地診療で広く用いられているが，年齢，性別，腎機能，心房細動の有無，肥満などによっても影響を受けるため解釈に注意を要する．

5．治療概要

心不全の治療は急性増悪期におけるうっ血や臓器障害を改善させるための，血管拡張薬，強心薬，利尿薬を中心とした急性期治療と，心不全の再増悪を予防し，長期予後を改善するための慢性期治療とに分けられる．薬物治療は心不全のどの状況においても基本となる重要な治療法であるが，近年ではペースメーカー治療，人工心臓，心臓移植などの非薬物治療も急速に進歩している．以下は，主に慢性心不全の治療法について述べる．

1）薬物治療

詳細は「薬物治療」の項に譲るが，①体液量の管理を目標とするサイアザイド系およびループ利尿薬，②RAA系の抑制薬である抗アルドステロン薬，ARB（angiotensin Ⅱ receptor blocker），ACE阻害薬，③交感神経活性の上昇を遮断し，心機能の改善および致死性不整脈の抑制作用のあるβ受容体遮断薬，が心不全の基本となる治療薬である．

2）運動療法

慢性心不全に対する運動療法の臨床的効果は以前から認識されていたが，その生理学的機序，ならびに安全性やQOL（quality of life），生命予後，および医療経済的効果について明らかになったのは比較的最近である．運動療法を含む包括的心臓リハビリテーションは，慢性心不全の治療や予防ばかりでなく疾病管理プログラムとして今後，重要性が増すと考えられる．

3）ペースメーカー治療

ペースメーカーは人工的に心筋に電気的刺激を与えることで心筋の収縮を発生させる．著しい徐脈（40/分以下）が心不全の悪化原因である洞不全症候群や高度房室ブロックが主にペースメーカー治療の適応となる▶図6．また，左室収縮不全では，しばしば左室内の刺激伝導障害を伴い，左室の収縮タイミングが部位によって異なることで（左室非同期収縮），左室のポンプ機能が障害されることがある．このような症例において，左室の中隔側と自由壁側から左室を挟み込むようにしてペーシングを行うことで左室のポンプ機能が回復される心臓再同期療法（CRT：cardiac resynchronized therapy）が行われている．しかし，約3割の症例では十分な効果が得られていないことが報告されており，適切な患者選択の方法が必要とされている[6]．また，心不全患者の死因として致死性不整脈による心臓突然死が少なからず存在するため，突然死のハイリスク症例（一次予防）や致死性不整脈の既往がある症例（二次予防）

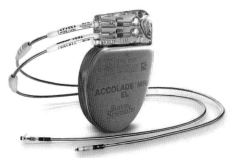

図6 植込み型ペースメーカー（DDD型）
ペースメーカー本体と心房および心室用リード．
© 2017 Boston Scientific Corporation. All rights reserved.

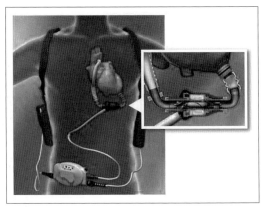

図7 植込み型補助人工心臓（HeartMate II™ LVAD）
左室心尖部から脱血し，上行大動脈へ送血を行う．
HeartMate II and St. Jude Medical are trademarks of St. Jude Medical, LLC or its related companies. Reproduced with permission of St. Jude Medical, ©2018. All rights reserved.

に対して植込み型除細動器（ICD：implantable cardioverter defibrillator）が適応となる．

4）外科手術

心不全に対する外科的治療は，①主な心不全の原因が弁膜症や先天性心疾患などの心臓の構造的異常に基づく症例に対する整復手術，もしくは②内科的治療の限界を超えた重症心不全に対する左室形成術，弁逆流に対する制御手術，補助人工心臓，あるいは心臓移植などに分類される．補助人工心臓は心臓移植に準ずるような末期の重症心不全症例に適応となり，わが国でも2011年春より体内植込み型の補助人工心臓が保険診療として使用可能となった．デバイスの改良により合併症の減少が可能となっているが，血栓塞栓症や感染などの問題は残されている▶図7．心臓移植は生存率およびQOLの改善という点で優れた治療であるが，わが国では深刻なドナー不足の問題から平均3年以上を超える待機期間を必要としている．また，移植心に対する免疫拒絶反応やそれを予防する目的で内服する免疫抑制薬に伴う副作用などの問題も残る．

参考文献

1) 循環器病の診断と治療に関するガイドライン（2010年度合同研究班報告）（班長：和泉徹）：急性心不全治療ガイドライン（2011年改訂版）［http://www.j-circ.or.jp/guideline/pdf/JCS2011_izumi_h.pdf］
2) 循環器病の診断と治療に関するガイドライン（2009年度合同研究班報告）（班長：松﨑益徳）：慢性心不全治療ガイドライン（2010年改訂版）［http://www.j-circ.or.jp/guideline/pdf/JCS2010_matsuzaki_h.pdf］
3) Tsuchihashi-Makaya M, Hamaguchi S, Kinugawa S, Yokota T, Goto D, Yokoshiki H, Kato N, Takeshita A, Tsutsui H ; Characteristics and outcomes of hospitalized patients with heart failure and reduced vs preserved ejection fraction. Report from the Japanese Cardiac Registry of Heart Failure in Cardiology （JCARE-CARD）. Circ J. 2009 ; 73(10) : 1893-900.
4) Bhatia RS1, Tu JV, Lee DS, Austin PC, Fang J, Haouzi A, Gong Y, Liu PP : Outcome of heart failure with preserved ejection fraction in a population-based study. N Eng J Med. 2006 ; 355(3) : 260-9.
5) Levine B, Kalman J, Mayer L, et al. : Elevated circulating levels of tumor necrosis factor in severe chronic heart failure. N Eng J Med. 1990 ; 323(4) : 236-41.
6) Hawkins NM, Petrie MC, MacDonald MR, et al. : Selectingpatients for cardiac resynchronization therapy : electrical or mechanical dyssynchrony?. Eur Heart J. 2006 ; 27(11) : 1270-81.
7) 日本循環器学会/日本心不全学会合同ガイドライン（班長：筒井裕之）：急性・慢性心不全診療ガイドライン（2017年改訂版）［http://www.j-circ.or.jp/guideline/pdf/JCS2017_tsutsui_h.pdf］

（執筆者）山本昌良（筑波大学）
（取りまとめ）青沼和隆（筑波大学）

薬物治療

1. 概 要

心不全は，ショックに代表される急性心不全と徐々に重症化する慢性心不全に大別される．急性心不全の場合は救命が，また慢性心不全の場合はQOLの向上と生命予後の改善が主要な治療目標となる．したがって，それらに使用される薬剤も大きく異なる．

急性心不全治療薬には速やかな循環状態の改善が求められるので，静脈内投与で使用される

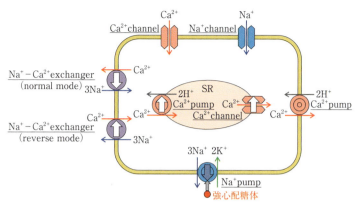

図8 強心配糖体の作用機序
図中の⬇は強心配糖体によって直接的な抑制効果が現れる部位．図中の⇧および⇩は，それぞれ間接的な促進効果および抑制効果が現れる部位を示す．
(Hardman JG and Limbird LE (ed.): Goodman & Gilman's the pharmacological basis of therapeutics. McGraw-Hill, 2001. より改変転載)

カテコールアミン製剤および選択的ホスホジエステラーゼ3阻害薬が主体となる．

一方，慢性心不全の治療薬といえば，1970年以前は利尿薬が，また1970年代は強心薬が中心であったが，1980年代以降はそれら以外の薬も用いられるようになり，現在ではアンジオテンシン変換酵素阻害薬（ACE阻害薬）およびアンジオテンシンII AT_1 受容体遮断薬（ARB）が全ての重症度の心不全に必須の薬剤となっている．心不全という病気の本質に対する理解が深まるとともに，種々の薬による大規模臨床試験が実施され，それぞれの薬の特徴が明らかにされてきたことがその理由である．

現在用いられている心不全治療薬の作用機序には次の3種類があり，病態に応じて使い分けがなされている．すなわち，①心臓への前後負荷に打ち勝つために心筋により強い収縮力を発生させる薬（強心薬）と，②前後いずれかの負荷を減少させることによって心臓の負担を軽減する薬（利尿薬，血管拡張薬・降圧薬など），そして③心拍数を減少させる薬（強心配糖体，アドレナリンβ受容体遮断薬）である．これらの薬は必ずしも単独で用いられるわけではなく，作用機序の異なる複数の薬が併用されることが多い．

2．強心薬

強心薬には，①心筋の Na^+ ポンプ（Na^+, K^+-ATPase）を阻害する薬（強心配糖体；ジギタリス類）と，②心筋細胞内のサイクリックAMP（cAMP）量を増加させる薬（アドレナリン $β_1$ 受容体刺激薬，ホスホジエステラーゼ阻害薬，アデニル酸シクラーゼ活性化薬，およびcAMP誘導体）がある．

1）強心配糖体（ジギタリス類）

慢性心不全の治療に用いられる．ただし，上でも述べたように，最近は心不全に対する基礎治療薬としての意義は大幅に低下しており，心房細動・粗動や発作性上室性頻拍などにおける頻脈のコントロールが主な使用目的となっている．

❖ 標的分子/作用機序

標的分子は，心筋細胞膜に存在する Na^+ ポンプである．強心配糖体は細胞外から Na^+ ポンプに結合し，その機能を抑制する．Na^+ ポンプは心筋の興奮に伴って増加した細胞内 Na^+ を細胞外に排出する機能を担っているので，Na^+ ポンプの活性が低下すると，再分極時の細胞内 Na^+ 濃度が十分に低下しなくなる．すると，細胞内外の Na^+ の濃度勾配が減少して，Na^+-Ca^{2+} 交換機構による正味の細胞内から細胞外への Ca^{2+} の汲み出し量が減少し，細胞質の遊離 Ca^{2+} 濃度が上昇する．その結果，筋小胞体（sarcoplasmic reticulum：SR）への Ca^{2+} の取り込み量が増加し，SR中の Ca^{2+} 濃度が上昇するため，収縮に利用されるSRからの Ca^{2+} 放出（Ca^{2+}-induced Ca^{2+} release）量が増えて，心筋の収縮力が増大する．これが強心配糖体の作用機序である▶図8．

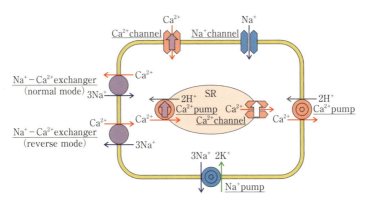

図9 cAMPの作用機序
図中の ⬆ は強心配糖体によって直接的な促進効果が現れる部位．図中の ⇧ は，間接的な促進効果が現れる部位を示す．
(Hardman JG and Limbird LE (ed.): Goodman & Gilman's the pharmacological basis of therapeutics. McGraw-Hill, 2001. より改変転載)

強心配糖体の心臓に対する作用として，心筋収縮力増大作用（強心作用）のほかに，心拍数減少作用と興奮伝導速度低下作用の2つが知られている．心臓以外に対する作用としては，中枢性に悪心・嘔吐などを引き起こす作用や，腎臓に対する利尿作用などが知られている．また，機序の詳細は明らかではないものの，交感神経活動抑制作用や迷走神経活動亢進作用もある．

❖ **化学構造**

強心配糖体とは，その化学構造中に糖が存在する強心薬という意味である．天然物をアルカリや酵素で処理して得られるジゴキシンおよびデスラノシドと，消化管吸収の向上を目的として作られた半合成品のメチルジゴキシンがある．

❖ **使用上の注意**

房室ブロック，洞房ブロックや閉塞性心筋疾患のある患者，ジギタリス中毒の患者には禁忌である．

小児や老人では副作用が現れやすいので，少量から投与を開始し，血中濃度や心電図などで十分に監視を行いつつ，慎重に投与する．胎児に対する安全性は確立していないので，妊婦または妊娠している可能性のある婦人に対しては，有益性が危険性を上回る場合にのみ投与する．

強心配糖体の血中有効濃度は，一部，中毒濃度と重なっており，悪心，嘔吐，下痢，視力低下，房室ブロック，徐脈，血圧低下，心室細動などの副作用が高頻度で現れるため，ジゴキシンは治療薬物モニタリング（therapeutic drug monitoring：TDM）の対象薬剤に指定されている．

多くの薬と相互作用し，互いの作用を増強することが明らかにされている．特に，低K^+血症は強心配糖体に対する心筋の感受性を増大させ，心室性不整脈発現の危険性を高めるので，血漿中K^+濃度を低下させるループ/チアジド系利尿薬との併用は慎重に行わなければならない．必要に応じて，スピロノラクトンなどのK^+保持性利尿薬を用いる．

2）アドレナリンβ_1受容体刺激薬（β_1刺激薬）

ドパミン，アドレナリン，イソプレナリンなどのカテコールアミンは，主として急性心不全，心原性または出血性ショック，高度の徐脈，心停止などに点滴静注で用いられる．強力な強心作用を有するが，①心拍数を増加させる，②長期投与で耐性を生じやすい，③作用の持続が短い，④経口投与ができない，などがその理由である．

一方，カテコールアミン類似薬のドカルパミンとデノパミンは経口投与が可能で作用持続も比較的長いため，前者はカテコールアミン点滴静注からの離脱に，また後者は慢性心不全の治療に使用されている．

❖ **標的分子/作用機序**

標的分子は，心筋細胞膜のアドレナリンβ_1受容体（β_1受容体）である．

β_1刺激薬が受容体の細胞外ループに結合すると，細胞内でGタンパク質の一種であるGsが活性化される．活性化されたGsはアデニル酸シクラーゼを活性化し，心筋細胞内でセカンドメッセンジャーのcAMPの産生を促進する．その結果，細胞内のcAMP量が増加し，cAMP依存性タンパク質リン酸化酵素（Aキナーゼ）が活性化される．Aキナーゼは細胞内の種々タンパク質を基質とするが，その中には細胞膜に存在する電位依存性Ca^{2+}チャネルとSR膜に存在するCa^{2+}ポンプがあり，それらの機能を促進する．すると，細胞質の遊離Ca^{2+}濃度の上昇とSRへのCa^{2+}の取り込み増加が起こり，興奮に伴ってSRから放出されるCa^{2+}（Ca^{2+}-induced Ca^{2+} release）量が増えるため，心収縮力が増大する ▶図9．

❖ 化学構造

分子内にカテコール環（1,2-ジヒドロキシベンゼン*1）とエチルアミン構造*2を有する化合物を総称してカテコールアミンと呼ぶ．

❖ 使用上の注意

褐色細胞腫のある患者には禁忌である．妊婦または妊娠している可能性のある婦人には，有益性が危険性を上回る場合にのみ投与することとし，授乳中の婦人に投与しなければならない場合には授乳を中止させる．

カテコールアミンは，体内で速やかにモノアミン酸化酵素（MAO）およびカテコール-O-メチル基転移酵素（COMT）によって代謝されるため，作用の持続は短い．

ハロタンなどのハロゲン化炭化水素系麻酔薬と併用すると，頻脈，心室細動などの不整脈を起こす危険がある．重大な副作用として，心室頻拍などの不整脈が知られている．

3）ホスホジエステラーゼ3阻害薬（PDE3阻害薬）

オルプリノンとミルリノンは，急性心不全でほかの薬剤を投与しても効果が不十分な場合に点滴静注で用いられる．ピモベンダンにはCa^{2+}感受性増強作用もある．経口剤が市販されており，ジギタリス類や利尿薬などの基礎治療薬を投与しても十分な効果が得られない軽症〜中等症の慢性心不全にも適応がある．

❖ 標的分子/作用機序

心筋には複数のPDEアイソザイムが存在するが，それらの中でcAMPの分解を特異的に触媒しているのはPDE3である．PDE3阻害薬はこの酵素を標的分子とし，それが触媒するcAMP分解反応を阻害することにより心筋細胞内のcAMP量を増加させ，β_1刺激薬類似の強力な強心作用を発揮する．β_1刺激薬がcAMPの産生を促進するのに対して，PDE3阻害薬はcAMPの分解を抑制するという点に相違があるものの，細胞内cAMP量を増やすことによって強心作用を現すという点は共通である．

❖ 使用上の注意

強心作用の増強を目的としてβ_1刺激薬などのcAMP産生を増加させる薬と併用すると，不整脈の発現を助長する可能性があるので注意する．

重大な副作用に心室細動を含む心室性不整脈と腎機能障害がある．PDE3は血管平滑筋細胞にも存在するため，PDE3阻害薬の投与によって血管拡張が起こり，血圧下降を招く．その程度が過度の場合は重大な副作用と捉えなければならないが，軽度の場合は心臓への後負荷を軽減するので，むしろ心不全の病態改善に有利に作用すると考えることができる．

動物実験で胎児の発育遅延がみとめられているので，妊婦または妊娠している可能性のある婦人には投与しない．

慢性のうっ血性心不全には，非選択的なPDE阻害薬であるジプロフィリン，プロキシフィリンまたはアミノフィリンが用いられることもある．

4）アデニル酸シクラーゼ活性化薬

コルホルシンダロパートは，ほかの薬で十分な効果の得られない急性心不全に点滴静注で用いられる．

❖ 標的分子/作用機序

標的分子はアデニル酸シクラーゼである．この酵素を直接活性化することにより，細胞内cAMP量を増加させ，強心作用と血管拡張作用を発揮する．

---

*1
OH
OH

*2 H₂N

❖ 使用上の注意

カテコールアミンおよびその類似薬，PDE阻害薬，cAMP製剤，利尿薬との併用は心室性期外収縮などの不整脈の発現を助長させる恐れがあるので注意する．

重大な副作用に心室性頻拍および心室細動がある．

動物実験で出生児の体重減少がみとめられているので，妊婦または妊娠している可能性のある婦人には，有益性が危険性を上回ると判断される場合にのみ投与する．また，この薬を投与中は授乳を避ける．

5）サイクリックAMP（cAMP）誘導体

急性心不全に静注で用いられる．強心作用のほかに，血管拡張作用，インスリン分泌促進作用，脂肪分解抑制作用，利尿作用などを示す．

❖ 標的分子/作用機序

細胞内に入ると，代謝を受けてcAMPとなる．標的分子はcAMP依存性タンパク質リン酸化酵素（Aキナーゼ）である．

❖ 化学構造

心筋細胞内のcAMPが増えると強心作用となって現れることは上述のとおりである．したがって，cAMPそのものを投与すれば強心作用が現れるのではないかと考えるのは自然である．しかし，cAMPは細胞膜を通過できないので，膜を通過できるようにcAMPの構造を修飾し，ジブチリル体としたのがブクラデシンナトリウムである▶図10．

❖ 使用上の注意

重大な副作用に高度の血圧低下，期外収縮・心室性頻拍・心房細動などの不整脈，肺動脈楔入圧上昇，心拍出量低下などがある．また，血糖上昇作用を有するため，投与中は血糖値に注意し，著しい上昇がみとめられた場合は，インスリン投与などの適切な処置を行う．

胎児に対する安全性は確立していないので，妊婦または妊娠している可能性のある婦人には有益性が危険性を上回ると判断される場合にのみ使用する．

3. 降圧薬・血管拡張薬

1）アンジオテンシン変換酵素阻害薬（ACE阻害薬）とアンジオテンシンⅡ AT$_1$受容体遮断薬（angiotensin Ⅱ AT$_1$ receptor blocker：ARB）

ACE阻害薬ではエナラプリルとリシノプリルのみが，またARBではカンデサルタンシレキセチルのみが心不全に適応を有する．全ての重症度の慢性心不全に広く使用が推奨されている．

❖ 標的分子/作用機序

ACE阻害薬の標的分子は，アンジオテンシンⅠからアンジオテンシンⅡへの代謝を触媒するアンジオテンシン変換酵素（angiotensin converting enzyme：ACE）である．ACE阻害薬は主として肺の毛細血管におけるACEの活性を阻害することで，アンジオテンシンⅡの産生を抑制する．

心不全時には心拍出量が減少して血圧が低下するため，代償性機序として交感神経活動が亢進する．その結果，ノルアドレナリンによって腎臓の傍糸球体細胞に存在するβ_1受容体が刺激され，レニンの分泌量が増加して，レニン-アンジオテンシン-アルドステロン（RAA）系が活性化される．アンジオテンシンⅡはその中心に位置する物質で，強力な血管収縮作用，組織リモデリング誘発作用，アルドステロン分泌促進作用などを併せ持つため，その産生が増加すると，末梢血管の収縮と体液の貯留が起こって血圧が上昇し，心臓の前後負荷が増大して症状を悪化させるとともに，心肥大を生じさせて（リモデリング）長期予後を悪化させる．ACE阻害薬はアンジオテンシンⅡの産生を抑制することで，これらの変化を抑制する．また，ACEはブラジキニンの分解を触媒するキニナーゼⅡと同じ酵素であるため，ACE阻害薬はブラジキニンの分解を抑制することで，その血管拡張作用を増強する．その結果，この方向か

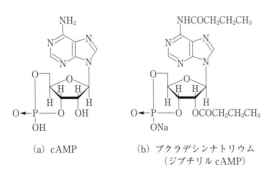

(a) cAMP　　　(b) ブクラデシンナトリウム
　　　　　　　　　　（ジブチリルcAMP）

図10　cAMPおよびブクラデシンナトリウムの構造

らも降圧が得られ，心不全に良い効果がもたらされる．

一方，ARBはできてしまったアンジオテンシンⅡの作用を受容体（angiotensin Ⅱ AT₁ receptor：AR）のレベルで遮断する薬である．近年，アンジオテンシンⅡはACEのほかに各種組織に存在するキマーゼやカテプシンGによっても産生されることが明らかにされているが，ACE阻害薬はそれらの酵素を阻害しないので，ACEによるアンジオテンシンⅡの産生抑制は部分的にならざるを得ない．すなわち，ACE阻害薬を使用しても，一定量のアンジオテンシンⅡが産生されてしまうことになる．ヒトの場合，その量は決して無視できないレベルであり，特に組織のリモデリングに重要な意義を有すると考えられている．ARBはどのような経路で作られたアンジオテンシンⅡの作用も抑制するので，ACE阻害薬よりも優れた治療効果が期待される．

ACE阻害薬とARBは，このような機序でアンジオテンシンⅡが関与する体内の様々な変化を抑制することにより，心不全の病態と予後を改善する．現在までのところ，心不全の治療効果において両者の間に有意な差は示されていないが，ARBの方が咳の副作用が少ないという点で使いやすい．

❖ 化学構造

エナラプリルおよびカンデサルタンレキセチルは体内で代謝を受けて活性化されるプロドラッグである．

❖ 使用上の注意

どちらのグループの薬も胎児に対する様々な悪影響が報告されているので，妊婦または妊娠している可能性のある婦人には使用しない．また，使用中に妊娠が明らかになった場合は，直ちに投与を中止する．

血管浮腫，急性腎不全，無顆粒球症，高カリウム血症，間質性肺炎などの重大な副作用が知られているが，発症頻度は高くない．腎機能障害を有する患者には慎重に投与するとともに，過度の降圧に注意する．

2）ACE阻害薬およびARB以外の降圧薬・血管拡張薬

① 硝酸薬（ニトロ血管拡張薬）

慢性心不全の急性増悪期を含む急性心不全の治療には，ニトログリセリンまたは硝酸イソソルビドが点滴静注で用いられる．静脈系に対する拡張作用が強いため，心臓の前負荷が軽減され，心室充満圧が低下して肺のうっ血が除かれる．

❖ 標的分子/作用機序

どちらの薬も，分子内から一酸化窒素（nitric oxide：NO）を遊離する．遊離されたNOの標的分子は血管平滑筋の細胞質中に存在する可溶性グアニル酸シクラーゼ（soluble guanylyl cyclase：sGC）である．この酵素を活性化することで細胞内サイクリックGMP（cGMP）量を増加させ，増加したcGMPはcGMP依存性タンパク質リン酸化酵素（Gキナーゼ）を活性化する．Gキナーゼは様々な基質タンパク質をリン酸化するが，その中にはミオシン軽鎖脱リン酸化酵素（myosin light chain phosphatase：MLCP）が含まれる．この酵素がリン酸化を受けると，活性化されて収縮タンパク質を構成するミオシン軽鎖の脱リン酸化が促進され，血管平滑筋は弛緩する．これが，cGMPによる重要な血管拡張機序と考えられている．

❖ 化学構造

分子構造中にニトロ基（-ONO₂）を有し，体内で分解されてNOを遊離する．ニトログリセリンはダイナマイトに使用される爆薬である．

❖ 使用上の注意

閉塞隅角緑内障の患者，高度な貧血の患者，PDE5阻害薬またはグアニル酸シクラーゼ活性化薬のリオシグアトを投与中の患者には禁忌である．

② カルペリチド

カルペリチドは，α型ヒト心房性ナトリウム利尿ペプチド（αhANP）を遺伝子組換え法により製造し，凍結乾燥粉末としたものである．αhANPは心房が遊離するホルモンとして発見された28アミノ酸残基からなるポリペプチドで，強力な血管拡張作用と利尿作用を有する．前負荷軽減により肺うっ血に伴う呼吸困難を改善し，後負荷軽減により心拍出量を増加させる．心拍数に影響しないため，心筋酸素消費量を増加させない．慢性心不全の急性増悪期を含む急性心不全に，点滴静注で用いられる．

❖ 標的分子/作用機序

カルペリチドの標的分子は細胞膜一回貫通型のナトリウム利尿ペプチド受容体, すなわち膜結合性グアニル酸シクラーゼ（particulate guanylyl cyclase：pGC）であり, その活性化を介して細胞内 cGMP 量を増加させる. cGMP は G キナーゼの活性化を介して動脈の拡張に基づく後負荷の軽減と, 静脈の拡張およびナトリウム利尿による前負荷の軽減を引き起こし, 急性心不全時の血行動態と臨床症状を改善する. また, β_1 受容体刺激によるレニン分泌亢進とアンジオテンシン II AT$_1$ 受容体刺激によるアルドステロン分泌亢進を抑制する.

❖ 化学構造および製剤上の特徴

カルペリチドは, 28 個のアミノ酸からなる α 型ヒト心房性ナトリウム利尿ペプチドを遺伝子組換え法で製造したものであり, バイアル中に D-マンニトール, グリシンおよび pH 調節剤を含む凍結乾燥粉末として販売されている. 用時, 日本薬局方注射用水に溶解し, 必要に応じて日本薬局方生理食塩液または 5% ブドウ糖注射液で希釈して使用する.

❖ 使用上の注意

血圧低下, 徐脈, 過剰利尿（脱水）による電解質異常（1.8%）や心室性不整脈（心室細動を含む）, 肝機能障害, 血小板減少などが起こることがある.

4. アドレナリン β_1 受容体遮断薬（β_1 遮断薬）

以前は, β_1 遮断薬は心収縮力を低下させるため心不全を悪化させるとして, 心不全の治療に用いられることはなかった. しかし最近では, 中等症以上の慢性心不全に ACE 阻害薬, 利尿薬, ジギタリス類と併用されるようになってきた. ビソプロロールと α 遮断作用もあるカルベジロールが用いられている.

❖ 標的分子/作用機序

標的分子は β_1 受容体である.

慢性心不全では, 代償性機構の一環として交感神経活動が亢進しているため, 体内は過剰なアドレナリンとノルアドレナリンの刺激にさらされている. β_1 遮断薬はこれらカテコールアミンによる β_1 刺激作用を遮断することにより, ①心拍数を減少させて心室の拡張能を改善する, ②不整脈を予防する, ③心筋の酸素消費量

を減少させて心筋障害を予防する, ④腎臓からのレニン遊離を抑制してレニン-アンジオテンシン-アルドステロン（RAA）系の活性化に起因する心筋のリモデリングを予防するなどの効果を発揮し, 慢性心不全の症状と予後を改善する.

❖ 使用上の注意

気管支喘息, アシドーシス, 高度の徐脈, 心原性ショックの患者, 非代償性の心不全患者, 未治療の褐色細胞腫の患者, また妊婦または妊娠している可能性のある婦人などには禁忌である. また, 必ずしも全例に有効なわけではなく, 病態を悪化させる場合もあるので, 使用には十分な注意が必要である. 重大な副作用として, 心停止, 心不全, 肝機能障害, 急性腎不全などが報告されている.

5. 利尿薬

心不全患者の体内では体液の貯留が起こるため, 利尿薬の投与が必要となることが多い. 利尿薬は体液量を減らすことにより浮腫を取り除き, また心臓の前負荷を軽減することで, 心不全の症状を改善する. ループ利尿薬, チアジド系利尿薬, チアジド系類似利尿薬, K$^+$ 保持性利尿薬, バソプレシン V$_2$ 受容体遮断薬が用いられている. 利尿薬の単独使用は, 交感神経系の興奮やレニン-アンジオテンシン-アルドステロン系の活性化を引き起こすことがあるため, 必ずしも予後に良好な影響を与えるとは限らないが, ACE 阻害薬や ARB との併用はそのリスクを軽減する.

❖ 標的分子/作用機序

各種利尿薬の標的分子と作用様式は以下のとおりである.

- ・ループ利尿薬：ヘンレループ上行脚の太い部分の Na$^+$-K$^+$-2Cl$^-$ 共輸送体の阻害
- ・チアジド系およびチアジド系類似利尿薬：遠位曲尿細管の Na$^+$-Cl$^-$ 共輸送体の阻害
- ・K$^+$ 保持性利尿薬のスピロノラクトン：皮質集合管のアルドステロン受容体の遮断
- ・K$^+$ 保持性利尿薬のトリアムテレン：皮質集合管の Na$^+$ チャネルの遮断
- ・バソプレシン V$_2$ 受容体遮断薬のトルバプタン：髄質集合管のバソプレシン V$_2$ 受容体の遮断

ループ利尿薬, チアジド系およびチアジド系

類似利尿薬は Na^+ のみならず K^+ の排泄も促進するが，K^+ 保持性利尿薬はむしろ K^+ を貯留する方向に作用する．バソプレシン V_2 受容体遮断薬であるトルバプタンの利尿は，電解質の排泄を伴わない純粋な水利尿である．

K^+ 保持性利尿薬のスピロノラクトンは，重症慢性心不全患者の生存率を向上させることが示されている．ただ，この場合のスピロノラクトンの作用機序は利尿とは別で，アルドステロンによって引き起こされる心筋リモデリングの予防や，血漿中 K^+ 濃度の維持によるジギタリス不整脈の抑制にあると考えられている．

❖ 使用上の注意

ループ利尿薬，チアジド系およびチアジド系類似利尿薬は，無尿の患者や体液中の Na^+ や K^+ が明らかに減少している患者には禁忌である．これらの薬はしばしばジギタリス類と併用されるが，その場合は低 K^+ 血症によるジギタリス中毒の発現に注意する必要がある．重大な副作用に再生不良性貧血，汎血球減少症，水疱性類天疱瘡，難聴，中毒性表皮壊死融解症，心室性不整脈（torsades de pointes），間質性腎炎などがある．

ジギタリスと利尿薬の併用時に低 K^+ 血症の懸念がある場合は，K^+ を補給するか K^+ 保持性利尿薬を併用する．逆に K^+ 保持性利尿薬の場合は高 K^+ 血症に注意が必要である．無尿または急性腎不全の患者，高 K^+ 血症の患者，アジソン病の患者，タクロリムス，エプレレノンまたはミトタンを投与中の患者には使用禁忌，タクロリムス，エプレレノン，ミトタンとは併用禁忌である．

バソプレシン V_2 受容体遮断薬のトルバプタンは，無尿の患者，口渇を感じないまたは水分摂取が困難な患者，高ナトリウム血症の患者，妊婦または妊娠している可能性のある婦人には禁忌となっている．重大な副作用として腎不全，血栓塞栓症，高ナトリウム血症，肝機能障害，血圧低下，心室細動，心室頻拍，肝性脳症，汎血球減少，血小板減少などが知られている．

6. その他の心不全治療薬

その他，コハク酸脱水素酵素の補酵素として作用するユビデカレノン，アデノシン三リン酸（adenosine triphosphate：ATP）受容体を刺激することで効果を現すアデノシン三リン酸（ATP），機序の詳細は不明であるがジピリダモールやタウリンが用いられることがある．

（執筆者）石井邦雄（横浜薬科大学）

急性心不全治療薬：強心薬

分類	一般名	販売名（商品名）	標的分子/作用機序		コメント
細胞内cAMP量増加薬	ドパミン塩酸塩	イノバン®	アドレナリン β_1 受容体	刺激	禁忌：褐色細胞腫
	アドレナリン	ボスミン®	アドレナリン β_1 受容体		
	ノルアドレナリン	ノルアドリナリン®	アドレナリン β_1 受容体		
	l-イソプレナリン塩酸塩	プロタノール®	アドレナリン β_1, β_2 受容体		
	オルプリノン塩酸塩水和物	コアテック®	ホスホジエステラーゼ3	阻害	β_1 刺激薬などの cAMP 産生を増加させる薬と併用：不整脈発現を助長 重大な副作用：心室性不整脈と腎機能障害
	ミルリノン	ミルリーラ®			
	ピモベンダン	アカルディ®			
アデニル酸シクラーゼ活性化薬	コルホルシンダロパート塩酸塩	アデール®	アデニル酸シクラーゼ	活性化	点滴静注 併用注意：カテコールアミン系強心薬，PDE 阻害薬，cAMP 製剤（心室性期外収縮などの不整脈の発現を助長）
cAMP誘導体	ブクラデシンナトリウム	アクトシン®	cAMP 依存性タンパク質リン酸化酵素	活性化	重大な副作用：高度な血圧低下，期外収縮・心室性頻拍・心房細動などの不整脈，肺動脈楔入圧上昇，心拍出量低下など

急性心不全治療薬：非強心薬

分類	一般名	販売名(商品名)	標的分子/作用機序		コメント
硝酸薬	硝酸イソソルビド	ニトロール®	可溶性グアニル酸シクラーゼ	活性化	点滴静注 禁忌：閉塞隅角緑内障，高度な貧血，PDE5阻害薬またはグアニル酸シクラーゼ活性化薬のリオシグアトを投与中の患者
	ニトログリセリン	ミリスロール®			点滴静注・舌下
α型ヒト心房性ナトリウム利尿ポリペプチド	カルペリチド（遺伝子組換え）	ハンプ®	膜結合型グアニル酸シクラーゼ	活性化	点滴静注 重大な副作用：血圧低下，徐脈，過剰利尿（脱水）による電解質異常（心室性不整脈（心室細動を含む）），肝機能障害，血小板減少

慢性心不全治療薬：強心薬

分類	一般名	販売名（商品名）	標的分子/作用機序		コメント
強心配糖体	ジゴキシン	ジゴキシン ジゴシン®	Na^+, K^+-ATPase	阻害	・禁忌：房室ブロック，洞房ブロックや閉塞性心筋疾患のある患者，ジギタリス中毒の患者 ・低カリウム血症の患者：心筋の感受性を増大
	メチルジゴキシン	ラニラピッド® メチルジゴキシン			
	デスラノシド	ジギラノゲン®			
細胞内cAMP量増加薬	ドカルパミン	タナドーパ®	アドレナリンβ₁受容体	刺激	
	デノパミン	カルグート®			
	ピモベンダン	アカルディ®	ホスホジエステラーゼ3	阻害	
	ジプロフィリン	ジプロフィリン	ホスホジエステラーゼ	阻害	非選択的なPDE阻害薬 慢性のうっ血性心不全にも使用
	プロキシフィリン	モノフィリン®			
	アミノフィリン水和物	ネオフィリン®	ホスホジエステラーゼ		
			アデノシン受容体	遮断	

慢性心不全治療薬：非強心薬

分類	一般名	販売名（商品名）	標的分子/作用機序		コメント
レニン-アンジオテンシン系	エナラプリルマレイン酸塩	レニベース®	アンジオテンシン変換酵素（ACE）	阻害	禁忌：妊婦または妊娠している可能性のある婦人
	リシノプリル水和物	ゼストリル® ロンゲス®			
	カンデサルタンシレキセチル	ブロプレス®	アンジオテンシンⅡAT₁受容体	遮断	
交感神経系抑制薬	ビソプロロールフマル酸塩	メインテート®	アドレナリンβ₁受容体	遮断	禁忌：気管支喘息，アシドーシス，高度の徐脈，心原性ショックの患者，非代償性の心不全患者，未治療の褐色細胞腫の患者，また妊婦または妊娠している可能性のある婦人
	カルベジロール	アーチスト®	アドレナリンα₁受容体 アドレナリンβ₁受容体		

慢性心不全治療薬：非強心薬（続き）

分類	一般名	販売名（商品名）	標的分子/作用機序		コメント
ループ利尿薬	フロセミド	ラシックス®	Na^+-K^+-$2Cl^-$ 共輸送体	抑制	・禁忌：無尿の患者や体液中の Na^+ や K^+ が明らかに減少している患者 ・ジギタリスと併用の場合，低カリウム血症によるジギタリス中毒の発現に注意
	ブメタニド	ルネトロン®			
	ピレタニド	アレリックス®			
	アゾセミド	ダイアート®			
	トラセミド	ルプラック®			
チアジド系利尿薬	ヒドロクロロチアジド	ヒドロクロロチアジド	Na^+-Cl^- 共輸送体		
	トリクロルメチアジド	フルイトラン®			
	ベンチルヒドロクロロチアジド	ベハイド®			
チアジド系類似利尿薬	メフルシド	バイカロン®			
K^+ 保持性利尿薬	スピロノラクトン	アルダクトン®	アルドステロン受容体	遮断	禁忌：無尿または急性腎不全の患者，高カリウム血症の患者
	トリアムテレン	ジウテレン	Na^+ チャネル	阻害	
バソプレシン受容体遮断薬	トルバプタン	サムスカ®	バソプレシン V_2 受容体	遮断	禁忌：無尿の患者，口渇を感じないまたは水分摂取が困難な患者，高ナトリウム血症の患者，妊婦または妊娠している可能性のある婦人
その他	ユビデカレノン	ノイキノン®	コハク酸脱水素酵素	補酵素	
	アデノシン三リン酸二ナトリウム水和物	ATP アデホス®	アデノシン受容体	刺激	
	ジピリダモール	ペルサンチン®			
	タウリン	タウリン			

2 不整脈

▣ 病態生理

1. 不整脈とは

正常な刺激の伝導は，洞房結節において規則正しく発生した興奮が，心房→房室結節→ヒス束→プルキンエ線維→心室と規則正しく伝播し，心臓全体を興奮させる ▶図1．不整脈とは，この規則正しい心臓のリズムが，乱れている状態である．

不整脈の発生機序として，刺激伝導異常である①リエントリーや，②伝導ブロックおよび刺激生成異常である③自動能の異常や，④撃発活動がある．

①リエントリーとは，解剖学的あるいは機能的な興奮旋回路を，興奮波が1周した後に，もとの場所に戻ってきて再興奮させることにより，興奮旋回が持続するものである．

②伝導ブロックは，正常な興奮伝播がブロックされ，その先に興奮が伝播しなくなった状態であり，房室ブロックや脚ブロック，洞房ブロックなどがある．

③自動能の異常には，生理的自動能の亢進（交感神経緊張によるβ受容体刺激など）と，本来自動能を持たない細胞による異常自動能（心筋梗塞巣付近の傷害されたプルキンエ細胞による心室固有調律の亢進など）がある．

④撃発活動には，徐脈や低K血症のときに発生しやすい早期後脱分極（再分極中に起こる脱分極）と，細胞内 Ca^{2+} 過負荷を来す状況で発生する遅延後脱分極（再分極終了後に起こる脱分極）がある．

早期後脱分極は，QT延長症候群における torsades de pointes でみとめられるほか，K^+ 電流を抑制する薬物や Na^+ 電流を抑制する薬物で誘発されやすい．遅延後脱分極は，虚血再灌流障害のほか，ジギタリスやカテコラミンの投与により誘発されやすい．

また，発生部位あるいは興奮旋回路の部位によって，房室結節レベル以上に主な原因のある上室性不整脈（心房細動，心房粗動，房室結節回帰性頻拍，房室回帰性頻拍，心房期外収縮など）と，ヒス（His）束レベル以下に主な原因のある心室性不整脈（心室頻拍，心室細動，脚肢間リエントリー性頻拍，心室期外収縮など）に分類される．このほか，心拍数の変化により，正常より早い心拍数を呈する頻脈性不整脈（頻脈性心房細動，心室頻拍，発作性上室性頻拍など）と，正常より遅い心拍数を呈する徐脈性不整脈（房室ブロック，洞機能不全症候群，徐脈性心房細動など）に分類される．

2. 症 状

不整脈には，必ず症状があるわけでなく，それに気づかない場合もあるが，病態によって以下のような症状を呈する．

徐脈性不整脈の場合には，脈が極端に遅くなり，数秒以上の間隔があくようになると，めまいやふらつきが生じたり，失神を起こして倒れたりする．また，脈の遅い状態が続くと，体を動かすときに息切れが生じるようになる．

頻脈性不整脈の場合には，脈が速くなることにより，ドキドキと動悸がするようになる．さらに脈が速くなった場合には，心臓が十分な血液を送り出せなくなり，嘔気や冷汗，失神を起こし，突然死の原因となることもある．特に，心室頻拍と心室細動は，突然死を起こす可能性が非常に高い不整脈であり，致死性不整脈と呼ばれる．

期外収縮は症状のない場合が多いが，欠脈や胸部不快感として症状を訴えるこ

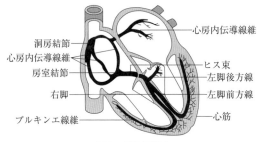

図1 刺激伝導系

とが多い．胸痛を訴えることもあるが，このときの痛みは胸の狭い範囲で起こり，しかも一瞬または数十秒以内で軽快することが特徴であり，虚血性心疾患の胸痛とは特徴が異なる．

また，心房細動は徐脈性不整脈にも頻脈性不整脈にもなりうるが，脈が完全に不規則になる絶対性不整脈であり，欠脈や胸部不快感・胸部違和感として症状を訴えることも多い．しかし，慢性的に持続した心房細動では，しばしば症状を自覚しなくなってしまうため，健康診断などの心電図検査で，初めて指摘されることも多い．

3. 検査

不整脈の検査には，不整脈それ自体の検出を行う12誘導心電図，ホルター心電図，携帯型心電図，植込み型ループレコーダーや誘発を行う運動負荷心電図，心臓電気生理学的検査と，基礎心疾患や合併症などのリスク因子を明らかにする加算平均心電図，薬剤負荷心電図，心エコー検査，心臓MRI検査，心臓CT検査，心臓核医学検査，血液生化学検査，遺伝子検査などがあり，植込み型ループレコーダーや心臓電気生理検査以外は，非侵襲的検査である．

12誘導心電図は，不整脈検出のみならず，再分極異常の指標となるQT時間やQT dispersion，脱分極異常の指標となるQRS幅やJ波，ε波など，リスク評価にも有用である．ホルター心電図は，症状と不整脈の関連性を明らかにすることができ，不整脈の頻度などの定量的評価にも有用であり，24時間の心拍変動解析から自律神経活動の評価にも応用されている．加算平均心電図では，伝導遅延を反映する指標である心室遅延電位が評価できる．薬剤負荷心電図では，Brugada症候群において右側胸部誘導のST上昇を顕在化させるピルジカイニドや，洞不全症候群において洞結節固有機能評価のために自律神経を遮断するアトロピン＋プロプラノロールが用いられる．心エコー検査では，リスク因子となる器質的心疾患の検索や突然死の予知に有用である左室駆出率の評価を行う．

心臓電気生理検査は，不整脈の誘発や診断，発生部位や機序の解明，重症度および薬効評価などに用いられるが，侵襲的検査であることから，ペースメーカーや植込み型除細動器といったデバイス治療やカテーテルアブレーションの術前検査として行われることが多い．経皮的に電極カテーテルを挿入し，X線透視下に高位右房（HRA），ヒス束（His），右室心尖部（RVA），冠静脈洞（CS）といった心腔内に留置し，治療の際にはアブレーションカテーテル（ABL）も挿入し，局所の詳細な電位情報を得る▶図2．

磁場を利用して，心腔内の電極からの情報を立体画像に構成し，電位の大きさや興奮伝播の様子を三次元的に視覚化できる電気解剖学的マッピングシステムも用いられている．また，この電気解剖学的マッピングシステムには，心臓CTや心臓MRIの三次元情報を取り込んで，三次元画像として融合させることもできる▶図3．

電極カテーテルから電気刺激（プログラム刺激）を行い，自動能や伝導能の評価および不整脈の誘発や診断と機序の解明，治療の適応が決

右前斜位35°　　　　　左前斜位45°

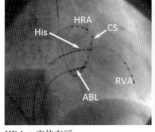 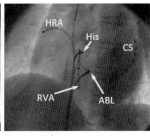

HRA：高位右房　　　His：ヒス束
RVA：右室心尖部　　CS：冠静脈洞
ABL：アブレーションカテーテル

図2　心腔内への電極カテーテル配置

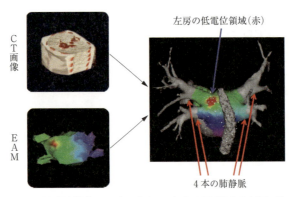

図3 電気解剖学的マッピング（EAM）とCT画像から左房・肺静脈の三次元的融合画像を作成

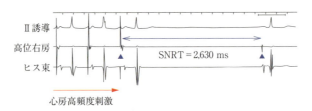

図4 洞結節回復時間（SNRT）

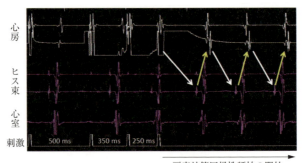

遅伝導路を下行し（白矢印），速伝導路を上行する（黄矢印）．
図5 房室結節回帰性頻拍の誘発（心房早期刺激）

定される．プログラム刺激には，自己調律周期より短い周期で連続刺激する高頻度刺激と自己調律周期より短い周期の単発刺激を入れていく早期刺激がある．高頻度刺激では，洞結節自動能の評価に用いられる洞結節自動能回復時間が評価できる ▶図4．早期刺激では，房室伝導能の評価を行うとともに，リエントリー性不整脈の誘発も行うことができる ▶図5．

4．治療概要

1）薬物治療

不整脈の薬物治療における受攻性因子とは，各不整脈の成立に不可欠であるため，その停止や予防の標的となる因子のことである ▶表1．

リエントリーでは，興奮旋回が持続する条件として，興奮の旋回周期が旋回路内の心筋細胞の有効不応期よりも長いことが必要である．このため，旋回路内に伝導遅延があると持続しやすく，一方向性伝導ブロックは旋回開始や旋回方向の安定性に寄与する．すなわち，興奮旋回路の有効不応期と伝導速度（活動電位の立ち上がり速度に依存）が標的となる．抗不整脈薬投与などにより，旋回路内の心筋細胞の有効不応期が，興奮の旋回周期（旋回路長÷伝導速度）より延長した場合，リエントリーは停止する．

生理的自動能の亢進では，第4相脱分極が受

表1　不整脈の機序と受攻性因子および代表的不整脈と抗不整脈薬

不整脈の機序	自動能		撃発活動		リエントリー	
	亢進	異常	早期後脱分極	遅延後脱分極	Ordered	Random
受攻性因子	第4相脱分極	浅い静止膜電位	活動電位持続時間の延長	Ca^{2+}過負荷	緩徐伝導路有効不応期	有効不応期
代表的不整脈または原因	洞性頻脈	心房頻拍（局所起源）	torsades de pointes 低K^+血症	特発性心室頻拍 ジギタリス中毒 心筋虚血	房室結節回帰性頻拍 心房粗動	心房細動
抗不整脈薬						
ATP		△		○	○	
Na^{2+}チャネル遮断薬				○		○
Ca^{2+}チャネル遮断薬			○	○	○	
アドレナリンβ受容体遮断薬	○	○		○		
K^+チャネル遮断薬				○	○	○
Mg			○			

CKD：chronic kidney disease，慢性腎臓病　　△：一過性の抑制効果

攻性因子であり，その抑制のために，遅延整流K電流を活性化させるβ遮断薬が用いられる．

　早期後脱分極から生じる撃発活動では，活動電位持続時間が主な受攻性因子であり，遅延整流K^+電流を増加させたり，Na^+電流やCa^{2+}電流のブロックにより活動電位持続時間を短縮させたりして，不整脈を抑制する．遅延後脱分極から生じる撃発活動では，細胞内Ca^{2+}負荷を軽減するためβ遮断薬が用いられる．

2）非薬物治療

　カテーテルアブレーション（経皮的心筋焼灼術）は，経皮的に心腔内に挿入されたカテーテル先端の電極チップを介して，不整脈の起源やリエントリー回路に対して，高周波エネルギーによる抵抗熱を利用した電気的焼灼を行い，不整脈起源の不活化やリエントリー回路の電気的離断を目的とした治療法である．

　心筋組織は，通常50℃以上で不可逆性のタンパク変性を起こし，電気的活動性を失う．このため，50～60℃を目標として，30～60秒の高周波通電を行う．ほぼ全ての頻脈性不整脈がカテーテルアブレーション治療の対象となりうるが，異常興奮の起源（心室期外収縮や心房頻拍など）やリエントリーの必須伝導路（房室結節回帰性頻拍や房室回帰性頻拍など）をピンポイントで焼灼する方法や，リエントリーの必須伝導路の峡部を離断する線状焼灼（心房粗動や心室頻拍など），異常興奮がリエントリー回路

表2　カテーテルアブレーションの主な適応疾患と治療成績
（日本不整脈学会のカテーテルアブレーション委員会による集計）

適応疾患	施行数	急性期成功率
房室回帰性頻拍	1,056	74～95％
房室結節回帰性頻拍	1,412	98％
心房粗動	1,966	98％
心房頻拍	538	77％
心房細動	2,260	―
心室期外収縮	309	79％
心室頻拍	642	81～84％

（日本不整脈学会カテーテルアブレーション委員会による合併症の頻度の集計と治療成績（2008～2010年の治療症例対象）．より改変転載）

へ侵入することを阻止する肺静脈隔離（心房細動）と，対象とする不整脈によってアプローチの仕方は異なる．いずれも高い治療成績を有するが ▶表2，心房細動は持続期間が長いほど再発率が高く，成功率は症例によって大きく異なり，複数回のカテーテルアブレーションが必要となることもある．前述した三次元的電気解剖学的マッピングシステムを用いることにより，頻拍中の興奮旋回路や必須伝導路が明確となり，カテーテルアブレーションの精度が向上する ▶図6．

　デバイス治療は，ペースメーカーや植込み型除細動器（ICD）といった植込みデバイスを用

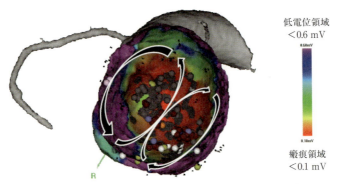

図6 三次元的電気解剖学的マッピングによるエントリー回路の表示
瘢痕領域（灰色）に挟まれた低電位領域を必須伝導路とし，左心室をリエントリーする心室頻拍．

いた不整脈治療である．ペースメーカーは，主に徐脈性不整脈に対する治療デバイスであり，自己の電気的興奮を感知する機能と不足する心拍数を補うために刺激する機能を備えている．ペースメーカー治療の適応となる不整脈疾患は，洞不全症候群や房室ブロック，徐脈性心房細動であり，徐脈によるめまいや失神，息切れなどの症状があり，徐脈の原因を取り除くことができないものである．ICD は，突然死の原因となる致死性不整脈を感知し，電気的除細動や高頻拍ペーシング刺激により，これらの致死性不整脈を自動的に停止させるためのデバイスである．ICD 治療の適応となる疾患は，持続性心室頻拍や心室細動，あるいはこれらの致死性不整脈を来す Brugada 症候群や先天性 QT 延長症候群といった特定疾患である．

参考文献

1) Ikeda T et al. : Risk stratification for sudden cardiac death. Circ J 2007；71(Suppl A)：A106-17.
2) 循環器病の診断と治療に関するガイドライン（2010-2011 年度合同研究班報告）（班長：奥村 謙）：カテーテルアブレーションの適応と手技に関するガイドライン．2012.

（執筆者）町野　毅（筑波大学）
（取りまとめ）青沼和隆（筑波大学）

◾ 薬物治療

1. 概 要

不整脈の種類，原因，重症度は様々である．不整脈は心臓の異常な電気活動によって引き起こされるものであり，心臓のポンプ機能の喪失は死に直結することを考えると，不整脈の治療は原因の除去を究極の目標とするべきであろう．しかし，現在用いられている抗不整脈薬は，取り敢えず発生している不整脈を抑制することで，生命の危険の回避や循環動態の改善を目的とする対症療法薬である．また，治療効果が確実で副作用の少ない抗不整脈薬が望まれるが，現状は必ずしも満足すべき状態とはいえず，安全域が狭く，重篤な副作用を引き起こす薬が多い．

近年，抗不整脈薬の分類法として，各種不整脈の発症機序と各抗不整脈薬の標的分子を基盤とした Sicilian Gambit 分類 ▶表3 が提唱されている．しかし，▶表3 からも明らかなように，この分類法はかなり複雑である．この分類表を有効に活用するためには，まず不整脈の発生原因となっている心筋の機能異常の詳細を明らかにする必要がある．次いで，その異常を正常化するためには，どのような分子にどのような薬を作用させて，どのような機能の変化をもたらすのが最も適切かを判断しなければならない．しかし，このようなアプローチは，実際の臨床現場を預かる医師には極めて煩雑であり，また表中に記載されている薬が，必ずしも期待する臨床効果を発揮するとは限らないということもあり，臨床的にこの分類法を用いることには限界がある．そこで本書では，旧来の方法ではあるが，心筋イオンチャネルに対する効果と主な薬理作用に主眼を置いた Vaughan-Williams 分類 ▶表4 ～ ▶表7 に従って解説を進める．ただし，この分類法の場合も，同じ群に含まれる薬であっても，同じ不整脈に対してかなり異なる効果を発揮することがあると

表3　抗不整脈薬の Sicilian Gambit 分類

薬剤	イオンチャネル Na Fast	Na Med	Na Slow	Ca	K	If	受容体 α	β	M₂	A₁	ポンプ Na-K ATPase	臨床効果 左室機能	洞調律	心外性	心電図所見 PR	QRS	JT
リドカイン	○											→	→	◐			↓
メキシレチン	○											→	→	◐			↓
プロカインアミド		Ⓐ			◐							↓	→	●	↑	↑	↑
ジソピラミド			Ⓐ		◐				○			↓	→	◐	↑↓	↑	↑
キニジン		Ⓐ			◐		◐		○			→	↑	◐	↑↓	↑	↑
プロパフェノン		Ⓐ						◐				↓	↑	○	↑	↑	↑
アプリンジン		Ⓘ		○	◐	○						↓	↑	○			
シベンゾリン			Ⓐ	○	◐				○			↓	↑	◐			→
ピルメノール			Ⓐ		◐				○			↓	→	◐			
フレカイニド			Ⓐ		◐							↓	↑	◐		↑	↑→
ピルシカイニド			Ⓐ									↓	↑	◐		↑	
ベプリジル	○			●	◐							→	↓	○			↑
ベラパミル	○			●			◐					↓	↓	○	↑		
ジルチアゼム				◐								↓	↓	○	↑		
ソタロール					●			●				↓	↓	○			↑
アミオダロン	○			○	●		◐	◐				→	↓	●			↑
ニフェカラント					●							→	→	○			↑
ナドロール								●				↓	↓	○			
プロプラノロール	○							●				↓	↓	○			
アトロピン									●			→	↑	◐	↓		
ATP										■		?	↓	○	↑		
ジゴキシン									■		●	↑	↓	●	↑		↓

遮断作用の相対的強さ：○低　◐中等　●高
A＝活性化チャネルブロッカー　I＝不活性化チャネルブロッカー
■作動薬
（抗不整脈薬ガイドライン委員会（編）：抗不整脈薬ガイドライン CD-ROM 版．ガイドラインの解説とシシリアンガンビットの概念，ライフメディコム，2000．より転載）

表4　抗不整脈薬の Vaughan-Williams 分類（I 群）

分類	一般名	販売名(商品名)	標的分子/作用機序	コメント
Ia：活動電位持続時間延長	プロカインアミド塩酸塩	アミサリン®	Na⁺チャネル　遮断	上室性，心室性の頻脈性不整脈に有効　重篤な副作用：torsades de pointes など
	キニジン硫酸塩水和物	硫酸キニジン		
	ジソピラミド	リスモダン®		
	ジソピラミドリン酸塩	リスモダン®		
	シベンゾリンコハク酸塩	シベノール®		
	ピルメノール塩酸塩水和物	ピメノール®		
Ib：活動電位持続時間短縮	リドカイン塩酸塩	キシロカイン®		心室性不整脈に優れた効果
	メキシレチン塩酸塩	メキシチール®		
	アプリンジン塩酸塩	アスペノン®		
Ic：活動電位持続時間不変	プロパフェノン塩酸塩	プロノン®		上室性，心室性の頻脈性不整脈に有効
	フレカイニド酢酸塩	タンボコール®		
	ピルシカイニド塩酸塩水和物	サンリズム®		

いう点を，認識しておく必要がある．

2．I群：Na⁺チャネル遮断薬 ■

I群薬は，臨床の場で使われる頻度が最も高い抗不整脈薬である．心筋活動電位持続時間に対する影響やNa⁺チャネルとの結合・解離速度などを指標に，さらにIa～Icのグループ

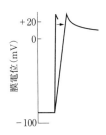

図7 Ⅰ群薬の作用機序

に細分類されている ▶表4．

❖ 標的分子/作用機序

Ⅰ群薬は膜安定化作用の強い薬である．標的分子は心筋細胞膜に存在するNa^+チャネルであり，その遮断を介して活動電位第0相の最大立ち上がり速度を低下させ，心房内および心室内における興奮伝導速度を低下させる ▶図7．その作用は心電図のQRS幅の拡大として現れる．また，Na^+チャネルの遮断により細胞内Na^+濃度の上昇が抑制されるため，Na^+-Ca^{2+}交換機構による正味のCa^{2+}の汲み出しが増加して，心筋収縮力が低下することがある．洞房結節の調律や房室結節の興奮伝導には直接影響を与えないが，異所性自動能は抑制する．

① Ⅰa群

Ⅰa群の薬には，抗不整脈薬の原型ともいうべきキニジンやプロカインアミドが含まれる．上室性，心室性，いずれの頻脈性不整脈にも有効である．共通してみられる電気生理学的特徴に活動電位持続時間の延長があるが，この作用はK^+チャネルの抑制によると考えられており，心電図上はQT延長として現れる．どの薬にも抗コリン作用があり，間接的に心拍数を増加させる傾向があるため，上室性不整脈に対しては強心配糖体を併用することが多い．

❖ 使用上の注意

副作用として，torsades de pointes をはじめとする重篤な不整脈が知られている．最近は，キニジンに代わって，重篤な副作用が少ないジソピラミドの使用頻度が高くなっている．抗コリン作用により，口渇，排尿障害，便秘，視力障害を生じることがある．ジソピラミドおよびシベンゾリンは，低血糖を誘発することがある．

② Ⅰb群

Ⅰb群の薬にはリドカイン，メキシレチン，アプリンジンが含まれる．活動電位持続時間を短縮し，心拍が速いほど作用が強く出るという特徴がある．Na^+チャネルの抑制は，Ⅰa群およびⅠc群の薬に比べて弱い．上室性不整脈には無効であるが，心室性不整脈に優れた効果を示す．作用が迅速で有効率が高いなどの理由から，リドカインが心室性不整脈全般に対する第一選択薬として用いられている．静注または筋注で使用される．

❖ 使用上の注意

心抑制作用が弱く，また催不整脈作用も強くないので使いやすい．副作用にめまい，ふるえ，痙攣，精神症状などがある．

③ Ⅰc群

Ⅰa群およびⅠb群の薬に比べてNa^+チャネルの遮断作用が強いため，活動電位の立ち上がり速度がより強く抑制され，その結果，興奮伝導速度の低下がより強く現れる．心筋活動電位の持続時間には大きな影響はない．上室性および心室性の頻脈性不整脈に有効であるが，特に心室性期外収縮に優れた効果を示す．どの薬も注射剤がないので，緊急時には使えない．また，ほかの抗不整脈薬が無効の場合にのみ適用が考慮される．フレカイニド，ピルシカイニド，およびプロパフェノンが市販されている．

❖ 使用上の注意

Ⅰc群の薬は，一時的に不整脈を抑制するものの，長期的に使用すると生命予後を悪化させることが知られている．また，重篤な不整脈の発現や突然死も報告されており，そのような危険性を十分に認識したうえで使用する必要がある．

3. Ⅱ群：アドレナリンβ受容体遮断薬

❖ 標的分子/作用機序

Ⅱ群薬の標的分子はアドレナリン$β_1$受容体である ▶表5．

交感神経系の興奮やカテコールアミン類の投与が不整脈の原因となることから，β遮断薬がある種の不整脈に奏功することが予想されるが，実際，運動や精神的な緊張など，交感神経の興奮が原因で起こる頻脈性不整脈に，特に優れた効果を発揮する．また，ジギタリス中毒に由来する心室性不整脈の治療や，各種発作性頻

表5 抗不整脈薬のVaughan-Williams分類（Ⅱ群）

一般名	販売名（商品名）	標的分子/作用機序	コメント
アテノロール	テノーミン®	アドレナリンβ_1受容体　遮断	頻脈性不整脈に，特に優れた効果 禁忌：徐脈性不整脈や心不全，末梢血管疾患，気管支喘息の患者
ビソプロロールフマル酸塩	メインテート®		
メトプロロール酒石酸塩	ロプレソール®		
アセブトロール塩酸塩	アセタノール®		
ランジオロール塩酸塩	オノアクト®		
エスモロール塩酸塩	ブレビブロック®		
ナドロール	ナディック®		
プロプラノロール塩酸塩	インデラル®		
カルテオロール	ミケラン®		
アルプレノロール塩酸塩	スカジロール		
ブフェトロール塩酸塩	ミケラン®		
ピンドロール	カルビスケン®		
アロチノロール塩酸塩	アロチノロール塩酸塩		

表6 抗不整脈薬のVaughan-Williams分類（Ⅲ群）

一般名	販売名（商品名）	標的分子/作用機序	コメント
アミオダロン塩酸塩	アンカロン®	K^+チャネル　遮断	上室性，心室性の頻脈性不整脈に有効 重篤な副作用：torsades de pointes など
ソタロール塩酸塩	ソタコール®		
ニフェカラント塩酸塩	シンビット®		

拍の予防などにも用いられる．心保護作用があることから，心筋梗塞後や慢性心不全で心機能が低下した患者における突然死の予防が期待でき，予後を改善するとの報告がなされている．

❖ 使用上の注意

副作用として心抑制や血圧低下，気管支収縮などがあるので，徐脈性不整脈や心不全，末梢血管疾患，気管支喘息のある患者には使うことができない．

4. Ⅲ群：K^+チャネル遮断薬

❖ 標的分子/作用機序

Ⅲ群薬の主な標的分子は，K^+チャネルであり，その遮断を介して抗不整脈作用を発揮する▶表6．K^+チャネルが遮断されると活動電位の再分極（第3相）が抑制されるため，活動電位の持続時間が延長する．この作用は，心電図上，QT延長となって現れる▶図8．これに伴って有効不応期が延びるため，リエントリー回路の維持が困難となり，リエントリーに起因する不整脈が抑制される．上室性および心室性の頻脈性不整脈に有効である．心筋抑制作用は弱い．

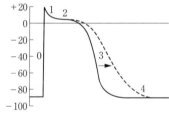

図8 Ⅲ群薬の作用機序

ニフェカラントはほぼ純粋なK^+チャネル遮断薬であるが，ソタロールはそれ以外にβ受容体遮断作用を有する．また，アミオダロンはそれらに加えてNa^+チャネルおよびCa^{2+}チャネルに対する遮断作用とα受容体遮断作用を併せ持つため，多チャネル遮断薬とも呼ばれる．

❖ 使用上の注意

どの薬も副作用の発生頻度が高く，しかもtorsades de pointesのような重篤例が多い．アミオダロンの場合，肺線維症，角膜色素沈着，甲状腺機能障害，肝障害などにも注意を要する．ほかの薬が無効な生命に危険のある不整脈

表7 抗不整脈薬の Vaughan-Williams 分類（IV群）

分類	一般名	販売名(商品名)	標的分子/作用機序		コメント
ハロアルキルアミン系	ベラパミル塩酸塩	ワソラン®	Ca^{2+} チャネル	遮断	上室性の頻脈性不整脈に効果 禁忌：うっ血性心不全や刺激伝導障害のある患者，妊婦または妊娠している可能性のある婦人
ベンゾイアゼピン系	ジルチアゼム塩酸塩	ヘルベッサー®			
	ベプリジル塩酸塩水和物	ベプリコール®			

※ベプリジルは，Ca^{2+} チャネルのほかに Na^+ チャネルおよび K^+ チャネルも抑制するため，他の薬とはかなり性質が異なるが，便宜上，ここに分類した.

に対する最終選択薬とされる.

5. IV群：Ca^{2+} チャネル遮断薬

Ca^{2+} チャネルの型や機能状態は細胞の種類によって大きく異なり，また Ca^{2+} チャネル遮断薬の作用様式も薬によって異なるため，それぞれの Ca^{2+} チャネル遮断薬によって得られる効果は細胞によって異なる.

❖ 標的分子/作用機序

わが国で抗不整脈薬として用いられているのは，心筋の L 型 Ca^{2+} チャネルを標的分子とするベラパミルおよびジルチアゼムと，T 型 Ca^{2+} チャネル，Na^+ チャネルおよび K^+ チャネルにも作用するベプリジルの3種類である ▶表7．ニフェジピンなどのジヒドロピリジン系 Ca^{2+} チャネル遮断薬は，血管の L 型 Ca^{2+} チャネルに選択的な作用を有するため，不整脈の治療には用いられない.

IV群薬は，洞房結節および房室結節における自動能の頻度を低下させ，それら部位における興奮伝導を遅延させるとともに，異所性自動能の発生も抑制する．また，Ca^{2+} チャネルの遮断により心筋細胞内遊離 Ca^{2+} 濃度の過度の上昇が抑えられるため，不整脈の一因となる誘発活動が現れにくくなる.

いずれの薬も上室性の頻脈性不整脈に使用される.

❖ 使用上の注意

うっ血性心不全や刺激伝導障害のある患者，妊婦または妊娠の可能性のある婦人には禁忌である．ベプリジルは多チャネル遮断薬として作用するため，著明な QT 延長のある患者や HIV プロテアーゼ阻害薬を投与中の患者にも禁忌となっている.

（執筆者）石井邦雄（横浜薬科大学）

3 虚血性心疾患

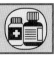

❖ 病態生理

1. 虚血性心疾患

虚血性心疾患は，心臓の筋肉（心筋）に酸素を供給している冠動脈の狭窄や閉塞などにより心筋への血流が障害され，心筋虚血を生じる疾患の総称である．一過性に心筋虚血を生じる場合には狭心症といい，完全に血流が途絶え心筋壊死を伴った場合には心筋梗塞という．

虚血性心疾患の原因は，冠動脈の動脈硬化であることが多い．動脈硬化は，動脈の内側に粥状の隆起（プラーク）が生じる状態であり，粥状動脈硬化と呼ばれる．冠動脈硬化の危険因子（冠危険因子）として，多くの疫学的調査から以下のものが知られている．

- 高血圧症
- 糖尿病
- 脂質異常症（特に高LDLコレステロール血症）
- 加齢（男性45歳以上，女性65歳以上）
- 喫煙
- 虚血性心疾患の家族歴
- 肥満

1）狭心症

狭心症は，発症の誘因，発症機序，臨床経過により ▶表1 のように分類される．

2）心筋梗塞

心筋梗塞は発症時期により ▶表2 のように分類される．

心筋梗塞は，胸部不快感などの症状，経時的な心電図変化，血液中の心筋マーカーの上昇により診断される（後述）．心筋梗塞の発症は，プラーク破裂とそれに続く血栓形成により冠動脈血流が途絶することが主な原因である．この病態は不安定狭心症，急性心筋梗塞に共通しており，これらを一元的に急性冠症候群（ACS：acute coronary syndrome）と呼ぶ．

2. 症　状

1）狭心症

狭心症の診断において最も重要な点は，注意深い病歴の聴取である．自覚症状の出現時間，出現状況（労作時か安静時か），発現部位，性質，強さ，持続時間，出現頻度などを聴取す

表2　心筋梗塞の発症時期による分類

発症時期による分類	
急性心筋梗塞	発症から3日以内
亜急性心筋梗塞	発症から30日以内
陳旧性心筋梗塞	発症から30日以上が経過

表1　狭心症の分類

発症の誘因による分類	
労作性狭心症	体を動かしたときに症状が出現する狭心症
安静時狭心症	安静時に症状が出現する狭心症
発症機序による分類	
器質性狭心症	冠動脈の器質的狭窄による狭心症
冠攣縮性狭心症	冠動脈の攣縮（スパズム）が原因の狭心症．心電図でST上昇を認める場合には異型狭心症[*1]という．
臨床経過による分類	
安定狭心症	最近3週間の症状や発作が安定化している狭心症
不安定狭心症	症状が最近3週間以内に発症した場合や発作が増悪している狭心症．薬の効き方が悪くなった場合も含まれる．心筋梗塞に移行しやすく注意が必要である．近年では急性冠症候群（ACS：acute coronary syndrome）という概念がこれに近い．

[*1] 異型狭心症：冠攣縮性狭心症とも呼ばれる．夜間や早朝，朝方などの安静時に発作が起こることが多いため，安静狭心症とも呼ばれる．日本人は欧米人に比べて多いとされている．副交感神経優位となったときに，冠動脈が攣縮（スパズム）・狭窄するために発生しやすく，副交感神経が優位となる早朝にとりわけ発作が多い．

表3　心筋梗塞の症状

	狭心症	心筋梗塞
胸痛の性状	胸部絞扼感，胸部圧迫感を自覚する．放散痛を伴うことがある．	
発作の持続時間	5分以内に軽快することが多い．長くても10分以内に軽快する．	少なくとも20〜30分以上続く．数時間続くこともある．
ニトログリセリンの効果	多くの場合は著効する．	効果がない．

る．狭心症の典型的な症状は，労作時に胸部の中央から左側にかけて比較的広い範囲に生じる．胸痛の性状は，痛みというよりも，圧迫されるようなまたは締め付けられるような比較的鈍い痛み（胸部絞扼感または胸部圧迫感）である．持続時間は5分以内に軽快することが多く，長くても10分以内である．時に頸部，下顎，歯肉部，心窩部，左肩から左腕にかけて鈍痛やしびれなどの放散痛を伴うことがある．また狭心痛は，ニトログリセリンの舌下錠が奏功することも特徴である．高齢者や心不全を合併する症例では，胸痛よりも息切れや呼吸困難を訴える場合もある．

2）心筋梗塞 ▶表3

　心筋梗塞の典型的な症状は，突然発症し30分以上持続する前胸部絞扼感ないし前胸部圧迫感である．持続時間は，狭心症よりも長く，少なくとも20〜30分以上持続することが多い．胸痛の部位は狭心症と同様であるが，時に冷汗，呼吸困難，悪心，嘔吐，失神などの随伴症状を伴うことがある．また心筋梗塞の胸部症状は，ニトログリセリンの舌下錠により軽快することはあるが，通常は完全に消失することはない．

3. 検　査

　虚血性心疾患の検査は，心電図検査，血液検査，負荷検査，心エコー図検査，冠動脈CT検査，冠動脈造影検査を行う．

1）心電図検査 ▶図1

　狭心症では心内膜下虚血を生じるため，ST低下をみとめる．一方で，急性心筋梗塞では貫壁性虚血を生じるため，ST上昇をみとめる．心筋梗塞の急性期には，下記の特徴的な心電図所見をみとめ，その所見は時間とともに変化する．その変化は，①ST上昇（発症直後に出現），②異常Q波（数時間後から出現），③深い冠性T波（数日後に出現）である．

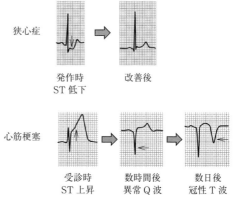

図1　虚血性心疾患の心電図所見
上段：狭心症では発作時にST低下をみとめる．発作の改善とともにST低下にも改善がみられる．
下段：心筋梗塞では時間が経過するにつれて，①ST上昇→②異常Q波→③冠性T波の所見をみとめる．

※**運動負荷心電図**：狭心症の診断には，胸痛発作時に12誘導心電図を記録し，心電図変化，特にST偏位を検出することが重要である．運動負荷試験を行って心筋虚血を誘発し，狭心症の診断を行う．

2）血液検査

　心筋梗塞の急性期には，傷害を受けた心筋から酵素が放出され，血液中で酵素の上昇をみとめる．いずれの酵素も発症直後から上昇するわけではなく，数時間遅れて上昇を認めるようになる．

① CK（クレアチンキナーゼ），CK-MB

　CKは最も一般的な生化学マーカーである．CKは心筋細胞膜の障害により血液中に遊出し，心筋梗塞発症後4〜8時間で上昇する．CKは感度が高く心筋梗塞診断に有用であるが，心筋特異性は高くない．CKは骨格筋と心筋に広く分布するのに対して，CK-MBは心筋組織に分布する．CK-MBは心筋特異性が高い酵素であり，心筋梗塞の発症後4〜8時間で上昇する．

② 心筋トロポニン

心筋トロポニンは心筋の筋原線維を構成するタンパク質であり，筋収縮に関与している．心筋トロポニンTと心筋トロポニンIは心筋特異度が極めて高く，心筋梗塞の診断に有用である．心筋梗塞の発症後3～6時間で上昇する．現在の心筋梗塞の血液生化学的診断の中心的な存在となっている．

③ 心臓型脂肪酸結合タンパク質（H-FABP）

H-FABPは遊離脂肪酸の細胞内輸送に関与する低分子可溶性タンパク質であり，心筋梗塞発症の1～2時間の早期から上昇する．従来の生化学マーカーでは診断できなかった発症2時間以内の超急性期心筋梗塞を診断することが可能である．しかし，腎機能障害を合併する症例では偽陽性となることがある．

④ その他の心筋マーカー

上記以外に，心筋梗塞においてみられる所見として白血球数，CK，AST，LDHの上昇がみとめられる．これらはCK-MBや心筋トロポニンのように心筋特異性の高い指標ではないが，現在も心筋梗塞の補助的診断に用いられる．心筋梗塞を発症後に異常をみとめる時間は，白血球が2～3時間，CKが4～8時間，ASTが8～12時間，LDHが24～48時間である．

3) 心エコー図検査（心臓超音波検査）▶図2

心筋梗塞を生じた部位では，心筋の収縮が低下する（壁運動異常という）．心エコー図検査では，この壁運動異常を評価することができる．また，心機能を評価したりすることも可能であり，心筋梗塞に合併する腱索断裂や乳頭筋不全による急性僧帽弁逆流，心室中隔穿孔，左室自由壁破裂，左心室瘤などの合併症の有無を診断できる．

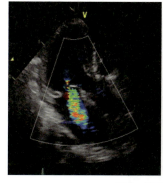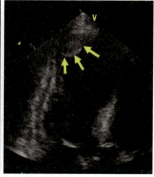

図2　心エコー図検査
左図：モザイクエコーを呈する重度僧房弁逆流をみとめる．
右図：心尖部に左室瘤を形成しており，血栓形成（矢印）をみとめる．

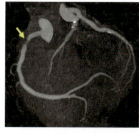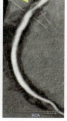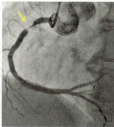

MIP画像(CT検査)　　MPR画像(CT検査)　　冠動脈造影

図3　冠動脈CT検査
68歳女性．狭心症のために冠動脈CT検査を施行した．矢印に高度狭窄部位を示す．冠動脈CT検査と冠動脈造影検査の結果は一致している．

4) 冠動脈CT検査 ▶図3

医療機器の進歩に伴って，コンピューター断層装置（CT：computed tomography）を用いて冠動脈の狭窄やプラーク性状を評価できるようになった．冠動脈CT検査は患者への負担が比較的少なく，診断精度も高いため，現在では日常臨床に広く普及している．しかし，検査の際には，造影剤の副作用や放射線被曝にも注意が必要である．

5) 心臓核医学検査 ▶図4

心臓核医学検査は心臓に取り込まれる放射性物質（アイソトープ）を利用して画像を得る検査方法である．

心筋血流シンチは，心筋を灌流する血流を評価することが可能であり，虚血性心疾患の診断，重症度評価，治療方針の決定や予後評価に広く用いられている．

6) 冠動脈造影検査 ▶図5

冠動脈造影は現時点では，虚血性心疾患の最終的なゴールデンスタンダードな方法であり，

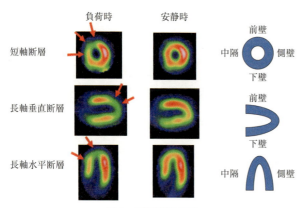

図4 心筋血流シンチ
70歳男性．狭心症のため心筋血流シンチを施行した．負荷時に血流低下をみとめ（矢印），安静時には回復している．血流低下は前壁と中隔にみとめるため，左前下行枝の狭窄と診断できる．

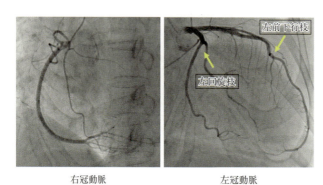

図5 冠動脈造影検査
正常な冠動脈を示す（左：右冠動脈，右：左冠動脈）．左冠動脈は左前下行枝と左回旋枝に分枝する．

冠動脈の解剖学的情報を知るうえで最も重要な検査である．労作性狭心症では，器質的狭窄度の評価と虚血責任血管の同定が可能である．冠攣縮性狭心症が疑われる場合には，攣縮の誘発検査を行う．病歴や非侵襲的検査で急性心筋梗塞と診断された場合には，可能な限り早期に冠動脈造影検査を行う．冠動脈の状態を評価したうえで，梗塞責任血管に対して後述のPCI治療などの再疎通療法の適応を速やかに決定する．

4. 治療概要

虚血性心疾患の治療は，内科的治療の「薬物治療」，「冠動脈インターベンション治療（経皮的冠動脈形成術：PCI）」，そして外科的治療の「冠動脈バイパス手術」の3つに分けられる．

1) 薬物治療

アスピリン，スタチン類，硝酸薬，ACE阻害薬，β遮断薬，カルシウム拮抗薬が使用される（詳細は後述）．

2) 冠動脈インターベンション治療（経皮的冠動脈形成術とも呼ばれる，PCI：percutaneous coronary intervention）▶図6

粥状動脈硬化などにより狭窄した冠動脈を拡張し，血流の増加を図る血管内治療法である．足の付け根の大腿動脈または腕の橈骨動脈や上腕動脈から「カテーテル」という細い管を入れ，冠動脈の狭くなったところまで進めて治療を行う．バルーン拡張の後に冠動脈ステント留置を行うのが最も一般的な方法である．このほかに冠動脈の病変の条件（硬い病変，血栓の多い病変など）により様々な手技がある．

a) **バルーン拡張**：バルーン・カテーテルを用いて，狭窄もしくは閉塞した冠動脈を拡張させる．

b) **ステント留置**：網目状の金属を血管の内側から支えとして冠動脈内に留置する．金属ステント（BMS：bare metal stent）と薬剤を塗布した薬剤溶出性ステント（DES：drug eluting stent）がある．金属ステントは留置後に20～30％程度の再狭窄をみとめるのに対して，薬剤溶出性ステントは再狭窄を予防するために使用され，再狭窄率は5～7％程度に低下する．

c) **ロタブレーター**：動脈硬化が進行し，非常に硬くなった（石灰化）病変に対して使用する．カテーテル先端に小さなダイヤモンドの粒を装着した丸い金属を，高速回転させることで，硬い石灰化病変を削ることができる．

d) **血栓吸引**：急性心筋梗塞の症例では冠動脈内が血栓で閉塞している場合があり，血栓の吸引・除去を行い，血行を改善さ

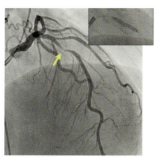
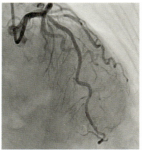

治療前　　　　　　治療後

図6　冠動脈インターベンション治療
67歳男性．胸部絞扼感のため救急車で受診，不安定狭心症と診断した．
左：治療前の冠動脈造影．左前下行枝に99％高度狭窄をみとめる（矢印）．
中央上：冠動脈ステントを留置しているところを示す．
右：治療後の冠動脈造影．狭窄が解除され，良好な血流が回復している．

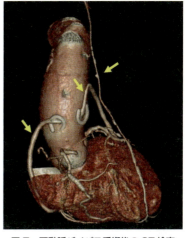

図7　冠動脈バイパス手術後のCT検査
3枝にバイパス手術が施行された症例．矢印はグラフト（手術により吻合された血管）を示す．

3）冠動脈バイパス手術（CABG：coronary artery bypass graft） ▶図7

冠動脈バイパス手術は狭窄した冠動脈の遠位側に大動脈（または内胸動脈）から血管を繋ぎ，狭窄部をバイパスすることで血流量の回復を図る手術である．バイパスに用いられる血管はグラフトと呼ばれる．左主幹部病変，三枝病変，左前下行枝の近位部病変などが冠動脈バイパス手術の適応となる．冠動脈インターベンション治療と比較すると侵襲は大きく，術後合併症として感染症や脳梗塞などの危険性がある．

参考文献
1) 松崎益徳，吉川純一：臨床心臓病学．文光堂，2006. pp. 140-239.
2) 循環器病の診断と治療に関するガイドライン（2007-2008年度合同研究班報告）冠動脈病変の非侵襲的診断法に関するガイドライン．Jpn Cir J 2009；73（supple Ⅲ）：1019-89.
3) 栗林幸夫：新・心臓病診療プラクティス 8．画像で心臓を診る．文光堂，2006. pp. 28-122.

（執筆者）星　智也（筑波大学）
（取りまとめ）青沼和隆（筑波大学）

✕ 薬物治療

1．概　要

虚血性心疾患には狭心症と心筋梗塞があるが，本項では狭心症の薬物治療について解説する．

狭心症治療の第一の目的は，発作の予防・治療による quality of life の向上にある．急性心筋梗塞への移行や，それに伴う致死的な不整脈の誘発を防止することも重要であるが，ここでは，そのような目的で用いられる薬は扱わない．

抗狭心症薬は，①冠動脈を拡張させて心筋への酸素の供給量を増やすか，②心臓の負担を減らして心筋が必要とする酸素の量を減らすか，または③それら両方の作用で奏効する．

2．硝酸薬（ニトロ化合物）

硝酸薬はニトロ血管拡張薬ともいわれ，強力な血管平滑筋弛緩作用がある．このグループを代表するニトログリセリンは，狭心症治療薬として100年以上の歴史を有する古い薬であるが，今でも全ての狭心症発作に対する第一選択薬としてなくてはならない薬となっている．持続型の硝酸薬製剤は労作性，安静，いずれの狭心症の予防にも使うことができる．

❖ 標的分子/作用機序

硝酸薬の標的分子および作用機序の詳細については，1節「心不全」薬物治療の項を参照のこと．

抗狭心症効果は，動脈の拡張による総末梢抵抗（後負荷）の減少ならびに静脈の拡張による静脈還流（前負荷）の減少による心筋酸素消費量の減少と，太い冠動脈の拡張による心筋への酸素供給量増大によってもたらされる．ニトロ

グリセリン舌下投与の作用は速やかで，冠攣縮の解除に優れた効果を示す.

❖ 化学構造

分子内に，ニトログリセリン，硝酸イソソルビドおよび一硝酸イソソルビドは硝酸基（$-ONO_2$）を，また亜硝酸アミルは亜硝酸基（$-ONO$）を有し，体内で NO を遊離して効果を現す.

❖ 製剤上の特徴

舌下錠，口腔内噴霧用スプレー，経皮吸収用軟膏・テープ，錠剤，吸入用液剤など，様々な剤型が利用可能で，広く狭心症発作の寛解または予防といった目的に応じて使い分けられている. また，硝酸イソソルビドおよび一硝酸イソソルビドの場合，1日2回の経口投与で良好な予防効果が得られる.

❖ 使用上の注意

心筋梗塞の急性期の患者，閉塞隅角緑内障の患者，頭部外傷または脳出血のある患者，高度な貧血のある患者，硝酸・亜硝酸エステル系薬剤に対し過敏症の既往歴のある患者，ホスホジエステラーゼ5阻害作用を有する薬剤またはグアニル酸シクラーゼ刺激作用を有する薬剤を投与中の患者には禁忌である. 副作用としては血管性頭痛や顔面紅潮，過度の降圧などがある. 長期間使い続けると効果が減弱する（耐性）ので，そのような場合は，一定期間休薬するなどの配慮が必要である.

3. アドレナリン β 受容体遮断薬

身体活動時には交感神経系が興奮し，ノルアドレナリンおよびアドレナリンの遊離が促進する結果，心筋の β_1 受容体が刺激されて心機能が亢進する. β 遮断薬はそのよう状況で発症する労作性狭心症の予防に有効である.

❖ 標的分子/作用機序

β 遮断薬の標的分子は，心筋の β_1 受容体である.

β_1 遮断薬は，交感神経系の興奮によって引き起こされる心拍数の上昇と心収縮力の増強を抑制して心機能を安静時並み，あるいはそれ以下に低下させるため，労作時の心筋酸素需要増大が阻止される. 一方，心拍数が減少すると心室の拡張期充満時間が延長するため，拡張期に血液が流れるという特徴を有する冠動脈の血流量が増えて，心筋への酸素供給量が増加する.

このように，β 遮断薬は心筋の酸素需給バランスを需要と供給の両面から改善する.

β 遮断薬は受容体サブタイプに対する選択性や固有活性など，いくつかの指標によって分類されるが，どの薬も短期的な抗狭心症作用という点では大差がない. しかし，長期的な予後改善効果が示されているのは，アテノロールやプロプラノロールなどの固有活性（ISA）のない薬である.

❖ 使用上の注意

β_2 受容体が遮断されると体内の血管では相対的に α 受容体が優位となり，冠動脈の攣縮を誘発する可能性が高まるため，安静狭心症には使用しない.

徐脈性不整脈，心不全，気管支喘息の患者には使うことができない. 副作用として，睡眠障害，倦怠感，発疹などが現れることがある.

長期使用後に突然使用を中止すると，狭心症発作や心筋梗塞を招くなどのリバウンド症状を示すことがあるので，休薬する場合は，1週間程度の時間をかけて徐々に減量する必要がある.

4. Ca^{2+} チャネル遮断薬

Ca^{2+} チャネル遮断薬は労作性および安静のいずれの狭心症の予防にも有効であるが，特に，早朝に発症することが多い安静狭心症の予防に，優れた効果を発揮する. 発作の寛解には用いられない.

❖ 標的分子/作用機序

Ca^{2+} チャネル遮断薬の標的分子は，動脈の血管平滑筋細胞膜に存在する L 型 Ca^{2+} チャネルである.

各種血管収縮刺激に伴って生じる細胞内への Ca^{2+} の流入を抑制することにより，血管平滑筋の収縮を阻止する. 血管平滑筋の緊張状態は，体内に存在する収縮刺激と弛緩刺激とのバランスで決まるが，収縮刺激の作用発現が抑制されると相対的に弛緩刺激の作用が強く現れるようになり，血管は拡張する. Ca^{2+} チャネル遮断薬は静脈よりも動脈に強く作用することが知られており，降圧がもたらされる結果，心臓への後負荷が減少する. また，ジルチアゼムおよびベラパミルには，心抑制作用がある. これらの作用により，心筋の酸素消費量が減少する. さらに，冠動脈も拡張させるので，冠血流

量が増え，心筋への酸素供給が増大する．このようにして，Ca^{2+}チャネル遮断薬は心筋の酸素需給バランスを好転させる．

❖ 製剤上の特徴

体内半減期の短いニフェジピンには，1日1回投与で有効な徐放性製剤が開発されている．

❖ 使用上の注意

副作用としては，頭痛，めまい，顔面紅潮，悪心・嘔吐，起立性低血圧などのほか，局所血管の過度の拡張が原因で起こる下肢の浮腫や歯肉肥厚などが知られている．

5. 冠血管拡張薬

冠血管拡張薬と呼ばれるグループには，種類の異なる薬が含まれる．

ニコランジルは，硝酸薬類似の NO を介する静脈および太い冠動脈に対する拡張作用と，ATP 感受性 K^+ チャネル開口作用に基づく細い冠動脈拡張作用を併せ持つ．ほかの抗狭心症薬に比べて降圧の程度は小さく，また心抑制作用がないので，血圧が低めの患者や心不全を合併している患者でも使いやすい．労作性，安静，いずれの狭心症にも第一選択薬として使用が可能で，重篤な副作用が少ない優れた薬である．

ジピリダモールは，虚血心筋から遊離されるアデノシンの細胞内への取り込みを阻害することで冠動脈を拡張させる．

これらのほかに，ジラゼプ，トラピジルおよびトリメタジジンが使用されることがあるが，作用機序の詳細は不明であり，抗狭心症作用はあまり強くないので，第一選択薬として用いられることはない．ほかの薬で十分コントロールできない症例で他薬と併用される．

（執筆者）石井邦雄（横浜薬科大学）

抗狭心症薬：可溶性グアニル酸シクラーゼ活性化薬（硝酸薬）

一般名	販売名（商品名）	標的分子/作用機序		コメント
ニトログリセリン	ニトログリセリン	可溶性グアニル酸シクラーゼ	活性化	狭心症発作の第一選択薬 舌下錠，口腔内噴霧用スプレー，経皮吸収用軟膏・テープ，錠剤，吸入用液剤
硝酸イソソルビド	ニトロール®			
一硝酸イソソルビド	アイトロール®			
亜硝酸アミル	亜硝酸アミル			

抗狭心症薬：アドレナリンβ受容体遮断薬

一般名	販売名（商品名）	標的分子/作用機序		コメント
アセブトロール塩酸塩	アセタノール®	アドレナリンβ_1受容体	遮断	労作性狭心症の予防に有効 安静狭心症には使用しない 禁忌：徐脈性不整脈，心不全，気管支喘息の患者
アテノロール	テノーミン®			
アルプレノロール塩酸塩	スカジロール			
アロチノロール塩酸塩	アロチノロール塩酸塩			
カルテオロール塩酸塩	ミケラン®			
カルベジロール	アーチスト®			
セリプロロール塩酸塩	セレクトール®			
ナドロール	ナドロール			
ニプラジロール	ハイパジール®			
ビソプロロールフマル酸塩	メインテート®			
ピンドロール	カルビスケン®			
ブフェトロール塩酸塩	アドビオール®			
プロプラノロール塩酸塩	インデラル®			
ベタキソロール塩酸塩	ベタキソロール ベトプティック®			
メトプロロール酒石酸塩	セロケン® ロプレソール®			

抗狭心症薬　Ca^{2+} チャネル遮断薬

分類	一般名	販売名(商品名)	標的分子/ 作用機序		コメント
ジヒドロピリジン系	アムロジピンベシル酸塩	アムロジン® ノルバスク®	L型 Ca^{2+} チャネル	遮断	労作性・安静狭心症の予防に有効
	エホニジピン塩酸塩エタノール付加物	ランデル®			
	ニソルジピン	バイミカード®			
	ニトレンジピン	バイロテンシン®			
	ニフェジピン	アダラート® セパミット®			
	ベニジピン塩酸塩	コニール®			
ベンゾチアゼピン系	ジルチアゼム塩酸塩	ヘルベッサー®			
ハロアルキルアミン系	ベラパミル塩酸塩	ワソラン®			
	ベプリジル塩酸塩水和物 *	ベプリコール®			Na^+ チャネル，K^+ チャネルも抑制

*　ベプリジルは Ca^{2+} チャネルのほかに，Na^+ チャネルおよび K^+ チャネルも抑制するため，ほかの薬とはかなり性質が異なるが，便宜上，ここに分類した．

抗狭心症薬：冠血管拡張薬

一般名	販売名（商品名）	標的分子/作用機序		コメント
ニコランジル	シグマート®	可溶性グアニル酸シクラーゼ ATP 感受性 K^+ チャネル	活性化 開口促進	労作性・安静狭心症の第一選択薬
ジピリダモール	ペルサンチン®	アデノシントランスポーター	抑制	

34

4 高血圧症

病態生理

1. 概要

　高血圧とは収縮期血圧140 mmHg以上かつ/または拡張期血圧90 mmHg以上と定義される．高血圧は血圧値によりⅠ，Ⅱ，Ⅲ度高血圧に分類され，正常域血圧は至適，正常，正常高値血圧に分類される ▶表1 ．至適血圧を超えて血圧が高くなるほど，脳卒中，心筋梗塞，慢性腎臓病などの罹患リスクおよび死亡リスクは高くなる．わが国の高血圧症患者は約4,300万人（男性2,300万人，女性2,000万人）と推定されるが，高血圧の有病率は年齢とともに上昇することから，人口の高齢化に伴い今後の高血圧患者数はさらに増加することが予想される．心筋梗塞を含む心血管病死亡の約50%，脳卒中罹患の50%以上が至適血圧を超える血圧高値に起因するものだと推定される．一方で国民の収縮期血圧水準が4 mmHg低下すると，心血管病死亡数は年間約5,000人，脳卒中死亡数は年間約10,000人減少すると推計されることから，高血圧症に対する十分な治療，管理が非常に重要である．

2. 病態生理

　血圧は心拍出量×末梢血管抵抗により規定される．さらに心拍出量は心収縮力と循環血液量により，末梢血管抵抗は血管の機能的収縮および器質的硬化性変化により規定される ▶図1 ．つまり，高血圧症では心収縮力と循環血液量の増加による心拍出量増加または/および血管の機能的収縮増強や器質的動脈硬化進行による末梢血管抵抗増加が起こっており，降圧薬はこれら因子に作用して効果を発揮する．高血圧症の90%を占める本態性高血圧症は1つの特定の要因があるのではなく，遺伝因子や環境因子（肥満，喫煙，食塩の過剰摂取，運動不足，ストレスなど）が相互に作用して発症する．高血圧は動脈硬化を促進し，腎障害，脳卒中，心筋梗塞を引き起こす．一方で，腎障害によるNa貯留・循環血漿量増加や動脈硬化による末梢血管抵抗上昇でさらに血圧が上昇するというように，高血圧と動脈硬化は互いを維持，増幅する関係にある．また，高血圧は心臓に対して直接的に圧負荷となり，心臓リモデリングにより心機能を低下させ，心不全を引き起こす ▶図2 ．

表1　成人における血圧値の分類（mmHg）

分類		収縮期血圧		拡張期血圧
正常域血圧	至適血圧	<120	かつ	<80
	正常血圧	120〜129	かつ/または	80〜84
	正常高値血圧	130〜139	かつ/または	85〜89
高血圧	Ⅰ度高血圧	140〜159	かつ/または	90〜99
	Ⅱ度高血圧	160〜179	かつ/または	100〜109
	Ⅲ度高血圧	≧180	かつ/または	≧110
	（孤立性）収縮期高血圧	≧140	かつ	<90

（日本高血圧学会：高血圧治療ガイドライン2014．より転載）

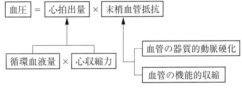

図1　血圧の規程因子

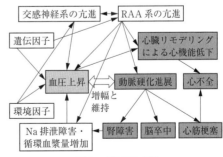

図2　高血圧の病態
RAA：レニン-アンジオテンシン-アルドステロン
心臓リモデリング：心臓は高血圧による圧負荷に対して，最初は心筋細胞を肥大させ心収縮力を増強することで対応するが，過剰な負荷が続くと最終的には心収縮力が低下してしまう．この一連の過程を圧負荷による心臓リモデリングという．

3. 症状

高血圧に特異的な症状はないが，後述する二次性高血圧の患者ではその原因疾患による症状をみとめる．また，高血圧自体やそれに伴う動脈硬化進行による臓器障害を合併する患者では，その臓器障害による症状（脳卒中：めまい・頭痛など，心血管病：呼吸困難・動悸など，腎障害：浮腫，乏尿など）をみとめる．

4. 検査・診断

1）血圧測定法

血圧測定法には，カテーテルを血管内に留置して観血的に測定する直接法と非観血的に測定する間接法がある．直接法では集中治療室などで血圧不安定な患者に対して橈骨動脈よりカテーテルを挿入し，圧トランスデューサーを介して血圧を連続的に測定する．間接法は体の外から非観血的に血圧を測定する方法であるが，用手法と自動法がある．用手法として聴診法，触診法があり，これらは日常診療で診察室において一般的に用いられている測定方法である．自動法としてオシロメトリック法があり，これは家庭血圧計も含めた殆どの自動血圧計で採用されている方法である ▶図3．

聴診法では上腕にマンシェット（カフ）を巻き加圧して，聴診器で肘関節内側の上腕動脈触知部位を聴診 ▶図4 しながら徐々にマンシェット（カフ）を減圧し，Korotkoff音（脈拍に一致した，ドッドッという音）が聞こえ始めた圧を収縮期血圧，聞こえなくなった圧を拡張期血圧とする ▶図5．オシロメトリック法では聴診法と同様にマンシェットを加圧し徐々に減圧するが，このときにセンサーで動脈容積変動による圧力変化を検知し，収縮期血圧，拡張期血圧を測定する．

血圧測定を行うタイミングによって，①診察室血圧，②家庭血圧，③24時間自由行動下血圧の3つに分けられる．外来の診察室で計測される血圧は1日の間で変動する血圧の一時点を捉えているにすぎない．診察室血圧が高いが家庭血圧が正常な白衣高血圧や，逆に診察室血圧は正常だが家庭血圧は高い仮面高血圧が存在するため，診察室血圧のみならず，家庭血圧測定も重要である ▶図6．

診察室血圧と家庭血圧の間に診断の差がある場合は家庭血圧による診断を優先させる．血圧は日内変動があるのが一般的であり，通常は夜間睡眠時に昼間と比較して10〜20％低下するが（dipper type），夜間血圧降下度が0〜10％のnon dipper typeや逆に夜間血圧が上昇するriser typeがある．これらnon dipper typeやriser typeの患者群では通常のdipper typeと比較して，脳，心臓，腎臓，全ての臓器障害のリスクが高いことがわかっている．さらに早朝高血圧もリスクが高いことがわかっており，これらの病態を把握するために自動血圧計による24時間自由行動下血圧測定（ambulatory blood pressure monitoring：ABPM）が有用である．

2）二次性高血圧の除外

高血圧のうち90％は1つの原因が特定できない（遺伝や生活環境など複合的な要因による）本態性高血圧症と呼ばれる病態だが，10％程度にホルモンの異常など，ある特定の原因により高血圧を来している病態があり，これを二

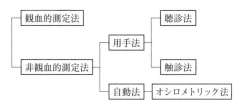

図3 血圧測定法

（島田和幸（編集）：レジデント2008年10月号．vol.1 no.7より改変転載）

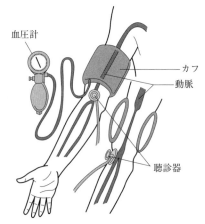

図4 聴診法による血圧の測定

（MSDマニュアル家庭版より転載）
From the MSD Manuals (Known as the Merck Manuals in the US and Canada and the MSD Manuals in the rest of the world), edited by Robert Porter. Copyright 2017 by Merck Sharp & Dohme Corp., a subsidiary of Merck & Co, Inc, Kenilworth, NJ. Available at http://www.msdmanuals.com/ja-jp/.Accessed(2017/9/1)

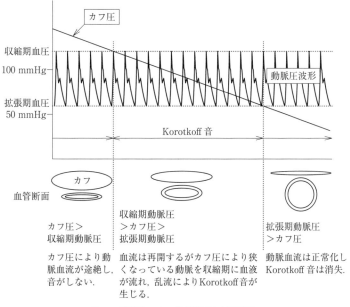

図5 聴診法による収縮期圧と拡張期圧

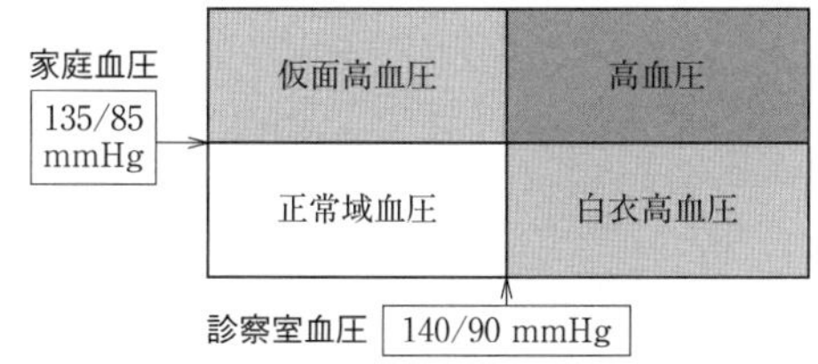

図6 診察室血圧と家庭血圧
(日本高血圧学会：高血圧治療ガイドライン2014．より一部転載)

次性高血圧と呼ぶ．重度の高血圧，治療抵抗性な高血圧，急に発症した高血圧，若年発症の高血圧は二次性高血圧の可能性が高い．二次性高血圧はその原因の治療が必要であり，本態性高血圧とは治療方針が異なることから，降圧治療の前に二次性高血圧の除外が必要である ▶表2．

表2 主な二次性高血圧とその原因

原因疾患	高血圧の原因
腎実質性高血圧	慢性糸球体腎炎などの腎実質性疾患によるNa排泄障害，レニン-アンジオテンシン系の過剰な活性化
腎血管性高血圧	腎動脈狭窄で腎血流が低下し，腎臓の傍糸球体装置からのレニン分泌が亢進
原発性アルドステロン症	副腎皮質球状層における原発性病変によるアルドステロンの過剰産生
クッシング症候群	副腎過形成，副腎腫瘍，下垂体腺種などによるコルチゾールの過剰分泌
褐色細胞腫	副腎髄質由来の褐色細胞腫や傍神経節由来のパラガングリオーマによるカテコラミン過剰分泌
甲状腺機能亢進症	甲状腺ホルモン過剰分泌
副甲状腺機能亢進症	副甲状腺ホルモン過剰分泌
先端肥大症	成長ホルモン過剰分泌
高安動脈炎	血管炎に伴う腎動脈狭窄による腎血管性高血圧
薬剤誘発性高血圧	非ステロイド性抗炎症薬，甘草，グルココルチコイドなど
大動脈縮窄症	先天的な大動脈弓部の狭窄による上肢高血圧
脳幹部血管圧迫	脳腫瘍，脳炎，脳外傷などによる頭蓋内圧上昇による交感神経活性
遺伝性高血圧	尿細管のチャネルや共輸送体遺伝子の異常など

(日本高血圧学会：高血圧治療ガイドライン2014．より改変転載)

表3 高血圧以外の心血管病リスク因子

- 高齢(65歳以上)
- 脂質異常症
    - 低HDLコレステロール血症(<40 mg/dL)
    - 高LDLコレステロール血症(≧140 mg/dL)
    - 高トリグリセライド血症(≧150 mg/dL)
- 肥満(BMI≧25)(特に腹部肥満)
- 喫煙
- メタボリックシンドローム*
- 若年(50歳未満)発症の心血管病の家族歴
- 糖尿病
    - 空腹時血糖≧126 mg/dL
    - 負荷後血糖 2時間値≧200 mg/dL
    - 随時血糖≧200 mg/dL
    - HbA_{1c}≧6.5%(NGSP)

* メタボリックシンドローム
- ウエスト周囲径:男性≧85 cm,女性≧90 cm
に加えて,
- 脂質異常症
- 正常高値以上の血圧レベル
- 空腹時血糖≧110 mg/dL
の3つのうち2つ以上を有する.

(日本高血圧学会:高血圧治療ガイドライン2014. より改変転載)

表4 心血管病リスク層別化(診察室血圧)

リスク層 (血圧以外の予後影響因子)	Ⅰ度高血圧 140〜159/ 90〜99 mmHg	Ⅱ度高血圧 160〜179/ 100〜109 mmHg	Ⅲ度高血圧 ≧180/≧110 mmHg
リスク第一層(予後影響因子がない)	低リスク	中等リスク	高リスク
リスク第二層 (糖尿病以外の1〜2個の危険因子,3項目を満たすMetS[*1]のいずれかがある)	中等リスク	高リスク	高リスク
リスク第三層 (糖尿病,CKD[*2],臓器障害/心血管病,4項目を満たすMetS,3個以上の危険因子のいずれかがある)	高リスク	高リスク	高リスク

*1 MetS:メタボリックシンドローム *2 CKD:chronic kidney disease,慢性腎臓病
(日本高血圧学会:高血圧治療ガイドライン2014. より改変転載)

3)血圧値以外の心血管病リスク因子と臓器合併症の評価によるリスク層別化

高血圧も心血管病のリスク因子の一つであるが,それ以外のリスク因子 ▶表3 と,既に起こっている臓器合併症(脳,心臓,腎臓など)をもとに,患者の心血管病発症や増悪に関するリスクを,低リスク,中等リスク,高リスクに層別化をする ▶表4 .

5. 治療概要

高血圧治療とは生活習慣修正や降圧薬使用により血圧を正常化させることであるが,その目的は心肥大,腎障害などの臓器障害や,脳卒中,心筋梗塞などの動脈硬化性疾患を抑制し,長期予後を改善することである.高血圧症と診

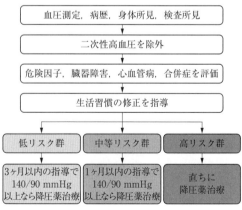

図7 高血圧症の管理,治療
(日本高血圧学会:高血圧治療ガイドライン2014. より転載)

断したら，最初に二次性高血圧を除外し，心血管病リスク因子や臓器合併症を把握することでリスク層別化を行い，高血圧管理を開始する▶図7．全てのリスク群で生活習慣の修正は必須である．

降圧目標は 140/90 mmHg 未満とするが，併存する動脈硬化リスク因子や臓器障害により異なる▶表5．糖尿病患者や尿タンパク陽性の慢性腎臓病患者では心血管病のリスクが高く，降圧目標はより厳格になる．家庭血圧目標値は診察室血圧目標より 5 mmHg ずつ低い値となる．

1）生活習慣の修正

食事は，①減塩（食塩摂取量 6 g/日未満）し，②野菜・果物を積極的に摂取し，コレステロールや飽和脂肪酸の摂取を控える．魚の積極的摂取が推奨される．③体重は body mass index：体重(kg)÷身長(m)^2<25 kg/m^2 を目標とする．④運動は有酸素運動を中心に定期的に（毎日 30 分以上）運動を行う．⑤節酒（エタノール換算で男性 20〜30 mL/日以下，女性 10〜20 mL/日以下），禁煙（受動喫煙防止も含む）し，⑥防寒や情動ストレスの管理を行う．

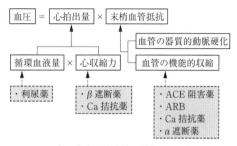

図8　主な高血圧治療薬の種類とその作用点

表5　高血圧治療の目標血圧値

	診察室血圧	家庭血圧
若年，中年，前期高齢者患者	140/90 mmHg 未満	135/85 mmHg 未満
後期高齢者患者	150/90 mmHg 未満 （忍容性があれば 140/90 mmHg 未満）	145/85 mmHg 未満（目安） （忍容性があれば 135/85 mmHg 未満）
糖尿病患者	130/80 mmHg 未満	125/75 mmHg 未満
CKD 患者（タンパク尿陽性）	130/80 mmHg 未満	125/75 mmHg 未満（目安）
脳血管障害患者 冠動脈疾患患者	140/90 mmHg 未満	135/85 mmHg 未満（目安）

（日本高血圧学会：高血圧治療ガイドライン 2014．より転載）

表6　主要な降圧薬の積極的適応

		Ca 拮抗薬	ARB/ACE 阻害薬	チアジド系利尿薬	β 遮断薬
左室肥大		●	●		
心不全			● 少量から開始し，注意深く漸増	●	● 少量から開始し，注意深く漸増
頻脈		● （非ジヒドロピリジン系）			●
狭心症		●			● 冠攣縮性狭心症には注意
心筋梗塞後			●		●
CKD	タンパク尿−	●	●	●	
	タンパク尿+		●		
脳血管障害慢性期		●	●	●	
糖尿病/MetS			●		
骨粗鬆症				●	
誤嚥性肺炎			● （ACE 阻害薬）		

（日本高血圧学会：高血圧治療ガイドライン 2014．より改変転載）

以上，生活習慣の修正を複合的に行うとより効果的である．

2）降圧薬治療

降圧薬は作用機序から，①利尿薬，②Ca^{2+}チャネル遮断薬，③レニン-アンジオテンシン系抑制薬（ACE：angiotensining converting enzyme 阻害薬，ARB：angiotensin Ⅱ receptor 拮抗薬），④β遮断薬，⑤α遮断薬，⑥中枢性交感神経遮断薬がある ▶図8 ．①から④が主要な降圧薬であり，第一選択薬は合併疾患や臓器障害により決定し ▶表6 ，降圧目標を達成できない場合は2種類以上の降圧薬を併用する．もちろん，使用する降圧薬に禁忌や慎重投与となる病態がないかどうかを確認しなければならない．

参考文献

1) 高血圧治療ガイドライン作成委員会編：高血圧治療ガイドライン2014，日本高血圧学会．
2) レジデント2008年10月号，vol. 1, no. 7, 医学出版社．

（執筆者）木村泰三（筑波大学）
（取りまとめ）青沼和隆（筑波大学）

❎ 薬物治療

1．概　要

血圧は心臓，血管，腎臓などの臓器機能に影響を及ぼす様々な生理活性物質の作用がクロストークする複雑なシステムによって調節されている．血圧の主な決定因子は，心拍出量，動脈の緊張度，そして血液量の3つである．

高血圧症の原因は多彩である．高血圧それ自体が日常生活を営むうえで支障となることは殆どないが，高い血圧が維持されると，致死性の血管疾患を発症する確率が高まることが示されている．その原因は血圧が高いという状態なので，血圧を下げればそのリスクは減少する．病因を除去することにより健康を回復するというのが本来の疾患治療の在り方であるが，現実は，病因を特定できない本態性高血圧症が全体の90％以上を占めるため，作用機序はどのようなものであっても，とにかく薬を使って血圧を安全に下降させるという対症療法が，高血圧症治療の基本となっている．

血圧調節機構の複雑さを反映して，抗高血圧薬の作用点は多様である．そして，抗高血圧薬の使用には，患者の合併症を悪化させないなどの配慮も必要となるため，非常に多くの種類の薬が存在するが，高血圧治療ガイドライン2014（JSH 2014）で高血圧患者に最初に選択されるべき第一選択薬として推奨されているのは，Ca^{2+}チャネル遮断薬，アンジオテンシンⅡ AT_1受容体遮断薬（ARB），アンジオテンシン変換酵素阻害薬（ACE阻害薬），そして利尿薬の4種類である．

2．利尿薬

わが国では，チアジド系利尿薬は40年以上にわたって高血圧症治療の第一選択薬として使われてきたが，最近の使用頻度は10％程度と低い．わが国の場合，欧米に比較して食塩の摂取量が多く，体液の貯留が高血圧に関与している例が少なくないため，利尿薬はもっと使われてよい薬である．特に，ほかの作用機序の薬との併用は，相互に降圧効果を増強し，副作用を低減するという点で優れた効果が期待できる．

投与開始初期には，利尿作用による体液量の減少とそれに伴う心拍出量の低下がみとめられるが，長期使用後にはそれらの値はかなり回復するにもかかわらず血圧は低く維持される．その機序の詳細は明らかではないが，末梢血管抵抗の減少が示唆されている．

わが国における脳卒中の発症頻度を低下させるというエビデンスがあり，また薬価も安価であるため，食塩摂取量の多い患者の場合は，治療開始時から，少量の利尿薬と他薬の併用を考慮する価値がある．

1）チアジド系利尿薬，チアジド系類似利尿薬

高血圧症の治療には，チアジド系利尿薬ではヒドロクロロチアジド，トリクロルメチアジドおよびベンチルヒドロクロロチアジドの3種類が，またチアジド系類似利尿薬ではメフルシド，インダパミド，トリパミドおよびメチクランの4種類が使用されている．

❖ 標的分子/作用機序

標的分子は遠位曲尿細管の Na^+-Cl^- 共輸送体である．その機能を抑制することにより，原尿中からの Na^+ の再吸収量を減少させ，その結果，尿量が増加する．

❖ 使用上の注意

Na^+ のほかに K^+ と Mg^{2+} の排泄も促進す

る．ジギタリス併用時の低 K^+ 血症や心筋梗塞発症時の低 Mg^{2+} 血症は，不整脈の発生を助長するので注意が必要である．また，高尿酸血症，高脂血症，耐糖能異常を起こすことがある．

2）ループ利尿薬

高血圧症に適応を有するのは，フロセミドのみである．

❖ 標的分子/作用機序

標的分子はヘンレループ上行脚の太い部分に分布する Na^+-K^+-$2Cl^-$ 共輸送体である．その抑制を介して，チアジド系よりもはるかに強力な利尿作用を発揮するが，通常の製剤は作用の持続が短く，降圧作用も弱い．

❖ 製剤上の特徴

フロセミドを徐放性製剤としたオイテンシン® カプセルは，緩和な降圧作用と緩徐で持続的な利尿作用を有する．本態性高血圧症に対し，チアジド類とほぼ同様の使用が可能となった．

❖ 使用上の注意

副作用に対する注意は，チアジド系利尿薬に準ずる．

3）カリウム保持性利尿薬

カリウム保持性利尿薬という用語で一括されているが，この群には作用機序の異なる薬が含まれる．利尿および降圧作用は弱いが，ほかの利尿薬が K^+ 排泄性なので，低 K^+ 血症を予防する目的で使用される．

❖ 標的分子/作用機序

スピロノラクトンおよびエプレレノンの標的分子は，皮質集合管に存在するアルドステロン受容体（アルドステロン依存性 Na^+-K^+ 交換部位）であり，アルドステロンの結合に拮抗する．その結果，Na^+ の排泄が促進され，K^+ が体内に貯留する．

一方，トリアムテレンの標的分子は皮質集合管の Na^+ チャネルであり，その遮断により，Na^+ の排泄促進と K^+ の体内貯留という抗アルドステロン薬と同様の作用を発揮する．

❖ 使用上の注意

いずれの薬も高 K^+ 血症の患者には禁忌である．また，腎障害のある患者への投与には注意を要する．共通の副作用として，高 K^+ 血症，腎不全の増悪などがある．スピロノラクトンおよびエプレレノンは性ホルモンへの影響があり，男性では女性化乳房，女性では月経不順などが現れることがある．

3．交感神経系抑制薬

即時的な血圧の調節には，交感神経系が中心的な役割を演じている．すなわち，交感神経節後線維は常に血管および心筋に向けてノルアドレナリンを放出しており，身体内外の状況に応じてその量を変化させることで，血管の緊張度と心機能をコントロールしている．したがって，血管および心臓に対する交感神経系の影響を弱めることができれば，血圧を下げることができる．

1）アドレナリン β 受容体遮断薬[*1]

β 受容体遮断薬は軽度～中等度の高血圧症に用いられる．以前は高血圧症治療の第一選択薬として使用が推奨されていたが，他薬と比較して，必ずしも予後に有利な点はみとめられておらず，また糖尿病の患者や高齢者への使用に問題があることなどから，JSH 2014 では第一選択薬から外された．

α 遮断作用や血管拡張作用，Ca^{2+} チャネル遮断作用などを併せ持つ薬もある．

❖ 標的分子/作用機序

標的分子は，心筋細胞膜および腎臓傍糸球体細胞膜に存在する β_1 受容体である．それらを遮断すると，心拍出量の減少とレニン分泌の抑制が起こるため，血圧は下降する．中枢性の交感神経活動抑制作用も指摘されているが，降圧における意義は明らかではない．

作用の発現は穏やかで，安定した効果が得られるまでに 2～3 週間かかる．β 遮断薬は β 受容体サブタイプに対する選択性，固有活性（ISA），膜安定化作用（MSA），脂溶性，α 遮断作用などの相違によって分類されるが，それらは降圧作用を左右する指標とはならず，むしろ個々の患者の病態に応じた薬を選択する際の目安として重要な意味を持つ．

❖ 使用上の注意

気管支喘息，アシドーシス，高度な心筋伝導障害，心原性ショック，心不全，低血圧症，重度の末梢循環障害，未治療の褐色細胞腫の患者には禁忌である．

[*1] $\alpha\beta$ 遮断薬を含む．

中枢神経系を含む多くの臓器で，β遮断作用に基づく副作用が知られている．長期連用後の突然の中止は，心室性不整脈や心筋梗塞を招くことがあるので注意する．

2）アドレナリン α_1 受容体遮断薬（α_1 遮断薬）

受容体サブタイプに非選択的な α 遮断薬も市販されているが，抗高血圧薬として用いられているのは選択的な α_1 受容体遮断薬である．代謝的な悪影響がなく，脳卒中や虚血性心疾患などの合併症を有する患者にも投与できるという特徴を有する．軽症から重症までの高血圧症に使用可能である．

❖ 標的分子/作用機序

主な標的分子は，細動脈平滑筋細胞膜上に存在する α_1 受容体である．この受容体が遮断されると，交感神経節後線維の神経伝達物質であるノルアドレナリンと副腎髄質ホルモンであるアドレナリンの α_1 作用で緊張を保っている全身の細動脈が拡張するため，血圧は下降する．

❖ 使用上の注意

主な副作用は起立性低血圧であり，特に初回投与時には意識を失うことがあるので注意を要する．また，過度の降圧を避けるため，ホスホジエステラーゼ5阻害薬を使用中の患者には慎重に投与する．

3）末梢性交感神経抑制薬

レセルピンはインド蛇木の根から単離されたアルカロイドで，50年以上の臨床経験がある．効果が確実で1日1回の服用でよいなど，長期投与に適した性質を有するが，副作用の問題から，最近は殆ど使われなくなった．

中枢作用も併せ持ち，フェノチアジン系薬物の使用困難な統合失調症に鎮静の目的で用いられることがある．

❖ 標的分子/作用機序

標的分子は，交感神経節後線維のバリコシティーに存在するシナプス小胞膜カテコールアミントランスポーターである．小胞内へのカテコールアミンの輸送を抑制することにより，小胞内ノルアドレナリンの枯渇を引き起こし，交感神経節後線維から血管平滑筋および心筋への化学伝達を抑制する．その結果，交感神経活動が低下したのと同じ効果がもたらされ，血圧は下降する．

❖ 使用上の注意

うつ病・うつ状態およびその既往歴のある患者，消化性潰瘍または潰瘍性大腸炎のある患者，電気ショック療法を受けている患者，妊婦または妊娠している可能性のある婦人には禁忌である．副作用としては，精神的抑うつが大きな問題であり，自殺を引き起こすことがあるので，特に高齢者に対する使用には注意を要する．また，消化性潰瘍などの消化器症状や体重増加を引き起こす頻度が高い．錐体外路症状の発現にも注意が必要である．

4）中枢性交感神経抑制薬（アドレナリン α_2 受容体刺激薬）

中枢性交感神経抑制薬にはメチルドパ，クロニジンおよびグアナベンズの3種類の薬がある．抗高血圧薬としての位置付けは第二選択薬であり，軽症〜重症の高血圧症に使用される．

❖ 標的分子/作用機序

標的分子は延髄の血管運動中枢に存在する α_2 受容体である．血管運動中枢は，圧受容器などから末梢循環情報の入力を受け，交感神経活動を主な出力として機能している循環調節の反射中枢である．クロニジンなどでこの部位の α_2 受容体が刺激されると，交感神経活動が抑制されて血圧は下降する．

メチルドパは，体内で代謝物の α-メチルノルアドレナリンに変換されて α_2 受容体刺激作用を現す．また，メチルドパには芳香族アミノ酸脱炭酸酵素阻害作用があり，ノルアドレナリンやアドレナリンなどの産生を可逆的に抑制することが知られている．妊娠高血圧症候群の治療に，第一選択薬として推奨される．

❖ 使用上の注意

共通の副作用として，中枢抑制による精神神経症状のほか，口渇，起立性低血圧，体液貯留などがある．メチルドパは肝障害のある患者には禁忌である．クロニジンは突然の投与中断によりリバウンド高血圧を起こすことがあり，場合によっては死に至るので，投与を中止する場合は徐々に減量する．

4. レニン-アンジオテンシン系抑制薬

レニン-アンジオテンシン-アルドステロン系（RAA系）の主役は，強力な血管収縮作用，アルドステロン分泌作用，組織リモデリング促進作用などを有するアンジオテンシンⅡであ

る．この群には，その産生または作用を抑制することで降圧作用を発揮する薬が含まれる．

1）アンジオテンシン変換酵素阻害薬（ACE阻害薬）

ACE阻害薬は冠動脈疾患および心筋梗塞後の心血管合併症の発症を抑制することが示されている．単独使用時の降圧効果はARBとほぼ同等で，軽度～中等度の高血圧症に優れた効果を発揮する．高血圧症治療における第一選択薬の一つであり，代謝系に悪影響を及ぼさないため使いやすく，使用頻度は高い．

12種類の薬が高血圧症に適応を有するが，カプトプリルとリシノプリル以外は，体内で代謝されて活性体となるプロドラッグである．

❖ 標的分子/作用機序

標的分子はACE（キニナーゼⅡ）であり，この酵素を阻害することによって薬効を現す．

レニンによってアンジオテンシノーゲンから切り出されたアンジオテンシンⅠをアンジオテンシンⅡに変換する酵素はアンジオテンシン変換酵素（ACE）と呼ばれているが，この酵素はブラジキニン分解酵素であるキニナーゼⅡと同じものである．したがって，ACE阻害薬の降圧作用には，血管収縮作用およびアルドステロン分泌刺激作用を有するアンジオテンシンⅡの産生抑制と，血管拡張作用および血管透過性亢進作用を有するブラジキニンの分解抑制という二面性がある．

降圧とは独立した，肥大心筋の耐縮や腎障害の進展防止などの予後改善効果も期待できる．

❖ 使用上の注意

動物実験で胎児に悪影響が出ることが示されているので，妊婦または妊娠している可能性のある婦人には禁忌である．

重篤な副作用に血管性浮腫がある．それ以外に危険な副作用は殆ど知られていないが，厄介なのが夜間に起こりやすい空咳である．これは，キニナーゼⅡの阻害により増加したブラジキニンが原因と考えられている．また，SH基を有する薬物（カプトプリル（captopril）およびアラセプリル）に特有の副作用として味覚異常がある．

2）アンジオテンシンⅡ AT₁受容体遮断薬（ARB）

わが国では，カンデサルタンシレキセチルや

ロサルタンカリウムなど，7成分のARBが用いられている．最近は，高血圧症治療薬の中で最も使用頻度が高い．

❖ 標的分子/作用機序

標的分子はアンジオテンシンⅡタイプ1（AT₁）受容体である．AT₁受容体を遮断することにより，様々なアンジオテンシンⅡの生理作用を抑制する．

降圧作用は主として血管平滑筋細胞膜上にあるAT₁受容体の遮断でもたらされるが，AT₁受容体の遮断によりフィードバック機構が作動して血中のアンジオテンシンⅡのレベルが上昇し，その結果，AT₁受容体の心血管系作用に拮抗するタイプ2（AT₂）受容体が刺激されて降圧を増強するという機序も推定されている．

また，血管壁などの組織中でキマーゼやカテプシンGによって産生されるアンジオテンシンⅡの作用も抑制できるという点がACE阻害薬と異なる．

❖ 使用上の注意

ブラジキニン代謝を抑制しないため，副作用の空咳の発現頻度は低く，この点でACE阻害薬よりも有利である．ほかの副作用も，用量にかかわらず頻度は低い．ACE阻害薬同様，妊婦または妊娠している可能性のある婦人には禁忌である．

3）直接的レニン阻害薬（direct renin inhibitor：DRI）

現在，わが国ではアリスキレンが使用可能である．1日1回の投与で長時間にわたる安定した降圧効果が得られる．

ARBやACE阻害薬が積極的適応となる病態であるにもかかわらず，副作用などでそれらが使用できない場合に有用である．

❖ 標的分子/作用機序

標的分子はRAA系の出発酵素のレニンである．その活性を選択的に阻害することによって，アンジオテンシノーゲンからアンジオテンシンⅠの切り出しを抑制する．アンジオテンシンⅠには生理活性が殆どないが，アンジオテンシンⅠの産生が減少することによって，血漿中アンジオテンシンⅡの濃度が低下するため，血圧は下降する．

❖ 使用上の注意

RAA系を抑制する薬の常として，妊婦また

は妊娠している可能性のある婦人には禁忌である．また，ACE 阻害薬または ARB を投与中の糖尿病患者に投与すると，非致死性脳卒中，腎機能障害，高 K^+ 血症および低血圧のリスクを増加するとの報告がされているので，禁忌となっている．

副作用に，血管浮腫，高 K^+ 血症，血中尿酸値の上昇，頭痛などがある．

5. Ca^{2+} チャネル遮断薬 ■

Ca^{2+} チャネル遮断薬は有効率が高く危険な副作用も少ないため，かつては種々の高血圧症治療において，最も使用頻度が高かった．

ニフェジピンなどのジヒドロピリジン系の薬物は，血管拡張作用は強いが心抑制作用が弱いため，降圧に伴って反射性頻脈が起こりやすい．しかし，ベンゾチアゼピン系のジルチアゼムには心抑制作用や圧受容器反射を抑制する作用もあるため，血圧が下降するにもかかわらず心拍数は減少する．このため，ジヒドロピリジン系の薬物とは異なり，ジルチアゼムの場合は，頻脈性の軽症～中等症の本態性高血圧症が良い適応となる．

現在，わが国では 15 種類の成分が高血圧症に適応を有する．

❖ 標的分子/作用機序

3 節「虚血性心疾患」薬物治療 [4. Ca^{2+} チャネル遮断薬] を参照のこと．

❖ 製剤上の特徴

3 節「虚血性心疾患」薬物治療 [4. Ca^{2+}

チャネル遮断薬] を参照のこと．

❖ 使用上の注意

3 節「虚血性心疾患」薬物治療 [4. Ca^{2+} チャネル遮断薬] を参照のこと．

6. 古典的な血管拡張薬 ■

現在では，古典的な血管拡張薬に含まれるのは，作用機序が明らかでないヒドララジンのみとなった．高血圧症治療における位置付けは，第二選択薬以下であるが，重症の本態性高血圧症および妊娠高血圧症候群に用いられている．

❖ 標的分子/作用機序

標的分子および作用機序は不明であるが，持続的に細動脈を拡張させ，強力な降圧作用を発揮する．

❖ 使用上の注意

虚血性心疾患，大動脈弁狭窄，僧帽弁狭窄および拡張不全（肥大型心筋症，収縮性心膜炎，心タンポナーデなど）による心不全，高度の頻脈および高心拍出性心不全，肺高血圧症による右心不全，または解離性大動脈瘤のある患者と頭蓋内出血急性期の患者には禁忌である．

SLE 様症状，劇症肝炎，狭心症発作誘発，麻痺性イレウス，呼吸困難，急性腎不全，溶血性貧血，汎血球減少，多発性神経炎，血管炎などの重大な副作用が知られている．

（執筆者）石井邦雄（横浜薬科大学）

抗高血圧薬：利尿薬

分類		一般名	販売名(商品名)	標的分子/作用機序		コメント
チアジド系利尿薬		ヒドロクロロチアジド	ヒドロクロロチアジド	Na^+-Cl^- 共輸送体	抑制	第一選択薬 ジギタリス併用時の低 K^+ 血症や心筋梗塞発症時の低 Mg^{2+} 血症は，不整脈の発生を助長 副作用：高尿酸血症，高脂血症，耐糖能異常
		トリクロルメチアジド	フルイトラン®			
		ベンチルヒドロクロロチアジド	ベハイド®			
チアジド系類似利尿薬		メフルシド	バイカロン®			
		インダパミド	テナキシル®			
		メチクラン	アレステン®			
		トリパミド	ノルモナール®			
ループ利尿薬		フロセミド	オイテンシン®	Na^+-K^+-$2Cl^-$ 共輸送体	抑制	第一選択薬 徐放性のカプセル剤

抗高血圧薬：利尿薬（続き）

分類	一般名	販売名(商品名)	標的分子/作用機序		コメント
カリウム保持性利尿薬	スピロノラクトン	アルダクトン®	アルドステロン受容体	遮断	第一選択薬 スピロノラクトン，エプレレノン
	エプレレノン	セララ®			
	トリアムテレン	ジウテレン トリテレン®	Na$^+$チャネル	遮断	副作用：男性…女性化乳房 　　　　女性…月経不順 禁忌：高カリウム血症の患者 副作用：高カリウム血症，腎不全の増悪

抗高血圧薬：交感神経系抑制薬

分類	一般名	販売名(商品名)	標的分子/作用機序		コメント
アドレナリンβ受容体遮断薬	アセブトロール塩酸塩	アセタノール®	アドレナリンβ$_1$受容体	遮断	禁忌：気管支喘息，アシドーシス，高度な心筋伝導障害，心原性ショック，心不全，低血圧症，重度の末梢循環障害，未治療の褐色細胞腫の患者
	アテノロール	テノーミン®			
	ビソプロロールフマル酸塩	メインテート®			
	メトプロロール酒石酸塩	セロケン® ロプレソール®			
	セリプロロール塩酸塩	セレクトール®			
	ベタキソロール塩酸塩	ケルロング®			
	カルテオロール塩酸塩	ミケラン®			
	ナドロール	ナディック®			
	ニプラジロール	ハイパジール®			
	ピンドロール	カルビスケン®			
	プロプラノロール塩酸塩	インデラル®			
アドレナリンα・β受容体遮断薬	ベバントロール塩酸塩	カルバン®	アドレナリンα$_1$受容体 アドレナリンβ$_1$受容体	遮断	
	アロチノロール塩酸塩	アロチノロール塩酸塩			
	アモスラロール塩酸塩	ローガン®			
	ラベタロール塩酸塩	トランデート®			
	カルベジロール	アーチスト®			
アドレナリンα$_1$受容体遮断薬	ブナゾシン塩酸塩	デタントール®	アドレナリンα$_1$受容体	遮断	副作用：起立性低血圧（失神，意識喪失） 慎重投与：ホスホジエステラーゼ5阻害薬を使用中の患者
	ドキサゾシンメシル酸塩	カルデナリン®			
	ウラピジル	エブランチル®			
	テラゾシン塩酸塩水和物	ハイトラシン® バソメット®			
末梢性交感神経抑制薬	レセルピン	アポプロン®	シナプス小胞膜カテコールアミントランスポーター	抑制	禁忌：うつ病・うつ状態およびその既往歴，消化性潰瘍または潰瘍性大腸炎，電気ショック療法を受けている患者，妊婦 副作用：うつ状態
中枢性交感神経抑制薬	メチルドパ水和物	アルドメット®	アドレナリンα$_2$受容体	刺激	禁忌：肝障害のある患者 妊娠高血圧症候群の治療の第一選択薬
	クロニジン塩酸塩	カタプレス®			突然の投与中断：リバウンド高血圧が起こすことがある
	グアナベンズ酢酸塩	ワイテンス®			

抗高血圧薬：レニン-アンジオテンシン系抑制薬

分類	一般名	販売名(商品名)	標的分子/作用機序		コメント
アンジオテンシン変換酵素（ACE）阻害薬	アラセプリル	セタプリル®	アンジオテンシン変換酵素（ACE）	阻害	第一選択薬 禁忌：妊婦または妊娠している可能性のある婦人 重大な副作用：血管性浮腫 副作用：空咳
	イミダプリル塩酸塩	タナトリル®			
	エナラプリルマレイン酸塩	レニベース®			
	カプトプリル	カプトリル®			
	キナプリル塩酸塩	コナン®			
	シラザプリル水和物	インヒベース®			
	テモカプリル塩酸塩	エースコール®			
	デラプリル塩酸塩	アデカット®			
	トランドラプリル	オドリック® プレラン®			
	ベナゼプリル塩酸塩	チバセン®			
	ペリンドプリルエルブミン	コバシル®			
	リシノプリル水和物	ゼストリル® ロンゲス®			
アンジオテンシンⅡ AT₁受容体遮断薬	アジルサルタン	アジルバ®	アンジオテンシンⅡ AT₁受容体	遮断	第一選択薬 禁忌：妊婦または妊娠している可能性のある婦人
	イルベサルタン	アバプロ® イルベタン®			
	オルメサルタンメドキソミル	オルメテック®			
	カンデサルタンシレキセチル	ブロプレス®			
	テルミサルタン	ミカルディス®			
	バルサルタン	ディオバン®			
	ロサルタンカリウム	ニューロタン®			
直接的レニン阻害薬	アリスキレンフマル酸塩	ラジレス®	レニン	阻害	禁忌：妊婦または妊娠している可能性のある婦人，ACE阻害薬またはARBを投与中の糖尿病患者

抗高血圧薬：Ca²⁺ チャネル遮断薬

分類	一般名	販売名(商品名)	標的分子/作用機序		コメント
Ca²⁺ チャネル遮断薬：ジヒドロピリジン系	アゼルニジピン	カルブロック®	電位依存性 L 型 Ca²⁺ チャネル	遮断	第一選択薬
	アムロジピンベシル酸塩	アムロジン® ノルバスク®			
	アラニジピン	サプレスタ®			
	エホニジピン塩酸塩エタノール付加物	ランデル®			
	シルニジピン	アテレック®			
	ニカルジピン塩酸塩	ペルジピン®			
	ニソルジピン	バイミカード®			
	ニトレンジピン	バイロテンシン®			
	ニフェジピン	アダラート®			
	ニルバジピン	ニバジール®			
	バルニジピン塩酸塩	ヒポカ®			
	フェロジピン	スプレンジール® ムノバール®			
	アゼルニジピン	カルブロック®			
	ベニジピン塩酸塩	コニール®			
	マニジピン塩酸塩	カルスロット®			
Ca²⁺ チャネル遮断薬：ベンゾチアゼピン系	ジルチアゼム塩酸塩	ヘルベッサー®			

1 上気道炎（かぜ症候群）・インフルエンザ（疾患）

◆ 病態生理

1. 病態生理

1) 上気道炎（かぜ症候群）

呼吸器は鼻から，鼻腔，咽頭，喉頭を経て気管に達する．この喉頭までの空気の通り道が上気道であり，気管から肺胞までを下気道という．「成人気道感染症診療の基本的考え方」[1]では，上気道に起きた急性の感染症が急性上気道感染症であり，急性上気道炎と急性副鼻腔炎に分類している．また，「かぜ症候群」は，"急性上気道炎"と同義としている．

急性上気道炎の原因微生物は，80～90％がウイルスである．主な原因ウイルスとしては，ライノウイルス（約30～40％），コロナウイルス（約10％），パラインフルエンザウイルス，RSウイルス，インフルエンザウイルス，アデノウイルスなどがある．ウイルス以外では，A群β溶連菌，百日咳菌などの細菌や肺炎マイコプラズマ，肺炎クラミドフィラなどの非定型病原体がある[1]．

健常者にも基礎疾患のある人にも起こり，多くは軽症で自然に治癒することが多いので，抗菌薬の適応となることは少ない．

2) インフルエンザ

インフルエンザウイルスは急性上気道炎の原因の一つであり，毎年流行を繰り返す．冬期の最も重要な病原ウイルスである．RNAウイルスでA型，B型，C型があるが，大きな流行を起こすのはA型，B型である．A型は人のほかに鳥，豚，馬にも存在するが，B型は人のみで流行している．ウイルス表面には赤血球凝集素（ヘムアグルチニン：HA）とノイラミニダーゼ（NA）がある．インフルエンザウイルスはHAを介して気道上皮細胞の受容体に結合して感染する．細胞内で増殖したウイルスは，NAにより受容体から遊離して周囲の細胞に感染を繰り返す ▶図1．

A型のHAには抗原性から16種類，NAには9種類あり，その組み合わせの亜型が存在する．流行しているのはA香港型（H3N2），Aソ連型（H1N1），B型である．

インフルエンザは毎年HAの抗原性が突然変異しているため流行を繰り返している（抗原連続変異）．また，鳥インフルエンザが突然変異して人に感染するようになったり，鳥と人のインフルエンザが遺伝子の交雑を起こし，人類が免疫を持たない新型インフルエンザが出現することになる（抗原不連続変異）．2009年にはブタ由来のH1N1pdm09が大流行したが，現在は通常の季節性インフルエンザとして扱われている．鳥インフルエンザ（H5N1）は東南アジアを中心に世界で人への感染が報告されており，2014年10月2日時点でのWHO報告で発症者668人，死亡者393人と高い死亡率をみとめている．

2. 症状

1) 上気道炎（かぜ症候群）

発熱，倦怠感，頭痛のほか，鼻汁，鼻閉，咽頭痛などの鼻・咽頭症状がみられる．上気道炎に続いて気管支炎などの下気道炎も発症していれば，咳嗽，喀痰も来す．

多くはウイルス性だが，鼻汁や喀痰が膿性であれば細菌感染が疑われる．ま

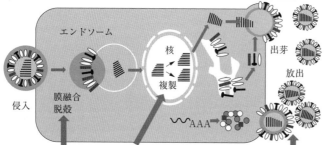

図1 インフルエンザの増殖，抗インフルエンザ薬の機序
（日本臨床内科医会インフルエンザ研究班（編）：インフルエンザ診療マニュアル 2011-2012年シーズン版，日本臨床内科医会，2011．より転載）

た，溶連菌性咽頭炎は咳嗽がなく，38℃以上の発熱，白苔を伴う扁桃発赤，圧痛を伴う前頸部リンパ節腫脹が特徴である．この4項目をセンター（centor）の診断基準といい，3つ以上満たせば感度，特異度ともに75％と報告されている．

2）インフルエンザ

潜伏期間は24〜48時間程度と短い．全身症状や高熱が突然出現する点がほかの上気道炎との違いとされていた．厚生労働省の感染症発生動向調査実施要項では診断基準となる症状に，①突然の発症，②38℃を超える発熱，③上気道炎症状，④全身倦怠感などの全身症状があげられている．

高齢者の場合，高熱を呈さないことや細菌性肺炎の合併が多く，入院・死亡の原因となる．小児の場合，インフルエンザに続発して脳炎・脳症を来すことがあり，意識障害，痙攣，異常言動などがみられ，しばしば死亡や神経学的後遺症をもたらす．また，小児へのオセルタミビル使用後の異常言動出現が問題視され ▶図2 ，現時点でも因果関係は明らかになっていない．

3. 検査

ウイルスによる病原体の診断法としては，急性期と回復期（約2〜4週間後）のペア血清で抗体価の上昇をみるという血清学的診断や，ウイルス分離，PCR検出などがあるが，急性期の診断には向いていない．実際には症状，身体所見から臨床診断を下すことが多い．インフルエンザウイルス，アデノウイルス，溶連菌などは鼻腔・咽頭拭い液による迅速抗原検出キットでの診断も可能であり，多用されている．

細菌感染が疑われる場合は抗生剤を使用することもあり，原因検索や薬剤感受性の点から培養検査を提出することが必要である．咳嗽が長期間続く場合は肺炎マイコプラズマや百日咳菌なども疑われるが，これらは培養検査での診断が難しく血清学的診断を行う．

4. 治療

1）上気道炎（かぜ症候群）

多くはウイルス性であり通常は自然治癒する

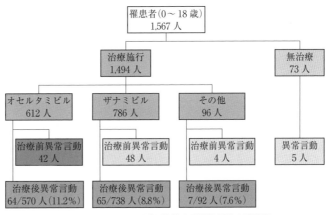

図2 インフルエンザに随伴する異常行動の発現率
異常行動をみとめたのは235人（15.0％）で，そのうち99人（42.1％）が無治療，治療前．
（日本臨床内科医会インフルエンザ研究班（編）：インフルエンザ診療マニュアル2011-2012年シーズン版，日本臨床内科医会，2011．より転載）

表1　上気道炎の抗生剤の適応

①高熱の持続（3日間以上）
②膿性の喀痰，鼻汁
③扁桃腫大と膿栓・白苔付着
④中耳炎・副鼻腔炎の合併
⑤強い炎症反応（白血球増多，CRP陽性，赤沈値の亢進）
⑥ハイリスクの患者

（日本呼吸器学会呼吸器感染症に関するガイドライン作成委員会（編）：成人気道感染症診療の基本的考え方．日本呼吸器学会，2003．より一部転載）

ため，基本は対症療法のみである ▶表1 ．抗生剤が必要となるのは細菌性感染が疑われる場合と，高齢者や免疫不全，慢性呼吸器疾患の患者など細菌感染合併のリスクが高い場合である ▶表2 ．

溶連菌感染の場合にはペニシリン系薬，セフェム系薬を選択する．糸球体腎炎やリウマチ熱の合併を防ぐため，除菌目的で10日間内服が推奨されている．肺炎マイコプラズマ，肺炎クラミドフィラ，百日咳菌の場合，βラクタム系は無効でありマクロライド系薬，テトラサイクリン系薬，キノロン系薬を選択する．細菌感染合併リスクの高い場合にはペニシリン系薬，β-ラクタマーゼ阻害薬配合ペニシリン系薬，セフェム系薬，キノロン系薬が選択される．

2）インフルエンザ

インフルエンザ迅速診断キットで陽性または陰性であっても臨床的にインフルエンザが疑われる場合に抗インフルエンザ薬が推奨される．

表2 急性気道感染症への抗生剤適応

〈基礎疾患のない 15〜64 歳（783 例）〉	
・非特異的上気道炎	80.6%
・急性鼻・副鼻腔炎	1.5%
・急性咽頭炎	11.7%
・急性気管支炎	6.1%
〈抗生剤投与条件〉	
・非特異的上気道炎	適応なし
・急性鼻・副鼻腔炎	顔面痛あり
・急性咽頭炎	溶連菌感染，扁桃炎・扁桃周囲炎・扁桃周囲膿瘍
・急性気管支炎	肺炎が否定できない
〈結果〉	
抗生剤適応は全症例の5%（急性咽頭炎が最多）7日以内に90%以上の症例が改善	

(Tomii K, Matsumura Y, Maeda K, Kobayashi Y, Takano Y, Tasaka Y : Minimal use of antibiotics for acute respiratory tract infections : validity and patient satisfaction. Intern Med, 2007 ; 46 : 267-72[3]. より転載)

以下に各種薬剤を記載する[2],[4],[5]．また，ノイラミニダーゼ（NA）阻害薬（NAI）は症状出現から48時間以内の投与でないと効果は期待できない．アマンタジン，オセルタミビル，ザナミビルは予防投与可能であるが保険適用はない．

① アマンタジン（内服）

アマンタジンは，感染細胞内におけるウイルス脱核に必要な M2 タンパク質を阻害するが，A 型のみに有効な薬剤である．しかし，A（H3N2）や A（H1N1）pdm09 での耐性が報告されており，現在は使用しにくい．

② オセルタミビル（内服）

オセルタミビルは，感染細胞内で増殖したウイルスが細胞外へ遊離する際に作用する NAI である．2008〜9 年シーズンに A（H1N1）が H275Y 変異により，オセルタミビルがほぼ100% 耐性化した．しかし，現在流行している A（H3N2），A（H1N1）pdm09，B 型には有効である．また，上記のように異常言動との因果関係が不明であり，10 代への使用は原則禁止となっている．

③ ザナミビル（吸入）

ザナミビルは吸入の NAI であり，H275Y 変異などの耐性ウイルスの影響を受けず A・B 型に有効である．吸入が難しい幼児，高齢者，重症患者でなければ使いやすい．喘息患者で気管支攣縮をみとめた報告があり，気管支喘息や COPD の患者には注意が必要である．

④ ラニナミビルオクタン酸エステル（吸入）

ラニナミビルオクタン酸エステルは吸入長期作用型の NAI であり，発症後 1 回だけの投与で効果を示すため利便性，コンプライアンス向上が期待される．逆に，その1回の吸入も難しい患者には推奨しにくい．ザナミビルと同様に耐性が殆ど見られず A・B 型に有効であり，ザナミビルの報告から本薬剤も気管支喘息や COPD の患者には注意が必要とされている．

⑤ ペラミビル（注射）

ペラミビルは長期作用型の NAI であり，1回の投与でオセルタミビル 5 日間投与に相当する．A・B 型だけでなく，鳥インフルエンザ（H5N1）への抗ウイルス活性も示す．経口・吸入が困難な場合や重症例で使用する意義が高いが，オセルタミビル耐性株では本薬剤の感受性低下が報告されている．

⑥ ファビピラビル（内服，2014 年承認）

ファビピラビルは，インフルエンザウイルスの RNA ポリメラーゼを阻害する既存薬剤とは機序の異なる新薬である．A・B 型だけでなく，鳥インフルエンザ（H5N1）への抗ウイルス活性も動物実験で示されている．2014 年 3 月に承認されたが，国が新型インフルエンザへの対策などに必要と判断した場合に製造開始することとなっている．

参考文献

1) 日本呼吸器学会呼吸器感染症に関するガイドライン作成委員会（編）：成人気道感染症診療の基本的考え方．日本呼吸器学会，2003.
2) 日本臨床内科医会インフルエンザ研究班（編）：インフルエンザ診療マニュアル 2011-2012 年シーズン版．日本臨床内科医会，2011.
3) Tomii K, Matsumura Y, Maeda K, Kobayashi Y, Takano Y, Tasaka Y : Minimal use of antibiotics for acute respiratory tract infections : validity and patient satisfaction. Intern Med, 2007 ; 46 : 267-72.
4) JAID/JSC 感染症治療ガイド・ガイドライン作成委員会，呼吸器感染症ワーキンググループ（編）：呼吸器感染症治療ガイドライン．日本感染症学会，日本化学療法学会，2014.
5) 貫和敏弘，杉山幸比古，門田淳一（編）：呼吸器疾患最新の治療 2013-2015. 南江堂，2013. pp.27-31.

（執筆者）矢﨑　海（筑波大学）
（取りまとめ）檜澤伸之（筑波大学）

⊠ 薬物治療

1. 治療および予防

1）上気道炎（かぜ症候群）

発熱や疼痛には NSAIDs（成人）やアセトアミノフェン（小児）が，鼻汁，鼻閉には抗ヒスタミン薬，抗コリン薬などが，咳嗽には鎮咳薬が，痰には去痰薬が，そして咽頭発赤・咽頭痛には含嗽薬，トローチなどが用いられる．

2）インフルエンザ

インフルエンザの予防にはワクチン療法が基本となるが，流行期における人混みの回避，マスクの着用，手洗いやうがいの徹底など，非薬物療法によるアプローチも重要である．インフルエンザワクチンは A 型と B 型のウイルス表面赤血球凝集素（HA）を回収し主成分とした不活性化 HA ワクチンである．重症化，合併症併発の抑制効果が証明されている．65 歳以上の高齢者をはじめハイリスク群 ▶表3 にはワクチンの接種が強く推奨される．インフルエンザの抗原性の変化は激しく，ワクチンは対応するウイルス株を毎年選択して新たに製造されることや，ワクチンの効果発現期間は接種後約 2 週間から 6 ヶ月であることから，毎年接種する必要がある．

2. 抗インフルエンザ薬

抗インフルエンザ薬には主に，A 型のみに有効な M2 タンパク質阻害薬（アマンタジン）と A，B 両方の型に有効なノイラミニダーゼ阻害薬（オセルタミビル，ザナミビル，ペラミビル，ラニナミビル）の 2 種類があるが，主にノイラミニダーゼ阻害薬が推奨される．

1）ノイラミニダーゼ阻害薬（NAI）

NAI は，A 型および B 型ウイルスのノイラ

表3 インフルエンザワクチンを特に必要とするハイリスク群

①65 歳以上の人
②養護老人ホームおよび長期療養施設の入所者や慢性疾患を有する者
③肺および心血管系に慢性疾患を有する成人や小児
④糖尿病，腎疾患，免疫不全を有する者
⑤インフルエンザ流行期に妊娠中期～後期にかかる予定の妊婦

（日本呼吸器学会呼吸器感染症に関するガイドライン作成委員会（編）：成人気道感染症診療の基本的考え方．日本呼吸器学会，2003．より一部転載）

ミニダーゼを選択的に阻害し，新たに形成されたウイルスが感染細胞から遊離するのを阻害し，ウイルスの増殖を抑制する薬物である．A 型，B 型の両方に有効で，発症後 2 日以内の服用で，早期回復が期待できる．下記の 4 種の薬物があり，外来診療ではいずれを用いてもよいが，吸入薬では吸入指導が必要である．

① オセルタミビル

オセルタミビルはプロドラッグ型の NAI であり，内服で用いる．ノイラミニダーゼの H275Y 変異を持つ N1 ウイルスでは本薬物に耐性であり，2008～9 年シーズンに流行した A（H1N1）型ウイルスではこの変異によりオセルタミビルの臨床有効性が特に小児で低下した．しかし，その他の A（H3N2），A（H1N1）pdm09 および B 型には有効である．また，10 歳代の患者で服用後の異常行動が報告され，因果関係は不明なものの（インフルエンザ脳症でも同様の症状が出ることがあるため），ハイリスク群を除き，原則として 10 代の患者への使用は控えるべきである．また，未成年者に本剤を使用する場合には，自宅療養時に少なくとも 2 日間患者が一人にならないように配慮する．

治療に用いる場合，インフルエンザ様症状の発現から 2 日以内に投与を開始し，1 回 75 mg を 1 日 2 回，5 日間経口投与する．

予防に用いる場合，成人には，1 日 1 回 75 mg を 7～10 日間経口投与する．保険適用外である．

② ザナミビル

ザナミビルは最初に開発された NAI で鼻口腔内噴霧製剤である．治療に用いる場合，インフルエンザ様症状の発現から 2 日以内に投与を開始する．1 回 10 mg（5 mg ブリスターを 2 ブリスター）を，1 日 2 回，5 日間，専用の吸入器を用いて吸入する．小児には本剤を適切に吸入投与できると判断された場合にのみ用いる．

気管支喘息や COPD の慢性呼吸器疾患のある患者に投与する場合に気管支攣縮が起こる可能性がある．また，慢性呼吸器疾患の治療に用いる吸入薬（短時間作用発現型気管支拡張剤など）を併用する場合には，ザナミビルを投与する前に使用するよう指導する．

予防に用いる場合，成人と小児とも，1 日 1 回 10 mg（5 mg ブリスターを 2 ブリスター）

を 10 日間，専用の吸入器を用いて吸入する．保険適用外である．

③ ラニナミビルオクタン酸エステル

ラニナミビルオクタン酸エステルは，NAI であるラニナミビルを長鎖脂肪酸（オクタン酸）で化学修飾したプロドラッグである．治療に用いる場合は，症状発現後，2 日以内に投与を開始する．成人および 10 歳以上の小児に対しては 40 mg を，10 歳未満の小児には 20 mg を単回吸入投与する．

予防に用いる場合，インフルエンザウイルス感染症患者に接触後 2 日以内に，成人および 10 歳以上の小児に対し，40 mg を単回または 20 mg を 1 日 1 回，2 日間吸入投与する．

④ ペラミビル

ペラミビルは NAI として初めての静注製剤である．症状発現後，2 日以内に投与を開始する．1 日 1 回 15 分以上かけて単回点滴静注する．重症化の恐れがある患者には 1 日 600 mg を単回点滴静注するが，症状に応じて連日反復投与できる．小児（生後 1 ヶ月以上）は，1 日 1 回 10 mg/kg（最高 600 mg），1 日間投与する．症状に応じて連日反復投与できる．

腎排泄型の薬剤であるので，腎機能が低下し

ている場合には用量調整が必要である．

2）M2 タンパク質阻害薬：アマンタジン

アマンタジンは元来，パーキンソン病の治療薬として使用されてきたが，インフルエンザに対する抗ウイルス作用がみとめられ，わが国でも 1998 年に抗 A 型インフルエンザ治療薬として承認された．

感染初期にウイルスの脱殻段階を阻害して，ウイルスのリボヌクレオプロテインの核内輸送を阻害する．B 型ウイルスには脱殻にかかわる M2 タンパク質が存在しないため，A 型のみに有効である．

3）ポリメラーゼ阻害薬：ファビピラビル

ファビピラビルは，新型インフルエンザが流行し，ほかの薬が効かないと国が判断した場合に限り患者への投与が検討される薬剤である．動物実験で催奇形性が確認されていることから，妊婦または妊娠している可能性のある婦人には禁忌である．また，本薬は精液中に移行するため，男性患者に投与する際は，投与期間中および投与終了後 7 日間，性交渉時に有効な避妊法の実施を徹底するように求めている．

（執筆者）礒濱洋一郎（東京理科大学）

抗インフルエンザ治療薬

分類	一般名	販売名（商品名）	標的分子/作用機序		剤型	予防投与	コメント
ノイラミニダーゼ阻害薬	オセルタミビルリン酸塩	タミフル®	インフルエンザ A 型，B 型ノイラミニダーゼ	阻害	経口	1 日 1 回 10 日間（保険適用外）	原則禁止：10 代への使用
	ザナミビル水和物	リレンザ®			吸入	1 日 1 回 10 日間（保険適用外）	慎重投与：乳製品に対して過敏症の既往歴のある患者
	ラニナミビルオクタン酸エステル水和物	イナビル®			吸入	1 日 1 回 2 日間（保険適用外）	重要な基本的注意：気管支喘息や COPD の患者
	ペラミビル水和物	ラピアクタ®			点滴静注		慎重投与：腎機能障害のある患者（用量調節）
M2 タンパク質阻害薬	アマンタジン塩酸塩	シンメトレル®	インフルエンザ A 型 M2 チャネル	阻害	経口		禁忌：透析を必要とするような重篤な腎障害のある患者，妊婦または妊娠している可能性のある婦人および授乳婦
ポリメラーゼ阻害薬	ファビピラビル	アビガン®	ポリメラーゼ	阻害	経口		国が，新型インフルエンザが流行し，ほかの薬が効かないと判断した場合に使用

2 気管支喘息

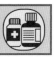

◪ 病態生理

1. 気管支喘息とは

　気管支喘息は慢性の気道炎症性疾患である．発作性の呼吸困難，咳嗽，喘鳴などの症状は，様々な刺激により起こる気道狭窄とそれに伴う気流制限によって引き起こされる．気道炎症は好酸球，好中球，リンパ球，マスト細胞などの増加により特徴づけられる．繰り返す炎症によって，気道上皮の剥離，損傷，上皮化生，線維化，平滑筋の肥厚や粘膜下腺の過形成，血管新生といった気道リモデリングが起こる．気道の炎症は可逆的だが，リモデリングは進行すると非可逆的な変化となる．気道の炎症やリモデリングは気道過敏性を亢進させる．気道炎症，気道リモデリング，気道過敏性および気流制限は，▶図1のように相互に関連しながら症状発現をもたらすと理解される．

2. 疫 学

　16歳以上の成人喘息患者の年齢をみると，50歳代を中心に40歳，60歳代の高齢者の喘息患者が多い．20歳前から発症した患者が20%，20〜40歳の発症患者が30%，40歳を超えてからの喘息が半数に上る．小児発症喘息はアトピー型が多く，ほかのアレルギー疾患を合併することが多い．一方，成人発症喘息は半数近くが非アトピー型，時に重症で喫煙の影響やアスピリン過敏症の合併といった特徴がある．日本における人口10万人当たりの死亡率は，2015年には1.2人と，年々低下傾向にある（厚生労働省人口動態統計より）．死亡者の大部分が高齢者である．

3. 病 態

　アレルギー物質（ダニ，動物，カビ，ゴキブリなど），ウイルス感染，大気汚染，タバコ，精神的要因（ストレス，疲労）が喘息の発症や増悪と強く関連している．これらの外因によって引き起こされた気道炎症は，気道平滑筋の収縮，気道の浮腫，気道分泌亢進，気道リモデリングなどを介して，気流制限を引き起こす．アレルゲンに曝露された喘息患者気道には，マスト細胞からヒスタミン，プロスタグランジン，ロイコトリエンなどのメディエーターが放出され，気道平滑筋の収縮や微小血管透過性亢進による気道の浮腫が起こる．さらに，気道刺激により杯細胞や粘膜下腺細胞の過形成が起こり，過度に分泌された粘液が気流制限の一因となる．気道粘膜の線維化，平滑筋の肥厚，粘膜下腺過形成などにより，ほぼ永続的な気道壁の肥厚が起こり，不可逆的な気流制限が生ずる（気道リモデリング）．リモデリングは気道炎症の遷延や修復機序に伴って生ずるだけでなく，気道収縮反応だけでも誘導されうる．

　喘息患者の気管支は，いろいろな刺激物質に反応しやすく，健康人なら反応しないような弱い刺激に対しても容易に収縮する（気道過敏性）．気道上皮が傷害されるとバリアとしての機能が失われ，知覚神経が露出し迷走神経反射が起こりやすくなる．また，物理的に刺激物質の粘膜透過性が増加するようになるために気道過敏性が増強される．また，気道壁が肥厚すると，それのみで気道の反応性が増強することが知られている．

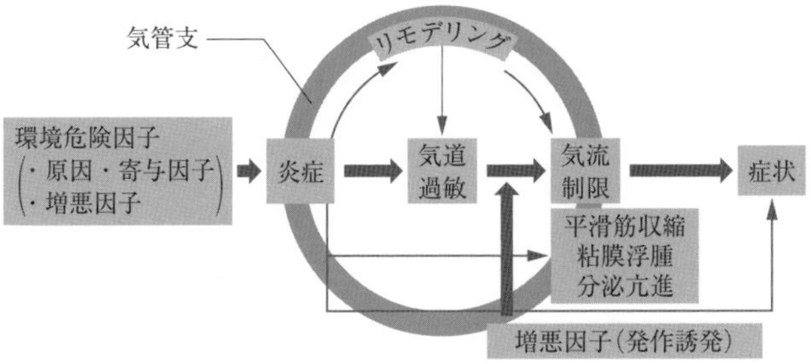

　アトピー型喘息ではアレルゲン吸入後に数分で気道狭窄が生じる．これを即時型喘息反応という．多くは一時的に軽快するが，3〜8時間後に再び気道狭窄が生じる．これを遅発型喘息反応という．即時型アレルギー反応はいわゆるⅠ型アレルギー反応で，マスト細胞から遊離さ

図1　喘息のメカニズム

れるケミカルメディエーターの作用と考えられている．一方，遅発型喘息反応は好酸球から産生されるロイコトリエンなどのメディエーターの作用によると考えられている．その後，気道での好酸球，リンパ球の浸潤の持続が気道過敏性を引き起こす．

4. 症　状

発作性の咳嗽，呼吸困難，喘鳴をみとめるが，気流閉塞が進行すると持続的に労作時の息切れを自覚する．小発作では安静時に軽度の呼吸困難をみとめるが，横になることができる．労作は軽度障害される．ピークフロー（PEF）は予測値の 80% もしくは自己最良値の 80% 程度である．中発作では安静時にも呼吸困難があり起坐呼吸の状態になる．動作はかなり困難で，PEF が予測値の 60〜80% 程度となる．呼気時の連続性ラ音を聴取する．大発作では呼吸困難のため，動けずに起座位，特に前屈位をとる．会話は困難で，意識変容が起こったり，興奮したりする．呼吸に呼吸補助筋を使っており，胸骨上窩陥凹が見られる．著明な呼気時連続性ラ音を聴取するが，さらに進行すると呼吸音は減弱，もしくは消失する．PEF は予測値もしくは最良値の 60% 未満となる．重症の急性増悪においては，喘息死に至ることもある．

5. 診　断

喘息と診断するための明確な基準はない．①発作性の呼吸困難，喘鳴，胸苦しさ，咳などの症状の反復，②可逆性の気流制限，③ほかの心肺疾患の除外，④気道過敏性の亢進，⑤アトピー素因（家族歴と既往歴に気管支喘息，アレルギー性鼻炎，結膜炎，アトピー性皮膚炎のいずれかがある，IgE 抗体の有無），⑥喀痰，末梢血中の好酸球数増加や呼気 NO 濃度（FeNO）上昇，が喘息の診断における目安となる．

6. 検　査

1）アレルゲンの推定

ハウスダスト，ダニ，花粉などの特定のアレルゲン曝露に引き続いて症状が発生するかどうかを問診する．推定されるアレルゲンを吸入させて 1 秒量の低下を確認することがある（アレルゲン吸入誘発試験）．

2）特異的 IgE 抗体

血清中の特異的 IgE 抗体を測定することで，アレルゲン感作の有無を評価する．たとえば，MAST® や ImmunoCAP® などがある．

3）皮内テスト

抗原を皮内注射し，膨疹によるアレルギー反応をみる．陽性の場合に特異的 IgE 抗体ありと評価する．

4）喀痰中の好酸球比率

好酸球炎症の程度は吸入ステロイド薬の増減に関してコントロールの指標となる．

5）呼気 NO 濃度（FeNO）

FeNO は下気道における好酸球浸潤を非侵襲的に捕捉すると考えられているが，喘息の診断や治療において FeNO 測定値をどのように用いるべきか明確な判断基準は現時点で確立されていない．

■ 呼吸機能の評価

1）スパイロメトリー

非発作時には肺機能検査では異常が検出されない場合も，有症状時には 1 秒量，1 秒率の低下がみとめられる．フローボリューム曲線では呼気で下に凸の波形となる．これは末梢気道病変による．重症例では肺活量が低下するが，これは拘束性障害ではなく，末梢気道病変による機能的残気量，残気量の増大によることもある．

2）ピークフロー（PEF）

PEF はコントロール状態の評価に用いられる．ただし，PEF が正常であっても肺活量，1 秒量，フローボリューム曲線で異常が検出されることもある．PEF 値の日内変動が大きい（20% 以上）場合，気道過敏性の亢進が示唆される．

3）気道可逆性試験

気道可逆性試験は 1 秒量の低下が見られる際に行う．気管支拡張薬の吸入前後で，1 秒量を測定し，その改善の程度を評価する．1 秒量が 12% 以上かつ 200 mL 以上の改善が見られれば可逆性ありと判断する．

4）動脈血ガス

軽度発作では動脈血ガスの異常は出現しない．中等度発作になると換気血流比の低下から低酸素血症となり，また気道狭窄による呼吸中枢刺激により過換気になるため PCO_2 の低下がみられる．重度発作では気道狭窄が高度となり，換気量が低下し PO_2 低下，PCO_2 上昇がみられる．

表1　未治療患者の症状と目安となる治療ステップ

		治療ステップ1	治療ステップ2	治療ステップ3	治療ステップ4
対象症状		（軽症間欠型相当） ・症状が週1回未満 ・症状は軽度で短い ・夜間症状は月に2回未満	（軽症持続型相当） ・症状が週1回以上，しかし毎日ではない ・月1回以上日常生活や睡眠が妨げられる ・夜間症状は月2回以上	（中等症持続型相当） ・症状が毎日ある ・短時間作用性吸入β_2刺激薬がほぼ毎日必要 ・週1回以上日常生活や睡眠が妨げられる ・夜間症状が週1回以上	（重症持続型相当） ・治療下でもしばしば増悪 ・症状が毎日ある ・日常生活が制限される ・夜間症状がしばしば

（日本アレルギー学会：喘息予防・管理ガイドライン2018．協和企画，2018．p.102より転載）

表2　喘息治療ステップ

		治療ステップ1	治療ステップ2	治療ステップ3	治療ステップ4
長期管理薬	基本治療	吸入ステロイド薬 （低用量）	吸入ステロイド薬 （低〜中用量）	吸入ステロイド薬 （中〜高用量）	吸入ステロイド薬 （高用量）
		上記が使用できない場合は以下のいずれかを用いる LTRA テオフィリン徐放製剤 ※症状が稀なら必要なし	上記で不十分な場合に以下のいずれか1剤を併用 LABA（配合剤使用可） LAMA LTRA テオフィリン徐放製剤	上記に下記のいずれか1剤，あるいは複数を併用 LABA（配合剤使用可） LAMA LTRA テオフィリン徐放製剤	上記に下記の複数を併用 LABA（配合剤使用可） LAMA LTRA テオフィリン徐放製剤 抗IgE抗体 抗IL-5抗体 抗IL-5Rα抗体 経口ステロイド薬 気管支熱形成術
	追加治療	LTRA以外の 抗アレルギー薬	LTRA以外の 抗アレルギー薬	LTRA以外の 抗アレルギー薬	LTRA以外の 抗アレルギー薬
発作治療		SABA	SABA	SABA	SABA

（日本アレルギー学会：喘息予防・管理ガイドライン2018．協和企画，2018．p.102より転載）

5）気道過敏性試験

　気道過敏性試験は，気管支収縮薬（ヒスタミン，アセチルコリン，メサコリンなど）の吸入を低濃度から開始し，徐々に濃度を上げ，気道の収縮反応をみる．1秒量を20％低下させるのに要する薬物濃度をPC20，それまで吸入した薬物の累積濃度をPD20と表現し，過敏性の指標として用いる．同検査は症状の増悪を起こす可能性があることから，1秒量が70％以上ある患者に限定すべきで，気管支拡張剤，点滴ステロイドなど喘息発作の治療に速やかに対応できる状況を整えてから行う必要がある．

7. 治療

1）長期管理

　喘息の治療目標は，症状，増悪がなく，薬剤による副作用がない状態で，呼吸機能を正常なレベルに維持することである．気道の炎症や狭窄は慢性的に続いているので，発作や症状がないときでも，継続的に治療することが必要である．気道リモデリングが進んだ症例では，正常なレベルの肺機能に戻らないこともあるため，個々の患者の状態によって治療目標も変わる．喘息の治療は吸入薬をはじめとした薬剤によるコントロールが主体であるが，薬剤のみではなくアレルゲンの回避や受動・能動喫煙，過労などの増悪因子の回避や除去も非常に重要である．薬物治療は，患者の症状に基づき，▶表1のような4つの治療ステップに分け，各ステップに応じた治療方針をたてる▶表2．全ての治療ステップにおいて長期管理中に喘息発作が生じた場合は原則として短時間作用性β_2刺激薬（SABA）の頓用で対応する．ただし，最近は吸入ステロイド薬と長時間作用性β_2刺激薬（LABA）の配合剤であるシ

ムビコートを長期管理薬と発作治療薬の両者として用いる，いわゆる SMART 療法が普及してきている．

また近年，喘息における長期管理薬に長時間作用性抗コリン薬（LAMA）のチオトロピウムが使用可能となった．チオトロピウムは気道平滑筋の M3 受容体に作用し，気管支を拡張する．もともと慢性閉塞性肺疾患（COPD）で広く使用されているが，気管支喘息で承認されているのはソフトミストインヘラー（レスピマット）のみであり，使用の際は吸入ステロイド薬との併用が必須である．閉塞隅角緑内障や前立腺肥大などに伴う排尿障害には禁忌である．

① 治療ステップ 1

軽い喘息症状が月 1 回も起こらない程度の患者は喘息症状があるときに SABA を頓用し，原則として長期管理薬は使用しなくてもよい．症状が月 1 回以上の患者に対する長期管理薬としては低用量の吸入ステロイド薬が推奨されている．何らかの理由で吸入ステロイド薬が使用できない症例はロイコトリエン受容体拮抗薬（LTRA）やテオフィリン徐放製剤を使用する選択肢もあるが，その効果は吸入ステロイド薬に劣る．

② 治療ステップ 2

吸入ステロイド薬（低～中用量）に加えて，長時間作用性 β_2 刺激薬（LABA）の追加投与が推奨されている．LABA の代わりに LTRA やテオフィリン徐放製剤を用いることも可能である．

③ 治療ステップ 3

吸入ステロイド薬（中～高用量）を継続投与する．LABA 併用が推奨される．これで不十分であれば，LAMA，LTRA，テオフィリン徐放製剤のいずれかを追加する．

④ 治療ステップ 4

吸入ステロイド薬（高用量）と LABA に加え，LTRA，テオフィリン徐放製剤を併用する．これらの投与にもかかわらずコントロールが不良な症例では，特に通年性アレルゲンに感作され，さらに血清総 IgE が 30～1,500 IU/mL にある症例では抗 IgE 抗体（オマリズマブ）の使用が推奨されている．投与後は 16 週後に効果判定を行うこととなっており，効果がみとめられる場合は継続する．それでもコントロール困難な症例では経口ステロイド薬を使用する．連日投与は避け，短期の間欠的投与（プレドニゾロン（PSL）0.5 mg/kg を 1 週間以内）を原則とする．どうしてもコントロールできない場合は維持量を PSL 5 mg 程度となるように 1 日 1 回ないし隔日投与する．

⑤ 最新の治療

IL-5 は骨髄での好酸球の分化，増殖，気道への集簇，活性化などに深く関与することにより，気管支喘息病態の一因となっている．最近，抗 IL-5 抗体（メポリズマブ）が臨床的に使用可能となった．メポリズマブは好酸球性重症喘息，特に末梢血好酸球増多を伴う症例において増悪を抑制し，呼吸器症状や呼吸器機能の改善，経口ステロイド薬の減量効果がみとめられており，高用量の吸入ステロイド薬とそのほかの長期管理薬の併用でも十分なコントロールが得られない重症好酸球性喘息が適応となる．

2）発作時の治療

気管支喘息が発作を起こした際に使用される薬剤は，主に短時間作用性 β_2 刺激薬，テオフィリン製剤，ステロイド薬である．

① 吸入 β_2 刺激薬

発作出現時に短時間作用性 β_2 刺激薬を最初の 1 時間は 20 分ごと，以降 1 時間ごとを目安に吸入する．短時間作用性の吸入抗コリン薬を追加することでさらなる拡張効果が得られる場合もある．またネブライザーによる吸入も効果的で，酸素吸入に連動させて持続的に吸入することができる．

② 副腎皮質ステロイド薬

副腎皮質ステロイドは，主に中等度以上の発作や，以前に重症喘息発作を起こした既往がある症例，気管支拡張剤の効果が少ない症例に使用される．初回量はヒドロコルチゾンでは 200～500 mg，メチルプレドニゾロンでは 40～125 mg とし，以降，ヒドロコルチゾン 100～200 mg，メチルプレドニゾロン 40～80 mg を必要に応じて，1 日 2～6 回程度投与する．アスピリン喘息患者ではコハク酸エステル型製剤による発作誘発の可能性があるので，使用ステロイド薬はリン酸エステル型製剤であるデキサメタゾン，ベタメタゾンなどを用いる．

③ テオフィリン製剤

テオフィリン製剤は気管支拡張効果を有して

おり，喘息発作の急性期の治療として有用である．また，前述のβ_2刺激薬に相加的な作用を有することや，喘息発作の入院率を下げるという報告もある．注意すべき点としてテオフィリンの有効血中濃度は成人で$8\sim20\,\mu g/mL$であり，それを超えると，悪心，不整脈などの副作用が出現しやすくなる．また，ほかの薬剤との相互反応も知られており，注意を要する．初回投与量としてはアミノフィリン$6\,mg/kg$を溶媒$200\sim250\,mL$に溶解し，最初の半分量を15分，残りを45分程度で投与する．アミノフィリンの持続投与はアミノフィリン$250\,mg$を維持輸液$500\,mL$に溶解し，$5\sim7$時間で持続点滴を行う．適宜血中濃度を測定し$8\sim20\,\mu g/mL$にコントロールする．

④ アドレナリン 0.1% 皮下注射

上記治療に反応不良もしくは重症の呼吸不全である際には，不整脈や心停止などに注意しながら慎重にカテコールアミン製剤を使用する．アドレナリンの$0.1\sim0.3\,mL$皮下注射はβ作用による気管支平滑筋弛緩と，α作用による気道粘膜浮腫の除去による気管支拡張作用を示す．$20\sim30$分ごとに反復投与できるが，心拍数を130以下程度に保つことが望ましい．なお，高度の動脈硬化症，甲状腺機能亢進症，糖尿病，重度の不整脈，緑内障（開放隅角緑内障は除く）がある場合には原則禁忌となっている．

⑤ 吸入抗コリン薬

吸入抗コリン薬は前述のとおりであり，β_2刺激薬との相加的効果による気管支拡張効果が期待できる．

⑥ 酸素投与

$PO_2>80\,mmHg$，$SpO_2>95\%$を目標に酸素投与する．低酸素血症は気道平滑筋収縮の増悪因子ともなる．CO_2の上昇をみとめる場合には慎重な投与が望まれる．

参考文献

1) 日本アレルギー学会：喘息予防・管理ガイドライン 2015．協和企画，2015．
2) Bel EH et al.：Oral glucocorticoid-sparing effect of mepolizumab in eosinophilic asthma. N Engl J Med 2014；371（13），1189-97
3) Ortega HG et al.：Mepolizumab Treatment in Patients with Severe Eosinophilic Asthma. N Engl J Med 2014；371（13），1198-207

（執筆者）角田義弥（筑波大学）
（取りまとめ）檜澤伸之（筑波大学）

❌ 薬物治療

1. 長期管理薬（コントローラー）

1) 吸入ステロイド薬

慢性炎症を改善するために用いられる中心的薬剤は吸入ステロイドである．早期の吸入ステロイド療法の開始は，重篤な気道閉塞の原因となる気道粘膜のリモデリングの防止にも役立つ．現在，ベクロメタゾンプロピオン酸エステル（BDP），フルチカゾンプロピオン酸エステル（FP），ブデソニド（BUD），シクレソニド（CIC），およびモメタゾンフランカルボン酸エステル（MF）の5種類が用いられている．BDPとCICは加圧噴霧式定量吸入器によってBUDとMFはドライパウダー吸入器を用いて投与するが，FPはいずれの吸入器でも投与できる製剤がある．これらの薬物はいずれも，全身血流にのると速やかに肝代謝を受け，全身作用を生じにくいアンテドラッグである．また，CICは細胞内に取り込まれてエステラーゼで代謝，活性化されるプロドラッグでもある．成人での各ステップ別の推奨量は ▶表3 のとおりである．

吸入ステロイド薬の全身性の副作用は経口薬や注射薬のステロイドに比べはるかに少ないが，視床下部・下垂体・副腎機能の抑制，骨粗

表3　各吸入ステロイド薬の投与量の目安

一般名	低用量	中用量	高用量
ベクロメタゾンプロピオン酸エステル（BDP）	$100\sim200\,\mu g/日$	$400\,\mu g/日$	$800\,\mu g/日$
フルチカゾンプロピオン酸エステル（FP）	$100\sim200\,\mu g/日$	$400\,\mu g/日$	$800\,\mu g/日$
ブデソニド（BUD）	$200\sim400\,\mu g/日$	$800\,\mu g/日$	$1,600\,\mu g/日$
シクレソニド（CIC）	$100\sim200\,\mu g/日$	$400\,\mu g/日$	$800\,\mu g/日$

（日本アレルギー学会：喘息予防・管理ガイドライン 2018．協和企画，2018．p.92 より一部改変転載）

鬆症，白内障・緑内障，皮膚の菲薄化・易出血性などが問題となることがある．したがって，全身への吸収を極力少なくするために，使用時にはスペーサーなどを用いるとともに，吸入後は口腔・咽頭壁に付着した薬物をうがいにより除去すべきである．うがいは，口腔・咽頭カンジダ症，嗄声，咽頭刺激による咳嗽などの局所的副作用の予防にも有効である．

ステロイドの作用機序は主に抗炎症であり，気管支喘息病態の基礎となるTリンパ球，マクロファージおよび好酸球の局所への侵潤の抑制，サイトカイン産生の抑制，血管透過性亢進の抑制および粘液分泌の抑制などがかかわっている．

2）長時間作用性β₂刺激薬（LABA）

LABAとしては，サルメテロール（吸入剤）をはじめ，ツロブテロール（経口剤，貼付剤），ホルモテロール（吸入剤）などが用いられる．抗炎症作用はなく，持続的な平滑筋弛緩作用を期待している．短時間作用性薬物に比べ，脂溶性を高めることで細胞内に貯留，徐々に細胞外へと放出するので持続性となる．特に，吸入剤は動悸などの副作用が少ない．

近年では，LABAと吸入ステロイド薬との配合薬も使われている．

3）テオフィリン

テオフィリン（徐放剤）は，ホスホジエステラーゼ阻害作用による気管支拡張作用のほかに，Tリンパ球や好酸球浸潤を抑制し，T細胞の細胞増殖反応やサイトカイン産生能を抑制することによる抗炎症作用もみとめられる．臨床的効果はステロイドに比べると明らかに劣っており，主に補助薬として用いる．

4）ロイコトリエン受容体拮抗薬

ロイコトリエン受容体拮抗薬は，肥満細胞や好酸球・好塩基球に由来する強力なケミカルメディエーターで，気管支筋収縮，血管透過性亢進，粘液分泌促進作用などを持つ．選択的なロイコトリエン受容体拮抗薬プランルカスト，選択的CysLT₁受容体拮抗薬モンテルカストが気管支喘息治療薬として適応されている．

5）抗IgE抗体（生物学的製剤）

オマリズマブは，直接IgEに結合し，IgEと高親和性受容体の結合を阻害することで，IgEが介在する好塩基球，肥満細胞などの炎症

細胞の活性化を抑制する．吸入ステロイド薬とLABAを併用してもコントロールが不十分な重症患者への追加治療薬として用いられる．

6）抗アレルギー薬

① メディエーター遊離抑制薬

メディエーター遊離抑制薬は，肥満細胞からのIgE抗体依存性の機序によるヒスタミン，ロイコトリエン類などのケミカルメディエーターの遊離を抑制する薬物である．クロモグリク酸ナトリウム，トラニラスト，アンレキサノクス，ペミロラストカリウムなどが主に内服にて気管支喘息に適応されている．

② ヒスタミンH₁受容体拮抗薬

肥満細胞から遊離したヒスタミンのH₁受容体への結合を選択的に遮断する薬物である．近年では，中枢抑制作用が弱く，持続性の第二世代の抗ヒスタミンであるメキタジン，エピナスチン，ケトチフェン，アゼラスチン，オキサトミドなどが内服で用いられる．

③ トロンボキサンA₂（TXA₂）阻害薬

ⅰ）TXA₂合成酵素阻害薬

TXA₂合成酵素阻害薬は，トロンボキサン（thromboxane：TX）合成酵素を阻害しTXA₂の産生を抑制することにより，気道過敏性と気道収縮を抑制する．オザグレルが用いられている．

ⅱ）TXA₂受容体拮抗薬

TXA₂受容体拮抗薬は，TXA₂受容体に結合してTXA₂が受容体と結合することを阻害し，気道過敏性の亢進を抑制する．セラトロダストが用いられる．

④ Th2サイトカイン阻害薬

Th2サイトカイン阻害薬は，Th2サイトカインであるインターロイキン-4（IL-4）およびインターロイキン-5（IL-5）の産生を抑制し，IgE抗体産生および好酸球浸潤を減少させる作用を持つ薬物で，スプラタストが用いられる．

2．発作治療薬（リリーバー）

1）短時間作用性β₂刺激薬

喘息発作の発現時には，サルブタモール，トリメトキノール，プロカテロール，フェノテロールなどの短時間作用性β₂刺激薬が吸入剤として用いられる．β₂受容体の遺伝子多型性によって，β₂作動薬の反応に違いを生じさせることや，あるタイプの遺伝子型の人ではβ₂作動薬の常用によって急速に耐性を生じさせると

の研究報告もあるが，人種間の違いも指摘されており，β_2受容体の多型のみならず複数の要因が感受性や耐性に影響すると考えられている．

β_2受容体作動薬は，気管支平滑筋の細胞膜上の受容体に結合後，促進性GTP調節タンパク質（Gs）を介して，cAMPの濃度を上昇さ

せることにより，平滑筋を弛緩させる．また，気管支拡張作用に加えて，β_2受容体作動薬は気道閉塞あるいは気道クリアランスに関与する要因に対して種々の作用を現す．

（執筆者）礒濱洋一郎（東京理科大学）

長期管理薬

分類	一般名	販売名（商品名）	標的分子/作用機序		剤型	コメント
糖質コルチコイド	ベクロメタゾンプロピオン酸エステル（BDP）	キュバール®	糖質コルチコイド受容体	刺激	吸入剤（エアロゾール）	禁忌：有効な抗菌薬の存在しない感染症，全身真菌症 局所性副作用：咽喉頭症状，口腔内カンジダ症，嗄声，咳，鼻出血，口内炎 全身性副作用：コルチゾール減少，気管支喘息の増悪，悪心，AST・ALT・γ-GTP・ALP上昇，気分不良，頭痛，尿糖，WBC増加，リンパ球減少，尿潜血
	フルチカゾンプロピオン酸エステル（FP）	フルタイド®			吸入剤（エアロゾール，ドライパウダー）	
	ブデソニド（BUD）	パルミコート®			吸入剤（ドライパウダー）吸入液	
	シクレソニド（CIC）	オルベスコ®			吸入剤（エアロゾール）	
	モメタゾンフランカルボン酸エステル（MF）	アズマネックス®			吸入剤（ドライパウダー）	
長時間作用性β_2刺激薬（LABA）	サルメテロールキシナホ酸塩	セレベント®	アドレナリンβ_2受容体	刺激	吸入剤（ドライパウダー）	重大な副作用：ショック，アナフィラキシー
	ツロブテロール塩酸塩	ベラチン®ホクナリン®			経口剤	重大な副作用：重篤な血清カリウム値の低下
	ツロブテロール	ホクナリン®			貼付剤	夜経皮吸収型間発作を予防 重大な副作用：重篤な血清カリウム値の低下，アナフィラキシー
	ホルモテロールフマル酸塩水和物	オーキシス®			吸入剤（ドライパウダー）	重大な副作用：重篤な血清カリウム値の低下
LABAと吸入ステロイド薬との配合薬	サルメテロールキシナホ酸塩・フルチカゾンプロピオン酸エステル	アドエア®			吸入剤（ドライパウダー）	禁忌：核性疾患の患者 COPD
	ブデソニド・ホルモテロールフマル酸塩水和物	シムビコート®			吸入剤（ドライパウダー）	禁忌：有効な抗菌剤の存在しない感染症，深在性真菌症の患者 COPD
	ビランテロールトリフェニル酢酸塩・フルチカゾンフランカルボン酸エステル	レルベア®			吸入剤（ドライパウダー）	禁忌：有効な抗菌剤の存在しない感染症，深在性真菌症の患者
	フルチカゾンプロピオン酸エステル・ホルモテロールフマル酸塩水和物	フルティフォーム®			吸入剤（エアロゾール）	禁忌：有効な抗菌剤の存在しない感染症，深在性真菌症の患者

長期管理薬（続き）

分類	一般名	販売名(商品名)	標的分子/作用機序		剤型	コメント
キサンチン誘導体	テオフィリン	スロービッド® テオドール®	ホスホジエステラーゼ アデノシン受容体	阻害 遮断	徐放性経口剤	禁忌：キサンチン系薬剤に対し重篤な副作用の既往歴のある患者 副作用：悪心，嘔吐などの消化器症状，痙攣，興奮などの中枢神経症状，動悸，頻脈などの循環器症状など
ロイコトリエン受容体拮抗薬	プランルカスト水和物	オノン®	システイニルロイコトリエン（CysLTs）受容体	拮抗	経口剤	重大な副作用：過敏症，血球減少，肝機能障害，間質性肺炎
	モンテルカストナトリウム	キプレス® シングレア®				重大な副作用：アナフィラキシー，肝機能障害，血管浮腫
ヒト化抗ヒト IgE モノクローナル抗体薬	オマリズマブ（遺伝子組換え）	ゾレア®	IgE		皮下注	重大な副作用：ショック，アナフィラキシー
メディエーター遊離抑制薬	クロモグリク酸ナトリウム	インタール®	ケミカルメディエーター遊離	抑制	経口剤 吸入剤（エアロゾール）	重大な副作用：気管支痙攣，PIE 症候群，アナフィラキシー様症状
	トラニラスト	リザベン®			経口剤	重大な副作用：膀胱炎症状，肝・腎障害，白血球減少，血小板減少
	アンレキサノクス	ソルファ®			経口剤	ロイコトリエン産生抑制作用を併せ持つ
	ペミロラストカリウム	ペミラストン® アレギサール®			経口剤	Ⅰ型アレルギーに対する作用
抗ヒスタミン薬	メキタジン	ゼスラン® ニポラジン®	ヒスタミンH₁受容体	遮断	経口剤	禁忌：フェノチアジン系薬物過敏症，緑内障，前立腺肥大など下部尿路に閉塞疾患の患者 重大な副作用：ショック，アナフィラキシー様症状，肝機能障害，黄疸，血小板減少
	エピナスチン塩酸塩	アレジオン®				重大な副作用：肝機能障害，黄疸，血小板減少
	ケトチフェンフマル酸塩	ザジテン®				禁忌：てんかんまたはその既往歴のある患者 重大な副作用：痙攣，興奮，肝機能障害，黄疸
	アゼラスチン塩酸塩	アゼプチン®				禁忌：妊婦または妊娠している可能性のある婦人 慎重投与：幼児（特に2歳以下）
	オキサトミド	セルテクト®				重大な副作用：肝炎，肝機能障害，黄疸，アナフィラキシー，皮膚粘膜眼症候群

長期管理薬（続き）

分類	一般名	販売名(商品名)	標的分子/作用機序		剤型	コメント
トロンボキサン A_2 (TXA$_2$) 阻害薬	オザグレル塩酸塩水和物	ドメナン® ベガ®	トロンボキサン A_2 合成酵素	阻害遮断	経口剤	禁忌：小児
	セラトロダスト	ブロニカ®	トロンボキサン A_2 受容体			重大な副作用：肝機能障害
Th2 サイトカイン阻害薬	スプラタストトシル酸塩	アイピーディ®	IL-4, IL-5	産生抑制	経口剤	重大な副作用：肝機能障害，ネフローゼ症候群

発作治療薬：短時間作用型 β_2 刺激薬（short-acting β_2 agonist：SABA）

分類	一般名	販売名(商品名)	標的分子/作用機序		剤型	コメント
短時間作用性 β_2 刺激薬 (SABA)	サルブタモール硫酸塩	アイロミール® サルタノール® ベネトリン®	アドレナリン β_2 受容体	刺激	内服剤 吸入剤	重大な副作用：血清カリウム値低下
	トリメトキノール塩酸塩水和物	イノリン®				重大な副作用：血清カリウム値低下
	プロカテロール塩酸塩水和物	メプチン®				重大な副作用：ショック，アナフィラキシー，血清カリウム値低下
	フェノテロール臭化水素酸塩	ベロテック®				禁忌：カテコールアミンを投与中の患者 重大な副作用：血清カリウム値低下

3 慢性閉塞性肺疾患（COPD）

病態生理

1. 病態生理，ほか

1）はじめに

慢性閉塞性肺疾患（chronic obstructive pulmonary disease：COPD）は，喫煙を主な原因とする炎症性肺疾患である．従来，COPDは，慢性気管支炎，または肺気腫，あるいはその両者の合併により生じる非可逆性の気流閉塞を特徴とする疾患と説明されてきた．しかし，現在では肺気腫病変や慢性気管支炎に加えて末梢気道病変の重要性が認識され，正常に復さない気流閉塞の存在で規定された慢性炎症性疾患として扱われている．本節では日本呼吸器学会のガイドラインに基づき，COPDの概要を説明する．

2）COPDの定義と診断

COPDとは，「タバコ煙を主とする有害物質を長期に吸入曝露することで生じた肺の炎症性疾患である．呼吸機能検査で正常に復することのない気流閉塞を示す．気流閉塞は末梢気道病変と気腫性病変が様々な割合で複合的に作用することにより起こり，通常は進行性である．徐々に生じる労作時の呼吸困難や慢性の咳，痰を特徴とするが，これらの症状に乏しいこともある．」と定義される．

気管支拡張薬吸入後のスパイロメトリーで1秒率（FEV_1/FVC）が70%未満のときに気流閉塞ありとする．気流閉塞がみとめられ，ほかの閉塞性障害を来しうる疾患（気管支拡張症，肺結核後遺症，びまん性汎細気管支炎など）が除外された場合にCOPDと診断する．

3）病態生理

COPDの気流閉塞を来す病理学的原因は，末梢気道病変と気腫性病変である．この2つの病変が様々な割合で複合的に作用して気流閉塞を生じる．咳嗽，喀痰という臨床症状により定義される慢性気管支炎は，両者の病変に覆いかぶさるように存在し，COPDの病態に関与する．さらにCOPDのなかには気管支喘息との鑑別が困難な症例が含まれる ▶図1．肺気腫はもともと病理学的な診断であるが，現在では高分解能CT（high resolution CT：HRCT）により診断されている．

COPDの末梢気道では，炎症細胞浸潤，壁の線維化，内腔への粘液分泌物貯留などが生じ，気道内腔が狭小化する ▶図2．加えて，気腫性病変により肺胞の弾性収縮力が低下し，末梢気道への肺胞接着が消失するため，気道はさらに狭小化する．

呼気時には胸腔内圧が上昇するため，気道は狭小化しやすくなる．COPD患者では安静時でも呼気時に気流閉塞が生じる．このため空気のとらえこみ現象（air trapping）が起こり，肺は過膨張となる．さらに労作時には呼吸が速くなるため，呼気が十分に吐き出される前に次の吸気が始まってしまう．これにより肺はます

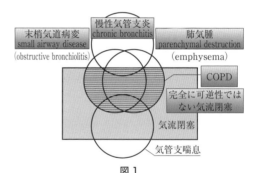

図1
（西村正治：北海道COPDコホート研究が明らかにしたこと．日本内科学会雑誌 2013；102(9)：2151-68．より転載）

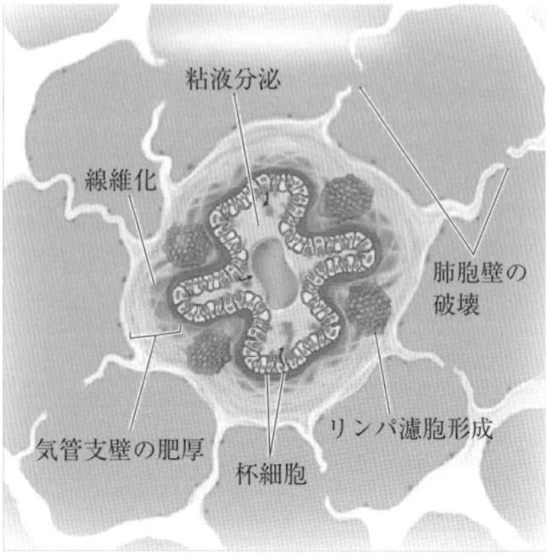

図2 COPDにおける末梢気道狭窄と肺胞破壊
（Bames PJ：N Engl J Med. 2004；350：26．より転載）

ます膨張する．しかし，胸郭の膨張には制限があるため，あるところでこれ以上呼吸ができなくなる．これをCOPDの動的肺過膨張という．COPD患者の労作時呼吸困難や運動能力低下には動的肺過膨張が関与している．

換気障害が進行すると，低酸素血症と高二酸化炭素血症が起こる．肺胞が低酸素になると低酸素性肺血管収縮が生じる．さらにCOPDでは肺胞破壊とともに肺毛細血管床も破壊される．その結果，COPD患者では肺血管抵抗が増加し，肺高血圧症を来すことがある．

2. 症状・身体所見

1) 症状

最も多い症状は，慢性の咳，痰と労作時の息切れである．時にヒューヒュー，ゼーゼーという喘鳴が出現することがある．息切れは初めのうちは比較的負荷の大きい労作時にのみとめられる．坂道や階段を上ったときや重いものを持ったときなどに気づかれる．次第に軽い労作でも呼吸困難を伴うようになり，進行すると着替えや洗面，トイレなどの日常動作でも息苦しさを自覚するようになる．最終的には安静にしているときにも呼吸困難を伴い，QOLが大きく損なわれる．呼吸困難を客観的に評価するため，修正MRC質問票 ▶表1 やCAT質問票などが用いられる．

COPDが進行すると，食欲不振が出現し，体重が減少してくる．また，心疾患，抑うつや不安などの精神症状，悪性腫瘍，骨粗鬆症，骨格筋萎縮などを合併しやすくなる．

表1 息切れの重症度を評価するための修正MRC質問票

グレード0	激しい運動をしたときだけ息切れがある．
グレード1	平坦な道を早足で歩いたり，穏やかな上り坂を歩いたりするときに息切れがある．
グレード2	息切れがあるので，同年代の人よりも平坦な道を歩くのが遅い．あるいは，平坦な道を自分のペースで歩いているとき，息切れのために立ち止まることがある．
グレード3	平坦な道を約100mあるいは数分歩くと息切れのために立ち止まる．
グレード4	息切れがひどく家から出られない，あるいは，衣服の着替えをするときにも息切れがある．

2) 身体所見

進行したCOPDでは，肺の過膨張により胸郭の前後径が増大し，肋骨が水平となるため，樽状胸郭となる．また，努力性呼吸が続くため，胸鎖乳突筋や斜角筋などの呼吸補助筋が肥厚する．吸気時には肋間や鎖骨上窩が陥入し，下部胸郭が陥凹する「Hoover徴候」が見られることがある．さらに，呼気時の気流閉塞を回避するための防衛手段として，呼気時に気道内圧を高める「口すぼめ呼吸」となることがある．低酸素血症を伴う患者では，口唇・顔面・指尖のチアノーゼやばち指（clubbed finger）がみとめられる．右心不全を伴えば頚静脈怒張，肝腫大，下腿浮腫なども出現する．

3. 検査

1) 胸部単純X線

air trappingのために肺が過膨張となり，肺野の透過性亢進，肺野末梢側の血管陰影の細小化，横隔膜の低位平坦化，肋間腔の開大，滴状心などがみとめられる．

2) 胸部CT

① 気腫性病変 ▶図3

気腫性病変の部分では肺胞壁が破壊されてお

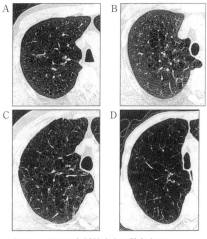

A：径1cm以下の気腫性病変が散在する．
B：気腫性病変が癒合して大きな低吸収領域がみとめられる．
C：気腫性病変の癒合がさらに進み，低吸収領域がかなりの部分を占める．
D：大部分が気腫性病変で健常肺は僅かに残るのみである．

図3 肺気腫のHRCT
(日本呼吸器学会COPDガイドライン第4版作成委員会（編）：COPD（慢性閉塞性肺疾患）診断と治療のためのガイドライン（第4版）．メディカルレビュー社，2013．より転載)

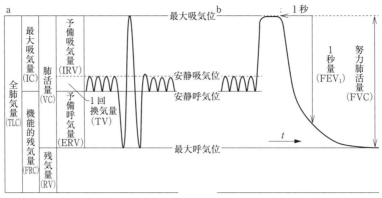

図4 スパイログラムと肺気量分画
(日本呼吸器学会肺生理専門委員会(編集):臨床呼吸機能検査(第8版).メディカルレビュー社,2016.より改変転載)

り,周りの正常な肺野に比べ黒く見える.この部分は,低吸収領域(low attenuation area:LAA)と呼ばれる.

②気道病変

気管支壁肥厚の所見としては,CT断面で気道が平行に走る場合,気管支壁が線路のように描出される(tram tracks).断面と気道が垂直に走る場合は,気管支壁の肥厚が指輪のように描出される(ring shadow).

3) 呼吸機能検査

スパイロメトリーは口から出入りする気量の記録から,肺活量,1秒量,1秒率を測定する,最も基本的な換気機能の検査法である（▶図4）.

これにより以下のものが測定可能である.

① **VC**(vital capacity):▶図4 aのようにゆっくりとした呼吸で測定した場合の最大吸気位と最大呼気位間の肺気量である.

② **FVC**(forced vital capacity):▶図4 bのように最大吸気位から最大呼気をして,努力呼気曲線を描いたときの最大吸気と最大呼気位間の気量である.

③ **FEV$_1$**(forced expiratory volume in one second):努力呼気開始から,1秒間の呼

表2 COPDにおける気流閉塞の病期分類（気管支拡張薬投与後 FEV$_1$に基づく分類）

（対象：FEV$_1$/FVCが0.70未満の患者）		
Ⅰ期	軽度の気流閉塞	FEV$_1$が予想値の80%以上
Ⅱ期	中等度の気流閉塞	FEV$_1$が予想値の50%以上,80%未満
Ⅲ期	重度の気流閉塞	FEV$_1$が予想値の30%以上,50%未満
Ⅳ期	最重度の気流閉塞	FEV$_1$が30%未満

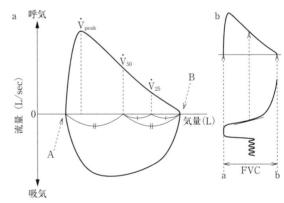

a:呼気側（上半分の部分）と吸気側（下半分の部分）共に最大努力時のフロー・ボリューム曲線.
b:最大努力呼気曲線（Tiffeneau曲線）とフロー・ボリューム曲線の関係.
a,b両図とも,A点は最大吸気位,B点は最大呼気位.したがってA点からB点までの気量はFVCに相当する.

図5 フロー・ボリューム曲線
(日本呼吸器学会肺生理専門委員会(編集):臨床呼吸機能検査(第8版).メディカルレビュー社,2016.より転載)

気肺気量である.

④ **FEV$_1$%**:1秒量を努力肺活量で除したGänslerの1秒率と,肺活量で除したTiffeneauの1秒率がある.

気管支拡張薬投与後にFEV$_1$/FVC＜70%で

あれば，気流閉塞が存在すると判断する．COPDの診断には，気道可逆性の有無や程度は問われない．

COPDの病期分類には，予測1秒量に対する実測1秒量の比率（対標準1秒量：%FEV$_1$）を用いる ▶表2 ．病期と症状は必ずしも一致せず，病期が進行しても症状に気づいていない者もいれば，病期が早いにもかかわらず，症状が強い者もいる．

スパイロメトリーと同じ手技を用い，気流速度と肺気量の関係が描かれたものがフローボリューム曲線である ▶図5 ．

肺気腫パターンでは$\dot{V}_{25}$（FVCの25%におけるflow）は低下し，下に凸となる．閉塞性障害の進行とともに$\dot{V}_{50}$，$\dot{V}_{25}$は低下し，重度になれば，ピークフローの後，急速にフローは低下し，フローボリューム曲線は平坦な形状を示す ▶図6 ．

4. 治療概要

COPDの治療の管理目標は，症状およびQOLを改善し，身体運動負荷に耐えるために必要な機能や身体活動性を向上および維持させ，さらに増悪を予防することである．疾患の進行を抑制し，全身併存症と肺合併症を予防し治療することで，生命予後も改善する．

1）禁 煙

COPDの最大の危険因子は喫煙である．禁煙は，COPDの発症のリスクを減少させ，進行を抑制するうえで最も経済的で効果的な方法である．

禁煙治療には，行動療法（呼気中CO濃度の測定，行動パターン変更法，代償行動法など）や薬物療法（ニコチン置換（代替）療法や，非ニコチン製剤としてニコチン性アセチルコリン受容体の部分的作動薬であるバレニクリン）がある．

2）安定期の管理

治療のアルゴリズムは ▶図7 のようになる．

薬物療法の中心は気管支拡張薬であり，患者の重症度に応じて段階的に多剤を併用することが推奨される．気管支拡張薬には抗コリン薬，β_2刺激薬，キサンチン誘導体（テオフィリン製剤）の3系統があり，それぞれ作用機序が異なる．

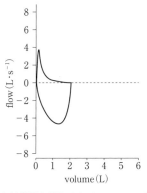

図6 重度気流制限を伴うCOPDのフローボリューム曲線

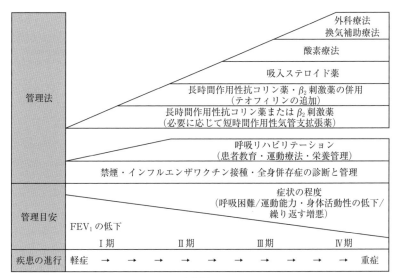

図7 安定期のCOPD

軽症の COPD では，症状の軽減を目的に，運動など必要時に短時間作用性気管支拡張薬（短時間作用性 β_2 刺激薬（short-acting beta 2 agonist：SABA），短時間作用性抗コリン薬（short-acting muscarinic antagonist：SAMA））を使用する．中等症の COPD では，症状の軽減に加え QOL の改善や運動耐容能の改善が重要な治療の目標となり，長時間作用性気管支拡張薬（長時間作用性 β_2 刺激薬（long-acting β_2 agonist：LABA），長時間作用性抗コリン薬（long-acting muscarinic antagonist：LAMA））の定期的な使用や呼吸リハビリテーションの併用が推奨される．中等症以上で効果が不十分な場合などにはキサンチン誘導体（テオフィリン薬）の併用も検討する．重症の COPD においては，複数の長時間作用性気管支拡張薬の併用を行う．

吸入ステロイド薬は，中等度以上の気流閉塞を伴う増悪を繰り返す症例に対して，増悪の頻度を減らす目的で使用され，QOL の悪化の抑制が期待される．長時間作用性 β_2 刺激薬（LABA）・吸入ステロイド薬（ICS）配合薬は，それぞれ単剤で使用するよりも合剤で使用した方が，呼吸機能の改善，増悪の予防，QOL の改善効果，アドヒアランスに優れている．また，2013 年 11 月より長時間作用性 β_2 刺激薬（LABA）・長時間作用性抗コリン薬（LAMA）配合薬の使用も可能となっており，今後 COPD 患者への寄与が期待される[3]．

喀痰の量が多い場合や排出困難な場合には，喀痰調整薬やマクロライドが有用な場合もある．

3）増悪期の管理

COPD の増悪とは，息切れの増加，咳や喀痰の増加，胸部不快感・違和感の出現あるいは増強などをみとめることで，安定期の治療の変更あるいは追加が必要となる状態をいう（ただし，心不全，気胸，肺血栓塞栓症などが先行する場合は除かれる）．増悪時の薬物療法の基本は，ABC アプローチで，A（antibiotics）：抗菌薬，B（bronchodilators）：気管支拡張薬，C（corticosteroids）：ステロイド薬である．安定期の病期 ▶表2 がⅢ期以上や入院管理が必要な増悪では，プレドニゾロン 30～40 mg/日を 10～14 日を一つの目安に，全身ステロイド薬投与が勧められる．

4）LTOT/HOT

薬物療法を行っても低酸素血症が 1 ヶ月以上持続しており，動脈血ガス分析で PaO_2 55 Torr 以下および PaO_2 60 Torr 以下で睡眠時または運動負荷時に著しい低酸素血症を伴う患者は，LTOT（長期酸素療法：long-term oxygen therapy）/HOT（在宅酸素療法：home oxygen therapy）の適応となる．呼吸困難，起床時の頭痛，過度の眠気などの症状や肺性心の徴候があり，高二酸化炭素血症（$PaCO_2 \geqq 55$ Torr），夜間の低換気などの睡眠呼吸障害がある症例や増悪を繰り返す患者には NPPV（非侵襲的陽圧換気療法）の導入も検討が必要である．

5. おわりに

COPD の有病率や死亡率は世界的に高いレベルにある．PLATINO study や BOLD study などの横断的疫学研究において，世界各国の COPD の有病率は 10% 前後であると報告されている．2004 年の WHO の調査では，COPD は死因の第 4 位（総死亡の 5.1%）に位置付けられている．

わが国における COPD の有病者数は 530 万人以上（NICE study：Nippon COPD Epidemiology Study）と推定されている一方，厚生労働省によると総患者数は 17.3 万人（2008 年）にすぎず，診断率は 3% にとどまっている．しかし，わが国の死因の第 9 位（2010 年）であり，2020 年には世界における死亡原因の第 3 位になると予想されており，COPD の早期発見と適切な治療は今後も重要な課題といえる．

参考文献

1) James C. Hogg et al.：Site and Nature of Airway Obstruction in Chronic Obstructive Lung Disease. N Engl J Med, 1968；278：1355-60.

2) Standards for the diagnosis and care of patients with chronic obstructive pulmonary disease（COPD）and asthma. This official statement of the American Thoracic Society was adopted by the ATS Board of Directors, November 1986. Am Rev Respir Dis, 1987；136：225-44.

3) Vogelmeier CF et al.：Efficacy and safety of once-daily QVA149 compared with twice-daily salmeterol-fluticasone in patients with COPD（ILLUMINATE）. a randomized double-blind parallel group study. Lancet Respiratory Medicine, 2013；1：51-60.

表3　COPD の重要な臨床指標への薬剤の効果

	1秒量（FEV$_1$）	肺気量	呼吸困難	急性増悪減少	運動耐性能	FEV$_1$低下進行	死亡率低下	副作用
短時間型β$_2$刺激薬	○A	○B	○A	不明	○B	不明	不明	いくらか
短時間型抗コリン薬	○A	○B	○A	○B	○B	X	不明	いくらか
長時間型β$_2$刺激薬	○A	○B	○A	○A		X	不明	最小限
長時間型抗コリン薬	○A	○B	○A	○A	○B	不明	不明	最小限
吸入ステロイド薬	○A	不明	○A	○A	不明	X	不明	いくらか
徐放性テオフィリン	○A	○B	○A	不明	○B	不明	不明	重要

○A：エビデンスA（確かな）
○B：エビデンスB（ほぼ確かな）
不明：エビデンス不明
X：確かな効果は認められない

（執筆者）藤田一喬（筑波大学）
　　　　　坂本　透（筑波大学）
（取りまとめ）檜澤伸之（筑波大学）

❌ 薬物治療

1. COPD の治療

COPD の治療は，禁煙，薬物治療，呼吸リハビリテーション，および呼吸不全合併例における長期酸素療法によって成り立っている．薬物療法　▶表3　は，通常，抗コリン薬あるいはβ$_2$刺激薬などの気管支拡張薬とステロイド薬などの抗炎症薬が中心だが，多くの患者で吸入ステロイド薬による1秒率低下の進行を抑える効果が期待できない．また，急性増悪の予防としてインフルエンザワクチンや肺炎球菌ワクチンの実施が推奨される．さらに，ニコチンに対する依存性が禁煙を困難なものにする主因であるため，禁煙指導におけるニコチン代替療法としてニコチンパッチやニコチンガムが使用される．

薬物の選択には呼吸機能（特に1秒率）の低下の程度が基準とされるが，軽症の場合は禁煙による危険因子の回避とインフルエンザワクチン，中等症で1剤またはそれ以上の長時間作用性気管支拡張薬，重症で増悪を繰り返す場合は，気管支拡張薬に加え吸入ステロイド薬を用いるのが一般的である．

2. 治療薬

1）吸入抗コリン薬

アセチルコリンの受容体には多くの種類が知られているが，気道平滑筋の主要な受容体はM3型であり，平滑筋収縮の中心的役割を果た

している．また，抗コリン薬は比較的大きな気管支を拡張させる作用が強く，終末の気道閉塞には効果は少ないが，長期連用による耐性を生じにくく，心血管系への影響も少ない．また，抗コリン薬には気管支拡張作用のほかに，呼吸筋力増強作用も期待できるため，COPDでは第一選択薬として用いられている．抗コリン薬は第三級アミンと第四級アミンに大別されるが，アトロピンなどの第三級アミンは容易に粘膜表層より吸収されるため，気管支拡張薬としては用いられず，吸収されない第四級アミン類が用いられる．

現在，長時間作用性のチオトロピウムと短時間作用性のイプラトロピウムおよびオキシトロピウムが用いられる．チオトロピウムはドライパウダー，短時間型の2剤はいずれも定量噴霧式吸入器で投与される．ただし，いずれの薬物も緑内障および前立腺肥大には禁忌である．

2）β$_2$刺激薬

サルメテロール，ツロブテロール，プロカテロールなどの長時間作用性の薬物が用いられる．一部には経口剤（ツロブテロール，プロカテロール）もあるが，全身性の副作用の軽減や，少量で十分に効果を得ることができるため，多くは気管支喘息と同様に吸入剤（サルメテロール，プロカテロール）が用いられる．高齢などで吸入手技に不安のある患者には貼付剤（ツロブテロール）の使用を考慮する．

3）テオフィリン製剤

テオフィリン徐放製剤，アミノフィリンなどが用いられる．気管支拡張効果は，抗コリン薬やβ$_2$刺激薬に比べると劣っているが，これら

の薬物で効果がみられない場合にはテオフィリンの経口徐放剤が併用される．テオフィリンは安全有効血中濃度の幅が狭い（10〜20μg/mL）が，自覚症状改善度が良好なため，広く用いられる．しかし，タバコに含まれる芳香族多環炭化水素は CYP1A2 を誘導するため，テオフィリン代謝が亢進し，その結果，喫煙者のテオフィリン血中濃度は非喫煙者の 50〜70% 程度にしか上がらないことが知られているので注意が必要である．

4）去痰薬

　痰は閉塞性換気機能障害を起こすだけでなく，痰の貯留による二次的な感染を誘発することがあるため，わが国ではアンブロキソール，

カルボシステイン，フドステインなどの去痰薬が多くの患者に投与されている（しかし，欧米のガイドラインでは去痰薬の投与は推奨していない）．

5）抗菌薬およびステロイド薬

　急性増悪時には，細菌感染が関与していることが多く，適切な抗菌薬の投与が必要となる．起炎菌には，肺炎球菌や緑膿菌などが多く，セフェム系やニューキノロン系の抗菌薬が用いられる．また，副腎皮質ステロイド薬も急性増悪時には気道の炎症を抑制し，気道分泌物を減少させるために用いられる．

（執筆者）礒濱洋一郎（東京理科大学）

COPD 安定期に用いられる薬物

分類	一般名	販売名(商品名)	標的分子/作用機序		剤型	コメント
抗コリン薬	チオトロピウム臭化物水和物	スピリーバ®	ムスカリン性コリン受容体長時間作用性（LAMA）	遮断	吸入剤（ドライパウダー）	禁忌：閉塞隅角緑内障，前立腺肥大などによる排尿障害がある患者
	グリコピロニウム臭化物	シーブリ®				
	アクリジニウム臭化物	エクリラ®				
	ウメクリジニウム臭化物	エンクラッセ®				
	イプラトロピウム臭化物水和物	アトロベント®	ムスカリン性コリン受容体短時間作用性（SAMA）	遮断	吸入剤（エアゾール）	禁忌：アトロピン系薬剤に対して過敏症，緑内障，前立腺肥大症の患者
	オキシトロピウム臭化物	テルシガン®				禁忌：緑内障，前立腺肥大症，スコポラミン系薬剤に対する過敏症の既往歴のある患者
長時間作用性 β_2 刺激薬（LABA）	ツロブテロール塩酸塩	ベラチン®ホクナリン®	アドレナリン β_2 受容体	刺激	経口剤	重大な副作用：重篤な血清カリウム値の低下
	ツロブテロール	ホクナリン®			貼付剤	重大な副作用：重篤な血清カリウム値の低下，アナフィラキシー
	プロカテロール塩酸塩水和物	メプチン®			経口剤吸入剤（ドライパウダー）	重大な副作用：ショック，アナフィラキシー
	サルメテロールキシナホ酸塩	セレベント®			吸入剤（ドライパウダー）	重大な副作用：ショック，アナフィラキシー
	インダカテロールマレイン酸塩	オンブレス®				重大な副作用：重篤な血清カリウム値の低下
	ホルモテロールフマル酸塩水和物	オーキシス®				

COPD 安定期に用いられる薬物（続き）

分類	一般名	販売名(商品名)	標的分子/作用機序		剤型	コメント
LABAと吸入ステロイド薬との配合薬	サルメテロールキシナホ酸塩・フルチカゾンプロピオン酸エステル	アドエア®			吸入剤（ドライパウダー）	禁忌：核性疾患の患者
	ブデソニド・ホルモテロールフマル酸塩水和物	シムビコート®				禁忌：有効な抗菌剤の存在しない感染症，深在性真菌症の患者
短時間作用性 β_2 刺激薬（SABA）	サルブタモール硫酸塩	アイロミール®サルタノール®ベネトリン®	アドレナリン β_2 受容体	刺激	経口剤 吸入剤（エアゾール）	重大な副作用：重篤な血清カリウム値の低下
	プロカテロール塩酸塩水和物	メプチン®				重大な副作用：ショック，アナフィラキシー
	フェノテロール臭化水素酸塩	ベロテック®				重大な副作用：重篤な血清カリウム値の低下
	クレンブテロール塩酸塩	スピロペント®			経口剤	
キサンチン誘導体	テオフィリン	スロービッド®テオドール®テオロング®ユニフィル®LA	アデノシン受容体 ホスホジエステラーゼ	遮断 阻害	徐放性経口剤	禁忌：キサンチン系薬剤に対し重篤な副作用の既往歴のある患者 副作用：悪心，嘔吐などの消化器症状，痙攣，興奮などの中枢神経症状，動悸，頻脈などの循環器症状など
去痰薬	カルボシステイン	ムコダイン®	気道粘液調整作用，粘膜正常化作用		経口剤	
	アンブロキソール塩酸塩	ムコソルバン®ムコサール®	肺サーファクタント分泌促進作用，気道液分泌促進作用，線毛運動促進作用			
	フドステイン	クリアナール®スペリア®	粘液修復作用，気道上皮杯細胞の過形成抑制作用			

1 胃食道逆流症

病態生理

1. 概要

食道逆流症（gastroesophageal reflux disease：GERD）とは，胃内容物の逆流により胸焼け，嘔気という自覚症状を呈する状態を指し，胃と食道の接合部の粘膜にびらん潰瘍などの器質的傷害を伴う逆流性食道炎（reflux esophagitis：RE）と器質的疾患を伴わない非びらん性胃食道逆流症（non-erosive reflux disease：NERD）を含有する疾患概念である．本疾患は近年患者が急増しており，古典的に論じられてきた肥満や老化（亀背）による腹圧亢進といった病因だけでなく，食生活の欧米化（高脂肪食）やヘリコバクター・ピロリ（*Helicobacter pylori*：*H. pylori*）感染率の低下（胃酸分泌能亢進）および食道知覚過敏などの関与が明らかになってきた．また，胸焼け，呑酸（酸っぱい液体が口まで上がってくること）といった消化器症状だけでなく，咽喉頭部違和感，胸痛および喘息発作などの多彩な臨床症状を持つ疾患である．難治例では著しく生活の質（quality of life：QOL）が損なわれる一方で，内服治療にて劇的な症状の改善も期待できる疾患である．

2. 臨床症状と病態生理

GERDの臨床症状は胸焼け，呑酸のほかに，胸痛，咳嗽，のどの違和感，不眠など様々な自覚症状があることが特徴である．いずれの症状も強い細胞傷害性を持つ胃酸や胆汁の暴露により，食道・咽頭粘膜などが傷害されることによる．つまり，GERDの主たる成因は消化液の逆流現象と逆流防止機構の破たんによる．

この逆流防止機構の主役は，食道と胃のつなぎ目（噴門部）にある下部食道括約筋（lower esophageal sphincter：LES）といわれる平滑筋組織である．通常LESは食物を嚥下する際には弛緩し，食道から胃への潤滑な流れを調節しているが，それ以外のときは胃内容物が逆流しないよう収縮している．LESが以下に示す疾患や状態においては，その機能を発揮できず，GERDを発症する．

a）**LES圧の著しい低下の場合**：食道裂孔ヘルニアにおいては，横隔膜とLESにずれを生じ，食道胃接合部における外的圧迫を失い，腹圧の上昇などを伴わずとも消化液の逆流現象をみとめる．

b）**一過性LES弛緩（transient LES relaxation：TLESR）の出現の場合**：TLESRとは，嚥下とは無関係に一過性にLESが弛緩することで，コレシストキニン（CCK）受容体刺激や胃底部進展刺激によって誘発される．その因子として過食，高脂肪食および高タンパク食などがあげられる．LES機能が失われる状態は短時間であるが，酸逆流現象をみとめる．

c）**腹圧がLES圧を超える場合**：老化に伴う前屈姿勢や亀背および高度の肥満においては腹圧が上昇し，LES圧を上回る．こうした場合においては，消化液の逆流現象をみとめる．

3. 検査

GERD診断には以下に示す検査が行われる．

1）**酸逆流現象そのものを捉える検査**

・24時間pHモニタリングは，食道内への酸逆流現象をチューブ型もしくはボタン型（ワイヤレス）のpH電極により評価する．pH 4未満を酸逆流現象と判定し，その時間の総和，持続時間などで定量化し診断する．

・食道内圧検査は，食道における酸逆流防止機能や食道運動機能を評価する検査であり，食道における嚥下や蠕動をチューブ型圧センサーにて評価する．

2）**酸逆流現象の結果を捉える検査**

・上部消化管内視鏡検査は，酸逆流現象によって傷害された食道粘膜を観察することに適している．この障害の程度の評価法として，ロサンゼルス分類（LA分類）が提唱されている．わが国ではこの分類を一部変更し，食道粘膜傷害が乏しい症例にまで目を向け改訂LA分類 ▶図1 が広く用

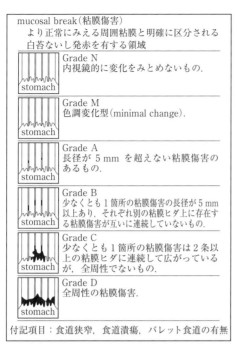

図1 ロサンゼルス分類[2]

いられている．

4. 治 療

基本的には良性疾患であるGERDの治療は内科的に行われるが，難治例は外科的に施行される場合も存在する．

1）酸分泌阻害薬

GERD治療の中心は酸逆流現象によって生じる粘膜傷害を抑えることであることから，その主眼は酸分泌そのものを抑制することにある．よって，胃酸分泌を司る壁細胞の受容体であるヒスタミンH_2受容体の拮抗薬（histamine 2 receptor antagonist：H2RA）もしくは直接酸分泌を行う酵素（プロトンポンプ）そのものの阻害薬（proton pump inhibitor：PPI）が有効である．特にPPIの酸分泌抑制作用は胃酸の基礎分泌やガストリン刺激による分泌を強力に抑制することが知られており，本疾患の第一選択薬である．また近年，新たな作用機序を有するPPIとして，カリウムイオン競合型アシッドブロッカー（potassium-competitive acid blocker：P-CAB）であるボノプラザンが使用可能となった．

2）噴門形成術（逆流現象防止術）

良性疾患であるGERDの外科治療の適応は慎重に行われるべきであるが，内科的治療に抵抗例や食道炎による狭窄・出血が高度な症例に施行される．

5. 予後と注意点

GERDは基本的に良性疾患であることから，予後は良好である．しかしながら，GERDと関連が深いバレット食道・バレット腺がんが増加していることから，その管理には注意が必要である．

参考文献

1) 日本消化器病学会編：胃食道逆流症（GERD）診療ガイドライン．南江堂，2009．
2) Armstrong D, Bennett JR, Blum AL, Dent J, De Dombal FT, Galmiche JP, Lundell L, Margulies M, Richter JE, Spechler SJ, Tytgat GN, Wallin L：The endoscopic assessment of esophagitis：a progress report on observer agreement. Gastroenterology 1996；111：85-92.
3) 星原芳雄：Endoscopy Negative Gastro-Esophageal Reflux Disease（GERD）．クリニカ 1996；23：47-50.
4) 星原芳雄：Endoscopic classification of GERD．消化器病セミナー 96：51-57, 2004.

（執筆者）松井裕史（筑波大学）
（取りまとめ）山本祥之（筑波大学）
兵頭一之介（筑波大学）

✤ 薬物治療

1. はじめに

胃食道逆流症は胃酸の逆流によって起こるので，胃酸分泌を長期コントロールすることが大切である．逆流性食道炎では，最も胃酸分泌抑制作用が強いプロトンポンプ阻害薬（proton pump inhibitor：PPI）を用いる．軽症の場合（ロサンゼルス分類グレードA，B）はH_2ブロッカーでも約70％の治療効果が得られている．重症の場合（グレードC, D）はプロトンポンプ阻害薬を投与8週後に治癒を確認して，治癒していないときはH_2ブロッカーや消化管運動改善薬を併用する．

2. プロトンポンプ阻害薬

❖ 作用機序

胃の胃壁細胞の管腔側の膜においてH^+とK^+を交換するATPase（H^+, K^+-ATPase：プロトンポンプ）は酸分泌の最終段階で，プロトンポンプと呼ばれる．この酵素は壁細胞に特異的に存在する酵素である．

プロトンポンプ阻害薬はH^+, K^+-ATPaseを

阻害することによって，ヒスタミン H_2 受容体刺激，ムスカリン M3 受容体刺激およびガストリン CCK_2/gastrin 受容体刺激といったあらゆる刺激の胃酸分泌を抑制する．

薬物としてはオメプラゾール（omeprazole），ランソプラゾール（lansoprazole），ラベプラゾール（rabeprazole）がある．H_2 ブロッカーと異なり，プロトンポンプ阻害薬の特徴は，経口，非経口，いずれの投与経路においても 1 回の投与により 24 時間以上胃酸分泌が抑制されることである．

プロトンポンプ阻害薬は一種のプロドラックである．分子が弱塩基性のために壁細胞の分泌小管に蓄積され，そこで酸性条件下で活性型の分子に変換され，膜表面の H^+, K^+-ATPase のチオール基（-SH）に結合して，この酵素を不可逆的に阻害することにより，酸分泌を強力に，しかも長時間にわたり抑制するのである．このような機序のため，プロトンポンプ阻害薬の効果は胃壁細胞特異的に現れ，ほかの細胞に対する影響は少ない．3 つの PPI で基本的に薬効に有意差はなく，薬物の選択は医師の好み（経験）と考えられている．新たに開発されたエソメプラゾール（esomeprazole）は「ラセミ体であるオメプラゾール」の光学異性体（S 体）であり，オメプラゾールと同様の作用機序で H^+, K^+-ATPase を阻害する．最近，従来のプロトンポンプ阻害薬とは H^+, K^+-ATPase の阻害様式が全く異なるカリウムイオン競合型アシッドブロッカー（potassium-competitive acid blocker：P-CAB）としてボノプラザン（vonoprazan）が開発された．

❖ 使用上の注意

強い酸分泌抑制作用のため，胃内 pH の上昇に伴い，血中ガストリンの上昇（高ガストリン血症）が引き起こされ，ECL 細胞などの胃腺細胞の増殖が促進される．場合によっては腺がんを生ずることもあるため，薬物使用期間に制限が付けられている．逆流性食道炎では 8 週間まで経口投与し，非びらん性胃食道逆流症では 4 週間まで経口投与する．また，胃潰瘍で 8 週間，十二指腸潰瘍で 6 週間と使用期間が制限されている．

注意するべき副作用は，ショック，アナフィラキシー様症状，血液障害，皮膚障害などが稀にみられる．治療にあたっては，経過を十分に観察し，症状に応じ治療上必要最小限の使用にとどめることが大切である．血液像，肝機能，腎機能などを注意する．

極めて長い薬効持続時間を有するため，服用方法も 1 日 1 回とコンプライアンスの面からも優れている薬物である．

プロトンポンプ阻害薬はワルファリン，フェニトイン，ジアゼパムなどと同じ薬物代謝酵素で代謝を受け，代謝排泄の遅延が生じるため，これらの薬物との併用には注意を要する．

3. H_2 ブロッカー（H_2 blocker；ヒスタミン H_2 受容体拮抗薬（histamine H_2 receptor antagonist））

❖ 作用機序と作用の特徴

副交感神経による胃酸分泌も，ガストリンを介する胃酸分泌も，ECL 細胞からのヒスタミンを介して惹起されるため，胃壁細胞のヒスタミン H_2 受容体は胃酸分泌に関係する受容体のなかで最も重要な受容体と位置付けられる．ヒスタミン H_2 受容体拮抗薬は通常 H_2 ブロッカーと呼ばれており，胃壁細胞上にあるヒスタミン H_2 受容体において，ヒスタミンと拮抗す

P-CAB とは

ボノプラザン（vonoprazan）はカリウムイオン競合型アシッドブロッカー（potassium-competitive acid blocker：P-CAB）として開発された新しいプロトンポンプ阻害薬である．すなわち，胃壁細胞の H^+, K^+-ATPase において，頂端膜側でボノプラザンがカリウムイオンと競合的に拮抗することによって，プロトンポンプ機能を阻害する．胃・十二指腸潰瘍などの治療や予防，ヘリコバクター・ピロリ除菌時の胃内 pH 調整に用いられる．ほかのプロトンポンプ阻害薬にみられる胃酸による不活性化がなく，胃壁細胞分泌小胞の中に蓄積する．酸による活性化を必要としないため，服用後血中有効濃度への到達が速やかで，作用発現までが早い．また，遺伝子多型のある酵素で代謝されないことなどが特徴となっている．

ることによって胃酸分泌を抑制する.

これらの薬物はヒスタミンの化学構造をもとにして1972年に最初の拮抗薬ブリマミドが開発され，1976年に臨床的に広く用いられるシメチジン（cimetidine）がイギリスで登場した．シメチジンのほか，ラニチジン（ranitidine），ファモチジン（famotidine），ニザチジン（nizatidine），ラフチジン（lafutidine），ロキサチジン（roxatidine）がある．顕著な治癒率と，自覚症状の早期改善のために現在臨床で頻用されているが，薬剤中止後の潰瘍再発率が高いので注意を要する．シメチジン，ラニチジン，ファモチジンはスイッチOTC薬（医薬品から大衆薬に切り替わった薬物）となり，薬局で購入できるようになった．

H_2ブロッカーは胃酸分泌抑制の薬効発現は速いが，効力に関してはプロトンポンプ阻害薬より弱い．症状の軽い逆流性食道炎に用いる．いずれの薬物も基本的に効果に有意差はなく，選択は医師の好み（経験）による．

❖ 使用上の注意

H_2ブロッカーは副作用が少なく安全性の高い薬物であるが，シメチジンは抗アンドロゲン作用を有するため女性化乳房を発症することがある．また，ワルファリン，フェニトイン，ジアゼパムなどと同じ薬物代謝酵素で代謝を受けるため，これら薬物の代謝排泄が遅延することにも注意を払う必要がある．

ファモチジンには，抗アンドロゲン作用やチトクロームP450の阻害作用といった副作用は殆どない．ファモチジンはアゾール系抗真菌薬（イトラコナゾール）の吸収を阻害することが知られている．シメチジン，ラニチジン，ファモチジンの3種類にはOTC薬があるが，これら薬物の代謝は腎排泄型のため，腎機能の未熟や低下が考えられる15歳未満80歳以上の患者は服用できない．

（執筆者）堀江俊治（城西国際大学）

プロトンポンプ阻害薬

一般名	販売名（商品名）	標的分子/作用機序		コメント
オメプラゾール	オメプラール® オメプラゾン®	H^+, K^+-ATPase （SH基）	阻害	投与期間制限 ・胃潰瘍，吻合部潰瘍：8週間まで ・十二指腸潰瘍：6週間まで ・逆流性食道炎：8週間まで ・非びらん性胃食道逆流症：4週間まで
ランソプラゾール	タケプロン®			
ラベプラゾール	パリエット®			
エソメプラゾールマグネシウム水和物	ネキシウム®			
ボノプラザンフマル酸塩	タケキャブ®	H^+, K^+-ATPase （K^+サイト）	阻害	

H_2ブロッカー（H_2受容体遮断薬）

一般名	販売名（商品名）	標的分子/作用機序		コメント
シメチジン	タガメット®	ヒスタミンH_2受容体	遮断	抗アンドロゲン作用を有し，女性化乳房を発症することがある. ワルファリン，フェニトイン，ジアゼパムなどと同じ薬物代謝酵素P450で代謝を受け，代謝・排泄が遅延. OTC薬あり
ラニチジン塩酸塩	ザンタック®			OTC薬あり
ファモチジン	ガスター®			アゾール系抗真菌薬（イトラコナゾール）の吸収を阻害 OTC薬あり
ニザチジン	アシノン®			
ラフチジン	プロテカジン®			
ロキサチジン酢酸エステル塩酸塩	アルタット®			

2 胃・十二指腸疾患

⊠ 病態生理

1. 胃 炎

胃炎とは厳密には病理学的診断名で，胃の粘膜に急性の炎症性変化が惹起された状態が急性胃炎，慢性の炎症性変化をみとめる場合が慢性胃炎である．

1）急性胃炎

❖ 病態生理

病理学的には急性胃炎の経過で，胃の粘膜固有層に限局した多核白血球を主体とした炎症細胞浸潤と浮腫，出血，びらん，充血，浸出液などの所見をみとめる．成因は，外因性の因子としては，薬剤（非ステロイド性抗炎症薬：NSAIDs，副腎皮質ホルモン薬，抗生物質，抗悪性腫瘍薬，強酸，強アルカリなどの腐食性薬剤），飲食物（アルコール，香辛料，食物アレルギー），アニサキス，H. pylori の初感染，放射線治療があげられる ▶表1 ．ストレスも

表1 急性胃炎の原因

1) 薬物
   NSAIDs，アスピリン，アレンドロン酸ナトリウム，抗悪性腫瘍薬など
2) 腐食性化学物質
   酸，アルカリ，農薬など
3) 食事
   アルコール，嗜好食品，食物アレルギン，大量摂取など
4) 感染
   H. pylori やその他の細菌，ウイルス，真菌，寄生虫（アニサキス）など
5) ストレス
   肉体的ストレス（熱傷，外傷，手術後など），精神的ストレス
6) 全身性疾患
7) 医原性原因
   内視鏡検査（内視鏡検査後の AGML），経カテーテル肝動脈塞栓術，抗悪性腫瘍薬の動注治療，放射線照射など

（日本消化器病学会（監修）：消化器病診療（第2版）．医学書院，2014．p.39 より転載）

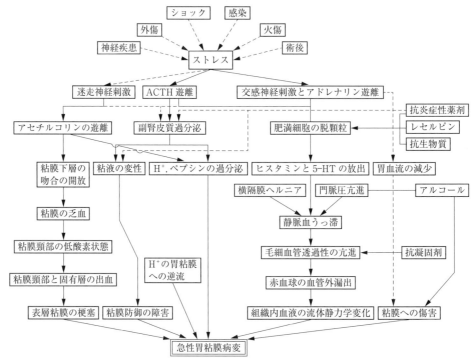

図1 AGML（急性胃粘膜障害）の発生機序
（寺野　彰，平石秀幸（編）：消化器内科マニュアル 消化管編．メディカルレビュー社，1999．p.112 より転載）

古くから重要な因子であり，頭部の外科手術，頭部外傷時に生じる Cushing 潰瘍，熱傷後に生じる Curling 潰瘍として知られている．

発生機序は自律神経系，下垂体・副腎系，攻撃因子（酸・ペプシン）と防御因子（血流，粘液）の障害などの多因子の関与が推定されている ▶図1．

❖ 症　状

急性胃炎では，心窩部痛，腹痛，悪心，嘔吐，吐血などの症状が急激に起こる．これらの症状に特異的なものはなく，後述する胃・十二指腸潰瘍と同様である．

❖ 検　査

急性胃炎では緊急内視鏡検査が行われることが多く，胃粘膜に発赤，充血，浮腫，びらん（粘膜層までの浅い粘膜欠損），出血を呈し，急性胃粘膜病変（acute gastric mucosal lesion：AGML）と称されている ▶図2．血液検査所見は，出血例では貧血（赤血球，ヘモグロビン値の低下），尿素・窒素高値をみとめる．

❖ 治　療

症状が高度であったり，出血を伴っている場合は，入院加療を要し，絶食，輸液を行う．薬物療法としては，H_2受容体拮抗薬などの酸分泌抑制薬が中心となる．活動性の出血を呈する場合には，内視鏡的な止血処置が行われる．

2）慢性胃炎

❖ 概　要

わが国の医療現場で「慢性胃炎」は特別な器質的疾患がない上腹部の有症状者に対して広く用いられてきた．慢性胃炎は，厳密には上記のような「症候性慢性胃炎」，内視鏡検査，胃X線検査で診断される「形態学的慢性胃炎」，さらに生検組織から診断される組織学的炎症（固有胃腺の減少・萎縮，粘膜内の単核球・形質細胞浸潤など）による「組織学的慢性胃炎」に分類される ▶図3．器質的疾患を有さないが心窩部を中心とした症状を呈する「症候性慢性胃炎」は，機能性ディスペプシア（functional dyspepsia：FD）と診断される．形態学的慢性胃炎や組織学的慢性胃炎では，自覚症状との関連が乏しいことが多い．組織学的慢性胃炎の多くは，H. pylori 感染が原因である．

❖ 病態生理

症候性慢性胃炎は多因子性で，複雑である．詳細は「3. 機能性ディスペプシア」の項で述べる．形態学的慢性胃炎，組織学的慢性胃炎の成因として最も重要なものは，H. pylori の慢性感染である．1990 年，シドニーで開催された第 9 回世界消化器病会議で，病理組織学的所見と内視鏡所見を加味した Sydney system が提案された．1996 年に updated Sydney system[1]として改訂され ▶図4，広く用いられている．しかし，H. pylori 感染率が高いわが国では実臨床にそぐわない点もあり，2013 年 5 月に京都で開催された第 85 回日本消化器内視鏡学会総会で主題として討論され，H. pylori 感染と胃がんのリスク評価を柱とした「胃炎の京

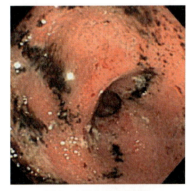

図2　AGML の内視鏡像
前庭部に凝血塊が付着し，多発性のびらんをみとめる．

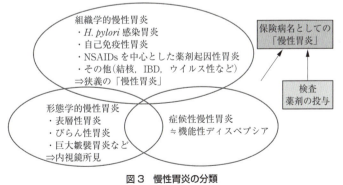

図3　慢性胃炎の分類
（浅香正博，菅野健太郎，千葉　勉（編），小林正典，上村直美（著）：カラー版消化器病学 基礎と臨床．慢性胃炎，西村書店，2013. p.644 より転載）

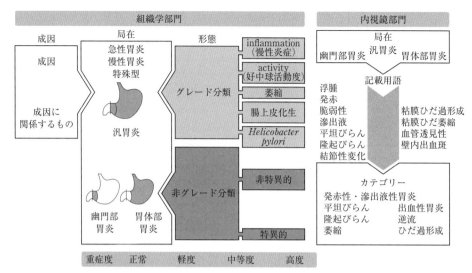

図4 updated Sydney system[1]

成因としてH. pylori 感染を重視し，胃炎の局在性として前庭部胃炎，胃体部胃炎，広範胃炎に分類し，さらに，病理組織所見を炎症，活動性，萎縮，腸上皮化生．H. pylori の菌量を程度により正常，軽度，中等度，高度と grading system を取り入れている．

表2 胃炎の京都分類

局在	内視鏡所見名	英語表記	H. pylori 感染	H. pylori 未感染	H. pylori 除菌後
胃粘膜全体	萎縮	atrophy	○	×	○〜×
	びまん性発赤	diffuse redness	○	×	×
	腺窩上皮過形成性ポリープ	foveolar-hyperplastic polyp	○	×	○〜×
	地図状発赤	map-like redness	×	×	○
	黄色腫	xanthoma	○	×	○
	ヘマチン	hematin	△	○	○
	稜線上発赤	red streak	△	○	○
	腸上皮化生	intestinal metaplasia	○	×	○〜△
	粘膜腫脹	mucosal swelling	○	×	×
	斑状発赤	patchy redness	○	○	○
	陥凹型びらん	depressive erosion	○	○	○
胃体部	皺襞腫大，蛇行	enlarged fold, tortuous fold	○	×	×
	白濁粘液	sticky mucus	○		
胃体部〜穹窿部	胃底腺ポリープ	fundic gland polyp	×	○	○
	点状発赤	spotty redness	○	×	△〜×
	多発性白色扁平隆起	multiple white and flat elevated lesions	△	○	○
胃体下部小彎〜胃角小彎	RAC	regular arrangement of collecting venules	×	○	×〜△
胃前庭部	鳥肌	nodularity	○	×	△〜×
	隆起型びらん	raised erosion	△	○	○

○：観察されることが多い．×：観察されない．△：観察されることがある．
(春間 賢(監修)：胃炎の京都分類．鎌田智有(著)：胃炎の内視鏡所見—総論．日本メディカルセンター，2014．p.26より転載)

都分類」[2]が発表されている ▶表2．

以下に，ヘリコバクター・ピロリ (H. pylori) 感染について述べる．1982年にオーストラリアの Warren と Marshall によって，H. py-lori が発見され，胃炎，消化性潰瘍の成因の主たる原因であることが判明し，胃がん，胃MALT リンパ腫との関連もみとめられた．H. pylori 感染は，主に5歳までの幼少期に経口感

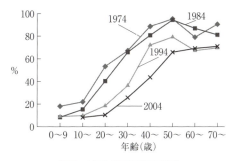

図5 ピロリ菌感染率の推移
(浅香正博,菅野健太郎,千葉 勉(編),小林正典,上村直美(著):カラー版消化器病学 基礎と臨床.慢性胃炎.西村書店,2013.p.645より転載)

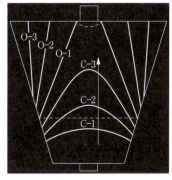

図6 萎縮性胃炎 木村・竹本分類
萎縮の進展に伴い,C-1,2,3からO-1,2,3へ至る.

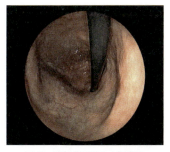

図7 萎縮性胃炎の内視鏡像

染するが,これは幼少期は免疫応答が未熟であることに起因すると推定されている.*H. pylori* は微好気性,らせん状のグラム陰性桿菌である.胃粘膜表層の粘液層に棲息しているが,ウレアーゼ活性を有しており,尿素をアンモニアに分解し胃内の強酸から自らの菌体が保護されている.菌の棲息環境が悪化すると,らせん状から球状(coccoid form)に変化し自身の菌体を保護するが,棲息環境が好転すると再び感染が成立する.経口感染の経路として上下水道などの衛生環境の整備が不十分な時代には,井戸水などを介する経路が推定されるが,現在は幼少時に家庭内での母児感染が多いと考えられている.わが国での感染率は,近年減少傾向である ▶図5 .

H. pylori が胃粘膜に感染すると,胃粘膜は好中球やリンパ球などの白血球を動員し,貪食作用によりそれを排除する反応が起こり,炎症を呈する.*H. pylori* は特異的な外毒素である Vac A(vacuolating toxin A;細胞空胞化毒素 A)を持ち,Vac A 自体が胃の粘膜細胞に傷害をもたらすとともに,*H. pylori* のゲノムの中にある Cag A 遺伝子(cytotoxin-associated gene A;細胞毒素関連遺伝子 A)により産生された Cag A タンパクが細胞内に注入されて炎症性サイトカインである IL-8(interleukin-8;インターロイキン-8)の産生を促し,さらに炎症が増強される.すなわち,*H. pylori* 感染により組織学的胃炎(*H. pylori* 感染胃炎)が起こり,さらに菌体毒素やサイトカイン,フリーラジカル,さらに炎症の進展に伴い,組織障害が惹起される.その結果,萎縮性胃炎が発生し,腸上皮化生へと進展し,一部が胃がんに至

ると推定されている.

その他の胃炎として,自己免疫性胃炎,クローン病による肉芽腫性胃炎,梅毒,結核,サイトメガロウイルスなどの感染による炎症があげられる.

❖ 症　状

慢性胃炎は特異的な症状を呈することは殆どない.

❖ 検　査

2014年に提唱された京都分類による内視鏡検査所見や内視鏡検査時の生検により,「形態学的慢性胃炎」や「組織学的慢性胃炎」が診断される.胃粘膜萎縮は前庭部から胃体部へと進展するが,内視鏡分類として木村・竹本の分類が用いられている ▶図6 .萎縮性胃炎では胃粘膜は白色調を呈し,血管透見像がみとめられる ▶図7 .

H. pylori の感染診断は,内視鏡から得られた生検組織を用いる侵襲的検査法と,内視鏡を用いない非侵襲的検査法がある ▶表3 .いずれの検査でも感度,特異度ともに良好であるが,最も信頼度が高いのが尿素呼気試験,次いで便中抗原検査である.しかし,プロトンポン

表3 *H. pylori* の感染診断

検査法		感度（%）	特異度（%）
内視鏡生検を要する侵襲的検査法（点診断）			
①迅速ウレアーゼ試験	除菌前	85〜95	95〜100
	除菌後	61〜100	91〜100
②鏡検法	HE 染色	47〜99	72〜100
	Giemsa 染色	87〜96	79〜99
③培養法		68〜98	100
内視鏡生検を要さない非侵襲的検査法（面診断）			
④尿素呼気試験		98	97
	除菌前	95	95
	除菌後	95	95
⑤抗ピロリ抗体測定	血清抗体価測定法	91〜100	50〜91
⑥便中ピロリ抗原測定（モノクローナル抗体法）	除菌前	96	97
	除菌後	95	97

（Helicobacter Research 2008；12：436-60. より一部改変転載）

表4 ABC（D）分類

	A 群	B 群	C 群	D 群
ペプシノゲン（PG）法	（−）	（−）	（＋）	（＋）
ピロリ菌抗体（Hp）検査	（−）	（＋）	（＋）	（−）
胃がん発生の危険度	非常に低い	中等度	高い	非常に高い

（−）：陰性，（＋）：陽性

プ阻害薬（PPI）や一部の防御因子増強薬では偽陰性や coccoid form となることがあるので，検査前2週間以上の休薬が必要である．胃粘膜の萎縮の程度の診断には，三木らが開発した血清ペプシノゲン（PG）法が検診などで用いられている．PG は消化酵素ペプシンの不活性型前駆体であるが，血清でも微量が検出される．PG は胃底腺領域で産生される PGⅠと胃底腺以外にも噴門腺，幽門腺から産生される PGⅡがある．胃粘膜萎縮が進行すると PGⅠ値が低下し，PGⅠ/Ⅱ比も低下する．PGⅠ70 以下，PGⅠ/Ⅱ比 3.0 以下にて「萎縮」と判定することが多い．さらに近年，胃がんリスク検診として，*H. pylori* 感染と PG 法を組み合わせた ABC 分類が普及しつつある ▶表4 ．

　H. pylori 抗体（−）PG 法（−）を A 群，*H. pylori* 抗体（＋）PG 法（−）を B 群，*H. pylori* 抗体（＋）PG 法（＋）を C 群とするものである．さらに *H. pylori* 抗体（−）PG 法（＋）を D 群としている．A 群は *H. pylori* 未感染，B 群は *H. pylori* 感染はあるが萎縮の伸展が軽度，C 群は *H. pylori* 感染あり萎縮が進展，D 群は萎縮の進展高度で *H. pylori* の棲息

条件が悪化し自然除菌された状態である．胃がんのリスクは，D＞C＞B＞A の順で，D 群が最も高く，A 群でのリスクは極めて少ない．このようなリスクを加味した検診の体制が普及しつつある．

❖ 治　療

　慢性胃炎の治療は *H. pylori* の除菌が第一選択となる．わが国での除菌治療の初回（一次除菌）は，PPI＋アモキシシリン（AMPC）＋クラリスロマイシン（CAM）の3剤を朝・夕食後に1週間服用する．除菌成功率は70% 前後であり，不成功の原因の要因としてクラリスロマイシンの耐性が大きく関与している．しかし近年，酸分泌抑制作用が強い P-CAB（potassium-competitive acid blocker）を用いることにより除菌成功率が90% 程度に改善された．一次除菌不成功例においては，二次除菌が行われる．具体的には，CAM をメトロニダゾール（MTZ）に変更した処方，PPI＋AMPC＋MTZの1週間服用が行われており，成功率は90% 前後と良好である．一次，二次除菌は保険適用である．しかし，二次除菌が不成功での三次除菌については，PPI＋AMPC＋シタフロキサシンなどの有効性がわが国から報告されているが，保険適応はない．なお，除菌判定時期は除菌薬服用終了後，4週間以降に尿素呼気試験，便中抗原などにて行う．

2. 胃潰瘍・十二指腸潰瘍（消化性潰瘍）

❖ 概　要

　胃酸やペプシンの強力な消化作用により，自己の胃粘膜や十二指腸粘膜の組織欠損を生じるため，胃潰瘍と十二指腸潰瘍をあわせて消化性潰瘍と呼ばれている．経過から急性潰瘍と慢性潰瘍に分類されるが，通常は後者を指す．前者は急性胃粘膜障害（AGML）として扱われている．わが国における消化性潰瘍は近年，減少傾向にある．

❖ 病態生理

　消化性潰瘍成因は，胃酸，ペプシンなどの胃粘膜に対しての攻撃因子と，粘液，血流などの胃粘膜に対しての防御因子のバランスの不均衡とする Shay & Sun のバランス説 ▶図8 が広く受け入れられてきた．消化性潰瘍をいったん発症すると，高率に再発を繰り返し「潰瘍症」と称されていた．しかし，1983 年に Warren と Marshall により発見された H. pylori により潰瘍学は大きな変貌をとげた．つまり，除菌治療により潰瘍再発は高率に予防され，「潰瘍症」からの離脱が可能となった．

　消化性潰瘍の 2 大原因は H. pylori と非ステロイド性抗炎症薬（NSAIDs）とされている ▶図9 が，H. pylori 感染率の低下により NSAIDs 起因性潰瘍が増加傾向にある．なかでも低用量アスピリンが抗血小板薬として用いられる機会が増加しており，本薬物による潰瘍が目立つようになっている．NSAIDs による上部消化管傷害の病態は，粘膜に対する直接作用と吸収され血中を介してのシクロオキシゲナーゼ（cyclooxygenase：COX）阻害による胃粘膜の内因性プロスタグランジン（prostaglandin：PG）減少からの粘膜防御能の減弱を来すことに起因する ▶図10．直接作用の機序は，繁用されている多くは酸性 NSAIDs であり，胃内の強酸性環境下では非イオン化状態（脂溶性）となり，細胞膜を透過し上皮細胞内に蓄積し障害を来すことにある．

　臨床的により重要な傷害機序は，細胞膜の構成成分であるアラキドン酸代謝における COX 阻害である．その結果，代謝産物である PG の産生が抑制される．生理的に存在する PG は粘液産生・分泌促進，重炭酸分泌促進，粘膜血流増加などの粘膜防御に大きく関与しており，産

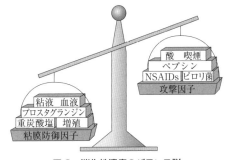

図 8　消化性潰瘍のバランス説
（胃潰瘍ガイドラインの適用と評価に関する研究班（編）：EBM に基づく胃潰瘍診療ガイドライン（第 2 版）．じほう，2007．p.189 より転載）

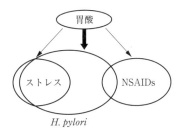

図 9　消化性潰瘍の病因
（胃潰瘍ガイドラインの適用と評価に関する研究班（編）：EBM に基づく胃潰瘍診療ガイドライン（第 2 版）．じほう，2007．p.9 より改変転載）

生抑制により粘膜傷害が惹起される．COX には COX-1 と COX-2 の 2 つのサブタイプがあり，前者は胃粘膜，腎，血小板などで constitutive に作用しており，後者はマクロファージからのサイトカインなどで inducible に作用し炎症や細胞増殖に関与する．

❖ 症　状

　症状として最も多いのは心窩部痛であり，空腹時や夜間に出現し，十二指腸潰瘍ではその傾向が強い．NSAIDs 潰瘍では自覚症状が軽微なことが多く，注意を要する．潰瘍からの出血を来すと，吐血や下血（黒色便）を呈する．深い潰瘍形成による穿孔は十二指腸前壁に多いが，その際には上腹部に激痛を来す．

❖ 検　査

　潰瘍は上部消化管内視鏡検査や上部消化管 X 線造影検査で診断されるが，近年は前者による検査が大部分を占める．胃潰瘍の好発部位は胃角部小彎 ▶図11 であるが，胃粘膜萎縮が進行すると体上部などの口側に好発し「高位潰瘍」といわれている．NSAIDs 起因性潰瘍は，多発傾向にあり，NSAIDs の長期投与例で

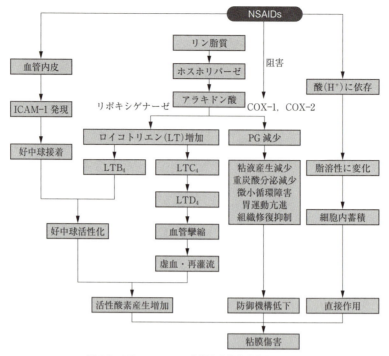

図10 NSAIDsによる上部消化管粘膜傷害の仮説

NSAIDs は酸に依存した直接作用，COX-1 および COX-2 阻害に伴う胃粘膜防御機構，組織修復機序の破綻により胃粘膜抵抗性を減弱させるが，接着因子の発現から好中球の内皮への接着，好中球の活性化による活性酸素，protease の放出による機序も想定される．
（平石秀幸，寺野　彰：胃粘膜病変とフリーラジカル．日消誌，1995；92：1817-24. より改変転載）

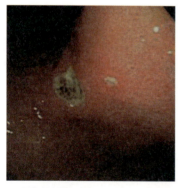

図11　胃角部小彎の潰瘍（*H. pylori* 陽性胃潰瘍）

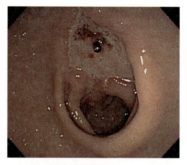

図12　前庭部小彎の潰瘍（NSAIDs 起因性）

は前庭部に好発する▶図12．潰瘍から出血が生じると，貧血，尿素窒素の上昇をみとめる．穿孔を来すと，腹部単純 X 線撮影や CT にて遊離ガス（free air）をみとめる．

❖ 治　療

日本消化器病学会による「消化性潰瘍ガイドライン」[3]では，*H. pylori* が陽性の場合は，除菌治療を第一選択としている．除菌治療を実施しない場合は，ヒスタミン H_2 拮抗薬や PPI などの酸分泌抑制薬を投与する．NSAIDs 起因性潰瘍では，可能であれば NSAIDs を中止し，酸分泌抑制薬を投与することが望まれるが，中止が不可能な場合は PPI もしくは PG 製剤の投与が推奨されている▶図13．

3. 機能性ディスペプシア

❖ 概　要

機能性ディスペプシア（functional dyspepsia：FD）とは胸焼け，嘔気および食欲不振という慢性の自覚症状を有するが，その原因とな

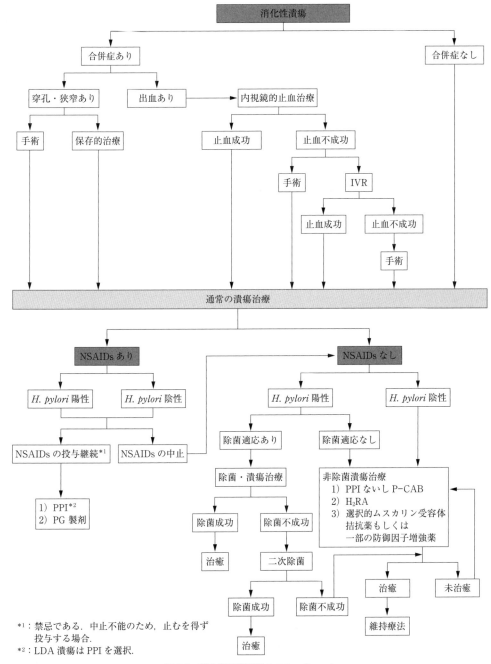

*1: 禁忌である．中止不能のため，止むを得ず投与する場合．
*2: LDA潰瘍はPPIを選択．

図13 消化性潰瘍治療のフローチャート
（日本消化器病学会（編）：消化性潰瘍診療ガイドライン2015（改訂第2版），南江堂，2015. p. xvii より許諾を得て転載）

る器質的疾患がみとめられないという，近年確立された疾患概念である．その病態には胃・十二指腸運動機能異常，知覚過敏，H. pylori 感染による炎症，消化管ホルモンなどの関与が明らかにされてきたが，単一病因による説明は現在のところ不可能であり，その治療法は限定されている．わが国ではこうした症候群をいわゆ

る"慢性胃炎"，"神経性胃炎"として診断・治療してきた歴史があり，現在もなお患者が多く，治療に難渋する例では著しく生活の質（quality of life：QOL）が損なわれる．2014年には日本消化器病学会からFD診療ガイドラインが発刊されるなど実臨床の場に徐々に定着しつつある．こうした取り組みのなかで複雑に絡

表5　FD の診断基準と分類

機能性ディスペプシアの診断基準と分類
必須条件
1. 以下の項目が1つ以上あること. 　　a. つらいと感じる食後のもたれ感 　　b. 早期飽満感 　　c. 心窩部痛 　　d. 心窩部灼熱感 2. 上部内視鏡検査などにより器質的疾患が否定され，6ヶ月以上前から症状があり，最近3ヶ月間は上記の基準を満たしていること.
食後愁訴症候群（PDS）
以下のうち一方あるいは全てを満たすこと. 　(1) 週に数回以上，普通の量の食事でもつらいと感じるもたれ感がある. 　(2) 週に数回以上，普通の量の食事でも早期飽満感のため食べきれない.
心窩部痛症候群（EPS）
以下の全ての項目を満たすこと. 　(1) 心窩部に限局した中等度以上の痛みあるいは灼熱感が週に1回以上ある. 　(2) 間欠的な痛みである. 　(3) 腹部全体にわたる，あるいは上腹部以外の胸腹部に局在する痛みではない. 　(4) 排便，放屁では改善しない. 　(5) 機能性胆嚢・オッディ括約筋障害の診断基準を満たさない.

（福土　審（監修）：Roma Ⅲ［日本語版］. 協和企画, 2008. より転載）

み合った病因の解析が進み，診断・治療における新たな展開が期待される疾患である.

❖ **自覚症状と病態生理**

FD の症状は心窩部痛，心窩部灼熱感，もたれ感，そして早期飽満感の4つとして定義される ▶表5．また，FD の病態は複雑で，複数の因子が関与する．特に，①消化管運動機能障害，②胃や小腸の内臓知覚過敏，③心因性因子の3つが重要とされている.

① **消化管運動機能障害**

FD の発症要因として消化管運動異常は古くから知られている．この消化管運動異常として代表的なものに，ⅰ）排出機能障害，ⅱ）貯留機能障害があげられる.

ⅰ）**排出機能障害＝前庭部運動能低下**

排出機能障害とは，胃内にある食物を適切なタイミングで十二指腸へ排出ができず，胃内に食物が長く滞留する状態や，その逆に胃から十二指腸への排出速度が亢進する状態を指す．これにより前者では食後胃もたれなどが，後者で

は早期満腹感などが惹起される．この障害はFD 患者の 20～40% にみとめられると報告されている.

ⅱ）**貯留機能障害＝噴門部適応性弛緩能低下**

貯留機能障害とは，食物が食道から胃へ流入する際に胃の上部の拡張が得られず，流入した食物を胃内にとどめることができない状態を指す．これにより早期飽満感や心窩部痛などが惹起される．この障害は FD 患者のおよそ 40% にみとめられると報告されている.

② **内臓知覚過敏**

胃・十二指腸には迷走神経の枝が分布しており，消化管運動，知覚および分泌を司る．内臓知覚過敏とは胃や十二指腸が刺激に対して痛みを感じやすくなっている状態を示す．この場合の刺激系としては，胃の運動や内圧の上昇などによる物理的刺激と胃酸や食物などによる化学的刺激が存在する．知覚過敏状態の胃では，少量の食物流入でさえ胃内圧の上昇をもたらし早期飽満感が惹起されたり，胃酸に対する過剰心窩部痛や灼熱感が惹起されたりする．酸以外の知覚刺激では，脂肪とカプサイシンが古くから研究されており，十二指腸粘膜にはそれらの化学受容体が存在し，酸，脂肪などの刺激により十二指腸粘膜のセロトニン，コレシストキニンなどが増加し，求心神経を介して胃あるいは中枢に作用することが指摘されている.

③ **心理的・社会的要因**

ディスペプシア症状が心理的・社会的ストレスにより誘発・増悪されることが知られている．心理的ストレスのなかでも，特に不安との関連が深いことが報告されている．ストレス負荷はカテコールアミン放出による上部消化管運動低下を誘発するが，FD 患者においては不快ストレスが胃適応性弛緩不全や知覚過敏を引き起こすと報告されている.

❖ **診　断**

FD の診断基準は，機能性消化管障害に関する概念を整備した Rome Ⅲ[4),5)] のなかで定義されている ▶表5．これによると，FD は，胃・十二指腸領域に由来すると考えられる症状のうち，特に「食後のもたれ感」，「早期飽満感」，「心窩部痛」，「心窩部灼熱感」の4症状のうち1つ以上があり，上部内視鏡検査などで器質的疾患が確認されないこと，さらに「6ヶ月

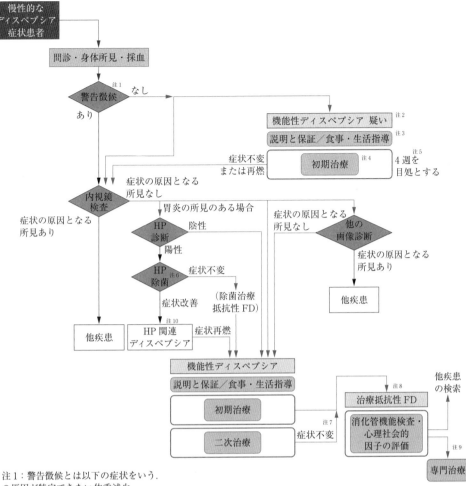

注1：警告徴候とは以下の症状をいう．
○原因が特定できない体重減少
○再発性の嘔吐
○出血徴候
○嚥下困難
○高齢者
またNSAIDs，低用量アスピリンの使用者は機能性ディスペプシア患者には含めない．
注2：内視鏡検査を行わない場合には機能性ディスペプシアの診断がつけられないため，「機能性ディスペプシア疑い」患者として治療を開始してもよいが，4週を目途に治療し効果のないときには内視鏡検査を行う．
注3：説明と保証
患者に機能性ディスペプシアが，上部消化管の機能的変調によって起こっている病態であり，生命予後に影響する病態の可能性が低いことを説明する．主治医が患者の愁訴を医学的対応が必要な病態として受け止めたこと，愁訴に対して治療方針が立てられることを説明することで，患者との適切な治療的関係を構築する．内視鏡検査前の状態にあっては，器質的疾患の確実な除外には内視鏡検査が必要であることを説明する．
注4：二次治療の薬剤も状況に応じて使用してもよい．ここでは推奨の強さ1（使用することを推奨する）のものを初期治療に，それ以外を二次治療とし，使用してもよい薬剤とした．
注5：これまでの機能性ディスペプシアの治療効果を調べた研究では効果判定を4週としている研究が多く，また治療効果が不十分で治療法を再考する時期として多くの専門家が4週間程度を目安としていることから4週を目途とした．
注6：*H. pylori* 除菌効果の判定時期については十分なコンセンサスは得られていない．
注7：*H. pylori* 未検のとき
　H. pylori 診断へ戻る
注8：*H. pylori* 除菌治療，初期・二次治療で効果がなかった患者をいう．
注9：心療内科的治療（自律訓練法，認知行動療法，催眠療法など）などが含まれる．
注10：*H. pylori* 除菌治療を施行したあと，6〜12ヵ月経過しても症状が消失または改善している場合はHP関連ディスペプシア（*H. pylori* associated dyspepsia）という．

図14　FDにおける診断と治療のアルゴリズム
（日本消化器病学会（編）：機能性消化管疾患診療ガイドライン2014 —機能性ディスペプシア（FD）—．南江堂，2014．p.xviii より許諾を得て転載）

以上前から症状があり，最近3ヶ月間が前記基準を満たしていること」とされている．また，下位分類として，食後の症状を主体とする食後愁訴症候群（postprandial distress syndrome：PDS）と心窩部痛などを主体とする心窩部痛症候群（epigastric pain syndrome：EPS）の2つに分類される．前者は食後のもたれ感や早期飽満感が週に数回以上発症する状態とされ，後者は心窩部痛（＝みぞおちの痛み）や心窩部灼熱感（＝みぞおちの焼ける感じ）が発症する状態とされる．しかしながら，両方の症状が重複したり，日によって感じる症状が変化したりすることもあり，どちらの型であるかはっきり分けられない場合も多く存在する．さらに，わが国のFD患者ではRoma III基準を満たさない場合も多く，新しい診断基準が望まれている．日本消化器病学会から新しく提案された診断から治療へのフローチャートを示す ▶図14 [6]．これによりわが国におけるFD患者の特徴を加味した診療が可能となろう．

❖ 治 療

FDの治療の第一歩は生活習慣に関する指導，特に食生活の改善が中心となる．暴飲，暴食および高脂肪食は胃排出時間延長につながり，症状を悪化させるため，規則正しい食生活への理解が重要である．また，心理的ストレスをためないよう指導することも大切である．薬物療法では，①消化管運動機能改善薬，②胃酸分泌抑制薬，③ H. pylori 除菌療法，④抗不安薬などが用いられる．PDSに対しては消化管運動改善薬が，EPSに対しては胃酸分泌抑制薬が第一選択薬として用いられている．特に，プロトンポンプ阻害薬（PPI）が有効であるとする報告は多く，米国消化器病学会のガイドラインではPPIが第一選択薬である．また，H. pylori とFDの関連性は明らかではないが，H. pylori に感染しているFD症例に除菌療法を行うとディスペプシア症状の改善が得られるとの報告があるため，H. pylori 陽性のFD患者は治療の対象である．

抗不安薬は，消化管運動機能改善薬や胃酸分泌抑制薬で効果が得られない場合に使用される．2013年には「機能性ディスペプシア」が保険病名となり，消化管運動機能改善作用を持った薬剤（アコチアミド）が上梓され，有用

性が報告されている．

参考文献

1) Dixon MF, Genta RM, Yardley JH, Correa P：the Par-ticipants in the International Workshop on the Histo-pathology of Gastritis. Houston 1994：Classi-fication and grading of gastritis The Updated Sydney System. Am J SurgPathhol 1996；20：1161-81.
2) 春間　賢（監修）：胃炎の京都分類．日本メディカルセンター，2014．
3) 日本消化器病学会（編）：消化性潰瘍診療ガイドライン2015．南江堂，2015．
4) Drossman DA：The functional gastrointestinaldis-orders and the Rome III process. Gastroenterol-ogy130, 2006. pp.1377-90.
5) 福土　審（監修）：Roma III 日本語版．協和企画，2008. pp.261-302.
6) 日本消化器病学会（編）：機能性消化管疾患診療ガイドライン2014—機能性ディスペプシア（FD)—．南江堂，2014．

（執筆者）金子　剛（筑波大学）
溝上裕士（筑波大学）
（取りまとめ）山本祥之（筑波大学）
兵頭一之介（筑波大学）

❌ 薬物治療

1. 概　要

急性胃・十二指腸炎では，プロトンポンプ阻害薬，H_2 ブロッカー，粘膜防御因子増強薬など通常の潰瘍治療薬が用いられる．嘔吐の症状が強い場合にはドパミン D_2 受容体拮抗薬が用いられる．

大部分の消化性潰瘍は，ヘリコバクター・ピロリ（Helicobacter pylori：H. pylori）感染，または非ステロイド性抗炎症薬内服がその発症に関与する．H. pylori に感染していれば除菌療法を行う．非ステロイド性抗炎症薬が原因であれば，その服用を中止する．このほか，消化性潰瘍の治療では，プロトンポンプ阻害薬，H_2 ブロッカー，粘膜防御因子増強薬などが用いられる．薬物療法は大きく2つの期間，すなわち，強い痛みや症状を感じる活動期から治癒するまでの治療期間（寛解導入療法）と，その後の再発を防止させるための治療期間（寛解維持療法）に分けられる．寛解維持療法に入ったら，H_2 ブロッカーを減量しながら，粘膜防御因子増強薬を使用していくことが基本となる．

機能性ディスペプシア（慢性胃炎）では，痛

みや酸逆流症状が強い場合は，プロトンポンプ阻害薬や H_2 ブロッカーが用いられる．胃運動不全が疑われる場合は消化管運動改善薬が用いられる．

2. ヘリコバクター・ピロリ除菌薬

❖ 作用機序

ヘリコバクター・ピロリは胃粘液内に生存し，ウレアーゼによってアンモニアや毒素タンパクを産生したりして，消化性潰瘍形成や再発に関与している．ヘリコバクター・ピロリ除菌療法により胃潰瘍の再燃・再発が抑制されることから，ヘリコバクター・ピロリ陽性消化性潰瘍に対しては除菌療法が基本となる．

ヘリコバクター・ピロリの除菌のための抗菌薬には，クラリスロマイシン，アモキシシリン，抗原虫薬のメトロニダゾールが用いられる．アモキシシリンはペニシリン系薬で，細胞膜上に存在する細胞壁合成酵素トランスペプチダーゼのペニシリン結合タンパクに結合しその酵素活性を阻害して，その結果，細胞壁主成分であるペプチドグリカンの合成を阻害する．クラリスロマイシンはマクロライド系薬で，細菌のリボソーム 50S サブユニットに結合し，アミノアシル転位反応を抑制して，細菌のタンパク合成を阻害する．クラリスロマイシン耐性のヘリコバクター・ピロリに対して，メトロニダゾールを用いる．メトロニダゾールは抗トリコモナス薬で，生成したヒドロキシラジカルが DNA 二重鎖を切断し核酸合成を阻害する．

これらの抗菌薬は胃内液性が中性であるほど効力が強いので，プロトンポンプ阻害薬と併用して胃内 pH を上昇させる．また，プロトンポンプ阻害薬の併用により，抗菌薬の胃粘液層への移行性を高めることもできる．プロトンポンプ阻害薬としてはオメプラゾール，ランソプラゾール，ラベプラゾール，エソメプラゾールを用いる．最近ではカリウムイオン競合型アシッドブロッカー（potassium-competitive acid blocker：P-CAB）のボノプラザンも用いられるようになった．アモキシシリン＋クラリスロマイシン＋プロトンポンプ阻害薬の3剤併用療法が一般的である．投薬期間は経口的に1週間使用する．

年々，クラリスロマイシン耐性菌が増加してきており，一次除菌率が低下していることが臨床上の問題となっている．クラリスロマイシンは多用されるため，ヘリコバクター・ピロリも耐性を獲得したものと考えられる．一次除菌不成功の場合は，アモキシシリン＋メトロニダゾール＋プロトンポンプ阻害薬の3剤併用療法にする．

❖ 使用上の注意

副作用としては下痢・軟便症状があり，整腸剤などを併用する．このほかに副作用として，味覚障害，肝機能障害もある．

ヘリコバクター・ピロリ陽性の患者では，ヘリコバクター・ピロリがいる限り潰瘍再発率も高いことを解説し，除菌治療の必要性を説明する．ヘリコバクター・ピロリ陽性で除菌治療を受けた場合，維持療法を行わなくとも再発率は非常に低いことが報告されている．除菌治療においても，症状がなくなると勝手に服薬を中止する例があるため，コンプライアンスには注意する．その場合は，抗菌薬を適正に使用しないと耐性菌が生じ，次に除菌しようとしても効きにくいことを説明する．

高度の腎機能障害がある場合には抗菌薬を減量する．アモキシシリンを用いる場合は除菌前にペニシリンアレルギーの有無を必ず問診する必要がある．

3. プロトンポンプ阻害薬（PPI）

❖ 作用機序

プロトンポンプ阻害薬は H^+, K^+-ATPase を阻害することによって，ヒスタミン H_2 受容体刺激，ムスカリン M3 受容体刺激およびガストリン CCK_2/gastrin 受容体刺激といったあらゆる刺激の胃酸分泌を抑制する．1節「胃食道逆流症」を参照．

❖ 使用上の注意

極めて長い薬効持続時間を有するため，服用方法も1日1回とコンプライアンスの面からも優れている薬物である．

消化性潰瘍の特徴として，治りやすい反面，再発する割合も高い．痛みがなくなったからといって，勝手に服薬をやめると再発しやすいため，主治医のきちんとした診断に従うよう指導することが大切である．コンプライアンスが良ければPPIでは6〜8週で80〜90%の潰瘍が治るが，非除菌例では維持療法を一定期間（3〜6ヶ月）続ける．プロトンポンプ阻害薬は

H_2ブロッカーに替え，H_2ブロッカーは半量を目安に減らして服薬を中止するのが標準的である．その場合も，症状がなくコンプライアンスが落ちるため維持療法の大切さを強調し，きちんと服薬するように指導する．

4. H_2ブロッカー（H_2 blocker；ヒスタミンH_2受容体拮抗薬（histamine H_2 receptor antagonist））

ヒスタミンH_2受容体拮抗薬は，胃壁細胞上にあるヒスタミンH_2受容体において，ヒスタミンと拮抗することによって胃酸分泌を抑制する．1節「胃食道逆流症」を参照．

健常人では夜間のpHは中性領域に向けて上昇するが（夜間pH逆転現象），潰瘍患者の夜間の動態は著しく異なり，夜間も胃内pHが低いままである．そのため強酸性条件下（pH 1〜2）で活性化されるペプシンの粘膜傷害性をも高め，さらなる潰瘍発生につながると考えられる．したがって，H_2ブロッカーやプロトンポンプ阻害薬（PPI）の薬効持続時間に留意し，患者の胃内pHが常に3以上を保持できるようにコンプライアンスを確認する必要がある．

5. プロスタグランジン系薬

❖ 作用機序

胃粘膜には多量のプロスタグランジンが存在する．これらは多様な攻撃因子から胃粘膜を保護していると考えられている．この胃保護作用の機序は，胃粘液・重炭酸分泌促進，胃粘膜血流増大などが関係している．胃粘膜に存在する内因性プロスタグランジン，特にプロスタグランジンE_2，プロスタグランジンI_2などは，強力な胃粘膜保護作用（胃粘膜血流増加作用，粘液分泌促進作用，アルカリ分泌促進作用，粘膜細胞保護作用など）と胃液分泌抑制作用により粘膜を保護している．内因性プロスタグランジンはその半減期が短く，秒単位で分解されて失活する．現在，安定型プロスタグランジンE_1誘導体ミソプロストール（misoprostol）が開発され，消化性潰瘍の治療に用いられている．これらの薬物は，胃粘膜細胞や血管のプロスタノイドEP受容体を刺激して，胃酸分泌抑制（EP_3受容体），胃粘液分泌促進（EP_4受容体），重炭酸イオン分泌促進（EP_3/EP_4受容体），粘膜血流増加作用（EP_2/EP_3/EP_4受容体）を惹起する．

非ステロイド性抗炎症薬（NSAIDs）の長期投与によって胃・十二指腸潰瘍が引き起こされるが，NSAIDsの中止が困難な場合はその治療に非常に有用である．たとえば，慢性関節リウマチなどNSAIDsを長期にわたって服用する例では，消化性潰瘍が高頻度でみとめられるためプロスタグランジン製剤と併用する．

❖ 使用上の注意

プロスタグランジンは子宮収縮作用を有するため，妊娠または妊娠の可能性のある患者には流産の危険があり禁忌である．副作用としては，腸運動を亢進させ，水吸収を抑制するので，下痢を引き起こす場合がある．

6. 粘膜防御因子増強薬

❖ 作用機序

粘膜防御因子増強薬は攻撃因子抑制薬に比べて作用がマイルドというイメージが定着しており，酸分泌抑制薬と併用されることが多い．また，消化管粘膜の防御能を増強するメカニズムも多彩で，大別すると，①潰瘍病巣の保護作用を有する薬物，②組織修復の促進作用を有する薬物，そして，③防御調節因子であるプロスタグランジン系の薬物がある．しかし，防御因子増強薬の多くは一つの薬剤にいくつかの作用を併せ持つ場合も多く，厳密に分類するのは難しい．

詳細な作用機序は明確ではないが，結果的に，胃粘膜の代謝亢進，血流増加，粘液・重炭酸分泌亢進，粘膜プロスタグランジン増大など，いわゆる胃粘膜保護作用を介して胃粘膜を保護し，欠損粘膜の修復を促進すると考えられる薬物群が，粘膜防御因子増強薬である．代表的な薬物には，スクラルファート（sucralfate），エカベト（ecabet），レバミピド（rebamipide），テプレノン（teprenone），メチルメチオニンスルホニウム（methylmethionine sulfonium），アズレン（azulene），セトラキサート（cetraxate）などがある．これらの薬物は単剤で胃酸分泌抑制薬と同等の潰瘍治癒を示すエビデンスは得られていないが，胃酸分泌抑制薬と併用することで，治癒効果を高めることができる．高齢者は胃機能が低下しているので，粘膜防御因子増強薬の使用が適している．

❖ 使用上の注意

透析患者では，スクラルファートの長期投与

表6 粘膜防御因子増強薬の種類と特徴

分類	薬物名	販売名(商品名)	薬理作用の特徴
粘膜保護作用	スクラルファート水和物	アルサルミン®	胃粘膜被覆層形成作用 制酸作用 抗ペプシン作用 長期投与：アルミニウム脳症やアルミニウム骨症を惹起する可能性
	エカベトナトリウム水和物	ガストローム®	胃粘膜被覆層形成作用 抗ペプシン作用
	ポラプレジンク	プロマック®	胃粘膜被覆層形成作用 潰瘍組織修復作用 抗酸化作用
	イルソグラジンマレイン酸塩	ガスロンN®	細胞間間隙開大や胃粘膜血流低下の抑制 胃粘膜内 cAMP 増加作用による細胞間コミュニケーション活性化作用
組織修復促進作用	レバミピド	ムコスタ®	フリーラジカル消去作用 内因性プロスタグランジン生成促進作用
	ゲファルナート	ゲファルナート	胃粘膜の内因性プロスタグランジン生成促進作用 粘液分泌促進作用 胃粘膜微小循環改善作用
	テプレノン	セルベックス®	胃粘膜の内因性プロスタグランジン生成促進作用 粘液分泌促進作用
	メチルメチオニンスルホニウムクロリド	キャベジン®	粘膜組織のムコ多糖の構成成分ヘキソサミンを生成し、組織を修復
胃粘膜血流増加薬	セトラキサート塩酸塩	ノイエル®	胃粘膜微小循環改善作用 胃粘膜の内因性プロスタグランジン生成促進作用 慎重投与：血栓のある患者

によりアルミニウム脳症やアルミニウム骨症を惹起する可能性がある．血栓のある患者では，セトラキサートの代謝物であるトラネキサム酸が血栓を安定化する恐れがある．

7. ドパミンD₂受容体拮抗薬 ■

❖ 作用機序

胃の中で消化されたものが小腸へ送られる際，排出異常があると，胃炎や胃・十二指腸潰瘍の原因になる．ドパミン D₂ 受容体遮断拮抗薬といった胃腸運動調整薬はこれを改善する目的で用いられる．

消化管内の迷走神経節後線維にドパミン D₂ 受容体があって，これが活性化されるとアセチルコリン遊離が減少して胃運動が低下する．その結果，種々の上腹部症状が発現する．したがって，ドパミン D₂ 受容体遮断拮抗薬はこの

胃粘膜血流は組織酸素濃度，エネルギー代謝に影響を及ぼし，粘液や重炭酸イオン分泌能を規定する重要な因子である．通常，胃粘膜血流は自律神経系，知覚神経によって調節されており，正常な胃機能を行うために必須である．したがって，胃血流が何らかの要因で阻害されると，胃障害が引き起こされ，胃粘膜血流改善薬は胃粘膜を保護する．

胃粘液は粘液産生細胞で生合成され，分泌される粘液は酸・ペプシンによる自己消化を防ぐとともに，胃粘膜表面で粘液ゲル層を形成している．また，胃粘膜表面に存在する上皮細胞は重炭酸イオン（HCO_3^-）分泌（アルカリ分泌ともいう）を行っている．このため，粘液ゲル層は pH 勾配を持っており，管腔側に向かって pH 1〜2，管腔粘膜側では pH 7 となる．粘液重炭酸バリアは粘膜への化学的・物理的侵襲を防御する働きを担っている．したがって，胃粘液産生増大作用は胃粘膜防御につながる．

内因性ドパミンによる抑制作用を解除することにより，神経終末からのアセチルコリンの遊離を引き起こし，胃排出能およびぜん動運動を正常化させる．

薬物としては，メトクロプラミド（metoclopramide），ドンペリドン（domperidone），イトプリド（itopride）がある．これらの薬物は，延髄化学受容器引金帯（chemoreceptor trigger zone：CTZ）のドパミン D_2 受容体も遮断するため，悪心・嘔吐が強いときには制吐薬として用いられる．

イトプリドは迷走神経節後線維にドパミン D_2 受容体遮断作用のほかに，コリンエステラーゼ阻害作用も有し，その両方の作用で消化管運動を亢進する．

❖ 使用上の注意

副作用として，めまい，ふらつき，乳汁分泌，無月経などが起こることがある．メトクロプラミドは消化管の器質的閉塞，消化管出血，穿孔がある場合，および褐色細胞腫には禁忌となる．ドンペリドンは消化管の器質的閉塞，消化管出血，穿孔がある場合，およびプロラクチン分泌性下垂体腫瘍には禁忌となる．ドパミン D_2 受容体拮抗薬は，脳下垂体前葉のラクトトロフにあるドパミン D_2 受容体を遮断しプロラクチン分泌を惹起するので，乳汁分泌，女性化乳房などが現れることがある．長期投与により錐体外路障害の副作用もみられる．ドンペリドンはメトクロプラミドに比べて脂溶性が低いので，脳血液関門通過による中枢性副作用の発現率が低い．

8. セロトニン 5-HT₄ 受容体作動薬

❖ 作用機序

胃腸運動機能亢進薬として，悪心，嘔吐，食欲不振，腹部膨満感，胸やけなどの消化器症状，逆流性食道炎に対して用いられる．また，慢性胃炎，逆流性食道炎にも用いられる．副交感神経節後線維 5-HT₄ 受容体を刺激することによって，アセチルコリン遊離を促進し，消化管運動を活性化する．ドパミン D_2 受容体拮抗薬の作用は主に上部消化管，小腸であるが，セロトニン 5-HT₄ 受容体作動薬はさらに大腸運動亢進作用も有する．薬物としてはモサプリドがある．

❖ 使用上の注意

下痢などの消化器症状がある．手指振戦などの錐体外路症状はない．

9. オピオイド受容体関連薬：トリメブチン（trimebutine）

❖ 作用機序

トリメブチンは中枢への移行性をなくし，末梢で作用するオピオイド作動薬である．慢性胃炎における消化器症状（腹部疼痛，膨満感，悪心など），過敏性腸症候群の症状改善に用いる．トリメブチンは，低濃度ではアセチルコリン遊離を増大して消化管運動機能を亢進するが，高濃度ではアセチルコリンの遊離を抑制して運動を低下させる．この作用機序は，高濃度では副交感神経系コリン作動性神経終末に存在するオピオイド μ 受容体を刺激することにより，アセチルコリンの遊離を抑制し，消化管ぜん動を抑制することによる．一方，低濃度では交感神経系アドレナリン作動性神経の終末に存在するオピオイド μ 受容体を刺激することによりノルアドレナリン遊離が抑制され，その結果，コリン作動性神経終末からのアセチルコリン遊離が増大して消化管ぜん動を亢進する．したがって，消化管機能が低下しているときでも，亢進しているときでも効果的に使える便利な薬である．

❖ 使用上の注意

口渇や発疹などは報告されているが，大きな副作用はない．

10. 機能性ディスペプシア治療薬：アコチアミド（acotiamide）

❖ 作用機序

アコチアミドはアセチルコリン分解酵素であるアセチルコリンエステラーゼの活性を可逆的に阻害し，コリン作動性神経終末から遊離されたアセチルコリンを増量する．アセチルコリンは消化管平滑筋の膜上に存在するムスカリン受容体（M3）への結合を介して，消化管の収縮に作用するので，アコチアミドは，結果として，機能性ディスペプシアの原因である，低下した胃運動および胃排出能を改善する．アコチアミドは，適応症として機能性ディスペプシアを特定して承認された最初の治療薬である．アコチアミドの適応は機能性ディスペプシアにおける食後膨満感，上腹部膨満感および早期膨満

感であり，機能性ディスペプシアにおける心窩部の疼痛および灼熱感に対する効果は確認されていないことに注意が必要である．

❖ 使用上の注意

　アコチアミドに関して重大な副作用報告はなく，安全性は高いと考えられる．アコチアミド

の薬物動態に関しては，食事の影響を受け，最高血中濃度は，食前投与に比較して，食後投与および空腹時投与では，いずれも約6割に低減することから，食前服用とされている．

（執筆者）堀江俊治（城西国際大学）

胃・十二指腸疾患治療薬

分類	一般名	販売名(商品名)	標的分子/作用機序	コメント
プロスタグランジン系薬	ミソプロストール	サイトテック®	プロスタノイド EP 受容体刺激薬	禁忌：妊婦または妊娠している可能性のある婦人
ドパミン D_2 受容体拮抗薬	メトクロプラミド	プリンペラン®	ドパミン D_2 受容体拮抗薬	禁忌：消化管出血，穿孔または器質的閉塞，褐色細胞腫の疑いのある患者
	ドンペリドン	ナウゼリン®		
	イトプリド塩酸塩	ガナトン®		
セロトニン 5-HT$_4$ 受容体作動薬	モサプリドクエン酸塩水和物	ガスモチン®	セロトニン 5-HT$_4$ 受容体作動薬	
オピオイド受容体関連薬	トリメブチンマレイン酸塩	セレキノン®	オピオイド μ 受容体	
機能性ディスペプシア治療薬	アコチアミド塩酸塩水和物	アコファイド®	アセチルコリンエステラーゼ阻害薬	

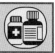

3 小腸・大腸

✕ 病態生理

1. 炎症性腸疾患

1) 潰瘍性大腸炎[1),2)]

❖ 概要・病態生理

　潰瘍性大腸炎は主として大腸の粘膜と粘膜下層を侵す原因不明のびまん性非特異性疾患で，直腸から口側に向かって連続性にびらんや潰瘍をみとめるのが特徴である．患者数は1970年以降急激に増加しており，1975年からは厚生労働省特定疾患に認定されている．2013年度は166,060人と人口10万人当たりでは100人を超えたが，これでもまだ欧米の半分以下であり，今後さらなる増加が予想されている．発症年齢のピークは男女とも20代であるが，小児や高齢での発症もある．男女比は1：1で性差はみられない．

　病変の広がりによる病型分類（全大腸炎型，左側大腸炎型，直腸炎型），臨床的重症度による分類（重症，中等症，軽症）と臨床経過による分類（再燃寛解型，慢性持続型，急性激症型，初回発作型）があり，多くは再燃と寛解を繰り返す．

　確かな原因は不明であり，遺伝的要因，食生活などの環境因子，腸内細菌叢や腸管免疫の異常，心理的要因の関与が考えられている．

❖ 症　状

　主な症状は，下痢，(粘)血便である．軽症例では血便や排便回数の増加は僅かで，重症例ではその頻度と程度は悪化し，発熱，体重減少，貧血などの全身の症状もみられるようになる．その他，腸管外合併症として，関節炎や皮疹（結節性紅斑，壊疽性膿皮症など），虹彩炎，原発性硬化性胆管炎などがある．

❖ 検　査

　若年者が血便などの症状を訴えた際に潰瘍性大腸炎を疑うことが重要である．潰瘍性大腸炎の診断基準を ▶表1 に示す．採血やX線といった一般検査の次に，この診断基準を念頭においた検査を行う．

① 血液検査

　WBC，CRP，ESR は炎症所見，Hb は貧血，TP，Alb は栄養状態の程度を反映する．下痢が続いている場合は低カリウム血症を生じることがある．肝胆道系酵素の異常は原発性硬化性胆管炎の合併を考慮する．

② 腹部X線検査

　腹部X線検査で拡張した横行結腸（6 cm 以上）をみとめる場合は中毒性巨大結腸症の合併が考えられ，重症化の指標となる．

③ 大腸内視鏡検査

　基本的に全大腸を観察するが，前処置なしで直腸からS状結腸付近までの観察を行うこと

表1　潰瘍性大腸炎診断基準

次のa)のほか，b)のうちの1項目，およびc)を満たし，下記の疾患が除外できれば確診となる．
a) 臨床症状：持続性または反復性の粘血・血便，あるいはその既往がある．
b) ①内視鏡検査 　ⅰ) 粘膜はびまん性におかされ，血管透見像は消失し，粗ぞうまたは細顆粒状を呈する．さらに，もろくて易出血性（接触出血）を伴い，粘血膿性の分泌物が付着しているか，ⅱ) 多発性のびらん，潰瘍あるいは偽ポリポーシスをみとめる．ⅲ) 原則として病変は直腸から連続してみとめる．
②注腸X線検査 　ⅰ) 粗ぞうまたは細顆粒状の粘膜表面のびまん性変化，ⅱ) 多発性のびらん，潰瘍，ⅲ) 偽ポリポーシスをみとめる．その他，ハウストラの消失（鉛管像）や腸管の狭小・短縮がみとめられる．
c) 生検組織学的検査：活動期では粘膜全層にびまん性炎症性細胞浸潤，陰窩膿瘍，高度な杯細胞減少がみとめられる．いずれも非特異的所見であるので，総合的に判断する．寛解期では腺の配列異常（蛇行・分岐），萎縮が残存する．上記変化は通常直腸から連続性に口側にみられる．
除外疾患：細菌性赤痢，クロストリディウム・ディフィシル腸炎，アメーバ性大腸炎，サルモネラ腸炎，カンピロバクタ腸炎，大腸結核，クラミジア腸炎などの感染性腸炎が主体で，その他にクローン病，放射線大腸炎，薬剤性大腸炎，リンパ濾胞増殖症，虚血性大腸炎，腸管型ベーチェット病など．

（厚生労働省科学研究費補助金難治性疾患等政策研究事業「難治性炎症性腸管障害に関する調査研究」鈴木班：潰瘍性大腸炎・クローン病 診断基準・治療指針（平成28年度改訂版）．より改変転載）

もある．直腸から口側へ連続して広がる，血管透見像の消失，粗造粘膜，易出血性，膿性粘液の付着，びらん，潰瘍，偽ポリポーシスがみられる ▶図1．

④ 注腸検査

内視鏡検査に比べ，病変の広がりを把握しやすい一方，生検することはできない．病変部のハウストラの消失が特徴的である．癒着などで内視鏡の挿入が困難な場合には良い適応である．

⑤ 生検組織学的検査

大腸内視鏡検査時に同時に行われる．炎症性細胞浸潤，陰窩膿瘍，びらんなどの炎症を反映した所見がみられるが，潰瘍性大腸炎に特異的なものではないため，総合的に判断される．潰瘍基底部での形質細胞の著明な増加（basal plasmacytosis）は比較的潰瘍性大腸炎に特徴的とされている．

⑥ 便培養検査

血性下痢を引き起こす感染性腸炎との鑑別に必須である．キャンピロバクター，サルモネラ，腸管出血性大腸菌，細菌性赤痢，アメーバ，結核，クラジミアなどが対象となる．

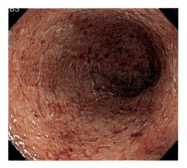

図1 潰瘍性大腸炎の内視鏡像

表2 潰瘍性大腸炎治療指針

寛解導入療法		軽症	中等症	重症	劇症
左側大腸腸炎型・全大腸炎型		経口剤：5-ASA製剤 注腸剤：5-ASA注腸，ステロイド注腸 ※中等症で炎症反応が強い場合や上記治療で改善ない場合はプレドニゾロン経口投与． ※さらに改善なければ重症またはステロイド抵抗例への治療を行う． ※直腸部に炎症を有する場合はペンタサ坐薬が有用．		・プレドニゾロン点滴静注 ※状態に応じ以下の薬剤を併用． 経口剤：5-ASA製剤 注腸剤：5-ASA注腸，ステロイド注腸 ※改善なければ劇症またはステロイド抵抗例の治療を行う． ※状態により手術適応の検討．	・緊急手術の適応を検討 ※外科医と連携のもと，状況が許せば下記の治療を試みてもよい． ・ステロイド大量静注療法 ・タクロリムス経口 ・シクロスポリン持続静注療法* ※上記で改善なければ手術．
直腸炎型		経口剤：5-ASA製剤　　注腸剤：5-ASA注腸，ステロイド注腸 坐薬：5-ASA坐薬，ステロイド坐剤			*安易なステロイド全身投与は避ける．
		ステロイド依存例		ステロイド抵抗例	
難治例		免疫調節剤：アザチオプリン，6-MP* *（上記で改善しない場合）：血球成分除去療法・タクロリムス経口・インフリキシマブ点滴静注・アダリムマブ皮下注射を考慮してもよい．		中等症：血球成分除去療法，タクロリムス経口，インフリキシマブ点滴静注，アダリムマブ皮下注射 重　症：血中成分除去療法，タクロリムス経口，インフリキシマブ点滴静注，アダリムマブ皮下注射，シクロスポリン持続静注療法* ※アザチオプリン・6-MP*の併用を考慮する． ※改善がなければ手術を考慮．	
寛解維持療法		非難治例		難治例	
		5-ASA製剤（経口剤・注腸剤・坐剤）		5-ASA製剤（経口剤・注腸剤・坐剤） 免疫調整剤（アザチオプリン，6-MP*），インフリキシマブ点滴静注**，アダリムマブ皮下注射**	

*：保健適応外．
**：インフリキシマブ・アダリムマブで寛解導入した場合．
（厚生労働省科学研究費補助金難治性疾患等政策研究事業「難治性炎症性腸管障害に関する調査研究」鈴木班：潰瘍性大腸炎・クローン病 診断基準・治療指針（平成28年度改訂版）．より改変転載）

❖ 治 療

治療は重症度，病型による治療指針が公表されている　▶表2．軽症および中等症例では5-アミノサリチル酸（5-ASA）製剤，無効例や重症例ではステロイド薬，血球成分除去療法，タクロリムス，インフリキシマブ，アダリムマブによる寛解導入を目指す．血球成分除去療法は特殊なカラムで血液中から異常に活性化した白血球を取り除く治療法で，LCAP（白血球除去療法）とGCAP（顆粒球除去療法）がある．直腸炎型では5-ASA製剤，ステロイド薬の坐剤や注腸製剤が有効である．重症例では脱水，電解質異常，貧血，栄養障害などに対する管理が必要であり，入院を要することが多い．寛解維持には5-ASA製剤を継続し，ステロイド薬は減量・中止を目指すが，ステロイド依存例ではアザチオプリンに置換する．

内科治療抵抗例，中毒性巨大結腸症，大腸穿孔，多量出血，大腸がん合併例では外科的加療を考慮する．術式は直腸粘膜抜去を行い，病変を全て切除する大腸全摘＋回腸嚢肛門吻合術（IAA：ileoanal anastomosis）と肛門管粘膜を温存する大腸全摘＋回腸嚢肛門管吻合術（IACA：ileoanal canal anastomosis）が一般的である．IAAは残存直腸がないため根治性が高くがん化の危険性がない，IACAは直腸粘膜が一部残存するが肛門機能が温存されるため漏便が少ない，といった違いがある．両者とも一時的回腸人工肛門を造設する場合が多い．

2）クローン病[2),3)]

❖ 概要・病態生理

クローン病は口から肛門までの全ての消化管に非連続性にアフタや不整形の潰瘍，狭窄をみとめる．好発部位は回腸末端である．潰瘍性大腸炎同様，厚生労働省特定疾患に認定されている．患者数は近年急増傾向にあり，2013年度は39,799人と人口10万人当たりでは約30人となったが，これでもまだ欧米の約1/10である．発症年齢のピークは10代後半から20代で，男女比は2：1で男性の方が多い．

クローン型の病型は病変の存在部位により，小腸型，小腸大腸型，大腸型に分けられる．このほかに特殊型として，多発アフタ型や盲腸虫垂限局型，直腸型，胃・十二指腸型がある．疾患パターン分類としては，合併症のない炎症

型，瘻孔形成を有する瘻孔形成型，狭窄性病変を有する狭窄型がある．重症度にはCDAI（Crohn's disease activity index）やIOIBD（International Organisation for the study of Inflammatory Bowel Disease）が一般的に用いられる．計算方法は割愛するが，CDAIでは150〜220を軽症，221〜450を中等症，451以上を重症とする．IOIBDではスコアが1または0で赤沈値，CRPが正常化した状態を寛解，スコアが2以上で赤沈値，CRPが異常値をとる状態を再燃と定義している．臨床経過としては潰瘍性大腸炎と同じく，多くは再燃と寛解を繰り返す．

明らかな原因は不明である．遺伝的な要因，脂肪やタンパク質など食事性抗原に対する免疫異常が考えられている．

❖ 症 状

主な症状は，腹痛，下痢，体重減少，発熱，痔瘻などの肛門病変である．潰瘍性大腸炎に比べて，血便は特徴的ではない．軽症例は下痢や腹痛のみで長期間診断がつかないこともある．重症例では腹痛や発熱を繰り返し，低栄養による体重減少がみられる．腸閉塞，腸穿孔，大出血では緊急手術となることもある．腸管外合併症として，関節炎や皮疹（結節性紅斑，壊疽性膿皮症など），虹彩炎，強直性脊椎炎，原発性硬化性胆管炎などがある．小児では成長障害がみられる．

❖ 検 査

若年者の難治性反復性痔瘻，繰り返す下痢，腹痛，発熱，小児での腹部症状を伴う成長障害からクローン病を疑う．クローン病の診断基準を　▶表3　に示す．

採血やX線といった一般検査を行い，次にこの診断基準を念頭においた検査を行う．

① 血液検査

潰瘍性大腸炎同様，WBC，CRP，ESRでは炎症所見，Hbは貧血，TP，Albは栄養状態の程度を反映する．肝機能検査の異常は原発性硬化性胆管炎の合併を念頭におく．

② 腹部X線検査

腸管ガスの局在，イレウスの確認に有用である．

③ 上下部消化管内視鏡検査

胃，十二指腸，大腸で縦走潰瘍，敷石像，不

表3　クローン病診断基準

(1) 主要所見
A．縦走潰瘍(注1)
B．敷石像
C．非乾酪性類上皮細胞肉芽腫(注2)
(2) 副所見
a．消化管の広範囲にみとめる不整形〜類円形潰瘍またはアフタ(注3)
b．特徴的な肛門病変(注4)
c．特徴的な胃・十二指腸病変(注5)
確診例
[1] 主要所見のAまたはBを有するもの．(注6)
[2] 主要所見のCと副所見のaまたはbを有するもの．
[3] 副所見のa, b, c全てを有するもの．
疑診例
[1] 主要所見のCと副所見のcを有するもの．
[2] 主要所見のAまたはBを有するが，潰瘍性大腸炎や腸型ベーチェット病，単純性潰瘍，虚血性腸病変と鑑別ができないもの．
[3] 主要所見のCのみを有するもの．(注7)
[4] 副所見のいずれか2つまたは1つのみを有するもの．

〈注1〉小腸の場合は，腸間膜付着側に好発する．
〈注2〉連続切片作成により診断率が向上する．消化管に精通した病理医の判定が望ましい．
〈注3〉典型的には縦列するが，縦列しない場合もある．また，3ヶ月以上恒存することが必要である．また，腸結核，腸型ベーチェット病，単純性潰瘍，NSAIDs潰瘍，感染性腸炎の除外が必要である．
〈注4〉裂肛，cavitating ulcer，痔瘻，肛門周囲膿瘍，浮腫状皮垂など．Crohn病肛門病変肉眼所見アトラスを参照し，クローン病に精通した肛門病専門医による診断が望ましい．
〈注5〉竹の節状外観，ノッチ様陥凹など．クローン病に精通した専門医の診断が望ましい．
〈注6〉縦走潰瘍のみの場合，虚血性腸病変や潰瘍性大腸炎を除外することが必要である．敷石像のみの場合，虚血性腸病変を除外することが必要である．
〈注7〉腸結核などの肉芽腫を有する炎症性疾患を除外することが必要である．
(厚生労働省科学研究費補助金難治性疾患等政策研究事業「難治性炎症性腸管障害に関する調査研究」鈴木班：潰瘍性大腸炎・クローン病　診断基準・治療指針（平成28年度改訂版）．より転載）

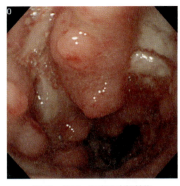

図2　クローン病の内視鏡像

整形潰瘍，多発アフタが非連続性にみられる ▶図2．胃は竹の節状外観といった特徴的な所見がある．

④ 小腸内視鏡

バルーン内視鏡の開発により，小腸の観察も容易となった．縦走潰瘍，敷石像，不整形潰瘍，多発アフタといった所見のほか，狭窄がみられることがある．

⑤ カプセル内視鏡

パテンシーカプセルが通過しカプセル停留の危険性がないと判断されれば，カプセル内視鏡による小腸の観察も患者の受容性が高く有用である．

⑥ 注腸検査

非連続性に縦走潰瘍や敷石像といった特徴的な所見がみられる．

⑦ 小腸造影

縦走潰瘍や敷石像といった所見のほか，内瘻（腸-腸瘻など）の検出に優れている．

⑧ 病理組織学的検査

非乾酪性類上皮細胞肉芽腫はクローン病に特徴的な病理所見であるが，検出率はそれほど高くなく（50%以下），腸結核でもみとめられることがある．主にリンパ球からなる炎症所見は消化管壁全層にみられる．

⑨ 便培養検査

感染性腸炎との鑑別に必要となる．

❖ 治　療

治療は重症度による治療指針が公表されている ▶表4．軽症〜中等症では5-ASA製剤を主とし，患者の受容性があれば栄養療法も併用する．中等症〜重症ではこのほかにステロイド薬や抗生剤（メトロニダゾール，シプロフロキサシン），血球成分除去療法（GCAP）の併用を行う．これらで無効な症例にはインフリキシマブやアダリムマブの投与を行う．アザチオプリンは単剤でも使用されるが，インフリキシマブと併用することで上乗せ効果が期待できる．効果減弱例に対してはインフリキシマブとアダリムマブの倍量投与が可能となっている．痔瘻などの肛門病変に対してはインフリキシマブや

表4 クローン治療指針

活動期の治療（病状や受容性により，栄養療法，薬物療法，あるいは両者の組み合わせを行う）		
軽症〜中等症	中等症〜重症	重症（病勢が重篤，高度な合併症を有する場合）
薬物療法 ・ブデソニド ・5-ASA 製剤 　ペンタサ® 顆粒/錠剤 　サラゾピリン® 錠（大腸病変） 栄養療法（経腸栄養療法） 許容性があれば栄養療法 経腸栄養剤としては ・成分栄養剤（エレンタール®） ・消化態栄養剤（ツインライン® など） を第一選択として用いる． ※受容性が低い場合は半消化態栄養剤を用いてもよい． ※効果不十分の場合は中等症〜重症に準ずる．	薬物療法 ・経口ステロイド（プレドニゾロン） ・抗菌薬（メトロニダゾール*，シプロフロキサシン* など） ※ステロイド減量・離脱が困難な場合：アザチオプリン，6-MP* ※ステロイド・栄養療法が無効/不耐な場合：インフリキシマブ，アダリムマブ 栄養療法（経腸栄養療法） ・成分栄養剤（エレンタール®） ・消化態栄養剤（ツインライン® など） を第一選択として用いる． ※受容性が低い場合は半消化態栄養剤を用いてもよい． 血中成分除去療法の併用 ・顆粒球吸着（アダカラム®） ※通常治療で効果不十分・不耐で大腸病変に起因する症状が残る症例に適応．	外科治療の適応を検討したうえで以下の内科治療を行う． 薬物療法 ・ステロイド経口または静注 ・インフリキシマブ，アダリムマブ（通常治療抵抗例） 栄養療法 ・経腸栄養療法 ・絶食のうえ，完全静脈栄養療法（合併症や重症度が特に高い場合） ※合併症が改善すれば経腸栄養療法へ． ※通過障害や膿瘍がない場合はインフリキシマブ，アダリムマブを併用してもよい．

寛解維持療法	肛門病変の治療	狭窄/瘻孔の治療	術後の再発予防
薬物療法 ・5-ASA 製剤 　ペンタサ® 顆粒/錠 　サラゾピリン® 錠（大腸病変） ・アザチオプリン ・6-MP* ・インフリキシマブ・アダリムマブ（インフリキシマブ・アダリムマブにより寛解導入例では選択可） 在宅経腸栄養療法 ・エレンタール®，ツインライン® を第一選択として用いる． ※受容性が低い場合は半消化態栄養剤を用いてもよい． ※短腸症候群など，栄養管理困難例では在宅中心静脈栄養法を考慮する．	まず外科治療の適応を検討する． ドレナージやシートン法など 内科的治療を行う場合 ・痔瘻・肛門周囲膿瘍：メトロニダゾール*，抗菌剤・抗生物質インフリキシマブ・アダリムマブ ・裂肛，肛門潰瘍：腸管病変に準じた内科的治療 ・肛門狭窄：経肛門的拡張術	「狭窄」 ・まず外科治療の適応を検討する． ・内科的治療により炎症を沈静化し，潰瘍が消失・縮小した時点で，内視鏡的バルーン拡張術 「瘻孔」 ・まず外科治療の適応を検討する． ・内科的治療（外瘻）としてはインフリキシマブアダリムマブアザチオプリン	寛解維持療法に準ずる 薬物療法 ・5-ASA 製剤 　ペンタサ® 顆粒/錠 　サラゾピリン® 錠（大腸病変） ・アザチオプリン ・6-MP* 栄養療法 ・経腸栄養療法 ※薬物療法との併用も可．

*：現在保険適応には含まれていない．
（厚生労働省科学研究費補助金難治性疾患等政策研究事業「難治性炎症性腸管障害に関する調査研究」鈴木班：潰瘍性大腸炎・クローン病 診断基準・治療指針（平成 28 年度改訂版）．より転載）

アダリムマブが良い適応である．寛解維持が得られたら，ステロイドは減量・中止をめざし，5-ASA 製剤，アザチオプリンなどによる内服治療と栄養療法を継続する．

　手術の適応は，穿孔，多量出血，膿瘍，がん，内科的治療で改善しない腸閉塞，肛門部病変である．術式は短腸症候群を避けるべく，主病変のみを対象とした小範囲切除術や狭窄形成術を行う．ただし，狭窄に対しては内視鏡的バルーン拡張術により手術を回避できる症例が増えている．難治性痔瘻には seton 法などの局所治療を行い，保存的治療で改善しない直腸肛門狭窄例，直腸膣瘻には人工肛門造設術が考慮される．

2. 腸管ベーチェット病[4), 5)]

❖ 概要・病態生理

　ベーチェット病は口腔内アフタ性潰瘍，外陰部潰瘍，皮膚症状，眼のぶどう膜炎の4つを主

症状とする慢性再発性の全身性炎症性疾患である．世界的にはシルクロードに沿った帯状の地域（日本，韓国，中国，中近東）に多く，シルクロード病ともいわれる．わが国では北高南低の傾向を示す．発病年齢は男女とも20〜40歳に多く，30歳前半にピークがある．眼病変は男性に多く，特に若年発症の場合は重症化しやすいといわれている．副症状として，関節炎，血管病変，消化器病変，神経病変，副睾丸炎があり，消化器病変としての腸管潰瘍を生じたものを腸管ベーチェット病という．潰瘍は主に回腸末端から回盲部に多発して生じるが，食道から直腸までどこにでも病変が生じることがあり，クローン病との鑑別が問題となる．明らかな原因は不明であるが，遺伝的な要因と環境的な要因が考えられている．ベーチェット病患者はHLA-B51の陽性率が高く，発病に関与しているといわれている．環境要因としては病原微生物に対する自己免疫異常が考えられている．

❖ 症　状

再発を繰り返す口腔内の円形潰瘍，下腿や前腕の結節性紅斑様皮疹，外陰部潰瘍が特徴的．なかでも口腔内潰瘍は最も高頻度で初期の段階からみられる．眼症状は眼痛，充血，羞明があるが自覚されないこともある．右下腹部の痛み，下痢，下血などがあれば腸管ベーチェット病を疑う．

❖ 検　査

若年者の再発性口内炎で本疾患を疑い，外陰部潰瘍や皮膚病変をみとめればほぼ確定である．症状がなくともぶどう膜炎の有無を眼科で確かめる．ベーチェット病の診断基準を ▶表5 に示す．

①血液検査

炎症を反映して赤沈，CRPの上昇，末梢血白血球数の増加がみられる．血清補体価は上昇する．HLA-B51は約60％で陽性となる．

②皮膚の針反応

注射針で皮膚を刺すと発赤，腫脹，小膿疱を生じる．陽性率はそれほど高くないため，最近では行われなくなってきた．

③下部消化管内視鏡検査（腸管ベーチェット病）

主に回腸末端，回盲部に深掘れの潰瘍が多発する．

表5　ベーチェット病診断基準

(1) 主症状
1．口腔粘膜の再発性アフタ性潰瘍
2．皮膚症状
a．結節性紅斑様皮疹
b．皮下の血栓性静脈炎
c．毛嚢炎様皮疹，ざ瘡様皮疹
参考所見：皮膚の被刺激性亢進
3．眼症状
a．虹彩毛様体炎
b．網膜ぶどう膜炎（網脈絡膜炎）
c．以下の所見があればa. b. に準じる．
a. b. を経過したと思われる虹彩後癒着，水晶体上色素沈着，網脈絡膜萎縮，視神経萎縮，併発白内障，続発緑内障，眼球癆
4．外陰部潰瘍

(2) 副症状
1．変形や硬直を伴わない関節炎
2．副睾丸炎
3．回盲部潰瘍で代表される消化器病変
4．血管病変
5．中等度以上の中枢神経病変

(3) 病型診断の基準
1．完全型：経過中に4主症状が出現したもの．
2．不全型：
a．経過中に3主症状，あるいは2主症状と2副症状が出現したもの．
b．経過中に定型的な眼症状とその他の1主症状，あるいは2副症状が出現したもの．
3．疑い：主症状の一部が出現するが，不全型の条件を満たさないもの，および定型的な副症状が反復あるいは増悪するもの．
4．特殊病変
a．腸管(型)ベーチェット病……腹痛，潜血反応の有無を確認する．
b．血管(型)ベーチェット病……大動脈，小動脈，大小静脈障害の別を確認する．
c．神経(型)ベーチェット病……頭痛，麻痺，脳脊髄症型，精神症状などの有無を確認する．

（厚生労働省科学研究費補助金難治性疾患政策研究事業「ベーチェット病に関する調査研究」班：厚生労働省ベーチェット病診断基準（平成26年）．より転載）

④病理組織学的検査

皮膚の結節性紅斑様皮疹からの生検では，中隔性脂肪組織炎，多核白血球と単核球の浸潤をみとめる．腸管の潰瘍病変部には限局して壁全層性にリンパ球形質細胞を主体とする非特異的肉芽をみとめる．

❖ 治　療

症状が多彩であるため単一の治療法はない

が，腸管ベーチェット病はクローン病に準じ，
5-ASA 製剤，副腎皮質ステロイド薬，アザチ
オプリン，アダリムマブ，インフリキシマブが
用いられる．これらでコントロールできない消
化管出血や穿孔は外科的手術となる．

3. 過敏性腸症候群

❖ 概　要

腸管には器質的病変はみられないが，便秘，
下痢，交代制便通異常と腹痛や腹部不快感が継
続する大腸の機能的疾患である．ストレスや情
動的動揺が関与することが多く，わが国での罹
患率は 14.2% と高頻度である．思春期や中年女
性およびストレスの多い 30 歳代の男性にしば
しばみとめられ，一般的に女性の有病率の方が
高い．

❖ 病態生理

過敏性腸症候群の病態は，下部消化管運動亢
進，内臓知覚過敏，心理的異常の脳腸相関が重
要視されている．症状は，炭水化物，脂質，香
辛料，アルコール，コーヒーなどの摂食により
増悪する．心理的ストレスは発症・増悪の要因
となるが，そのほかに種々の遺伝的要因が報告
されている．

❖ 診　断

大腸内視鏡検査・注腸造影などによりほかの
大腸器質的疾患（悪性腫瘍，炎症性腸疾患）を
除外したうえで，▶表6 に示す Rome IV 基準
に基づき診断する．また，症状により病型を便
秘型，下痢型，混合型，分類不能型の4型に分
類する．

❖ 治　療

まずは食事・生活習慣の改善を行う．必要に
応じて消化管運動調節薬もしくは高分子重合体
を投与する．さらに症状が残れば，病型に応じ

てほかの薬剤を追加投与する．薬物療法にて改
善がない場合は心身療法を考慮する．

① 食事療法・生活習慣改善

偏食，食事量，夜食，睡眠不足，心理社会的
ストレスなどを評価し改善する．食事は高線維
食にし，香辛料，アルコールなどの増悪因子は
控える．

② 薬物療法

薬物療法が必要な際は，まず高分子重合体
（ポリカルボフィルカルシウム），消化管運動調
整薬（トリメブチンマレイン酸塩），ラモセト
ロン塩酸塩（下痢型）を投与する．さらに症状
に応じ，整腸薬，抗コリン薬，下剤（酸化マグ
ネシウム，ピコスルファート，ルビプロスト
ン）および漢方薬（大建中湯）の投与を行う．
これらで改善のない場合は，抗不安薬，抗うつ
薬の投与を考慮する．

③ 心身療法

専門施設における催眠療法，認知行動療法な
どがある．

予後は通常，良好である．

参考文献

1) 難病情報センターホームページ：潰瘍性大腸炎.
   [http://www.nanbyou.or.jp/entry/62]
2) 厚生労働省科学研究費補助金難治性疾患等政策研
   究事業「難治性炎症性腸管障害に関する調査研究」
   鈴木班：潰瘍性大腸炎・クローン病 診断基準・治
   療指針（平成 28 年度改訂版）.
3) 難病情報センターセンターホームページ：クロー
   ン病．[http://www.nanbyou.or.jp/entry/81]
4) 難病情報センターセンターホームページ：ベー
   チェット病．[http://www.nanbyou.or.jp/entry/
   187]
5) 厚生労働省科学研究費補助金ベーチェット病に関
   する調査研究 ベーチェット病研究班ホームページ.
   [http://www-user.yokohama-cu.ac.jp/~behcet/in
   dex.html]
6) 日本消化器病学会（編集）：機能性消化管疾患診療
   ガイドライン 2014-過敏性腸症候群（IBS）．南江
   堂，2014. pp.1-128.
7) Lacy BE, Mearin F, Chang L, et al.：Bowel
   disorders. Gastroenterology 2016；150：1394.
8) 福土　審：日本消化器病学会（監修）：消化器病診
   療（第2版）．医学書院，2014. pp.114-117.

表6　過敏性腸症候群の Rome IV 診断基準[7]

腹痛が過去3ヶ月間，1週間に1回以上あり，下記の 2項目以上の特徴を示す．
1) 排便によって改善する．
2) 排便頻度の変化で始まる．
3) 便形状（外観）の変化で始まる．
* 少なくとも診断の6ヶ月以上前に症状が出現していること．

（執筆者）奈良坂俊明（筑波大学）
鈴木英雄（筑波大学）
（取りまとめ）山本祥之（筑波大学）
兵頭一之介（筑波大学）

⊠薬物治療

1. 炎症性腸疾患

1) 概 要

潰瘍性大腸炎（ulcerative colitis）は，大腸の粘膜および粘膜下層を侵襲して，潰瘍を伴う慢性炎症性疾患である．症状として腹痛，下痢，発熱が現れる．薬物療法ではアミノサリチル酸製剤，副腎皮質ステロイド薬，免疫抑制薬などが用いられる．クローン病（Crohn's disease）は消化管壁全層を侵襲する肉芽腫性慢性炎症性疾患である．症状として腹痛，下痢，発熱，体重減少が現れる．第一選択薬としてアミノサリチル酸製剤が用いられる．うまくいかない場合はプレドニゾロンなど副腎皮質ステロイド薬が用いられる．

2) アミノサリチル酸製剤

❖ 作用機序

サラゾスルファピリジン（salazosulfapyridine）は潰瘍性大腸炎，（大腸型）クローン病の活動期における寛解促進のために用いられる．投与量の1/3は未変化体として小腸で吸収されるが，大部分は大腸へ移行し，腸内細菌で5-アミノサリチル酸（5-aminosalicylic acid：5-ASA）とスルファピリジンに分解される．生成した5-アミノサリチル酸は潰瘍が起こっている部位に吸着して，抗炎症作用を発揮する．メサラジン（mesalazine）は5-アミノサリチル酸そのものであり，潰瘍性大腸炎やクローン病に用いられる．アミノサリチル酸製剤の抗炎症作用は，組織中のシクロオキシゲナーゼおよびリポキシゲナーゼを阻害し，プロスタグランジンやロイコトリエンの産生を抑制することや，腸管粘膜上皮の転写因子を阻害してリンパ球の機能を抑制することによって惹起される．

メサラジン製剤であるアサコール®はpH 7以上で崩壊するようにしたため，回腸終末から大腸にかけて薬剤が放出して抗炎症作用を示す．一方，もう一つのメサラジン製剤であるペンタサ®は小腸で溶けるため，小腸から大腸にかけて抗炎症作用を示す．

❖ 使用上の注意

アミノサリチル酸製剤は，ほかの薬物と比較して安全に用いられる反面，有効率が低い．免疫抑制薬やインフリキシマブは有効率が高い

が，重篤な副作用が現れやすい．

注意すべき副作用は，皮疹，発熱，無顆粒球症，膵炎や頭痛などの症状がある．ほかに間質性肺炎，肝障害，溶血，下痢などがある．サラゾスルファピリジンに精子の抑制作用，葉酸の吸収障害などがある．

3) 副腎皮質ステロイド

❖ 作用機序

副腎皮質ステロイドの薬理作用は，リンパ球，単球，マクロファージ，顆粒球などの白血球機能全般にわたっており，炎症性サイトカインの産生抑制を介する体液性免疫応答および細胞性免疫応答の抑制作用を示す．また，この免疫応答抑制を介して抗炎症作用を惹起する．薬物はプレドニゾロン，ベタメタゾンがある．

副腎皮質ステロイドは次のような薬理作用を有する．インターロイキン-2の産生抑制を介して，ヘルパーT細胞の活性化抑制と細胞障害性T細胞の誘導を抑制する．インターフェロン-γ産生を抑制し，マクロファージおよびNK細胞の機能を低下させる．単球・マクロファージからのインターロイキン-1や腫瘍壊死因子-α（TNF-α）などのサイトカインの産生抑制を介して，T細胞の活性化を抑制し炎症を抑える．好中球や単球に対する走化性因子の産生抑制を介して，白血球の炎症組織への遊走を阻害する．また，プロスタグランジン，ロイコトリエンなどの炎症性メディエーターの産生を抑制し炎症を抑える．

❖ 使用上の注意

ステロイド薬は活動期炎症性腸疾患の寛解導入のための中心的薬物として用いられてきたが，未だ適切に投与されていない症例が少なくない．ステロイド薬には寛解維持効果がないことに留意し，投与期間を適切に判断して副作用の発現を回避するための工夫が必要である．

副作用としては，一般に，にきび，満月様顔貌，浮腫，食欲過多，気分障害，耐糖能異常をみとめる．このほか，ステロイド離脱症状症候群，白内障，緑内障，日和見感染症，血栓症などに注意する．小児では成長障害に注意する．長期投与では白内障，骨粗鬆症，易感染症などが問題となる．

4）免疫抑制薬

❖ 作用機序

免疫抑制薬は免疫細胞の機能抑制を介して炎症性腸疾患を改善する．

メルカプトプリンは活性型の 6-チオイノシン酸となり，イノシン酸と拮抗して DNA の合成を阻害する．その結果，細胞障害性 T 細胞とナチュラルキラー細胞の機能が抑制され，抗炎症作用を惹起する．アザチオプリンはメルカプトプリンのプロドラッグで，吸収されて，活性型の 6-チオイノシン酸となり，抗炎症作用を惹起する．

シクロスポリンは，ヘルパー T 細胞内の細胞内受容体であるイムノフィリンのシクロフィリンに結合してカルシニューリンを阻害し，nuclear factor of activated T cells（NF-AT）を抑制する．その結果，ヘルパー T 細胞でインターロイキン-2（IL-2）の産生・分泌が抑制され，細胞障害性が抑えられる．

❖ 使用上の注意

最も多い症状副作用は嘔気，嘔吐で，骨髄抑制，肝障害は用量依存的に発現する．膵炎，発熱，皮疹，間質性肺炎などのアレルギー反応は用量に関係なく起こる．ほかに，悪性リンパ腫のリスクの可能性が上がるが，リスクを上回る効果があると判断された場合には躊躇なく用いる．

シクロスポリンは神経障害，感染症，高血圧症などがあるので，これらの疾患を有する患者には使用できない．低コレステロール，低マグネシウム血症の患者では痙攣のリスクが増えるので，投与する前に注意する．

5）抗 TNF-α モノクローナル抗体

❖ 作用機序

インフリキシマブは遺伝子組換えキメラ型抗ヒト TNF-α モノクローナル抗体で，アダリムマブは完全ヒト型抗 TNF-α モノクローナル抗体である．これら抗 TNF-α 抗体は，可溶性および膜結合型の TNF-α に選択的に結合し，血中の TNF-α を中和する．これにより，マクロファージの活性化を抑えて炎症性サイトカインの分泌を抑制する．他剤治療による効果が不十分な中程度〜重度活動期に用いられる．

❖ 使用上の注意

副作用発現頻度は，発熱，頭痛，白血球数減少，呼吸困難，発疹の順に多かった．ステロイド薬や免疫抑制薬との併用で感染症のリスクを増大させるので注意を要する．

2．過敏性腸症候群

1）概　要

過敏性腸症候群（irritable bowel syndrome：IBS）の薬物治療として，便通異常を是正する薬物とストレスを緩和する薬物が対症療法的に用いられる．

下痢型 IBS は整腸薬と高分子重合体の併用から開始する．うまくいかなかった場合は整腸薬を数種類使用する．

便秘型 IBS は酸化マグネシウムと高分子重合体の併用から開始する．うまく行かなかった場合はモサプリドや大建中湯を併用してみる．

混合型 IBS は高分子重合体の服用と下痢・便秘それぞれの症状に併せて整腸薬や下剤を併用する．

2）セロトニン 5-HT₃ 受容体拮抗薬：ラモセトロン

❖ 作用機序

ラモセトロンはセロトニン 5-HT₃ 受容体においてセロトニンと拮抗することによって，ストレスによる消化管運動亢進を伴う下痢を改善するとともに，腹痛および内臓知覚過敏を改善する．セロトニン 5-HT₃ 受容体においてセロトニンと拮抗することによって，制吐作用も示す．抗悪性腫瘍薬（シスプラチンなど）によって引き起こされる嘔吐に対して効果を示す．

❖ 使用上の注意

虚血性大腸炎，重篤な便秘などを来す可能性があるため，腹痛の悪化，血便，硬便などが現れた場合には休薬あるいは中止が必要である．

3）高分子重合体：ポリカルボフィルカルシウム

❖ 作用機序

ポリカルボフィルカルシウムは，胃内の酸性条件下でカルシウムを脱離して，ポリカルボフィルとなり，小腸や大腸などの中性条件下において高い吸収性を示して膨潤ゲル化する．消化管内水分保持作用，内容物輸送調節作用により，便秘と下痢を交互に繰り返す症例に効果を示す．

❖ 使用上の注意

カルシウムを多量に含有しているので，高カ

ルシウム血症の恐れのある患者や強心配糖体を服用している患者では，血清カルシウム濃度をモニタリングするなどの注意を要する．

薬がのどに詰まりやすいので，服用の際はコップ1杯以上程度の水で服用すること．

4）塩類下剤：酸化マグネシウム

❖ 作用機序

難吸収性の塩類は腸内水分および分泌液の吸収を阻止する．これによって腸内容は流動性を保ち容積も増大し軟化するため，反射的にぜん動運動を亢進して水様便を排泄する．痙攣性便秘に適している．

❖ 使用上の注意

マグネシウムが高値になることにより，熱感，低血圧，呼吸低下が起こることがある．

服用の際は多量の水で服用する．腎機能の低下している患者には用いない．

5）セロトニン 5-HT$_4$ 受容体作動薬：モサプリド

❖ 作用機序

モサプリドは消化管内の副交感神経節後線維に発現するセロトニン 5-HT$_4$ 受容体を刺激することによって，アセチルコリン遊離を促進し，消化管運動を活性化する．メトクロプラミドといったドパミン D$_2$ 受容体拮抗薬の作用部位は主に上部消化管（胃，十二指腸）・小腸であるが，セロトニン 5-HT$_4$ 受容体作動薬は大腸も含め消化管全域の運動亢進作用を有する．

❖ 使用上の注意

副作用は，下痢などの消化器症状がある．

6）抗コリン薬：メペンゾラート

❖ 作用機序

薬物にはメペンゾラートがある．抗コリン薬は腸管平滑筋のムスカリン M3 受容体を遮断することにより，腸管運動を抑制する．特に下部消化管の運動を抑制する．

❖ 使用上の注意

メペンゾラートは膀胱平滑筋のムスカリン M3 受容体も遮断し膀胱平滑筋を弛緩させるので，前立腺肥大の患者には禁忌である．また，毛様体筋のムスカリン M3 受容体も遮断し毛様体筋を弛緩させるので，緑内障の患者も禁忌である．心臓のムスカリン M2 受容体も遮断し心筋収縮を抑制することがあるので，重篤な心疾患患者にも禁忌である．

7）オピオイド受容体作動薬：トリメブチン

❖ 作用機序

トリメブチンは中枢への移行性をなくし，末梢で作用するオピオイド受容体作動薬である．トリメブチンは交感神経系および副交感神経系に発現するオピオイド μ 受容体を刺激することによって，内因性のアセチルコリン遊離を調節する．トリメブチンは，低濃度ではアセチルコリン遊離を増大して消化管運動機能を亢進するが，高濃度ではアセチルコリンの遊離を抑制して運動を低下させる．この作用機序は，高濃度では副交感神経系コリン作動性神経終末に存在するオピオイド μ 受容体を刺激することにより，アセチルコリンの遊離を抑制し，消化管ぜん動を抑制することによる．一方，低濃度では交感神経系アドレナリン作動性神経の終末に存在するオピオイド μ 受容体を刺激することによりノルアドレナリン遊離が抑制され，その結果，アドレナリン作動性神経によって活性制御されているコリン作動性神経終末からのアセチルコリン遊離が増大して消化管ぜん動を亢進する．

臨床的には，トリメブチンは，腸運動が亢進した状態では副交感神経系のオピオイド μ 受容体を刺激することによって消化管運動を抑制し，低下した状態では交感神経系のオピオイド μ 受容体を刺激することによって消化管運動を亢進するとされている．したがって，消化管機能が低下しているとき（便秘型 IBS）でも，亢進しているとき（下痢型 IBS）でも効果的に使える便利な薬であるが，その詳細は不明である．

❖ 使用上の注意

口渇や発疹などは報告されているが，大きな副作用はない．便秘型 IBS でも，下痢型 IBS でも効果的に使えるとあるが，どちらかといえば，抑制的に働くことが多いため便秘型 IBS の症状を増悪することがある．

（執筆者）堀江俊治（城西国際大学）

炎症性腸疾患治療薬

分類	一般名	販売名(商品名)	標的分子/作用機序	コメント
アミノサリチル酸製剤	サラゾスルファピリジン	サラゾピリン®		精子数および精子運動性の可逆的な減少
	メサラジン	アサコール® ペンタサ®		アサコール：回腸終末から大腸で溶け抗炎症作用 ペンタサ：小腸で溶け抗炎症作用
副腎皮質ステロイド	プレドニゾロン	プレドニゾロン	糖質コルチコイド受容体刺激	副作用：にきび，満月様顔貌，浮腫，食欲過多，気分障害，耐糖能異常
	ベタメタゾン	リンデロン®		
免疫抑制薬	メルカプトプリン水和物	ロイケリン®		重大な副作用：骨髄抑制
	アザチオプリン	アザニン® イムラン®		重大な副作用：血液障害，感染症，重度の下痢
	シクロスポリン	サンディミュン®	カルシニューリン阻害	重大な副作用：神経障害，感染症
抗TNF-α抗体	インフリキシマブ（遺伝子組換え）	レミケード®	TNF-α捕捉	重大な副作用：感染症，結核，ショック，アナフィラキシー様症状，血液障害など
	アダリムマブ（遺伝子組換え）	ヒュミラ®		

過敏性腸症候群治療薬

分類	一般名	販売名(商品名)	標的分子/作用機序	コメント
セロトニン5-HT₃受容体拮抗薬	ラモセトロン塩酸塩	イリボー®	セロトニン5-HT₃受容体遮断	重大な副作用：虚血性大腸炎，重篤な便秘，ショック，アナフィラキシー
高分子重合体	ポリカルボフィルカルシウム	コロネル® ポリフル®		禁忌：高カルシウム血症の患者 慎重投与：強心配糖体の投与を受けている患者 十分量（コップ1杯程度）の水とともに服用
塩類下剤	酸化マグネシウム	酸化マグネシウム		重大な副作用：高マグネシウム血症 多量の水で服用
セロトニン5-HT₄受容体作動薬	モサプリドクエン酸塩水和物	ガスモチン®	セロトニン5-HT₄受容体遮断	
抗コリン薬	メペンゾラート	トランコロン®	ムスカリン性アセチルコリン受容体遮断	禁忌：前立腺肥大・緑内障の患者
オピオイド受容体作動薬	トリメブチンマレイン酸塩	セレキノン®	オピオイドμ受容体刺激	

4 肝疾患

◆ 病態生理

1. 急性肝炎[1]

❖ 病態生理

急性肝炎は主に肝炎ウイルス（A, B, C, D, E型）の感染により急性の肝障害を呈する疾患群である．肝炎ウイルス以外のウイルス（EBV, CMVなど）が原因のこともある．多くの場合，ウイルスの排除とともに肝炎は軽快し肝は再生により機能を回復するが，約1～2%の患者は劇症肝炎に移行し，予後不良の転帰をとる．また，成因によっては肝障害が持続し慢性化する場合がある（C型急性肝炎の70%，B型急性肝炎の数%）．海外渡航歴，貝類・生肉の摂取，性行為などの病歴聴取と肝炎ウイルスマーカー検査により成因診断を行う．

❖ 症　状

多くは感冒様症状（発熱，咽頭痛，頭痛）により発症するが，この時点で急性肝炎の診断は困難である．次いで，尿中ビリルビンの増加によりウーロン茶かビールのような褐色尿を呈する．数日後に眼球結膜，皮膚に黄疸が出現する．黄疸の出現とほぼ同時期に食欲不振，全身倦怠感，嘔気，嘔吐などが出現する．

❖ 検　査

広範囲の肝細胞障害を反映して肝細胞内酵素ALT, ASTの血清での数値が著明に上昇し，黄疸の指標ビリルビン値が上昇する．以下の肝炎ウイルスマーカーの血液検査により原因ウイルスを特定する．① A型：IgM型HA抗体，② B型：HBs抗原，IgM型HBc抗体，③ C型：HCV抗体，HCV-RNA，④ E型：IgA型HE抗体．これらが陰性の場合は自己免疫性肝炎も疑い，抗核抗体を検査する．病初期には肝予備能を鋭敏に反映するプロトロンビン（PT）活性の測定を頻回に施行し重症化に注意する．

❖ 治療概要

入院，安静により肝炎の自然軽快を待つのが基本である．A型，E型急性肝炎は自然治癒が期待できる．B型急性肝炎も殆どが自然治癒するが，ジェノタイプAは5～10%が慢性化する．一方，C型急性肝炎は約70%が慢性化する．PT活性が80%以下になった場合は，専門施設への搬送も考慮して連携を図る．生命予後は，劇症化しなければ極めて良好である．また，A型，B型肝炎は終生免疫が成立し再感染はないが，C型肝炎では急性期を経過した後は，慢性化の抑制のために，インターフェロン（IFN）治療（または経口直接作用型抗HCV薬（DAA）治療）が必要となる．

① **安静と補液**

黄疸例は入院安静を原則とする．臥床安静により肝血流の増加，肝障害の治癒を促す．食欲がない場合にはブドウ糖の点滴を行う．自覚症状の改善，PT活性の上昇，ビリルビン値の低下が確認できれば，急性肝炎の極期は過ぎたと判断し，安静度を軽減する．

② **重症例における劇症化の予知・予防**

血清ビリルビン値高値，PT活性低値，コリンエステラーゼ値低値で劇症肝炎への移行が疑われる重症例の場合，速やかに専門施設に紹介し，抗ウイルス療法（インターフェロンなど）と免疫抑制療法（ステロイドパルス療法など）により劇症化を予防する必要がある．

③ **B型急性肝炎に対する抗ウイルス剤**

B型急性肝炎の重症化例，遷延化例では，抗ウイルス剤であるエンテカビルやテノホビルを投与する．抗ウイルス剤の投与，中止の判断は，専門医が行う．

④ **C型急性肝炎に対する持続型（Peg）IFN治療または慢性化後の経口直接作用型抗HCV薬（DAA）治療**

C型急性肝炎の約70%の症例が慢性化する．いったん低下したALT値が再上昇し慢性化が疑われる場合には，それを防止するためPeg-IFN治療を施行する．または，慢性化した後に経口直接作用型抗HCV薬（DAA）治療を施行する．

2. 慢性肝炎[2]〜[4]

❖ 病態生理

慢性肝炎は，肝炎が6ヶ月以上持続した状態であり，ウイルス肝炎，自己免疫性肝炎，非アルコール性脂肪性肝炎（NASH）など多様な疾

患が含まれる．近年，治療に大きな進歩がみとめられるウイルス肝炎に焦点を当てて概説する．

① B型慢性肝炎

B型肝炎ウイルス（HBV）が6ヶ月以上にわたって持続感染（HBVキャリア）し，かつ組織学的に肝炎の所見がみられる場合にB型慢性肝炎と定義する．HBVキャリアの母親からの出産時に産道感染する場合（垂直感染）が多い．また，幼児期の家族内感染からキャリアとなることもある．これらの場合，肝障害のない（血清ALT正常）無症候性キャリアの時期を経て，免疫が発達する青壮年期（10～30歳代）になると，肝炎を発症する．一方，成人期の性交渉など（水平感染）による感染の慢性化は稀であるが，例外的にGenotype Aの慢性化率は5～10%に達する．肝炎は，その後，70～80%の症例ではHBe抗原の陰性化が起こり，沈静化する．残りは，HBe抗原が陰性化しなかったり，HBe抗原の陰性化の後も肝炎が持続する．最終的には，約5%の症例が肝硬変や肝細胞がんに進展する．HBe抗原の陰性化後は，ウイルス量が徐々に減少し，年率約1%の割合でHBs抗原が陰性化し，肝炎は治癒する．しかし，HBs抗原陰性化後も肝内ではHBVの産生が微量ではあるが持続するため，免疫抑制療法などに伴ってB型肝炎が再活性化することがある．

② C型慢性肝炎

C型肝炎ウイルス（HCV）は，血液を介して感染し，B型肝炎と異なり，いつ感染しても約70%は慢性化する．わが国でのHCV持続感染者は約150～200万人存在すると推定されている．C型慢性肝炎は，徐々に肝の線維化が進行し，約30年で肝硬変症に進展する．さらに，C型肝炎は，わが国の肝細胞がんの原因の約70%を占めており，その肝発がんリスクは，肝線維化が進行すると増大し，肝硬変に至ると年率7%に達する．自然治癒することは稀であるため，経口直接作用型抗HCV薬（DAA）による根治治療によりHCVを駆除し，肝がんを予防することが推奨される．

❖ 症 状

肝は，予備能の極めて高い臓器であり，全体の半分程度が悪くならないと，症状が出現しない「沈黙の臓器」である．したがって，慢性肝炎には症状は殆どなく，血液検査や画像検査を施行しないと評価はできない．

❖ 検 査

① B型慢性肝炎

確定診断は病理学的になされるが，日常診療では血清ALTの上昇があり，血清HBs抗原およびHBV-DNAが陽性であれば，B型慢性肝炎と診断できる．B型慢性肝炎と診断した場合には，血液検査や腹部超音波検査により肝線維化の評価を行う．

② C型慢性肝炎

確定診断は病理学的になされるが，日常診療では血清ALTの上昇があり，血中HCV抗体およびHCV-RNAが陽性であれば，C型慢性肝炎と診断できる．HCV抗体陽性例には，HCV感染の既往例やIFN治療後の完治例も含まれるが，この場合，血中HCV-RNAは陰性を示す．C型慢性肝炎と診断した場合には，血液検査や腹部超音波検査により肝線維化の評価を行う．

❖ 治療概要

① B型慢性肝炎

B型慢性肝炎の治療の最終目標は，HBs抗原の排除による肝炎の治癒にあるが，活動性肝炎例でHBs抗原を排除できる症例は少ない．したがって，肝炎を沈静化させて肝硬変・肝細胞がんへの進展を防ぐことをまず治療の目標とする．具体的には，①血清ALTの正常化，②血中HBV-DNAの陰性化，③HBe抗原陽性例ではHBe抗原陽性からHBe抗体陽性へのセロコンバージョンの3点が治療目標になる．

治療に用いられる薬剤はインターフェロン（IFN）と核酸アナログ製剤である．B型慢性肝炎の治療時期，治療法の選択は難しいことも多いため，早い時期に専門医にコンサルトすることが推奨される．

i）インターフェロン（IFN）療法

IFN療法24～48週間の効果は，若年者，女性，Genotype AまたはBの症例で高い．また，HBV-DNA<7.0 Log（copy/mL）かつALTの上昇（正常上限の5倍まで）がみられる時点での治療開始により高い効果が期待できる．肝線維化進展例では核酸アナログ製剤が第一選択薬となる．

ⅱ）核酸アナログ製剤による治療

核酸アナログ製剤（エンテカビル，テノホビル，テノホビルアラフェナミド）は，HBV の増殖を伴う B 型慢性肝炎・肝硬変に対して使用できる．HBe 抗原陽性無症候性キャリアには投与しない．投与開始後の中止は，ウイルス増殖が十分に抑えられていなければ難しく，大多数の症例では治療は長期に継続しなければならない．

② C 型慢性肝炎・代償性肝硬変症

C 型慢性肝炎・代償性肝硬変症に対する最新の治療方針のポイントは，HCV 駆除により肝炎の鎮静化，肝硬変・肝がんへの進展抑制を目指すことである．HCV 駆除を目標とした根治療法は，1992 年の IFN 単独療法から始まり，2001 年 IFN・リバビリン（RBV）併用療法，2004 年 Peg-IFN・RBV 併用療法へと進化した．治療終了 24 週後の血中 HCV-RNA が陰性であった場合（SVR（ウイルス持続陰性化）），HCV は肝から駆除され治療は著効と判断されるが，SVR は 50～60% にとどまった．2011 年からは，多くの新規経口直接作用型抗 HCV 薬（DAA）が登場したが，初めは Peg-IFN・RBV・DAA 併用療法が主流で，SVR は 75～90% に向上したが，IFN を使用するため肝硬変症や高齢者には施行できず，効果は IFN に対する免疫応答に関与する IL-28 の遺伝子多型に影響された．さらに 2014 年には IFN を用いない IFN-free 経口 DAA 併用療法が登場し，代償性肝硬変症や高齢者，IL-28 minor 変異の症例も含め全体で SVR 85% 以上の成績を示し，IFN-free 治療が第一選択の時代へと大きく様変わりした．今後は，HCV 駆除を目標としない肝庇護剤療法や IFN 少量長期療法は殆ど施行されなくなる．また，Peg-IFN・RBV・DAA の 3 剤併用療法を施行する症例も殆どなくなる．肝硬変症の場合，発がん率は HCV の駆除により低下はしても，ゼロにはならないと予想されるため，腹部超音波検査などによる肝発がんのチェックは継続する必要がある．

ⅰ）アスナプレビル（ASP）・ダクラタスビル（DCV）（ブリストルマイヤーズ社）併用 24 週間根治療法

ASP・DCV 併用 24 週間根治療法は，Genotype 1 型の C 型慢性肝炎・代償性肝硬変症に対するわが国初の IFN-free 経口 DAA 2 剤併用根治療法であり，2014 年 8 月に承認された．国内第 3 相臨床治験では，SVR は全体で約 85% に得られたが，NS5A 耐性変異ウイルスの存在下では SVR は 43% に低下した．NS5A 耐性変異ウイルスを有する例をあらかじめスクリーニングし除外すると，SVR は 91% に上昇する．副作用として，ASP による薬剤性肝障害が約 18% に出現し，注意を要した．しかし，市販後約 5 万例の症例が本治療を受けた．重度の腎機能障害患者，透析療法中腎不全患者でも本治療は施行可能であった．

ⅱ）ソホスブビル（SOF：ギリアド社：ソバルディ®）・リバビリン（RBV）併用 12 週間根治療法

SOF・RBV 併用 12 週間根治療法は，Genotype 2 型の C 型慢性肝炎・肝硬変症に対する初の経口根治療法であり，わが国では 2015 年 5 月に承認された．国内第 3 相臨床治験では 12 週間の治療により，SVR は全体で 96%，未治療例，前治療無効例・再燃例，肝硬変例，高齢者例のいずれに対しても SVR 93% 以上と良好であった．副作用としては，貧血（15%），頭痛（5%），倦怠感・悪心・そう痒（各 4%）がみとめられた．本剤は，①重度の腎機能障害（eGFR<30 mL/min/1.73 m^2）または透析を必要とする腎不全患者，②カルバマゼピン，フェニトイン，リファンピシン，セイヨウオトギリソウ（セント・ジョーンズ・ワート）含有食品を服用中の患者では禁忌である．

ⅲ）ソホスブビル（SOF）/レジパスビル（LDV）配合剤（ギリアド社：商品名ハーボニー®）12 週間根治療法

SOF/LDV 配合剤 12 週間根治療法は，Genotype 1 型の C 型慢性肝炎・代償性肝硬変症に対する現在，最強の経口根治治療であり，わが国では 2015 年 9 月にギリアド社より発売された．国内第 3 相臨床治験では 12 週間の治療により未治療例，前治療無効例・再燃例，肝硬変例，高齢者例，NS5A 耐性変異例のいずれに対しても 100% の SVR 率を示した．副作用としては，掻痒症（3%），悪心および口内炎（各 2.5%）がみとめられた．本剤は，①重度の腎機能障害（eGFR<30 mL/min/1.73 m^2）または透析を必要とする腎不全患者，②カルバマゼピ

表1　Ｃ型慢性肝炎・代償性肝硬変症に対する治療ガイドライン

	Genotype 1	Genotype 2
初回治療	第一選択枝： ＊ソホスブビル（SOF）/レジパスビル（LDP）療法12週間 ＊パリタプレビル（PTV）/オムビタスビル（OBV）/リトナビル（RTV）療法12週間 第二選択枝： ＊アスナプレビル（ASP）/ダクラタスビル（DCT）併用療法24週間 第三選択枝： ＊シメプレビル（SMV）またはバニプレビル（VAN）/Peg-IFN・リバビリン併用療法24週間	第一選択枝： ＊ソホスブビル（SOF）・リバビリン併用療法12週間 第二選択枝： ＊Peg-IFNα2b＋リバビリン（24週間） 第三選択肢 ＊Peg-IFNα2aまたはIFN（24週間）

（厚生労働省：肝炎等克服実用化研究事業，科学的根拠に基づくウイルス性肝炎診療ガイドラインの構築に関する研究班：平成28年Ｃ型慢性肝炎・肝硬変治療のガイドライン2016．より転載）

ン，フェニトイン，リファンピシン，セイヨウオトギリソウ（セント・ジョーンズ・ワート）含有食品を服用中の患者では禁忌とされる．また，本剤と抗不整脈薬アミオダロンとの併用により徐脈などの不整脈が現れる恐れがあり海外の市販後において死亡例も報告されていることから，アミオダロンとの併用は可能な限り避ける．また，胃内pHの上昇によりレディパスビルの溶解性は低下，その血漿中濃度も低下するため，本剤は胃内pHを上昇させるプロトンポンプ阻害薬やH_2受容体拮抗薬の服薬後に服用せず，服薬前か同時に服薬する．

iv）パリタプレビル（PTV）/オムビタスビル（OBV）/リトナビル（RTV）配合剤（アッヴィ社：商品名ヴィキラックス®）12週間根治療法

PTV/OBV/RTV配合剤は，Genotype 1型のＣ型慢性肝炎・代償性肝硬変症に対する経口剤であり，わが国では2015年11月にアッヴィ社より発売された．国内第3相臨床治験では12週間の治療により，未治療例，既治療例，肝硬変例，高齢者例のいずれに対しても97〜98%のSVR率を示した．NS5A領域Y93変異例ではSVRは83%にとどまったが，Y93変異なし例ではSVRは99%に達した．副作用としては，鼻咽頭炎（13%），頭痛（9%）がみとめられた．本剤は，重度の腎機能障害患者，透析療法中腎不全患者でも服用可能とされる．一方，本剤は，Ca拮抗剤（アゼルニジピン）に加え，いくつかの中枢神経用薬（トリアゾラム，ミダゾラム，ブロナンセリン，ピモジド，カルバマゼピン，フェニトイン，フェノバルビタール），抗生剤（リファンピシン），化学療法剤（エファビレンツ），セイヨウオトギリソウ（セント・ジョーンズ・ワート）含有食品を服用中の患者でも禁忌とされる．また，アゼルニジピンを除くCa拮抗剤服薬患者でも末梢性浮腫や低血圧がみとめられたため，減量するなど併用注意とされる．

ⅴ）Peg-IFN・RBV・DAA 3剤併用療法

Peg-IFN・RBV・DAA 3剤併用療法は，主に2011年から2014年前半まで施行され，DAAとしては，テラプレビル，シメプレビル，バニプレビルが承認され，合わせて約4万人の患者が治療を受けたが，最近は上記のIFN-freeの経口DAA 2剤併用療法にとって代わられている．

ⅵ）肝庇護剤療法，IFN少量長期療法

肝庇護剤療法は，IFNが抗ウイルス療法の中心であった時代に，その不成功例や治療対象外の症例を対象とした治療法で，ウルソデオキシコール酸（UDCA）やグリチルリチン製剤の経口療法とグリチルリチン製剤（強力ネオミノファーゲンシー®）静注療法が行われた．IFN少量長期療法も，肝炎の沈静化を図る姑息的治療であった．これらもIFN-freeの経口DAA 2剤併用療法にとって代わられている．

Ｃ型慢性肝炎・代償性肝硬変症に対する最新の抗ウイルス療法を ▶表1 に示す．

3．肝硬変

❖ 病態生理

肝に慢性炎症が続くと線維化を来し，肝は萎縮し硬化する．そのため，肝硬変は慢性肝障害を来すあらゆる原因により起こりうる．肝硬変

の機序は，慢性炎症により肝細胞や血管，胆管などで形成される肝小葉構造が破壊され，さらに肝類洞に存在する星細胞が活性化され線維化が進行する．肝内に線維化が進展すると肝小葉間に架橋形成を来し，線維性隔壁となって偽小葉を形成する．肝形態はいびつとなり萎縮し，肝実質は線維化により粗造となり，線維隔壁に囲まれた結節（再生結節）が出現する．肝臓は肝動脈と門脈から血流を受けているが，門脈血は腸管で吸収された物質が運ばれてくる腸間膜静脈と脾静脈からの血流を合わせて受けるため，肝動脈血と比べ2〜4倍の流量となる．

肝硬変では肝類洞や門脈終末枝が障害を受け狭小化するため門脈血がうっ滞することで門脈圧が亢進する．門脈圧が亢進すると脾静脈の還流障害により脾腫を来し，さらに門脈血はシャント（短絡路）を形成し，肝臓を介さず大静脈に流れるようになる（門脈-大循環シャント）．胃や食道の粘膜下にシャント形成されたものが胃食道静脈瘤である．また，肝硬変になると本来肝臓が有する合成能（アルブミンやコレステロール，プロトロンビンの産生，糖新生）や解毒能（アンモニア代謝，薬物代謝），排泄能（ビリルビン代謝・排泄，胆汁酸排泄）などが低下する．肝臓はこのほかにもビタミンの代謝やホルモンの調整・破壊，循環血漿量の調節にもかかわっている．

肝臓は予備力が高いため初期の肝硬変では肝不全症状を来さない．肝硬変は，肝不全症状のない代償性肝硬変と肝不全症状を有する非代償性肝硬変に分類される．

❖ 症状および合併症

初期の肝硬変では自覚症状を有さないことが多く，硬変化が進行するにつれ様々な症状が出現する．身体所見としては，容積の大きい肝右葉が萎縮し肝左葉の代償性肥大が生じるため，心窩部に硬い肝が触れ，門脈圧亢進により脾腫が生じる．肝でのエストラジオール（女性ホルモン）の分解障害により女性化乳房やクモ状血管腫，手掌紅斑が出現する．肝機能がさらに低下すると，低アルブミン血症や門脈圧亢進によ

表2　Child-Pugh 分類

項目 ＼ 点数	1	2	3
脳症	なし	軽度	ときどき昏睡
腹水	なし	少量	中等量以上
血清 T-Bil 値（mg/dL）	2.0 未満	2.0〜3.0	3.0 超
血清 Alb 値（g/dL）	3.5 超	2.8〜3.5	2.8 未満
プロトロンビン活性（％ / INR）	70 超 / 1.7 未満	40〜70 / 1.8〜2.3	40 未満 / 2.3 超
Child-Pugh 分類	A：5, 6 点	B：7〜9 点	C：10 点以上

肝硬変症は，肝予備能から A，B，C に分類される．各項目の合計点が 6 点までが A，7〜9 点が B，10 点以上は C となる．C は非代償性肝硬変であり，身体障害者「肝臓機能障害」の申請が可能である．

り腹水（肝性腹水），胸水（肝性胸水）の出現，ビリルビン代謝・排泄障害による黄疸，アンモニア代謝障害による肝性脳症が出現する．

門脈圧亢進症に伴う主な合併症としては，胃食道静脈瘤の形成，脾機能亢進による汎血球減少，門脈圧亢進性胃腸症などがあげられる．門脈-大循環シャントの形成により，腸管から流入したアンモニアや細菌が肝臓を介さず大循環に流れることで高アンモニア血症（肝性脳症）や菌血症も来しうる．また，肝萎縮や栄養障害に伴う筋肉量低下によりグリコーゲン貯蔵能が低下するため，糖尿病（肝性糖尿病）の合併率も高く，このほかにこむら返りや特発性細菌性腹膜炎なども特徴的な合併症である．さらに，肝硬変患者は肝がんの発症リスクが高いため，定期的なスクリーニングが必要である．

❖ 検　査

肝硬変患者の肝予備能を把握し，適切な治療をすることは患者の QOL を改善し，予後も延長する．肝予備能の評価として Child-Pugh 分類が用いられる ▶表2 ．また，肝硬変は肝がんのハイリスク群であるため，定期的なスクリーニングを目的としたサーベイランスアルゴリズムが推奨されている ▶図1 ．

① 血液検査

肝障害の程度…AST，ALT など

合 成 能 …Alb，ChE，T-cho，PT（％/INR）など

解毒能…アンモニア，ICG test など

排泄能…T-Bil，総胆汁酸

線維化…血小板数，Ⅳ型コラーゲン 7S，ヒアルロン酸，P-Ⅲ-P

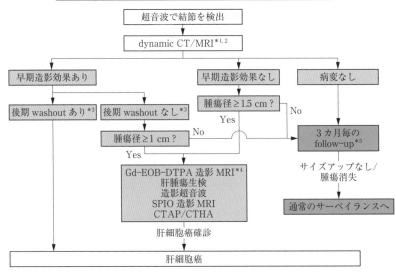

図1 肝がん診療ガイドライン サーベイランス・診断アルゴリズム

*1：腫瘍マーカーの上昇，超音波の描出不良などを理由に超音波で結節の描出がなくてもCT/MRIを撮影する場合もある．
*2：Gd-EOB-DTPA造影MRIもdynamic MRIに含まれる．
*3：Gd-EOB-DTPA造影MRIを撮影した場合は，肝細胞相の低信号化をwashoutと同様に扱う．ただし，海綿状血管腫はGd-EOB-DTPA造影MRI肝細胞相で低信号を示すので同時に施行されるMRIの他の撮像法と併せて除外する．
*4：初回画像検査がdynamic CTであった場合，Gd-EOB-DTPA造影MRIが第一に推奨される．
*5：超音波で病変が描出されている場合，超音波検査での経過観察を行う．描出されていない場合は，dynamic CT/MRIでの経過観察も考慮される．

肝がん発がんのリスクから，高危険群（C型慢性肝炎，B型慢性肝炎，非B非C肝硬変）と超高危険群（C型肝硬変，B型肝硬変，肝がんの既往）に分類し，腫瘍マーカーと画像検査により肝がんのスクリーニングを行うことを推奨している．
(日本肝臓学会（編）：肝癌診療ガイドライン2017年版．金原出版，p.27より転載)

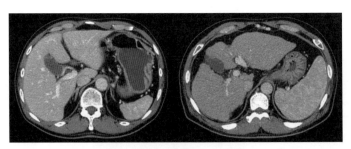

図2 正常肝と肝硬変のCT画像
正常肝（左）と肝硬変（右）のCT画像である．正常肝では，肝右葉が大きく肝の辺縁がなめらかであるのに対し，肝硬変では肝右葉の萎縮に伴う肝左葉の代償性肥大を生じ，肝の辺縁も不整である．また，脾腫をみとめる．

アミノ酸バランス…フィッシャー比，総分岐鎖アミノ酸/チロシンモル比（BTR）
腫瘍マーカー…AFP，AFP-L3分画，PIVKA-II

② **画像検査**
腹部超音波検査，CT検査 ▶図2 ，MRI検査
主に肝がんのスクリーニング目的である

が，肝形態，側副血行路評価，腹水の有無などの診断に有用である．

③ 内視鏡検査

胃食道静脈瘤の評価，門脈圧亢進症性胃症の評価

④ 組織検査

肝生検，肝腫瘍生検

慢性肝障害の原因精査，肝線維化の評価で行われるが，明らかな肝硬変には通常行わない．肝腫瘍生検は，肝内に結節性病変が出現し，画像検査で診断が困難な際に診断目的で行う．

❖ **治療概要**

肝硬変の治療は主に対症療法である．

(1) **原因治療**：肝炎の項を参照

(2) **肝庇護**：ウルソデオキシコール酸（UDCA），グリチルリチン製剤など

(3) **低アルブミン血症**：分岐鎖アミノ酸（BCAA）製剤，アルブミン製剤など

(4) **肝性胸腹水**：塩分制限，利尿薬（フロセミド，スピロノラクトン，トルバプタン），アルブミン製剤，腹水大量穿刺など

(5) **高アンモニア血症・肝性脳症**：フィッシャー液静注，便秘・脱水の予防，ラクツロース，腸内殺菌，肝不全用栄養剤，L-カルニチンなど

(6) **胃食道静脈瘤**：内視鏡的静脈瘤硬化療法，内視鏡的静脈瘤結紮術（食道），バルーン閉塞下逆行性経静脈的塞栓術（胃），β遮断薬など

(7) **こむら返り**：芍薬甘草湯，タウリン，分岐鎖アミノ酸製剤，L-カルニチンなど

参考文献

1) 桶谷　眞：急性肝炎．今日の治療指針．福井次矢，高木　誠，小室一成（総編集），医学書院，2014. pp.502-503.

2) 四柳　宏：B型慢性肝炎，肝硬変：抗ウイルス療法．今日の治療指針．福井次矢，高木　誠，小室一成（総編集），医学書院，2014. pp.505-508.

3) 八橋　弘：C型慢性肝炎，肝硬変：抗ウイルス療法と肝庇護剤療法．今日の治療指針．福井次矢，高木　誠，小室一成（総編集），医学書院，2014. pp.508-511.

4) 厚生労働省：肝炎等克服実用化研究事業，科学的根拠に基づくウイルス性肝炎診療ガイドラインの構築に関する研究班：平成28年C型慢性肝炎・肝硬変治療のガイドライン2016.

5) 日本肝臓学会（編）：肝癌診療ガイドライン2017

年版．金原出版，2017.

（執筆者）安部井誠人（筑波大学）
福田邦明（筑波大学）
（取りまとめ）兵頭一之介（筑波大学）

❌ 薬物治療

1. 概　要

慢性肝炎の治療は，抗ウイルス療法と肝庇護薬療法がある．抗ウイルス療法では，インターフェロンや核酸アナログ製剤，直接型抗ウイルス薬（C型のみ）を用いる．従来，C型慢性肝炎の治療にはインターフェロンが不可欠だったが，近年，直接型抗ウイルス薬が登場し，インターフェロンフリー治療法が許可された．インターフェロンフリー治療法はインターフェロンを用いないC型肝炎治療法のことで，リバビリンや直接型抗ウイルス薬を用いる．この治療法はインターフェロンを用いる治療法と比較して，著効率が高いこと，副作用が少ないこと，投与が内服であることなどの特徴がある．

自己免疫性肝炎に使われる免疫抑制剤（副腎皮質ホルモン薬，アザチオプリン）なども用いられる．これらの治療薬の登場によって多くの肝疾患の予後が改善されつつあるが，重篤な副作用を引き起こすことがあるので，専門医による定期的な診察が必要である．

一方，肝機能改善薬は疾患特異的な治療ができない場合，または疾患特異的な治療に加えて用いられる．広く用いられる肝機能改善薬にはウルソデオキシコール酸，グリチルリチンなどがある．これらの薬はウイルスを駆除するような直接の効果を持たないが，肝臓の炎症を軽減する働きがある．

2. 直接型抗ウイルス薬（direct-acting antiviral agents：DAAs）

❖ **作用機序**

直接型抗ウイルス薬はNS3/4Aプロテアーゼ，NS5A複製複合体，NS5Bポリメラーゼを直接阻害する．

C型肝炎ウイルスの一本鎖RNAゲノムには，ウイルス粒子を形成する構造タンパク質をコードするNS2からNS5領域が存在し，これから翻訳されてC型肝炎ウイルスが増殖に必要なNS3/4Aプロテアーゼ，NS5A複製複合

体，NS5B ポリメラーゼが作られる．NS3/4A プロテアーゼは翻訳された C 型肝炎ウイルス非構造タンパク質をウイルス粒子として機能するかたちに切断する役割を，NS5A 複製複合体は C 型肝炎ウイルスのゲノム RNA からタンパク質を翻訳する役割を，NS5B ポリメラーゼは C 型肝炎ウイルスのゲノムを複製する役割を有する．

テラプレビル，シメプレビル，アスナプレビル，バニプレビル，パリタプレビルは，選択的に NS3/4A プロテアーゼを阻害して，ウイルス粒子の産生を抑制する．ダクラタスビル，レジパスビル，オムビタスビルは NS5A 複製複合体形成を阻害して，C 型肝炎ウイルスゲノム複製を抑制する．ソホスブビルは選択的に NS5B ポリメラーゼを阻害して，また，C 型肝炎ウイルスの RNA に取り込まれて RNA 伸長を停止させる（リバビリンは C 型抗ウイルスのポリメラーゼだけでなく，様々なウイルスのポリメラーゼを阻害する）．これらの薬理作用により，ウイルスの増殖を抑制する．したがって，肝炎の治療のみならず，肝がん細胞の増殖抑制作用も期待できる．

❖ 使用上の注意

テラプレビルは CYP3A4/5 を，シメプレビルは CYP3A を阻害する．アスナプレビルは CYP2D6，有機アニオントランスポーター 1B1・2B1，P 糖タンパク質に対する阻害作用と CYP3A4 の誘導作用を有する．その基質となる医薬品の併用には十分注意する必要がある．

3. インターフェロン製剤

❖ 作用機序

インターフェロンは炎症性サイトカインの一種で，肝炎ウイルスの増殖を抑えウイルスの核酸を破壊する．ウイルス増殖抑制薬として C 型および B 型慢性肝炎の治療に用いられる．B 型（DNA ウイルス）慢性肝炎より C 型（RNA ウイルス）慢性肝炎に有効である．インターフェロン製剤には白血球由来の α 型と線維芽細胞由来の β 型がある．α 型のなかにはポリエチレングリコール（PEG）を結合させ作用時間を延長させたペグインターフェロン製剤も含まれる．ペグインターフェロンは，従来型より投与回数が減少し，治療期間が短縮さ

れ，副作用が低減した．

インターフェロンは肝細胞のインターフェロン受容体に作用し，細胞内シグナル伝達系の JAK や STAT を活性化して，2′5′-オリゴアデニル酸合成酵素を誘導する．その結果産生させた 2′5′-オリゴアデニル酸 RN アーゼ L を活性化し，ウイルスの RNA 分解を促進して，抗ウイルス作用を示す．また，NK 細胞，細胞障害性 T 細胞，単球，マクロファージの活性を増強し，ウイルス感染細胞を傷害する作用も有する．

❖ 使用上の注意

血小板数や好中球が減少することもあるため，血算を定期的に行う必要がある．眼底出血を合併することがあるため，眼底検査を定期的に行う必要がある．発熱・全身倦怠感など副作用が多いことも知られている．うつ症状を合併する場合は天然型インターフェロン-β の方が悪化が少ない．から咳がみられる場合は間質性肺炎を疑い，胸部 X 線撮影を行う．インターフェロンと小柴胡湯の併用は，間質性肺炎になる可能性があるので注意する．間質性肺炎がある場合にはインターフェロンは禁忌である．

4. 逆転写酵素阻害薬

❖ 作用機序

B 型肝炎ウイルスに対する抗ウイルス薬は，B 型肝炎ウイルス（HBV）の有する DNA ポリメラーゼ（逆転写酵素活性保有）を特異的に阻害することにより抗ウイルス作用を示すヌクレオチド誘導体である．薬物にはラミブジン，エンテカビル，アデホビルピボキシルがある．投与により肝硬変や肝がんへの進行を遅らせる．

ラミブジンは，細胞内でリン酸化されて，ラミブジン三リン酸へ変換され，DNA ポリメラーゼによる DNA 鎖へのデオキシシチジン三リン酸（dCTP）の取り込みを競合的に阻害する．その結果，DNA 鎖伸長を停止させ，B 型肝炎ウイルスの増殖抑制作用を示す．エイズ治療薬（HIV の逆転写酵素阻害薬）としても用いられている．エンテカビルも，細胞内でリン酸化されて，エンテカビル三リン酸へ変換され，DNA ポリメラーゼによる DNA 鎖へのデオキシグアノシン三リン酸（dGTP）の取り込みを競合的に阻害する．アデホビルピボキシルも，細胞内でリン酸化されて，アデホビル二リ

ン酸へ変換され，DNA ポリメラーゼによる DNA 鎖へのデオキシアデノシン三リン酸（dATP）の取り込みを競合的に阻害する．また，合成途中のウイルス DNA に取り込まれて，DNA 鎖に伸長を停止させる．

❖ 使用上の注意

逆転写酵素阻害薬は食事により吸収が 20％ほど低下するので，服用は空腹時となっている．

副作用として，血小板低下，貧血が出現することがある．また，瘙痒感を呈することがある．腎排泄型で，腎機能障害を合併することがある．したがって，定期的に腎機能チェックをする必要がある．投与を中止すると肝炎が悪化し肝不全にいたることもあるので，中止した場合は臨床検査などを行いながら経過を慎重に観察する必要がある．ウイルスの耐性株の出現により肝機能の急激な増悪を来すことがあるので注意を要する．

5. RNA 依存性 RNA ポリメラーゼ阻害薬

❖ 作用機序

C 型肝炎ウイルスに対する抗ウイルス薬にはリバビリンがある．リバビリンは三リン酸化体となり，グアノシン三リン酸（GTP）の RNA への取り込みを競合的に阻害する．その結果，RNA 依存性 RNA ポリメラーゼの作用が阻害されて，C 型肝炎ウイルスの増殖抑制作用が現れる．また，ウイルス RNA に取り込まれて，HCV のゲノムを変更させて不安定な状態にする．単独投与での肝機能改善効果はみられないので，ペグインターフェロン-α 製剤と併用する．

❖ 使用上の注意

高血圧症，糖尿病を合併している症例では，脳血管障害，心疾患障害が生じる可能性がある．腎排泄型であり，腎機能障害を有する患者では投与量の調節が必要である．また，腎機能障害を合併することがあるので，定期的に腎機能チェックをする必要がある．催奇形性および精巣・精子の形態変化が動物実験でみとめられているので，妊娠可能な女性ないし男性の場合は避妊を確実に指導することが必要である．

6. 副腎皮質ステロイド

❖ 作用機序

副腎皮質ステロイドの薬理作用は，リンパ球，単球，マクロファージ，顆粒球などの白血球機能全般にわたっており，炎症性サイトカインの産生抑制を介する体液性免疫応答および細胞性免疫応答の抑制作用を示す．また，この免疫応答抑制を介して抗炎症作用を惹起する．薬物はプレドニゾロンがある．

副腎皮質ステロイドは次のような薬理作用を有する．インターロイキン-2 の産生抑制を介して，ヘルパー T 細胞の活性化抑制と細胞障害性 T 細胞の誘導を抑制する．インターフェロン-γ 産生を抑制し，マクロファージおよび NK 細胞の機能を低下させる．単球・マクロファージからのインターロイキン-1 や TNF-α などのサイトカインの産生抑制を介して，T 細胞の活性化を抑制し炎症を抑える．好中球や単球に対する走化性因子の産生抑制を介して，白血球の炎症組織への遊走を阻害する．また，プロスタグランジン，ロイコトリエンなどの炎症性メディエーターの産生を抑制し炎症を抑える．

❖ 使用上の注意

副作用としては，一般に，にきび，満月様顔貌，浮腫，食欲過多，気分障害，耐糖能異常をみとめる．このほか，ステロイド離脱症状症候群，白内障，緑内障，日和見感染症，血栓症などに注意する．小児では成長障害に注意する．長期投与では白内障，骨粗鬆症，易感染症などが問題となる．

7. 肝臓機能改善薬（肝庇護薬）

❖ 作用の特徴と機序

グリチルリチンは甘草の成分である．糖質コルチコイド様の作用を有し，炎症を抑える．また，T 細胞を刺激してインターフェロン-γ の産生を誘導する．このほか，抗酸化作用，抗アレルギー作用，炎症による組織の障害の抑制，組織の修復の促進，肝細胞膜の保護などの作用がある．この薬の詳細な作用機序は未だに不明である．治癒は望めないが，炎症を抑えることで肝硬変への進行を食いとめることができる．慢性肝炎においてトランスアミナーゼの改善効果がみとめられる．

胆汁酸利胆薬ウルソデオキシコール酸は肝臓を保護する作用や胆汁の流れを改善する作用を有する．肝臓を刺激して胆汁酸の多い胆汁の分泌を促進させ，コレステロール結石表面のコレステロールを溶解する．胆汁中の水分は増やさない．肝機能の低下は胆汁うっ滞を引き起こ

す．蓄積した胆汁酸は肝障害を増悪させる．ウルソデオキシコール酸は細胞毒性を持たず，腸肝循環によって肝臓に取り込まれ，蓄積した胆汁酸と置換されるので，細胞毒性が減じられ肝障害は軽減する．また，肝臓ではグルタチオンの産生を促進し活性酸素を除去することにより，肝細胞保護作用を示す．慢性 C 型肝炎における肝機能の改善，あるいは慢性 C 型肝炎におけるインターフェロン治療の無効な症例に用いられる．

小柴胡湯は肝細胞の再生や免疫力を高め，炎症やアレルギーを抑える漢方薬である．肝臓内の炎症を抑制し免疫力を調節するうえ，線維の増殖も抑えることが知られている．インターフェロンとの併用で間質性肺炎といわれる重篤な副作用が発生することがわかっている．

❖ 使用上の注意

グリチルリチン酸の副作用には，血圧上昇や低カリウム血症を示す偽アルドステロン症，上腹部不快感・嘔気・嘔吐などの消化器症状，全身倦怠感などがある．アルドステロン症，ミオパチー，低カリウム血症，非代償性肝硬変の患者には禁忌である．高齢者の患者には慎重に投与する．

ウルソデオキシコール酸は服用後に下痢がみられる．その他，悪心・嘔吐，食欲不振，発疹，瘙痒感がみられることがある．完全胆道閉塞や劇症肝炎時には禁忌である．高齢者や膵疾患・消化性潰瘍併発時には慎重に投与する．

小柴胡湯の副作用には間質性肺炎，偽アルドステロン症がある．インターフェロン投与中は禁忌である．

(執筆者) 堀江俊治 (城西国際大学)

インターフェロン製剤

一般名	販売名(商品名)	標的分子/作用機序		コメント
インターフェロン　アルファ（NAMALWA）	スミフェロン®	インターフェロン受容体	刺激	B 型慢性肝炎 C 型慢性肝炎
インターフェロン　アルファ-2b（遺伝子組換え）	イントロン®			B 型慢性肝炎 C 型慢性肝炎 単独，リバビリンとの併用
ペグインターフェロン　アルファ-2a（遺伝子組換え）	ペガシス®			B 型慢性肝炎 C 型慢性肝炎 単独，リバビリンとの併用
ペグインターフェロン　アルファ-2b（遺伝子組換え）	ペグイントロン®			C 型慢性肝炎 リバビリンとの併用
インターフェロン　ベータ	フエロン®			B 型慢性肝炎 C 型慢性肝炎 リバビリンとの併用

HBV-DNA ポリメラーゼ阻害薬

一般名	販売名(商品名)	標的分子/作用機序		コメント
ラミブジン	ゼフィックス®	HBV-DNA ポリメラーゼ	阻害	本剤耐性ウイルスの出現頻度は高い 慎重投与：腎機能障害のある患者 投与中は定期的に肝機能検査値の測定
エンテカビル水和物	バラクルード®			空腹時服用 本剤耐性ウイルスの出現頻度は低い 慎重投与：腎機能障害のある患者 投与中は定期的に肝機能検査値の測定
アデホビルピボキシル	ヘプセラ®			本剤耐性ウイルスの出現頻度は高い 慎重投与：腎機能障害のある患者 投与中は定期的に肝機能検査値の測定
テノホビルジソプロキシルフマル酸塩	テノゼット®			本剤耐性ウイルスの出現頻度は低い 慎重投与：腎機能障害のある患者 投与中は定期的に肝機能検査値の測定

インターフェロンと抗ウイルス薬との併用療法

一般名	販売名(商品名)	標的分子/作用機序		コメント
リバビリン	コペガス® レベトール®	RNA 依存性 RNA ポリメラーゼ	阻害	ペグインターフェロン アルファ-2a との併用により Genotype 1 に有効 ソホスブビルとの併用により Genotype 2 に有効
バニプレビル	バニヘップ®	NS3/4A プロテアーゼ	阻害	ペグインターフェロン アルファ-2b およびリバビリンと併用 投与期間は 12 週間 Genotype 1a，1b に有効
テラプレビル	テラビック®	NS3/4A プロテアーゼ	阻害	ペグインターフェロン アルファ-2b およびリバビリンと併用 投与期間は 12 週間 Genotype 1a，1b に有効
シメプレビルナトリウム	ソブリアード®	NS3/4A プロテアーゼ	阻害	ペグインターフェロン アルファ-2a またはペグインターフェロン アルファ-2b，およびリバビリンと併用 投与期間は 12 週間 Genotype 1a，1b に有効

インターフェロンフリー療法：経口直接抗 C 型肝炎ウイルス薬

一般名	販売名(商品名)	標的分子/作用機序		コメント
レジパスビル・ソホスブビル配合剤	ハーボニー®	レジパスビル：HCV NS5A	阻害	投与期間：12 週間 Genotype 1 に有効 2015 年 9 月販売
ソホスブビル	ソバルディ®	NS5B ポリメラーゼ	阻害	リバビリンとの併用 投与期間：12 週間 Genotype 2 に有効 2015 年 5 月販売
アスナプレビル	スンベプラ®	HCV NS3/4A プロテアーゼ	阻害	ダクラタスビル塩酸塩と併用 投与期間：24 週間 Genotype 1 に有効
ダクラタスビル塩酸塩	ダクルインザ®	HCV NS5A	阻害	アスナプレビルと併用 投与期間：24 週間 Genotype 1 に有効
ダクラタスビル塩酸塩・アスナプレビル・ベクラブビル塩酸塩	ジメンシー	ベクラブビル塩酸塩：NS5B ポリメラーゼ	阻害	投与期間：12 週間 Genotype 1 に有効 2017 年 2 月販売

肝臓機能改善薬：肝庇護薬

一般名	販売名(商品名)	コメント
グリチルリチン酸—アンモニウム・グリシン・DL-メチオニン	ネオファーゲン®	禁忌：アルドステロン症・ミオパシー・低カリウム血症の患者
グリチルリチン酸—アンモニウム・グリシン・アミノ酢酸・DL-メチオニン	強力ネオミノファーゲンシー®	
ウルソデオキシコール酸	ウルソ®	禁忌：完全胆道閉塞・劇症肝炎の患者 重大な副作用：間質性肺炎
小柴胡湯	小柴胡湯	禁忌：インターフェロン製剤を投与中の患者 重大な副作用：間質性肺炎，偽アルドステロン症

5 胆道疾患

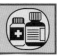

❖ 病態生理

1. 胆石症[1]

❖ 病態生理

胆石とは，胆汁成分を材料に胆道（胆嚢，胆管）内に形成された石であり，存在部位より胆嚢結石と胆管結石に，主成分よりコレステロール石と色素石（ビリルビンカルシウム石，黒色石）に大別される．近年，食生活の欧米化と高齢化によりわが国の胆石症は増加し，成人人口の7～10%に達している．女性に多く（男女比；約1：2），加齢とともに増加する．戦前はビリルビンカルシウム石が大半であったが，現在は胆嚢のコレステロール石が約70%を占め，黒色石も増加傾向にある．

胆石の成因は石の種類によって異なる．

① コレステロール胆石の成因

コレステロール胆石の形成には，まず高コレステロール食（肝への流入増大），肥満，高脂血症（肝合成亢進），妊娠（エステル化低下），加齢（胆汁酸への異化低下）など，肝でのコレステロール代謝の異常により胆汁がコレステロール過飽和（レシチンベジクルと胆汁酸ミセルの溶解度を越えて胆汁に存在）となることが必要条件である．次に，コレステロール過飽和胆汁からの結晶の析出には，胆汁中の種々のムチン，非ムチン糖タンパクが促進・抑制因子として関与している．さらに，析出した結晶がムチン過分泌や胆嚢収縮能の低下により胆嚢内に停滞することにより，結晶が成長，凝集して胆石となる．

② ビリルビンカルシウム石の成因

ビリルビンカルシウム石は，通常，胆汁うっ滞に伴って，胆管内に腸内細菌（大腸菌など）が上行性感染する結果，胆管内に発生する．胆汁中の抱合型ビリルビンが細菌由来のβ-グルクロニダーゼにより脱抱合され非抱合型ビリルビンが遊離，Ca^{2+}と結合してビリルビンカルシウムが沈殿，遊離脂肪酸のカルシウム塩やムチンなどが加わり形成される．

③ 黒色石の成因

黒色石はビリルビンの重合体よりなり，主に胆嚢内で形成される．高齢者，溶血性貧血，肝硬変症，心臓弁置換術後，胃切除術後，副甲状腺機能亢進症，高カロリー輸液患者などに合併する．細菌感染は伴わない．生成機序の詳細は不明である．

❖ 症 状

① 胆嚢結石症

胆嚢結石に起因する唯一確実な症状は胆道痛（いわゆる胆石発作）であり，胆石が胆嚢頸部や胆嚢管に嵌頓して起きる．約30%の症例のみが経験し，発作の既往のない者を無症状胆石，ある者を有症状胆石という．胆道痛の的確な診断は治療方針の決定に重要で，腹痛の出現時期，場所，強度，持続時間に関する詳細な問診を要する．典型的には食後や夜間に突発する心窩部・右季肋部・右背部の激痛で，右肩，胸部，背部に放散し，数十分から数時間持続後に消失する．脂肪摂取，過労が誘因となる．患者はほかに種々の不定愁訴（腹部膨満，悪心，倦怠感，肩こりなど）を訴えるが，胆石に起因するかどうかは疑わしい．急性胆嚢炎を合併すると，発熱，胆嚢の圧痛などを呈する．

② 胆管結石症

一方，胆管結石は黄疸を呈して発見されることが多い．無症状で血清胆道系酵素（ALP，γ-GTP，LAP）の上昇が発見の契機となることもある．急性胆管炎を合併すると，上腹部痛，発熱，黄疸のシャルコー（Charcot）の3徴を呈する．

❖ 検 査

① 胆嚢結石症

胆嚢結石の多くは，腹部超音波検査により特徴的な胆石高エコーと音響陰影により発見・診断される．石灰化した胆石は腹部CT検査や腹部単純X線検査でも描出される．

② 胆管結石症

胆管結石症は血清胆道系酵素（ALP，γ-GTP，LAP）やビリルビン値の上昇を呈する．腹部超音波検査にて肝内胆管の拡張がみとめら

れれば存在が疑われる．確定診断は，腹部CT検査や核磁気共鳴膵胆道撮像（MRCP）検査によりなされる．時に微細な石の描出には内視鏡的逆行性胆管造影（ERC）や経皮経肝胆道造影（PTC）などの直接胆道造影を要する．

❖ 治療概要

① 胆嚢結石症

ⅰ）腹腔鏡下胆嚢摘出術

胆嚢結石症の根治的な治療であり，入院期間が短く社会復帰が早いことから腹腔鏡下手術が標準術式として確立された．しかし，時に胆管損傷などの合併症が発生（約0.7%）し，開腹術（約0.4%）に比べて頻度が高い．したがって，無症状胆石では手術適応はなく，有症状例（胆道痛発作経験例），有合併症例，胆嚢がん高危険群が適応となる．

ⅱ）開腹胆嚢摘出術

腹腔鏡下手術が困難な症例に対し開腹手術が適応となる．

ⅲ）胆石溶解薬療法（経口ウルソデオキシコール酸（UDCA）療法）

UDCAは，コレステロール胆石の溶解剤として古くから使用されてきた．安全性に優れるが，効果に限定的（完全溶解率約25%），治療期間は長く再発の可能性もあるため，適応の考慮を要する．完全溶解の条件，すなわち適応基準は，X線陰性のコレステロール胆石（直径15mm未満の浮遊結石が最適）かつ胆嚢機能正常例（排泄性胆道造影で胆嚢が描出される）に限定される．溶解後約25%に再発をみとめ，再治療にて再溶解する．しかし一方，溶解の成否にかかわらず，多くの例で長期にわたり胆道痛発作と急性胆嚢炎の発生リスクが著しく減少し予後が改善する．胆石溶解療法としては限界があるが，有症状胆石のうち高齢の他疾患合併例，手術拒否例・高危険例などに対する安全な対症療法としての意義はある．禁忌は症状著明例や有合併症例である．

② 胆管結石症

胆管結石の除去が原則である．今日では経乳頭的内視鏡治療，腹腔鏡下手術または経皮経肝的治療など種々の低侵襲治療が進歩し，施設ごとに技術，経験に応じて選択されている．

ⅰ）経乳頭的内視鏡治療

総胆管内の小胆石（1cm以下）は，内視鏡的乳頭切開術（EST）や内視鏡的乳頭バルーン拡張術（EPBD）などの内視鏡治療により結石を除去できる．大胆石（1cm以上）の場合，これらに加え，種々の内視鏡下砕石法（バスケット鉗子，電気水圧砕石法，レーザー砕石法）を併用する．胆管原発のビリルビンカルシウム石やコレステロール石（胆嚢無石）ではこれらの経乳頭治療のみでよい．一方，胆嚢内のコレステロール結石の一部が胆管内に落下した胆嚢胆管結石では，再発予防のために，後に腹腔鏡下胆嚢摘出術を追加する．

ⅱ）腹腔鏡下手術

胆嚢胆管結石に対しては，腹腔鏡下胆嚢摘出術の施行時に，経胆嚢管的あるいは総胆管を切開して，一期的に胆管結石を採石する手術も行われる．

ⅲ）経皮経肝的内視鏡治療

肝内胆管拡張例や肝内胆管結石例では経皮経肝胆道鏡下砕石（PTCSL）が適応となる．

ⅳ）開腹胆管切開・Tチューブ留置術

ⅰ）～ⅲ）が不可能または適応とならない場合に行われる．

③ 胆道痛発作の治療

胆道痛発作時には，安静・絶食とし，抗コリン薬，無効ならペンタゾシン系鎮痛薬を投与する．また，非ステロイド性抗炎症薬（NSAIDs）やUDCAには急性胆嚢炎の予防効果があるため投与する．寛解期には，発作の誘因である脂肪食，不規則な食生活や過労を避け，肥満例では減量を指導する．また，上述の病期分類から予想される自然経過，治療の必要性，治療選択枝と利害得失を説明する．

2. 胆道感染症[2),3)]

❖ 病態生理

胆道感染症とは，うっ滞した胆汁に細菌感染が加わり発症する胆嚢炎と胆管炎をいう．胆汁うっ滞の原因の多くは胆石症や悪性腫瘍などの器質的な胆道閉塞である．起炎菌は，大腸菌，クレブシエラ，腸球菌，バクテロイデス属などの腸内細菌であることが多い．

① 急性胆嚢炎

急性胆嚢炎の多くは胆嚢結石に合併し，一般に胆嚢頸部や胆嚢管への結石嵌頓により発症する．結石嵌頓による胆嚢の緊満と壁の進展が起こると，胆嚢壁の虚血・循環障害を生じる．そ

れにより胆嚢上皮ホスホリパーゼ A_2 の活性化，有害なリゾレシチンの産生，アラキドン酸カスケードの活性化といった炎症過程が惹起され，さらに細菌感染が加わり炎症が増悪すると想定されている．一方，急性胆嚢炎の約5〜10%は胆嚢結石を合併しない無石性胆嚢炎である．手術後や重症患者，中心静脈栄養患者など入院加療中の患者に発生しやすい．中心静脈栄養など長期の非経口的栄養管理は胆嚢の機能的障害（収縮不全）を来しやすく，胆汁うっ滞を起こすことが原因と考えられる．

② 急性胆管炎

急性胆管炎は，胆管の閉塞や狭窄によりうっ滞した胆汁に腸内細菌の上行性感染が加わり発症する．原因は，総胆管結石，悪性腫瘍（膵頭部がん，胆管がん）による胆管狭窄が多い．診断・治療が遅れると，重篤な急性閉塞性化膿性胆管炎となり，胆汁中の細菌やエンドトキシンが血中に逆流して敗血症，ショック，播種性血管内凝固（DIC）や多臓器不全に陥る．特に，高齢者，他疾患合併例，血中ビリルビンやCRPの高値例ではリスクが高い．

❖ 症 状

① 急性胆嚢炎

胆嚢結石症による胆道痛（胆石発作）としての食後の上腹痛が数時間以上にわたり軽快せず持続する場合，急性胆嚢炎への移行を疑う．右季肋部に強い圧痛，Murphy徴候（吸気時右季肋部痛）が出現する．さらに，炎症が周囲腹膜に波及すると反跳痛，筋性防御などの腹膜刺激徴候を認める．広範囲な腹膜刺激徴候は胆嚢穿孔などの重篤な病態を疑う必要がある．

② 急性胆管炎

発熱，右上腹部痛，黄疸のシャルコー（Charcot）の3徴が急性胆管炎の典型的な所見である．しばしば右季肋部圧痛をみとめるが，胆嚢炎に比べて腹膜刺激徴候はみとめず腹部所見が軽い例が多い．より重篤な急性閉塞性化膿性胆管炎では，さらに意識障害とショックが加わったレイノルズ（Reynolds）の5徴を呈し，放置すると敗血症，DIC，多臓器不全から死に至る．

❖ 検 査

① 急性胆嚢炎

急性胆嚢炎は，血液検査で炎症所見（白血球増多，CRP上昇）をみとめる．通常，肝胆道系酵素の上昇は軽度で黄疸もない．一方，高度の肝胆道系酵素上昇や黄疸をみとめる場合は総胆管結石やMirizzi症候群（胆嚢結石による総胆管の圧排）の合併を疑う．画像検査，特に腹部超音波やCT検査は急性胆嚢炎の診断に必須である．腹部超音波検査では，胆嚢結石の存在，胆嚢の腫大，壁の肥厚，胆嚢内デブリ，超音波検査下の胆嚢圧痛などの所見がみられる．腹部CT検査は，炎症の周囲への波及の評価や鑑別を要する他疾患（急性膵炎，消化管穿孔など）の検索に有用である．

② 急性胆管炎

急性胆管炎は，血液検査で肝胆道系酵素（AST，ALT，ALP，γ-GTP）の上昇と炎症所見（白血球増多，CRP上昇）をみとめる．画像検査では腹部超音波・CT検査により胆汁うっ滞を反映した肝内外胆管の拡張をみとめる．狭窄・閉塞部位とその原因となる胆石や腫瘍性病変，周囲への炎症の波及，膿瘍形成の有無なども評価する．腹部MRCPも，非侵襲的に胆管結石，胆管の拡張や狭窄の診断に有用である．時に精査としてERCP検査などの直接胆道造影も行われる．診断は，シャルコーの3徴，血液・画像上の炎症と胆汁うっ滞所見がそろった場合は比較的容易である．

❖ 治療概要

① 急性胆嚢炎

重症度により治療方針を決定する．軽症例では薬物療法で経過を観察するか早期に胆嚢摘出術を行う．薬物療法で軽快しない例や中等症例では胆嚢ドレナージを施行する．炎症の消失後は，原則的に胆嚢摘出術を行う．重症例（胆汁性腹膜炎，気腫性胆嚢炎，壊疽性胆嚢炎，化膿性胆嚢炎など）では，緊急胆嚢摘出術を施行する[3]．非手術的治療中には重症度は適宜，判定を繰り返し，治療方針を検討する．

ⅰ）保存的治療

絶飲食のうえ，補液，抗生剤投与を行う．抗生剤は起因菌として頻度の高い腸内細菌に対して有効な広域スペクトルを持つ製剤を選択することが多い．疼痛に対しては，適宜鎮痛剤を用いる．

ⅱ）胆嚢ドレナージ法

急性胆嚢炎に対する胆嚢ドレナージ法には，

経皮経肝胆嚢ドレナージ（PTCD）と経皮経肝胆嚢吸引（PTCA）がある．いずれの方法も超音波画像下に胆嚢を穿刺し，胆嚢内容を排出することで，胆嚢を減圧，結石嵌頓の解除により胆嚢炎を改善する．また近年は，内視鏡的に十二指腸乳頭から胆嚢管を経由してドレナージを行う方法（ENGBD）も試みられている．

ⅲ）胆嚢摘出術

根治治療である．発症早期（3日以内）に腹腔鏡下胆嚢摘出術を施行するか，または，まず保存的治療を行い炎症の消失を得た後に腹腔鏡下胆嚢摘出術を施行する．一方，発症から7〜14日の間は炎症が著明で手術は困難となる．

② 急性胆管炎

絶食，補液，電解質補正，抗菌薬治療の初期治療を行いつつ，重症度に応じて胆管ドレナージ（内視鏡的経鼻胆管ドレナージや経皮経肝胆管ドレナージ）を行う．

軽症例では補液，抗菌薬治療などを行う．改善が乏しい場合や総胆管結石が原因の場合は胆管ドレナージに移る必要がある．白血球数異常（>12,000 or<4,000/mm³），39℃以上の発熱，高齢者，黄疸（≧5 mg/dL），低アルブミン血症のうち2項目が該当する場合は中等症と判断され，初期治療とともに胆管ドレナージを行う．ショック，意識障害，呼吸機能や腎機能に障害が出現するなどの重症例では集中的な全身管理を要する．絶食，補液，電解質補正，抗菌薬治療に加え，DIC対策，呼吸循環管理など多臓器不全に対する加療を行いつつ，緊急に胆管ドレナージを行う必要がある．全身状態および炎症が改善した後に原因に応じた治療を行う．

ⅰ）保存的治療

胆嚢炎と同様，絶飲食のうえ，補液，抗生剤投与を行う．抗生剤は起因菌として頻度の高い腸内細菌に対して有効な広域スペクトルを持つ製剤を選択することが多い．

ⅱ）抗菌薬の使用に関して

胆道感染症では，抗菌薬の投与は可及的速やかに開始するべきである．抗菌薬の選択は，薬剤感受性や耐性も考慮する必要があるが，培養や感受性の結果が出るまでの間は，重症度に準じた薬剤選択が推奨されている．軽症例ではペニシリン系薬（ABPC/SBTなど），セフェム系薬（CEZ，CTM，CTX，CPZ/SBTなど），ニューキノロン系薬（CPFX，LVFXなど）が，中等症例ではペニシリン系薬（PIPC/TAZなど），セフェム系薬（CTRX，CTX，CFPMなど），ニューキノロン系薬（CPFX，LVFXなど）が，そして重症例ではペニシリン系薬（PIPC/TAZなど），セフェム系薬（CFPM，CAZ，CZOPなど），カルバペネム系薬（IPM/CS，MEPM，DRPMなど）が推奨される．

ⅲ）胆管ドレナージ法

ア）内視鏡的胆管ドレナージ

内視鏡的に十二指腸乳頭より経鼻胆管ドレナージ（ENBD）チューブを留置する外瘻法か胆管ステント（ERBD）を留置する内瘻法であり，第一選択とされることが多く，特に胆石性膵炎を合併した場合には速やかに施行する必要がある．

イ）経皮経肝胆管ドレナージ

経皮的に肝内胆管を直接穿刺し，経皮経肝胆管ドレナージ（PTCD）チューブを留置する外瘻法である．侵襲度は内視鏡的ドレナージに比して大きくなり，合併症として肝臓穿刺に伴う出血や胆汁の腹腔内漏出，腹膜炎がある．

参考文献

1）安部井誠人：胆石症．病気と薬パーフェクトbook．南山堂，2012．pp. 451-5．
2）安部井誠人，兵頭一之介：胆道感染症．菅野健太郎，上西紀夫，井廻道夫（編）：消化器疾患最新の治療 2013-2014．南江堂，2013．pp. 382-4．
3）急性胆管炎・胆嚢炎診療ガイドライン改訂出版委員会（編）：急性胆管炎・胆嚢炎診療ガイドライン．医学書院出版，2013．

（執筆者）石毛和紀（筑波大学）
安部井誠人（筑波大学）
（取りまとめ）兵頭一之介（筑波大学）

◾ 薬物治療

1. 胆石症

1）概　要

胆石は胆汁の中から不要成分が析出することにより形成される．この胆石形成により胆汁がうっ滞し，疼痛や感染が引き起こされる．胆石症のうち胆嚢結石の手術が不可能な場合に胆石溶解療法が選択される．

利胆薬には催胆薬と排胆薬に分けられる．催

胆薬（choleretics）は肝臓における胆汁分泌を促進する薬物であり，水分量を増加して胆汁流量を増加する水利胆薬（hydrocholeretics）と，胆汁成分も増加する胆汁成分分泌促進薬（胆汁酸利胆薬）に分けられる．排胆薬は胆嚢から十二指腸への胆汁排出を促進する薬物である．排胆薬としてトレピブトン，フロプロピオンが用いられる．胆石溶解薬としてウルソデオキシコール酸が用いられる．ウルソデオキシコール酸は抗炎症作用を期待して投与されることがある．

2）水利胆薬：デヒドロコール酸

❖ 作用の特徴

デヒドロコール酸は肝臓を刺激して水分の多い低比重胆汁を分泌させる．胆汁の水分分泌量を増加させ，胆道から胆砂，細菌を洗い流すために用いられる．また，胆汁うっ滞を伴う肝疾患に用いられる．胆汁量が増加し，胆汁内固形成分は殆ど増加しないので，固形成分濃度は半分くらいに減少する．

❖ 使用上の注意

副作用として，軟便，下痢，胸やけ，腹部膨満感などがある．高齢者や12歳以下の小児に投与する場合は慎重に行う．

急性期の炎症が存在する場合は，大量の胆汁の排出が炎症にかえって悪影響を与える恐れがある．肝細胞障害時には，デヒドロコール酸は肝血流量，胆汁流出量を著しく増加させるので，肝細胞の疲労を増大させる恐れがある．

3）胆汁酸利胆薬

❖ 作用の特徴

薬物は一次胆汁酸であるウルソデオキシコール酸およびケノデオキシコール酸があり，肝臓を保護する作用や胆汁の流れを改善する作用，免疫調節作用を有する．肝臓を刺激して胆汁酸の多い胆汁の分泌を促進させ，コレステロール結石表面のコレステロールを溶解する．胆汁中の水分は増やさない．肝内胆汁のうっ滞を改善する．

ケノデオキシコール酸は，ファルネソイドX受容体を刺激して，胆汁酸生合成酵素を抑制し，また胆汁酸の腸管循環を制御している胆汁酸トランスポーターの発現を抑制する．コレステロール合成の律速酵素 HMG-CoA 還元酵素を阻害して，コレステロール合成を抑制する

作用もある．

胆石症の再発予防としては，胆石が消失しても少量のウルソデオキシコール酸を継続服用することが勧められる．

❖ 使用上の注意

胆石溶解療法を行う場合は服薬を確実に行うことが大事であり，胆石は夜作られるので飲み忘れた場合は就寝時に必ずその日の分を服用することが肝要である．服用後によく下痢がみられることが多く，特にケノデオキシコール酸でよくみられる．ウルソデオキシコール酸の方が下痢の副作用が起こりにくいので，コンプライアンスが維持しやすい．そのほか，悪心・嘔吐，食欲不振がみられることがある．

クロフィブラートはコレステロール胆石溶解の目的で使用する場合は，ウルソデオキシコール酸の作用を減弱する恐れがある．コレスチラミンはウルソデオキシコール酸の作用を減弱する恐れがあるので，可能な限り間隔をあけて投与する．

完全胆道閉塞では，その利胆作用により症状の増悪を来す可能性があるので，禁忌となっている．また，高度の黄疸を伴う肝硬変症例では症状の増悪を来す可能性があり，慎重投与となっている．消化性潰瘍を合併している場合も慎重投与となっている．ケノデオキシコール酸は催奇形性があるため妊婦または妊娠している女性への投与は禁忌となっている．

ウルソデオキシコール酸とスルホニル尿素系経口糖尿病薬（トルブタミドなど）を併用すると，血糖降下作用を増強する恐れがある．

胆石が溶解しても再発の可能性は高く，内服の継続と定期的な肝機能検査が推奨されることを説明する．

4）Oddi 括約筋弛緩薬

❖ 作用の特徴

Oddi 括約筋弛緩薬にはフロプロピオンおよびトレピブトンがある．フロプロピオンはカテコール-O-メチルトランスフェラーゼ（COMT）を阻害して，ノルアドレナリンの分解を抑制する．このノルアドレナリンが胆管平滑筋や Oddi 括約筋を含む胆道平滑筋のアドレナリン β_2 受容体を刺激することにより十二指腸への胆汁排泄を促進する．トレピブトンは平滑筋において細胞内 Ca^{2+} の細胞内 Ca ストア

への取り込みを促進することによると考えられる.

❖ 使用上の注意

フロプロピオンの副作用は悪心・嘔吐，胸やけ，腹部膨満感がある．フロプロピオンに対して過敏症には発疹があり，慎重に投与する.

2. 急性胆嚢炎

1）概　要

急性胆嚢炎は胆嚢壁の感染，潰瘍，好中球浸潤などを伴う炎症である．その多くは胆嚢胆石が胆嚢管，胆嚢頸部に嵌頓したために生じる．急性胆嚢炎および胆石嵌頓による疼痛（痛み）に対する薬物治療は鎮痙薬と抗炎症薬が中心となる．大腸菌などが総胆管などから進入して，炎症を引き起こして感染症を引き起こすことがあるので，抗菌薬を使用する．軽度の疝痛発作は鎮痙薬を投与する.

2）抗菌薬

❖ 作用の特徴

腸内細菌の逆行性感染が主体であり，グラム陰性桿菌（大腸菌，クレブシエラ，緑膿菌など）が多い．抗菌薬は重傷度に応じて使い分けるのが原則であるが，判断に迷う場合は，胆汁移行性が良く，抗菌スペクトルの広い，セフェム系薬のセフォペラゾン・スルバクタム配合剤，カルバペネム系薬のイミペネム・シラスタチン配合剤，ニューキノロン系薬のシプロフロキサシンが使用される．大腸菌は第一世代セフェム系薬に耐性を持っているので，第二世代以上のセフェム系薬を用いる.

❖ 使用上の注意

急性胆嚢炎の診断がつき次第，投与を開始する．静脈投与が原則であり，早急な感染のコントロールが望ましい．想定される起炎菌に対する抗菌力や胆汁移行性，胆嚢炎の重傷度，患者の過去の抗菌薬投与歴，施設での起炎菌検出状況などを考慮して抗菌薬を選択する．抗菌薬の投与終了時期は，白血球正常化の24～48時間後までを参考にして決定する．重症化すると致死的であり，急速に悪化することもあるので，慎重な対応が必要であることを説明する.

腎排泄性の抗菌薬は，腎機能低下時には用量を減量する必要がある.

3）抗コリン薬

❖ 作用の特徴

腹痛（胆道疝痛：biliary colic）は胆石による胆道壁刺激，胆道内圧の上昇，Oddi括約筋の痙攣により引き起こされる．軽度の疝痛発作は，鎮痙薬（主に抗コリン薬．たとえばブチルスコポラミン，ブトロピウム，ピペリドレート）を投与する．胆石嵌頓による腹痛に対しては，ブチルスコポラミンの投与をまず行う．抗コリン薬は胆道・胆嚢平滑筋のムスカリンM3受容体を遮断することにより，平滑筋の痙縮を抑制する.

❖ 使用上の注意

副作用として，視力調節障害，口渇，腹部膨満感，鼓腸，便秘，排尿障害，心悸亢進がある．腸管出血性大腸菌（O157など）や赤痢菌などの重篤な細菌性下痢患者では，抗コリン薬は症状を悪化させる恐れがある．緑内障の患者は眼内圧を高め症状を悪化させるため禁忌である．前立腺肥大による排尿障害のある患者，重篤な心疾患のある患者，麻痺性イレウスの患者は症状を悪化させるため禁忌である.

4）オピオイド鎮痛薬：ペンタゾシン

❖ 作用の特徴

疼痛が強い場合にはペンタゾシンを用いる．オピオイドκ受容体刺激作用による鎮痛作用を示す．効力はモルヒネの1/3程度である．また，弱いオピオイドμ受容体拮抗作用（弱い麻薬拮抗性）を示す．モルヒネと併用すると，モルヒネの鎮痛作用を弱めるため，麻薬拮抗性鎮痛薬に分類されている．ペンタゾシンはアトロピン（抗コリン薬）と併用する．その理由は，ペンタゾシンが乳頭部括約筋（Oddi括約筋）を収縮させる作用があるので，単独投与すると胆管内圧が上昇し疼痛を悪化させるからである.

❖ 使用上の注意

ペンタゾシンは眠気，めまい，ふらつきなどが現れることがあるので，投与中の患者には自動車の運転など危険を伴う機械の操作には従事させないよう注意する．呼吸抑制がみられることがある．このような場合には，酸素吸入（必要に応じて人工呼吸）か，またはドキサプラムの投与が有効であるが，麻薬拮抗剤（レバロルファン）は無効である．連用により薬物依存を

生ずることがあるので，慎重に投与する．無顆粒球症が現れることがあるので，観察を十分に行い，このような場合には中止し，適切な処置を行う．

重篤な呼吸抑制状態にある患者および全身状態が著しく悪化している患者には禁忌である．

(執筆者) 堀江俊治 (城西国際大学)

胆石症治療薬

分類	一般名	販売名(商品名)	標的分子/作用機序	コメント
水利胆薬	デヒドロコール酸	デヒドロコール酸		胆道（胆管・胆嚢）系疾患および胆汁うっ滞を伴う肝疾患 慎重投与：高齢者，12歳以下の小児
胆汁酸利胆薬	ウルソデオキシコール酸	ウルソ®		胆道（胆管・胆嚢）系疾患および胆汁うっ滞を伴う肝疾患
	ケノデオキシコール酸	チノ®	ファルネソイドX受容体刺激	外殻石灰化をみとめないコレステロール系胆石の溶解 禁忌：妊婦または妊娠している可能性のある婦人
Oddi括約筋弛緩薬	フロプロピオン	コスパノン®	カテコール-O-メチルトランスフェラーゼ（COMT）阻害薬	鎮痙効果
	トレピブトン	スパカール®		鎮痙・利胆

急性胆嚢炎治療薬

分類	一般名	販売名(商品名)	標的分子/作用機序	コメント
抗菌薬	スルバクタムナトリウム・セフォペラゾンナトリウム	スルペラゾン®	ペニシリン結合タンパク質阻害	急性胆嚢炎の診断がつき次第投与
	イミペネム水和物・シラスタチンナトリウム	チエナム®		
	シプロフロキサシン	シプロキサン®	DNA gyrase阻害薬	
抗コリン薬	ブチルスコポラミン臭化物	ブスコパン®	ムスカリン性アセチルコリン受容体遮断薬	禁忌：緑内障，前立腺肥大による排尿障害，重篤な心疾患，麻痺性イレウスの患者
	ブトロピウム臭化物	コリオパン®		
	ピペリドレート塩酸塩	ダクチル		
オピオイド鎮痛薬	ペンタゾシン	ソセゴン® トスパリール	オピオイドμ受容体遮断薬 オピオイドκ受容体刺激薬	禁忌：重篤な呼吸抑制状態にある患者および全身状態が著しく悪化している患者 副作用：無顆粒球症，呼吸抑制，依存性

6 膵疾患

病態生理

1. 急性膵炎

❖ 病態生理

急性膵炎は，活性化された膵酵素の遊離分泌によって引き起こされる膵臓の炎症である．炎症は膵臓にとどまらず，膵臓周囲や肺・腎臓といった遠隔臓器へ波及することもある．わが国ではアルコールと胆石症が急性膵炎の2大成因である．男性ではアルコール性膵炎が多く，女性では胆石膵炎が多い．ほかの原因としては，ERCP後膵炎，術後膵炎（胆道系手術，胃切除術後など），薬剤性（アザチオプリン，6-MPなど），高脂血症などがある．原因不明の症例も約10〜20％存在する[1]．

❖ 症 状

最も特徴的な症状は，上腹部の急性の腹痛発作である．しばしば嘔気・嘔吐を伴う．腹痛が強い場合，仰臥位でいられずに膝胸位を取ろうとする．痛みは上腹部にとどまらず，背中や胸，側腹部，下腹部に及ぶこともある．腹痛のほか，時に腹部膨満感，発熱，低血圧，呼吸困難などの症状も呈する．

❖ 検 査

血液・尿中の膵酵素の上昇をみとめるのが急性膵炎の特徴である．血清アミラーゼ・リパーゼが最も普及している．そのほか，尿中のアミラーゼ，血清のp型アミラーゼ（アミラーゼ・アイソザイム），エラスターゼ1，トリプシンやホスホリパーゼA_2の上昇もみられる．画像検査としては腹部超音波検査とCT検査を施行し，膵腫大や膵周囲の炎症性変化を捉えることが重要である．腎機能障害がなければ造影CTを撮影し，膵造影不良域の有無と範囲を評価し，重症度の診断を行う．また，膵炎の原因となる胆管結石の評価にはMRCPが優れている．

① 診断基準[1]

急性の腹痛発作と圧痛，血液・尿中の膵酵素上昇および膵の画像所見を総合的に判断して診断する．

・上腹部に急性腹痛発作と圧痛がある．
・血中または尿中に膵酵素の上昇がある．
・超音波，CTまたはMRIで膵に急性膵炎に伴う異常所見がある．

上記3項目中2項目以上を満たし，ほかの膵疾患および急性腹症を除外したものを急性膵炎と診断する．ただし，慢性膵炎の急性増悪は急性膵炎に含める．

② 重症度診断

急性膵炎の重症度は，絶食・鎮痛・補液のみで改善が見込まれる軽症例から，循環不全，多臓器不全や重症感染症などの致死的合併症を併発し死亡する確率の高い重症例まで様々である．全国調査（2007年）では，重症膵炎では致命率が未だに高く（約8.0％），重症例を早期に発見し，集中治療を施行することが重要である．

ⅰ）予後因子[1]

原則として発症後48時間以内に判定することとし，以下の各項目を1点として，合計したものを予後因子の点数とする．

①Base excess≦−3 mEq/Lまたはショック
②PaO_2≦60 mmHg（room air）または呼吸不全
③BUN≧40 mg/dL（またはCr≧2.0 mg/dL）または乏尿
④LDH≧基準値上限の2倍
⑤血小板数≦10万/mm^3
⑥総Ca値≦7.5 mg/dL
⑦CRP≧15 mg/dL
⑧SIRS診断基準における陽性項目数≧3
⑨年齢≧70歳

予後因子が3点以上を重症，2点以下を軽症と判定する．

ⅱ）造影CT Grade ▶図1

原則として発症後48時間以内に判定する．
造影CT Grade 2以上を重症，Grade 1以下を軽症と判定する．

❖ 治療概要

急性膵炎の初期治療は，絶食による膵の安静（膵外分泌刺激の回避），十分な初期輸液と除痛である．重症例では，呼吸・循環管理を要する

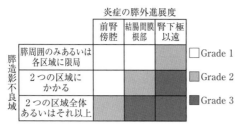

図1 炎症の膵外進展度
(武田和憲, 大槻 眞, 北川元二, 他：急性膵炎の診断基準・重症度判定基準最終改訂案. 厚生労働科学研究補助金難治性疾患克服研究事業 難治性膵疾患に関する調査研究, 平成17年度総括・分担研究報告書, p.27-34, 2006. より改変転載)

ため対応可能な施設に搬送する．また，感染性膵合併症の発症予防のため抗菌薬を投与し，膵酵素の活性化を抑制するためタンパク分解酵素阻害薬の大量持続静注を行う．

① 膵動注療法

急性壊死性膵炎では，膵の虚血，膵微小循環障害がみられるため，経静脈的に投与された薬剤は膵組織に到達しにくい．急性壊死性膵炎に対し，発症早期のタンパク分解酵素阻害剤・抗菌薬の局所動注療法は，感染性膵合併症と死亡率を低下させる可能性がある．

② 栄養療法

急性膵炎ではエネルギー必要量が増加しており，栄養摂取が長期に不可能な場合はそれに見合うだけの栄養を補充する必要がある．重症例において，早期からの経腸栄養は感染合併症の発生率を低下させ，入院期間の短縮や医療費の節減に役立つ．急性膵炎後の経口摂取開始時期については，腹痛コントロールと血中膵酵素の低下を目安とし，少量の脂肪制限食から開始し，徐々にカロリー，脂肪量を増量していく．

③ 血液浄化療法

重症膵炎では，急性腎不全を合併することが多く，十分な初期輸液にもかかわらず循環動態が不安定で利尿の得られない症例に対しては血液浄化療法を考慮する．わが国では持続的血液濾過透析（CHDF）が最も行われている．

④ 胆石膵炎に対する治療

急性胆石膵炎のうち胆管炎合併例，胆道通過障害の遷延例には，早期の内視鏡的逆行性膵胆管造影（ERCP）が推奨される．ERCPにより胆管ドレナージ（胆管ステントまたは経鼻胆管ドレナージチューブの挿入）を施行，通過障害を解除しつつ，急性膵炎の治療を行い，膵炎が改善した後に総胆管結石の治療（内視鏡治療または手術）を行う．

⑤ 手術・インターベンション治療

上述の集中治療を施行しても感染性膵壊死・膵膿瘍が生じた際には，手術・インターベンション治療を考慮する．これまで手術や経皮的ドレナージが行われてきたが，近年，超音波内視鏡を中心とした内視鏡技術の進歩により内視鏡を用いた経消化管的ドレナージ・ネクロゼクトミーの有効性が報告されつつある[3]．

2. 慢性膵炎

病態生理

慢性膵炎は，アルコールを中心とした種々の原因により，膵に持続的な炎症と線維化が進行し，最終的には膵が荒廃する疾患である．進行すると膵外分泌・内分泌機能の低下を伴う．多くは非可逆性である．大きくはアルコール性慢性膵炎と非アルコール性慢性膵炎（特発性，遺伝性，家族性など）に分けられる．2011年の慢性膵炎全国調査によると，わが国の慢性膵炎患者の成因として最も多いのはアルコール性で67.5%，次に多いのが原因不明の特発性で20.0%であった．急性膵炎と異なり，慢性膵炎の原因として胆石性は稀であり1.3%であった．

症 状

慢性膵炎の大部分の症例が腹痛を呈する．慢性膵炎の初期には，血液検査・尿検査の膵酵素上昇を伴う上腹部痛がみられるが，膵機能は比較的保たれている．進行すると膵組織が破壊され，腹痛は自然に軽減する．膵外分泌能が低下すると脂肪の消化が障害され，脂肪便，下痢がみとめられる．また，ランゲルハンス島が破壊されインスリンを分泌するβ細胞が減少すると，糖尿病を発症する．

検 査

慢性膵炎の初期には血中・尿中の膵酵素が上昇する．画像診断は腹部CT・MRCP・超音波検査を基本とし，必要に応じてERCPを行う．画像所見の特徴としては，膵管内の結石，膵全体に分布するびまん性の石灰化，主膵管の不整な拡張などがあげられる．膵外分泌障害の検査としては，PFD試験がある．膵臓から分泌されるキモトリプシンという酵素で分解されるPFD試薬を経口的に投与し，投与後どれくら

い分解されたかを調べる検査である.
　以下に慢性膵炎の診断項目,特徴的な画像所見を記す.

① **慢性膵炎の診断項目**[4]
　a）特徴的な画像所見
　b）特徴的な組織所見：膵実質の脱落と線維化が観察される.膵線維化は主に小葉間に観察され,小葉が結節状,いわゆる硬変様をなす.
　c）反復する上腹部痛発作
　d）血中または尿中膵酵素値の異常
　e）膵外分泌障害：BT-PABA 試験（PFD 試験）
　f）1 日 80 g 以上（純エタノール換算）の持続する飲酒歴

② **慢性膵炎の画像所見**[5] ▶図2

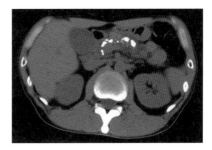

図2　アルコール性慢性膵炎（44歳,男性）：多数の膵石が存在

確診所見：以下のいずれかがみとめられる.
　a）膵管内の結石
　b）膵全体に分布する複数ないしびまん性の石灰化
　c）ERCP 像で,膵全体に主膵管の不整な拡張と不均等に分布する不均一かつ不規則な分枝膵管の拡張
　d）ERCP 像で,主膵管が膵石,タンパク栓などで閉塞または狭窄しているときは,乳頭側の主膵管と分枝膵管の不規則な拡張

準確診所見：以下のいずれかがみとめられる.
　e）MRCP において,主膵管の不整な拡張とともに膵全体に不均一に分布する分枝膵管の不規則な拡張
　f）ERCP 像において,膵全体にびまん性の分枝膵管の不規則な拡張,主膵管のみの不整な拡張,タンパク栓のいずれか
　g）CT において,主膵管の不規則なびまん性の拡張とともに膵辺縁が不規則な凹凸を示す膵の明らかな変形
　h）US（EUS）において,膵内の結石またはタンパク栓と思われる高エコーまたは膵管の不整な拡張を伴う辺縁が不規則な凹凸を示す膵の明らかな変形

❖ **治療概要**

　慢性膵炎の治療としては,腹痛に対する対症療法と急性再発を予防するための日常生活や薬物療法を行う.飲酒や過食などの生活習慣を改善させることが重要である.禁酒を要する.腹痛を繰り返す代償期では,脂肪摂取制限（1 日 30〜35 g）を行う.薬物療法としては,膵酵素活性を抑制するためのタンパク分解酵素阻害薬を投与する.タンパク分解酵素活性の高い高力価パンクレアチン製剤も有用である.

　膵石症に対しては,小結石であれば内視鏡治療を考慮する.最近,膵石に対する体外衝撃波膵石破砕療法（ESWL）が保険適応となり,より大きな膵石に対しても ESWL と内視鏡治療を組み合わせて治療可能となった.症例によっては外科的治療を要することもある.

3. 自己免疫性膵炎

❖ **病態生理**

　自己免疫性膵炎（autoimmune pancreatitis：AIP）は,病理組織でリンパ球や IgG4 陽性形質細胞浸潤,閉塞性静脈炎,線維化を特徴とする Lymphoplasmacytic sclerosing pancreatitis（LPSP,1 型 AIP）と好中球上皮病変（granulocytic epithelial lesion：GEL）を特徴とする idiopathic ductcentric chronic pancreatitis（IDCP,2 型 AIP）に大別される.わが国では 1 型 AIP が殆どであり,欧米では 2 型 AIP が多い.ここでは 1 型 AIP の診断・治療について記載する.

❖ **症　状**

　自己免疫性膵炎に特異的な症状はない.自覚的には,軽度腹痛,全身倦怠感,黄疸,口渇感などを契機に受診することが多い.また,糖尿病を呈する症例もある.一方,特に症状を有さない症例も存在する.ほかの臓器（唾液腺・涙腺・甲状腺・胆管・後腹膜・腎臓・肺・リンパ節など）が腫脹して症状を呈することもある.

❖ 検　査

血液検査では血清 γ-グロブリン，IgG または IgG4 の上昇，自己抗体をみとめることが多い．画像診断は腹部超音波，腹部 CT，腹部 MRI を組み合わせて行う．ソーセージ様を呈する膵のびまん性腫大が特異性の高い所見である．膵の限局性腫大では膵がんとの鑑別が問題となり，超音波内視鏡下針生検により組織を採取して IgG4 陽性形質細胞浸潤を確認することもある．

① 画像診断[6]

a）腹部超音波：腫大部の低エコー像に高エコースポットが散在することが多い．

b）腹部 CT：ダイナミック CT では遅延性増強パターンと被膜様構造が特徴的である．

c）腹部 MRI：T1 強調画像での低信号，ダイナミック MRI での遅延性増強パターンと被膜様構造が特徴的である．

② 病理所見[6]

高度のリンパ球，形質細胞の浸潤と，線維化がみとめられる．著しい IgG4 陽性形質細胞浸潤が特徴である．花筵状線維化（storiform fibrosis），閉塞性静脈炎（obliterative phlebitis）といった所見がみとめられることもある．

❖ 治療概要

自己免疫性膵炎は，ステロイド治療が基本となる．閉塞性黄疸，腹痛，背部痛や膵外病変による症状がある場合に治療適応となる．ステロイドの初期投与量は 0.6 mg/kg/day 程度とし，2～4 週間継続後に 5 mg/1～2 週間のペースで漸減していく．血清 IgG4 や画像検査を繰り返しつつ，2～3 ヶ月かけて維持量（2.5～5 mg/day）に減量していく．ステロイド治療の継続期間については明確なエビデンスはないが，治療開始から 3 年以内の再燃が多いと報告されており，ステロイド維持投与は 3 年程度の継続が推奨されている[7]．

参考文献

1) 急性膵炎診療ガイドライン 2010 改訂出版委員会：急性膵炎診療ガイドライン（2010）．金原出版，2009．

2) 武田和憲，大槻　眞，北川元二，他：急性膵炎の診断基準・重症度判定基準最終改訂案．厚生労働科学研究補助金難治性疾患克服研究事業　難治性膵疾患に関する調査研究平成 17 年度総括分担研究報告書，p. 27-34, 2006．

3) Seewald S, et al.: Aggressive endoscopic therapy for pancreatic necrosis and pancreatic abscess: a new safe and effective treatment algorithm. Gastrointest Endosc 2005; 62: 92-100.

4) 日本膵臓学会・日本消化器病学会・厚生労働省難治性膵疾患に関する調査研究班：膵臓．2009; 24: 645-6.

5) 大原弘隆，他：膵臓．2009; 24: 655-60.

6) 日本膵臓学会・厚生労働省難治性膵疾患に関する調査研究班：膵臓．2012; 27: 17-25.

7) Kamisawa T, et al.: Japanese consensus guidelines for management of autoimmune pancreatitis: III. Treatment and prognosis of AIP. J Gastroenterol, 2010; 45(5): 471-7.

（執筆者）長谷川直之（筑波大学）
安部井誠人（筑波大学）
（取りまとめ）兵頭一之介（筑波大学）

⊠ 薬物治療

1. 概　要

急性膵炎は何らかの原因で膵酵素が活性化し，膵の自己消化を来す疾患である．上腹部に急性腹痛発作と圧痛がある．薬物療法では鎮痛薬，抗菌薬，タンパク分解酵素阻害薬，酸分泌抑制薬を用いる．重症例では，抗菌薬の予防投与により感染性膵合併症の頻度を低下させる．慢性膵炎は持続性・進行性の膵の炎症で，再燃を繰り返しながら，膵臓に線維化，細胞浸潤，実質の脱落などの慢性変化を来し，最終的には膵の内外分泌機能不全を来す疾患である．急性増悪と腹痛に対する薬物治療が中心である．

2. タンパク分解酵素阻害薬

❖ 作用の特徴

トリプシンの活性化が引き金となって，連鎖的にエラスターゼ，ホスホリパーゼ A_2 などの膵由来のタンパク分解酵素が活性化されると，膵臓の細胞が自己消化される．その結果，浮腫や上膵部痛が引き起こされ，膵実質の細胞障害による膵内分泌機能が低下する．そこで，タンパク分解酵素を阻害する薬が用いられる．急性膵炎に用いる薬物には，ナファモスタット，ウリナスタチン，ガベキサートがあり，慢性膵炎ではカモスタットがある．ウリナスタチンはヒト尿由来のトリプシン阻害活性を有する分子量 67,000 の糖タンパク質である．

❖ 使用上の注意

いずれの薬も少量投与では膵組織への移行性が悪いので，軽症症例でも初期投与量は保険適

用の最大量を用いる．ショック，アナフィラキシー様症状を来すことがあるので，十分な問診を行い投与後 10 分間は患者の全身状態の観察を行うことが必要である．血清カリウムが上昇することがある．ガベキサートやナファモスタットは注射部位の皮膚潰瘍を来すことがある．薬液を血管外に漏出しないように注意する必要がある．ガベキサートは抗生物質製剤，アミノ酸製剤，アルカリ製剤で，ナファモスタットはアルカリ製剤で配合変化を来すので注意を要する．

3. ヒスタミン H₂ 受容体拮抗薬（H₂ ブロッカー）

❖ 作用機序と作用の特徴

ヒスタミン H₂ 受容体拮抗薬は，胃壁細胞上にあるヒスタミン H₂ 受容体において，ヒスタミンと拮抗することによって胃酸分泌を抑制する．この目的でファモチジンが用いられる．胃酸分泌を抑制することによって十二指腸の pH を上昇させ，セクレチンとコレシストキニン分泌を抑制する．これにより膵外分泌を抑制して，膵炎の悪化を抑える．

4. 鎮痛薬

❖ 作用の特徴

慢性膵炎の頑固な腹痛には非ステロイド性抗炎症薬の頓用が一般的である．膵炎による疼痛が軽度の場合は非ステロイド性抗炎症薬を用いる．薬物には，インドメタシン，ジクロフェナクがある．

疼痛が強い場合にはオピオイド鎮痛薬ペンタゾシンを用いる．オピオイド κ 受容体刺激作用による鎮痛作用を示す．また，弱いオピオイド μ 受容体拮抗作用（弱い麻薬拮抗性）を示す．ペンタゾシンは抗コリン薬と併用する．その理由は，ペンタゾシンが Oddi 括約筋を収縮させる作用があるので，単独投与すると胆管内圧が上昇し疼痛を悪化させるからである．

❖ 使用上の注意

ペンタゾシンは眠気，めまい，ふらつきなどが現れることがあるので，投与中の患者には自動車の運転など危険を伴う機械の操作には従事させないよう注意する．呼吸抑制がみられることがある．連用により薬物依存を生ずることがあるので，慎重に投与する．無顆粒球症が現れることがあるので，観察を十分に行い，このような場合には中止し，適切な処置を行う．

5. 鎮痙薬

❖ 作用の特徴

慢性膵炎の際の腹痛には，鎮痙薬を投与する．抗コリン薬は胆道平滑筋のムスカリン M3 受容体を遮断することにより，平滑筋の痙縮を抑制する．薬物にはブチルスコポラミンなどがある．フロプロピオンはカテコール-O-メチルトランスフェラーゼ（COMT）を阻害して，ノルアドレナリンの分解を抑制する．このノルアドレナリンが胆管平滑筋や Oddi 括約筋を含む胆道平滑筋のアドレナリン β₂ 受容体を刺激し平滑筋を弛緩させる．

❖ 使用上の注意

抗コリン薬の副作用として，視力調節障害，口渇，腹部膨満感，鼓腸，便秘，排尿障害，心悸亢進がある．フロプロピオンの副作用は悪心・嘔吐，胸やけ，腹部膨満感がある．

6. 消化酵素薬

慢性膵炎の際の消化不良には，消化酵素薬が用いられる．薬物としてはパンクレアチン，パンクレリパーゼなどがある．その際にはプロトンポンプ阻害薬やヒスタミン H₂ 受容体拮抗薬を併用して投与する．

（執筆者）堀江俊治（城西国際大学）

タンパク分解酵素阻害薬

分類	一般名	販売名（商品名）	標的分子/作用機序		コメント
タンパク分解酵素阻害薬	ナファモスタットメシル酸塩	フサン®	セリンプロテアーゼ	阻害	急性膵炎 ショック，アナフィラキシー様症状が現れることがあるので，アレルギー歴について十分な問診を行い，投与にあたっては観察を十分に行う．
	ウリナスタチン	ミラクリッド®	トリプシン	阻害	
	ガベキサートメシル酸塩	エフオーワイ®	カリクレイン	阻害	

タンパク分解酵素阻害薬（続き）

分類	一般名	販売名(商品名)	標的分子/作用機序		コメント
タンパク分解酵素阻害薬	カモスタットメシル酸塩	フオイパン®	セリンプロテアーゼ	阻害	慢性膵炎 ショック，アナフィラキシー様症状が現れることがあるので，投与にあたっては観察を十分に行う．
ヒスタミン H₂ 受容体拮抗薬	ファモチジン	ガスター®	ヒスタミン H₂ 受容体	遮断	
鎮痛薬	インドメタシン		シクロオキシナーゼ-1,2	阻害	
	ジクロフェナク			阻害	
	ペンタゾシン	ペンタジン®	オピオイド μ 受容体 オピオイド κ 受容体	刺激	抗コリン薬と併用 5節「胆道疾患」を参照
鎮痙薬	ブチルスコポラミン臭化物	ブスコパン®	ムスカリンアセチル性コリン受容体	遮断	鎮痙薬 5節「胆道疾患」を参照
	フロプロピオン	コスパノン®	カテコール-O-メチルトランスフェラーゼ（COMT）	阻害	
消化酵素薬	パンクレアチン	パンクレアチン			膵消化酵素の補充
	パンクレリパーゼ	リパクレオン®			

1 腎不全

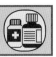

病態生理

1. 腎不全（急性腎障害：AKIと慢性腎臓病：CKD）

腎臓は，人体の恒常性に寄与する極めて重要な臓器である．腎臓の機能が失われた場合を腎不全という．腎不全は，発症からの時間経過により急性腎不全と慢性腎不全に分類されてきた．近年これらを含めたより広範な疾患概念として，急性腎障害（acute kidney injury：AKI），慢性腎臓病（chronic kidney disease：CKD）が普及してきた▶図1．ここでは，AKIおよびCKDとして以下に詳細を示す．

2. 急性腎障害（AKI）

AKIとは，血清クレアチニン値が48時間以内に0.3 mg/dL以上上昇するか，7日以内に1.5倍以上へと上昇する，もしくは6時間の尿量が0.5 mL/kg/時未満と定義される．

❖ 病態生理

AKIは何らかの原因により，急激に腎機能が低下する疾患であり，直前の腎機能障害の有無を問わない．AKIの原因は▶表1に記すが，CKDはAKI発症の危険因子・増悪因子でもある．

AKIは，腎前性の要因，腎性の要因，腎後性の要因により発症する．腎前性の要因としては，何らかの腎血流量の減少（大量出血，急性心不全，敗血症などに伴う急性循環不全や大動脈〜腎動脈以下の虚血）により発症し，早期に対処しなければ，腎前性から腎性の機能障害に移行する．腎性の要因には，糸球体性障害としての急性糸球体腎炎や急性進行性糸球体腎炎があり，尿細管間質性障害としての腎毒性物質や腎循環障害による急性尿細管壊死，薬剤アレルギーに伴う急性間質性腎炎が有名である．腎後性の要因としては，腎盂〜尿路の閉塞性疾患がある．

高齢化が進み，高齢者のAKIが増加している．高齢者では既に尿濃縮障害などがあり，容易に脱水を来すこと，自覚所見・他覚所見を欠き診断が遅れやすいこと，慢性疾患（心・肺・肝臓）などが併存することが理由となる．また，AKIは術後あるいは検査後に発症することが多い．手術操作などによる侵襲，脱水，薬剤副作用に影響を受けやすいことが理由となる．1992年〜2001年の間に，院内発生のAKIの頻度が1.4%から3.6%まで増加したことが報告されている[1]．集中治療中の院内AKI発生率は高く，303施設のICU患者16,784名のコホートにおいて，5.4%がAKIを呈していた[2]．

❖ 症 状

AKIの原因が腎前性の場合には，循環不全，血圧低下に伴う症状が出現する可能性がある．腎後性の場合には，尿路の閉塞に伴う腰痛，排尿時痛，頻尿などの自覚症状の後，尿閉あるいは尿量の減少が出現する．腎性の場合には特異的な症状は発現しにくい．

また，他覚的所見としては，尿量の異常が重要であり，特に術後患者や重篤な循環不全などのある患者では，時間尿量の測定により，6時間での尿量が0.5 mL/kg未満で診断可能であ

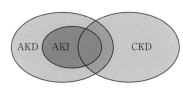

図1　AKIおよびCKDの概念図

acute kidney diseases（AKD）およびacute kidney injury（AKI）は治癒する場合もある．このような腎障害が3ヶ月以上持続した場合にchronic kidney diseases（CKD）と診断される．

表1　急性腎障害（AKI）の原因とその分類

AKIの原因	AKIの増悪因子
敗血症	脱水症，体液喪失
重症疾患	高齢
ショック	女性
熱傷	黒人種
外傷	CKD
心臓手術	慢性疾患（心・呼吸器・肝臓）
非心臓手術	
腎障害性薬剤	糖尿病
造影剤使用	悪性疾患
腎障害性の食物摂取	貧血

（KDIGO 2012 AKI guideline. chapter 2.2, Elsevier. より転載）

表2　急性腎障害（AKI）のステージ分類

分類	血清 Cre による基準	尿量による基準
Stage 1	Cre 1.5～2.0 倍上昇 or Cre 0.3 mg/dL 以上の増加	<0.5 mL/kg/時が 6 時間以上持続
Stage 2	Cre 2～3 倍上昇	<0.5 mL/kg/時が 12 時間以上持続
Stage 3	Cre 3 倍以上の上昇 or Cre 4 mg/dL 以上の増加 or 腎代替療法の導入 or eGFR<35 mL/kg/1.73 m^2 （18 歳未満）	<0.3 mL/kg/時が 24 時間以上 or 無尿が 12 時間以上

（KDIGO 2012 AKI guideline. chapter 2.2, Elsevier. より転載）

る．一般に，尿量については 1 日尿量 400 mL 以下を乏尿，100 mL 以下を無尿という．無尿・乏尿が存在すれば，体内水分貯留傾向となり，血圧上昇，浮腫，胸腹水貯留，肺うっ血などが生じやすい．また，酸排泄障害による代謝性アシドーシスが，食欲不振，倦怠感などの症状となる場合がある．血中の尿毒素濃度が上昇し，不穏，見当識障害などの神経障害を来す．電解質障害として，低 Na 血症，高 K 血症，低 Ca 血症が出現し，神経症状や不整脈を誘発することがある．

❖ 診断ならびに検査所見

AKI は，① 48 時間以内の血清クレアチニン 0.3 mg/dL 以上の上昇，②従来（およそ 7 日前）の血清クレアチニン値からの 1.5 倍への上昇，③ 0.5 mL/kg/時未満の尿量の 6 時間以上の持続，のいずれかを満たせば診断される．したがって，AKI 発症のリスクがある患者を診療する場合には，適切な間隔での血清クレアチニン検査と，時間尿量の記録などを実施し，AKI の発症を見逃さないようにする必要がある．

AKI の診断後，原因の検索を可能な限り実施する．同時に治療方針など決定のためにステージングを行う．ステージは ▶表2 のように血清クレアチニンの変動または尿量によりなされる．AKI の原因診断のために，詳細な病歴聴取および身体診察が必要である．同時に，腹部超音波検査により，水腎症の有無，腎皮質の厚さ，腎腫大の有無，膀胱への残尿の有無を確認する．腎後性と診断された場合には，泌尿器科と相談のうえ処置を決定する．

腎前性と腎性を鑑別するためには，尿化学検査を用いる．腎前性 AKI は，腎血流量低下が主因であるため，腎臓は Na の貯留という防御反応を行う．そのため，尿は濃縮され，尿中の Na 排泄は低下する．Na 排泄分画である fractional excretion of sodium（FENa）は，Na クリアランスをクレアチニンクリアランス（Ccr）で除したもので，尿細管での Na 再吸収率の指標となる．つまり，腎前性の AKI では，Na の再吸収亢進のため FENa は低下する．腎性 AKI の場合は，尿細管機能の低下が存在することがあり，尿濃縮が不可能となるため，Na 排泄が比較的多く，FENa は比較的高値である．したがって，これらの鑑別のために乏尿性の AKI では，可能な限り早期に尿化学検査を実施することが重要である．近年は，体重や性別，栄養状態の影響を受けやすいクレアチニンに代わり，AKI の早期診断に有用なバイオマーカーの検討が盛んに行われている．代表的なものとして，血中あるいは尿中のシスタチン C，neutrophil gelatinase-associated lipocalin（NGAL），liver-type fatty acid binding protein（L-FABP），interleukin-18（IL-18），kidney injury molecule-1（KIM-1）がある．今のところゴールドスタンダードと呼べる指標は開発されておらず，複数のバイオマーカーを組み合わせる（パネル化する）試みもなされている．

❖ 治療概要

AKI 患者への初期治療で最も重要なのは，AKI となった原因の除去である．早期に発見し対処すれば，重症とならずに治療可能な場合が多い．AKI の治療の基本は，水・電解質管理，酸塩基平衡異常の是正，腎機能保護，尿毒症管理，栄養管理である．AKI は多種多様な原因が併存し，それを早期に見極めることが重要である．また，原疾患の治療が同時かつ速やかに行われなければならない．

非薬物療法としては，体液管理が重要である．脱水あるいは水過剰状態を適切に評価し，

なおかつ十分な利尿が得られるように努める．その際は，血圧，中心静脈圧，レントゲンでの心胸郭比の推移が参考となる．問診や診療録から得られる体重の変化，身体所見などを総合的に判断し，うっ血性心不全の有無を診断する．脱水状態であることが示唆される場合には，水チャレンジテストとして，生理食塩水を1時間で急速補充し，尿量の増加傾向の有無を確認する．腎後性AKIは腹部超音波などの画像的診断を行い，適切な泌尿器外科的処置を講じる．

栄養管理について，AKIではタンパク異化が亢進するため低栄養が進行しやすい．エネルギー必要量は，ESPEN（European Society of Parenteral and Enteral Nutrition）ガイドラインやKDIGO-AKIガイドライン2012において，20～30kcal/kg/日と記載されている．AKIでは，腎における水分管理や酸塩基平衡管理，尿毒症性物質代謝能力の低下が存在するため，投与エネルギーとのバランスをとりながらの栄養管理が必要となる．

保存的治療に抵抗性のAKIに対しては血液浄化療法が考慮されるが，溢水，高K血症，代謝性アシドーシス，尿毒症症状を目安として開始される．

❖ 薬物治療

① 電解質異常の是正

電解質異常のうち，高K血症が致死的となる場合があり，優先して補正されるべきである．一般的に血清K値5.5mEq/L以上を高K血症と呼び，血清K値7.0mEq/L以上では心停止の危険があり，高K緊急症と捉えるべきである．そのため，心電図変化（心室性不整脈の出現，P波の消失，テント状T波など）を伴うようであれば，救急対応として心筋保護のためグルコン酸カルシウム投与を行う．Kが5.5mEq/L以下になるように，アシドーシス改善のための炭酸水素ナトリウム投与，細胞外から細胞内へK移行を狙うブドウ糖・インスリン療法，経口イオン交換樹脂による治療などを実施する．無尿患者では緊急透析を要する場合もある．

② 酸塩基平衡異常の是正

アシドーシスの存在は $[Na^+] - [Cl^-] < 36$ mEq/Lのときに疑い，血液ガス分析で $[HCO_3^-]$ を測定する．$[HCO_3^-]$ 20～21

mEq/Lを保つように炭酸水素ナトリウムを1.5～3g/日，経口あるいは点滴投与により補充する．ただし，炭酸水素ナトリウム1g当たり約0.7gの塩分負荷となるため，投与量が多い場合，体液貯留および心不全の管理が適切に行われるべきである．

③ 腎クリアランスの確保

利尿維持のためフロセミド80～500mgを1日最大4～5回に分けて，あるいは持続的に静注する．急速かつ大量の投与は，悪心・嘔吐などの消化器症状，聴力障害を呈するため留意する．適切な利尿には，腎血漿流量の確保が必要であるため，循環維持は不可欠である．基礎病態にもよるが，血管作動薬として，ドパミン，ノルアドレナリン，バソプレシンが選択される．かつては，低容量ドパミンが腎保護作用を有すると論じられたこともあるが，現在，その有効性も含めて様々な検討が続いている．また，高血圧性心不全を呈した場合，ヒト心房性ナトリウム利尿ペプチド（hANP）が選択される場合もある[3]．

3. 慢性腎臓病（CKD）

CKDは，糸球体濾過量（glomerular filtration rate：GFR）が 60mL/min/1.73 m^2 未満，もしくは尿タンパクなどの腎障害を示唆する所見がある，その一方あるいは両方が3ヶ月以上持続する場合と定義される．GFRとは，腎機能のなかでも最も基本となる糸球体の単位時間当たりの血液の濾過量を示したもので，血液から尿中へ老廃物を濾過排泄する効率を意味する．測定には，糸球体から濾過された後に尿細管で分泌や再吸収を受けない物質の尿中と血液中の濃度測定が理想的であり，イヌリンを投与して測定したイヌリンクリアランス検査がゴールドスタンダードである．一方，簡便な方法として臨床的には，体内で産生されイヌリンと類似の腎動態を示すクレアチニンを蓄尿で集めて24時間の排泄量を測定し，血清クレアチニン値からクリアランスを算出して測定する蓄尿法と，血清クレアチニン値から性別や年齢などで補正し推測する（estimated GFR：eGFR）推算法とが存在する．推算式は，男性ではeGFR（mL/min/1.73 m^2）＝ $194 \times Cr^{-1.094} \times$ 年齢 $^{-0.287}$，女性では eGFR ＝ $194 \times Cr^{-1.094} \times$ 年齢 $^{-0.287}$ ×0.739である．推算式に年齢が加わるのは，

表3 CKDの重症度分類

原疾患	蛋白尿区分		A1	A2	A3
糖尿病	尿アルブミン (mg/日)		正常 <30	微量アルブミン尿 30〜299	顕性アルブミン尿 ≥300
高血圧・腎炎 多発性嚢胞腎 移植腎 その他・不明	尿蛋白定量 (g/日) 尿蛋白/Cr比 (g/gCr)		正常 <0.15	軽度蛋白尿 0.15〜0.49	高度蛋白尿 ≥0.50
GFR区分 (mL/分/1.73m²)	G1	正常または高値	≥90		
	G2	正常または軽度低下	60〜89		
	G3a	軽症〜中等度低下	45〜59		
	G3b	中等度〜高度低下	30〜44		
	G4	高度低下	15〜29		
	G5	末期腎不全	<15		

末期腎不全/心血管死亡に対するリスク 低→高

慢性腎臓病の重症度は尿疾患・GFR区分・蛋白尿区分（いわゆるCGA：cause, GFR and albuminuria）で評価する.
注：わが国の保険診療では，アルブミン尿の定量測定は，糖尿病または糖尿病性早期腎症であって微量アルブミン尿を疑う患者に対し，3カ月に1回に限り認められている．糖尿病において，尿定性で1＋以上の明らかな尿蛋白を認める場合は尿アルブミン測定は保険で認められていないため，治療効果を評価するために定量検査を行う場合は尿蛋白定量を検討する．
（日本腎臓学会（編）：エビデンスに基づくCKD診療ガイド2018．東京医学社，2018．p.3より一部改変転載）

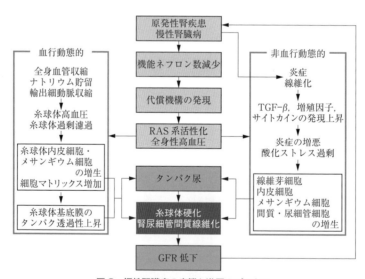

図2 慢性腎臓病の病態と進展のプロセス
（Primer on kidney diseases 6th ed. 2014. を参照）

加齢によって経年的にGFRが低下するためである．また，CKD患者では，ステージの進行，すなわち腎機能（GFR）の低下に伴い，末期腎不全または心臓血管病（脳卒中や心筋梗塞など）の発症の危険性が高まる[4] ▶表3．

❖ 病態生理

CKDの病態生理は原疾患により大きく異なる．腎臓の障害機序からは大きく血行動態的な障害と非血行動態的な障害に分類できる ▶図2．血行動態的な障害は，RA系の活性

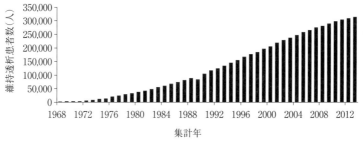

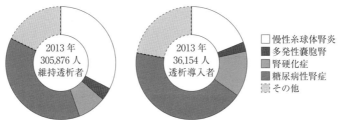

図3 慢性腎不全の人口とその疾患分類
上が1968年から2013年にかけてのわが国における維持血液透析患者数の推移．左が2013年度の維持透析療法を受ける患者の原因疾患．右が2013年度に新規に維持透析が導入された患者の原因疾患．
（日本透析医学会データから抜粋）

化を介して，あるいは本態性高血圧などの併発による全身性高血圧，ナトリウム貯留による体液過剰および糸球体輸出細動脈収縮による糸球体内圧上昇が機序として考えられる．ネフロン数が糸球体疾患や糸球体虚血によって減少している場合には，少数のネフロンに過大な負荷，糸球体過剰濾過状態となる．結果として，糸球体内皮やメサンギウム細胞に器質的・機能的変化が起こり，タンパク尿が出現すると同時に，さらなるネフロンの喪失を来すといわれている．一方，非血行動態的な障害には，炎症と線維化がかかわる．たとえば，RA系の活性化が線維化とGFR低下をもたらす機序として，アンジオテンシンⅡとアルドステロンが，腎における成長因子・サイトカインとそれらの受容体の発現や活性化を誘導する．結果として，糸球体内皮細胞・上皮細胞・メサンギウム細胞・尿細管間質細胞・線維芽細胞の細胞増殖および細胞肥大がみとめられる．特に，メサンギウム細胞などで産生されるTGF-βは，細胞外マトリックスの増殖をもたらし，糸球体および尿細管間質の線維化などの器質的変化を来す．また，尿タンパク自体が尿細管間質の線維化を誘導する機序も知られている．

腎機能障害が進行した場合には透析療法や腎移植などの腎代替療法が必要になる．わが国で

表4 新規透析導入患者の原疾患

原疾患	人	%
糖尿病性腎症	15,837	43.8
慢性糸球体腎炎	6,777	18.8
腎硬化症	4,701	13.0
多発性囊胞腎	907	2.5
急速進行性糸球体腎炎	505	1.4
悪性高血圧症	281	0.8
慢性腎盂腎炎	279	0.8
SLE	258	0.7
腎・尿路悪性腫瘍	164	0.5
分類不能の腎炎	135	0.4
骨髄腫	129	0.4
アミロイド腎	88	0.2
痛風腎	87	0.2
閉塞性尿路疾患	96	0.3
結石症	55	0.2
腎形成不全	47	0.1
妊娠中毒症	37	0.1
結核	17	0.0
先天性代謝異常による腎不全	17	0.0
不明・その他・再導入	5,722	15.8
合計（記載なしを除く）	36,139	100.0

（日本透析医学会統計調査2013年の結果より作製）

は1968年以降の維持透析患者数が調査されており，調査開始以降増加の一途をたどり，2015年末には32万人を超えた▶図3．また，新規に透析導入となった慢性腎不全患者は，3.6万人に上りその原疾患のうち糖尿病性腎症が

43.8%, 次いで慢性糸球体腎炎が 18.8%, 動脈硬化・加齢・高血圧などにより発症する腎硬化症が 13.0% を占める ▶図3, ▶表4. 糖尿病性腎症と腎硬化症の頻度は増加傾向にあり, 慢性糸球体腎炎の頻度は, 減少傾向にある.

❖ 症　状

CKD には特異的症状はなく, ステージが進行しない限り自覚症状はない. 腎臓病による症状（尿毒症症状）が出現するのは, 高度に腎機能の低下した場合であり, このような症状の出現しないように対症的に食事・生活・薬剤によ

り管理加療することが最も重要である.

尿毒症の症候として, 高血圧, 高 K 血症, 腎性貧血, 末梢神経障害, 骨ミネラル代謝異常, 代謝性アシドーシスなどを呈する ▶表5. さらに進行すると, 食欲不振, 嘔吐, 心外膜炎, 痙攣や昏睡などの中枢神経障害をみとめる場合がある. ただし, 腎機能評価に頻用される血中の BUN あるいは Cre 濃度は, これらの症候と必ずしも直接的に相関しないため, 検査値異常のみでなく臨床経過をふまえた判断が必要である.

❖ 診断と検査所見

CKD の診断は, ①タンパク尿などの腎障害の存在 ▶表6, または②血清クレアチニンをもとに求めた eGFR を計算し, eGFR＜60 mL/min/1.73 m² を確認する. ①, ②の一方または双方が 3ヶ月以上持続していることを確認できれば可能である. 次いで, ▶表3 に従いステージ分類を行う. まず CKD に至った原疾患, すなわち腎機能の低下, タンパク尿の出現を来した原因疾患を診断（Cause 区分：C）する. 次いで, 腎機能を eGFR により 6 つのステージに分ける（GFR 区分：G）. タンパク尿ステージについては糖尿病患者では尿中アルブミンの定量を, それ以外では 24 時間蓄尿でのタンパク定量, あるいは, 随時尿で尿タンパク定量と尿中クレアチニン濃度測定を行い, 1 g クレアチニン排泄量当たりのタンパク尿量から尿タンパク排泄量を推定する（Albuminuria 区分：A）. これらの CGA 分類によって, 将来の

表5　尿毒症の臨床症状

典型的経過	尿毒症
中枢神経症状	意識障害, 頭痛, 震戦, 痙攣, 記名力低下, 傾眠, 不眠症
末梢神経症状	レストレッグ症候群, 感覚異常, 筋力低下, 筋萎縮
心血管障害	高血圧, 浮腫, 心不全, 狭心症・心筋梗塞, 肺水腫, 心外膜炎, 動脈硬化, 不整脈
内分泌異常	二次性副甲状腺機能亢進症, 性機能障害
骨・関節障害	異所性石灰沈着, 腎性骨異栄養症
電解質異常	高リン血症, 高カリウム血症, 低カルシウム血症, 高マグネシウム血症, 低亜鉛血症
酸塩基平衡異常	代謝性アシドーシス
消化器障害	嘔気, 嘔吐, 食欲不振, 消化管出血, 味覚異常
血液凝固異常	貧血, 出血傾向
皮膚障害	瘙痒感, 色素沈着, 脱毛
免疫障害	易感染性
眼障害	尿毒症性網膜症, 角膜石灰化

表6　CKD 診断に用いる腎障害の項目

腎障害 （kidney damage）		
項目		備　考
＊タンパク尿	0.15 g/day （g/gCr） 以上	尿試験紙法でのタンパク尿については, 希釈尿により偽陰性, 濃縮尿による偽陽性があり, 尿タンパク定量での評価が必要
	尿中アルブミン 30 mg/gCr 以上	糖尿病の場合
＊尿沈渣異常		変形赤血球, 赤血球円柱, 白血球円柱, 卵円形脂肪体, 顆粒円柱や尿細管上皮細胞
＊尿細管障害		尿細管性アシドーシス, 腎性尿崩症, 腎性カリウム喪失, 腎性マグネシウム喪失, ファンコニ症候群, Bartter（バーター）症候群, Gittelman（ギッテルマン）症候群
＊腎形態変化	病理組織学的変化	糸球体病変, 血管病変, 尿細管病変, 囊胞性変化, 先天性疾患
	画像変化	多発性囊胞腎, 腎形成異常, 尿路閉塞性水腎症, 腎皮質瘢痕, 腎腫瘍, 腎動脈閉塞
＊腎移植の病歴		

末期慢性腎不全への進展や心血管病発症リスクが異なることが明らかとなっており，予後予測が可能である．eGFR の計算に用いる血清クレアチン値は個々の患者の筋肉量，食事の影響を受けることが知られており，標準的な体型とは異なる患者の腎機能の評価にはシスタチン C による推算式（eGFRcys）を用いたり，より正確を期すには蓄尿による CCr やイヌリンクリアランスなどの実測法を施行するべきである．なお，男性の場合は eGFRcys（mL/min/1.73 m^2）=（104×Cys-C$^{-1.019}$×0.996^{年齢}）−8 であり，女性の場合は eGFRcys（mL/min/1.73 m^2）=（104×Cys-C$^{-1.019}$×0.996^{年齢}×0.929）−8 である．

❖ 治療概要

CKD の治療の目的は，CKD ステージの進行，重症化による様々な合併症，併発症を未然に防ぐことである．特に末期慢性腎不全への進行や心血管病（CVD）の発症が問題である．その実現のためには，まずは CKD を発症させた原因の除去，原疾患のコントロールが優先される．そのうえで，CKD の様々な増悪因子の除去を実現する集学的治療が必要である．すなわち，生活習慣の改善，食事指導，高血圧治療，尿タンパク・尿中アルブミンの減少，糖尿病の治療，脂質異常症の治療，貧血に対する治療，骨・ミネラル代謝異常に対する治療，高尿酸血症に対する治療，尿毒症毒素に対する治療，CKD の原因に対する治療，に集約される．尿毒症が顕在化し，非可逆的な慢性腎不全に至った場合には，腎代替療法である維持血液透析，維持腹膜透析，あるいは腎移植が行われる．一般に，進行性の腎機能障害である場合に，GFR 15〜30 mL/min/1.73 m^2 で，従来の治療の継続と同時に，将来の腎代替療法の必要性などについての説明が行われるべきである．実際の維持治療としての腎代替療法の導入は CKD ステージ 5 以降である GFR 15 mL/min/1.73 m^2 未満となった状況で必要性が生じてくる．この時期においても，尿毒症症状が出現しないように，水分，血圧，アシドーシス，電解質異常の管理を丁寧に行うことが透析導入後の生命予後も改善させることが知られている．実際の維持透析導入は腎代替療法を施行する以外に腎不全に基づく諸症状・諸症候が改善不可能な場合になって実施されるべきで，GFR 8 mL/min/1.73 m^2 未満まで保存的療法で管理すべきであるが，GFR 2 mL/min/1.73 m^2 までには血液透析を開始した方が生命予後が良好であるとされている．

❖ 薬物療法

以下に CKD 保存期で遭遇する各病態に対する薬物療法の実際を記す．

① 高 K 血症

カリウム（K）の排泄は腎臓から尿中への排泄が主な排泄経路であるため，腎機能低下により，K の排泄障害が起こり高 K 血症を示す場合がある．また，タンパク尿を伴う CKD あるいは糖尿病合併 CKD 患者の降圧薬として繁用されるレニン-アンジオテンシン系（RAS）阻害薬が投与されると，しばしば高 K 血症が問題となる．また，腎不全のために代謝性アシドーシスを呈し，細胞内から細胞外へのカリウムの移動が起こり高 K 血症となる．高 K 血症となった場合，第一に食事による K 制限を行う．食事療法での K 制限だけでは K コントロールが不可能な場合には陽イオン交換樹脂の投与を行う．また，代謝性アシドーシスのある場合には重曹の投与を行う．血清 K 値 7 mEq/L 以上では心停止の危険性があり，高 K 緊急症として心電図のモニター下での対応が必要となる（「2. 急性腎障害（AKI）」の薬物治療の該当項も参照）．

② 代謝性アシドーシスの補正

慢性腎不全では機能ネフロンの減少により酸排泄量が低下することにより代謝性アシドーシスを生じる．具体的な補正方法は，「2. 急性腎障害（AKI）」の薬物治療の項に譲る．

③ 高血圧

腎機能悪化の抑制および CVD の発症や死亡のリスク軽減のために降圧は重要である．CKD における降圧目標は，病態により異なる．タンパク尿が（＋）以上の場合あるいは糖尿病を併発している場合は，130/80 mmHg 未満とする．糖尿病がなく，尿タンパク陰性の場合には 140/90 mmHg 未満である．降圧には生活習慣の改善が重要であり，適度の運動，適正な体重の維持，さらに塩分摂取量を 6 g/日未満の食事量を要する．降圧薬の第一選択薬はタンパク尿または糖尿病がある場合，RAS 阻害薬で

あるアンジオテンシン変換酵素（ACE）阻害薬ないしアンジオテンシン受容体拮抗薬（ARB）である．尿タンパク陰性で非糖尿病の場合には，RAS阻害薬，Ca拮抗薬，利尿薬のいずれでも構わない．多くの場合には充分な降圧を得るためには多剤併用を要し，Ca拮抗薬，または，体液過剰傾向のある場合にはサイアザイド系利尿薬やループ利尿薬による併用療法を行う．

④ 糖尿病

糖尿病患者の血糖管理目標はHbA1c 7%（NGSP）未満とされる．CKDステージG1，G2，G3aまでの時期については腎症の進展抑制のため厳格な血糖値のコントロールが有効とされている．なお，腎機能障害が高度となると，貧血の合併などにより，HbA1c（%）が実際よりも低めの値になるため，評価の際に注意を要する．腎障害時にはグルコアルブミンなどでも評価し，適切な血糖管理につとめる．さらに近年は，HbA1cにヘモグロビン値や血清アルブミン値を含む因子で補正することで平均血糖濃度を推算する方法も検討されている．腎機能障害が高度となると，インスリン分解・排泄障害やSU薬などの血糖降下薬の腎排泄低下のため，投与量調節が必要となる．このような場合には，腎機能障害でも使用が可能な，α-GI，DPP-4阻害薬，一部のグリニド系薬やインスリン投与により適切な血糖管理を行う．

⑤ 脂質異常症

脂質異常症の治療によりタンパク尿の減少と腎機能低下抑制が期待される．目標LDLコレステロール120 mg/dL未満とするが，CVDの既往がある場合は，100 mg/dL未満を目標とする．第一選択としてはスタチン系薬が用いられるが，十分にLDLコレステロールが低下しない場合にはエゼチミブの併用を考慮する．スタチンは腎機能低下例で横紋筋融解症の危険が高まるため注意する．一方，腎機能低下例において腎排泄性のフェノフィブラート，ベザフィブラートは禁忌である．

⑥ 貧　血

腎機能が低下したCKDステージG3aからG5では腎性貧血を来す．腎性貧血は，腎からのエリスロポエチン産生低下，尿毒症による造血障害，赤血球寿命の低下などの多因子によ

る．CKD患者に赤血球生成刺激製剤（erythropoiesis stimulating agents：ESA）を投与する場合は，患者個別の合併症を考慮して投与することが大切であり，治療目標ヘモグロビン（Hb）値10.0〜12.0 g/dLとして，12 g/dLを超えないように配慮する．CKD患者における貧血治療では，鉄欠乏の評価とそれに基づく適切な鉄補充も重要である．ESA投与により相対的な鉄欠乏となるため，ESA投与時には鉄欠乏対策が重要である．鉄補充の開始基準は，① TSAT（鉄飽和度）20%以下（TSAT＝Fe［血清鉄］/TIBC［総鉄結合能］），②血清フェリチン値100 ng/mL以下であり，鉄過剰を避けるために計画的に投与を行う．

⑦ 高尿酸血症

腎機能低下に伴って尿酸排泄が低下するため，腎機能障害のあるCKD患者では高尿酸血症（血清尿酸値7.0 mg/dL以上）の頻度は高まる．腎障害のある例や尿路結石既往の例に対しては，尿酸排泄促進薬ではなく尿酸産生抑制薬が適応で，腎機能に合わせて減量して投与する．

⑧ 骨ミネラル代謝異常症および二次性副甲状腺機能亢進症

腎臓は，ミネラル代謝調節に大きな役割を果たしており，その異常は，CKD進行に伴い必発である．これをCKD-mineral and bone disorder（CKD-MBD）と総称する．腎機能障害の進行に伴いリン排泄が低下し，血中のリン（P）濃度が目立って上昇する以前に骨よりFGF23が分泌されることが知られている．FGF23により腎臓におけるビタミンDの活性化が障害され，副甲状腺ホルモン（PTH）分泌が亢進し，骨代謝回転が亢進する．血清P値が上昇するのはステージG4以降であるものの，CKD-MBDはCKDステージG3aから始まる．したがって，CKDステージ進行に合わせ，血清P，カルシウム（Ca），PTHの定期的評価を行い，基準値を逸脱すれば異常と考えてP 2.5〜4.5 mg/dL，Ca 8.4〜10.0 mg/dL程度を目標に管理する．炭酸Caや非Ca含有リン吸着薬などで治療を行う．適切なPTHのコントロールは，P・Caの適正化，骨病変や血管合併症の予防に有用である．活性型ビタミンD製剤は，これらのPTHと骨病変に有効である

だけでなく，動脈病変や免疫系など様々な働きがあることが知られ，適切な活性型ビタミンD₃系薬投与が行われると良い．維持透析中の慢性腎不全患者でPTHが十分低下しない場合は，シナカルセトへの切り替えや追加投与を行う．

⑨ 尿毒症毒素の除去

CKDステージG4からG5では，ほかの標準的治療に加えて球形吸着炭内服療法を併用することにより，CKD進行の抑制効果と尿毒症症状の改善が得られる可能性がある．球形吸着炭はインドキシル硫酸などの様々な物質を吸着し，便として排泄する．ただし，球形吸着炭は同時に服用した薬剤も吸着する可能性があり，食間に時間をずらして服用することが望ましい．

参考文献

1) Xue JL, Daniels F, Star RA, Kimmel PL, Eggers PW, Molitoris BA, Himmelfarb J and Collins AJ : Incidence and mortality of acute renal failure in Medicare beneficiaries, 1992 to 2001. J Am Soc Nephrol 2006 ; 17 : 1135-42.

2) Joannidis M, Metnitz B, Bauer P, Schusterschitz N, Moreno R, Druml W and Metnitz PG : Acute kidney injury in critically ill patients classified by AKIN versus RIFLE using the SAPS 3 database. Intensive Care Med 2009 ; 35 : 1692-702.

3) Vesely DL : Natriuretic peptides and acute renal failure. Am J Physiol Renal Physiol 2003 ; 285 : F167-77.

4) Nagai K, Yamagata K, Ohkubo R, Saito C, Asahi K, Iseki K, Kimura K, Moriyama T, Narita I, Fujimoto S, Tsuruya K, Konta T, Kondo M and Watanabe T : Annual decline in estimated glomerular filtration rate is a risk factor for cardiovascular events independent of proteinuria. Nephrology (Carlton) 2014 ; 19 : 574-80.

（執筆者）永井　恵（筑波大学）
（取りまとめ）山縣邦弘（筑波大学）

◪ 薬物治療

1. 降圧薬

❖ 作用機序

RA系阻害薬（ACE阻害薬，ARB）は進行例を除いて腎機能進行予防に有用である．しかし，タンパク尿が陰性か少量の場合には，腎保護効果は明らかでない．一方，大半のカルシウム拮抗薬はタンパク尿を悪化させる懸念がある．

❖ 作用機序

ACE阻害薬やARBは輸出細動脈を拡張させ，糸球体内圧を低下させてポドサイトを保護する ▶図4 ．また，輸出細動脈はその後，傍尿細管毛細血管となり尿細管を還流するので尿細管保護作用も期待される．逆にGFRが高度低下した患者では，薬剤を中止することによってGFRが改善して透析までの期間を延長できることがある．

カルシウム拮抗薬のL型電位依存性カルシウムチャネルブロッカーは，腎臓の輸入細動脈を拡張させて糸球体高血圧を起こして腎機能やタンパク尿に悪影響を与える可能性がある．L型は輸入細動脈に多く，T型とN型は輸入・輸出どちらにも発現している ▶図5 ．デュアルブロッカーとしてL型とT型をブロックするアゼルニジピン（カルブロック®）やエホニジピン（ランデル®），L型とN型をブロックするシルニジピン（アテレック®），ベニジピン（コニール®），ベニジピン（コニール®）は，輸出細動脈も同時に拡張するため，糸球体内圧低下とタンパク尿減少効果が期待される．

❖ 使用上の注意

強力な降圧は腎血流量を低下させて腎不全を進行させる．JNC8では降圧目標もタンパク尿がなければ糖尿病でも一般人と同じ140/90 mmHgに緩和された．高齢者（65歳以上）では150/90 mmHgをまず目標として，腎機能やタンパク尿をモニターしながらさらに下げるかどうかを検討する．

2. 利尿薬

❖ 作用機序

腎不全で使われる利尿薬はループ利尿薬（フロセミド）とチアジド系利尿薬（トリクロルメチアジド，ヒドロクロロチアジド）である．共に近位尿細管管腔内に分泌され，管腔側から作用する．ループ利尿薬はヘンレループの上行脚のNa-K-Cl共役輸送体を阻害する．チアジド系利尿薬は遠位尿細管のNa-Cl共役輸送体を抑制する．

❖ 使用上の注意

共通の副作用として低カリウム血症，それによるインスリン分泌低下から高血糖，高尿酸血症がある．ループ利尿薬には大量投与で可逆性の内耳障害（聴力・平衡障害や耳鳴り）があ

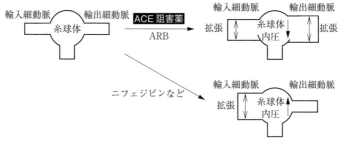

図4 降圧薬の腎微小循環への影響

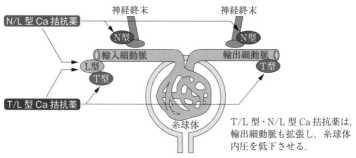

図5 T型・N型Caチャネル抑制作用を有するCa拮抗薬の腎微小循環における作用部位

り，チアジド系利尿薬には光過敏症がある．

ループ利尿薬の利尿作用は最も強いが（ヘンレループのNa再吸収がネフロン全体の25%と大きいので）長期使用では遠位尿細管でのNa-Cl共役輸送体の発現が増加して効きが悪くなってくる．その場合には増量よりチアジド系利尿薬併用が効果的な場合がある．

共に，腎機能が低下すると近位尿細管腔への分泌量が減少するので，増量しないと効かなくなってくる（フロセミドで20→200 mg）．特に利尿作用の弱いチアジド系利尿薬（遠位尿細管はネフロン全体の5%のNaの再吸収）はGFR<50では増量しても無効であるが，ループ利尿薬との併用で有効な場合がある．逆に使いすぎると無理な利尿によって腎血流量が低下して，腎不全を進行させる懸念がある．

3. 経口吸着炭素製剤
❖ 作用機序

球形吸着炭（クレメジン®）は腸の中で尿毒症の原因となる毒素を吸着し，体内に吸収させることなく便とともに排泄させ，透析導入を遅らせる可能性がある．

❖ 使用上の注意

進行性腎不全や尿毒症直前でなければ有効性は期待できない．毒素だけでなく同時に服用したほかの薬も吸着する可能性があるので，食事や薬を服用してから3時間以上ずらして服用する必要がある．通常，食間に服用する．また，大量内服する必要があり，コンプライアンスに劣る．腎不全進行を抑えるというエビデンスもなく，海外では使用されない．大量に内服するので消化管に通過障害があると排泄できず，イレウスや腸管穿孔を起こす危険がある．

4. エリスロポエチン製剤
❖ 作用機序

エリスロポエチン製剤（ダルベポエチンアルファ（ネスプ®），エポエチンベータペゴル（ミルセラ®））は骨髄に作用することで赤血球の産生を促す．これは赤芽球上のエリスロポエチン受容体（EpoR）に結合してJAK2カスケードを活性化することによる．

❖ 使用上の注意

エリスロポエチンベータは半減期が短いため，週に2〜3回の投与が必要だったが，エポエチンベータペゴルではポリエチレングリコール（PEG）をつけたため半減期が8日と長く，4週間に1回（初回は2週間に1回）投与でよい．また，エリスロポエチン製剤に対する抗体

が作られて，効力が落ちたり，後天性の赤芽球労（pure red cell aplasia）の危険が少ない（PEGをつけると抗原性が低下する）．赤血球増加から血漿循環量も増加するので，血圧上昇や心臓負荷から心不全が起きうる．血液凝固能も高まってシャント血栓・閉塞や脳梗塞を起こすこともある．増殖因子なので隠れた悪性腫瘍を進行させる危険もある．

ESA治療中の患者では，鉄を補充して，血鉄飽和率20％以上と，フェリチン250 ng/mL以上になるようにする．しかし，1,000 ng/mLを超えると鉄中毒の治療が必要である．まず，鉄の経口薬で補充するが，CKDでは鉄の消化管からの吸収が不確実なので静注もよく行われる．また，透析患者では回路への失血から鉄欠乏になりやすい．

ESA治療でも，Hb 10 g/dL以上にできない場合は，鉄欠乏，出血性疾患，感染症，二次性副甲状腺機能亢進症，栄養障害，溶血，悪性疾患を検索する．

5. 陽イオン交換樹脂（カリウム吸着薬）

❖ 作用機序

腸から吸収されるカリウムを吸着することで，便とともに体外へ排出させる．ポリスチレンスルホン酸カルシウム（アーガメイト®，カリメート®）は腸内でカリウムを吸着してカルシウムを放出する．ポリスチレンスルホン酸ナトリウム（ケイキサレート®）は腸内でカリウムを吸着してナトリウムを放出する．

❖ 使用上の注意

便秘を起こしやすい．しかし，便秘を予防する目的でソルビトールを併用すると腸管穿孔の危険がある．また，コデイン，三環系抗うつ薬，抗パーキンソン病薬，抗コリン薬との併用で便秘が悪化しやすい．

それぞれ交換させるCaやNaが吸収されると負荷になる．アルミニウムやマグネシウムを含む胃腸薬や甲状腺ホルモン製剤（レボチロキシン）と同時に飲むと作用が弱まる．薬や栄養素も吸着する可能性があるので，活性炭と同様に食事の前後3時間は空けるのがよい．経口投与できないときは注腸も行われる．投与量が多くコンプライアンスが悪いので，新規の選択的陽イオン交換樹脂であるジルコニウムナトリウム環状ケイ酸塩やパチロマーが開発されている（未発売）．

6. 尿酸低下薬

❖ 作用機序

アロプリノール（アロシトール®，ザイロリック®），フェブキソスタット（フェブリック®），トピロキソスタット（トピロリック®，ウリアデック®）は，キサンチンオキシダーゼ（XO）を阻害して「ヒポキサンチン→キサンチン」「キサンチン→尿酸」を抑えて尿酸合成を低下させる．アロプリノールは酸化されてアロキサンチン（オキシプリノール）となってもXOを阻害する ▶図6 ．この活性代謝物は半減期が長く腎排泄性でもあり，高値である尿酸値を指標に投与すると腎不全では過剰投与の危険がある．一方，アロプリノールのようなプリン骨格を持たない非プリン系のXO阻害薬であるフェブキソスタットとトピロキソスタットは主に肝代謝でもあり安全性に優れている（長期的安全性は不明）．

❖ 使用上の注意

腎不全では尿酸排泄が低下して高尿酸血症になりやすく，また尿酸が腎に蓄積して腎不全を悪化させる懸念があった．しかし，尿酸利尿薬

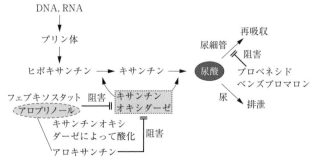

図6 尿酸低下薬の作用機序

（プロベネシド，ベンズブロマロン）は腎機能低下のために有効ではなく，尿酸産生抑制薬であるアロプリノールを使用するのはその重篤な副作用（皮膚障害，骨髄抑制）や腎排泄性から使いにくく，また尿酸低下でCKD進行が抑えられるというエビデンスも不十分である．安全性に優れる非プリン系のXO阻害薬による尿酸低下でCKD進行が抑えられるというエビデンスは得られなかった．

メルカプトプリンやアザチオプリンはXOで代謝されるので，投与量を減らすかXO阻害薬を中止すべきである．

7．活性型ビタミンD₃系薬

❖ 作用機序

アルファカルシドール（ワンアルファ®，アルファロール®：肝臓で速やかに25位が水酸化されて活性型の1α,25(OH)2D3となる），カルシトリオール（ロカルトロール®：1,25-OHの活性型で倍の活性で半減期も短い），エルデカルシトール（エディロール®：カルシトリオールにヒドロキシプロピルオキシ基を導入してビタミンD結合タンパクとの結合能が高い）は，腸管からのCa吸収を促進する（P吸収も促進）▶図7．PTHの過剰分泌を抑制し，二次性副甲状腺機能亢進症の悪化を防ぐので，ビタミンD₃製剤の増量やパルス療法（間欠経口大量）でPTH分泌を抑制する．

❖ 使用上の注意

投与が多すぎるとCa吸収が過剰となり，高Ca血症になる（高Ca血症では腎にCaが沈着して腎機能が低下する）．特に，P吸着目的での炭酸Caの併用で起きやすい．CaとともにPの再吸収も亢進させるため，高P血症を悪化させる．

PTHが過度に抑制されると無形成骨（骨の代謝が止まった状態）を生じるので，低Ca血症がなければビタミンDは中止する．

8．リン吸着薬

❖ 作用機序

食事中に含まれるPを腸管内で吸着することで便中に排泄させる．Ca含有製剤（カルタン®），セベラマー（レナジェル®，フォスブロック®），ビキサロマー（キックリン®），炭酸ランタン（ホスレノール®），クエン酸第二鉄（リオナ®），スクロオキシ水酸化鉄（ピー

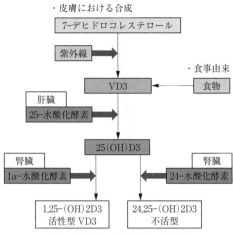

図7　ビタミンD（VD）の代謝

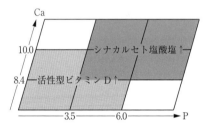

図8　透析患者の血清CaとP（mg/dL）による使い分け

トル®）は，消化管内で食物中のPと結合し，その吸収を阻害して体内のPを減らす．

❖ 使用上の注意

リン吸着薬は大きくCa含有製剤と非含有製剤に分かれ，Ca含有製剤は血管の石灰化や心血管病変のリスクを上昇させるので，低Ca血や高P血以外の場合は使用を控える．なお，セベラマーとスクロオキシ水酸化鉄は透析患者限定の保険適応である．

食事と間隔をあけずに飲むことで効率良くPを吸着できる．便秘・下痢・吐き気などの副作用が多く，コンプライアンスはよくない（血清P濃度3.5～6 mg/dLが目標）．ポリマー性（消化器系副作用が特に多い）にはセベラマーとアミン機能性ポリマー（陽性荷電状態のアミノ酸）のビキサロマーがあるが，ビキサロマーにはセベラマー「塩酸塩」で心配されるアシドーシスがなく胆汁酸の吸着能が低くてビタミンの吸収障害が少ない．アルミニウムは骨や脳に沈着するので禁忌になったが，同じく3価の炭酸ランタンは骨，消化管，肝臓に蓄積する懸念が

ある．一方，鉄剤（クエン酸第二鉄：リオナ®）も3価で，吸収蓄積される懸念がある（血清フェリチン増加の頻度2.7%）．鉄剤が必要な患者には適しているが，肝疾患ではよくない．酸化MgもPを吸着するが腎不全でMgが体にたまりやすいので血清Mgのモニターが必要である．

9. カルシウム受容体作動薬

❖ 作用機序

シナカルセト塩酸塩（レグパラ®）やエテルカルセチド（パーサビブ®）は副甲状腺のCa感受性受容体に直接作用してPTH分泌を抑える ▶図8．骨からのCa溶出が減り，骨病変が改善して骨痛や関節痛が軽減する．血液中のCa濃度が低下するので血管壁の石灰化も軽減する．保存期腎不全では低Ca血症を悪化させるので，透析患者の二次性副甲状腺機能亢進症の治療に限定した適応である．ビタミンD製剤で問題となる高Ca血症を起こさずに，PTH分泌を抑制できる．静注のエテルカルセチドはコンプライアンスが上昇する．

❖ 使用上の注意

低Ca血症を起こすので，ビスホスホネート製剤と併用するとさらに血中Caが低下する（血清Ca 8.4〜10 mg/dLに保つ）．QT延長（低Ca血で悪化）とそれによる突然死も起きる．CYP3A4で代謝されるので，CYPを抑制するアゾール系抗真菌薬（イトリゾール）やマクロライド系抗生物質の併用で血中濃度が上昇する．CYP2D6を阻害するので三環系抗うつ薬やブチロフェノン系抗精神病薬の血中濃度を上昇させる．P糖タンパクで輸送されるのでグレープフルーツジュースで薬の血中濃度が上昇する．

インタクトPTHが150 pg/mL以下ならシナカルセトを中止して無形成骨症にならないようにする．

（執筆者）石橋賢一（明治薬科大学）

腎機能障害に使用される主な薬剤

分類	一般名	販売名(商品名)	標的分子/作用機序		コメント
ジヒドロピリジン系Ca拮抗薬	ベシル酸アムロジピン	アムロジン®	CaチャネルL型	遮断	輸入細動脈拡張
	塩酸エホニジピン	ランデル®	Caチャネル L型+T型		輸入・輸出細動脈拡張，心拍数減少
	シルニジピン	アテレック®	Caチャネル L型+N型		輸入・輸出細動脈拡張，心拍数減少
	アゼルニジピン	カルブロック®	Caチャネル L型+T型		輸入・輸出細動脈拡張，心拍数減少
利尿薬	フロセミド	ラシックス®	Na^+-K^+-2Cl^-共輸送体	阻害	一過性の強力な利尿作用 副作用：低K,Mg血症，高血糖，高尿酸血症，聴力低下
	トリクロルメチアジド	フルイトラン®	Na^+-Cl^-共輸送体	阻害	持続性の緩徐な利尿作用 副作用：低K,Na血症，高血糖，高尿酸血症
	ヒドロクロロチアジド	ヒドロクロロチアジド			
経口吸着炭素製剤	球形吸着炭	クレメジン®	腸管内での非特異的吸着		慢性腎不全（進行性）での尿毒素吸着
エリスロポエチン製剤	ダルベポエチン アルファ（遺伝子組換え）	ネスプ®	エリスロポエチン受容体	刺激	副作用：高血圧，頭痛，血栓症
	エポエチン ベータペゴル（遺伝子組換え）	ミルセラ®			
陽イオン交換樹脂	ポリスチレンスルホン酸カルシウム	カリメート®	腸内でKと交換		Ca負荷は少ない．味悪い
	ポリスチレンスルホン酸ナトリウム	ケイキサレート®			Na負荷で浮腫や心不全の懸念

137

腎機能障害に使用される主な薬剤（続き）

分類	一般名	販売名(商品名)	標的分子/作用機序		コメント
活性型ビタミンD₃系薬	アルファカルシドール	アルファロール® ワンアルファ®	ビタミンD受容体	刺激	腸管でのCa, P吸収刺激. PTH分泌抑制 過量投与：高Ca, P血症
	カルシトリオール	ロカルトロール®			
リン吸着薬	炭酸カルシウム	カルタン®	腸管でP吸着		高Ca血症
	セベラマー塩酸塩	フォスブロック® レナジェル®			ポリマー性（便秘や腹部膨満など消化器系の副作用が多い）塩酸によるアシドーシス
	ビキサロマー	キックリン®			ポリマー性
	炭酸ランタン	ホスレノール®			骨, 消化管, 肝臓に蓄積する懸念
	クエン酸第二鉄	リオナ®			血清フェリチン増加
カルシウム受容体作動薬	シナカルセト塩酸塩	レグパラ®	Ca受容体	刺激	透析患者にのみ適応. インタクトPTHが150 pg/mL以下で中止

2 糸球体腎炎

✕ 病態生理

　糸球体腎炎は血尿，タンパク尿，円柱尿の所見により診断される．さらに臨床病型により，急性腎炎症候群，急速進行性腎炎症候群，反復性血尿または持続性血尿，慢性腎炎症候群，ネフローゼ症候群の5つに大別される▶表1．ネフローゼ症候群については次節に詳細を記載する．

1. 糸球体腎炎とは

　内科的な腎疾患は，腎の障害部位の違いから，糸球体疾患，尿細管・間質性疾患，腎血管性疾患に大別されるが，特に糸球体疾患は頻度が高く臨床的にも重要である．糸球体疾患のうち，代表的なものが糸球体腎炎である．糸球体腎炎では，尿中にタンパク尿，血尿，円柱尿（以上を腎炎性尿所見という）が出現することで発見される．糸球体の構成細胞および基質の増加などに代表される病理学的変化を伴う障害により，様々な程度のタンパク尿，血尿，腎機能障害を来す．病理診断には，腎生検を実施する．糸球体病変の基本病理分類は▶表2に示すとおりである．臨床病型，病理診断および腎機能障害の程度の検討をもって治療を決定する．

2. 糸球体腎炎の臨床症候群

1）急性腎炎症候群（acute nephritic syndrome）および急性糸球体腎炎（AGN: acute glomerulonephritis）

　急性腎炎症候群は，急性に発症する血尿，タンパク尿，高血圧，糸球体濾過量低下および水分とナトリウム貯留を呈する症候群である．本症候群の代表的疾患が溶連菌感染後急性糸球体腎炎（PSAGN）である．典型例として，尿異常などのない患者にA群β溶連菌の上気道への感染後，10〜14日の潜伏期を経て血尿，浮腫，高血圧の3徴を呈する．

2）急速進行性腎炎症候群（rapidly progressive nephritic syndrome）および急速進行性糸球体腎炎（RPGN: rapidly progressive glomerulonephritis）

　急速進行性腎炎症候群は，急性または潜行性に発症する血尿，タンパク尿，貧血および急速に進行する腎機能低下を呈する．本症候群は数週から数ヶ月の経過で発症し，しばしば貧血を伴う．無治療で経過した場合は，不可逆性であ

表1　尿所見からみた糸球体疾患の分類

	おもな臨床病型（症候群）	検尿のパターン		
		タンパク尿のみ	タンパク尿＋血尿	血尿のみ
一次性糸球体疾患				
微小変化型ネフローゼ	ネフローゼ	◎		
膜性腎症	ネフローゼ，慢性腎炎	◎		
IgA腎症	慢性腎炎，ネフローゼ，持続性血尿	△	◎	○
膜性増殖性腎炎	ネフローゼ，慢性腎炎		◎	
巣状糸球体硬化症	ネフローゼ，慢性腎炎	◎	○	
半月体形成性腎炎	急速進行性腎炎，慢性腎炎，ネフローゼ		◎	○
二次性糸球体疾患				
糖尿病性腎症	ネフローゼ	◎		
ループス腎炎	慢性腎炎，ネフローゼ，持続性血尿	◎	◎	○
腎硬化症	軽度タンパク尿（1 g/日未満）	◎		
腎アミロイドーシス	ネフローゼ，慢性腎炎	◎	○	

◎：最も高頻度，○：高頻度，△：低頻度，なし：稀

表2　糸球体病変の基本病理分類（WHO分類，1995）

一次性糸球体疾患	代謝疾患における糸球体腎炎
微小変化型 巣状分節性病変 びまん性糸球体腎炎 　膜性腎症 　増殖性糸球体腎炎 　　＊メサンジウム増殖性糸球体腎炎 　　＊管内増殖性糸球体腎炎 　　＊膜性増殖性糸球体腎炎 　　＊管外増殖性糸球体腎炎 　　（半月体形成性あるいは壊死性糸球体腎炎） 分類不能の糸球体腎炎	糖尿病性腎症 アミロイドーシス 単クローン性免疫グロブリン沈着症 イムノタクトイド糸球体症 マクログロブリン血症 クリオグロブリン血症 肝疾患に伴う腎症 著明な肥満に伴う腎疾患 　など
全身性疾患に伴う糸球体疾患	**遺伝性腎疾患**
ループス腎炎 紫斑病性腎炎（Henoch-Schonlein 紫斑病） 抗糸球体基底膜抗体腎炎（Goodpasture 症候群） 全身性感染症における糸球体病変	Alport 症候群，基底膜菲薄化症候群 先天性ネフローゼ症候群 新生児ネフローゼ症候群 Fabry 病，その他の脂肪代謝異常症など
血管系疾患における糸球体病変	**その他の糸球体疾患**
全身性血管炎 （高安病，結節性多発動脈炎，ANCA 関連血管炎など） 血栓性微小血管症 （溶血性尿毒症症候群，血栓性血小板減少性紫斑病） 腎硬化症 強皮症	妊娠関連の腎症，放射性腎症など
	末期腎
	腎移植後の糸球体病変

り，本症の腎予後は極めて不良である．

3）慢性腎炎症候群（chronic nephritic syndrome）および慢性糸球体腎炎（CGN：chronic glomerulonephritis）

　タンパク尿，血尿，高血圧を伴い緩徐に腎機能の低下する糸球体疾患を慢性腎炎症候群という．慢性糸球体腎炎は，潜在的に発症する糸球体腎炎症候群の一病型で，糸球体障害のために1年以上持続してタンパク尿，血尿などの腎炎性異常尿所見をみとめるもので，同様の異常尿所見，高血圧を呈する二次性腎疾患を除外したものである．病初期には自覚症状を欠く．わが国では，検尿健診が幼少期から後期高齢者まで実施されており，殆どの患者が検診などで実施した検尿検査にて無症候性の検尿異常として発見される場合が殆どである．2＋以上のタンパク尿や，血尿と同時にタンパク尿をみとめる場合には，腎生検の適応を考慮するため腎臓専門医へ紹介する．

4）反復性血尿/持続性血尿

　反復性血尿/持続性血尿は，潜行性または急性に発症する肉眼的または顕微鏡的血尿であり，タンパク尿を殆どみとめず，ほかの腎炎症候群の症候および症状を呈さない症候群と定義される．

5）ネフローゼ症候群

　次節を参照．

3. 糸球体腎炎の診断と検査所見

　糸球体腎炎の診断には，糸球体からのタンパクまたは赤血球の漏出の証明が必須である．尿タンパクが 0.5 g/日以上の場合は，糸球体腎炎を強く示唆する．試験紙法の尿潜血は，ミオグロビン尿，ヘモグロビン尿などでも陽性となるため，血尿の証明には尿沈渣での赤血球の確認が必要である．血尿は，糸球体，尿細管，腎盂，尿管，膀胱，下部尿路までのいずれかの出血によるが，尿沈渣における変形赤血球は糸球体由来の血尿を示唆する．時に肉眼的血尿となる場合がある．尿沈渣では，糸球体から漏出したタンパクをもとに尿細管腔内で形成される円柱成分（赤血球円柱，白血球円柱，顆粒円柱）がみとめられれば血尿・タンパク尿が糸球体由来であることの判断が可能である．

1）急性腎炎症候群

　急性腎炎症候群の診断は，血尿，浮腫，高血圧の3主徴に加え，低補体血症，ASO 高値な

140

どの確認により行う．典型例である PSGN では溶連菌による上気道感染発症から 7〜20 日の潜伏期をおいて腎炎惹起抗原と，この抗原に対する抗体が免疫複合体を形成し，糸球体に沈着する．沈着した免疫複合体は補体を活性化するため，極期には低補体血症を呈する．溶連菌感染を反映し，anti-streptolysin-O（ASO）値が高値を示す．先行感染の起因菌には，溶連菌のみならず，ほかの細菌やウイルスでも発症することが知られている．急性糸球体腎炎は大半が安静，保存的治療により，自然治癒する．しかし，特に成人症例においては，尿所見や，腎機能障害，高血圧が遷延する症例がある．非典型的な経過をたどる場合には腎生検を施行し，病理変化を確認する．血尿は必発であり，これは本症に特徴的な管内増殖性病変，つまり糸球体係蹄内の細胞浸潤を反映する．浮腫は GFR 低下による乏尿とナトリウム貯留が成因であり，高血圧を合併する．

2）急速進行性腎炎症候群（RPGN）

血尿，タンパク尿，円柱尿などの腎炎性尿所見と，しばしば貧血を伴い，経時的に腎機能障害の進行をみとめ，病理学的には半月体形成性壊死性糸球体腎炎が RPGN の典型的所見である．本症には特異的な症候がなく，診断を早期にできるかが腎予後に大きく影響するため，RPGN を疑い〜確定診断〜病型診断までを速やかに行う必要がある．早期診断には，腎炎性尿所見の存在，GFR 60 mL/min/1.73 m^2 以下の腎障害，CRP 高値の 3 検査所見の異常を同時にみとめた場合，RPGN を疑い専門医へ紹介する．確定診断のため，数週から数ヶ月の経過で急速に腎不全が進行していることを，問診，過去の検診，医療機関での検査結果などから確認する．次いで，血尿，タンパク尿，赤血球円柱，顆粒円柱などの腎炎性尿所見を確認する．RPGN の病型診断には腎生検が確実であるが，血清免疫検査（抗好中球細胞質抗体（ANCA，特に MPO-ANCA と PR3-ANCA），抗糸球体基底膜抗体（抗 GBM 抗体），抗核抗体など）が参考になる．また，他臓器病変の評価により二次性を含めた病型の診断を行う．

3）慢性腎炎症候群

緩徐，潜在性に発症するために，自覚症状を欠き，大半の患者は健診での検尿異常で発見さ

れる場合が多い．したがって，診断には過去の健診での検尿異常の確認が必要である．尿検査異常の発生率は，年齢・性別・人種に大きく依存する．一般住民に対する健診結果において，尿タンパク陽性率は男性に高く 2〜8％ 程度，尿潜血は 3.9〜16.0％ 程度と考えられている．診断にあたっては，タンパク尿かつ/または血尿の存在と同時に，尿タンパク定量により 0.5 g/日以上であることの確認，尿沈渣にて円柱尿などの腎炎性尿所見を確認することである．このような尿異常が 1 年以上持続し，膠原病，糖尿病その他の代謝性疾患，動脈硬化，高血圧などの二次的に尿異常を呈する疾患が除外できれば慢性糸球体腎炎の診断が可能となる．

慢性糸球体腎炎の診断後，病型診断には腎生検が必須である．慢性糸球体腎炎には様々な原因が存在するが，病理学的に糸球体メサンギウム領域に IgA の沈着をみとめる IgA 腎症が最も多い．その他の病理型として，IgA 沈着をみとめないメサンギウム増殖性糸球体腎炎，膜性腎症，巣状分節性糸球体硬化症，膜性増殖性糸球体腎炎などがあげられる．

4）持続性血尿症候群

尿検査での血尿のみで，タンパク尿は陰性である．自覚症状を欠き，通常腎機能の悪化はない．経過中に 10％ 程度でタンパク尿を呈するようになり，慢性腎炎症候群に移行する．数十年の経過で腎機能障害を併発する危険性はあり，注意が必要である．

5）ネフローゼ症候群

次節を参照．

6）腎生検について

腎生検の一般的な適応は，タンパク尿のみ陽性（0.5 g/日以上），タンパク尿および血尿の存在，尿沈渣における変形赤血球や病的円柱の存在など尿異常が糸球体障害と推察される場合である．腎生検の代表的な禁忌は，機能的片腎，管理困難な出血傾向，腎実質感染症などがある場合，明らかな萎縮腎，水腎症などがある場合には，通常腎生検を行わない．

慢性糸球体腎炎の代表的疾患である IgA 腎症の病理像 ▶図1 a〜c，RPGN を来した半月体形成性壊死性糸球体腎炎の病理像 ▶図1 d，および急性糸球体腎炎（管内増殖性糸球体腎炎）の病理像 ▶図1 e〜f を示す．

正確な腎生検診断には以下の病理検査法による総合的な診断が必要である.

a) 光学顕微鏡：腎生検診断の基本となり形態分類の基礎となる ▶図1 a, d, e.
b) 蛍光抗体法：免疫グロブリン，補体，フィブリノーゲンなどの沈着様式と部位を確認する方法で，病態解析の基礎となる ▶図1 b, f.
c) 電子顕微鏡：electron dense deposit（主として免疫複合体）の沈着部位，基底膜異常の確認，沈着した微細構造物などを確認する ▶図1 c.

また，腎組織における光学顕微鏡診断には，通常以下の染色法が使用される.

a) periodic acid-Schiff（PAS）染色：糸球体基底膜・尿細管基底膜・メサンギウム基質を構成する糖タンパクが赤紫色に濃染される．糸球体病変を識別するための基本染色である.
b) Masson 染色：線維成分が染色されるため，線維化病変の検出に有用である.
c) periodic acid methenamin silver（PAM）染色：膠原線維を染色するため基底膜やボーマン嚢を評価するのに優れる.

4. 治療概要

3つの代表的な糸球体腎炎である，急性腎炎症候群，急速進行性腎炎症候群，慢性腎炎症候群の治療の概要を ▶図2 に示した．いずれも糸球体腎炎でありながら，疾患の病態生理，病因が異なるため，治療法も多様である.

糸球体腎炎の発症機序には，免疫系が関与しており，その治療には副腎皮質ステロイドが広く使用されている．ステロイド受容体を介したシグナル活性を調節することで，様々なサイトカイン産生，免疫細胞の増殖や活性を抑え，免疫抑制作用や炎症の制御を行う.

副腎皮質ステロイドと同様に免

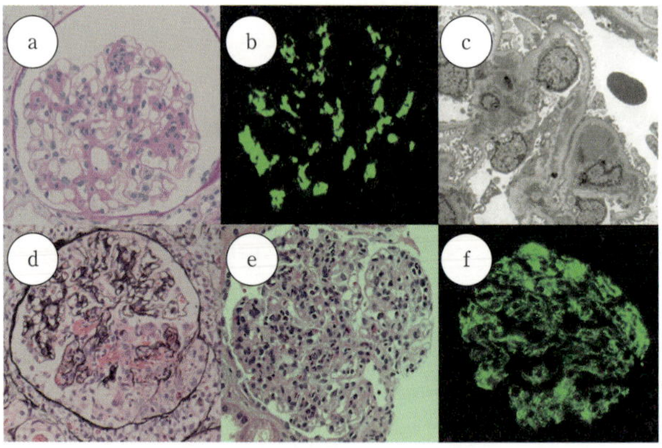

a. IgA 腎症（PAS 染色），b. IgA 腎症（抗 IgA 抗体による蛍光染色），
c. IgA 腎症（電子顕微鏡），d. RPGN（PAM 染色），e. AGN（PAS 染色），
f. AGN（抗 C3 抗体による蛍光染色）

図1　糸球体腎炎の典型的病理所見

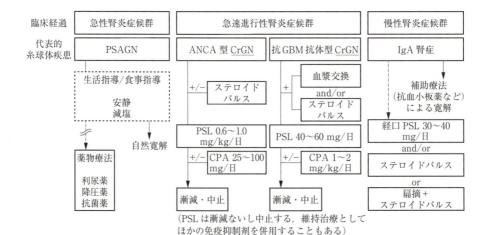

図2　代表的な腎炎症候群の治療の概略

詳細な基準値や投与期間などは省略し簡略化している．詳細は成書および診療ガイドライン[1,4)]を参照のこと．実線の矢印は治療効果あり，破線の矢印は治療効果なしを意味する．
PSL：プレドニゾロン，PSAGN：溶連菌感染後急性糸球体腎炎，ANCA：抗好中球細胞質抗体，GBM：糸球体基底膜，CrGN：半月体形成性糸球体腎炎，CPA：シクロホスファミド

疫抑制薬も急速進行性腎炎症候群や慢性腎炎症候群の一部の治療に用いられる．主にシクロスポリン（CyA），ミゾリビン（MZB），シクロホスファミド（CPA），アザチオプリン（AZA）などが使用される．

抗糸球体基底膜抗体腎炎や ANCA 関連腎炎の治療には自己抗体の除去を，巣状糸球体硬化症では LDL コレステロールの除去を期待して血漿交換療法，LDL 吸着療法が行われる．

抗血小板薬や抗凝固療法は糸球体内の血小板から放出されるメディエーターや血栓，凝固などによる障害に対し，糸球体内の血流維持，組織障害軽減効果を期待し投与される．また，レニン-アンジオテンシン系（RAS）阻害薬は糸球体内血圧の低下作用などによるタンパク尿減量効果が期待できる．

その他，生活指導，食事指導に加えた，個々の病型・病態に応じた薬物療法・非薬物療法が行われる．脂質異常症や糖尿病は，尿タンパクや腎予後に関連するため積極的に介入する必要がある．

5. 薬物治療

1）副腎皮質ステロイド薬

副腎皮質ステロイド薬は免疫抑制作用と抗炎症作用を有しており，しばしば糸球体腎炎の治療に使用される．免疫抑制機序および抗炎症作用の機序に関しては，3 節「ネフローゼ症候群」薬物治療の項に譲る．各病型に対する治療薬の使用量は，身体所見，年齢，臨床検査値，病理組織結果などを加味して総合的に判断する．

2）免疫抑制薬

原発性糸球体腎炎の治療に使用される免疫抑制薬としては CyA，MZB，CPA，AZA があげられる．CyA，CPA，MZB は 3 節「ネフローゼ症候群」薬物治療の項に記載されているので，本項では AZA について説明する．

AZA はプリン生合成の阻害により，リンパ球の増殖・機能を抑制する．AZA は 50〜100 mg/日で投与され，副作用には，血球減少や感染症がある．

3）RAS 阻害薬

糸球体腎炎における高血圧は，腎実質性高血圧症であり，糸球体濾過能の低下に伴う Na，Cl，水の血管内貯留，ならびに尿細管-糸球体のフィードバック機構に由来する輸入細動脈の血管抵抗の低下による．同時に RAS が活性化され，輸出細動脈の血管抵抗は上昇し，結果として，糸球体毛細血管内圧が上昇し，糸球体濾過能を代償的に上昇させ，尿タンパクや糸球体障害を増悪させる．これらの機序による腎障害を抑制するために投与される RAS 阻害薬は，尿タンパク軽減，腎保護作用のある降圧薬として使用される．さらに，タンパク尿を軽減した結果，間質の線維化や動脈硬化の抑制を介して，糸球体硬化を防ぐ可能性が指摘されている．

6. 糸球体腎炎に対する治療各論

1）IgA 腎症

わが国における成人 IgA 腎症に対する治療は，RAS 阻害薬，副腎皮質ステロイド療法，免疫抑制薬，口蓋扁桃摘出術（＋ステロイドパルス療法），抗血小板薬などが行われる[1]．腎機能障害の進行抑制を目的とした IgA 腎症に対する治療の適応は，尿タンパク（0.5 g/日）と腎機能（eGFR：60 mL/min/1.73 m^2）に加えて，年齢や腎病理組織所見（主に糸球体病変の割合）なども含めて判断される[2]．

実際の治療法の選択には臨床的重症度により治療適応判断をする．尿タンパク≧1.0 g/日かつ腎機能正常〜軽度障害（eGFR≧60 mL/min/1.73 m^2）の場合は，副腎皮質ステロイド薬による治療が行われる．尿タンパク≧1.0 g/日かつ腎機能障害中等度（eGFR：30〜59 mL/min/1.73 m^2）の場合は，副腎皮質ステロイド薬の治療によりタンパク尿減少効果は期待できるものの，腎機能予後については明確でない．尿タンパク＜0.5 g/日かつ腎機能正常〜軽度障害の腎予後が良好と考えられる IgA 腎症に対しては，高血圧があれば RAS 阻害薬を使用する．また，腎機能障害中等度〜進行例（eGFR＜60 mL/min/1.73 m^2）で尿タンパク＜1.0 g/日であれば，慢性腎臓病（CKD）診療ガイドラインに準じた治療介入が基本となる[1]．いずれの病期であっても，RAS 阻害薬はタンパク尿減少効果から積極的に使用されることが多い．副腎皮質ステロイド薬の使用法が，経口とパルス療法が行われるが，近年では本症におけるステロイドパルス療法が積極的に行われることが知られている．口蓋扁桃摘出術の併用については，IgA 腎症腎症の寛解を期待できると

143

して，近年わが国で見直しの機運がある[1),3)]．

2) RPGN（特発性半月体形成性腎炎）

本症候群で，わが国において症例数の最も多いのは ANCA 関連血管炎に伴うものであり，臨床学的重症度（血清クレアチニン値および透析療法の有無，年齢，肺病変の有無，血清 CRP 値により層別化）により治療方針が決定される[4)]．ANCA 関連腎炎は高齢者に多く，治療法として免疫抑制療法が主体となり，その発症に感染症が関与する場合があり，感染の重篤化や日和見感染対策が極めて重要である．

基本的な治療は，副腎皮質ステロイド（経口，パルス）療法と免疫抑制薬の併用である．高齢者などでは初期の治療は，ステロイド単独で行われる場合が多い．

CPA の投与においては，経口よりも静注の方が同等の効果で副作用が軽減されたとの報告がある．また，腎機能障害（血清 Cre≧1.8 mg/dL）時または 60 歳以上の患者では投与量を 50〜75% に減量する．また，前述のようにステロイド単独で疾患活動性を管理し，プレドニゾロン 30 mg/日未満に達してから再発予防を意識した CPA の併用が行われることも多い．

また，CPA と同等の効果が期待できるとしてリツキサン® が ANCA 関連腎炎にも適応となった．使用法は他項に譲る．

プレドニゾロンの維持投与量については，治療 8 週までに可能な限り 20 mg/日未満とするのが望ましい．その後の再発予防には，AZA または MZB などの免疫抑制薬が導入される．いずれも腎機能に合わせて適宜減量され，白血球減少などに留意する．

抗凝固療法や抗血小板療法は，半月体形成の抑制が期待されるため，出血合併症がない場合には考慮される．抗凝固療法として，ヘパリンであれば APTT 1.5〜2.5 倍，ワルファリンであれば PT-INR 2.0 前後を目安とする．抗血小板薬も一定の結論に至っていないが試されてよい．

参考文献

1) 日本腎臓学会：エビデンスに基づく IgA 腎症診療ガイドライン 2014. 2014.
2) 日本腎臓学会：IgA 腎症診療指針—第 3 版. 2011.
3) 日本腎臓学会：エビデンスに基づく CKD 診療ガイドライン 2013. 2013.
4) 日本腎臓学会：エビデンスに基づく急速進行性腎炎症候群（RPGN）診療ガイドライン 2014. 2014.

（執筆者）永井　恵（筑波大学）
臼井丈一（筑波大学）
（取りまとめ）山縣邦弘（筑波大学）

⊠ 薬物治療

糸球体腎炎の標準治療は現在模索段階である．まず血圧や脂質（肥満も含む）をコントロールして，タンパク尿が 3.5 g/gCr 以下の患者では，ACE 阻害薬や ARB を投与してタンパク尿の減少を期待する．

タンパク尿が 1.5 g/gCr 以上や進行性の腎不全例では，ステロイドパルスやアルキル化薬（シクロホスファミド（CPA））で寛解導入し，毒性を避けるためにシクロホスファミドは 3〜6ヶ月投与後には中止する．維持療法としてステロイド薬，アザチオプリン（AZA），ミゾリビン（MZB），ミコフェノール酸モフェチル（MMF）のいずれかを投与する．なお，カルシニューリン阻害薬は腎障害のリスクがあるので長期には使用できない．また，これらの副作用の強い薬剤は，組織診断に基づいて有効性と副作用を天秤にかけて適応や使用量を決定するのが望ましい（ANCA 関連腎炎やループス腎炎では血清マーカーを頼りに治療することもある）．

（執筆者）石橋賢一（明治薬科大学）

糸球体腎炎治療薬

分類	一般名	販売名(商品名)	標的分子/作用機序		コメント
副腎皮質ステロイド薬	プレドニゾロン	プレドニン®	糖質コルチコイド受容体	刺激	糸球体腎炎治療の第一選択薬
	メチルプレドニゾロン	メドロール®			パルス療法に用いる

糸球体腎炎治療薬（続き）

分類	一般名	販売名(商品名)	標的分子/作用機序		コメント
免疫抑制薬	シクロスポリン（CyA）	サンディミュン®ネオーラル®	カルシニューリン	阻害	タクロリムス（ループス腎炎適応）も腎障害がある
	ミゾリビン（MZB）	ブレディニン®	IMP デヒドロゲナーゼ（リンパ球）	阻害	日本のみ．腎排泄．催奇形性．骨髄抑制軽い
	シクロホスファミド水和物（CPA）	エンドキサン®	DNA 架橋（グアニン塩基に結合）		発がん性，催奇形性，骨髄抑制強い．腎排泄．CYP3A4で代謝
	アザチオプリン（AZA）	イムラン®	プリンヌクレオシド合成（全身）	阻害	6-MP に代謝される．腎排泄．催奇形性．骨髄抑制軽い
	ミコフェノール酸モフェチル（MMF）	セルセプト®	IMP デヒドロゲナーゼ（リンパ球）	阻害	腎排泄．催奇形性．骨髄抑制軽い．ループス腎炎適応
RAS 阻害薬	抗高血圧薬表（第1章4節）参照				糖尿病性腎症と高血圧合併腎炎でのタンパク尿治療目的
ACE 阻害薬	エナラプリルマレイン酸塩	レニベース®	アンジオテンシン変換酵素（ACE）	阻害	平滑筋拡張．輸出細動脈拡張して糸球体内圧低下．ブラジキニン分解抑制され咳を起こす．催奇形性と胎児毒
ARB	カンデサルタンシレキセチル	ブロプレス®	AT_1受容体	阻害	平滑筋拡張．輸出細動脈拡張して糸球体内圧低下．咳は少ない．催奇形性と胎児毒
抗血小板薬	ジピリダモール	ペルサンチン®	ホスホジエステラーゼ	阻害	心血管病予防の倍を使用するので頭痛が起きやすい
	ジラゼプ塩酸塩水和物	コメリアン®	ヌクレオシドトランスポーター（アデノシン再取り込み）	阻害	腎機能障害軽度～中等度のIgA 腎症の尿タンパク減少の目的

3 ネフローゼ症候群

✕ 病態生理

ネフローゼ症候群は腎糸球体係蹄のタンパク透過性が亢進し，大量の尿タンパクとこれに伴う低アルブミン血症のために，浮腫，脂質異常症，免疫不全などを生じる．原発性（一次性あるいは特発性）ネフローゼ症候群と続発性（二次性）ネフローゼ症候群に分類される．原発性ネフローゼ症候群のなかでは小児から若年成人には微小変化型ネフローゼ症候群，壮年期以降には膜性腎症が多く，両者を合わせると8割近くになる．ここでは主に原発性ネフローゼ症候群について記載する．

1. 病態生理

ネフローゼ症候群における浮腫の形成には，血漿膠質浸透圧の低下により体液が間質へ移動することにより有効循環血液量が減少し，その結果，RAS系が賦活化される機序（underfilling仮説）とナトリウム排泄障害による機序（overfilling仮説）がある．脂質異常症として，高コレステロール血症，高トリグリセリド血症がみとめられる．尿中にタンパクやアルブミンを喪失するため，低アルブミン血症に陥るが，その代償反応として，肝でのタンパク合成の亢進に伴い脂質異常症が生じると考えられている．免疫不全は，尿中喪失や産生低下による免疫グロブリン（IgGなど）と補体成分の低下による液性免疫の低下がみられる．加えて，治療に用いられるステロイド・免疫抑制剤も免疫能低下に関与し，感染症の管理はネフローゼ患者の生命予後の重要な因子である．ネフローゼ症候群の診断基準を▶表1，原因と分類を▶表2に記す．

表1 ネフローゼの診断基準

成人ネフローゼ 診断基準項目	基準値
タンパク尿*	3.5 g/日以上が持続する
低アルブミン 血症*	血清アルブミン値 3.0 g/dL 以下 参考所見：血清総タンパク 6.0 g/dL 以下
浮腫	あり
脂質異常症	あり

* 2項目が診断の必須条件である．浮腫および脂質異常症は必須条件でないが重要な所見である．尿沈渣における卵円形脂肪体は診断の参考となる．

小児ネフローゼ 診断基準項目	基準値
タンパク尿*	40 mg/時/m² 以上または早朝尿で尿タンパククレアチニン比 2.0 g/gCre 以上
低アルブミン 血症*	血清アルブミン値 2.5 g/dL 以下

* 2項目が診断の必須条件である．
（平成22年度厚生労働省難治性疾患対策進行性腎障害に関する調査研究班資料，および日本小児腎臓病学会の小児特発性ネフローゼ症候群診察ガイドライン2013.より作製）

表2 ネフローゼ症候群の原因および分類

ネフローゼ症候群の原因分類	総数（人）	割合（%）
原発性糸球体疾患（IgA腎症を除く）	1,138	64.9
糖尿病性腎症	163	9.3
IgA腎症	66	3.8
ループス腎炎	88	5.0
アミロイド腎	68	3.9
感染後腎炎	13	0.7
腎硬化症	16	0.9
紫斑病性腎症	12	0.7
Alport症候群	3	0.2
血栓性微小血管障害	2	0.1
ANCA関連腎炎	4	0.2
その他	180	10.3
合計	1,753	100.0

原発性糸球体疾患による ネフローゼ症候群の原因分類	総数（人）	割合（%）
膜性腎症	405	35.6
微小変化型ネフローゼ	520	45.7
巣状分節性糸球体硬化症	129	11.3
膜性増殖性糸球体腎炎	43	3.8
メサンジウム増殖性糸球体腎炎	24	2.1
半月体形成性糸球体腎炎	4	0.4
硬化性糸球体腎炎	2	0.2
管内増殖性糸球体腎炎	6	0.5
その他	5	0.4
合計	1,138	100.0

（ClinExpNephrol 2013；17：155-73 より作製．2009〜2010年の腎生検の全国調査に基づく）

2. 症　状

一般的に，微小変化型ネフローゼ症候群や巣状分節性糸球体硬化症は急激に発症する場合が多く，下腿浮腫（ときに顔面）から全身の浮腫に，膜性腎症や膜性増殖性腎炎は緩徐に浮腫が形成され，下腿浮腫，手指の突っ張り感などで気づくことが多い．浮腫は ADL および QOL の低下を招き，高度の場合には腹水や胸水を来す．皮膚の組織障害や蜂窩織炎の原因となることもある．浮腫以外には，循環血漿量の減少に伴う乏尿，無尿，血圧低下，易疲労感，倦怠感などがあげられる．

3. 診断と検査所見

診断には，① 3.5 g/日以上の持続する尿タンパク，② 3.0 g/dL 以下の低アルブミン血症の両者が必須となる．また，③浮腫，④脂質異常症（高 LDL 血症）が必須ではないが参考所見である ▶表1．治療開始後には，これらの変化が治療効果判定に用いられる．治療開始 1 ヶ月，6 ヶ月の尿タンパク定量にて，尿タンパク＜0.3 g/日を完全寛解，0.3 g/日≦尿タンパク＜1.0 g/日を不完全寛解 I 型，1.0 g/日≦尿タンパク＜3.5 g/日を不完全寛解 II 型，そして尿タンパク≧3.5 g/日が持続する場合を無効と判定する．ただし，ネフローゼ症候群を呈する糸球体疾患は一様ではなく，それぞれの疾患とその患者背景に応じた診断と治療目標の設定をしなければならない．

高度のタンパク尿によるタンパク質喪失の影響で，低アルブミン血症以外にも免疫グロブリン（IgG など）の低下を来す．また，原疾患の鑑別のため，補体価，自己抗体などを確認する必要がある．また，尿検査では尿タンパクの選択指数（selectivity index：SI）の評価が有用である．IgG とトランスフェリン（Tf）のクリアランス（C）比（CIgG/CTf）で算出される．高選択性（SI≦0.10），中程度選択性（0.10＜SI＜0.20）および非選択性（SI≧0.20）タンパク尿に分類され，病型判断や治療反応性の予測も可能となり，SI が 0.20 未満の症例はステロイド反応性がよいとされる．正確な病型診断，病勢の判断には腎生検が必須である．

4. 治療概要

1）一般療法（運動制限と食事療法）

ネフローゼ症候群の極期には，入院・安静，治療後でもネフローゼ症候群が持続する場合には安静が必要である．浮腫の程度，タンパク尿の程度を確認しながら，安静を徐々に解除する．ただし，ネフローゼ症候群においては，深部静脈血栓症のリスクが増大することもあり，弾性包帯の使用，抗凝固療法の併用など適宜対処する．

食事療法は塩分制限およびタンパク制限が重要となる[1]．ネフローゼ症候群の浮腫は over-filling 仮説および underfilling 仮説のいずれの機序においてもナトリウム貯留による体液過剰が成因となるため，ネフローゼ症候群による浮腫を軽減するために塩分制限を行う．また，タンパク制限の必要性は病型により異なり，微小変化型ネフローゼ症候群患者では，ステロイド療法に対する反応性が良好のため，特に制限を行わない．一方，微小変化型ネフローゼ症候群以外のネフローゼ症候群患者に関しては，0.8 g/kg 体重程度のタンパク制限が推奨される．

2）ネフローゼ症候群に対する薬物治療

① 浮腫の治療

急激な体重減少は，特に underfilling 状態の場合は，有効循環血漿量低下を引き起こし，血液濃縮から過凝固状態を助長する可能性や，腎前性急性腎不全を惹起する危険があり，注意を要する．うっ血性心不全などの重篤な場合を除き，目安として，体重減少は 1 日 1 kg 以下となるよう利尿薬の調整が推奨される．薬物治療には利尿薬が用いられる．主な利尿薬とその副作用を ▶表3 に示す．

これらのうち，ループ利尿薬が最も有効である．よく使用されるフロセミドは半減期が短いため，内服では 1 日 2～3 回の投与が必要となる．また，ループ利尿薬は，アルブミンに結合して近位尿細管のトランスポータを介して尿細管管腔側に分泌されて効果を発現するため，低タンパク血症を伴うネフローゼ症候群を呈する患者では効果を得にくく，高用量のループ利尿薬を使用する．内服での効果不十分の場合，ネフローゼ症候群に伴う腸管浮腫による吸収不良も考慮され，静脈投与も検討される．サイアザイド系利尿薬は，単独では十分な効果が得られないが，ループ利尿薬との併用で，遠位ネフロンでのナトリウム再吸収抑制作用による利尿が期待できる．腎機能が正常で血清 K 値が上昇

表3　利尿薬の種類・分類・作用

作用部位	Na再吸収量(%)	分　類	利尿薬	特徴 副作用
近位尿細管	70	炭酸脱水素酵素阻害薬	アセタゾラミド［ダイアモックス®］	K↓, HOO₃↓
		浸透圧利尿薬	マンニトール グリセオール	Na↓, K↓, HOO₃↓ (Na↑)
Henle上行脚	20	ループ利尿薬	フロセミド［ラシックス®］ トラセミド［ルプラック®］ ブメタニド［ルネトロン®］ アゾセミド［ダイアート®］	K↓, Na↓, Cl↓, Mg↓, Ca↓ 尿酸↑, 血糖↑
遠位尿細管	7	サイアザイド系利尿薬	トリクロルメチアジド［フルイトラン®］ インダパミド［ナトリックス®］ メフルシド［バイカロン®］	K↓, Na↓, Cl↓, Mg↓ Ce↑, 尿酸↑, 血糖↑
集合管	3	K保持性利尿薬	スピロノラクトン［アルダクトン®］ トリアムテレン［トリテレン®］	Na↓ K↑
		バソプレッシン受容体拮抗薬	トルバプタン［サムスカ®］	Na↑

浸透圧利尿薬をはじめとして，上記の利尿には複数の作用部位がある場合が存在する.
代表的な作用部位が記載されている.
［　］内はわが国で市販されている販売名である.

しなければ，抗アルドステロン薬の併用も有効である.

② 抗凝固・抗血小板薬

抗血小板薬は，ネフローゼ患者の過凝固，血栓形成を抑制し，合わせて血小板からの種々メディエーター放出によるタンパク尿を抑制するために投与される．主にジピリダモールかジラゼブを使用する.

③ RAS阻害薬

RAS阻害薬であるARBやACE阻害薬は，糖尿病性腎症，慢性糸球体腎炎などの糸球体疾患において抗タンパク尿効果および腎保護効果が示されてきたことから，ネフローゼ症候群におけるRAS阻害薬の有効性も十分期待しうる．ただし，尿量低下，腎機能低下や高K血症に注意する．抗アルドステロン薬もARBやACE阻害薬とは独立した尿タンパク減少作用，腎保護作用があり，ネフローゼ症候群患者に使用されることがある.

④ 脂質異常症治療薬

脂質異常症はネフローゼ症候群の主たる症候である．ネフローゼ症候群においては高コレステロール血症や高トリグリセリド血症を来すが，いずれも心血管病発症のリスク，および腎臓内の動脈硬化性変化を助長することで腎機能低下のリスクになりうる．特に長期にわたり高コレステロール血症が持続する場合は，LDLコレステロール値100 mg/dL以下を目標にスタチンの積極的な投与が推奨される．また，スタチンには脂質異常を改善させる以外に，抗酸化作用，抗血小板凝集抑制，細胞増殖抑制，抗炎症作用などのネフローゼ症候群に対する多彩な効果が期待される．スタチン系薬でLDLコレステロール低下が十分でない場合は，小腸でのコレステロール吸収を阻害するエゼチニブの使用が考慮される.

⑤ 副腎皮質ステロイド薬

副腎皮質ステロイド薬は，ステロイド受容体を介したシグナル活性を調節することで，様々なサイトカイン産生に影響を与える．その結果，単球・マクロファージ，Tリンパ球，Bリンパ球などの増殖や活性を抑え，免疫抑制作用を発揮する．また，免疫細胞からの炎症性メディエーター，サイトカイン，ケモカイン，接着分子の産生を修飾することで炎症をコントロールする.

原発性ネフローゼ症候群の治療で主体となる治療薬であり，わが国では，まずステロイド薬単独での治療効果を判定したうえで，尿タンパクが1 g/日以下まで改善しないステロイド抵抗例や頻回再発例に免疫抑制薬を併用する．ステロイド薬投与は，初期投与量を数週継続の後

表4 副腎皮質ホルモンの種類と作用の違い

分類	主なステロイド（一般名）	抗炎症作用	糖質作用	電解質作用	血中半減期（%）
短時間型	ヒドロコルチゾン	1	1	1	90
	コルチゾン	0.8	0.8	0.8	90
中間型	プレドニゾロン	4	4	0.8	200
	メチルプレドニゾロン	5	5	0.5	200
	トリアムシロン	5	5	0	200
長時間型	デキサメタゾン	25～30	25～30	0	300
	ベタメタゾン	25～30	25～30	0	300

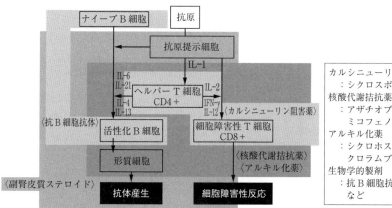

図1 ネフローゼ症候群の治療に用いる副腎皮質ステロイドおよび免疫抑制剤の作用スペクトラム

の漸減が基本であるが，対象となるネフローゼ症候群の原因やその重症度によって投与量，投与期間は変わる．さらに，患者年齢や基礎合併症によっても変更を考慮する．経口プレドニゾロンは4週間から8週間継続後に漸減するが，高用量投与時は速やかに（5～10 mg/2～4週），低用量になれば緩徐に（1～5 mg/3ヶ月）行う．寛解導入後に少量継続するか中止するかには，ネフローゼ再燃の有無やステロイド薬長期投与による下垂体-副腎皮質系の機能抑制のための副腎不全（離脱症候群）のリスクを勘案して判断する．

ステロイド大量静注療法は，メチルプレドニゾロン500～1,000 mg/日を2時間かけて点滴する．点滴後の血中ステロイド濃度は極めて高く，各細胞のステロイド受容体との結合はほぼ飽和されるため，ステロイド薬の効果が強く発揮されると考えられている．

副腎皮質ステロイド薬には多くの製剤があり，各症例によって検討されるべきである ▶表4 ．また，副作用は多彩であり，常に注意の必要な感染症・消化性潰瘍，投与初期にみ

られる不眠症・緑内障・精神症状・糖尿病・高血圧・痤瘡様発疹・満月様顔貌，投与後期にみられる白内障・骨壊死・骨粗鬆症などがあげられる．したがって，副作用か否かの診断および予防投与の適応を考えるうえで，投与前に，消化管潰瘍病変，感染症（歯科・耳鼻科的検索を含む），糖尿病，副腎機能，眼科的検索などを行っておくことが望まれる．

⑥ 免疫抑制薬

免疫抑制薬がネフローゼ症候群の治療に用いられるのは，わが国では，副腎皮質ステロイド単剤の治療では不十分であるか，その副作用のために高用量使用でできない場合である．また，原発性糸球体疾患に保険適応があるのは，シクロスポリン（CyA），ミゾリビン（MZB），シクロホスファミド（CPA）である．これらを含めて，ネフローゼ症候群に対して使用されうる免疫抑制剤の種類および作用点は ▶図1 に記す．

カルシニューリンは，Tリンパ球が刺激されて活性化される際に作用するCa^{2+}-カルモジュリン依存性の脱リン酸化酵素で，活性化に

よりIL-2などのサイトカイン産生を誘導する．CyAはカルシニューリンを阻害する薬剤であるため，タンパク尿にかかわる糸球体上皮細胞への細胞障害を来すT細胞の活性化を抑制することが，一つの治療効果と考えられている．

投与量は，CyAの薬理効果と副作用である腎毒性は血中濃度に依存するため，血中濃度を測定し調節することが肝心である．複数回採血によるAUC$_{0-4}$の測定が望ましいが，食前服用した場合のピーク値である服用後2時間（C$_2$）値で，600〜900 ng/mLが好ましいと考えられている．ステロイドと同様にCyAにも多くの併用薬などとの相互作用があり，血中濃度を上昇させるCa拮抗薬・キノロン系抗菌薬・グレープフルーツ，血中濃度を低下させるリファンピシン・抗痙攣薬などが代表的である．特徴的かつ高頻度に起こる副作用には，腎障害と高血圧がある．長期間使用する場合には必要に応じて，再腎生検で腎毒性を評価することが勧められている．その他，多毛・歯肉腫脹・神経障害などが出現しうる．

MZBはわが国で開発されたプリン代謝拮抗薬であり，活性化Tリンパ球，Bリンパ球の増殖・機能を抑制する．標準的には，1回50 mgを1日3回，数ヶ月経口投与するが，副作用をみとめなければ長期投与も実施される．MZBが効果を発現するには，1.1 μg/mL以上の血中濃度が必要と考えられる．また，腎排泄性のため，腎機能障害の程度により投与量の減量を行い，血中濃度モニタリングの実施が望ましい．副作用には，高尿酸血症，胃腸障害，肝機能障害，血小板減少，脱毛などがある．

CPAはアルキル化作用によりDNAを架橋し，その合成を阻害することで細胞増殖を抑制する．Tリンパ球，Bリンパ球のDNA合成を阻害し，細胞性・液性免疫のいずれも強力に抑制する．わが国では，50〜100 mg/日で8〜12週経口投与する場合が多い．500 mg/m^{2}を月1回程度，点滴静注する方法もあり，同等の効果で副作用が少ないとされている．腎排泄性のため，腎機能低下例では減量する必要がある．副作用は，白血球減少，および投与量依存性の性腺機能低下・悪性腫瘍の発症がある．投与2〜3週後には，白血球減少を来し日和見感染の危険性が増加するため，投与量減量および休薬を検討する．総投与量10 gは発がんリスクの一つの目安であり，それを超えない投与を行う．また，CPAの代謝産物であるアクロレインは出血性膀胱炎，膀胱がんの原因となる．

上記の免疫抑制剤のいずれにも重要な注意点として，まず，妊婦・授乳中の女性には禁忌である．また，ステロイドと免疫抑制剤の併用でB型肝炎が再燃する可能性がある．B型肝炎が明らかに持続感染している場合には，ステロイドに免疫抑制剤を加えると致死的な劇症肝炎化するリスクがあり，控えるべきである．抗HBs抗体，抗HBc抗体が陽性である既感染者に対しては，強力な免疫抑制時にはHBV-DNAの測定を行い，その消失を確認するか，核酸アナログによるB型肝炎ウイルス治療を行ってから治療を行うべきである．

5. 原発性ネフローゼ症候群に対する病型別治療 ▶図2

1) 微小変化型ネフローゼ症候群

小児では8割程度のネフローゼ症候群が微小変化型であり，成人では約4割である．その頻度の高さから，特に小児ではしばしば病理診断に先行して治療が開始される．副腎皮質ステロイドが第一選択薬となるが，通常，プレドニゾロン0.8 mg/kg/日の投与で開始し，4週から8週間継続した後に寛解導入ができれば，4週から8週ごとに5〜10 mg/日ずつ減量する．5〜10 mg/日を維持量として，2年かけて投薬終了を考慮する．患者ごとに2.5 mg/日減量するだけでも再発する場合があり，慎重に行わなければならない．成人での寛解導入成功率は8割程度である．再発あるいはステロイド抵抗性の場合は，免疫抑制剤の導入が考慮される．近年，B細胞特異的抗原であるCD20を標的とするリツキシマブ（リツキサン®）の小児難治性ネフローゼ症候群の臨床試験が実施され，その有効性が報告された[2]．リツキシマブは2014年からは小児期発症であれば成人にも難治性ネフローゼ症候群（頻回再発型あるいはステロイド依存性を示す場合）が保険適応となり，375 mg/m^2/回（最大量500 mg/回）を週1回で4週にわたり投与が使用可能となった．

2) 巣状糸球体硬化症

比較的若年に多く，小児原発性ネフローゼのうち微小変化型に次ぎ10%以上を占める．成

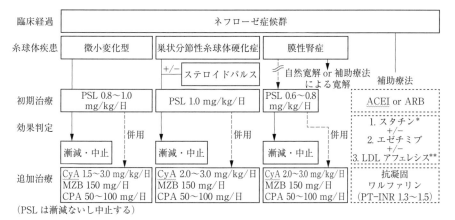

図2 代表的な成人ネフローゼ症候群の寛解導入治療の概略
詳細な基準値や投与期間などは省略し簡略化している．詳細は成書および診療ガイドライン[1]を参照のこと．実線の矢印は治療効果あり，破線の矢印は治療効果なし，を意味する．

人を含めたネフローゼ症候群全体では，一般に5～10%程度とされている．原発性のものは，1日10g以上の大量の尿タンパクを呈し，全身浮腫を来して急激に発症することが多く，臨床経過からは微小変化型との鑑別は難しい．確定診断は腎生検の光学顕微鏡所見による．治療は副腎皮質ステロイドを中心とするが，経口投与のみでは寛解に至るのが困難であることが多い．ステロイドパルス療法を施行後に，1.0mg/kg/日を目安として比較的高用量の経口プレドニゾロンを4週試みて尿タンパクの評価を行う．不完全寛解Ⅱ型（1.0g/日≦尿タンパク＜3.5g/日）あるいは無効と判断される場合は，免疫抑制剤の追加が考慮される．

3）膜性腎症

成人の原発性ネフローゼの35%を占め，逆に小児例では2.7%と少なく，30～50歳代の中年層に多く，男性優位である．微小変化型ネフローゼ症候群に比較して緩徐に発症する．数年の経過でタンパク尿が徐々に増加してネフローゼを呈する．一般的に緩徐な臨床経過であり，軽微なタンパク尿による無症候性タンパク尿で発見される場合も稀でない．腎機能の予後は良好な症例が多いが，高血圧の合併は進行因子として重要であるため注意を要する．治療は年齢，タンパク尿の程度，合併症の有無を考慮して決定する．尿タンパクが1g/日以下で腎機能正常である場合は，経過観察だけでよいこと

もある．自然寛解例も存在することからも，積極的治療の必要性について議論の余地がある．副腎皮質ステロイド投与に関して，高齢者に多い本症では，0.6～0.8mg/kg/日と少なめに投与される．ステロイド抵抗性の場合は，CPAやCyAなどの免疫抑制剤の併用が考慮される．

4）膜性増殖性糸球体腎炎

膜性増殖性糸球体腎炎は，メサンギウム細胞の増殖と基質の増加，および，糸球体係蹄壁の肥厚を特徴とする．一般的に腎生検例の5～10%とされるが，近年発症率の減少傾向がみられる[3]．小児から若年者に好発するが，高齢者にも稀に発症する．3分の2の症例はネフローゼ症候群に至り，かつ，顕微鏡的血尿や肉眼的血尿を伴うことが多い．本症の約10%は，急性糸球体腎炎様の経過をたどり，急速な腎機能低下をみとめる場合がある．予後を改善させる確立した治療法がないため，ネフローゼ症候群を呈するほかの腎炎に準じた治療が行われるものの，その多くはステロイド抵抗性，難治性ネフローゼ症候群を呈し，腎機能の予後は不良である．成人発症例の約半数が末期腎不全に至る．

参考文献

1) 日本腎臓学会：エビデンスに基づくネフローゼ症候群診療ガイドライン2014.
2) Iijima K, Sako M, Nozu K, Mori R, Tuchida N,

Kamei K, Miura K, Aya K, Nakanishi K, Ohtomo Y, Takahashi S, Tanaka R, Kaito H, Nakamura H, Ishikura K, Ito S, Ohashi Y and Rituximab for Childhood-onset Refractory Nephrotic Syndrome Study G. : Rituximab for childhoodonset, complicated, frequently relapsing nephrotic syndrome or steroid-dependent nephrotic syndrome : a multicentre, double-blind, randomised, placebo-controlled trial. Lancet 2014 ; 384 : 1273-81.

3) Kawamura T, Usui J, Kaseda K, Takada K, Ebihara I, Ishizu T, Iitsuka T, Sakai K, Takemura K, Kobayashi M, Koyama A, Kanemoto K, Sumazaki R, Uesugi N, Noguchi M, Nagata M, Suka, M and Yamagata K : Primary membranoproliferative glomerulonephritis on the decline : decreased rate from the 1970s to the 2000s in Japan. Clin Exp Nephrol 2013 ; 17 : 248-54.

（執筆者）永井　恵（筑波大学）
（取りまとめ）山縣邦弘（筑波大学）

◪ 薬物治療

1．副腎皮質ステロイド薬 ∎

1）使用上の注意

生理的なステロイド（コルチゾール）の分泌ピークは朝にあるので，朝を中心に投与されることが多いが，大量の場合は副作用（特に精神症状）の軽減のために均等に分散して投与する（夜間の不眠にも配慮する）．

短時間型ステロイド薬は速効性でも鉱質コルチコイド作用が強いので長期使用できない．中間型のプレドニゾロンが腎疾患に用いられる．大量のステロイド薬を短期間に投与するパルス療法では，Na貯留作用が少ないメチルプレドニゾロンを用いる．

連日1ヶ月以上投与すると副腎不全になりやすいので，補充量としてのステロイド産生1日量（プレドニゾロン5mg）を維持量とすることもある（隔日投与では副腎不全を起こしにくいが小児では不適当）．手術などストレスが加わる場合は急性副腎不全防止のために当日から数日間手術侵襲に応じて増量する．

経口ステロイド薬で寛解導入が困難な場合や細胞増殖の活動性が強い場合（半月体形成腎炎，ループス腎炎など）はステロイドパルス療法：メチルプレドニゾロン0.5g（ハーフパルス）または1g（フルパルス）を1〜2時間かけて（速いと精神症状・不整脈・血栓・ショッ

クの危険，特に高齢者）3日間点滴する．これを1クールとして，改善しなければ1〜2週間隔で1〜3クール行うこともある．パルス療法後には後療法として経口のプレドニゾロン60mgから漸減することが多い．

パルス療法の有害事象には感染症，大腿骨頭壊死，血栓，体液過剰があるが，血中ステロイド濃度が経口投与法の100倍になるにもかかわらず短期投与なので経口投与法よりは副作用が少ない．ネフローゼ症候群の合併症である腸管浮腫による吸収不良が懸念される場合にはステロイド薬の静注法もある．CYP3A4を誘導するリファンピシンや抗てんかん薬でステロイドが代謝されて，効果が減弱する．ステロイド薬は，血糖上昇と糸球体硬化病変を悪化させるので糖尿病性腎症には禁忌である．

2）ステロイドの副作用

・**注意が必要な副作用**：感染症，消化性潰瘍，血栓症

・**投与早期でみられる副作用**：不眠，緑内障，精神症状，高血糖，高血圧，脂質異常症，痤瘡様発疹，満月様顔貌，B型肝炎の再燃

・**後期にみられる副作用**：白内障，低身長，動脈硬化，骨壊死，骨粗鬆症（女性では生理量でも起きる）．

骨密度の測定，ビタミンD補充，血糖モニター，感染対策，非生ワクチン接種などの対策をする．

2．免疫抑制薬 ∎

ステロイド依存性（やめると再発），抵抗性（8週間治療でもタンパク尿持続），頻回再発型，ステロイド副作用症例では免疫抑制薬を使用する．

1）カルシニューリン抑制薬

❖ 作用機序

カルシニューリンはCa-カルモジュリン依存性に活性化される脱リン酸化酵素（ホスファターゼ）である．Tリンパ球が活性化して細胞内Caが上昇すると，NFAT（nuclear factor of activated T-cells）などの転写因子をカルシニューリンは脱リン酸化して，核内移動させてIL-2などのサイトカイン産生を誘導する．シクロスポリンやタクロリムスはこの経路を抑制してサイトカイン産生を抑えて免疫反応を抑制

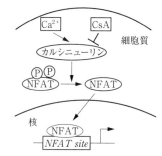

図3 シクロスポリン（CsA）の作用機序

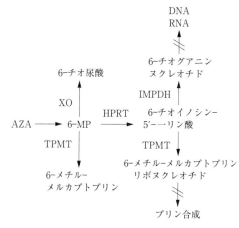

図4 アザチオプリン（AZA）の作用機序

する ▶図3．タクロリムスがシクロスポリンより100倍強い．

❖ 使用上の注意

シクロスポリンは頻回再発型ネフローゼ症候群，ステロイド抵抗性ネフローゼ症候群を呈する分節性巣状糸球体硬化症，膜性腎症に有効である．有効最小量を6ヶ月投与しても無効な場合は中止する．有効な場合はさらに半年継続して再発を防ぐ．しかし，頻回再発型では中止すると再発することが多い．ステロイド薬に併用することでステロイド薬減量ができるが，糖尿病などでステロイド薬が使えない場合は単独投与する．

CYP3A4で代謝されるので，この酵素を誘導する薬物で作用が減弱し，拮抗する薬物で毒性が増強する．P糖タンパクによる腸からの排泄を阻害するグレープフルーツも血中濃度を上昇させる．高血圧に対してCa拮抗薬を使うとシクロスポリンを減量する必要があるので（P糖タンパクによる排泄を阻害），ACEIやβブロッカーで血圧をコントロールする．

腎毒性予防のためにTDMを行うが，血清Crが30%以上上昇した場合は投与量を半減する．

その他の副作用としては，易感染性，高血圧（血管内皮障害），多毛，歯肉腫脹，神経障害，振戦，耐糖能障害（膵β細胞障害）がある．また，内皮障害から血栓性微小血管障害を起こすことがある．

一方，タクロリムスはネフローゼ症候群に対する保険適用はないが，ステロイド抵抗性のループス腎炎に適用がある．シクロスポリンと同様の腎毒性や耐糖能障害などの副作用がある（多毛でなく脱毛になる）．

2）アザチオプリン

❖ 作用機序

生体内で6-メルカプトプリン（6-MP）に代謝され，プリンヌクレオチド合成を阻害（6-MPはアデニン（A）やグアニン（G）と構造が似ているのでDNAの合成酵素（イノシン酸デヒドロゲナーゼ：IMPDH）は間違って取り込んでしまう．アデニンとグアニンはヌクレオチドのイノシン一リン酸（IMP）から合成される）することによって，細胞内グアノシン三リン酸（GTP）が減少してDNA合成が抑制される．そのためリンパ球の分裂や活性化が抑制されるので免疫反応が抑制される．なお，6-MPはキサンチンオキシダーゼ（XO；アロプリノールが阻害する）とチオプリンS-メチルトランスフェラーゼ（TPMT；遺伝子多型あり）で代謝される ▶図4．

免疫細胞だけでなく，分裂の盛んな骨髄細胞も抑制されてしまうのがカルシニューリン抑制薬と違う．しかし，免疫抑制作用は弱く，骨髄抑制の副作用も軽度である．

❖ 使用上の注意

より強力なシクロホスファミドの後療法や，ステロイド副作用の回避目的で，寛解維持薬として使用される（ステロイド薬併用もある）．主に腎排泄で，腎不全では減量する．

骨髄抑制，肝障害，間質性肺炎，過敏反応（皮膚湿疹），がん（皮膚，悪性リンパ腫），膵炎，消化器症状（嘔気は夕食後に服用すると少ない），感染症，催奇形性などの副作用があるが軽症であるため長期投与される．しかし，骨

髄抑制（白血球数）と肝機能の毎月の観察が必要である．また，これを増強させる併用薬にも注意が必要である（アロプリノール，カプトプリル，ペニシラミン，メサラジン，サラゾスルファピリジン）．また，TPMTの遺伝子多型をあらかじめ調べて投与量を調節あるいは投与しない．

3）ミゾリビン
❖ 作用機序
生体内でミゾリビン-5′リン酸に代謝され，GTPの合成律速酵素IMPDHを競合的に阻害してGTPを枯渇させる．
❖ 使用上の注意
アザチオプリンと同様である．

4）ミコフェノール酸モフェチル（MMF）
❖ 作用機序
体内で代謝されて活性体のミコフェノール酸になり，GTPの合成律速酵素IMPDHを非競合的に阻害してプリン合成を抑制して，活性化Tリンパ球，Bリンパ球の増殖・機能を抑える（サルベージ系がないので）．
❖ 使用上の注意
ループス腎炎や抗好中球細胞質抗体（ANCA）関連血管炎で重篤な副作用の多いシクロホスファミドの代わりに寛解導入維持に使用されることがある．腎排泄性なので腎不全では減量する．血算を定期的にモニターする．催奇形性，消化器症状，汎血球減少，感染症，不妊，悪性腫瘍（皮膚，リンパ腫）などの副作用がある．アシクロビル，ガンシクロビルなどはMMFの血中濃度を上昇させる．投与前に妊娠を否定して，投与中は避妊する．

5）シクロホスファミド
❖ 作用機序
アルキル化作用によりDNAのグアニン塩基と結合して二本鎖間の架橋結合を生じ，細胞分裂時に架橋結合したDNAは一本鎖になれないので，細胞分裂・増殖が抑制される▶図5．リンパ球のDNA合成阻害から細胞性・液性免疫が抑制される．

❖ 使用上の注意
活動性の高いループス腎炎，ANCA関連血管炎，膜性増殖性腎炎などの難治性ネフローゼ症候群に有効だが，腎排泄性なので腎不全には減量する．副作用の点から3〜6ヶ月以上は投与しない．500 mg/m^{2}を月1〜2回，1時間以上で点滴するパルス療法は繰り返してよい．

CYP3A4で代謝され活性型のホスホラミドマスタードになる（腎排泄）▶図6．この酵素を誘導する薬剤（バルビツール，アルコール，フェニトイン，リファンピシン）との併用で作用が増強する．アロプリノールとの併用でも，肝代謝阻害や腎排泄を競合阻害することで血中濃度が上昇して骨髄抑制が増強する．

重篤な副作用として易感染性，突然変異（催奇形性，発がん），卵巣機能不全（男性も不妊）などがある．長期的には不妊，骨髄異形成，皮膚がん，膀胱がんが起きてくる．また，投与中は避妊する．

代謝産物でアルキル化作用のないアクロレイ

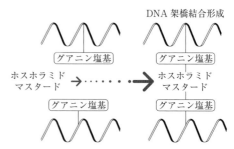

図5　ホスホラミドマスタードとグアニン塩基の結合

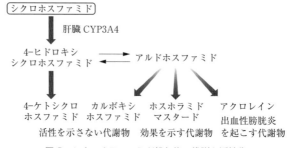

図6　シクロホスファミド投与後の代謝と活性化

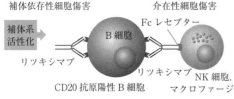

図7 リツキシマブの作用メカニズム

ンによって出血性膀胱炎や膀胱がんが起きやすくなる（血尿には膀胱鏡を行って膀胱がんを否定する）．予防のために，朝に服用した後，日中水分を十分とって就寝前は排尿する（膀胱を空にする）．アクロレインと結合して無毒化するメスナを併用する（イホスファミドほどではないので必須ではない）．

6）リツキシマブ

❖ 作用機序

CD20抗原はBリンパ球に発現しており，抗CD20モノクローナル抗体であるリツキシマブは特異的にBリンパ球に結合して増殖と機能を阻害する ▶図7 ．形質細胞には作用しないので低γグロブリン血症にはならない．

B細胞を除去することで自己抗体産生やT細胞への刺激を抑制する．したがって，液性免疫だけでなく，細胞性免疫も抑制する．細胞性免疫の異常で起きるとされる微小変化群にも有効である．

❖ 使用上の注意

小児の難治性ネフローゼ症候群に有効である．γグロブリン製剤なので半減期は2週間と長いが，マウスとヒトのキメラ抗体なので自己抗体が複数回投与で産生されると短くなる．

アナフィラキシー症状（注入反応なので点滴前にメチルプレドニゾロン，アセトアミノフェン，ジフェニルヒドラミンを前投与してゆっくり点滴を始める），感染（投与前にワクチン接種で予防），湿疹，低γグロブリン血症，多発性白質脳症（PML），B型肝炎キャリアからの再燃などが懸念される．初回投与時のアレルギー症状は第2回目以降では軽減する．ニューモシスチス肺炎の予防にST合剤を投与する．

7）アンジオテンシン変換酵素（ACE）阻害薬，アンジオテンシンⅡ受容体拮抗薬（ARB）

❖ 作用機序

ACE阻害薬はブラジキニンやサブスタンスPの分解を抑制する作用がある（咳や血管浮腫の原因）．一方，ARBはレニンやアンジオテンシンⅡの血中濃度を高め，抗AT_1受容体作用を持つAT_2受容体を刺激する作用がある（高K血症も軽い）．

糸球体から出ていく輸出細動脈を拡張させて，糸球体濾過圧を低下させ，ポドサイトを保護する．また，輸出細動脈から出た血液は尿細管へと流れてネフロン全体の血流を維持するのでタンパク再吸収も促進される．これらによって尿タンパク減少や腎機能改善が期待される．

糖尿病性腎症の高血圧やタンパク尿に使われるが，高血圧のない糖尿病に使用しても糖尿病性腎症（タンパク尿）の発症は予防できない（血糖のコントロールのみが発症予防）．

❖ 使用上の注意

アルドステロン産生を抑制して，集合管からのK分泌が減って，高K血症を起こす危険がある．初めての投与では1日1回少量から開始する．血清Crと血清Kを3日後に測定して，その後も2ヶ月おきにモニターする．

高K血症には食事K制限（40 mEq/日以下），水分十分摂取，ループ利尿薬投与で治療する．これでも，Kを5.5 mEq/L以下にできなければACE阻害薬，ARBは中止する．

また，投与直後に過剰血圧低下・起立性低血圧が起きることがある．特に両側の腎動脈が狭窄や片腎では急性腎不全を起こす危険がある．輸出細動脈の血管抵抗を下げて糸球体内圧を低下させるために，濾過率が低下するためで，予備能のないGFRの低下した患者で起きやすい．

30％以内の血清Cr上昇（または1 mg/dL未満までの上昇）は，経過中にもとに戻ることが多いので様子をみる．しかし，それ以上Crが上昇する場合には薬を中止しないと急性腎不全に進行する危険がある．もとに戻らない原因には，腎動脈狭窄，NSAIDs投与，心不全，脱水，尿路異常などがある．

なお，ARBとACE阻害薬の併用はタンパ

ク尿を減らす傾向はあるものの，腎機能低下抑制は単独と変わらず，また高K血症の副作用が増加する危険があるので推奨されない．

末期腎不全まで使い続けると高K血症や腎機能悪化の危険があり，中止によって腎機能改善や透析までの期間延長が期待できる．

ARBとACE阻害薬は催奇形性や胎児毒性があるので，妊婦には原則禁忌である．しかし，強皮症腎クリーゼにおいてACE阻害薬は特効薬であり妊娠中でも使われることがある．

(執筆者) 石橋賢一 (明治薬科大学)

ネフローゼ症候群治療薬：副腎皮質ステロイド

一般名	販売名(商品名)		標的分子/作用機序		コメント
プレドニゾロン	プレドニン®	中間型	糖質コルチコイド受容体	刺激	経口（腸管浮腫では静注）点滴でパルス療法
メチルプレドニゾロン	メドロール®				

ネフローゼ症候群治療薬：免疫抑制剤

一般名	販売名（商品名）	標的分子/作用機序		コメント
シクロスポリン	サンディミュン®ネオーラル®	カルシニューリン	阻害	頻回再発型・ステロイド抵抗性ネフローゼに適応
タクロリムス水和物	プログラフ®			ステロイド抵抗性のループス腎炎に適応
ミゾリビン	ブレディニン®	IMPデヒドロゲナーゼ	阻害	ステロイド抵抗性ネフローゼ，ループス腎炎に適応
ミコフェノール酸モフェチル	セルセプト®	IMPデヒドロゲナーゼ	阻害	ループス腎炎に適応
シクロホスファミド水和物	エンドキサン®	DNA架橋（グアニン塩基に結合）		ステロイド抵抗性ネフローゼ，ループス腎炎，半月体形成腎炎に適応

ネフローゼ症候群治療薬：抗CD20モノクローナル抗体

一般名	販売名(商品名)	標的分子/作用機序		コメント
リツキシマブ（遺伝子組換え）	リツキサン®	CD20	阻害	難治性や再発性のネフローゼ症候群に適応

ネフローゼ症候群治療薬：アンジオテンシン変換酵素（ACE）阻害薬

一般名	販売名(商品名)	標的分子/作用機序		コメント
エナラプリルマレイン酸塩	レニベース®	アンジオテンシン変換酵素（ACE）	阻害	糸球体内圧を下げて一時的にGFR低下するが通常回復する

ネフローゼ症候群治療薬：ループ利尿薬

一般名	販売名(商品名)	標的分子/作用機序		コメント
フロセミド	ラシックス®	Na^+-K^+-$2Cl^-$共輸送体	阻害	浮腫や乏尿に対症的に使用（腎機能悪化の危険）

ネフローゼ症候群治療薬：HMG-CoA還元酵素阻害薬

一般名	販売名(商品名)	標的分子/作用機序		コメント
アトルバスタチンなど	リピトール®など	HMG-CoA還元酵素	阻害	ネフローゼ症候群による脂質異常症の慢性期対症療法

4 排尿障害（過活動膀胱）

病態生理

1. 下部尿路症状について

排尿障害に限らず，尿の貯留や蓄尿に関係する様々な症状は現在，国際禁制学会による用語基準により一括して下部尿路症状（lower urinary tract symptoms：LUTS）と定義され，▶図1 に示すよう蓄尿症状，排尿症状，排尿後症状の3つに分類される．なかでも前立腺肥大症に伴う尿勢低下や過活動膀胱にみられる尿意切迫感を伴う頻尿，尿失禁は泌尿器科日常診療において多くみとめられるが，前者は第10章1節「前立腺肥大症」の内容と重複するため他節に譲るとし，本節では過活動膀胱の病態，診断，治療を中心に述べる．

2. 過活動膀胱とは

❖ 定義，疫学

国際禁制学会によると，過活動膀胱（overactive bladder：OAB）とは"尿意切迫感を有し，通常は頻尿および夜間頻尿を伴い，切迫性尿失禁を伴うこともあれば伴わないこともある状態"と定義されている．つまり，尿意切迫感（urgency）を伴う頻尿の大部分は本疾患と診断可能であるが，重要な点として本疾患はあくまで"症状症候群"であり，他疾患の除外により診断がなされるということがあげられる．

わが国では，2002年に日本排尿機能学会による「下部尿路症状に関する疫学調査」が行われ，40歳以上の日本人における過活動膀胱の実数は810万人と推定され，潜在的患者数の多い疾患であることが明らかになった．また，本疾患頻度は加齢に伴って上昇し ▶図2 ，生活の質（quality of life：QOL）調査からは日常生活の様々な活動に支障を及ぼすことも明らかとなった．

❖ 病態生理

過活動膀胱の原因を ▶図3 に示す．泌尿器科日常診療で扱われるのは非神経因性過活動膀胱であり，神経因性過活動膀胱は特殊外来で扱われる専門的な内容であるため本項では割愛する．過活動膀胱の病態として本疾患の重要なキーワードである尿意切迫感（urgency）の発生機序に関する研究が近年盛んに行われており，膀胱尿路上皮と求心性知覚神経（C線維神経）の関与が注目されている．もともと膀胱尿路上皮では様々な神経伝達物質が合成されているが，過活動膀胱では蓄尿に伴う伸展刺激によって，これらが活性化され，膀胱尿路上皮より放出された後，知覚神経上の受容体を介して知覚神経を活性化し，尿意切迫感を起こすとされている．神経伝達分子のうちアセチルコリン

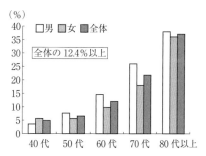

図2　過活動膀胱の頻度

（本間之夫，他：日本排尿機能学会誌，第14巻，2003；266-77.より転載）

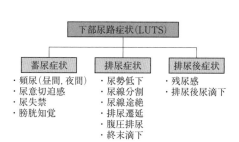

図1　下部尿路症状の分類

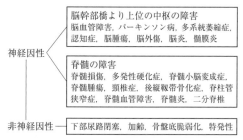

図3　過活動膀胱の原因

この1週間のあなたの状態に最も近いものを一つだけ選んで点数の数字を○で囲んでください．

質問	症状	点数	頻度
1	朝起きたときから寝るときまでに，何回くらい尿をしましたか	0 1 2	7回以下 8～14回 15回以上
2	夜寝てから朝起きるまでに，何回くらい尿をするために起きましたか	0 1 2 3	0回 1回 2回 3回以上
3	急に尿がしたくなり，我慢が難しいことがありましたか	0 1 2 3 4 5	なし 週に1回より少ない 週に1回以上 1日1回くらい 1日2～4回 1日5回以上
4	急に尿がしたくなり，我慢ができずに尿をもらすことがありましたか	0 1 2 3 4 5	なし 週に1回より少ない 週に1回以上 1日1回くらい 1日2～4回 1日5回以上
合計点数			

図4　過活動膀胱症状質問票（OABSS）

表1　非神経因性過活動膀胱と除外すべき疾患・状態

膀胱の異常	膀胱がん，膀胱結石，間質性膀胱炎
膀胱周囲の異常	子宮内膜症など
前立腺・尿道の異常	前立腺がん，尿道結石
尿路性器感染症	細菌性膀胱炎，前立腺炎，尿道炎
その他	尿閉，多尿，心因性頻尿

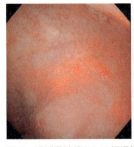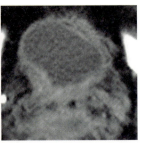

図5　過活動膀胱として経過観察されていた膀胱上皮内がんの例（自験例）

59歳女性．数年来の尿意切迫感，頻尿で近医にて過活動膀胱と診断され薬物療法を受けるも症状改善なく紹介受診．膀胱鏡検査で膀胱全面の粘膜発赤（左）ならびにCTにて膀胱萎縮（右）をみとめた．膀胱粘膜生検から膀胱上皮内がんと診断された．

（ACh），アデノシン三リン酸（ATP），プロスタグランジン（PG）は知覚神経の刺激因子として，一酸化窒素（NO）は抑制因子と考えられている．

症状，診断基準

過活動膀胱では尿意切迫感を伴う頻尿が主症状であるが，実臨床では ▶図4 に示すような過活動膀胱症状質問票（OABSS）が用いられ，質問3（尿意切迫感）スコアが2点以上，かつOABSSが3点以上を過活動膀胱と診断する．また，OABSSスコア合計が5点以下を軽症，6～11点を中等症，12点以上を重症とする．

検査，鑑別診断

本疾患はあくまで症状症候群であるため，同様の症状を示す他疾患を除外することが重要である．そのためにまずは初診時に神経疾患の既往に関する入念な問診や病歴聴取を行い，神経因性過活動膀胱の鑑別が必要である．引き続き身体診察（直腸診を含む），尿検査，残尿測定，男性では前立腺がん除外のため前立腺特異抗原（PSA）が必須である．その後，尿細胞診，超音波検査，膀胱鏡，レントゲン検査，腎機能検査などを必要に応じて行う．非神経因性過活動膀胱のうち，除外すべき疾患，状態を ▶表1 に示す．なかでも泌尿器悪性腫瘍の鑑別は重要であり，時に生命予後にもかかわる ▶図5 ．なお，具体的な診療手順は過活動膀胱診療ガイドライン中の診療アルゴリズムを参照されたい．

治療概要

過活動膀胱の治療としては，行動療法（生活指導，膀胱訓練，理学療法，排泄介助），薬物療法，ニューロモデュレーション（電気刺激療法，磁気刺激療法，体内埋込み式ニューロモ

デュレーション）があげられる．近年，過活動膀胱治療薬の開発や国内臨床試験が積極的に行われ，その結果，日常診療において多くの薬剤選択が可能となった．そのような背景をもとに以降，過活動膀胱の薬物療法を中心に解説していく．

参考文献

1) 日本泌尿機能学会：過活動膀胱診療ガイドライン，リッチヒルメディカル，2005．
2) 日本泌尿機能学会：過活動膀胱診療ガイドライン改訂ダイジェスト版，ブラックウェルパブリッシング，2008．
3) 日本排尿機能学会：男性下部尿路症状診療ガイドライン，ブラックウェルパブリッシング，2008．
4) 日本排尿機能学会女性下部尿路症状診療ガイドライン作成委員会（編集）：女性下部尿路症状診療ガイドライン，リッチヒルメディカル，2013．

（執筆者）高岡栄一郎（筑波大学）
（取りまとめ）西山博之（筑波大学）

薬物治療

蓄尿，排尿に異常を来すと尿路感染，尿路結石，膀胱尿管逆流などの合併症を起こしやすくなる．

1．蓄尿障害（過活動膀胱）

蓄尿障害に対しては，膀胱排尿筋収縮を減弱させる薬剤と尿道抵抗を増強させる薬剤が用いられる ▶図6 ．

1）抗コリン薬

❖ 作用機序

蓄尿期には副交感神経は作用していないが，抗コリン薬は上皮の進展に伴って出るアセチルコリンによる尿意をブロックする．一部には排尿筋の収縮力を減弱させ，蓄尿障害を改善する．

① **抗コリン薬**：オキシブチニン（ポラキス®），プロピベリン（バップフォー®），トルテロジン（デトルシトール®），ソリフェナシン（ベシケア®），イミダフェナシン（ステーブラ®）．

② 抗コリン作用と異なる作用（不明）で膀胱筋肉を直接弛緩：フラボキサート（ブラダロン®）．

③ 抗コリン作用のある三環系抗うつ薬や第三世代抗うつ剤（セロトニン・ノルアドレナリン再取り込み阻害薬（SNRI）：α作用による外尿道括約筋緊張増加作用や知覚神経に作用して膀胱容量を増加させる）：デュロキセチン（サインバルタ®）

❖ 使用上の注意

オキシブチニンは1日3回投与で口渇の副作用の発現率が高く，それを軽減させた経皮吸収型のテープ剤もある．プロピベリンは抗ムスカリン作用とカルシウム拮抗作用を持つ．トルテロジンは唾液腺より膀胱に選択性が高い．ソリフェナシンはムスカリン受容体への親和性がM3＞M1＞M2と膀胱選択性が高いが，副作用として口渇や便秘などがある．

デュロキセチンは適応外処方で，自殺や攻撃性の副作用がある．

2）β_3受容体刺激薬

❖ 作用機序

アドレナリンβ_3受容体は脂肪細胞の熱産生に関与するがヒトでは明らかでない．ミラベグロン（ベタニス®）は膀胱のβ_3受容体に結合して蓄尿期のノルアドレナリンによる膀胱の弛緩作用を増強して膀胱容量を増大させる．β_3受容体活性化によって，平滑筋細胞内でアデニル酸シクラーゼが活性化し，cAMP産生が促進され，細胞質内Ca濃度が低下し，膀胱平滑筋が弛緩（伸展）する．アドレナリンβ_1，β_2受容体を発現させた細胞の細胞内cAMP濃度を殆ど上昇させない（高選択性）．

ムスカリン受容体拮抗薬と異なり，排尿時の膀胱収縮力を抑制せず，1回排尿量を増加させる．口内乾燥の発現率も低い利点がある．

❖ 使用上の注意

ブチリルコリンエステラーゼ，グルクロン酸転移酵素，チトクロムP450（CYP3A4）によって代謝される．CYP2D6の阻害作用やP糖タンパク阻害作用がある．

CYP2D6で代謝されるフレカイニド，プロ

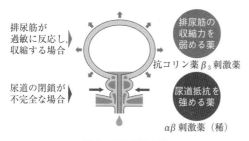

図6　尿失禁治療薬

パフェノンの血中濃度が上昇するので併用禁止である（QT 延長による催不整脈作用）．抗コリン薬との併用は避ける（効果が類似）．定期的に心電図検査（QT 延長）や眼科的診察によって不整脈・高血圧や緑内障に注意する．尿閉を起こす危険がある．動物実験で生殖器萎縮があり，生殖可能な患者への投与は避ける．空腹時投与で吸収が高まるので，食後に投与する．

2. 排出障害（低活動膀胱，前立腺肥大症）

排出障害に対しては，膀胱排尿筋収縮を増強させる薬剤と尿道抵抗を減弱させる薬剤が用いられる．薬物治療としては，コリンエステラーゼ阻害薬や α_1 遮断薬が中心となる．末梢神経障害による低活動膀胱には 4 週間程間歇導尿による治療効果を評価した後に併用する．前立腺肥大症では α_1 遮断薬が速効性である．

1）ムスカリン作動薬

❖ 作用機序

ベタネコール塩化物（ベサコリン®）はムスカリン受容体を直接刺激して排尿筋を収縮させる．コリンエステラーゼで加水分解されないので，作用持続時間が長く，血液脳関門を通過しない．

ジスチグミン臭化物（ウブレチド®）はコリン作動神経から放出されるアセチルコリンを分解する酵素コリンエステラーゼ（ChE）を阻害することで，障害を受けた副交感神経の働きを補う（検査で血清 ChE 活性低下）．

❖ 注意事項

ムスカリン作動薬は，気管支喘息，虚血性心疾患，消化性潰瘍，腸閉塞，甲状腺機能亢進症，徐脈，てんかんの患者や妊婦には禁忌である．また，意識障害を伴うコリン作動性クリーゼ（悪心・嘔吐，腹痛，下痢，唾液分泌過多，気道分泌過多，発汗，徐脈，縮瞳，呼吸困難）を起こすことがある．重症筋無力症にも使われるウブレチドは 1 日 5 mg を投与上限量とす

る．消化管・尿路の器質的閉塞，迷走神経緊張症，脱分極性筋弛緩剤（スキサメトニウム塩化物（レラキシン®））投与時にも禁忌である．

2）α_1 遮断薬

❖ 作用機序

α_1 受容体抑制によって，前立腺平滑筋が拡張して，前立腺肥大症での尿道抵抗が改善される．また，膀胱収縮時の血流低下を血管拡張作用で改善させる．また，脊髄に作用して尿意を抑える．α_1 受容体には A，B，D のサブタイプがあり，α_{1A} は前立腺，α_{1B} は血管，α_{1D} は前立腺と膀胱に分布している．前立腺には $\alpha_{1A} > \alpha_{1D} > \alpha_{1B}$ の順に発現が多い．

❖ 注意事項

血圧低下や起立性低血圧や頻脈が起きる．タムスロシン（ハルナール®）やシロドシン（ユリーフ®）は α_{1A} への親和性が高いので，低血圧によるめまいや立ちくらみや頭痛などの出現が少ない．ナフトピジル（フリバス®）は α_{1D} 阻害剤でタムスロシンも弱い α_{1D} 阻害作用がある．α_{1D} 受容体は膀胱にも多く分布しているので，これらは膀胱刺激症状である夜間頻尿にも効果がある．前立腺を縮小させないので，病気の進行は抑えない．

3. 腹圧性尿失禁

本人の意思とは関係なく尿漏れが生じ，社会生活に支障を来す状態で，咳やくしゃみにより腹圧が上昇して尿が漏れる場合を腹圧性尿失禁という．

薬物治療として，α 刺激薬（エフェドリン），β_2 刺激薬（クレンブテロール（スピロペント®）），三環系抗うつ薬（イミプラミン（トフラニール®））の効果はそれほど期待できない．運動療法（骨盤底筋訓練法）が有効で，薬物治療は補助と考える．

（執筆者）石橋賢一（明治薬科大学）

蓄尿障害に対する治療薬

分類	一般名	販売名(商品名)	標的分子/作用機序		効能・効果
排尿筋弛緩	プロピベリン塩酸塩	バップフォー®	ムスカリン性コリン受容体	遮断	過活動膀胱における尿意切迫感, 頻尿および切迫性尿失禁
	オキシブチニン塩酸塩	ポラキス® ネオキシ®			
	酒石酸トルテロジン	デトルシトール®			
	コハク酸ソリフェナシン	ベシケア®			
	イミダフェナシン	ウリトス® ステーブラ®			
	プロパンテリン臭化物	プロ-バンサイン®			夜尿症または遺尿症
	フラボキサート塩酸塩	ブラダロン®			神経性頻尿, 慢性前立腺炎, 慢性膀胱炎に伴う頻尿, 残尿感
	イミプラミン塩酸塩	トフラニール® イミドール®	ムスカリン性コリン受容体 セロトニン輸送体 ノルアドレナリン輸送体	阻害	抗うつ薬. 遺尿症(昼, 夜)
	アミトリプチリン塩酸塩	トリプタノール®			抗うつ薬. 夜尿症
	デュロキセチン	サインバルタ®	セロトニン輸送体 ノルアドレナリン輸送体	阻害	抗うつ薬. 慢性腰痛症に伴う疼痛
(尿道括約筋収縮)畜尿筋弛緩	クレンブテロール塩酸塩	スピロペント®	アドレナリンβ_2受容体	刺激	腹圧性尿失禁
	ミラベグロン	ベタニス®	アドレナリンβ_3受容体	刺激	過活動膀胱における尿意切迫感, 頻尿および切迫性尿失禁

排出障害に対する治療薬

分類	一般名	販売名(商品名)	標的分子/作用機序		効能・効果
膀胱排尿筋弛緩	ベタネコール塩化物	ベサコリン®	ムスカリン性コリン受容体	刺激	手術後および神経因性膀胱などの低緊張性膀胱による排尿困難
	ジスチグミン臭化物	ウブレチド®	アセチルコリンエステラーゼ	阻害	
尿道平滑筋弛緩	プラゾシン塩酸塩	ミニプレス®	アドレナリンα_1受容体	遮断	降圧薬, 前立腺肥大症の排尿障害
	テラゾシン塩酸塩水和物	バソメット® ハイトラシン®	アドレナリンα_1受容体		降圧薬, 前立腺肥大症の排尿障害
	タムスロシン塩酸塩	ハルナール®D	アドレナリン$\alpha_{1A} > \alpha_{1D}$受容体		前立腺肥大症に伴う排尿障害
	ナフトピジル	フリバス®	アドレナリンα_{1A}受容体		前立腺肥大症に伴う排尿障害
	シロドシン	ユリーフ®	アドレナリンα_{1D}受容体		前立腺肥大症に伴う排尿障害
	ウラピジル	エブランチル®	アドレナリンα_1, β_1受容体		降圧薬. 前立腺肥大症に伴う排尿障害 神経因性膀胱に伴う排尿困難

1 貧血

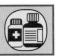

◆ 病態生理

1. 貧血とは

　貧血は末梢血中のヘモグロビン濃度（Hb）が正常より低下した場合と定義される．性別，人種，年齢により異なるが，WHOの基準においては男性では13.0 g/dL以下，女性では12.0 g/dL以下となっている．妊婦であれば生理的な鉄需要の増加により，軽度の貧血を呈することが多い．

　また，一般に患者が話す「貧血」はめまいや立ちくらみであることが多く，必ずしも医学的に定義されるヘモグロビン濃度低下である貧血の存在と一致しないことに注意が必要である．

2. 症状

　貧血の原因により異なるものの，貧血により一般的に生じる症状を示す．低酸素による症状としては，倦怠感，易疲労感，めまい，頭痛，耳鳴などがある．また，組織低酸素状態を代償しようとすることによって生じる症状として頻脈，動悸，息切れ，頻呼吸などがあり，これらは酸素運搬能の低下に対して心拍出量を増大させる代償機構により心負荷が掛かることで生じる．

　しかし，これらの症状は貧血の重症度を必ずしも反映せず，むしろ貧血の進行速度に依存することが多い．したがって，緩徐に進行した貧血では重症であっても上記の症状が軽いもしくは全く見られないこともある．

3. 貧血の原因および鑑別診断

　貧血の原因は多岐にわたり血液疾患以外であることが多いため，原因検索が必須である．まず見逃してはならないのは悪性腫瘍であり，消化管検索および女性では婦人科疾患の除外は必須である．薬剤性貧血の可能性を除外するため通院歴や薬物摂取歴の聴取が重要である．また，鑑別として肝障害，膠原病，内分泌疾患，腎機能障害などの除外も必要となる．

　初めに血算を測定し，平均赤血球容積（MCV：赤血球の大きさを表す指標であり，貧血の鑑別に有用である）により，小球性貧血・正球性貧血・大球性貧血を分類し原因を推測する ▶表1 ．

　次に ▶表1 であげた疾患を鑑別していくことになるが，MCVによる貧血の分類に応じて検査を追加する ▶図1 〜 ▶図3 ．

　網赤血球（reticulocyte）は末梢血中の幼若な赤血球であり，網赤血球数は赤血球産生の指標となるため原因特定に有用である．網赤血球が減少している場合は赤血球産生障害が示唆され，代表として鉄欠乏性貧血や再生不良性貧血があげられる．増加している場合には貧血に対

表1　MCVによる貧血の分類と鑑別

1. 小球性貧血（MCV＜80 fl）	A. 鉄欠乏性貧血
	B. 二次性貧血
	C. 鉄芽球性貧血
	D. 先天性ヘモグロビン合成障害（サラセミアなど）
2. 正球性貧血（MCV 80〜100 fl）	A. 急性出血
	B. 骨髄低形成（再生不良性貧血，赤芽球癆，腎性貧血，内分泌疾患）
	C. 溶血性貧血
	D. 血液悪性腫瘍およびがんの骨髄転移（骨髄異形成症候群，白血病など）
	E. 二次性貧血
3. 大球性貧血（MCV＞100 fl）	A. ビタミンB_{12}欠乏（悪性貧血など）
	B. 葉酸欠乏
	C. 薬剤性貧血，二次性貧血（アルコール，肝障害など）
	D. 液悪性腫瘍およびがんの骨髄転移
	E. 網赤血球増加（出血からの回復期，溶血性貧血）

（小澤敬也，直江知樹，坂田洋一（編），小松則夫（著）：講義録　血液・造血器疾患学．メジカルビュー社，2008．p. 44 より改変転載）

する代償機構として赤血球造血が亢進していることが推測され，出血や溶血性貧血の可能性がある．

血清鉄，TIBC（総鉄結合能：total iron binding capacity），血清フェリチン値は体内の鉄欠乏や鉄過剰を反映する指標であり，特に小球性貧血を呈する場合に鉄欠乏性貧血と二次性貧血との鑑別に重要である．鉄欠乏性貧血では血清鉄および貯蔵鉄の指標である血清フェリチン値は両者とも低下する．慢性炎症や悪性腫瘍に伴う二次性貧血では，鉄の利用障害があるため血清フェリチン値は低下しない．

血清LDH，ビリルビン，ハプトグロビンは，溶血性貧血の鑑別に用いる指標である．溶血性貧血であれば典型的にはLDH・ビリルビン（間接ビリルビン優位）は高値，ハプトグロビンは著明に低値となる．これらの所見は網赤血球の増加と併せて溶血性貧血の存在を強く示唆する．

大球性であればビタミンB_{12}および葉酸の測定は必須であり，ビタミンB_{12}および葉酸欠乏による貧血は病歴とこれらの低下を併せて診断が可能である．

赤血球以外にも白血球数および血小板数の異常がある場合には，白血病や骨髄異形成症候群・がんの骨髄浸潤，再生不良性貧血，ビタミンB_{12}・葉酸欠乏などが示唆される．

4．疾患各論

1）鉄欠乏性貧血

❖ 病態・症状・検査所見

鉄欠乏性貧血は一般臨床で最も多い貧血であ

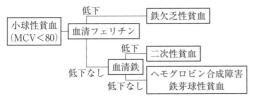

図1　小球性貧血の鑑別[1)〜3)]

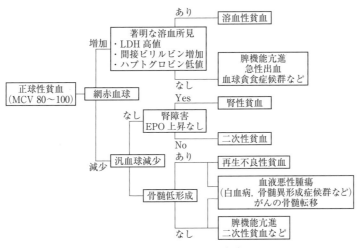

図2　正球性貧血の鑑別[1)〜3)]

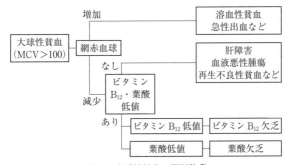

図3　大球性貧血の鑑別[1)〜3)]

り，月経での鉄喪失がある女性に多い．生殖可能年齢の日本人女性では約10%程度が鉄欠乏性貧血であるという報告もある．特異的な症状として匙状爪（spoon nail）や異食症があげられ，氷を好んで食べる患者が散見される．検査所見としては小球性貧血，血清鉄およびフェリチン低値をみとめる．

鉄欠乏性貧血と診断した場合に最も重要なことは鉄欠乏を来す原因の検索である．鉄欠乏を来す原因は，摂取不足，吸収障害，需要増大（成長期と妊婦が典型的），鉄喪失である．頻度としては出血による鉄喪失の頻度が高いため，需要増大が明らかな思春期や妊娠中の軽度貧血以外では出血源の検索が必須である．出血源として消化管出血除外のため上部・下部消化管検索を行う．痔核によっても貧血を呈することは稀ではない．成人女性では圧倒的に多いのは月経による鉄喪失であり，子宮筋腫や子宮内膜症による月経過多があることも多いため，一度は婦人科受診を勧める．

❖ 治　療

原因疾患の治療および鉄剤の投与が原則となる．ほかの原因では輸血適応となるような重度の貧血であっても，鉄欠乏の是正により速やかな改善がみられるため，殆どの場合で輸血は必要としない．また，慢性肝炎および肝硬変による鉄欠乏性貧血の場合には，原疾患を悪化させる可能性があるため，鉄の補充には慎重な判断が必要である．

鉄剤の投与の際，原則としては経口投与を選択すべきであり，連日内服する．市販されている栄養補助食品は貧血のない生殖可能年齢の女性において鉄欠乏性貧血の発症予防に有効である可能性はあるものの，鉄含有量が非常に少ないため貧血の治療には用いない．

鉄剤の副作用として最も多いのは消化器症状であり，腹痛・悪心・嘔吐・下痢・便秘が出現する．吸収されなかった鉄の排泄により黒色便を呈することは驚く患者もいるので話しておくとよい．

治療として最も重要なのは鉄剤の内服を継続することであり，内服時期の調整（就寝前への変更）や剤型の変更（シロップ剤），投与量調節（場合により隔日投与などでもやむを得ない）などによって副作用が軽快することもあ

り，出現時には考慮すべきである．鉄剤にビタミンCを併用することで鉄が還元型となり吸収効率が上昇するが，副作用として消化管症状を増悪することもあるので必須ではない．制酸剤は鉄吸収を低下させると言われ，内服時間帯をずらすことが望ましいものの，服薬回数の増加および服薬時間帯の変化による服薬アドヒアランス低下があるような場合ではデメリットの方が大きく，これも必須ではない．日本茶などに含まれるタンニン酸は鉄をキレートして吸収を阻害するが，鉄剤に含まれる鉄量は食事摂取によるものと比較して非常に多いため，実臨床では問題とならない．繰り返しになるが，実際の臨床において最も重要なのはどのような形であれ鉄剤の内服を継続することである．

鉄剤の内服を開始すると，比較的速やかにヘモグロビン値は上昇に転じ，貧血は改善する．しかし，この段階では体内の貯蔵鉄量を示すフェリチン値は依然として低値であり，この段階で服薬を中止すれば速やかに再び貧血となるため，内服は継続すべきである．投与終了は血清フェリチン値を指標として判断するが，開始後6ヶ月以上が目安となる．経口投与においては過剰の鉄は消化管で吸収されないため，一般的に鉄過剰症については考慮する必要はない．

鉄剤が副作用で内服できない，喪失が多く経口投与での補充では追いつかない，消化管疾患により明らかな吸収障害が示唆される，もしくは病態の悪化が懸念される場合など，限定された状況でのみ静注製剤の適応がある．静注製剤は連日投与することが理想であるが，外来で行う場合には間欠的な投与となることが多い．静注製剤の使用にあたっては，稀ではあるがアナフィラキシーの発生と過剰投与による鉄過剰症の発生が注意点となる．静脈投与の適応が限定されるのはこの点にある．鉄過剰症に関しては総静脈投与量を計算し，過剰投与を避ける．静注の場合の総鉄投与量に関する計算式はいくつもあるが，一例として［2.72（16−現在のヘモグロビン値）＋17］×患者体重（kg）がある．

鉄剤の投与によっても貧血の改善をみとめない場合には，内服アドヒアランスの確認，悪性腫瘍の再検索，ほかの原因による貧血の検索，その他，微量元素欠乏の有無の確認などが必要である．

2) 巨赤芽球性貧血

❖ 病態・症状・検査所見

巨赤芽球性貧血は骨髄中への巨赤芽球の出現を特徴とする造血障害であり，貧血という名前ではあるが汎血球減少を来すことも多い．DNA 合成に必須であるビタミン B_{12} および葉酸の欠乏が原因である．

ビタミン B_{12} は通常の食事摂取者において不足することは稀であり，欠乏は主に吸収障害による．胃切除後のビタミン B_{12} 欠乏は有名で，典型的には体内の貯蔵ビタミン B_{12} が枯渇してくる胃切除後 5 年程度経過して巨赤芽球性貧血を発症する．悪性貧血は胃の壁細胞に対する自己抗体によってビタミン B_{12} の吸収に必須な内因子欠乏が起こることで，ビタミン B_{12} の吸収が障害される．それによりビタミン B_{12} 欠乏が起こり，巨赤芽球性貧血を発症する．悪性貧血にはほかの自己免疫疾患が合併することが知られており，最も多いのは橋本病などの甲状腺疾患である．

小腸憩室や瘻孔があれば小腸内の腸内細菌の異常繁殖により，ビタミン B_{12} の吸収障害を来すことがあり blind loop 症候群と呼ばれる．

葉酸についても通常の食事摂取者において不足することは少ないが，妊娠で需要が増大することがあり，メソトレキセート投与中の葉酸利用障害やアルコール多飲者などで欠乏することがある．葉酸欠乏による巨赤芽球性貧血はビタミン B_{12} 欠乏に比べると稀である．

症状としてビタミン B_{12} 欠乏による巨赤芽球性貧血では神経障害が特徴的であり末梢神経障害や認知障害などの精神症状を来すことがある．共通してみとめられるのは舌乳頭の萎縮による Hunter 舌炎や白髪がみとめられることがある．検査所見としては，大球性貧血（時に汎血球減少），LDH の上昇，血清ビタミン B_{12} もしくは葉酸の低値をみとめる．

❖ 治 療

欠乏しているビタミン B_{12} もしくは葉酸を補充することである．ビタミン B_{12} 欠乏に対するビタミン B_{12} の投与に関しては，吸収障害が存在するため非経口投与が原則である．具体的にはビタミン B_{12} 製剤の筋注を行うこととなり，終生補充療法が必要となる．ただし，ビタミン B_{12} の大量内服でも有効なことが報告され，内服による治療が選択されることもある．通常 1ヶ月程度で血液所見の改善をみとめる．胃切除後の巨赤芽球性貧血では，同時に鉄欠乏を合併している場合も多いため鉄剤を併用することもある．葉酸欠乏に関しては葉酸製剤の少量経口投与で改善をみとめる．悪性と名がついているが，不足しているビタミン B_{12} もしくは葉酸が補充されれば予後は極めて良好である．

3) 溶血性貧血

❖ 病態・症状・検査所見

溶血性貧血は赤血球の破壊が原因で起こる貧血の総称である．溶血性貧血を特徴とする疾患はいくつかあるが，ここでは代表的な自己免疫性溶血性貧血（autoimmune hemolytic anemia：AIHA）について概説する．

AIHA は自己の赤血球に対して自己抗体が産生され，これによって赤血球が破壊され溶血性貧血を来す疾患である．臨床症状は極めて多彩であるが，脾腫をみとめることが多い．検査所見としては溶血性貧血一般と同様に LDH 高値，間接ビリルビン優位のビリルビン増加，ハプトグロビンの著減と網赤血球の増加をみとめる．また，赤血球に対する自己抗体を検出する Coombs 試験が陽性である．原因不明の特発性 AIHA と，膠原病やリンパ増殖性疾患・感染症・腫瘍に続発する続発性 AIHA に分けられる．特発性 AIHA に特発性血小板減少性紫斑病（idiopathic thrombocytopenic purpura：ITP）を合併することがあり，Evans 症候群として知られている．

また，薬剤による溶血性貧血の発症も知られており，原因としてペニシリンやセファロスポリン，メチルドパ，イソニアジド，リファンピシンなどが知られている．

❖ 治 療

特発性 AIHA の治療として第一選択となるのは自己免疫を抑制する副腎皮質ステロイドの経口投与である．溶血性貧血の改善後は徐々に減量するが，長期にわたる内服継続が必要なことが多いため耐糖能異常や骨粗鬆症，感染症，消化管潰瘍といった有害事象に注意しながらの投与が必要となる．ステロイド無効例では脾臓摘出術やシクロホスファミド，アザチオプリンなどの免疫抑制剤，抗 CD20 抗体であるリツキシマブの有効性が報告されているが，確立され

たものではない．続発性のAIHAでは基礎疾患の治療が原則となり，それでもコントロール不良の場合に特発性AIHAに準じた治療を行う．

溶血が落ち着いている状態であっても感染やストレスなどを契機に溶血が急激に再燃することがあり，注意が必要である．

4）腎性貧血

❖ 病態・症状・検査所見

慢性腎障害の状態では高頻度に貧血を来し，腎性貧血と呼ばれ二次性貧血の一つである．原因としては腎臓におけるエリスロポエチン（erythropoietin：EPO）の産生障害であり，血中のEPO濃度が低下している．腎性貧血は通常Stage 3（eGFR 30〜59 mL/min/1.73 m²）以上の慢性腎臓病（chronic kidney disease：CKD）に合併し，Stage 4以上で頻度が増加する．

貧血としては正球性貧血を来すが，血液透析患者では鉄欠乏を合併することが多く小球性貧血を呈することも多い．

❖ 治 療

EPO製剤を投与する．EPO投与にもかかわらず貧血が改善しない場合には，ほかの原因検索が必要となる．

5）再生不良性貧血

❖ 病態・症状・検査所見

再生不良性貧血は末梢血における汎血球減少と骨髄低形成を特徴する症候群である．骨髄での血球産生は著減している．一般的に成人において再生不良性貧血という場合には原因が不明な特発性のものを指すことが多いが，薬剤（クロラムフェニコールなど）や放射線などによる二次性再生不良性貧血も存在する．ほかの汎血球減少を来す疾患を除外したうえで再生不良性貧血と診断する．原因は不明であるものの免疫学的機序による造血幹細胞の障害があるものと推測される症例もあり，免疫抑制療法を行う根拠となっている．

症状は汎血球減少による感染症からの発熱や，貧血による心不全症状，血小板減少による出血を来す．

検査所見上は典型的には正球性貧血を呈するが，しばしば大球性となる．赤血球造血の低下を反映して網赤血球は減少する．血清フェリチンおよびエリスロポエチンは高値となる．骨髄

検査では原則として細胞が減少しているものの，軽症例では場所によっては正常もしくは増加していることもある．

❖ 治 療

重症度により再生不良性貧血の治療方針は大きく異なる．軽症から中等症では経過観察も選択肢となるが，シクロスポリン内服による免疫抑制療法が行われることもある．ほかに造血促進作用を持つタンパク同化ステロイドを用いることもある．

中等症から重症では抗ヒト胸腺細胞免疫グロブリン（ATG）およびシクロスポリンを用いた免疫抑制療法が行われることが多い．免疫抑制法を行う際には顆粒球コロニー刺激因子（G-CSF）を用いることで白血球の増加を促進し有効率が上がることが報告されており，併用されるのが一般的である．また，ATGはヒトにとって異種生物の抗体製剤であるため血清病を発症する危険があり，副腎皮質ステロイドを併用する．ATG投与により血球減少が進行するため投与前に輸血を行い，血球数を増加させておく必要がある．適切なドナーがいれば同種造血幹細胞移植による治療が行われる．

頻回の赤血球輸血を行った症例では鉄過剰症による心不全・肝障害・糖尿病を発症することがあり，予後不良である．赤血球輸血の総量が40単位を超える場合には鉄キレート剤であるデフェラシロクスの経口投与の開始を考慮し，血清フェリチン値を500〜1,000 ng/mLに保つように努める．

参考文献

1) 小原　直：Medical Practice 2012 臨時増刊号．文光堂，2012．pp.283-9.

2) 小松則夫，檀　和夫，中尾眞二，鈴木隆浩：講義録血液・造血器疾患学．メジカルビュー社，2008．pp.42-5, 134-43, 166-72.

3) 日本血液学会（編）：血液専門医テキスト（第3版）．南江堂，2015．pp.31-4, 157-204.

（執筆者）坂本竜弘（筑波大学）
（取りまとめ）千葉　滋（筑波大学）

✖ 薬物治療

1. 貧 血

貧血とは，末梢血のヘモグロビン（Hb）濃度，赤血球数，ヘマトクリット（Ht）が減少

し基準値未満になった状態の総称であるが，一般的には Hb 濃度が低下した状態を指す．貧血には，その発症機序から鉄欠乏性貧血，再生不良性貧血，溶血性貧血，腎性貧血などの疾患があり，それぞれの疾患に応じた治療法がある．

2. 鉄欠乏性貧血

　鉄は骨髄で赤芽球が赤血球へと分化・成熟して行く過程で，Hb の合成に利用される．この鉄が十分供給されないと，正常な赤血球への分化・成熟が行われず貧血が惹起される．これが鉄欠乏性貧血である．鉄欠乏の原因としては，病的出血が最も重要である．1 日の出血量 6〜8 mL（鉄として 3〜4 mg）以上が慢性的に続くと鉄欠乏に陥る[1]．このほかの原因としては，胃切除による鉄の吸収障害，極端な偏食に伴う鉄の摂取量低下があげられる．鉄欠乏性貧血においては，原因を特定して治療を行う．慢性出血による鉄喪失ならば，その原因を除去することが重要である．また，いったん鉄欠乏性貧血が発症したら，食事療法のみでは不十分であるため，鉄剤による治療を行う．

1）鉄剤経口投与

　鉄剤は経口投与が原則である．経口鉄剤としては硫酸第一鉄が古くから用いられているが，近年，その徐放剤やフマル酸第一鉄，クエン酸第一鉄ナトリウムも用いられている．なかでもクエン酸第一鉄ナトリウムは，胃切除による鉄の吸収障害の患者においても良好な効果を発現することが報告されている[2]．経口鉄剤の投与により便が黒くなることが知られているが，それだけでは問題はない．また，お茶に含まれるタンニンが鉄の吸収を阻害するので緑茶の飲用を控えるべきとの報告もあるが，多くの製剤は徐放剤となっており，また鉄剤に含まれる鉄の含量は多いため，治療効果には明らかな差はないとされている[3]．経口鉄剤の使用上の注意・副作用を ▶表2 に示した．鉄剤の副作用の多くは悪心，嘔吐，腹痛，下痢といった消化器系症状である．この場合は服用時間の変更，剤形の変更を行う．

2）鉄剤の静脈内投与

　鉄剤の静脈内投与は，①出血が続き経口投与では鉄の補充が間に合わない，②副作用（消化器症状）が強く内服できない，③胃腸管手術などのため十分な鉄吸収ができない，といった場

表2　経口鉄の使用上の注意・副作用

- 悪心，嘔吐，下痢，腹部疼痛などの消化器系症状を引き起こすことがある．
- ビタミン C との併用により吸収が高まり，消化器系副作用が出やすくなることがある．
- 甲状腺ホルモン製剤，テトラサイクリン系・ニューキノロン系抗菌薬，セフニジルの吸収を阻害するので，併用する場合は間隔をあける．
- 制酸剤，プロトンポンプ阻害剤，H_2ブロッカーは鉄の吸収を阻害することがあるので，併用する場合は間隔をあける．

表3　再生不良性貧血の重症度基準

Stage 1	軽症	下記以外
Stage 2	中等症	以下の 2 項目以上を満たす． 　網赤血球数　60,000/μL 未満 　好中球　　　1,000/μL 未満 　血小板　　　50,000/μL 未満
Stage 3	やや重症	以下の 2 項目以上を満たし，定期的な赤血球輸血を必要とする． 　網赤血球数　60,000/μL 未満 　好中球　　　1,000/μL 未満 　血小板　　　50,000/μL 未満
Stage 4	重症	以下の 2 項目以上を満たす． 　網赤血球数　20,000/μL 未満 　好中球　　　　500/μL 未満 　血小板　　　20,000/μL 未満
Stage 5	最重症	好中球 200/μL 未満に加えて，以下の 1 項目以上を満たす． 　網赤血球数　20,000/μL 未満 　血小板　　　20,000/μL 未満

合に行われる．静注用鉄剤としては，含糖酸化鉄，シデフェロンがあげられる．鉄剤を静脈内投与する場合は，過剰投与にならないように事前に総鉄必要量を算出しておく[4]．副作用としては，消化器系症状のほか，アナフィラキシーショック，蕁麻疹などの過敏症，頭痛，発熱があり，注意を要する．

3. 再生不良性貧血

　再生不良性貧血は，骨髄の造血幹細胞の障害により引き起こされ，先天性と後天性に大別される．先天性のものには Fanconi 貧血が，また後天性のものとしては薬剤・放射線などによる二次性（続発性）のものがあげられるが，大部分は原因が不明（特発性）である．▶表3 に示すように，再生不良性貧血は 5 段階の重症度に分類され，その重症度により治療法を選択する．

　従来，軽症および中等症の場合は経過観察を

167

するとされてきたが，無治療で経過観察した例の多くはその後輸血が必要となり，その時点で免疫抑制療法を施行しても改善が得られないことより，再生不良性貧血診療の参照ガイドライン[5]では，血小板減少が優位であり，骨髄巨核球が減少している場合，可能であればシクロスポリンを投与して反応の有無を確認することを推奨している（ただし，保険適応外）．

軽症および中等症であっても血球減少が進行する場合，血小板数が 50,000/μL 以下に低下している場合は，抗ヒト胸腺細胞ウサギ免疫グロブリン（ATG）を投与する．ATG は T 細胞を抑制することにより再生不良性貧血に有効性を示すと考えられている．ATG 投与の際，異種タンパクによるアナフィラキシーに注意を要し，その抑制を目的として，プレドニゾロンなどの副腎ステロイドを併用する．また，ATG は血小板，白血球などの血球減少，感染症の併発を惹起する危険性が高い．

好中球減少が著しい場合，顆粒球コロニー刺激因子を併用する．よって，以下の点が使用に際しての警告として提示されている．

①緊急時に十分対応できる医療施設において，再生不良性貧血，造血幹細胞移植または腎移植に関する十分な知識・経験を持つ医師のもとで，本剤が適切と判断される症例についてのみ投与すること．

②治療開始に先立ち，患者またはその家族に有効性および危険性を十分説明し，同意を得てから投与すること．

メテノロンもその治療に用いられる．メテノロンはタンパク同化作用のほか，造血機能を亢進する作用も有しており，この作用を利用して，再生不良性貧血の治療に用いる．本薬の副作用としては，多毛，色素沈着，嗄声，無月経などの男性化作用と肝障害があげられる．長期投与例ではアンドロゲン依存性肝腺腫の発症に注意が必要である[6]．

Stage 3 以上で 40 歳以上の患者，40 歳未満で HLA 一致同胞のいない患者に対しては，ATG とシクロスポリンの併用療法を行う[5]．重症患者においては ATG 単独投与よりもシクロスポリンを併用した方が寛解導入率が高い[7]．シクロスポリンは，T 細胞からの IL-2 や IFN-γ などのサイトカインの産生を阻害す

ることにより造血幹細胞の障害を解除するとされているが，その吸収は患者により個人差があるので，患者の状況に応じて血中濃度を測定し，血中トラフ濃度が 150～250 ng/mL になるように投与量を調節する[5]．また，副作用として腎・肝・膵機能障害，特に腎機能障害は本剤の副作用として高頻度にみられる．したがって，頻回に臨床検査（血球数算定，クレアチニン，BUN，ビリルビン，AST（GOT），ALT（GPT），アミラーゼ，尿検査など）を行い，さらに感染症の発現または増悪に十分注意する必要がある．一方，40 歳未満の患者では，骨髄移植後の生存率が 80～100% であるため，HLA 一致同胞からの骨髄移植が治療の第一選択となる．

4. 溶血性貧血

溶血とは赤血球が破壊される現象である．溶血による赤血球破壊が赤血球産生を上回り生じる貧血が溶血性貧血であり，先天性と後天性に大別される．なかでも後天性溶血性貧血である自己免疫性溶血性貧血（温式自己免疫性溶血性貧血）は 47.1% と全体の半数近くを占める[8]．よって，ここでは自己免疫性溶血性貧血について概説する．

自己免疫現象の成立の詳細は不明であるが，何らかの機序により生じ自己抗体を結合した赤血球は，貪食を受けて破壊され，その結果として貧血が起こる．明らかな基礎疾患がなく発症する特発性と，基礎疾患・随伴疾患が原因で発症する続発性がある．続発性である場合，基礎疾患の治療が根本となる．その治療が成功すれば溶血も自然に軽快するのが通例である[9]．溶血のコントロールが優先される場合は，特発性に準じた治療法が採用される．

特発性自己免疫性溶血性貧血の治療では，副腎皮質ステロイド，摘脾術，免疫抑制剤が三本柱であり，副腎皮質ステロイドが第一選択薬となる[9]．すなわち，プレドニゾロン 1～1.5 mg/kg を 4 週を目安に投与，寛解後，10～15 mg/day の維持量まで減量する（初期療法）．維持量まで減量したらさらに減量を試み，5 mg/day を最小維持量とし，Coombs 試験が陰性化するまで投与を継続する．投与期間が長期にわたるため，易感染性，糖代謝異常，脂質代謝異常，白内障，緑内障，骨粗しょう症，満月様顔貌な

ど，多彩な副作用に注意する必要がある．

　副腎皮質ステロイドの効果不良，重大な副作用の発現などがみとめられた場合，免疫抑制剤が用いられる．一般的にはシクロホスファミドやアザチオプリンが用いられる．いずれも中等量ないし少量のステロイド薬と併用され，有効ならステロイド薬を減量，また有効であっても数ヶ月以上の長期投与は避ける[9]．

5. 腎性貧血

　慢性腎不全の進展に伴い，赤血球の産生を促進するホルモンであるエリスロポエチン（EPO）の産生が低下し，栄養低下，鉄欠乏，出血傾向，赤血球寿命の短縮などと相まって貧血を来すことがある．慢性腎不全は5段階の病期に分けられるが，貧血はStage 3（GFRの中程度低下）よりその割合が増加することが知られている[10]．貧血は慢性腎不全の進展を促進すること，心不全の増悪因子であることが報告されており[11]，腎性貧血の診断が確定し，投与基準を満たす場合は積極的に赤血球造血刺激因子製剤（ESA）療法を開始することが推奨されている[12]．ESAには遺伝子組換えヒトエリスロポエチン製剤であるエポエチンアルファ，エポエチンベータがあげられる．これら製剤には，有効性は高いが半減期が短いという欠点がある．この欠点を補う長時間作用型遺伝子組換えヒトエリスロポエチン製剤であるダルベポエチンアルファ，エポエチンベータペゴルなどが開発されている．

　ESA製剤は，腎性貧血に対する治療の第一選択薬であり，エリスロポエチン受容体への結合を介して骨髄中の赤芽球系造血前駆細胞に作用し，赤血球への分化と増殖を促進する．しかし，本薬の投与により，血圧の上昇とそれに起因する頭痛・意識障害・痙攣などを示す高血圧性脳症，高血圧性脳出血，さらに血栓症が発症する可能性があるので，血圧上昇とHb上昇に注意する．特に，半減期の長い持続型製剤は観察を十分行う必要がある．▶表4にESA製剤の使用上の注意・副作用を示した．特に赤芽球癆（骨髄において赤血球のみの産生低下を来すことが原因で生じる極端な貧血）の発症は，ESA療法抵抗性の観点から注意すべき副作用である．

　鉄の欠乏状態もESA療法抵抗性の一要因で

表4　遺伝子組換えヒトエリスロポエチン（ESA）製剤の使用上の注意・副作用

・ショックなどの反応を予測するため十分な問診をすること．投与に際しては，必ずショックなどに対する救急処置のとれる準備をしておくこと．

・急激な血圧上昇により，頭痛・意識障害・痙攣などを示す高血圧性脳症，高血圧性脳出血が報告されているので，血圧などの推移に十分注意しながら投与すること．

・心筋梗塞，肺梗塞，脳梗塞などの合併や既往歴があり，血栓塞栓症のリスクの高い患者では血栓塞栓症に，高血圧患者の場合には高血圧性脳症に対する観察を十分に行うこと．

・抗エリスロポエチン抗体を伴う赤芽球癆の発症が報告されているため，貧血が改善しない，あるいは悪化する場合には本症を疑うこと．

ある．鉄の状態を評価し赤血球造血に必要十分な鉄を補充することが，ESA療法時の目標Hb値の達成，維持とESA投与量を適正化するために重要である[12]．前述のように，鉄剤には経口鉄剤と静注鉄剤があるが，いずれの製剤も過剰投与による過敏症を避けるため，鉄状態の監視が必要である．

6. 巨赤芽球性貧血

　巨赤芽球性貧血はビタミンB_{12}や葉酸の欠乏などによりDNA合成が障害されることにより生ずる疾患である．DNA合成の障害は全身的なものであるが，細胞増殖の活発な造血器官が障害を受けやすく，その結果，貧血症状が発現する．ビタミンB_{12}や葉酸の欠乏の原因としては，摂取不足，吸収障害，利用障害，需要増大，薬剤の影響などがあげられるが，胃切除後のビタミンB_{12}吸収障害あるいはその吸収に関与する内因子の分泌不足による悪性貧血が大半を占める．

　ビタミンB_{12}欠乏性巨赤芽球性貧血の治療には，ビタミンB_{12}製剤（シアノコバラミン，ヒドロキソコバラミン，メコバラミン，コバマイド）を用いる．初期は非経口的に集中して投与し，体内に十分なビタミンB_{12}を確保した後，維持療法に移行する．維持療法治療を中断すると，数ヶ月から数年後に再発するため，途中で中断しないよう，注意を払う必要がある．

　一方，葉酸吸収不全による葉酸欠乏性巨赤芽球性貧血は稀であり，葉酸の経口投与で症状は改善する．しかし，ビタミンB_{12}欠乏患者への葉酸投与により神経症状（指先の痺れ，知覚異

常など）が悪化するため，投与前にビタミン
B_{12}欠乏の有無について確定しておく必要があ
る．

参考文献

1) 小鶴三男：鉄欠乏性貧血. COMMON DISEASE SERIES No. 14 貧血，南江堂，1990. pp. 94-104.
2) 堀　雅晴，西　満正：胃切，胃剔後貧血のフェロミア経口投与の治療効果. 臨床と研究，1988；65：3033.
3) 原田契一：緑茶と鉄剤—緑茶の飲用は徐放性鉄剤の効果に影響を与えない. 日本薬剤師学会雑誌，1986；38：1145-8.
4) 日本鉄バイオサイエンス学会（編），内田立身：鉄欠乏性貧血の治療指針鉄剤の適正使用による貧血治療指針（改訂第2版）. 響文社，2009. pp. 10-7.
5) 特発性造血障害に関する調査研究班：再生不良性貧血診療の参照ガイド 2014 年改定.
6) 中尾眞二：再生不良性貧血専門医のための薬物療法Q＆A血液. 中外医学社，2011. pp. 8-21.
7) Frickhofen N, Heimpel H, Kaltwasser JP, Schrezenmeier H；German Aplastic Anemia Study Group：Antithymocyte globulin with or without cyclosporin A：11-year follow-up of a randomized trial comparing treatments of aplastic anemia. Blood. 2003；1101：1236-42.
8) 大野良之：溶血性貧血. 厚生省研究班平成 11 年度報告書（特定疾患治療研究事業未対象疾患の疫学像を把握するための調査研究班），2000. pp. 31-88.
9) 特発性造血障害に関する調査研究班：自己免疫性溶血性貧血診療の参照ガイド 2006.
10) Astor BC, Muntner P, Levin A, Eustace JA, Coresh J. Association of kidney function with anemia：The third national health and nutrition examination survey（1988-1994）. Arch Intern Med 2002；162：1401-8.
11) Vlagopoulos PT, Tighiouart H, Weiner DE, Griffith J, Pettitt D, SalemDN, Levey AS, Sarnak MJ：Anemia as a risk factor for cardiovascular disease and all-mortality in diabetes：the impact of chronic kidney disease. J Am Soc Nephrol 2005；16：3403-10.
12) 日本透析医学会：2008 年版慢性腎臓病患者における腎性貧血治療のガイドライン.

（執筆者）本田一男（昭和大学）
橋本光正（昭和大学）

鉄欠乏性貧血治療薬

分類	一般名	販売名（商品名）
鉄製剤（経口用）	乾燥硫酸鉄（硫酸鉄水和物）	フェロ・グラデュメット®
	フマル酸第一鉄	フェルム®
	クエン酸第一鉄ナトリウム	フェロミア®
	溶性ピロリン酸第二鉄	インクレミン®
鉄製剤（注射用）	含糖酸化鉄	フェジン®
	シデフェロン	フェリコン®

再生不良性貧血治療薬

分類	一般名	販売名（商品名）	標的分子
免疫抑制薬	シクロスポリン	サンディミュン® ネオーラル®	カルシニューリン
	抗ヒト胸腺細胞ウサギ免疫グロブリン（ATG）	サイモグロブリン®	
タンパク同化ステロイド薬	メテノロン酢酸エステル	プリモボラン®錠	アンドロゲン受容体
	メテノロンエナント酸エステル	プリモボラン®・デポー筋注	

特発性自己免疫性溶血性貧血治療薬

分類	一般名	販売名（商品名）	標的分子
副腎皮質ステロイド	プレドニゾロン	プレドニゾロン	糖質コルチコイド受容体
免疫抑制薬	シクロホスファミド水和物	エンドキサン®	DNA
	アザチオプリン	アザニン® イムラン®	

腎性貧血治療薬

分類	一般名	販売名（商品名）	標的分子
遺伝子組換えヒトエリスロポエチン製剤	エポエチン　アルファ（遺伝子組換え）	エスポー®	エリスロポエチン受容体
	エポエチン　ベータ（遺伝子組換え）	エポジン®	
	ダルベポエチン　アルファ（遺伝子組換え）	ネスプ®	
	エポエチン　ベータペゴル（遺伝子組換え）	ミルセラ®	
	エポエチン　カッパ（遺伝子組換え）	エポエチンアルファ BS	

巨赤芽球性貧血治療薬

分類	一般名	販売名（商品名）
ビタミン B$_{12}$ 製剤	シアノコバラミン	シアノコバラミン
	ヒドロキソコバラミン酢酸塩	フレスミン® マスブロン®
	メコバラミン	メチコバール®
	コバマミド	ハイコバール®

2 血栓・塞栓

病態生理

1. 静脈血栓塞栓症（venous thromboembolism：VTE）

深部静脈血栓症（deep vein thrombosis：DVT）と肺血栓塞栓症（pulmonary thromboembolism：PTE）を併せて VTE と称する．DVT は，筋膜より深い静脈（深部静脈）に生じる血栓症であり，その大部分は骨盤・下肢に生じる．また，PTE は静脈や心臓内で形成された血栓が肺動脈を閉塞することによって生じる重篤な病態である．欧米人と比較すると日本人の VTE 発症率は低いが，生活習慣の欧米化や社会の高齢化に伴い，わが国でも確実に増加傾向にある．

❖ 病 態

静脈血栓が形成される要因として，血流の停滞，血管内皮の損傷，血液凝固能亢進が重要であり，これらは Virchow の三徴と呼ばれる．特に内皮細胞障害や長期臥床を生じさせる大手術は重要な発症因子であり，予防策を講じなかった場合の腹部外科，婦人科，泌尿器科の大手術で10～40%，整形外科手術（股関節の手術など）では40～80%でDVTが生じる．このほか，カテーテル留置による血管内皮損傷，悪性腫瘍および化学療法に伴う血管内皮損傷・血液凝固能亢進，長期臥床による血流停滞，凝固因子欠損症による血液凝固能亢進が主な発症要因となる．また，加齢，脱水，妊娠・出産，肥満，喫煙，旅行や災害など多くの要因がVTE発症に関与している▶表1．

PTEの90%以上は，下肢・骨盤内で形成されたDVTから血栓が遊離し，右心系を経て肺動脈に塞栓することにより生じる．DVTの存在下で，筋肉の収縮により急激に静脈還流が増加した際に血栓の遊離が生じると推測される．つまり，安静解除直後の最初の歩行時，排便・排尿時，体位変換時などはPTEが誘発されやすい．PTEの主たる病態は，肺動脈が閉塞することで急激に出現する肺高血圧および低酸素血症である．PTEは「エコノミークラス症候群」としても知られているとおり，発症要因がそろえば日常的に生じうる病態である．

❖ 症 状

下肢のDVTでは，局所の静脈還流障害により下肢腫脹および疼痛，下肢周囲径の左右差，下腿の圧痛，色調変化，Homans 徴候（足関節の背屈により出現する下腿痛）が出現するが，無症状のことも多い．中枢側が閉塞する重症例では，静脈性の皮膚壊死が合併することもある．PTEでは肺動脈が急激に閉塞されることにより，呼吸困難，胸痛，頻呼吸，頻脈，血痰，血圧低下などの症状が生じる．しかし，いずれの症状もPTEに特異的ではないため，診断の遅れや見落としにつながる．重篤な場合は高度の低酸素血症や循環虚脱から致命的となる．PTEを発症した場合のわが国における死亡率は14%であった．

表1 血栓塞栓症の危険因子

	後天性因子	先天性因子
血流停滞	長期臥床，肥満，妊娠，心肺疾患（うっ血性心不全など），全身麻酔，下肢麻痺，下肢ギプス包帯固定など	
血管内皮障害	手術，外傷，骨折，中心静脈カテーテル留置，カテーテル検査・治療，抗リン脂質抗体症候群など	高ホモシステイン血症
血液凝固能亢進	脱水，悪性腫瘍，妊娠，手術，外傷，骨折，熱傷，薬物（経口避妊薬，エストロゲン製剤など），感染症，骨髄増殖性疾患（多血症など），抗リン脂質抗体症候群など	アンチトロンビン欠乏症 プロテインC欠乏症 プロテインS欠乏症 プラスミノーゲン異常症 異常フィブリノーゲン血症など

（伊藤正明，他：肺血栓塞栓症および深部静脈血栓症の診断，治療，予防に関するガイドライン（2017年改訂版）．http://www.j-circ.or.jp/guideline/pdf/JCS2017_ito_h.pdf（2018年5月閲覧）より改変転載）

❖ 検査

血液検査と画像検査によりVTEの診断を行う．血液検査におけるスクリーニングとして，Dダイマーが有用である．Dダイマーの特異度は必ずしも高くないが感度は高く，カットオフ値以下であれば急性期のVTEをほぼ除外できる．DVTが疑われれば画像検査として静脈エコー，造影CTを行い，血栓の存在と血流の途絶，血栓の末梢側の静脈拡張の所見を得る．静脈造影も有用であるが，その侵襲性のため適応は限定的である．PTEを疑った場合，造影CT，肺動脈造影，肺シンチグラフィなどの画像検査により栓子の存在を証明することで確定診断となる．続発する呼吸循環不全の評価のため，動脈血ガス分析，心エコーも行われる．また，VTEが血液凝固能亢進に起因する疑いがある場合，抗凝固因子（アンチトロンビン，プロテインC，プロテインSなど）や抗リン脂質抗体症候群の検索が必要である．

❖ 治療概要

VTEは予防が重要であり，術後あるいは臥床中の患者にあっては，早期の離床や可能な範囲で下肢を動かすことが有用である．また，VTE発現のリスクに応じて，入院中の弾性ストッキングの着用，周術期を中心とした間欠的空気圧迫法，予防的な抗凝固薬の投与などが併用される．

既に発症してしまったVTEの早期治療の意義は，DVTの場合はPTEの発症予防，PTEの場合は死亡率の低下である．特にPTEでは，診断されず未治療の症例では死亡率は30%と高いが，十分に治療を行えば死亡率は2〜8%まで低下するとされ，早期診断と治療が重要であることが分かる．VTEの発症因子を可能な限り除去するとともに，ヘパリンやワルファリンを中心とした抗凝固療法により，血栓塞栓の溶解と，血栓の局所進展や塞栓化の防止を図る．新しい抗凝固薬であるXa阻害薬（フォンダパリヌクス，エドキサバンなど）は，従来の抗凝固薬より使用が簡便であるにもかかわらず，その有効性や安全性は劣らないことが報告されている．また，病態に応じて，カテーテルを用いた血栓の溶解，吸引，破砕や，重症例では外科的な血栓の除去が行われる．循環虚脱を合併したPTEでは，救命のため呼吸や循環の管理も併行して行う．DVTから肺動脈へ血栓が移行するのを防ぐ目的で，下大静脈フィルター留置の適応となる例もある．

2. 特発性血小板減少性紫斑病 (idiopathic thrombocytopenic purpura または immune thrombocytopenia：ITP) ∎

特発性血小板減少性紫斑病は主に自己免疫的な機序で血小板が破壊される後天性の疾患である．発症様式と経過により，6ヶ月以内に自然寛解する急性型と，それ以降も血小板減少が持続する慢性型に分類される．前者は小児に多くみられ，ウイルスなどの先行感染を伴った後に急激に発症することが多い．後者は20〜40歳代女性に多いが，60〜80歳代にも発症のピークがある．国内の患者数は約2万人である．本疾患は指定難病であり，医療費の自己負担額の一部は公費でまかなわれる（2017年現在）．

❖ 病態

ITPにおける血小板減少の主因は血小板に対する自己抗体であり，その主たる標的分子は血小板の膜糖タンパク（GPIIb/IIIa，GPIb/IXなど）である．自己抗体と結合した血小板は，脾臓を中心とした網内系において，マクロファージなどにFc受容体を介して捕捉・破壊され血小板減少を来す．そのため，健常人では8〜10日である血小板寿命は，ITP患者では1/10以下に短縮する．また，一部の例で細胞傷害性T細胞による巨核球破壊の機序も指摘されている．従来は血小板の破壊亢進に対する代償機転として骨髄での血小板産生が亢進するとされていたが，近年は自己免疫学的機序が骨髄中の巨核球にも及ぶことにより，巨核球の成熟や血小板の産生にも障害を来す例があると考えられている．また一部の例では，胃における*H. pylori*感染が血小板に対する自己抗体の産生に関与している．

全身性エリテマトーデス（SLE）などの自己免疫疾患や，リンパ系腫瘍など，ほかの疾患に合併して免疫学的な機序で血小板減少が生じることがあり，これを続発性ITP（secondary ITP）に分類する．

❖ 症状

血小板が減少することで，皮下出血や粘膜出血（鼻出血，歯肉出血，性器出血）を来す．皮下出血は四肢に点状出血または紫斑として現れ

ることが多い．しかし，多くのITP患者は，血小板低値にもかかわらず無症状であるか，軽微な紫斑をみとめる程度である．ごく少数ではあるが，消化管出血や頭蓋内出血を来し，致命的になることがある．ITPでは，血友病などの凝固因子異常でみられる関節内出血や筋肉内出血は稀である．

❖ 検　査

種々の程度の血小板減少を生じる．診断の目安となるのは血小板10万/μL以下であるが，それにより直ちに出血傾向が生じるわけではない．通常，出血傾向が生じるのは血小板2～3万/μL以下である．ITP患者の出血時間は延長するが，凝固時間（PT，APTT）の結果は正常である．血小板に付着したIgGである血小板関連IgG（platelet-associated IgG：PAIgG）は，血小板が減少するほかの病態でも増加することが多く，特異性が低いためITPにおける診断的意義は少ない．日本人では*H. pyroli*感染率が高く，後述の治療方針にも影響するため，*H. pyroli*に対する検査は必須である．

ITPに特異的な検査所見はないことから，ITPの診断を行うためには，血小板減少を生じる他疾患の除外が必要である（除外診断）．そのため，ほかの血液疾患（白血病，リンパ腫，再生不良性貧血，骨髄異形成症候群など），自己免疫疾患（SLEなど），DIC，HIV感染，肝硬変，甲状腺機能低下，ビタミン欠乏，薬剤性などを除外するための検査を適宜行う．

❖ 治療概要

血小板3万/μL以上を維持できるITP患者の生命予後は一般人口と比較して差がないことから，一般的には血小板3万/μL以下を目安として治療が開始される．同じ理由で，血小板3万/μL以上を維持することが長期的な治療目標である場合が多い．

*H. pyroli*に感染しており，かつ緊急性を要さない（血小板1万/μL以上で重篤な出血傾向がない）場合は，まず*H. pyroli*の除菌療法を行う．副作用も少なく安価であり，除菌療法奏効例の50～60%に血小板の増加がみとめられ，その効果は長期間持続することが多い．

*H. pyroli*陰性例や除菌無効例では，副腎皮質ステロイド療法を行う．プレドニゾロン換算

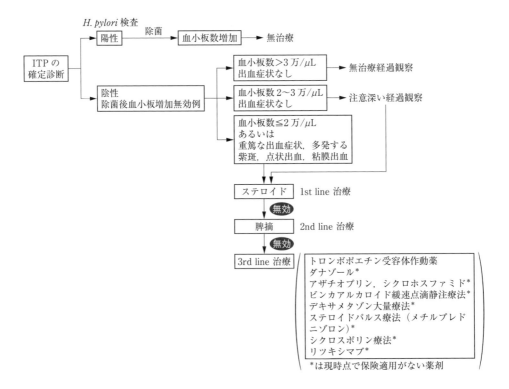

図1　ITPの治療[8]
(野村武夫：特発性血小板減少性紫斑病　診断・治療の手引き．厚生省特定疾患特発性造血障害調査研究班（班長：野村武夫），昭和63年度研究業績報告書．1989；付表3：38-60. より改変転載)

0.5～1 mg/kg/day を 2～4 週間投与し，その後は血小板の値を見ながら漸減する．約 8 割の症例で初期反応をみとめるが，寛解となりステロイドが中止できる症例は 1～2 割である．長期のステロイドの副作用を軽減しうる方法として，高容量のデキサメタゾンを短期間投与する治療法もあるが，その有効性に関する評価は定まっていない．

ステロイド抵抗例では，血小板破壊の場である脾臓の摘出術（脾摘）が考慮される．6 割程度に永続的な効果がみとめられるが，脾摘後は一部の細菌感染症（髄膜炎菌，肺炎球菌など）が重篤化する危険がある．

脾摘が無効な例，あるいは医学的な理由で脾摘が適応とならない場合に，血小板産生を促進する目的でトロンボポエチン（TPO）受容体作動薬（エルトロンボパグ，ロミプロスチム）が使用される．難治性 ITP 症例を対象にした臨床試験で約 8 割に血小板増加をみとめ，有効性が高い．しかし，内服を長期に継続しなければならず，また長期的な安全性に関しては今後の検証を要する．

抗体を産生する B 細胞を標的とした抗 CD20 抗体（リツキシマブ）は，慢性 ITP に対する適応が 2017 年に追加され，難治例を対象に効果が示されている．

診断時に重篤な出血をみとめる例や観血的処置の必要時など，ガンマグロブリン大量療法，メチルプレドニゾロンパルス療法，血小板輸血を適宜組み合わせた治療が行われる．しかし，いずれも効果は一時的である ▶図1．

3. 播種性血管内凝固症候群（disseminated intravascular coagulation: DIC）

DIC は何らかの基礎疾患が原因となり，全身性に血液凝固が亢進し，細小血管に多発性に微小血栓が形成される重篤な病態である．その死亡率は 30～50％ にも及ぶ．

❖ 病 態

血液は，血管内には不必要な血栓ができないように，また血管が傷つくと適度な凝固により止血が行われるように，相反する凝固と線溶が常にバランスをとっている．DIC は種々の基礎疾患により全身性の著しい凝固の活性化が生じ，また線溶も基礎疾患に応じて種々の程度に活性化されることで，凝固と線溶のバランスが崩れる病態である ▶図2．

凝固の活性化により，全身の細小血管に多発性に微小血栓が形成される．その結果，虚血性に臓器障害が惹起される．血栓が形成されることによって血小板や凝固因子が消費性に低下し，また一部の DIC では基礎疾患そのものにより線溶が亢進されることによって，出血症状

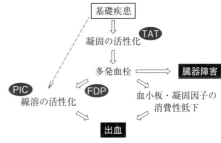

図2 DIC の病態

病　型	凝固 線溶 (TAT) (PIC)	症状	DD	PAI	代表的疾患
線溶抑制型 （凝固優位型）		臓器症状	微増	著増	敗血症
線溶均衡型 （中間型）					固形がん
線溶亢進型 （線溶優位型）		出血症状	上昇	微増	APL AAA

TAT：トロンビン・アンチトロンビン複合体，PIC：プラスミン・α_2 プラスミンインヒビター複合体，DD：D ダイマー，PAI：プラスミノーゲンアクチベーターインヒビター，APL：急性前骨髄球性白血病，AAA：腹部大動脈瘤

図3 DIC の病型分類

（日本血栓止血学会学術標準化委員会 DIC 部会：科学的根拠に基づいた感染症に伴う DIC 治療のエキスパートコンセンサス．日本血栓止血学会誌，2009；20(1)．より転載）

が惹起される．基礎疾患により凝固と線溶の活性化の程度は異なり，おおまかに以下のように分類できる ▶図3．

線溶抑制型は敗血症による DIC が典型例で，抗サイトカイン血症や，線溶を抑制する因子（プラスミノーゲンアクチベーターインヒビター：PAI など）の増加によって，また血管内皮（正常な血管内皮は，高度な凝固抑制機構を有する）の障害あるいは機能低下によって凝固が優位となり，血栓形成と虚血による臓器障害が前面に出る．重症例では多臓器不全となり予後は極めて不良である．「臓器障害型 DIC」とも呼ばれる．

線溶亢進型は，凝固の活性化に呼応して線溶が亢進するのみならず，基礎疾患そのものにより線溶活性が大幅に亢進する．その結果，出血症状が優位となる．線溶物質を産生する腫瘍（特に急性前骨髄球性白血病）や大動脈瘤の際に，線溶優位となる．「出血型 DIC」とも呼ばれる．

固形がんに合併する DIC は凝固，線溶が均衡されていることが多く，線溶均衡型に分類される．また，産科 DIC のように，胎盤を介して血中に組織因子あるいはトロンビン様物質が直接流入する DIC の場合，流入速度が遅いと血栓症状が主であるが，多量かつ急速に流入すると凝固因子の消費性の低下と二次線溶亢進により，出血症状が前面にでる．

基礎疾患として絶対数が多いものは敗血症，ショック，非ホジキンリンパ腫であり，DIC の発症割合が高い基礎疾患は急性前骨髄球性白血病，劇症肝炎，前置胎盤である．

❖ 症　状

DIC には血栓と出血という相反する症状が出現しうる．全身性，多発性の血栓形成による虚血性の臓器障害が生じ，重篤な場合は多臓器不全に至る．特に敗血症性 DIC の際に顕著であり，死亡率も高い．また，消費性の血小板，凝固因子の低下と線溶亢進により出血（皮下出血，粘膜出血など）が生じる．大量の消化管出血や頭蓋内出血が合併すれば致命的となる．

❖ 検　査

凝固が活性化することで，トロンビンにより血液中のフィブリノーゲンがフィブリンに変換

表2　DIC 診断基準

	旧厚生省 DIC 診断基準	ISTH overt-DIC 診断基準	急性期 DIC 診断基準
基礎疾患，臨床症状	・基礎疾患あり：1点 ・出血症状あり：1点 ・臓器症状あり：1点	・基礎疾患は必須項目 ・臨床症状は考慮されていない	・基礎疾患は必須項目 ・要除外診断 ・SIRS（3項目以上）：1点
血小板数 （×$10^4/\mu$L）	>8, ≦12：1点 >5, ≦8：2点 ≦5：3点	5～10：1点 <5：2点	≧8, <12 or 30% 以上減少/ 24 時間：1点 <8 or 50% 以上減少/ 24 時間：3点
フィブリン分解産物	FDP（μg/mL）： ≧10, <20：1点 ≧20, <40：2点 ≧40：3点	FDP，D ダイマー，SF： 　中等度増加：2点 　著明増加：3点	FDP（μg/mL）： ≧10, <25：1点 ≧25：3点 D ダイマーも FDP との換算 表により使用可能
フィブリノーゲン （mg/dL）	>100, ≦150：1点 ≦100：2点	<100：1点	—
PT	PT 比： ≧1.25, <1.67：1点 ≧1.67：2点	PT 秒： 　3～6秒延長：1点 　6秒以上延長：2点	PT 比： ≧1.2：1点
DIC 診断	7点以上 （白血病群では，出血症状と 血小板数を除いて4点以上）	5点以上 （白血病群には適応できない）	4点以上 （白血病群には適応できない）

ISTH：国際血栓止血学会，overt-DIC：顕性播種性血管内凝固症候群，SIRS：全身性炎症反応症候群，FDP：フィブリン/フィブリノーゲン分解産物，PT：プロトロンビン
（日本血液学会（編）：血液専門医テキスト改訂第2版．南江堂，2015．より転載）

され，血栓が生じる．凝固活性を表すマーカとして TAT（トロンビン-アンチトロンビン複合体）が上昇する．血栓が線溶（プラスミンなど）により分解されることで FDP（フィブリン/フィブリノーゲン分解産物）や D ダイマーを生じる．線溶の亢進を表すマーカとして PIC（プラスミン-α_2プラスミンインヒビター複合体）が上昇する．DIC ではほぼ全例で TAT が上昇するが，FDP や D ダイマー，PIC の増加の程度は病態により異なる．すなわち，線溶亢進型 DIC では，線溶抑制型 DIC と比べて FDP，D ダイマー，PIC は著しく上昇する．

血栓のもととなる血小板やフィブリノーゲンは，血栓形成により消費された結果，減少する．また，その他の凝固因子も消費性に減少することにより，凝固能の指標である PT（プロトロンビン時間）は延長する．

臨床症状と，これらの検査所見を組み合わせて DIC の診断を行う．診療科ごとに異なる診断基準が提唱されているが，主なものは「厚生労働省 DIC 診断基準」，「ISTH overt-DIC 診断基準」，「急性期 DIC 診断基準」である．急性期 DIC 診断基準は感度が良いが血液疾患には適応できない，厚生労働省 DIC 基準や ISTH 基準は早期診断に向いていないなどの欠点があり，いずれも現時点でベストと言えるものではない ▶表2．

❖ 治療概要

DIC の根治のためには，基礎疾患の治療が不可欠である．感染症（敗血症）に対する抗菌薬の投与，白血病や固形がんに対する抗がん薬，産科 DIC に対する原因の除去はそれにあたる．しかし，基礎疾患のコントロールが即座に可能である例は限られるため，下記に記した治療による DIC の病態制御が必要であることが多い．

ヘパリン（未分画ヘパリン，低分子ヘパリン）やヘパリン類（ダナパロイドなど）は，凝固阻止因子であるアンチトロンビン（AT）活性を増強することにより凝固活性を抑制する．ヘパリンは APTT の値をモニタリングしながら持続投与する．出血を助長する恐れがあるため，線溶抑制型 DIC を中心として用いられる．血中の AT が低値の際は効果が不十分となるので，AT の補充を併用する．

合成プロテアーゼ阻害薬（メシル酸ガベキセート，メシル酸ナファモスタットなど）は，種々の生理的プロテアーゼを阻害することにより DIC をコントロールする．出血性合併症が少ない利点がある．中心静脈からの持続投与が原則である．遺伝子組換えトロンボモジュリンはわが国で開発された薬剤であり，凝固因子であるトロンビンと結合し，その作用を阻害することで効果を発揮する．また，抗炎症効果も期待されている．トロンボモジュリン群とヘパリン群を比較した国内のランダム化比較試験では，DIC 離脱率，出血症状の消失率，出血の有害事象の発現において，トロンボモジュリン群が優れていた．また，これらの治療に加え，消費された凝固因子や血小板を補充するため，新鮮凍結血漿，血小板濃厚液を適宜投与する．

DIC において，線溶を抑制する抗線溶療法（トラネキサム酸など）や，血栓を溶解するための線溶療法（組織型プラスミノーゲンアクチベーターなど）は理論的には有効であるが，それぞれ血栓・出血を助長する危険を有するため，一般的には用いられない．

参考文献

1) 安藤太三，他：肺血栓塞栓症および深部静脈血栓症の診断・治療・予防に関するガイドライン（2009 年改訂版）．http://www.j-circ.or.jp/guideline/pdf/JCS2009_andoh_h.pdf

2) 小林隆夫：静脈血栓塞栓症の予防・治療ガイドラインについて．血栓止血誌，2008；19（1）：12-7.

3) 日本血液学会編：血液専門医テキスト．南江堂，2011.

4) 藤村欣吾，他：成人特発性血小板減少性紫斑病治療の参照ガイド 2012 年版.

5) 柏木浩和，他：ITP の病態と治療の進歩．臨床血液，2015；56（2）：177-84.

6) 日本血栓止血学会学術標準化委員会 DIC 部会：科学的根拠に基づいた感染症に伴う DIC 治療のエキスパートコンセンサス．日本血栓止血学会誌，2009；20（1），および同追補，2014.

7) Saito H, Maruyama I, et al.：Efficacy and safety of recombinant human soluble thrombomodulin（ART-123）in disseminated intravascular coagulation：results of a phase III, randomized, double-blind clinical trial. J Thromb Haemost, 2007；5：31-41.

8) 野村武夫：特発性血小板減少性紫斑病 診断・治療の手引き．厚生省特定疾患特発性造血障害調査研究班（班長：野村武夫），昭和 63 年度研究業績報告書．1989；付表3：38-60.

（執筆者）栗田尚樹（筑波大学）
（取りまとめ）千葉　滋（筑波大学）

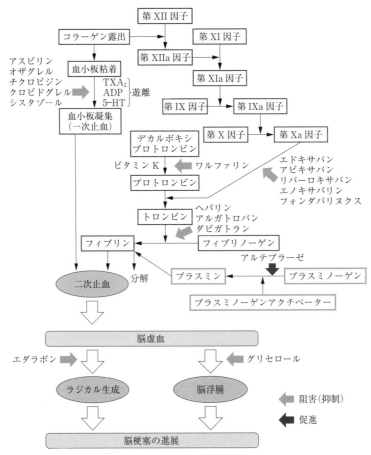

図4 脳梗塞治療薬の作用点

薬物治療

1. 血栓・塞栓

血栓・塞栓性疾患とは，血管内に血栓が形成されることあるいは血栓が血流により運ばれ塞栓状態になることにより血流が遮断され，その灌流域の組織が虚血状態となる病変である．血栓・塞栓性疾患は動脈血栓と静脈血栓に大別され，代表的な動脈血栓性疾患に「脳梗塞」，「心筋梗塞」が，静脈血栓性疾患に「静脈血栓塞栓症」があげられる．わが国では，脳血管障害による死亡者数は悪性新生物，心疾患，肺炎に次いで第4位である[1]．なかでも脳梗塞の患者数は年々増加しており，その対応は社会的問題ともなっている．この観点から，本項では脳梗塞を中心に薬物治療を概説する．

2. 動脈血栓塞栓症の薬物療法―脳梗塞を中心に―

脳梗塞の治療は急性期および慢性期の治療に大別される．急性期治療の目的は，虚血性ペナンブラ領域の機能を回復させることである．一方，慢性期治療は急性期の病態が落ち着いた後に再発防止を主眼として行う．

1）急性期治療

① 血栓溶解療法

血栓溶解療法は，血栓溶解薬により閉塞した動脈を再開通させ，虚血領域をrescueするものである．なかでも，アルテプラーゼ静注による血栓溶解療法は脳卒中治療ガイドライン[2]上，行うよう強く推奨される治療法である．アルテプラーゼは遺伝子組換え組織プラスミノーゲン活性化因子製剤（rt-PA製剤）であり，血栓に特異的に吸着し，血栓上でプラスミノーゲンをプラスミンに変換させ，フィブリンを分解，血栓を溶解する▶図4．アルテプラーゼを用いた血栓溶解療法は急性期治療のなかで最も効果的な治療法である．しかし，合併症として出血を引き起こす可能性もあり，その使用

に際しては日本脳卒中学会「rt-PA（アルテプラーゼ）静注療法適正治療指針第二版 2012」[3]に従い，SCU，ICU あるいはこれに準ずる体制の整った施設で行い，患者の状態を十分に観察し（特に血圧管理．180/105 mmHg を維持），必要に応じて適切な処置を行う必要がある．

本治療法の最大の弱点は，適用可能な時間が発症後 4.5 時間以内と therapeutic time window（TTW）が存在する点である．「TTW をいかに延長するか」が血栓溶解療法の今後の課題であると思われる．

② 脳保護療法

脳保護療法は，脳梗塞後の虚血性神経細胞死を抑制することによりペナンブラ領域の機能を回復させることを目的とする．虚血性脳神経死は経時的に生じる虚血性脱分極，グルタミン酸遊離，細胞内 Ca^{2+} 上昇と傷害カスケードの活性化（フリーラジカル・炎症性サイトカイン産生など）と様々な因子によって誘導される[4]．言い換えれば，この傷害カスケードの阻害が脳保護療法である．わが国では，エダラボンが脳梗塞急性期の脳保護薬としてその有用性が報告されている[5]．

エダラボンは虚血あるいは虚血再灌流時に産生されるフリーラジカルを消去し脂質過酸化を抑制することにより，脳浮腫，神経細胞死を防止，脳保護作用を発現する．脳卒中治療ガイドライン上でも 24 時間以内投与が治療法として推奨されている．エダラボンには，アルテプラーゼとの併用により脳梗塞の転帰を改善したとの報告もなされており[6]，アルテプラーゼのパートナーとしての重要性も指摘されている．この観点から脳梗塞が疑われた症例には，アルテプラーゼの適用の有無にかかわらずエダラボンを用いている施設もある．しかし，腎機能障害の増悪を含む急性腎不全の報告がなされ，これらの症例のなかには，合併症として腎機能障害，肝機能障害，心疾患を有する患者が多くみとめられ，特に 80 歳以上の患者においては致命的な経過をたどる例が多く，2012 年 10 月 28 日付けで緊急安全性情報が出されている．これらの観点から，以下の患者への投与は禁忌または慎重投与とされている．

①重篤な腎機能障害のある患者（禁忌）

②腎機能障害，肝機能障害，心疾患のある患者（慎重投与）

③感染症，高度な意識障害のある患者（慎重投与）

④高齢者（慎重投与）

③ 抗血小板療法

脳梗塞は，臨床病型から，心原性塞栓性梗塞，アテローム血栓性梗塞，ラクナ梗塞に大別される．脳血管閉塞の原因となる血栓の形成は病型により異なるが，いずれの病型でも血小板機能や血液凝固系の活性は亢進していると考えられ，梗塞領域の拡大防止を目的とし，抗血小板・抗凝固療法が行われる．特にアテローム血栓性脳梗塞，ラクナ梗塞では，抗血小板療法により血小板凝集を阻害することが重要である．

抗血小板療法に用いられるアスピリンは最も多くのエビデンスのある薬剤である．血管内皮が傷害されると，コラーゲン線維が露出し，この露出部位に血小板が粘着する．活性化された血小板からはトロンボキサン A_2 などのケミカルメディエーターが遊離され，その作用により血小板の凝集が惹起される（血小板血栓，一次止血）．アスピリンはシクロオキシゲナーゼをアセチル化して不可逆的に阻害することにより，トロンボキサン A_2 の産生を抑制し，血小板凝集を阻害する ▶図4．アスピリンは非ステロイド系抗炎症薬（NSAIDs）として消炎・鎮痛にも用いられているが，NSAIDs としての効果を期待する用量（高用量）では血小板凝集阻害作用が減弱する（アスピリンジレンマ）ので，低用量（100 mg 錠）が脳梗塞の治療に強く推奨されている．アスピリンの最大の副作用は出血傾向の助長であり，ほかの血小板凝集阻害薬，抗凝固薬，血栓溶解薬との併用には注意を要する（アルテプラーゼとの併用投与は不可[3]）．これらの観点から，以下の患者への投与は禁忌または慎重投与とされている．

①出血傾向のある患者（禁忌）

②消化性潰瘍のある患者（禁忌）

③アスピリン喘息またはその既往歴のある患者（禁忌）

小児に対する適応としては，1998 年 12 月 24 日付けで出されたライ症候群とサリチル酸製剤の使用に関する安全性情報に基づき，15 歳未満の水痘，インフルエンザの患者に原則投与し

ない旨の記載に使用上の注意が改められた.

ほかの血小板凝集阻害薬としては，オザグレル，クロピドグレル，シロスタゾールがあげられる．オザグレルは，トロンボキサン合成酵素を選択的に阻害してトロンボキサン A_2 の産生を抑制，血小板凝集阻害作用を発現する ▶図4 . 脳卒中治療ガイドライン上の位置付けはグレードB（行うよう勧められる）であるが，臨床試験は脳血栓症患者を対象として実施されており[7]，その適用は急性期脳血栓症（心原性脳塞栓症を除く脳梗塞）患者となっている．一方，クロピドグレル，シロスタゾールは臨床試験で急性期脳梗塞患者が除外されたため，適応はいずれも脳梗塞（心原性脳塞栓症を除く）発症後の再発抑制となっている．

④ 抗凝固療法

血管損傷の際，血小板凝集と平行して，血漿中の凝固因子が活性化され，最終的にフィブリノーゲンからフィブリンが生成され，血液は凝固する（フィブリン血栓，二次止血）．抗凝固療法は，このフィブリンの形成を抑制することにより脳梗塞症状の改善を目指すものである．発症48時間以内で病変最大径が $1.5\,cm$ を超える脳梗塞（心原性脳塞栓症を除く）には，選択的トロンビン阻害薬アルガトロバンの投与が推奨されている．一方，発症48時間以内の脳梗塞ではヘパリンの使用を考慮してもよいが，十分な科学的根拠はないとされている．アルガトロバンはトロンビンの活性部位に結合することにより，フィブリンの生成作用を阻害する ▶図4 . 本薬にも血栓溶解薬，血小板凝集阻害薬と同様に，重大な副作用として出血（脳出血，消化管出血，出血性脳梗塞）があげられ，ほかの抗凝固薬，血小板凝集阻害薬，血栓溶解薬との併用は出血傾向を増強する可能性があるので，注意を要する．また，脳血栓症患者を対象とした臨床試験において，出血性脳梗塞の発現がみとめられているので，使用に際しては臨床症状，CT撮影による観察を十分に行い，出血がみとめられた場合は投与を中止，適切な処置を行う．使用上の重要なポイントは以下のとおりである．

①脳塞栓，脳塞栓の恐れのある患者（禁忌）
②重篤な意識障害を伴う大梗塞の患者（禁忌）

このほかに抗凝固薬としては，抗トロンビン薬であるダビガトラン，Xa因子を阻害して間接的にトロンビン生成を抑制するリバーロキサバン，アピキサバン，エドキサバンがあげられ，いずれも脳梗塞慢性期での再発予防に用いられている．

⑤ その他

脳梗塞急性期には3〜4日後をピークとした脳浮腫が生じる．頭蓋腔は閉鎖系であるため，浮腫により頭蓋内圧が亢進し，死の転帰をとることも多い．したがって，浮腫の治療は重要課題であり，その治療には浸透圧利尿薬である高張グリセロール液が用いられる．その使用は脳卒中治療ガイドライン上でも推奨されている．脳浮腫の治療にステロイドが使われることがあるが，脳梗塞急性期に有効とする明確な科学的根拠がなく勧められない．

3. 慢性期治療

1）慢性期抗血栓療法

慢性期抗血栓療法を実施するにあたり，正確な脳梗塞の病型診断が重要である．アテローム血栓性梗塞では著明な血小板活性化に基づく血小板血栓が主体であるが，心原性塞栓性梗塞では凝固系カスケードの活性化に基づくフィブリン血栓が主体である．したがって，アテローム血栓性梗塞では抗血小板療法を，心原性塞栓性梗塞では抗凝固療法が行われる．また，ラクナ梗塞では抗血小板療法が適切と考えられる．血小板凝集阻害薬としては，前述のアスピリンのほかにクロピドグレルおよびシロスタゾール（以上グレードA：行うよう強く推奨される），チクロピジン（グレードB：行うよう推奨される）があげられる．アスピリンの用量は75〜150 mg/dayであり，急性期（160〜300 mg/day）と用量が異なるので注意を要する．クロピドグレル，チクロピジンは，血小板細胞膜上のADP受容体を遮断しアデニールシクラーゼを活性化，cAMPを上昇させ，血小板凝集を阻害する ▶図4 . いずれの薬剤にも重大な副作用として，出血，血栓性血小板減少性紫斑病，無顆粒球症，重篤な肝障害などがあげられ，チクロピジンには血栓性血小板減少性紫斑病に関する安全性情報が出されている．これらの観点から，以下の患者への投与は禁忌または慎重投与とされている．

180

①出血している患者（禁忌）

②重篤な肝障害のある患者への投与（チクロピジン：禁忌，クロピドグレル：慎重投与）．

③白血球減少症の患者（チクロピジン：禁忌）

　一方，シロスタゾールはホスホジエステラーゼ3を阻害することにより，血小板凝集を阻害する．本薬には重大な副作用として，うっ血性心不全，狭心症，心筋梗塞があげられており，投与に際しては狭心症の症状（胸痛など）に対する問診を注意深く行うことが警告として出されている．また，ほかの血小板凝集阻害薬と同様に，出血も副作用としてあげられる．これらの観点から，以下の患者への投与は禁忌とされている．

①出血している患者（禁忌）

②うっ血性心不全の患者（禁忌）

2）慢性期抗凝固療法

　心原性塞栓性梗塞予防は抗凝固薬であるワルファリンが第一選択薬である．ワルファリン禁忌の例にのみアスピリンなどの抗血小板薬を投与する．ワルファリンは，ビタミンKの作用に拮抗し，肝臓におけるビタミンK依存性血液凝固因子の生合成を抑制し，抗凝固作用を現す ▶図4 ．本薬は関節リウマチ治療薬であるイグラチモド（2012年承認）と併用により相互作用が疑われる出血，血液凝固能検査の異常値が報告されている[8]．また，抗がん剤であるカペシタビンとの併用により作用が増強するため，併用に際しては血液凝固能検査を定期的に行う旨の警告が出されている．さらに，本薬の作用機序がビタミンKの作用への拮抗であるため，ビタミンK含有食品あるいはビタミンK₂製剤との併用にも留意する必要がある．これらの観点から，以下の患者への投与は禁忌または慎重投与とされている．

①出血している患者，出血を助長する可能性のある患者（禁忌）

②重篤な肝障害・腎障害のある患者（禁忌）；ビタミンK依存性凝固因子は肝臓で産生されるので，これが抑制され出血することがある．代謝，排泄の遅延で出血することがある．

③中枢神経系の手術または外傷後日の浅い患者（禁忌）

④骨粗鬆症治療用ビタミンK₂製剤（メナテトレン）を投与中の患者

⑤イグラチモドを投与中の患者（禁忌）

　一方，ダビガトラン，リバーロキサバン，アピキサバン，エドキサバンは，脳梗塞再発予防における有効性が確認されており，頭蓋内出血を含めた重篤な出血合併症はワルファリンに比較して少なく，その使用は脳卒中治療ガイドライン上でも推奨されている（グレードB：行うよう推奨される）．ダビガトランは，トロンビンの活性部位に結合し直接的に，リバーロキサバン，アピキサバン，エドキサバンは，第Xa因子を阻害してトロンビン生成を抑制することにより抗凝固作用を示す．これらの薬剤は，血中濃度が上昇し，出血の危険性が増大する恐れがあるため，腎機能障害，腎不全患者への投与は禁忌となっている．また，投与による出血の危険性を考慮し，投与の可否を判断することも，共通の警告として出されている．これらの観点から，以下の患者への投与は禁忌とされている．

①出血している患者

②血液凝固異常を有する肝疾患の患者

③腎不全，高度の腎障害のある患者

3）その他

　脳梗塞患者ではしばしば脳卒中後うつ病（poststroke depression：PSD）がみとめられる．PSDは日常動作に悪影響を及ぼし，リハビリテーション実施上，留意すべき合併症の一つである[9]．PSDの発症機序に関しては一定の見解はなされていないが，早期に三環系抗うつ薬，選択的セロトニン再取り込み阻害薬，セロトニン・ノルアドレナリン再取り込み阻害薬の投与が推奨される．また，高血圧は脳梗塞発症の最大の危険因子であるため，脳卒中治療ガイドラインにおいて，脳梗塞の再発予防に降圧療法が強く推奨されており，降圧目標は140/90 mmHgとしている．降圧治療における特定の降圧薬の優位性を示すエビデンスはなく，降圧薬の選択というより，降圧目標をいかに達成するかが重要である．

　以上，急性期では，脳梗塞の病型を問わずアルテプラーゼによる血栓溶解療法を考慮するが，TTW，臨床症状，検査結果などより適用

不可の場合，エダラボン，アスピリン投与により経過観察を行う．非心原性脳梗塞であれば，これにアルガトロバン，オザグレルによる治療が適宜加わる．また，脳浮腫に対しては高張グリセロール投与により対応する．また，慢性期は前述のように再発防止を主眼とした薬物療法が主体となるが，日常生活の自立や生活能力向上，廃用症候群防止，筋力，体力，歩行機能の維持・向上を目的としたリハビリテーションが併せて実施される．さらに，食事療法を徹底させ，精神的ストレスや肉体的疲労を避け，根気よく治療を続けることが重要であると思われる．

4. 静脈血栓塞栓症の薬物療法

静脈血栓塞栓症は，深部静脈血栓症と肺血栓塞栓症の総称である．深部静脈血栓症は筋膜よりも深い静脈内に血栓が生じる病態であり，肺血栓塞栓症の主な原因となる．急性肺血栓塞栓症は死亡率が高い疾患であるため[10]，肺血栓塞栓症を念頭に置き血栓の除去，再発防止を目的とした治療が行われる．治療法に関しては，肺血栓塞栓症および深部静脈血栓症の診断，治療，予防に関するガイドラインにその指針が示されている[11]．

治療に用いられる薬物としては，ヘパリン，ワルファリンがあげられる．静脈血栓塞栓症に用いられるヘパリンは未分画ヘパリンであったが，2008年に未分画ヘパリンを低分子化した低分子ヘパリン製剤であるエノキサパリンが承認された．ヘパリンはアンチトロンビンⅢと結合して複合体を形成することにより，トロンビンやXa因子などの凝固因子に対するアンチトロンビンⅢの阻害活性を増強して抗凝固作用を発揮する．一方，エノキサパリンはXa因子の抑制が主であり，トロンビンの阻害作用は弱い．したがって，プロトロンビン時間，活性化部分トロンボプラスチン時間などの凝固能検査は，薬効をモニタリングする指標とならないので注意を要する．副作用としてはいずれにも出血があげられ，また，ヘパリン起因性血小板減少症が現れることもある．したがって，出血の管理を十分に行い，また血小板数の著明な減少がみとめられた場合，直ちに投与する必要がある．使用上の重要なポイントは以下のとおりである．

①出血している患者，出血する可能性のある患者（禁忌）

②重篤な肝障害のある患者（ヘパリン，禁忌）；凝固因子やアンチトロンビンⅢの産生が低下していることがあるので効果が変動する恐れがある．

③ヘパリン起因性血小板減少症の患者（禁忌）

④急性細菌性心内膜炎患者（エノキサパリン，禁忌）

⑤重度の腎障害のある患者（禁忌）

このほかに，合成Xa因子阻害薬としてフォンダパリヌクスが承認されている．フォンダパリヌクスは深部静脈血栓症，肺血栓塞栓症に対し，未分画ヘパリン，エノキサパリンと同等の治療効果を有することが報告されている[12]が，出血を助長する可能性があるため，未分画ヘパリン，エノキサパリンと同様に出血している患者，出血する可能性のある患者，重度の腎障害のある患者，急性細菌性心内膜円患者には投与しない．

参考文献

1) 厚生労働省：平成24年人口動態統計．

2) 脳卒中合同ガイドライン委員会：脳卒中治療法ガイドライン2015．

3) 日本脳卒中学会脳卒中医療向上・社会保険委員会：rt-PA（アルテプラーゼ）静注療法適正治療指針第二版．2012．

4) 田中耕太郎：虚血性神経細胞死の分子機序とその制御．現代医療 2002；34：2358-67．

5) Edaravone Acute Infarction Study Group：Effect of a novel free radical scavenger, edaravone（MCI-186）, on acute brain infarction. Randomized, placebo-controlled, double-blind study at multicenters. Cerebrovasc Dis 2003；15：222-9.

6) 寺本佳史, 中島和義, 出原誠, 薮内伴成, 伊藤守, 種子田護：アルテプラーゼとエダラボンの併用療法についての検討．脳卒中 2007；29：29．

7) 大友英一, 杏沢尚之, 小暮久也, 平井俊策, 後藤文男, 赫彰郎, 田崎義昭, 荒木五郎, 伊藤栄一, 藤島正敏, 中島光好：脳血栓症急性期におけるOKY-046の臨床的有用性―プラセボを対象とした多施設二重盲検試験―．臨床医薬 1991；7：353-88．

8) 厚生労働省：安全性速報．2013年5月, 13-01号．

9) 長田麻衣子, 村岡香織, 里宇明元：脳卒中後うつ病（Poststroke depression）―その診断と治療―．Jpn J Rehabil Med 2007；44：177-88.

10) Ota M, Nakamura M, Yamada N, Yazu T, Ishikura K, Hiraoka N, Tanaka H, Fujioka H, Isaka N, Nakano T：Prognostic significance of early diagnosis in acute pulmonary thromboembolism with circulatory failure. Heart Vessels 2002；17：7-11.

11) 肺血栓塞栓症および深部静脈血栓症の診断，治療，予防に関するガイドライン（2009年改訂版）．循環器病の診断と治療に関するガイドライン（2008年度合同研究班報告）．

12) 鈴木 巌，小関 靖：合成Xa因子阻害薬フォンダパリヌクスナトリウム（アリクストラ®皮下注5

mg，7.5 mg）の薬理学的特性と臨床試験成績．日薬理誌 2012；139：117-26.

（執筆者）本田一男（昭和大学）
橋本光正（昭和大学）

急性期治療：血栓溶解治療薬

一般名	販売名（商品名）	標的分子/作用機序		コメント
アルテプラーゼ（遺伝子組換え）	アクチバシン®グルトパ®	組織プラスミノーゲン活性化因子		・対象：発症後4.5時間以内の虚血性脳血管障害急性期の患者 ・アルテプラーゼ静注療法のチェックリストの適応外項目に一つでも該当する場合は投与しない． ・重大な副作用：脳出血，消化管出血，肺出血など ・治療による利益と不利益を説明し同意を得たうえで治療を行うことが望ましい

急性期治療：脳保護薬

一般名	販売名（商品名）	標的分子/作用機序		コメント
エダラボン	ラジカット®	フリーラジカルスカベンジャー		・対象：発症後24時間以内の患者 ・急性腎不全，腎機能障害の増悪が現れ，致命的な経過をたどることがある．特に，高齢者においては注意を要する． ・本薬の投与は，脳梗塞の治療経験を持つ医師との連携の下で行う．

急性期治療：抗血小板薬

一般名	販売名（商品名）	標的分子/作用機序		コメント
アスピリン	バイアスピリン®	シクロオキシナーゼ-1,2	阻害	・消化管出血，頭蓋内出血，眼底出血，胃潰瘍・十二指腸潰瘍などの消化性潰瘍が現れることがある． ・消化性潰瘍の軽減を目的とした腸溶錠のため，割ったり，砕いたり，すりつぶしたりしない．
オザグレルナトリウム	カタクロット®キサンボン®	トロンボキサンA₂（TXA₂）合成酵素		・対象：急性期脳血栓症の患者（心原性脳塞栓症を除く） ・脳塞栓症の患者は出血性脳梗塞が発現しやすい．

急性期治療：抗凝固薬

一般名	販売名（商品名）	標的分子/作用機序		コメント
アルガトロバン水和物	スロンノン®ノバスタン®	トロンビン（アンチトロンビンⅢ非依存的）	阻害	・対象：発症後48時間以内の脳血栓急性期（ラクネを除く）の患者 ・脳塞栓の患者，大梗塞の患者は出血性梗塞を起こす恐れがある． ・脳血栓症の患者に使用する場合は，臨床症状，CT撮影による観察を十分に行う．

慢性期治療：抗血小板薬

一般名	販売名（商品名）	標的分子/作用機序		コメント
アスピリン	バイアスピリン®	シクロオキシナーゼ-1,2	阻害	・慢性期に用いる用量は急性期と異なる．
クロピドグレル硫酸塩	クロピドグレルプラビックス®	P2Y₁₂受容体	遮断	・血栓性血小板減少性紫斑病，無顆粒球症，重篤な肝障害が2ヶ月以内に発現することがあるので，2ヶ月間は，2週に1回程度の血液検査などの実施を考慮する．

慢性期治療：抗血小板薬（続き）

一般名	販売名（商品名）	標的分子/作用機序		コメント
チクロピジン塩酸塩	パナルジン®	P2Y$_{12}$受容体	遮断	・血栓性血小板減少性紫斑病，無顆粒球症，重篤な肝障害が2ヶ月以内に発現することがあるので，2ヶ月間は，原則として2週に1回，血球算定，肝機能検査を行う． ・投与開始2ヶ月間は，原則として1回2週分の処方とする． ・あらかじめ上記副作用が発現する可能性があることを患者に説明し，下記の点の指導する． 　1) 投与開始2ヶ月間は定期的に血液検査を行うため，2週間に1回来院する． 　2) 副作用を示唆する症状が現れた場合は，直ちに連絡する．
シロスタゾール	プレタール®	ホスホジエステラーゼ3	阻害	・過度の脈拍数増加が現れた場合，狭心症が誘発されることがあるので，胸痛糖の症状に対し注意する．

慢性期治療：抗凝固薬

	販売名（商品名）	標的分子/作用機序		コメント
ワルファリンカリウム	ワーファリン	ビタミンKエポキシドレダクターゼ フィロキノンレダクターゼ	阻害	・本薬による治療が必要な場合，骨粗鬆症治療用ビタミンK$_2$（メナテトレノン）製剤，イグラチモドの投与は中止する． ・脳出血などの臓器内出血，粘膜出血，皮下出血などを生じる場合がある． ・フルオロウラシル系抗がん剤（カピシタビンなど）と併用する場合：定期的に血液凝固能検査を行う． ・血液凝固能検査などに基づき投与量を決定し，治療域を脱しないように，血液凝固能管理を十分に行い使用．
ダビガトランエテキシラートメタンスルホン酸塩	プラザキサ®	トロンビン（アンチトロンビンⅢ非依存的）	阻害	・出血の危険性を考慮し，投与の可否を判断する． ・投与中は血液凝固に関する検査値のほか，出血や貧血などの兆候を十分に観察する． ・透析患者を含む高度の腎障害（クレアチニンクリアランス30 mL/min未満）には出血の危険性が増大する恐れがあるため投与しない．
リバーロキサバン	イグザレルト®	凝血因子 Xa（直接的 Xa 阻害）	阻害	・出血の危険性を考慮し，投与の可否を判断する． ・投与中は血液凝固に関する検査値のほか，出血や貧血などの兆候を十分に観察する． ・腎不全（クレアチニンクリアランス15 mL/min未満）には出血の危険性が増大する恐れがあるため投与しない．
アピキサバン	エリキュース®	凝血因子 Xa（直接的 Xa 阻害）	阻害	・出血の危険性を考慮し，投与の可否を判断する． ・投与中は血液凝固に関する検査値のほか，出血や貧血などの兆候を十分に観察する． ・腎不全（クレアチニンクリアランス15 mL/min未満）には出血の危険性が増大する恐れがあるため投与しない．
エドキサバントシル酸塩水和物	リクシアナ®	凝血因子 Xa（直接的 Xa 阻害）	阻害	・出血の危険性を考慮し，投与の可否を判断する． ・投与中は血液凝固に関する検査値のほか，出血や貧血などの兆候を十分に観察する． ・腎不全（クレアチニンクリアランス15 mL/min未満）には出血の危険性が増大する恐れがあるため投与しない．

静脈血栓塞栓症治療薬

一般名	販売名（商品名）	標的分子/作用機序		コメント
ヘパリンナトリウム	ノボ・ヘパリン®	トロンビン（アンチトロンビンⅢ依存的）	増強	・出血・重篤な肝障害・ヘパリン起因性血小板減少症の既往症の患者には投与しない． ・血液凝固能検査など出血管理を十分に行いつつ使用．
ワルファリンカリウム	ワーファリン	ビタミンKエポキシドレダクターゼフィロキノンレダクターゼ	阻害	「慢性期治療：抗擬固薬」参照
エノキサパリンナトリウム	クレキサン®	凝血因子Xa（アンチトロンビンⅢ依存的）	阻害	・出血・急性細菌性心内膜炎患者・重度の腎障害・ヘパリン起因性血小板減少症の既往症の患者には投与しない． ・通常の凝固能検査は，薬効をモニタリングする指標とはならないので，臨床症状を十分に観察する．
フォンダパリヌクスナトリウム	アリクストラ®	凝血因子Xa（アンチトロンビンⅢ依存的）	阻害	・出血・急性細菌性心内膜炎患者・重度の腎障害の患者には投与しない． ・通常の凝固能検査は，薬効をモニタリングする指標とはならないので，臨床症状を十分に観察する．

1 甲状腺機能異常症

❖ 病態生理

1. 病態生理

　甲状腺組織は頸部前面に位置する臓器であるが，大昔に海中生物が陸にあがった時代に，陸上で枯渇している必須元素のヨウ素を貯蔵する袋として発生した．効率良くヨウ素を貯蔵するために甲状腺内でヨウ素をアミノ酸であるチロシンと結合させ，甲状腺ホルモンである T_4（thyroxin）と T_3（triiodothyronin）が合成されるようになった．T_4 と T_3 は甲状腺濾胞細胞から血液中に分泌されるが，ホルモンの合成と分泌は下垂体前葉ホルモンである甲状腺刺激ホルモン（thyroid stimulating hormone：TSH）により正の制御を受けている．健常時には，血中甲状腺ホルモン濃度が高くなると，TSH 分泌が抑制され甲状腺濾胞細胞へのホルモン産生が抑制される一方，血中甲状腺ホルモン濃度が低くなると TSH 分泌が刺激され甲状腺ホルモン産生が刺激されるので血中甲状腺ホルモンは正常域に維持される．こうした調節はネガティブフィードバック機構と呼ばれ，内分泌ホルモンの調節系として多くの臓器でみとめられている．甲状腺ホルモンを産生分泌する甲状腺濾胞細胞は，たとえばサッカーボールの皮のような構造で内部に産生した甲状腺ホルモンを貯蔵する（濾胞構造）．こうした貯蔵構造はほかの内分泌臓器にみられない甲状腺の特徴的構造であるが，炎症により甲状腺組織が破壊された際に貯蔵した甲状腺ホルモンが血中に流れ込む二次災害のような病態を引き起こす．

　血中甲状腺ホルモンが正常域より高い状態を甲状腺中毒症と呼ぶ．甲状腺中毒症の病態は，甲状腺濾胞細胞におけるホルモン産生分泌の亢進と，前述した甲状腺組織破壊による貯蔵ホルモンの流出に大別され，貯蔵ホルモン流出を狭義の中毒症としている．治療法が異なるため，両者の鑑別は非常に重要になる．甲状腺濾胞細胞におけるホルモン産生分泌亢進を起こす疾患は，①TSH 下垂体産生腫瘍（腫瘍により過剰に産生された TSH 刺激による），②バセドウ病（甲状腺濾胞細胞に存在する TSH 受容体に対する自己抗体が TSH 様の刺激を起こす），③甲状腺ホルモン産生甲状腺腫瘍（腫瘍が TSH 刺激と関係なくホルモンを産生）である．炎症による甲状腺破壊を起こす疾患は，自己免疫性疾患である慢性甲状腺炎（橋本病），ウイルス感染による亜急性甲状腺炎，細菌感染による急性甲状腺炎であるが，これらの疾患では甲状腺ホルモンの血中への流出がおさまると，逆に甲状腺機能低下症の状態に移行することが多い．

　甲状腺機能低下症の病態は，甲状腺濾胞細胞におけるホルモン産生分泌の低下と，甲状腺ホルモンの標的臓器における甲状腺ホルモン抵抗性に大別される．ホルモン産生分泌の低下を起こす疾患は，①先天性甲状腺機能低下症（甲状腺形成異常，甲状腺ホルモン産生異常などで，多くは永続的な機能低下を起こす），②自己免疫性甲状腺機能低下症（浸潤リンパ球による甲状腺濾胞細胞の破壊），③ヨード欠乏性甲状腺機能低下症（甲状腺ホルモンの原料であるヨード欠乏によりホルモンが作れない），④医原性甲状腺機能低下症（バセドウ病の放射線治療による晩発性放射線障害による）である．ヨウ素欠乏症は世界的に最も頻度の高い原因であるが，海が近くヨウ素が十分に摂取されている地域では自己免疫疾患と医原性要因の頻度が高い．

　ヨウ素の過剰摂取は，ヨウ素貯蔵臓器としての成り立ちから，機能低下症を引き起こすことが多い一方で，自己免疫性甲状腺疾患であるバセドウ病や慢性甲状腺炎の有病率を高めることが知られており，個人により甲状腺機能異常は多岐にわたる．アミオダロン（amiodarone）は汎用されているⅢ型抗不整脈薬であるが，ヨウ素含有量が質量にして 39％ と多いために内服により血中ヨウ素濃度は 40 倍となるのでヨウ素過剰摂取と同じ病態となる．アミオダロンは脂肪組織に蓄積されることから，影響は薬物中止後 6ヶ月にわたり持続する．

　甲状腺機能異常を来す疾患を ▶表1 にまとめたので参照されたい．

表1　甲状腺機能異常の原因疾患

血中甲状腺ホルモン高値

1. 甲状腺ホルモン産生過剰によるもの
バセドウ病 TSH産生下垂体腺腫 機能性甲状腺腺腫
2. 甲状腺組織の破壊による一過性上昇
慢性甲状腺炎（橋本病） 亜急性甲状腺炎 急性甲状腺炎

血中甲状腺ホルモン低値

慢性甲状腺炎（初期は低下しない） 亜急性甲状腺炎（一過性） 医原性（放射線治療，手術治療） 先天性（甲状腺形成異常，ホルモン合成異常）

2. 症　状

甲状腺ホルモンは，細胞の核内受容体である甲状腺ホルモン受容体に結合して作用する．甲状腺ホルモン受容体は全身の細胞に存在するが，脳，性腺，筋肉，心臓，肝臓に豊富に存在する．このため，これらの臓器では甲状腺機能異常による症状が起こりやすい．

1）甲状腺機能亢進症状

臨床症状は亢進症の程度，罹患期間，年齢，個人差によるが，高齢者では甲状腺機能亢進症状の症状は発現しにくく，易疲労感，体重減少，心房細動などの不整脈のいずれかのみが発現していることが多い．

暑がり，頻脈，不整脈，活動性亢進，易刺激性，不眠，皮膚湿潤は多くみとめられる症状である．体重は減少することが多いが，食欲亢進により増加する場合もある．不整脈は甲状腺機能が正常化しても数ヶ月持続することが多く，心房細動は約半数の症例では正常に復帰しない．血液検査では肝機能異常，コレステロール低値，高カルシウム血症をみとめることが多い．甲状腺中毒性クリーゼは稀ではあるが，発熱，意識障害，嘔吐下痢，黄疸などを伴う．甲状腺機能亢進症の致命的な増悪状態であり，死亡率は約30％である．未治療あるいは十分に治療されていない症例に感染症，外傷，手術などが誘因となって発症する．

2）バセドウ病に特徴的な症状

バセドウ病では甲状腺機能亢進症状のほかに，甲状腺自己抗体が原因と推察される症状がみとめられる．バセドウ病眼症は，外眼筋の腫大と（組織の炎症を原因とする）眼球後部への脂肪沈着による視神経圧迫による眼球突出，視力障害であり，重篤な場合には視力消失に至ることもある（頻脈を加えてメルゼブルグ三徴という）．

3）亜急性甲状腺炎，急性甲状腺炎に特徴的な症状

亜急性甲状腺炎はムンプスウイルス，コクサッキーウイルスなど多くのウイルスが関与するが，症状から原因となるウイルスを同定することは困難であり，治療にも影響しない．炎症による甲状腺破壊が生じている期間は，個体差が大きいが，数週間を経て甲状腺機能は正常化する．この間に一過性甲状腺機能亢進症状および甲状腺機能低下症状を呈する．咽頭痛および圧痛部位に一致した甲状腺結節は典型的な症状と徴候である．急性甲状腺炎は，化膿性炎症が原因であるため，甲状腺に一致した皮膚紅斑，頸部リンパ節腫脹および甲状腺部位を中心とした疼痛が典型的症状である．

4）甲状腺機能低下症状

先天性甲状腺機能低下症では，遷延性黄疸，筋緊張低下，舌腫大などが典型的症状であるが，これらの症状を呈する症例は10％未満であり，未治療の場合には永久的な神経発達障害が生じてしまう．先進国では新生児スクリーニングプログラムが確立されている（踵穿刺による採血検体でTSHまたはT₄濃度を測定）．慢性甲状腺炎による甲状腺機能低下症状は自覚し難く，患者は甲状腺機能が治療により正常化してから，治療前の症状に気づくことが多い．

皮膚は乾燥し，嗄声，無気力，筋肉のこわばり感やこむらがえり，便秘，体重増加，手根管症候群と多岐にわたる．心収縮力は低下し徐脈となるが，末梢血管抵抗が増加するために拡張期高血圧を伴うことが多い．粘液水腫性昏睡は，高齢者に多く発症し，痙攣発作を伴う意識レベル低下がある．体温低下も顕著で，23℃まで低下することもある．

甲状腺機能異常に伴う症状について▶表2にまとめたので参照されたい．

3. 検　査

1）甲状腺ホルモン，TSH

血中TSH濃度は，血中甲状腺ホルモン濃度

表2　甲状腺機能亢進症，甲状腺機能低下症の症状と徴候（頻度順）

甲状腺機能亢進症	甲状腺機能低下症
症状	症状
活動亢進 発汗および暑がり 動悸 易疲労感 体重減少 下痢 稀発月経 体重増加	易疲労感 皮膚乾燥 寒がり 脱毛 記憶力減退 便秘 体重増加 嗄声
徴候	徴候
頻脈，不整脈 振戦 甲状腺腫 湿潤な皮膚 筋力低下	浮腫（粘液水腫） 徐脈 腱反射弛緩相遅延 手根管症候群

の変化に対応して迅速に変化するため，甲状腺機能評価では TSH が低値，正常値，高値のいずれかであるかを調べることが論理的アプローチといえよう．重篤な非甲状腺疾患に長期罹患している場合を除けば，TSH 値が正常であれば甲状腺機能は正常であると考えてよい．重篤な非甲状腺疾患に罹患した症例では，甲状腺機能は正常であっても，非結合型甲状腺ホルモン値が低値を示すことが多く，TSH 値は高値から低値にばらつく．こうした病態は，sick euthyroid 症候群，低 T_3 症候群，non-thyroidal illness などと呼ばれている．TSH 値に異常がみとめられた場合には，甲状腺機能亢進症（TSH 低値）と甲状腺機能低下症（TSH 高値）を診断するために血中甲状腺ホルモンを測定する．甲状腺ホルモンは血中ではタンパク質に結合して存在する割合が多く，結合率は多くの因子（疾病，薬物，妊娠，遺伝因子）によって影響を受けるため，非結合型甲状腺ホルモン濃度（free T_4 濃度および free T_3 濃度）を測定することが有用である．種々の薬物（phenytoin，carbamazepine，サリチル酸塩など）は総甲状腺ホルモン濃度に影響するが非結合型甲状腺ホルモン濃度には影響しない．

2）抗甲状腺自己抗体

　自己免疫性甲状腺疾患では，甲状腺ペルオキシダーゼ，血中サイログロブリンに対する自己抗体を検出することは多い．健常者でも，女性

の 5〜15%，男性の約 2% に抗体は検出されるが，甲状腺機能障害を来すリスクが高い．抗 TSH 受容体抗体（TRAb，TSAb，TSBAb）は理論的に全てのバセドウ病患者で検出されるはずであるが，測定技術上の限界もあり約 5% の症例では検出されない．

3）放射性ヨウ素取り込みと甲状腺シンチグラフィー

　甲状腺は放射性ヨウ素や放射性テクネチウム酸を選択的に取り込むことから，放射性トレーサーの取り込みによる甲状腺イメージングおよび取り込み量の定量が可能である．甲状腺機能亢進症の原因が甲状腺組織の破壊なのか，産生亢進なのかの鑑別が困難な場合に有用であり，産生過剰（バセドウ病や中毒性腺腫）では取り込みが上昇し，炎症による破壊では取り込みは極めて低値を示す．また，甲状腺結節がホルモンを自律的に産生しているかの鑑別に甲状腺シンチグラフィーは有用であり，機能性結節であれば hot spot として描出される．

4）超音波検査

　超音波検査は甲状腺腫瘍の良悪性の鑑別に有用であるが，甲状腺機能の評価には有用ではない．甲状腺機能亢進症や甲状腺機能低下症を起こす疾患の診断としては，特徴的な画像所見を呈するものがある．たとえば，亜急性甲状腺炎では，疼痛部位に一致した低輝度の辺縁不整な画像，長期間持続した慢性甲状腺炎ではびまん性にみとめられる不均一な内部エコーが特徴的である．多くは亜急性甲状腺炎，甲状腺腫瘍の診断に用いられる．

　このほかに，基礎代謝量，腱反射弛緩相速度，血中コレステロール濃度などの標的臓器に対する甲状腺ホルモン作用をみる検査があるが，いずれも特異性に乏しく甲状腺機能の臨床的評価としては有用ではない．

4．治療概要

　甲状腺機能亢進症の治療は血中ホルモン濃度を正常化させることを目標とするが，原因疾患によって治療は異なる．

1）バセドウ病

　バセドウ病の治療は薬物療法，放射線療法，手術療法のいずれかが選択される．

①薬物療法

　薬物療法は甲状腺ホルモンの合成を抑制する

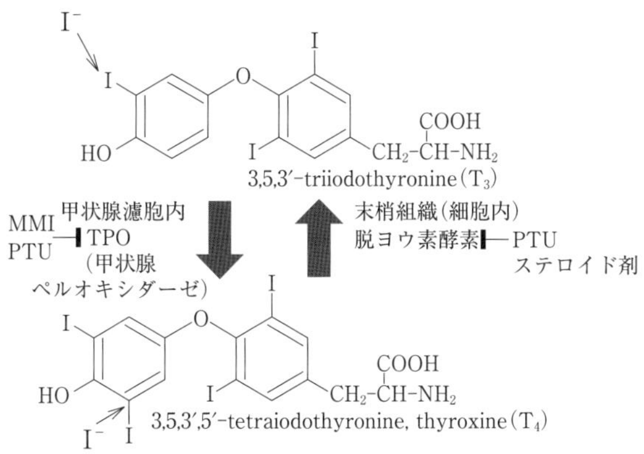

I⁻
$3,5,3'$-triiodothyronine (T_3)

HO — COOH / CH$_2$-CH-NH$_2$

MMI
PTU ─┤ 甲状腺濾胞内 TPO（甲状腺ペルオキシダーゼ）

末梢組織（細胞内）脱ヨウ素酵素 ├─ PTU ステロイド剤

$3,5,3',5'$-tetraiodothyronine, thyroxine (T_4)

HO — COOH / CH$_2$-CH-NH$_2$

図1　抗甲状腺薬間の作用の相違

抗甲状腺薬が主体となるが，無機ヨード剤により一過性に甲状腺機能亢進を改善する場合もある．日本，欧州では薬物療法が第一選択とされるが，米国では放射線療法が第一選択となることが多い．この相違は，どの単独の治療法も最適とはいえないためであり，症例によっては複数の治療法を必要とすることもある．抗甲状腺薬は，甲状腺濾胞細胞に作用し甲状腺ホルモン合成を抑制するが分泌は抑制しない．甲状腺ホルモンは合成後に前述した濾胞構造内に大量にストックされるため，抗甲状腺薬の効果発現には3週間以上を要する．抗甲状腺薬は，プロピルチオウラシル（propylthiouracil：PTU），カルビマゾール（carbimazole または neo-mercazole）の活性代謝物であるチアマゾール（thiamazole，メチマゾール（methimazole）とも呼ばれる（MMI））といったチオナミド系薬物である．MMI は PTU と比較して効果が強いことから汎用されるが，妊娠時に内服すると口蓋裂や頭皮欠損などの先天性異常を発生させることがある（MMI embryopathy）．このため，妊娠初期時には PTU が用いられる．抗甲状腺薬には機序は不明であるが抗甲状腺抗体価を低下させ寛解導入率を改善するために，通常は約1年間内服を継続して中止するが，年余にわたり継続を必要とする症例も多い．注射薬も存在するが，通常は内服薬が選択され，初期大量投与後に甲状腺機能亢進症状の改善とともに漸減して少量維持量とすることが多い．稀（1%以下）ではあるが，抗甲状腺薬の重篤な副作用に無顆粒球症，MPO-ANCA関連血管炎，全身性エリテマトーデス様の症候群がある．

抗甲状腺薬は効果発現に要する時間が長いため，短期間で甲状腺機能亢進状態を改善したい場合には，無機ヨード剤，糖質コルチコイドを用いる．これらの効果は4週間前後と一過性であり（Wolff-Chaikoff効果），無機ヨード剤は数週間で効果がきれた後に以前よりも甲状腺機能亢進症が増悪することがある．β遮断薬は，抗甲状腺薬の効果が発現する前の時期に，アドレナリン作動性の甲状腺機能亢進症状を軽減するのに効果的である．

② 手術療法

手術療法は甲状腺の一部を残す甲状腺亜全摘術であるが，残存甲状腺量が多すぎると再発し，少なすぎると甲状腺機能低下症となるため，残存量の調整が難しい．甲状腺中毒性クリーゼを避け，甲状腺の組織血流を低下させるために，術前に抗甲状腺薬，それに続いて無機ヨード薬を用いることが必須である．

③ 放射線療法

放射線療法では放射線ヨウ素の取り込み量，甲状腺の大きさ（超音波検査からの推定体積）により放射性ヨウ素量を算出するが，再発する症例も多い．大多数の症例では，放射性ヨウ素は甲状腺濾胞細胞に進行性の破壊をもたらし，2～3ヶ月して甲状腺機能亢進症は改善する．最終的には，5～10年で甲状腺機能は低下し，甲状腺機能低下症の治療が必要となる．放射線ヨウ素治療後の最初の数日間は，周囲への被曝に対して確実な対策をとる必要があるが，具体的な指針は各国の法令により異なっている．放射線療法による発がん性は，20年以上の疫学調査で，発症率の上昇はみとめられていない．

バセドウ病眼症の治療は，通常は自然軽快するため，中等度以下の症状であれば積極的治療は必要としない．喫煙で増悪するために禁煙を勧めること，人工涙液の使用を行い，重症例では糖質コルチコイドの経静脈的パルス療法や放射線照射療法を用いる．

2）亜急性甲状腺炎や慢性甲状腺炎に伴う一過性甲状腺機能亢進症

甲状腺機能亢進症状は一過性であり，抗甲状腺薬は用いない．亜急性甲状腺炎では非ステロ

イド性抗炎症薬，重症例では糖質コルチコイドと β 遮断薬を併用する．慢性甲状腺炎による甲状腺機能亢進症状は軽度のことが多く，β 遮断薬を用いる．

3）中毒性甲状腺結節

孤立性結節の治療は，通常は放射性ヨウ素による放射線療法の適応となる．放射性ヨウ素は結節に選択的に取り込まれるため，正常甲状腺組織への影響は少ない．結節摘出を行う手術療法も有効である．

多発性結節は，放射線療法を施行すると一過性に甲状腺は縮小し機能も正常化するが，治療後に自律性結節が多発することが多く，治療は困難である．放射線治療が奏功しない場合には甲状腺全摘術を行う場合もある．抗甲状腺薬は，甲状腺機能を正常化するが，甲状腺結節の増大刺激となることもあり，バセドウ病と異なり寛解導入にいたることはない．

甲状腺機能低下症の治療は，甲状腺ホルモン補充療法が主体となる．甲状腺ホルモン剤には T_4 製剤，T_3 製剤，動物由来の乾燥甲状腺組織製剤があるが，T_4 製剤が第一選択薬である．T_3 製剤は半減期が短いために，1日に3～4回の投与が必要であり，血中甲状腺ホルモン濃度の変動が大きいことが欠点である．動物由来の甲状腺組織製剤は製造バッチにより効力と組成が変化するため推奨できず，T_4 製剤による薬物アレルギーなど特殊な場合に用いられる．

症状や徴候がみとめられない軽度の慢性甲状腺炎では，甲状腺ホルモン補充療法を開始する必要はないが，疾患が進行性であることから，甲状腺ペルオキシダーゼ抗体が陽性であり，TSH が 10 mU/L 以上の場合に治療を開始することが多い．

T_4 製剤による治療は，甲状腺機能が欠失した場合には 1.6 μg/kg 体重である．長期間にわたり甲状腺機能低下症が存在していたと推定される症例では冠動脈が虚脱しているか，併発した脂質異常症による冠動脈狭窄の存在が予見されるために，補充療法は少量から開始し漸増する．治療の指標は血中 TSH 濃度の正常化であり，妊娠時のみ正常域の下半分の範囲を保つように調節することが理想である．TSH が抑制される量の補充療法を継続すると骨粗鬆症，心房細動のリスクが増大する．

粘液水腫性昏睡の死亡率は集中治療を行っても高い．T_4 製剤 500 μg の静脈内投与など，大量投与を必要とする．T_3 製剤を併用する場合もある．補助療法として，保温性毛布による体温保持，糖質コルチコイドなどが用いられる．

（執筆者）川上 康（筑波大学）

⊠ 薬物治療

1. 甲状腺機能亢進症治療薬

1）初期療法

抗甲状腺薬には，チアマゾール（MMI）とプロピルチオウラシル（PTU）がある．MMIの方がPTUと比較して，甲状腺ホルモンを早く正常化でき，支障がない限りチアマゾールを第一選択薬とする．重症のバセドウ病患者や，できるだけ速やかに甲状腺機能を正常化させる必要のある患者には 30 mg/日から，甲状腺腫が巨大なものでなく，また病勢が特に激しくない患者には 15 mg/日から開始する．抗甲状腺剤は，甲状腺の機能亢進の程度（検査値），発症からの期間，甲状腺の腫大の程度などを考慮して決定されるが，投与量に応じて副作用の出現頻度が上昇する．投与は MMI 6 錠（300 mg）分 1 投与，PTU 6 錠（300 mg）分 3 投与が一般的であるが（PTU の半減期は MMI と比較して短いため），抗甲状腺薬による副作用の頻度はかなり高い．重篤な副作用，特に無顆粒球症には注意を要する．少なくとも投与開始後 3 ヶ月間は 2 週間ごとの診察が必要である（日本甲状腺学会：バセドウ病薬物治療のガイドライン 2006）．

妊婦に関しては，診断をはじめ種々の問題があり，できる限り専門医に相談することが望ましい（下記 4）項）．

2）維持療法

症状や血中の free T_4（FT4），free T_3（FT3），TSH（thyroid stimulating hormone）の値を見ながら漸減し，維持量を決定する．MMI，PTU を 1 日 1 錠分 1～1 錠/隔日など，非常に少量の投与をすることがある．効果の発現は 4～6 週程度が必要とされるが，PTU では比較的早期から症状の軽減が得られる（$T_4 \rightarrow T_3$ の変換を末梢で阻害するため）．機能が正常

化してもしばらくは維持療法を継続する．投与
中止の目安となる判断の根拠として確定したも
のはないが，抗TSH受容体抗体（TRAb）の
陰性化や甲状腺のサイズなどを参考にして慎重
に判断を行う．

3) suppression & replacement 療法（suppress (block) and replacement therapy）

バセドウ病の患者には，抗甲状腺剤単独では
コントロールが困難な症例がある．すなわち，
抗甲状腺剤を少量減量すると甲状腺機能が亢進
し，一方で少量増量すると甲状腺機能が低下す
るなど，数ヶ月間薬物療法を行っても病勢に落
ち着きがなく甲状腺機能が変動する．また，体
調変化（花粉症などを持つ患者では，季節に応
じて花粉症が悪化することなど）により，増・
減量を必要とすることがある．このような患者
では，抗甲状腺剤を投与してFT4やFT3を正
常範囲内にしたうえで，TSH値が上昇する場
合には，少量の甲状腺剤を投与する場合があ
る．これにより甲状腺機能は安定化し，患者の
通院回数が減らせるなどのメリットがある．一
方，患者にとっては，作用が相反する薬剤を服
用することになり，理解に際して混乱を招くこ
とがある．

4) 妊婦・授乳期に服用が必要な場合

現在ではMMIもPTUも胎盤移行性は同等
であるためMMIでも少量であればそのまま服
用している（胎児や乳児には，甲状腺機能亢進
の原因となった刺激作用を持ったTRAbが移
行しており，少量の薬剤の移行であれば問題が
ないとされる．ただし，妊婦のMMI服用によ
り，頻度は極めて稀ながら胎児の頭皮欠損など
先天奇形が出現する可能性が最近になり指摘さ
れた．そのため，服用時にはあらかじめ情報提
供しておく必要がある）．母乳への移行性は
MMI＞PTUであるため，授乳期に服用が必要
な場合にはPTUか，あるいは少量（10 mg，2
錠まで）のMMIで治療を行う．

■ 計画妊娠時の考え方

妊娠を計画している患者にはPTUで開始す
る．また，MMI服用中の場合は，PTUに変更
する．ただし，MMI内服中に妊娠が判明し既
に妊娠8週以後の場合には必ずしもPTUに変
更する必要はない．

妊娠初期，特に妊娠4～7週末までの時期は
可能であればPTUを使用する方が望ましい．
なお，無機ヨード（非放射性）で治療する場合
もあるが，効果が期待できない患者が少なから
ず存在するため，実際は病態を診て判断する．
また，MMI 1錠/日以下のように少量で治療し
ている場合には，MMIを妊娠8週頃まで中止
することもある．

5) 小児期発症バセドウ病薬物治療のガイドライン

治療は抗甲状腺薬による薬物治療を原則と
し，抗甲状腺薬にはMMIを第一選択薬とす
る．初期投与量は，MMIで0.5～1.0 mg/kg/日
分1～2投与，PTUで5～10 mg/kg/日分3投
与とし，体重換算で成人の投与量を超える場合
は原則として成人量とする．年齢，甲状腺腫の
大きさ，血中甲状腺ホルモン値などを参考に量
を増減する．一般的に，小児のバセドウ病は成
人の場合よりも難治性で，寛解には2年程度を
要すことが多い．さらに，いったん寛解しても
再発率も高い．

6) 甲状腺機能亢進症の際に禁忌となる薬剤

交感神経刺激作用により，甲状腺機能亢進症
による不快な症状（動悸，頻脈，振戦，発汗な
ど）の増悪を来す．また，キサンチン誘導体，
抗コリン剤（ムスカリン受容体遮断剤），コリ
ンエステラーゼ阻害剤などにおいても投与は慎
重になされるべきである．OTC薬において，
特に総合感冒薬，鎮咳去痰薬，鼻炎用内服薬な
どにおいては，交感神経刺激作用を有する配合
薬を含むものがあり，慎重な対応が必要であ
る．甲状腺機能亢進症が寛解すれば，特に薬剤
に対するアレルギーがない限り禁忌とする理由
はない ▶表3 ．

7) 甲状腺機能亢進症の際に慎重投与となる薬剤

▶表4 の薬剤は構造式内にヨードを含有
する製剤であるため，甲状腺機能異常や増悪を
来し得る．特に未治療の甲状腺機能亢進症患者
への投与には慎重でなければならない．

8) 甲状腺機能亢進症の治療を行う際にモニターが必要な薬剤

バセドウ病と薬物代謝に関する一般論とし
て，薬物代謝速度が早くなるため長時間作用型
の薬剤が良いとされる．特に注射剤をはじめと

表3　甲状腺機能亢進症の際に禁忌となる薬剤

薬剤カテゴリー	薬剤名
解熱鎮痛消炎剤	塩化アセチルコリン
興奮・覚醒剤	塩酸メチルフェニデート
自律神経用剤	塩化アンベノニウム，臭化ジスチグミン，臭化ネオスチグミン，ナパジシル酸アクトラニウム，塩化ベタネコール，メチル硫酸ネオスチグミン
交感神経作動剤	塩酸エチレフリン，カルニゲン
血管収縮剤	塩酸ミドドリン
X線造影剤	アミドトリゾ酸含有製剤，イオパノ酸，イオパミドール，イオヘキソールなど
歯科治療剤	塩酸ピバカイン・エピネフリン含有製剤，塩酸リドカイン・エピネフリン含有製剤

表4　甲状腺機能亢進症の際に慎重投与となる薬剤

薬剤カテゴリー	薬剤名
外皮用殺菌消毒剤	ポビドンヨード
感冒薬など	多数

する薬剤では，通常は薬物代謝が早まる．一方，経口剤の場合であれば吸収も促進されるため，甲状腺機能亢進の程度をはじめ個別の条件により一概に作用時間が短くなるとは限らない．さらに，バセドウ病の機能亢進状態も患者や治療経過により変化するため，さらに予想するのは困難となる．最も頻繁に照会があるのは，ワルファリンやジギタリス製剤の投与量である．現実には，プロトロンビン時間国際標準化比（PT-INR）を測定し，状態に応じて適宜増減する．このほか，バセドウ病と糖尿病を有する患者において血糖コントロールの悪化を来す場合がある．これは糖尿病薬の効果の減弱とバセドウ病による糖利用の促進作用の両者が関係していることによる．薬剤の増減量と追加・変更は甲状腺機能をみながら慎重に行うべきである．

9) バセドウ病患者と合併症

治療開始初期などコントロールが不十分なバセドウ病患者では，抜歯や手術などの観血的処置（出血を伴う治療）は回避することが望ましい．処置そのものがストレスであるとともに，血行動態が亢進しており止血も問題となる．

心房細動を初発症候として（特に高齢者や，自覚症状に乏しい場合），循環器科で発見されることも多い．また，未治療あるいはコントロール不良のバセドウ病患者で，心房細動から脳梗塞（脳塞栓）を発症した有名人も数多く知

られている．

精神疾患（イライラ感，うつ症状）により気持ちが不安定になっていることがあるため，服薬指導も困難な場合がある．また，治療開始時の1〜2回の服薬指導では充分な理解が得られないことも多いため，重要な副作用情報についてのみしっかりと指導を行い，機能亢進症状がある程度落ち着いて，精神状態も落ち着いてから充分時間をかけて指導を行うと理解が得られることが多い．

2．甲状腺機能低下症治療薬

補充療法の開始の原則は，副腎の機能低下がないことを確認することである．もしも複合低下がある場合には，補充の順番は①副腎→②甲状腺とする．これは，甲状腺ホルモンは代謝上昇→副腎皮質ホルモンの代謝が進む→副腎ホルモンの更なる欠乏→急性副腎不全を来し（致死的）となるためである．

甲状腺機能低下症による粘液水腫・クレチン病・甲状腺腫・慢性甲状腺炎，甲状腺機能障害による習慣性流産・不妊症の治療目的に，以下の製剤が投与される．

補充療法には T_4（l-T_4，レボチロサイロキシン）が第一選択薬で，力価が安定している．肝臓などをはじめとして末梢で必要に応じて T_4→T_3 変換される．潜在性の心臓疾患を顕在化させる可能性があるため，必ず少量より開始し，時間を掛けて徐々に増量する（半減期が約1週間と長いため1週間以上間隔をあけて増量が望ましい）．TSH値，FT4値を参考にして維持を決定する．

1) レボチロキシン，合成 T_4 製剤

半減期は6〜11日である．T_4（l-T_4，レボチロサイロキシン）製剤は，半減期が長いため

に1回/日分1投与でよい．TSH値が正常範囲内に維持できるように投与量を漸増する．いったん維持量が決定されると長期にわたり不変である．1日1回，朝，空腹時に投与する．3〜5日目に効果が発現し，中止後7〜10日で効果が低下する．夏は少なめ，冬は多めにすることもある．日本人の体格であれば，甲状腺が全摘後であったとしても200 μg/日がほぼ上限（1.6〜1.7 μg/kg体重/日）である．

2）リオチロニン，合成 T₃ 製剤（甲状腺ホルモンの活性型）

作用が強力で，速効性が期待できる．特に消化管からの甲状腺ホルモンの吸収障害時に使用される．半減期は短い．原発性粘液水腫などの場合には，座薬や注射剤など様々な剤型を工夫して用いる．

半減期は1〜3日，1日3回，空腹時に投与する．1〜3日目に効果が発現し，中止後1〜3日で効果が低下する．維持療法には用いない（効果が不安定）．重症には，速効性を利用して少量から開始する．

3）甲状腺機能低下時の薬物療法などの治療の注意点

開始量は少量から，以後漸増する（上記）．病態の重症度のほか，性別，年齢，体格により総投与量が決定される．全身の代謝が低下しているため，投与した薬剤の効果が現れにくい．特に，抗凝固療法を実施している際には注意を要する．薬剤の吸収が遅延し，効果の発現が遅れる．一方で，血中濃度が長く維持される．麻酔薬や血中濃度にウィンドウがある薬剤を併用中の場合には注意を要する．

a）製剤一般について言えることであるが，甲状腺機能低下症が長く続いていた患者への初回投与では，他項でも記載したように，甲状腺ホルモンへの感受性が非常に高くなっていることがあるため少量（l-T₄，12.5〜25 μg/日）より開始するとともに増量には1週間以上の間隔をあけて増量していく．

b）特に，副腎不全がある場合には潜在している場合（相対的副腎不全）も含めて，副腎クリーゼ（急性副腎不全）を発症し，致命的になる可能性もあるため注意を要する．

c）粘液水腫を発症している（あるいは粘液水腫クリーゼ）状態では，治療開始により循環血漿量が増加する一方で心機能の回復が遅れるため，心不全を招来しうる．また，甲状腺ホルモン剤投与により，急速に全身組織の酸素消費量が増えると，相対的に心筋は酸素不足の状態となる（狭心症の恐れがある）．投与前には循環器医による心機能評価が必要である．

d）ごく稀に賦形剤へのアレルギーがみられる．賦形剤でアレルギーが疑われた際には，錠剤を散剤に変更してみる．

e）期待される甲状腺ホルモンの効果が得られない場合には，ほかに疾患が隠れている場合がある（non-thyroidal illness：NTI）．甲状腺ホルモン値やTSH値が適正にならないからといって増量ばかりに気をとられてはいけない．また，服薬コンプライアンスが低下している場合もある（服薬の必要性よりも，過剰摂取時の副作用である食欲増進などに気をとられている）．

f）l-T₄ の初期治療で肝障害が発症する場合があるが，増量せずに経過を観察する．

g）l-T₄ は，スクラルファート，水酸化アルミニウム，コレスチラミン，鉄製剤などと結合して難溶性の複合体を形成し，腸管からの吸収が低下する．併用が必要な場合には服用間隔を8時間以上あけることが必要である．

4）薬剤誘発性甲状腺機能障害

日常臨床において，薬剤による甲状腺機能変化はしばしば遭遇する．古典的な薬剤では，ポビドンヨード（イソジンガーグル®）やLiCO₃（炭酸リチウム，リーマス®）などが有名である．このほかにもインターフェロン，リバビリンやゴナドトロピン放出ホルモン誘導体などが知られている．また，近年ではスニチニブをはじめとする分子標的薬も甲状腺機能に影響を及ぼすことが報告されている ▶表5．

使用した薬剤により甲状腺機能異常を来した際に，

中毒症となる場合：

①甲状腺でのホルモン産生の亢進

表5 甲状腺機能異常を来しうる薬剤

Ⅰ. 甲状腺レベルで機能異常を誘発する薬剤
抗甲状腺剤（チアマゾール，プロピルチオウラシル）
ヨード剤，ヨード含有医薬品（造影剤など）
アミオダロン
炭酸リチウム
インターフェロン-α（INF-α），インターロイキン-2（IL-2），顆粒球・マクロファージコロニー刺激因子（GM-CSF）など
ゴナドトロピン放出ホルモン誘導体：酢酸ブセレリン，酢酸ナファレリン，酢酸リュープロレリン，酢酸ゴセレリン
分子標的薬（チロシンキナーゼ阻害薬）：スニチニブ，アキシチニブ，ソラフェニブ，ニボルマブなど複数
サリドマイド
抗レトロウイルス治療薬：エファビレンツ，ラミブジン，テノホビル，ロピナビル
経腸栄養剤（経腸栄養剤のみの栄養補給によるヨード不足）
Ⅱ. 甲状腺刺激ホルモン（TSH）の合成・分泌を抑制する薬剤
ドパミン塩酸塩，ドブタミン塩酸塩，副腎皮質ホルモン（グルココルチコイド），酢酸オクトレオチド
レチノイド酸受容体アゴニスト（ベキサロテン）
Ⅲ. 甲状腺ホルモンの代謝に影響する薬剤
フェノバルビタール，リファンピシン，フェニトイン，カルバマゼピン
エストロゲン（卵胞ホルモン）
SERMs：クエン酸タモキシフェン，酢酸ラロキシフェン
5-フルオロウラシル
Ⅳ. 甲状腺ホルモンの吸収を阻害する薬剤
コレスチラミン，コレスチミド，水酸化アルミニウムゲル，沈降炭酸カルシウム，グルコン酸カルシウム，ポリカルボフィルカルシウム，硫酸鉄など
スクラルファート，活性炭，塩酸セベラマー，ポラプレジング，酢酸ラロキシフェン，シプロフロキサシン
Ⅴ. 甲状腺ホルモン製剤など
甲状腺ホルモン製剤（「やせ薬」や「健康食品」などと称する製品の大部分に混入されている），甲状腺ホルモン製剤の乱用

②破壊性甲状腺炎によるホルモン漏出

③甲状腺ホルモンの不適切な摂取

機能低下症となる場合：

①甲状腺でのホルモンの産生と分泌の抑制

②甲状腺刺激ホルモン（TSH）の産生，分泌の抑制

③橋本病や甲状腺ホルモン補充例では，甲状腺ホルモン代謝の促進，結合タンパク（TBG）の増加あるいは腸管からの吸収障害など．

　以上のような要因が想定されうる．それ故，使用した薬剤の継続の必要性と効果，機能異常の変化の推移，中止した場合の影響を十分考慮して使用の是非が判断される．

参考文献

1) 日本比較内分泌学会(編)：ホルモンの分子生物学-

4 甲状腺ホルモン．学会出版センター，1998.

2) 田上哲也，他(編)：甲状腺疾患診療マニュアル．診断と治療社，2014.

3) 西川光重，他：薬剤による甲状腺機能異常．日本医事新報，2008；4389：57.

4) 日本甲状腺学会（編）：バセドウ病薬物治療のガイドライン2006. 南江堂，2006.
[http://www.japanthyroid.jp/doctor/guideline/japanese.html#basedou]

5) 医薬品医療機器情報提供ホームページ．[http://www.info.pmda.go.jp/]

6) 厚生労働省：重篤副作用疾患別対応マニュアル 甲状腺中毒症．[www.mhlw.go.jp/topics/2006/11/dl/tp1122-1d05.pdf]

7) 厚味厳一(編集)：基礎から学ぶ内分泌薬学．エルゼビアジャパン，2013.

（執筆者）森山賢治（武庫川女子大学）

甲状腺機能亢進症治療薬

一般名	販売名（商品名）	標的分子/作用機序		コメント
チアマゾール（MMI）	メルカゾール®	甲状腺ペルオキシダーゼ	阻害	ワルファリンは併用開始時，中止時および病態の変化に応じて血液凝固能が変化するので，血液凝固能検査値の変動に十分注意し，必要があれば抗凝血薬の用量調節を行う．ジギタリス製剤は併用開始時，中止時および病態の変化に応じてジギタリス製剤の血中濃度が変動するので，血中濃度の変動に十分注意し，必要があればジギタリス製剤の用量調節を行う．重大な副作用：無顆粒球症，白血球減少症，肝機能障害，MPO-ANCA 関連血管炎
プロピルチオウラシル（PTU）	チウラジール®プロパジール®			
ヨウ化ナトリウム（^{131}I）	ヨウ化ナトリウム			
ヨウ化カリウム	ヨウ化カリウム			禁忌：ヨウ素過敏症，肺結核の患者

甲状腺機能低下症治療薬

一般名	販売名（商品名）	標的分子/作用機序		コメント
レボチロキシンナトリウム水和物（合成 T_4 製剤）	チラーヂン®S レボチロキシン Na 錠	甲状腺ホルモン受容体	刺激	甲状腺機能低下症（原発性および下垂体性）
リオチロニンナトリウム（合成 T_3 製剤）	チロナミン®	甲状腺ホルモン受容体	刺激	甲状腺機能低下症（原発性および下垂体性），慢性甲状腺炎 禁忌：新鮮な心筋梗塞

1 糖尿病・低血糖症

◆ 病態生理

1．病態生理

1）糖尿病の病態生理

　糖尿病は高血糖という徴候を来す代謝異常の総称であり，糖代謝のみならず，脂質，タンパク質を含む広汎なエネルギー代謝異常を起こす疾患である．遺伝因子，環境因子が複合して発症し，病態は1型糖尿病，2型糖尿病などで大きく異なる．高血糖は生体におけるインスリンの作用不足が原因であるが，インスリン産生分泌が完全あるいはほぼ完全に根絶したインスリンの絶対的欠乏による1型糖尿病，インスリン分泌障害，インスリン抵抗性が複合して生じる2型糖尿病に大別される ▶表1．稀な病型として，1種類の遺伝子異常が原因で発症する maturity onset diabetes of the young（MODY），インスリン受容体異常症，ミトコンドリア遺伝子異常などが存在する．MODYの原因遺伝子はHNF-4α，グルコキナーゼなど6種類が知られており，原因遺伝子により発症時期や症状は異なる ▶表2．

　食事による糖を含めたエネルギー供給は間欠的であり，血液中の糖濃度（血糖値）を正常域に保つためには，血糖上昇時には糖を臓器に取り込み，低下時には臓器から糖を供出する，迅速に対応するシステムが必要である．血糖値などに反応して，放出するホルモンが迅速な血糖調節システムの調節因子である．

　ほ乳動物は古来より外敵や飢餓に直面することが多い環境のもとで進化してきたために，逃避行動や飢餓時に必要な血糖値を維持するシステム（血糖値を上昇させる）は何重にも構築されており，たとえばグルカゴン，アドレナリン，糖質コルチコイドなどはいずれも血糖値を上昇させるホルモンである．一方，血糖値を低下させるホルモンは一部の腸管ホルモンがあるものの，インスリンがほぼ全てを担う．このため，インスリン作用不足は，容易に生体を高血糖へと導くことになる．

① 1型糖尿病

　1型糖尿病は，膵臓のランゲルハンス島と呼ばれる内分泌腺が顕微鏡下で島のようにみえる構造の中に存在する膵β細胞を標的とする自

表1　糖尿病の病態

	インスリン依存	インスリン非依存
特　徴	1型糖尿病 膵β細胞が疲弊した2型糖尿病	2型糖尿病
臨床指標	血糖値：高い ケトン体著増	血糖値：比較的高値
治　療	運動療法＋食事療法 インスリン製剤が主体	運動療法＋食事療法 経口血糖降下剤が主体
インスリン分泌能	低下	インスリン分泌遅延 インスリン過剰分泌

表2　1型および2型糖尿病の発症要因と特徴

	1型糖尿病	2型糖尿病
発症要因	膵β細胞を標的とした自己免疫性疾患．HLAなどの遺伝因子にウイルス感染などの環境因子が誘因となり発症．	インスリン分泌障害，抵抗性を起こす遺伝因子に過食などの環境因子が誘因となり発症．
自己抗体	GAD抗体などの抗膵島抗体陰性	陰性
家族歴	家系内の糖尿病は2型より少ない．	家系内に糖尿病が多い．
肥満度	肥満とは無関係．	肥満および肥満の既往が多い．

己免疫性の機序によって生じる．膵臓にはグルカゴンを分泌する α 細胞も存在するが，1 型糖尿病では β 細胞のみが選択的に破壊される．遺伝因子として，ヒト白血球抗原（human leukocyte antigen：HLA）遺伝子の関与が重要であるが，20 以上の遺伝子が関与し，さらにウイルス感染などの環境因子が関与する多因子疾患である．膵 β 細胞破壊の進行は，非常に急速で発症から数日でインスリン分泌能が全廃するものから，年余にわたり緩やかに進行するものまで様々である．北欧の国々では，1 型糖尿病の発症率が非常に高いが，原因は確定されていない．

② 2 型糖尿病

2 型糖尿病は，インスリンの分泌不全またはインスリン抵抗性が主要な原因であるが，日本人ではインスリン分泌低下（特に経口ブドウ糖負荷試験でのインスリン初期分泌反応の低下）が特徴的である．日本人の糖尿病患者は，遺伝的に膵 β 細胞が脆弱であり，近年の欧米流の食生活に伴うインスリン抵抗性といった環境因子が加わった結果，発症率が増加している．インスリン分泌低下と抵抗性増大は，複合してインスリン作用不足を生じ，その結果生じた高血糖が，インスリン分泌低下と抵抗性増大をさらに悪化させるといった悪循環に陥る．多くの研究ではインスリン抵抗性がインスリン分泌障害に先行することを示唆している．2 型糖尿病の発症初期には，インスリン抵抗性を膵 β 細胞がインスリンを多く分泌することで補完するために耐糖能は正常であるが，日本人に多くみられるような膵 β 細胞が脆弱な場合には，膵 β 細胞がインスリン過分泌を維持できなくなり，食後血糖の上昇を特徴とする耐糖能異常が生じる．さらに，インスリン産生分泌が低下すると，肝臓でのインスリン作用不足の結果，肝臓の糖産生が増加して空腹時血糖上昇を伴うような病態へと進行する．また，長期間にわたってインスリン過分泌を強いられた膵 β 細胞は，非可逆的に疲弊し，インスリン分泌能が低下して 1 型糖尿病のようなインスリン欠乏状態に陥る．

インスリン分泌不全は，ミトコンドリア内での電子伝達系を直接的に連結する NADH シャトル機構の代謝障害や，インスリン分泌顆粒の放出に重要な SNARE タンパク群の発現低下

などによって，血糖上昇に対するインスリン分泌反応が低下した結果生じる．インスリン抵抗性は，細胞内のインスリン情報伝達系の阻害が原因で生じるが，病態は十分に解明されていない．脂肪細胞由来の TNF-α，遊離脂肪酸は肥満によって脂肪細胞からの産生が増大する抵抗性の液生因子として知られ，肥満症が招くインスリン抵抗性の主因とされている．インスリン抵抗性は肥満症以外でも，グルココルチコイドなど薬剤投与によっても生じる．

③ 糖尿病の合併症

糖尿病に伴う代謝調節障害は，多くの臓器に二次的な障害を起こし，代表的なものに，網膜症，腎症，神経障害がある．また，動脈硬化の惹起因子であることから心血管疾患発生のリスクが上昇する．糖尿病の急性合併症に，糖尿病ケトアシドーシスおよび高血糖性高浸透圧症候群がある．糖尿病ケトアシドーシスは 1 型糖尿病のみならず，2 型糖尿病でも起こりうるが，原因はインスリンの絶対的欠乏，あるいはインスリン拮抗ホルモン分泌過剰を伴う相対的インスリン欠乏により，インスリン作用が極めて低下した結果生じる．インスリン欠乏とグルカゴン過剰は，肝臓における糖新生，グリコーゲン分解，ケトン体産生を促進する．糖尿病ケトアシドーシスは急速に進行した 1 型糖尿病のほかに感染症併発，清涼飲料水の過飲などによっても生じ，高血糖の程度は様々である．高血糖性高浸透圧症候群の病態は，著明な高血糖による高度な脱水であり，ケトン体産生が増大してケトーシスを伴うほどのインスリン作用不足はない．糖尿病ケトアシドーシスと高血糖性高浸透圧症候群の合併例も多く報告されている．

2) 低血糖症の病態生理

低血糖は，血糖値が 50〜60 mg/dL 未満に低下した状態である．血糖値を維持するには，肝臓でのグリコーゲン分解および糖新生，腎臓での糖新生が重要である．

低血糖の成因は内因性，外因性に分類できる．外因性は，インスリン，経口糖尿病薬のほかに，クロニジン，ジソピラミド，ペンタミジン，リトドリンなどの薬物，アルコールが原因となるが，いずれもインスリン作用過剰が原因である．内因性でインスリンの作用過剰が原因となる病態は，インスリン産生腫瘍であるイン

スリノーマ，血中インスリン抗体が存在して遊離インスリン濃度が急激に変化するなどである．インスリン作用を介さないものとしては，肝不全，先天性糖新生障害である糖原病，副腎不全が主要な原因となり，いずれも糖新生の低下が病態である．

2. 症状

1）糖尿病の症状

① 1型糖尿病

1型糖尿病ではインスリン欠乏状態への進行が早い場合には，高血糖に伴う浸透圧利尿による脱水症状によって口渇，多飲多尿，さらに重篤であればケトアシドーシスによる意識障害を来し，治療が遅れれば死にいたる．体重減少や易疲労感を訴えることも多い．

② 2型糖尿病

2型糖尿病では，初期には無症状であることが多い．しかし，軽度の代謝異常（高血糖を含む）も長期間継続すると，糖尿病に特徴的な合併症が出現する．糖尿病性合併症の症状は，糖尿病性網膜症による視力障害，糖尿病性腎症による浮腫，糖尿病性神経障害による手足のしびれ（末梢神経症状），起立性低血圧や消化管運動障害（自律神経症状）など多岐にわたる．2型糖尿病の症状は，1型糖尿病でもみとめられる高血糖による症状と，慢性合併症による症状に分類される．

2）低血糖症の症状

低血糖では，空腹，発汗，動悸，振戦などの交感神経症状，さらに重篤になると，痙攣，意識消失，昏睡などの中枢神経症状が出現する．治療により血糖値が正常化すると症状は解消するが，重篤な低血糖が遷延した場合は意識障害が非可逆的になる場合もある．

低血糖の症状は，自律神経の反応による症状と，神経組織における糖質エネルギー不足による症状に分けられる．中枢神経は糖必要量が高く，脳のエネルギー消費は体全体の約18％と高い．エネルギーの大部分は神経刺激の伝達の準備に使用されるので，エネルギー消費量に日内差はない．エネルギー源としてグルコースを主に利用し，ケトン体も利用するがインスリンによりケトン体生成も抑制されていると，ケトン体も利用できない．また，貯蔵されるグリコーゲン量は脳重量の0.1％以下と少量である

ために，中枢神経系は常に血液からぶどう糖の供給を受ける必要がある．したがって，血糖値が正常値の約半分に低下すると中枢神経系は正しく機能できなくなり，血糖値がさらに低下すると昏睡を経て，不可逆的障害が脳に起こり，死にいたる．

血糖値が軽度低下して70 mg/dLを下回ると，カテコールアミンが分泌され，動悸，振戦，頻脈，発汗が生じるが，低血糖が反復すると，カテコールアミン分泌反応が鈍くなり，自律神経症状が現れず無自覚低血糖となり，前兆なしに意識消失が起こる．

3. 検査

1）糖尿病の検査

糖尿病の診断は，空腹時血糖値と75 gブドウ糖負荷試験（OGTT）2時間値を用いて判定する．空腹時血糖値110 mg/dL未満を正常域，126 mg/dL以上を糖尿病域，75 g OGTT 2時間値では140 mg/dL未満を正常域，200 mg/dL以上を糖尿病域と定め，空腹時，2時間値ともに正常域にあるものを正常型，どちらかが糖尿病域にあるものを糖尿病型，正常型でも糖尿病型でもないものを境界型としている．随時血糖値が200 mg/dLを超えた場合は糖尿病型と判定し，この場合にはブドウ糖負荷試験は行わない．高血糖が持続性であるかどうかは1回の測定ではわからないので，少なくとも2回別の日の検査で糖尿病型を確かめて，初めて糖尿病の臨床診断がつけられる．しかし，血糖値とHbA1cが高く，糖尿病網膜症が既に確認されている場合や，糖尿病の症状がある場合には糖尿病と診断される．

血糖コントロールの指標として，血糖値よりは血糖平均値を表す指標が用いられる．血糖値は食事によって変動するので，過去1〜2ヶ月の平均血糖値の指標であるヘモグロビンA1c（HbA1c），過去1〜2週間の平均血糖値の指標であるグリコアルブミンなどが汎用されている．これらの指標は，血糖値に比例して糖化する割合が高くなる現象を利用して，物質中の糖化度を測定することで血糖値の過去一定期間の積分値を推測する．HbA1cによる血糖コントロールの目標値は，適切な食事療法や運動療法だけで，あるいは低血糖などの副作用がなく薬物療法によって達成可能な場合には6.0％未満，

治療によって低血糖が生じる可能性がある場合には 7.0% 未満，低血糖などの副作用などで治療の強化が困難な場合は 8.0% 未満と個別に定められている．

インスリン抵抗性の指標には，複数の指標が存在するが，HOMA-IR が汎用されている．HOMA-IR は，空腹時血糖（mg/dL）×インスリン（μU/mL）÷405 で計算され，健常白人で 1 となり抵抗性が強いほど高値を示す．

インスリン分泌能の指標には，ブドウ糖負荷試験におけるインスリン値が糖尿病の診断時に汎用されるが，糖尿病患者の指標には C ペプチドが用いられる．プロインスリンはインスリンと C ペプチドに分離され分泌される．インスリンの血中半減期は数分と短い一方で，生理活性のない C ペプチドは血中半減期が長いために，C ペプチドの測定はどれだけインスリンが分泌されたかの目安となる．実際には，空腹時血中 C ペプチド（0.5 ng/mL 以下ではインスリン依存状態），1 日尿中 C ペプチドが用いられる．

1 型糖尿病の診断には，膵 β 細胞に対する自己抗体の存在が重要である．膵 β 細胞を標的とする膵島細胞自己抗体（islet cell autoantibody：ICA）は GAD，インスリン，IA-2 などの膵島を構成する物質に対する複数の抗体の複合物であり，1 型糖尿病の自己免疫が存在する指標となる．ICA が陽性であり，経静脈的糖負荷試験でインスリン分泌の障害がみとめられる場合には，5 年以内に 1 型糖尿病を発症するリスクが 50% 以上と予測される．

急性合併症の指標としては，血中ケトン体と分画，電解質，血液ガス分析，乳酸を測定する．糖尿病ケトアシドーシスでは，代謝性アシドーシスが特徴的であり，全身のカリウム欠乏にかかわらず，アシドーシスのために，血清カリウム値は低値をとらない．ケトン体として，アセト酢酸よりも β-ヒドロキシ酪酸の産生が亢進しやすい高血糖性高浸透圧症候群では，高血糖と脱水による高ナトリウム血症が特徴的である．

慢性合併症の指標としては，眼底所見，尿中アルブミン，尿中タンパク，尿中微量アルブミン，血中クレアチニン，eGFR，神経学的検査により網膜症，腎症，神経障害の診断を行い，

ABI（足関節上腕血圧比）や PWV（脈波伝播速度），頚部血管超音波などで動脈硬化の程度を診断する．

2）低血糖症の検査

血糖値は低血糖症の診断に必須であるが，低血糖症の原因疾患は多岐にわたるため，身体所見や既往歴などから疑わしい疾患に関連した検査を行う．インスリン拮抗ホルモンの分泌不全では低血糖時に測定したホルモン値が診断に重要となる．

4. 治　療

1）糖尿病の治療

① 食事療法

年齢，肥満度，身体活動量，合併症，体重の推移などを考慮して決定した摂取エネルギー量を決定する．栄養素によって食品を 4 群 6 表に分類し，食品の含むエネルギー量 80 kcal を 1 単位と定め，同一表内の食品を同一単位で交換摂取できるように作成された食品交換表が汎用されている．また，glycemic index，carbon count を用いた治療法も近年行われている．

② 運動療法

運動により，筋肉におけるエネルギー消費は増大する．また，有酸素運動と筋肉トレーニングの併用は，脂質代謝や血管内皮機能も改善する．

③ 薬物療法

経口糖尿病薬は，インスリン非依存状態で，食事・運動療法を十分に行っても血糖コントロールが改善しない場合に用いる．インスリン依存状態である 1 型糖尿病ではインスリン注射療法が基本となる．

a）**インスリン製剤**：インスリンはペプチドホルモンであるため，経口投与では分解されてしまうため，注射投与が必須である．血中に溶け出す速度は，超速効型から持続型まで多岐にわたり，1 日に複数回の異なる種類のインスリン製剤を皮下注射するインスリン強化療法によってインスリン分泌が著しく低下した 1 型糖尿病においても，生理的インスリン分泌をなぞらえることが可能となった．また，経口糖尿病薬で十分な血糖コントロールが達成できない場合に basal supported oral therapy（BOT）として作用時間の

長いインスリン製剤を1日1回投与する
治療法が用いられている.

b) **スルホニル尿素系薬**:経口血糖降下薬の
なかで最も血糖降下作用が強い.膵 β
細胞の SU 受容体に結合し,インスリン
分泌を刺激する.血糖値によらずインス
リン分泌を刺激するため,特に高齢者で
は遷延性低血糖を起こしやすい.

c) **速効型インスリン分泌促進薬**:日本人2
型糖尿病に特徴的なインスリン初期分泌
の低下を改善する.膵 β 細胞の SU 受容
体に結合するが,作用発現時間が早く短
時間であることから,主に食後血糖値を
改善させる.

d) **α-グルコシダーゼ阻害薬**:二糖類分解
酵素の酵素活性を阻害するため,小腸に
おける糖質の消化・吸収を遷延させるこ
とで食後の急激な血糖の上昇を抑制する.

e) **ビグアナイド系薬**:AMPK に作用する
ことで,インスリン分泌を介さずに,肝
臓の糖新生を抑制することで,血糖値を
降下させる.また,血管内皮機能も改善
する.乳酸アシドーシスを生じやすいた
め,高齢者や肝・腎機能障害の内服は慎
重に行う.造影剤使用時には腎機能障害
を生じやすいため休薬が必要である.

f) **インスリン抵抗性改善薬**:PPARγ のア
ゴニストであるチアゾリジン薬は内蔵脂
肪を減少させ,アディポネクチンを増加
させてインスリン抵抗性を改善する.水
分貯留を起こしやすいため,心不全には
使用できない.

g) **グルカゴン様ペプチド-1(GLP-1:glu-
cagon-like peptide-1)受容体作動薬**:
腸管ホルモンである GIP-1 は,膵 β 細
胞の GLP-1 受容体に作用してインスリ
ン分泌を促進するとともに,食欲低下作
用を併せ持つ.インスリン分泌は DPP-
4阻害薬と同様に血糖依存性であり,血
中糖濃度が低い場合には効果が減弱する
ため,単剤使用では低血糖が生じにく
い.ペプチドホルモンであることから,
投与法は注射療法となる.

h) **ジペプチジルペプチダーゼ-4(DPP-4:
dipeptidyl peptidase-4)阻害薬**:GLP-
1などの腸管ホルモンの分解作用を有す
る酵素,DPP-4 を阻害する作用を有す
る経口薬である.血糖依存性のインスリ
ン分泌効果があり,単剤服薬では低血糖
のリスクは低い.

i) **Na$^+$/グルコース共輸送担体2(SGLT2:
sodium-glucose cotransporter 2)阻害
薬**:腎臓の近位尿細管に存在し,尿糖の
再吸収に関与する SGLT2 を阻害するこ
とで,尿糖排泄量を増加させる.浸透圧
利尿による脱水を介して心血管イベント
を生じる可能性があり,高齢者での服薬
は慎重に行う.

2)低血糖症の治療

　低血糖の治療は,意識障害がない場合には,
砂糖10 g,ジュースなど血糖が急速に上昇す
るものを摂取させ,症状が軽快した後にさらに
80 kcal のスナックを摂取させ,低血糖の再発
を防ぐ.意識障害があり,自力でカロリー摂取
が困難な場合には,50% グルコース液の静脈
注射,グルカゴンの皮下あるいは筋肉注射を行
う.こうした処置を行っても意識の回復がみら
れない場合には,脳神経障害の可能性を考慮す
るとともにヒドロコルチゾンを静脈注射する.

（執筆者）川上　康（筑波大学）

⊠ 薬物治療

　個々の病態に応じて,食事・運動療法と組み
合わせて薬物療法を行い,血糖コントロールを
継続することにより,合併症の発症・進展を緩
和することが可能である.インスリン依存性状
態あるいはインスリン非依存状態であるかによ
り治療薬は異なるが,インスリン非依存状態の
糖尿病でも,血糖降下薬に加えてインスリン治
療が早期から導入されることもある.血糖降下
薬およびインスリン製剤について,その薬剤の
種類と使用上の注意について述べる[1].

1. 血糖降下薬

　2型糖尿病に対して,2〜3ヶ月の非薬物療法
により効果がみられない場合,血糖降下薬の適
応となる.作用機序の違いにより薬物は分類さ
れており,合併症抑制のエビデンス,病態や禁
忌を考慮して選択する.

1) スルホニル尿素系薬

スルホニル尿素系薬（sulfonylurea：SU）は
$-SO_2NHCONH-$ を共通骨格とする一連の化
合物である．膵ランゲルハンス島 β 細胞の細
胞膜上 SU 受容体を刺激することにより，
ATP 感受性 K^+ チャネルを閉鎖し，脱分極を
生じることにより血糖値非依存性にインスリン
分泌を促進する．グリメピリドは糖輸送体の活
性化作用やインスリン感受性の増強作用が報告
されている．細小血管症抑制のエビデンスがあ
り，年齢，体重を問わず有用である．

血漿タンパクとの結合率が高い薬物（酸性
NSAIDs），SU 薬の腎排泄を抑制する薬物（プ
ロベネシド），血糖低下作用のある薬物（β 遮
断薬），代謝を抑制する薬物（フィブラート系
薬）との併用は血糖降下作用が増大する．対照
的に，副腎皮質ステロイド薬やチアジド系利尿
薬との併用は血糖降下作用が減弱する．

血糖降下作用は強いため低血糖が生じやす
く，その頻度はクロルプロパミドやグリベンク
ラミドで高い．特にシックデイのため食事を摂
取できないときに通常量を服用すると，低血糖
を起こすことがある．その他の副作用には，無
顆粒球症，肝機能障害がある．重篤な肝および
腎機能障害の患者，妊婦には禁忌である．長期
間の使用により，血糖値が次第に上昇すること
がある（二次無効）．

2) 速効型インスリン分泌促進薬

速効型インスリン分泌促進薬（グリニド系
薬）は SU 構造を示さないが，作用機序は SU
薬と同様である．ただし，SU 薬よりも吸収が
速やかなため，効果の発現は早く，作用持続時
間は短い．そのため，SU 薬に比べて低血糖を
来し難い．食後高血糖が顕著な患者，または
α-グルコシダーゼ阻害薬，ビグアナイド系薬，
およびチアゾリジン系薬ではコントロール不良
の患者が適応となる．用法における注意点とし
て，必ず食直前に内服する．食前 30 分前では
食前に低血糖を招き，食後投与では吸収が遅
れ，効果が減弱する．薬物相互作用，副作用お
よび禁忌については，SU 薬と同様である．

3) ビグアナイド系薬

ビグアナイド系薬はグアニジン（HN＝
$C(NH_2)_2$）を基本骨格とする化学構造を有す
る．肝での糖新生の抑制，AMP キナーゼ活性

化による糖利用の促進，消化管からの糖吸収の
抑制，インスリン感受性の増強など多彩な作用
により血糖低下を示す．メトホルミンには大血
管症抑制のエビデンスがあり，経済性も優れて
いる．メトホルミンは SU 薬とは異なり，体重
増加が起こりにくいとされている．副作用とし
て肝機能障害，消化器症状，低血糖および横紋
筋融解症がある．重篤な副作用には乳酸アシ
ドーシスがあるため，高齢者，腎透析患者，
肝・腎機能障害など乳酸アシドーシスを起こし
やすい患者には禁忌である．ほかに，妊婦およ
び過敏症の既往歴には禁忌である．高齢者には
慎重投与とされている．

4) チアゾリジン薬

わが国では唯一適応が認められているピオグ
リタゾンは，ペルオキシソーム増殖因子活性化
受容体 γ（PPARγ）刺激薬であり，小型脂肪
細胞への分化の促進および肥大した脂肪細胞の
減少，腫瘍壊死因子 α の産生抑制とアディポ
ネクチン産生促進を介するインスリン抵抗性の
改善が示されている．これらの作用により，組
織への糖取り込みの促進，肝グリコーゲン合成
の促進，肝臓における糖新生を抑制する．イン
スリン抵抗性の患者の血糖値は低下するが，正
常血糖には影響しない．副作用として，心不
全，体重増加，浮腫，肝機能障害が報告されて
いる．特に，心不全またはその既往，重篤な
肝・腎機能障害がある場合，ならびに妊婦は禁
忌とされている．

5) α-グルコシダーゼ阻害薬

糖に類似の化学構造を有する．小腸上皮細胞
において二糖類分解酵素（α-グルコシダーゼ
など）を阻害することにより単糖類の生成を抑
制し，腸管からの単糖の吸収量を低下させる．
アカルボースは，さらにアミラーゼを阻害する
ため，多糖類から二糖類への生成を抑制する．
これにより食後の高血糖を是正する．単独投与
では血糖低下作用は弱いので，作用機序が異な
る他薬と併用される．使用上の注意としては，
必ず食直前に服用する．副作用には，腹部膨満
感，放屁の増加，下痢などがみとめられ，重大
な副作用としては，肝機能障害や腸閉塞がある．
ほかの血糖降下薬との併用により，低血糖を来
す恐れがある．その場合，ショ糖（スクロー
ス）を摂取しても単糖類への分解が抑制されて

いるため，グルコースを摂取する必要がある．

6）グルカゴン様ペプチド-1（GLP-1）作動薬

ヒトグルカゴン様ペプチド-1（glucagon-like peptide-1：GLP-1）のアナログである．膵β細胞のGLP-1受容体刺激を介して，血糖依存的なインスリン分泌の促進およびグルカゴン分泌の抑制を示す．空腹時血糖値および食後血糖値の両方を低下させる．インスリン製剤に比べて，低血糖の危険性は少ない．GLP-1分解酵素であるジペプチジルペプチダーゼ-4（dipeptidyl peptidase-4：DPP-4）に対しては安定性を示す．副作用として胃腸障害が投与初期にみとめられるため，低用量より投与を開始し，その後，用量を漸増する．重大な副作用には，膵炎，腸閉塞，ほかの血糖降下薬の併用による低血糖がある．エキセナチドの副作用には，さらにアナフィラキシーおよび腎不全がある．

7）ジペプチジルペプチダーゼ-4（DPP-4）阻害薬

DPP-4阻害薬は，血中のDPP-4を選択的かつ可逆的に阻害し，インクレチンの分解を抑制する．血糖依存的にインスリン分泌を促進およびグルカゴン分泌を抑制するインクレチンの作用を増強する．空腹時血糖値および食後血糖値の両方を低下させるが，単独使用では低血糖の危険性は少ない．GLP-1作動薬でみられる重大な副作用に加えて，皮膚粘膜眼症候群，腎障害，横紋筋融解症，間質性肺炎がある．リナグリプチンおよびテネリグリプチンは胆汁排泄型であるのに対し，ほかの薬剤は腎排泄型であるため，血液透析または腎機能障害患者は慎重投与の対象にされている．

8）Na⁺/グルコース共輸送担体2阻害薬

Na⁺/グルコース共輸送担体2（sodium-glucose transporter 2：SGLT2）阻害薬は，C-グルコシド構造を基本骨格とする化合物である．腎臓の近位尿細管に発現するSGLT2は原尿中のグルコース再吸収の役割を担う．本薬剤はSGLT2の競合的かつ可逆的な選択的阻害剤である．腎におけるグルコースの再吸収を抑制し，尿中グルコース排泄を促進することにより，空腹時および食後の血糖コントロールを改善する．2型糖尿病に適応がある．腎機能低下の患者への使用は糸球体濾過量が低下しているため，効果が減弱する．重大な副作用として

は，ほかの血糖降下薬の併用により低血糖を来す可能性があるほか，腎盂腎炎がある．ほかの副作用として，尿路感染および性器感染，多尿・頻尿，体液量減少による口渇，体重減少などが報告されている．また，腎機能障害患者には慎重投与の注意が付されているものもある．服用中は尿糖陽性，血清1,5-アンヒドログルシトール低値を示すため，その検査値は，血糖コントロールの参考とはならないので注意する．

2. インスリン製剤 ■

近年，インスリン製剤の開発が進み，多様な製剤が利用可能となっている．患者の病態，生活様式などを考慮のうえ，最適な製剤を適切に使用することにより，高い治療効果が期待できる．

1）インスリン療法の適応

インスリン療法の絶対的適応としては下記病態がある．

①1型糖尿病

②糖尿病昏睡（糖尿病ケトアシドーシス昏睡，高浸透圧高血糖症候群）

③重症感染症の併発，中等度以上の外科手術の際

④糖尿病合併妊娠（妊娠糖尿病で，食事療法だけでは良好な血糖コントロールが得られない場合も含む）

また，相対的適応としては以下の病態がある．

①著明な高血糖（たとえば，空腹時血糖250mg/dL以上，随時血糖350mg/dL以上）をみとめる場合や，ケトーシス（尿ケトン体陽性など）の傾向をみとめる場合

②血糖降下薬療法では良好な血糖コントロールが得られない場合（SU薬の一次無効，二次無効など）

③重度の肝障害，腎障害を有する例で，食事療法でのコントロールが不十分な場合

2）インスリン製剤の特徴

皮下注射後の作用の持続時間および作用様式により分類される．

a）超速効型インスリン製剤：体内で速やかに6量体から単量体となるため，作用発現が速く，作用持続時間が短いのが特徴である．食直前の投与で食事による血糖値の上昇を抑える，一方，夜間の低血糖の頻度は低い．

b）**速効型インスリン製剤**：レギュラーインスリンとも呼ばれ，皮下注射のほかに，筋肉内注射や静脈内注射が可能である．皮下注射の場合，作用発現まで30分程度の時間を要し，最大効果は約2時間後，作用持続時間は5～8時間である．食前30分前投与で食事による血糖値の上昇を抑える．インスリン追加分泌を補い，食後高血糖を改善する．

c）**中間型インスリン製剤**：持続化剤として硫酸プロタミンを添加したもので，作用発現時間は1～3時間，作用持続時間は18～24時間である．インスリン基礎分泌を補う目的で使用される．

d）**混合型インスリン製剤**：超速効型あるいは速効型を中間型と一定の割合で混合されたものである．作用発現時間は混合したそれぞれの製剤に準じ，作用持続時間は中間型と類似している．

e）**持効型溶解インスリンアナログ製剤**：中間型よりも作用持続時間が長く（24時間），血中濃度の時間的推移は平坦である．インスリン基礎分泌を補う目的で使用される．

3）強化インスリン療法

強化インスリン療法は，健常人のインスリン変動と近似した血中濃度の時間的推移を再現す

るよう考案された投与法である．インスリン頻回注射あるいは持続皮下インスリン注入療法に血糖自己測定を併用し，医師の指示に従い，患者自らが注射量を調節しながら，良好な血糖コントロールを目指す．

4）インスリン製剤の副作用

インスリン製剤の副作用として，低血糖，アナフィラキシー，インスリン浮腫のほか，注射局所のリポジストロフィー（皮下脂肪の萎縮・肥厚など）が生じることがある．

3. 低血糖症の治療

低血糖は，内分泌異常などによる空腹時低血糖，胃切除などによる反応性低血糖，糖尿病治療薬による薬剤性低血糖に分類される．このうち，インスリン製剤やSU薬による薬剤性低血糖が圧倒的に多い．低血糖に対しては，意識がある場合はグルコースまたはショ糖（スクロース）の水溶液を飲ませる．意識がない場合は，20～50％グルコース（20～50 mL）を静注投与する．必要に応じてグルカゴン1 mg（グルカゴンG注射用）を筋肉あるいは皮下に注射する．

参考文献

1）日本糖尿病学会（編）：糖尿病治療ガイド 2014-2015. 文光堂，2014.

（執筆者）前田武彦（新潟薬科大学）

スルホニル尿素系薬（標的分子：スルホニル尿素受容体）

一般名	販売名（商品名）	用法・用量	コメント
アセトヘキサミド	ジメリン®	250～500(1,000) mg/日，1日1～2回（朝，夕）食前または食後	
クロルプロパミド	アベマイド	100～500 mg/日，1日1回朝食前または朝食後	
トルブタミド	ヘキストラスチノン®	500～1,000 mg/日，（朝，朝夕）食前または食後	
グリベンクラミド	オイグルコン®ダオニール®	1.25～10 mg/日，1～2回（朝，夕）食前または食後	・インスリン分泌促進 ・禁忌：重篤な肝・腎機能障害の患者，妊婦 ・重大な副作用：低血糖
グリクラジド	グリミクロン®	40～120(160) mg/日，1～2回（朝，夕）食前または食後	
グリメピリド	アマリール®	0.5～4(6) mg/日，1～2回（朝，夕）食前または食後	
グリクロピラミド	デアメリン®	125～250(500) mg/日，1日1～2回（朝，夕）食前または食後	

速効型インスリン分泌促進薬（標的分子：スルホニル尿素受容体）

一般名	販売名(商品名)	用法・用量	コメント
ナテグリニド	スターシス® ファスティック®	270(360) mg/日，1日3回食直前	・食後高血糖改善
ミチグリニドカルシウム水和物	グルファスト®	30 mg/日，1日3回食直前	・食直前に服用 ・禁忌：重篤な肝・腎機能障害の患者，妊婦
レパグリニド	シュアポスト®	0.75〜1.5(3) mg/日，1日3回食直前	・重大な副作用：低血糖

ビグアナイド系薬（標的分子：AMP キナーゼ）

一般名	販売名(商品名)	用法・用量	コメント
メトホルミン塩酸塩	グリコラン® メトグルコ®	500〜750 mg/日，1日2〜3回食後	・インスリン抵抗性改善 ・禁忌：高齢者，腎透析患者，肝・腎
ブホルミン塩酸塩	ジベトス®	100〜150 mg/日，1日2〜3回食後	機能障害など乳酸アシドーシスを起こしやすい患者，妊婦

チアゾリジン系薬（標的分子：ペルオキシソーム増殖剤応答性受容体）

一般名	販売名(商品名)	用法・用量	コメント
ピオグリタゾン塩酸塩	アクトス®	15〜30(45) mg/日，1日1回朝食前または朝食後	・インスリン抵抗性改善 ・禁忌：心不全またはその既往，重篤な肝・腎機能障害がある患者，妊婦

α-グルコシダーゼ阻害薬（標的分子：α-グルコシダーゼ）

一般名	販売名(商品名)	用法・用量	コメント
ボグリボース	ベイスン®	0.6〜0.9 mg/日，1日3回食直前	・食後の急激な血糖の上昇を抑制
アカルボース	グルコバイ®	150〜300 mg/日，1日3回食直前	・食直前に服用
ミグリトール	セイブル®	150〜225 mg/日，1日3回食直前	・重大な副作用：肝機能障害，腸閉塞

GLP-1 作動薬（標的分子：グルカゴン様ペプチド-1 受容体）

一般名	販売名(商品名)	用法・用量	コメント
リラグルチド（遺伝子組換え）	ビクトーザ®	0.9 mg/日，1日1回	・インスリン分泌促進
エキセナチド	バイエッタ® ビデュリオン®	10〜20 µg/日，1日2回，朝，夕食前 2 mg/週，週1回	・皮下注 ・重大な副作用：膵炎，腸閉塞，ほかの血糖降下薬の併用による低血糖
リキシセナチド	リキスミア®	10〜20 µg/日，1日1回，朝食前	

DPP-4 阻害薬（標的分子：ジペプチジルペプチダーゼ-4）

一般名	販売名(商品名)	用法・用量	コメント
シタグリプチンリン酸塩水和物	グラクティブ® ジャヌビア®	50〜100 mg/日	・インスリン分泌促進 ・グルカゴン分泌抑制 ・重大な副作用：膵炎，腸閉塞，ほかの血糖降下薬の併用による低血糖，皮膚粘膜眼症候群，腎障害，横紋筋融解症，間質性肺炎 （参考：2013年7月販売） （参考：2015年5月販売）
ビルダグリプチン	エクア®	100 mg/日，1日2回（朝，夕）	
アログリプチン安息香酸塩	ネシーナ®	25 mg/日，1日1回	
リナグリプチン	トラゼンタ®	5 mg/日，1日1回	
テネリグリプチン臭化水素酸塩水和物	テネリア®	20〜40 mg/日，1日1回	
アナグリプチン	スイニー®	200〜400 mg/日，1日2回（朝，夕）	
サキサグリプチン水和物	オングリザ®	5 mg/日，1日1回	
トレラグリプチンコハク酸塩	ザファテック®	100 mg/週，1回	

SGLT2 阻害薬（標的分子：Na$^+$/グルコース共役輸送体2）

一般名	販売名(商品名)	用法・用量	コメント
イプラグリフロジン L-プロリン	スーグラ®	50〜100 mg/日，1日1回朝食前または朝食後	
ダパグリフロジンプロピレングリコール水和物	フォシーガ®	5〜10 mg/日，1日1回朝食前または朝食後	
ルセオグリフロジン水和物	ルセフィ®	2.5〜5 mg/日，1日1回朝食前または朝食後	・尿糖排泄促進 ・重大な副作用：低血糖，腎盂腎炎，脱水
トホグリフロジン水和物	デベルザ® アプルウェイ®	20 mg/日，1日1回朝食前または朝食後	
カナグリフロジン水和物	カナグル®	100 mg/日，1日1回朝食前または朝食後	（参考：2014年9月販売）
エンパグリフロジン	ジャディアンス®	10〜25 mg/日，1日1回朝食前または朝食後	（参考：2015年2月販売）

インスリン製剤（標的分子：インスリン受容体）

一般名		販売名（商品名）	作用時間		
			発現	最大	持続
超速効型	インスリン　アスパルト（遺伝子組換え）	ノボラピッド®注100単位/mL	10〜20分	1〜3	3〜5
	インスリン　リスプロ（遺伝子組換え）	ヒューマログ®注100単位/mL	15分未満	0.5〜1.5	3〜5
	インスリン　グルリジン（遺伝子組換え）	アピドラ®注100単位/mL	15分未満	0.5〜1.5	3〜5
速効型	インスリン　ヒト（遺伝子組換え）	ヒューマリン®R注100単位/mL	0.5〜1時間	1〜3	5〜7
		ノボリン®R注100単位/mL	0.5時間	1〜3	8
中間型	ヒトイソフェンインスリン水性懸濁注射液	ヒューマリン®N注100単位/mL	1〜3時間	8〜10	18〜24
持効型溶解	インスリン　グラルギン（遺伝子組換え）	ランタス®注100単位/mL	1〜2時間		24
	インスリン　デテミル（遺伝子組換え）	レベミル®注ペンフィル300単位			
	インスリン　デグルデク（遺伝子組換え）	トレシーバ®注ペンフィル300単位			
混合型	生合成ヒト二相性イソフェンインスリン水性懸濁注射液	ヒューマリン®3/7注100単位/mL	0.5〜1時間	2〜12	18〜24

2 脂質異常症

❌ 病態生理

1. 脂質異常症

　脂質は，エネルギー源として，また細胞骨格の構成成分として重要な機能を担う．脂質は，食物から吸収されたり肝臓で合成され，血液を介して円滑に体中に供給・運搬される．しかし，脂質は疎水性であり血液には溶けないため，アポタンパク質と呼ばれる特殊なタンパクに付着して血液中を運ばれる（脂質は単独では，血液中では脂肪塞栓を起こしてしまう）．この複合体をリポタンパク質という．調味料であるマヨネーズは，油滴の表面を卵由来のタンパクでコートしているため，油成分を含む粒子は親水性となり油と水が分離しない．同様に，リポタンパク質は中心の疎水性脂質とそれを取り囲む親水性脂質（リン脂質，遊離コレステロールエステル），さらに外側をアポタンパク質に覆われていることで親水性となる．さらに，アポタンパク質は特定の細胞受容体と結合することで，様々な種類のリポタンパク質を標的となる細胞に付着させ，脂質を選択的に運搬する．

　血液中の脂質は主としてリポタンパク質に含まれており，脂質代謝はリポタンパク質代謝と密接に関連する．リポタンパク質は，比重によってカイロミクロン，超低比重リポタンパク質（very-low-density lipoprotein：VLDL），中間比重リポタンパク質（intermediate-density lipoprotein：IDL），低比重リポタンパク質（low-density lipoprotein：LDL），高比重リポタンパク質（high-density lipoprotein：HDL）の5つに分類される．

　アポタンパク質はリポタンパク質の代謝に重要な酵素を活性化するとともに細胞膜に存在する受容体のリガンドとなる．アポタンパク質AⅠは殆どのHDLに存在し，アポタンパク質Bはカイロミクロン，VLDL，IDL，LDLに存在する．

　血液中にはコレステロール，トリグリセリド（中性脂肪），リン脂質，遊離脂肪酸の4種類の脂質が溶け込んでいるが，主要なものはコレステロールとトリグリセリド（TG）である．コレステロールには善玉と悪玉があると言われるが，コレステロールに違いがあるのではなく，どのリポタンパク質によって運ばれているのかの違いによる．LDLは血管壁に取り込まれて蓄積し動脈硬化を起こすので，LDLコレステロールを悪玉コレステロールと呼ぶ．HDLは血管や組織に蓄積したコレステロールを引き抜いて運ぶリポタンパク質なので，HDLコレステロールを善玉コレステロールと呼ぶ．トリグリセリドは主にVLDLによって運ばれている．

　動脈壁に脂質が蓄積すると粥状動脈硬化症を来す．動脈壁で酸化された酸化LDLは，マクロファージに取り込まれる．LDLが過剰に存在すると，マクロファージに脂質が蓄積し，泡沫細胞に変換する．泡沫細胞から放出されたサイトカインによって，動脈壁を構成する平滑筋細胞は動脈の中心部へと遊走するとともに，フィブリンを分泌する．また，泡沫細胞はアポトーシスを起こし，蓄積した脂肪は組織に放出される．脂質，フィブリン，平滑筋細胞などで構成されたものをプラークと称する．フィブリンは泡沫細胞，マクロファージから産生されるMMPというタンパク質融解酵素によって分解されるため，プラーク壁は崩れやすくなる．崩壊したプラーク内部の脂質が血小板により異物として認識されると，動脈内腔の狭窄は僅かであっても，血小板凝集が急速に生じることで，血管が閉塞し，心筋梗塞などの心血管イベントが生じる ▶図1．

　脂質は体内で合成されるとともに，食事による摂取によっても賄われる．食事由来の脂質の大部分は，トリグリセリドであり，消化管リパーゼによって脂肪酸とモノグリセリドに分解された後，小腸で吸収される．吸収された脂肪酸とモノグリセリドは小腸細胞内でトリグリセリドに再合成され，コレステロールエステル，アポB48と結合してカイロミクロンになる（カイロミクロンの90％以上がトリグリセリド）．カイロミクロンは脂肪酸をエネルギー源として配った後に，カイロミクロンレムナントとして肝臓に取り込まれる．肝臓では，カイロ

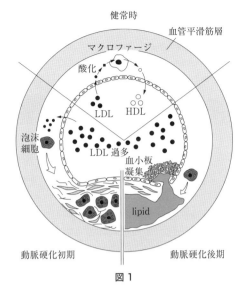

図1

ミクロンレムナント吸収以外にも，脂肪酸合成によってトリグリセリドを産生する．肝臓での脂肪酸合成にはSREBP-1cが関与しており，糖質や飽和脂肪酸の摂取，インスリン抵抗性で活性化されると最終的にトリグリセリド合成が亢進し，多価不飽和脂肪酸摂取で活性が抑制されるとトリグリセリド合成は低下する．

コレステロールは食事由来よりも，体内で合成される割合が非常に高い．食事由来のコレステロールは小腸で吸収された後，小腸細胞内でエステル化され，コレステロールエステルになり，カイロミクロンに組み込まれる．コレステロールはアセチルCoAから多くのステップを経て合成されるが，律速となるのはHMG-CoAをメバロン酸に変換するHMG-CoA還元酵素であり，この酵素の阻害薬は脂質異常症の治療薬として汎用されている．細胞内コレステロールは，合成系由来のほかに，LDL受容体によって取り込まれたLDL由来のコレステロールが存在し，細胞内コレステロールはコレステロール合成系を抑制することで恒常性を維持している．

細胞内のコレステロールは細胞骨格などに利用された後に，コレステロールエステルに変換されてVLDLとして血液中に分泌される．VLDLは，血液中のリポタンパク質リパーゼによるトリグリセリドの代謝によってLDLに変換し，コレステロールやトリグリセリドを供給する．

肝臓では，コレステロールは胆汁酸へ変換された後，胆汁中に分泌されるほかに，遊離コレステロールとしても分泌される．小腸へ分泌された胆汁酸は，再吸収され腸管循環と呼ばれる．

脂質異常症は，血清リポタンパク質の増加によって，血中の脂質が増加する病態である．リポタンパク質の産生亢進，異化の低下，および両者の複合が原因となるが，リポタンパク質間の脂質転送障害など原因は多岐にわたる．脂質異常症には様々な分類がある．脂質異常を来す原因による分類では，原発性と二次性に分類され，多くは原発性である．原発性脂質異常症は遺伝子異常をみとめる遺伝子（リポタンパク質リパーゼ欠損症など）や，臨床的な特徴（家族性高コレステロール血症など）の疾患名で再分類される．一方で増加するリポタンパク質による分類では，I，IIa，IIb，III，IV，Vの6つに分類される．また，増加する血清脂質の種類により，高コレステロール血症，高トリグリセリド血症などの分類もされる．遺伝性の脂質異常症には，家族性複合型高脂血症，家族性III型高脂血症などがあるが，家族性高コレステロール血症は日本人では500人に1人の高い頻度でみられる疾患である．

2. 症 状

軽度の脂質異常症は無症状なので，血液検査ではじめてわかることが殆どである．血中コレステロール値が非常に高値だと，脂質が眼瞼真皮，腱などの組織に沈着した黄色腫がみとめられ，たとえば家族性高コレステロール血症ではアキレス腱肥厚，腱黄色腫，眼瞼黄色腫，角膜輪がみられる．アキレス腱肥厚は最も多くみられる症状で，アキレス腱の厚みが1cm以上あって血中コレステロール値の高い場合は，家族性高コレステロール血症である可能性が高い．家族性III型高脂血症でも典型的な場合は，腱黄色腫や手掌線状黄色腫がみとめられる．

脂質異常症によって動脈硬化が生じると動脈硬化性疾患が発症する．動脈硬化が起こる血管により，心筋梗塞，狭心症，脳梗塞，閉塞性動脈硬化症，大動脈瘤，大動脈解離などの動脈硬化性疾患の症状が起こる．

3. 検 査

脂質異常症と診断されるのは，LDLコレステロールが多すぎる場合，HDLコレステロールが少なすぎる場合，トリグリセリドが多すぎる場合の3つである．

脂質異常症の診断基準を以下に示す．空腹時に採血した血清脂質の検査値がこのいずれかであると脂質異常症となる．

- 悪玉コレステロール（LDLコレステロール）
  ……140 mg/dL 以上
- 善玉コレステロール（HDLコレステロール）
  ……40 mg/dL 未満
- 中性脂肪（トリグリセリド）
  ……150 mg/dL 以上

1）LDLコレステロール

LDLコレステロールは直接測定することも可能であるが，キット間の誤差が大きいためにFriedewald法（総コレステロール − HDLコレステロール − トリグリセリド/5）で算出することが多い．動脈硬化成分の総計の指標としてnon HDL-C（総コレステロール − HDLコレステロール）も用いられる．

脂質異常の多くは原発性であるが，二次的な因子が関与している率が高いために，糖尿病，甲状腺機能低下症，ネフローゼ症候群などの疾患を調べ，二次性脂質異常症を明らかにする必要がある．二次性を除外した後に，原発性脂質異常症の診断を行う．

2）血清リポタンパク質

血清リポタンパク質の分析手法は多彩であり，電気泳動，高速液体クロマトグラフィー，超遠心などがある．総コレステロールとトリグリセリドが共に増加する複合型高脂血症の場合に必要な検査項目である．

3）アポタンパク質

アポAⅠ，AⅡ，B，CⅡ，CⅢ，Eの定量が可能であり，アポタンパク質欠損症の診断に有用である．

4．治療

治療の目的は，動脈硬化による心血管疾患の予防であるため，血清脂質のコントロール目標は心血管イベント発症を来すリスクによって設定される．高LDL血症のほかに，動脈硬化を促進させる因子として，高血圧，タバコ，糖尿病，男性45歳以上または女性55歳以上，心臓病を起こした家族がいる，低HDLコレステロール血症があり，この6つの条件（危険因子）にあてはまる数が多いほど，心筋梗塞などを起こす危険が高まる ▶図2．このため，わが国のガイドラインでは，リスクの程度をⅠ

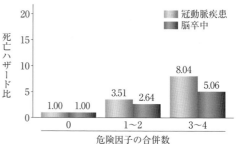

図2 危険因子の合併数と冠動脈疾患と脳卒中の死亡の関係

（NIPPON DATA 80：1980-1994）（Nakamura Y, et al.：Circ J 70：960-964. 2006）
（日本動脈硬化学会（編）：動脈硬化性疾患予防ガイドライン2017年版．日本動脈硬化学会，2017．より転載）

からⅢおよび二次予防（既にイベントの既往あり）の4つに分類し，管理目標値を決めており，リスクが高いほど設定目標値は厳しい ▶表1．

LDLコレステロール値の低下療法は，心血管イベントの一次，二次予防に有効であるのに対して，トリグリセリド，HDLコレステロールの治療効果のエビデンスは十分といえない．脂質異常症の治療は，ガイドラインに示した数字を達成するだけでは不十分であり，禁煙などの生活習慣改善を含めた，脂質異常症以外の動脈硬化危険因子の治療を同時に行うことが重要である．

1）食事療法

食事療法は，血清脂質の是正とともに動脈硬化症の危険因子である糖尿病，高血圧や肥満の治療も目的とする．総エネルギー摂取および栄養素配分の適正化が基本となるが，高LDLコレステロール，高トリグリセリドの食事療法は異なる部分がある．

LDLコレステロールの上昇では，飽和脂肪酸およびコレステロールの摂取をひかえ，多価不飽和脂肪酸を多く摂取する必要がある．コレステロールは1日200 mg以下とされている．体内のコレステロールの7割前後は，体内で合成されたものなので，食事からコレステロールを全くとらなくても，血中コレステロールは極端に低下することはない．また，食事からコレステロールをとり過ぎても，健康な人なら一定量以上は吸収されない．食事からたくさん入ってきたときには合成が減り，それでも多過ぎる場合

表1　脂質異常症の管理目標

治療方針	管理区分	脂質管理目標値〔mg/dL〕			
		LDL-C	non HDL-C	TG	HDL-C
一次予防 　生活習慣の是正後に効果不十分なら薬物療法	低リスク 中リスク 高リスク	160 未満 140 未満 120 未満	190 未満 170 未満 150 未満	150 未満	40 以上
二次予防 　生活習慣の是正とともに薬物療法	冠動脈疾患の既往あり	100 未満 (70 未満)*	130 未満 (100 未満)*		

* 家族性高コレステロール血症，急性冠症候群の時に考慮する．糖尿病でも他の高リスク病態（ガイドライン表1-36参照）を合併する時はこれに準ずる．
・一次予防における管理目標達成の手段は非薬物療法が基本であるが，低リスクにおいても LDL-C が 180 mg/dL 以上の場合は薬物治療を考慮するとともに，家族性高コレステロール血症の可能性を念頭においておくこと（ガイドライン第5章参照）．
・まず LDL-C の管理目標値を達成し，その後 non-HDL-C の達成を目指す．
・これらの値はあくまでも到達努力目標値であり，一次予防（低・中リスク）においては LDL-C 低下率 20〜30%，二次予防においては LDL-C 低下率 50% 以上も目標値となり得る．
・高齢者（75歳以上）についてはガイドライン第7章を参照．
（日本動脈硬化学会（編）：動脈硬化性疾患予防ガイドライン 2017 年版．日本動脈硬化学会，2017．より改変転載）
低リスク（カテゴリーＩ），中リスク（カテゴリーⅡ），高リスク（カテゴリーⅢ）は，喫煙の有無，血圧，年齢，性別，糖尿病・慢性腎臓病・非心原性脳梗塞・末梢動脈疾患罹患の有無，低 HDL コレステロール血症といった因子の総合評価で定める．

は肝臓などに溜めるシステムのために，血中コレステロールは一定に保たれる．脂質異常症ではこのシステムに乱れが生じて，コレステロールを蓄積しやすい．そのために，コレステロールを多く含む食品の制限も必要であるが，体内のコレステロールを増やしやすい食品もあるので，それを避けることが重要である．特にコレステロールが多い卵は，1日1個が限度である．

　血中のコレステロールを増やす食品として明らかになっているのが，飽和脂肪酸であり，コレステロール値を下げる働きをするのは，不飽和脂肪酸を多く含む食品である．ポテトチップスは食品としては全くコレステロールを含んでいないし，チョコレートや即席麺に含まれるコレステロールも僅かであるが，体内でコレステロールを増やす．

　トリグリセリドの上昇では，糖質とアルコールを制限するとともに，総脂肪摂取量の制限が必要である．ビタミンの充足，食物繊維の摂取も推奨されている．酒類は，少量を飲んでいるぶんには，HDL コレステロールを増加させる効果があるが，アルコールはトリグリセリドを増加させるため，禁酒が原則となる．LDL コレステロール，トリグリセリドの両者が高い場合には，上述の食事療法を併用する．

2) 肥満解消と運動療法

　運動療法によって，過剰に摂取されたエネルギーは消費され，肥満が解消される．肥満であ

れば，体重の減量により血中リパーゼ活性上昇などを介して血中 LDL コレステロールやトリグリセリドは低下し，HDL コレステロールは上昇する．したがって，適正体重の維持，腹囲の適正化が必要となる．身体活動の増加（速歩，ジョギング，水泳，サイクリングなどを1日 30〜60 分，週3回以上）も重要とされ，こうした運動療法によって HDL コレステロールが増加することが知られている．

3) 薬物療法

　生活習慣の是正を 3〜6ヶ月続けても目標値に達しない場合は薬物療法を開始する．ただし，家族性高脂血症は早くから薬物療法を行う必要がある．心血管系のリスクによって薬物療法の適応は定まる．冠動脈疾患や危険因子を有する場合には，LDL コレステロールが正常域であっても低下療法は効果がある．

　脂質異常症治療薬にはいくつかの種類があるが，高コレステロール血症には HMG-CoA 還元酵素阻害薬（一般にスタチン系薬と呼ばれている）が最も多く使われている．この種類の薬はコレステロール合成の抑制作用により高コレステロール血症を改善する．そのほかにも高コレステロール血症には，コレステロールの吸収阻害薬やレジンと呼ばれる陰イオン交換樹脂やプロブコール，ニコチン酸誘導体も使われる．高トリグリセリド血症にはフィブラート系薬物のベザフィブラートやフェノフィブラートが有効

である．また，EPA（エイコサペンタエン酸エ
チル）はトリグリセリドを下げる薬であるが，
血管に直接働いて抗動脈硬化作用を示すとされ
ている．

① HMG-CoA（3-hydroxy-3-methylglu-taryl coenzyme A）レダクターゼ阻害薬

コレステロール生合成の主要な酵素である
HMG-CoA を阻害することで，コレステロー
ル合成を抑制する．コレステロール合成の低下
により，肝臓の LDL 受容体活性の上昇と血中
LDL 取り込みが増加し，血中 LDL コレステ
ロール値は低下する．LDL コレステロール値
低下は用量依存性であるが，個人差が大きい．
LDL コレステロールの低下は同系薬剤のなか
でも種類により異なり，HDL を軽度上昇させ
る．稀に重篤なミオパチーや横紋筋融解症が起
こるほかに，易疲労感，関節痛などの症状が起
こる．フィブラート系薬剤との併用で，ミオパ
チーの発生頻度は上昇するとされている．

② コレステロール吸収阻害薬

小腸の管内に存在するコレステロールは 1/3
が食事由来，2/3 が胆汁由来であり，NPC1L1
タンパク質によって小腸上皮に活発に吸収され
る．エゼチミブは NPC1L1 に結合してコレス
テロール吸収を抑制する．HMG-CoA 阻害薬
との併用は効果的である．

③ 陰イオン交換樹脂（胆汁酸吸着薬）

小腸で胆汁酸およびコレステロールと結合
し，回腸における胆汁酸再吸収とコレステロー
ル吸収を抑制し，排出を促進させる．適度な胆
汁酸量を維持するため，肝臓でコレステロール
から胆汁酸が合成される．肝臓内のコレステ
ロール減少によって LDL 受容体が増加し，
LDL コレステロールは低下する．

④ ニコチン酸

肝臓でのトリグリセリド合成と VLDL 分泌
を抑制し，アポ A I の異化を抑制することで，
LDL コレステロールとトリグリセリドを低下
させ，HDL コレステロールを増加させる．

⑤ フィブラート系薬剤

核内受容体である PPARα の作動薬であり，
トリグリセリドを加水分解するリポプロテイン
リパーゼ（LPL）の活性を上昇させ，レムナン
トリポタンパクのクリアランスを促進すること
で，トリグリセリドを降下させる薬物である．

⑥ プロブコール

LDL の異化を亢進することで LDL コレステ
ロールを低下させる．HDL コレステロール低
下作用もあり，動脈硬化の進展抑制には懐疑的
な意見もある．

⑦ 多価不飽和脂肪酸

エイコサペント酸エチル（EPA）などの多
価不飽和脂肪酸は，トリグリセリドを降下させ
るだけでなく，細胞膜脂質成分構成比を変える
ことなどから動脈硬化進展を抑制することが示
唆されている．また，血小板の作用抑制により
血液凝固を抑制する．

4）LDL アフェレーシス療法

体外循環によって，LDL を吸着除去する治
療法で，日本ではデキストラン硫酸 LDL 吸着
法が汎用されている．家族性高コレステロール
血症のホモ接合体など難治性高コレステロール
血症，閉塞性動脈硬化症が適応であり，1～2 週
に 1 度の割合で定期的に LDL 除去を反復する．

5）その他の治療

家族性高コレステロール血症ホモ接合体に対
して，肝臓移植や遺伝子治療が試みられている
が，効果は不十分であり未だ汎用されるにはい
たっていない．

（執筆者）川上　康（筑波大学）

⊠ 薬物治療

1．適応

生活習慣の改善を十分に行っても，脂質管理
目標が達成できない場合に薬物療法を考慮する
ことが原則である．低比重リポタンパクコレス
テロール（low-density lipoprotein cholesterol：
LDL-C）管理目標設定のためのフローチャー
トを用いて，絶対リスクに基づくカテゴリー分
類を行い，管理区分ごとに治療法が決定され
る．冠動脈疾患の既往のある場合（二次予防）
や，家族性高コレステロール血症の場合には，
生活習慣の改善とともに薬物療法が基本的に必
要である．また，一次予防における冠動脈疾患
絶対リスクの高い患者（カテゴリーⅢ）は早期
からの薬物療法を考慮し，合併する病態の管理
と並行して治療を行う．追加リスクを伴わない
低リスクの患者，あるいは若年者や閉経前の女

性など絶対リスクが低い場合には，薬物療法は避けるべきである．一方，カテゴリーⅠであっても，LDL-C が 180 mg/dL 以上を持続する場合は，薬物療法が適応となることがある[1]．

2. 選択

薬剤の選択は，脂質プロファイル異常の種類により決定される．そのため，各薬剤の作用機序と各脂質異常に対する効果をもとに選択される．LDL-C の低下，トリグリセリド（triglyceride：TG）の低下，高比重リポタンパク質-コレステロール（high-density lipoprotein cholesterol：HDL-C）の上昇による，脂質管理目標値への到達を基準とする薬剤選択が必要である．特に，心血管イベントは LDL-C の低下により抑制することが可能であり，総死亡率の低下や非心原性脳梗塞の予防も可能とされている．これに従い，LDL-C の低下が最も重要とされており，高 LDL-C 血症に対する第一選択薬はスタチンである．LDL-C 高値に加えて，TG が高い場合は，フィブラート系薬，ニコチン酸誘導体，あるいはエゼチミブがスタチンと併用される．その他，TG や HDL-C がそれぞれ高値である場合にも，推奨治療薬が決められている．

3. 副作用

脂質異常症治療薬の副作用の多くは，軽度かつ可逆的である．重大な副作用としては，肝障害や横紋筋融解症などがある．特に腎機能障害の患者には，スタチンとフィブラート系薬の併用は横紋筋融解症の発現の可能性が高まるため，治療上やむを得ない場合を除き原則禁忌とされている．血清クレアチニン値に応じて，薬剤と投与計画が決定されるべきである．

4. 脂質異常症治療薬

1）スタチン系薬

生合成経路では，ヒドロキシメチルグルタリル CoA（hydroxymethylglutaryl-CoA：HMG-CoA）からのメバロン酸合成が律速段階であり，HMG-CoA 還元酵素により触媒される．スタチンは HMG-CoA 類似の構造を有し，メバロン酸の生合成阻害を介してコレステロール生合成を抑制し，肝細胞中のコレステロール含量を低下させ，細胞表面への LDL 受容体発現を増加させる．これにより血中 LDL を強力に低下させることから，高 LDL-C 血症に対する第一選択薬とされている．コレステロール生合

成の抑制は超低比重リポタンパク質（very-low-density lipoprotein：VLDL）分泌の低下を招くため，結果として血中 TG 値も低下する．その他，スタチンは多面的作用を有するとされており，抗酸化作用，プラーク安定化作用，血管内皮機能の改善，血小板機能抑制，抗炎症作用などの作用が，動脈硬化進展の抑制に寄与すると考えられている．

LDL-C の低下作用の強さの違いから，ストロングスタチン（アトルバスタチン，ピタバスタチン，ロスバスタチン）とスタンダードスタチン（プラバスタチン，シンバスタチン，フルバスタチン）に分けられており，管理目標値に応じて選択される．高 LDL-C 血症に対しては，陰イオン交換樹脂またはエゼチミブの併用も有効とされている．また，高 LDL-C 血症に高 TG 血症を伴う場合，単剤では効果不十分な場合には，エゼチミブあるいはフィブラート系薬が併用される．高 LDL-C 血症に高 TG 血症を伴う場合はニコチン酸誘導体が併用される．non HDL-C（総コレステロールと HDL-C の差の値）の低下作用も強いとされている．

副作用には，横紋筋融解症，ミオパチー様症状，肝障害，認知機能障害，空腹時血糖値およびヘモグロビン A1c（hemoglobin A1c：HbA1c）値の上昇，間質性肺炎などがある．脂溶性スタチンの殆どはチトクローム P450（CYP）により代謝されることから，併用薬には注意が必要である．たとえば，シンバスタチンが感受性を示す CYP3A4 は多様な薬物により誘導あるいは阻害を受けることから，薬物相互作用を念頭に置くべきである．フィブラート系薬の併用は，腎機能障害者には禁忌である．高 LDL-C 血症に高 TG 血症を伴う場合にニコチン酸誘導体が併用されるが，肝障害に注意する．催奇形性が報告されているため，スタチンは妊婦や妊娠の可能性のある女性には禁忌である．

2）陰イオン交換樹脂

陰イオン交換樹脂は小腸内で胆汁酸を吸着し，胆汁酸の小腸における再吸収を阻害して便中への排泄を増加させる．これにより胆汁酸を減少させ，肝臓におけるコレステロールから胆汁への異化を促進させる．その結果，肝臓におけるコレステロールプールが減少および LDL 受容体が増加し，血中 LDL-C が減少する．作

用は弱いが，HDL-C および TG の上昇作用が
ある．ヒトでは薬物動態は検討されてはいない
が，消化管では吸収および代謝または分解され
ずに糞中に排泄されることが実験動物で示され
ている．

胆道が完全に閉塞している，あるいは腸閉塞
の患者に対しては禁忌である．重大な副作用に
は，樹脂の膨潤による腸閉塞や腸管穿孔があ
る．その他，消化器症状として便秘などがあ
る．樹脂に吸着する薬剤があるため，本剤服用
前後から，一定時間の間隔をあけて併用薬を服
用する．コレスチラミンの1回の服用量は大量
であること，必ず水に懸濁して服用することに
注意が必要である．また，コレスチミドについ
ては誤飲により気道で膨潤し，呼吸困難を起こ
した例もあることから，十分な服薬指導が必要
である．

3）フィブラート系薬

フィブラート系薬はフィブリン酸の誘導体で
あり，TG 低下作用を主とする．TG 高値であ
る場合に，または，LDL 高値あるいは HDL 低
値がそれに伴う場合に使用される．III型ないし
はIV型脂質異常や糖尿病に伴うIIb型脂質異常
症に有用である．その作用機序として，脂質代
謝に関与するペルオキシソーム増殖因子活性化
受容体 α（peroxisome proliferator-activated
receptor α：PPARα）の活性化が考えられてい
る．①肝臓における脂肪酸および TG の生合成
を抑制する，②リポタンパク質リパーゼ
（LPL）および肝性 TG リパーゼの活性化によ
り，カイロミクロンおよび VLDL の異化を促
進させる，③アポ A I の合成を亢進し，HDL
コレステロールを上昇させる，④血中から胆汁
中へのコレステロール排泄を高めるなど，多様
な脂質代謝改善作用を示すとされている．

内服により速やかに吸収され，尿中より主に
排泄される．そのため，血清クレアチニン値が
2.0 mg/dL 以上では投与は禁忌である．血漿タ
ンパク質結合率は高いため，併用には注意が必
要である．重大な副作用には，横紋筋融解症，
肝障害，無顆粒球症，アナフィラキシーがあ
る．スタチンとの併用は腎機能悪化を含む横紋
筋融解症が現れやすいことから，原則併用禁忌
である．その他，妊婦および妊娠の可能性のあ
る患者にも禁忌である．

4）小腸コレステロールトランスポーター阻害薬

エゼチミブは，空腸上皮細胞の刷子縁に存在
するタンパク質であり，コレステロールならび
に植物ステロール（シトステロールなど）の吸収
を担うトランスポーター Niemann-pick C1 like 1
（NPC1L1）の活性を阻害することにより，肝
細胞内コレステロールプールを減少させ，血中
LDL-C を減少させる．弱いながら，TG 低下
作用および HDL-C 上昇作用も有する．高コレ
ステロール血症，家族性高コレステロール血症
およびホモ接合体性シトステロール血症に適応
がある．単剤でも効果はあるが，スタチンと併
用されることが多く，海外ではそれらの合剤も
使用されている．

重大な副作用には，肝機能障害ならびに因果
関係は未確立であり，稀ではあるが，横紋筋融
解症がある．特に，スタチン併用時には注意が
必要である．小腸における初回通過効果によっ
て主要活性代謝物であるグルクロン酸抱合体に
代謝される．抱合体は胆汁中に排泄された後，
腸内細菌叢による脱抱合をうけ，一部は再吸収
（腸肝循環）されるため，作用が持続する．肝
機能障害により血漿中濃度が上昇するため，肝
機能検査をするなど注意が必要である．このほ
かには，消化器症状がある．胆汁酸の吸収・排
泄には影響しないため，脂溶性のビタミンや併
用薬剤の吸収は阻害しない．

5）ニコチン酸誘導体

ニコチン酸のエステル誘導体が用いられる．
作用機序は十分解明されていないが，肝外組織
からの遊離脂肪酸の血中への動員を減少させ
る．これにより肝での TG 合成の低下をもたら
し，その効果はフィブラート系に次いで強い．
ほかに，VLDL，カイロミクロンレムナントお
よび LDL-C の低下や HDL-C の増加をもたら
し，総コレステロールの低下は 25% まで期待
できるとされている．また，プラスミノーゲン
活性を阻害し，血栓形成を促進するとされてい
るリポタンパク質（a）（lipoprotein（a）：Lp
（a））に対して低下作用を示す．LDL-C と TG
が高値である場合，スタチンとの併用が行われ
るが，肝障害に注意する必要がある．また，顔
面紅潮や頭痛が副作用として起こるが，少量か
ら開始し，漸増するか，アスピリンを併用する
ことで解決できるとされている．

表2　脂質異常症治療薬の特性

分　類	LDL-C	TG	HDL-C	non-HDL-C	主な一般名
スタチン系薬	↓↓～↓↓↓	↓	−～↑	↓↓～↓↓↓	プラバスタチン，シンバスタチン，フルバスタチン，アトルバスタチン，ピタバスタチン，ロスバスタチン
小腸コレステロールトランスポーター阻害薬	↓↓	↓	↑	↓↓	エゼチミブ
陰イオン交換樹脂	↓↓	↑	↑	↓↓	コレスチミド，コレスチラミン
プロブコール	↓	−	↓↓	↓	プロブコール
フィブラート系薬	↓	↓↓↓	↑↑	↓	ベザフィブラート，フェノフィブラート，ペマフィブラート，クリノフィブラート，クロフィブラート
n-3系多価不飽和脂肪酸	−	↓	−	−	イコサペント酸エチル，オメガ-3脂肪酸エチル
ニコチン酸誘導体	↓	↓↓	↑	↓	ニセリトロール，ニコモール，ニコチン酸トコフェロール
PCSK9阻害薬	↓↓↓↓	↓～↓↓	−～↑	↓↓↓↓	エボロクマブ，アリロクマブ
MTP阻害薬*	↓↓↓	↓↓↓	↓	↓↓↓	ロミタピド

* ホモFH患者が適応
↓↓↓↓：−50%以上　↓↓↓：−50～−30%　↓↓：−20～−30%　↓：−10～−20%
↑：10～20%　↑↑：20～30%　−：−10～10%
（日本動脈硬化学会（編）：動脈硬化性疾患予防ガイドライン2017年版．日本動脈硬化学会，2017．より転載）

6）コレステロール異化促進薬

　プロブコールは肝においてコレステロールの胆汁への異化および排泄を促進することにより，LDLコレステロールを10～15%低下させるが，その機序は十分に解明されていない．また，LDLの抗酸化作用も併せ持ち，マクロファージの泡沫化を抑制することにより動脈硬化の進展を抑制すると考えられている．家族性高コレステロール血症のヘテロ接合体の患者に対して，スタチンと併用されることが多い．特に，眼瞼黄色腫やアキレス腱黄色腫を軽減させる．消化管からの吸収率は低いが，半減期は長く，未変化体として殆どが胆汁を介して糞便中に排泄される．先天性QT延長症候群などの重篤な心室性不整脈，過敏症の既往歴，妊婦には禁忌である．HDL-C低下作用を示すが，特に，クロフィブラートとの相互作用により著しく低下したとの報告があり，併用注意とされている．

7）多価不飽和脂肪酸

　多価不飽和脂肪酸にはイコサペント酸エチルおよびドコサヘキサエン酸エチルがある．肝におけるTG含量の低下，血中へのTG分泌の抑制，レムナント低下により，弱いながら血中TGの低下を示す．また，いずれも抗血小板作用を有する．大規模臨床試験の成績から，高

LDL-C血症に対するスタチンとの併用は，冠動脈疾患，非心原性脳梗塞の予防効果がみとめられている．副作用としては，消化器症状，出血傾向および発疹がある．特に，出血がみとめられる患者への投与は，止血困難の恐れがあるため，禁忌とされている．用法においては，吸収低下を防ぐため食直後に服用する．

8）その他

　デキストラン硫酸エステルは，リポタンパク質リパーゼ（LPL）および肝性TGリパーゼ活性化作用を有し，TGを低下させることから，高TG血症に適応がある．

　ガンマ-オリザノールは，植物ステロールであり，コレステロールの生合成阻害作用や消化管からの吸収阻害などにより，総コレステロールを低下させる．心身症における身体症候ならびに不安・緊張・抑うつにも適応がある．

　以上述べてきた脂質異常症治療薬の特性を　▶表2　にまとめる．

参考文献

1）　日本動脈硬化学会（編）：動脈硬化性疾患予防のための脂質異常症治療ガイド2013年版．日本動脈硬化学会，2013．

（執筆者）前田武彦（新潟薬科大学）

スタチン系薬（HMG-CoA 還元酵素阻害薬）

一般名	販売名(商品名)	標的分子/作用機序		コメント
プラバスタチンナトリウム	メバロチン®	ヒドロキシメチルグルタリル CoA（HMG-CoA）還元酵素	阻害	禁忌：妊婦・妊娠の可能性のある女性 原則禁忌：腎機能障害者のフィブラート系薬との併用
シンバスタチン	リポバス®			
フルバスタチンナトリウム	ローコール®			
アトルバスタチンカルシウム水和物	リピトール®			
ピタバスタチンカルシウム	リバロ®			
ロスバスタチンカルシウム	クレストール®			

陰イオン交換樹脂

一般名	販売名(商品名)	標的分子/作用機序	コメント
コレスチラミン	クエストラン®		水約 100 mL に懸濁し服用 禁忌：完全な胆道の閉塞により胆汁が腸管に排泄されない患者
コレスチミド	コレバイン®		

フィブラート系薬

一般名	販売名(商品名)	標的分子/作用機序		コメント
ベザフィブラート	ベザトール® SR ベザリップ®	ペルオキシソーム増殖剤応答性受容体 α	刺激	原則禁忌：スタチンとの併用（腎機能悪化を含む横紋筋融解症が現れやすい） 禁忌：血清クレアチニン値が 2.0 mg/dL 以上の患者，妊婦・妊娠の可能性のある患者
フェノフィブラート	トライコア®			
クロフィブラート	ビノグラック®			
クリノフィブラート	リポクリン®			

小腸コレステロールトランスポーター阻害薬

一般名	販売名(商品名)	標的分子/作用機序		コメント
エゼチミブ	ゼチーア®	ニーマンピック C1 様タンパク質 1（NPC1L1）	阻害	重大な副作用：肝機能障害，横紋筋融解症

ニコチン酸誘導体

一般名	販売名(商品名)	標的分子/作用機序	コメント
ニセリトロール	ペリシット®		食直後に服用
ニコモール	コレキサミン®		

コレステロール異化促進薬

一般名	販売名(商品名)	標的分子/作用機序	コメント
プロブコール	シンレスタール® ロレルコ®		禁忌：重篤な心室性不整脈および過敏症の既往歴のある患者，妊婦

多価不飽和脂肪酸

一般名	販売名(商品名)	標的分子/作用機序	コメント
イコサペント酸エチル	エパデール®		食直後に服用
オメガ-3 脂肪酸エチルエステル	ロトリガ®		禁忌：出血がみとめられる患者

その他

一般名	販売名(商品名)	標的分子/作用機序	コメント
デキストラン硫酸エステルナトリウムイオウ	MDS®		
ガンマ-オリザノール	ハイゼット®		

3 高尿酸血症・痛風

◈ 病態生理

1. 高尿酸血症とは

尿酸は，DNA や RNA，エネルギー代謝を担う ATP など，および食事で摂取されたプリン体の最終代謝産物として合成される．プリン構造を有する化合物をプリン体と総称し，様々な化合物が含まれ，たとえば DNA の二重らせんをつくる 4 種類の分子のうちの 2 種類（アデニン，グアニン）がプリン骨格を持つ分子である．プリン体の代謝は，リボース-5-リン酸と ATP から 5-ホスホリボシル 1-ピロリン酸（PRPP）を生成する反応から始まり，10 段階の酵素反応を経て，イノシン酸（IMP）が合成される de novo 経路と，プリン塩基であるヒポキサンチン，グアニン，アデニンを再利用して合成するサルベージ経路が関与する．尿酸は，プリン体代謝系に含まれるヒポキサンチンからキサンチン酸化還元酵素の作用によって合成される．霊長類ヒト上科は，尿酸をアラントインに分解する尿酸オキシダーゼ（ウリカーゼ）が失活していることから尿酸をさらに代謝できないために，尿酸が最終代謝物となるために，高尿酸血症を起こしやすい．ヒト上科の共通の祖先が旧世界のサルから分枝した際に，尿酸オキシダーゼ活性が消失したが，その理由は不明である．

尿酸は 6～8 割が腎臓，残りは糞便中に排泄され，腎臓では糸球体濾過後に尿細管で吸収，分泌，再吸収といったステップを経る．

高尿酸血症は，尿酸の生成増加，排泄減少，両者の複合によって生じる．日本では尿酸排泄低下型が 60%，尿酸産生過剰型が 20%，混合型が 20% を占める．

尿酸生成の増加には，食物からのプリン体摂取過剰と体内での合成増加があり，体内合成量は食物由来の尿酸の数倍である．特に，肥満は中性脂肪が尿酸産生を増加させるために，合成量増加に大きく影響する．アルコールは，過剰摂取により肝臓での ATP 分解が促進され，尿酸塩の産生が増加する．また，プリンヌクレオチドの分解が増加するような，白血病の急性増悪，悪性腫瘍の化学療法，横紋筋融解症，溶血などでも尿酸の産生は増加する ▶表1．

尿酸排泄低下は，腎機能低下のみならず，アシドーシスによる有機酸蓄積が尿細管における尿酸塩分泌と拮抗することでも生じる．また，尿酸塩の腎排泄に影響を与える薬剤が多数ある．女性ホルモンは尿細管での尿酸塩再吸収を抑制するため，女性は男性よりも血清尿酸値は低く，閉経後は同じになる．

高尿酸血症は，尿酸代謝の異常が一次的である原発性と，腎不全や造血器腫瘍などの疾患や薬剤によって二次的に高尿酸血症となる続発性に分類される．圧倒的に多いのは原発性の高尿酸血症であり，このなかには遺伝子異常によるものも含まれる．血清尿酸値に影響する遺伝子には，稀で影響が強い遺伝子（HGPRT など）と，頻度は高いが影響が弱い遺伝子（ABCG2 など）がある．尿酸合成に関与する遺伝子は，プリン体が尿酸へと代謝される過程で必要な酵素やサルベージ回路への転換で働く酵素をコードする遺伝子であり，HGPRT 欠損症（レッシュ・ナイハン症候群）や APRT（アデニンホスホリボシルトランスフェラーゼ）欠損症が知られている．20 代以下の若年層で痛風にかかっている人の約 90% は腎臓での尿酸排出に作用する ABCG2 遺伝子に変異が見受けられると言われ，複合的な遺伝子要因の頻度は解明中である．

2. 症　状

高尿酸血症によって直接何らかの症状が出ることはなく，無症候性高尿酸血症といわれてい

表 1　高尿酸血症の分類と原因

産生過剰型	排泄低下型
血液腫瘍	慢性腎不全
溶血性貧血	利尿剤内服
肥満	先天性遺伝子異常
プリン体過剰摂食	高乳酸血症
先天性遺伝子異常	

る．高尿酸血症の有病率は人口の約5%であるが，大部分に臨床的症状はない．しかし，高尿酸血症が長期間継続すると，組織に尿酸が沈着することで様々な症状が出現する．尿酸は，体内では98%が尿酸1ナトリウム塩として存在する．37℃の血漿液における尿酸1ナトリウム塩の溶解度は，6.8 mg/dLであり，これより高い濃度では過飽和となり，結晶として析出する可能性がある．

1）痛　風

尿酸塩の沈着が関節内に蓄積されると急性関節炎が起こる．尿酸は，温度によって溶解度が大きく変化するために，第1足趾中趾関節のように体内で温度が低い部位に多く沈着し，組織に沈着した尿酸を異物として免疫機構が認識することで，強い炎症が生じる．この急激な炎症を痛風発作という．痛風発作は，強い疼痛，熱感，腫脹を伴う急性関節炎であり，だいたい24時間でピークに達し，1〜2週間で自然に痛みはなくなり，多くは次の発作まで無症状で経過する．この時期に十分治療が行われずに進行すると，関節の周囲などに尿酸塩の結晶が析出して，こぶのように腫大した痛風結節が生じる．痛風結節も温度が低い，足の親指の付け根の関節や，その他の手足の関節，耳軟骨，腱，皮下などに生じる．

2）腎機能障害

血清尿酸値は慢性腎臓病（CKD）の発症や進展と関係する．尿細管への尿酸および尿酸塩の沈着が原因であり，間質性腎炎の形態をとる．進行すると非可逆性の腎不全を引き起こすこともある．腎臓の尿細管および集合管に尿酸が沈着すると，尿排泄が阻害されて，急性腎不全を呈する．血中尿酸値を降下させれば，可逆性である．長期間にわたり，高尿酸血症が持続して，尿酸塩が腎臓の髄質に沈着すると，腎機能障害を起こし，これを痛風腎と称する．尿酸塩が沈着した周囲には，免疫担当細胞の浸潤がみとめられる炎症所見を呈し，非可逆的な変化である．特に，IgA腎症では，高尿酸血症は腎機能予後に関する危険因子とされている．

3）尿路結石症

尿路結石症は，様々な成分の結石が尿管に存在することにより発症する．高尿酸血症では，尿酸結石が生じることで，背中に激烈な痛みを引き起こす．尿酸はpHが低いと溶解度が低下することから，尿酸結石の危険因子は，尿量の低下，高尿酸尿症，酸性尿である．

4）心血管イベント

高尿酸血症は虚血性心疾患などの心血管系疾患の発症予測因子の一つである．しかし，心血管イベントの病態に尿酸がどのように作用するのかは不明である．また，これまでに尿酸を降下させる介入によって，心血管イベント発症を抑制した報告はない．

3．検　査

高尿酸血症は，血清尿酸値7.0 mg/dL以上が，性別や年齢を問わない診断基準である．女性では6.2 mg/dL以上を心血管リスク増大の観点から採用する場合もある．血清尿酸値は，その日に摂取した食品や日内変動（明け方に高く，夕方に低下）などの影響を受けるため，数回の検査を必要とする．特に発作時には血清尿酸値が下がることが多く，非発作時の採血結果で判断する必要がある．したがって，痛風発作中の血清尿酸値には診断的価値が殆どないとも言える．また，血清尿酸値に影響する薬の服薬状況も把握する必要がある．

高尿酸血症と診断された場合には，治療方針が病型分類によって異なるために，血中および尿中の尿酸値を測定して産生過剰，排泄低下，両者の合併かの診断を行う．また，白血病などの悪性腫瘍がないか，腎障害や尿路結石がないか，糖尿病などほかの生活習慣病がないかなどをチェックする必要がある．

高尿酸血症の病型は，腎機能が正常な場合，

表2　高尿酸血症の病型を診断するための検査

尿中尿酸排泄量検査	1日に排泄した尿を溜め，尿酸量を測定する．尿酸量が400 mg/dL以下なら尿酸排泄低下型，800 mg/dL以上なら尿酸産生過剰型，その中間なら混合型と診断される．午前中の空腹時の2〜4時間に排泄した尿を溜め，24時間分に換算して測定する場合もある．
尿酸クリアランス	尿酸を排泄する腎臓の機能を調べる．検査の1時間前に水を飲み，その1時間後に採血と採尿を行い，血清尿酸値と尿中の尿酸濃度を調べる．

24時間の蓄尿から尿酸排泄量を測定して産生量を，また血清尿酸値と尿中尿酸値から尿酸クリアランスを調べて排泄率を求め，判定するのが正確である ▶表2．しかし，24時間の蓄尿は患者の負担が大きいため，簡便法がある．簡便法には，早朝から空腹で蓄尿して2時間尿または4時間尿を測定する方法と，尿中排泄がほぼ一定のクレアチニンと尿酸との比率をみて判定する方法の2つがある．はっきりした尿酸産生過剰型，排泄低下型であれば，簡便法でも病型を鑑別することができる．

痛風は，痛風関節炎の発作，痛風結節などの症状，血清尿酸値，関節液などにより診断される．痛風と鑑別が必要な疾患には，偽痛風，関節リウマチ，変形性関節症，外反母趾があるので，鑑別のために検査が必要となる．

また，痛風の進行状態，合併症などの診断のために腎機能検査，尿路結石の診断のためにX線検査，CT検査，腹部超音波検査などを実施する．高尿酸血症は糖尿病，脂質異常症などの生活習慣病と合併しやすいために，脂質，血糖，肥満度，さらに心電図や心エコーなどの循環器検査を実施する．

痛風関節炎はほかの原因で起こる急性関節炎との鑑別は難しいが，確定診断は関節液を採取して尿酸塩結晶を確認することである．

4. 治 療

高尿酸血症の治療法には，食事療法，運動療法，尿路管理や薬物療法がある．血清尿酸値を指標として，コントロール目標が定められている．米国のガイドラインでは，痛風発作を起こしていない高尿酸血症患者に対する治療を推奨していないが，米国の考え方にはコストの考えが強く働くため慎重に見極める必要がある．わが国では，ガイドライン改定により，無症状であっても血清尿酸値 7.0 mg/dL（従来は 9.0 mg/dL）以上を薬物療法の適応とした．また，血清尿酸値 6.0 mg/dL 以下を治療目標値としている．ただし，血清尿酸値の急激な低下は，組織に沈着した尿酸が急速に溶け出すことで痛風発作の発症や増悪を招くため，徐々に下げることが重要である．

1）食事療法，運動療法

治療の基本であり，全ての病型の高尿酸血症に必要となる．プリン体を多く含む食品やアルコールを控えるとともに，1日の総摂取カロリーを制限する必要がある．肥満を伴う場合には，減量が体内尿酸合成を減少させることから推奨される．アルコールは，利尿作用もあり脱水による高尿酸血症を起こしやすく，特にビールはプリン体含有量も多いため，摂取量は少ない方が好ましい．また，野菜類などを多く摂取し，尿をアルカリ性に保つことも必要である．

ウォーキングや水中歩行などの有酸素運動は適正な体重を保つために必要であるが，過度の減量でホルモンバランスを崩したり，激しい運動（無酸素運動）をしてプリン体を発生させると，かえって血清尿酸値が高くなることがある．

2）薬物療法

痛風関節炎に対する薬物と，血清尿酸値を降下させる薬物がある．

① 痛風関節炎に対する治療薬

痛風関節炎の予感がするとき（関節の違和感など）があればコルヒチンを服用する場合がある．コルヒチンは古くから痛風関節炎の特効薬とされ，発作が起きたら下痢をするまで2時間おきに服用するといった大量投与法が推奨されていた．しかし，大量投与法は，下痢や神経障害などの副作用の頻度がかなり高いために用いられなくなった．コルヒチンの作用は，好中球遊走が活発な炎症に対する抑制であり，痛風発作とベーチェット病に限って使われるが，痛風発作では，発作が起こってからの服用では効果は少ない．したがって，コルヒチンは発作前兆期に服薬して発作を予防する場合，尿酸値を下げると発作が頻発する場合に少量投与で使用する．血清尿酸値降下薬の内服開始初期に，血清尿酸値が下がるときには発作が起こりやすいが，痛風発作後に長期間放置してきた症例などでは発作が頻発することがある．このような場合には，最初の3ヶ月程度，1日1錠，尿酸降下薬とコルヒチンを併用する．少量であれば，コルヒチンの毒性は殆ど問題なく，発作を起こさずに尿酸値を下げていくことが可能となる．

関節炎症状が起こってしまってからは，非ステロイド性抗炎症薬を短期間に比較的大量に服用することで（NSAID パルス療法），炎症を抑制するとともに疼痛を緩和する．副腎皮質ステロイド薬も十分な効果を発揮する薬物であ

り，重症例で用いる．発作が寛解して約2週後から，病型に即した尿酸降下薬を選択し少量から漸増する．

② 尿酸降下薬 ▶表3

血清尿酸値が，食事療法などの生活習慣の改善のみでは，コントロール目標値に到達しない場合，二次性高尿酸血症で効果が期待できない場合には薬物療法の適応となる．治療の目的は，痛風関節炎の疼痛を除くことではなく，血清尿酸値をコントロールして，痛風関節炎の発現や合併症を予防することにある．したがって，一時的に目標値に到達しても治療を中止するともとに戻るので，生活習慣改善と併せて継続的な治療が必要となる．

尿酸降下薬は作用機序の違いによって尿酸排泄促進薬と尿酸生成抑制薬に分類され，病型によってどちらかを選択する．尿酸産生過剰型には尿酸生成抑制薬，尿酸排泄低下型には尿酸排泄促進薬が使われる．これを逆に，たとえば産生過剰型に排泄促進薬を使ってしまったとすれば，尿中に排泄される尿酸が過剰となり，腎障害や尿路結石を起こす恐れがある．排泄低下型に産生抑制薬を使うのも，薬の排泄などの悪影響がある．尿酸排泄促進薬には，プロベネシド，ベンズブロマロン，尿酸生成抑制薬ではアロプリノールが汎用されてきた．しかし，尿路結石の既往や腎機能障害がある場合には，尿酸排泄促進薬により，これらの合併症を悪化させる危険性があるため尿酸生成抑制薬を服用し，尿中尿酸排泄量を抑制する必要がある．

アロプリノールは，尿酸合成に重要な酵素であるキサンチンオキシダーゼを阻害することで尿酸産生を抑える．なお，アロプリノールはプリン骨格を有しているため，キサンチンオキシダーゼ以外の核酸代謝にかかわる酵素にまで作用することで副作用が起こる．近年，アロプリノールのようなプリン骨格を有さない非プリン系のキサンチンオキシダーゼ阻害薬としてフェブキソスタットが開発された．フェブキソスタットは選択的キサンチンオキシダーゼ阻害薬と言える．アロプリノールは，重篤な副作用を避けるために腎機能障害の程度に合わせた投与量調整が必要となる．一方で，フェブキソスタットは，尿酸産生過剰型以外の型に対しても有効であり，副作用を増加させることがなかっ

表3　尿酸降下薬の作用機序と特徴

薬物名	作用機序	特徴
アロプリノール	キサンチンオキシダーゼ阻害	代謝されアロキサンチン産生
フェブキソスタット	キサンチンオキシダーゼ阻害	アロキサンチン自体もキサンチンオキシダーゼを阻害
プロベネシド	尿酸排泄促進	尿細管排泄抑制あり
ベンズブロマロン	尿酸排泄促進	尿細管排泄抑制なし

たとされている．

尿酸排泄促進薬は，腎尿細管における尿酸再吸収を阻害することで，尿酸の尿への排泄を促進する．尿路結石の既往がない場合にも，尿酸排泄促進薬使用時には尿アルカリ化薬を用いて尿路結石の予防を行うことが一般的である．プロベネシドは尿細管排泄を抑制し，ベンズブロマロンは尿細管排泄を抑制しない．もともとプロベネシドはペニシリンの作用増強を目的として，「ペニシリン排泄抑制薬」として開発されたものであり，尿細管排泄抑制作用により，ペニシリンやインドメタシン，パラアミノサリチル酸などの薬物と尿細管排泄を拮抗する．また，尿酸排泄低下型で高中性脂肪血症を合併したときに，尿酸の排泄を促す作用を兼ね備えた薬物（フェノフィブラート）を使用することがある．

3）尿量，尿 pH の管理

高尿酸血症は痛風のみならず尿酸結石のリスクでもある．尿酸の腎臓への沈着あるいは尿路結石の発症を予防するためには，尿量を増加させることが必要となる．飲水量を増やし，1日尿量を通常の約2倍である 2,000 mL 以上に保つ必要がある．高尿酸血症では，尿 pH の酸性度が強いため，尿をアルカリ化する食品である野菜や海藻などを多くとる必要がある．尿酸は酸性の尿に溶けにくく，結晶を作って腎や尿路に沈着するため，尿 pH は 6.0 から 7.0 に保つように調節する．こうした食事療法によっても酸性尿の是正が不十分な場合は，重曹やクエン酸製剤（ウラリット）などの尿アルカリ化薬を服用する必要がある．

（執筆者）川上　康（筑波大学）

薬物治療

1. 病期に基づく薬物治療

高尿酸血症・痛風の薬物治療は，関節炎を主とする急性発作時と，発作の再燃や合併症の予防を目指す慢性期の治療に大別される[1]．

1）急性期治療

急性痛風発作時は，炎症性サイトカインと免疫系のネットワークやアラキドン酸カスケードの亢進がその病態基盤となる．これに基づく発作治療薬が適用され，コルヒチンや非ステロイド性抗炎症薬（non-steroidal anti-inflammatory drugs：NSAIDs）を中心とする抗炎症薬が奏功する．なお，発作時に血清尿酸値を大きく変動させると症状悪化の恐れがあるため，原則的に尿酸排泄促進薬の開始や変更はしない．

腫瘍崩壊症候群による高尿酸血症の予防・治療には，十分な補液と尿酸生成抑制薬の投与を行う．これに加えて，がん化学療法による同症候群に対して，尿酸酸化酵素製剤の投与がみとめられている．

2）慢性期治療

痛風関節炎，痛風腎および尿路結石の防止，心血管系リスクの低下を目指した，高尿酸血症の是正が中心となる．生活習慣への介入が優先されるが，①発作の既往や痛風結節がみとめられる，②血清尿酸値が 8.0 mg/dL 以上を示し，合併症がみとめられる，③合併症はないが，血清尿酸値が 9.0 mg/dL 以上を示す場合に，薬物治療の適応となる▶図1．尿酸産生過剰型，尿酸排泄低下型，混合型の病型分類に応じて治療薬を選択する．

2. 発作治療薬

治療薬としては，コルヒチン，NSAIDs，副腎皮質ステロイドが使用される．痛風発作の前兆期にはコルヒチンを，極期には NSAIDs を多量に投与する方法が一般的である．両薬剤により重篤な有害事象を招くリスクの高い患者や，NSAIDs 無効例ではステロイドを用いる．発作の寛解後，生活習慣介入にもかかわらず尿酸値が 7.0 mg/dL 以上であれば，発作予防のためにコルヒチンあるいは NSAIDs を連日服用させる．

1）コルヒチン

イヌサフラン（*Colchium autumnale*）のアルカロイド成分であり，チューブリンの重合を阻害することにより有糸分裂を阻害する薬物である．発作の寛解および予防効果の機序は明らかではないが，好中球の走化性因子（ロイコトリエン B_4 や IL-8）に対する反応性を低下させ，炎症部位への遊走を抑制すること，尿酸結晶の貪食による炎症性物質の脱顆粒を抑制するとされている．また，肥満細胞からのヒスタミン放出を抑制することも考えられている．鎮痛作用や抗炎症作用は有さない．大量あるいは長期投与により，重篤な胃腸障害や骨髄抑制を来す可能性があり，前兆期から初期において1回投与あるいは短期間の投与が原則とされている．急性中毒症状が数時間以内に発現することから，少量から投与を開始し，1日量を 1.8 mg に止めることが望ましいとされている．

過量投与により，悪心・嘔吐，下痢，腹痛にはじまり，進行すると，せん妄，痙攣，呼吸抑制に至る恐れがあることから，服用後6時間以内に胃洗浄や吸引を行う．重大な副作用には，骨髄抑制，横紋筋融解症，末梢神経障害がある．妊婦，過敏症の既往歴，肝および腎に障害のある患者でCYP3Aを強く阻害する，またはP糖タンパク質を阻害する薬剤を服用中の患者は禁忌である．

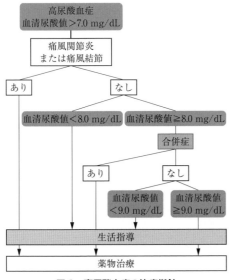

図1 高尿酸血症の治療指針

（日本痛風・核酸代謝学会ガイドライン改訂委員会（編）：高尿酸血症・痛風の治療ガイドライン（第2版）．メディカルビュー社，2010．より転載）

2）NSAIDs

　急性痛風発作治療の全経過において，第一選択薬として使用される．シクロオキシゲナーゼ（cyclooxygenase：COX）を阻害し，アラキドン酸カスケードを抑制することにより，抗炎症・鎮痛・解熱効果を示す．保険適用が認められているのは，インドメタシン，ナプロキセン，オキサプロジンおよびプラノプロフェンのみである．発作の早期より投与を開始し，短期間に限り常用量以上の多量を用いることが有用とされている．ただし，副作用の発現には注意が必要であり，発作症状の軽減後は減量し，痛風関節炎が軽快すれば中止する．副作用には，アナフィラキシー様症状，消化性潰瘍，骨髄抑制，腎障害などがある．インドメタシンとトリアムテレンとの併用は，急性腎不全の発現が報告されるなど，相互の副作用が増強される恐れがあり，併用は禁忌とされている．その他，抗凝固薬および抗血小板薬の併用は，出血の危険性が増大することから併用注意とされている．

3）副腎皮質ステロイド

　NSAIDsやコルヒチンを使用できないあるいは無効である場合，ならびに多発関節炎の場合は，副腎皮質ステロイドを内服する．一例として，プレドニゾロン15〜30 mgを投与し，症状の改善とともに，1週ごとに3分の1量を減量し，3週間で投与を中止する方法がある．重症例においては，1日5 mgを数ヶ月間投与する場合もある．ただし，本剤は痛風発作に保険適用はない．

3. 高尿酸血症治療薬

　尿酸降下薬は作用機序の違いにより，尿酸排泄促進薬と尿酸生成抑制薬に分類される．

1）尿酸排泄促進薬

　糸球体で濾過された尿酸は，近位尿細管の管腔側に発現する尿酸トランスポーター1（urate transporter 1：URAT1）により再吸収される．尿酸排泄促進薬は尿酸の再吸収を阻害し，尿酸排泄を促進することにより，血漿中の尿酸値を降下させる．プロベネシドとベンズブロマロンはURAT1の作用を抑制することにより尿酸排泄促進作用を示す．このうち，ベンズブロマロンは，尿酸再吸収の阻害作用が強いが，尿酸分泌には影響を及ぼさないとされている．尿酸排泄促進薬は尿酸排泄低下型の高尿酸血症

に使用される．尿路結石の患者や腎障害の患者では無効あるいは悪化させることがあるので禁忌とされている．注意すべきこととしては，増悪の恐れがあるため痛風発作時に投与の開始はしないこと，尿路結石を防ぐために投与中は水分の十分な摂取および尿アルカリ化薬を併用することが勧められている．また，投与初期における尿酸の移動により，痛風発作が生じるもしくは増強されることがあるため，少量のNSAIDsあるいはコルヒチンを併用する．

　プロベネシドは，ペニシリンおよびパラアミノサリチル酸の尿細管からの排泄を抑制するため，血中濃度の維持を目的とする適応がある．その他，多くの薬剤の排泄が低下することから，併用薬には注意が必要である．

　ベンズブロマロンはcytochrome P450 2C9（CYP2C9）により活性代謝物に代謝されるため，生物学的半減期が長く，1日1回投与で効果を維持できる．一方，CYP2C9により代謝される薬剤との併用には薬物相互作用に注意する必要がある．頻度は高くないが，上記の副作用に加えて，肝障害（劇症肝炎）や過敏症を発症することがあるため，投与開始6ヶ月間は肝機能検査が義務づけられている．また，悪化の恐れがあるため，肝障害の患者には禁忌とされている．

　ブコロームはピリミジン系NSAIDsとして使用され，抗炎症作用や毛細血管透過性抑制作用を示す．機序は不明であるが，尿酸排泄作用も有する．CYP2C9により代謝されることから，クマリン系抗凝固薬など，同酵素により代謝される薬剤との併用に注意する．副作用はほかのNSAIDsと同様である．

2）尿酸生成抑制薬

　プリン代謝では，プリン塩基の一つであるヒポキサンチンがキサンチン酸化還元酵素（xanthine oxidoreductase：XOR）によりキサンチンを経て尿酸に異化される．ヒポキサンチンの異性体であるアロプリノールは，XORの活性を競合的に阻害すると同時に，同酵素によりXOR阻害活性を有するオキシプリノールに代謝される．オキシプリノールは，尿酸と同じ排泄機構により排泄されるが，近位尿細管から再吸収されるため，血中半減期が長く，本剤の作用には持続性がある．尿酸産生過剰型や混合型

の高尿酸血症に適応がある．また，腎機能障害や尿管結石の既往のある患者や，尿酸排泄促進薬が副作用のために使用できない患者に用いられる．混合型では，尿酸排泄薬を併用するときは，オキシプリノールの排泄に影響しないベンズブロマロンを併用する．

重大な副作用として，Stevens-Johnson症候群，中毒性表皮壊死症候群や過敏性血管炎などの過敏症がある．特に肝障害や腎機能異常を伴う場合は，その発症に注意が必要である．また，遺伝的素因として，human leukocyte antigen B＊5801（HLA-B＊5801）保有者に高率に生じるとされている．ほかの重大な副作用としては，アナフィラキシー，骨髄障害，劇症肝炎などの肝障害があるが，頻度は低い．相互作用に注意すべき併用薬は多種あるが，代表的なものにはアザチオプリンとメルカプトプリンがある．いずれも，XORにより代謝されるため，併用によりそれらの副作用が増強される恐れがある．

非プリン構造であるフェブキソスタットおよびトピロキソスタットの作用機序はアロプリノールと同様であるが，XORに選択性があり阻害効果は強いとされている．体内動態については，いずれも肝代謝によりグルクロン酸抱合体として不活性化され，腎排泄の寄与は小さく，アロプリノールとは対称的である．そのため，腎機能の影響は少なく，重度の腎機能障害の患者は慎重投与であるが，中等度の患者には投与が可能となる．禁忌の対象は過敏症の既往歴，あるいはアザチオプリンとメルカプトプリ

ンを投与中の患者である．重大な副作用には，肝障害や過敏症などがある．

3）尿酸分解酵素薬

ラスブリカーゼは遺伝子組換え型尿酸オキシダーゼであり，点滴静注にて投与する．尿酸を水溶性のアラントインに変換し，尿中へ排泄することにより，尿酸値を是正する．がん化学療法に伴う高尿酸血症を適応とする．ただし，既存の支持療法では尿酸値管理が不十分と考えられる場合にのみ投与が認められている．禁忌の対象には，グルコース-6-リン酸脱水素酵素欠損またはその他の溶血性貧血を引き起こす赤血球酵素異常を有する患者や，過敏症を示す患者である．

4）尿アルカリ化薬

クエン酸カリウム・クエン酸ナトリウム水和物配合製剤は，主として代謝産物の重炭酸塩（HCO_3^-）が塩基として作用することにより，尿pHを6.0〜7.0に保ち，酸性尿を改善する．尿酸排泄促進薬と併用し，尿路結石の出現を防ぐことや，アシドーシスの改善にも用いられる．血清カリウム濃度の上昇に注意が必要である．水酸化アルミニウムゲルとの併用はアルミニウムの吸収を促進させるため，併用には2時間以上の間隔を置く必要がある．

参考文献

1) 日本痛風・核酸代謝学会ガイドライン改定委員会（編）：高尿酸血症・痛風の治療ガイドライン（第2版）．メディカルビュー社，2010．

（執筆者）前田武彦（新潟薬科大学）

痛風発作治療に適応のある薬剤

一般名	販売名(商品名)	用法・用量	コメント
コルヒチン	コルヒチン	発作治療：1日3〜4mg，6〜8回に分割 発病予防：1日0.5〜1mg 発作予感時：1回0.5mg	・標的分子：β-チューブリン ・禁忌：妊婦，過敏症の既往歴，肝および腎に障害のある患者でCYP3Aを強く阻害する薬剤またはP糖タンパク質を阻害する薬剤を服用中の患者 ・重大な副作用：骨髄抑制，横紋筋融解症，末梢神経障害
インドメタシン	インテバン® SP	1回25mgを1日2回，症状により1回37.5mgを1日2回	非ステロイド性抗炎症薬（NSAIDs） 標的分子：シクロオキシゲナーゼ-1,2
ナプロキセン	ナイキサン®	初回400〜600mg，その後1回200mgを1日3回または300mgを3時間ごとに3回まで	

痛風発作治療に適応のある薬剤（続き）

一般名	販売名（商品名）	用法・用量	コメント
オキサプロジン	アルボ®	1日400〜600 mgを1〜2回分割投与	非ステロイド性抗炎症薬（NSAIDs） 標的分子：シクロオキシゲナーゼ-1, 2
プラノプロフェン	ニフラン®	1回150〜225 mgを1日3回，翌日から1回75 mgを1日3回	
プレドニゾロン	プレドニゾロン		合成副腎皮質ホルモン 標的分子：糖質コルチコイド受容体

尿酸排泄促進薬

一般名	販売名（商品名）	用法・用量	コメント
プロベネシド	ベネシッド®	1日0.5〜2 gを分割経口投与，その後，維持量として1日1〜2 gを2〜4回に分割投与	・禁忌：肝障害，腎臓結石症または高度の腎障害のある患者 ・尿路結石を防ぐために投与中は水分の十分な摂取および尿アルカリ化薬を併用 ・ベンズブロマロン 　重大な副作用：劇症肝炎 　投与開始6ヶ月間は定期的な肝機能検査を実施
ベンズブロマロン	ユリノーム®	1日1回25 mgまたは50 mgを投与，その後，維持量として1日1〜3回に50〜150 mgを分割投与	
ブコローム	パラミヂン®	1日300〜900 mgを1〜3回に分割投与	

尿酸生成抑制薬（標的分子：キサンチン酸化還元酵素）

一般名	販売名（商品名）	用法・用量	コメント
アロプリノール	ザイロリック®	1日200〜300 mgを2〜3回に分けて食後に投与	・重大な副作用：Stevens-Johnson症候群，中毒性表皮壊死症症候群（TEN），過敏性血管炎など
フェブキソスタット	フェブリク®	1日10〜60 mgを1日1回投与 維持量は通常1日1回40 mg	・禁忌：アザチオプリンとメルカプトプリンを投与中の患者 ・重大な副作用：肝機能障害，過敏症
トピロキソスタット	ウリアデック®	1回20〜80 mgを1日2回朝夕投与 維持量は通常1回60 mgを1日2回	

尿酸分解酵素薬

一般名	販売名（商品名）	用法・用量	コメント
ラスブリカーゼ（遺伝子組換え）	ラスリテック®	0.2 mg/kgを1日1回30分以上かけて点滴静注 投与期間は最大7日間	・適応：がん化学療法に伴う高尿酸血症 ・禁忌：グルコース-6-リン酸脱水素酵素欠損またはその他の溶血性貧血を引き起こす赤血球酵素異常を有する患者，過敏症を示す患者

尿アルカリ化薬

一般名	販売名（商品名）	用法・用量	コメント
クエン酸カリウム・クエン酸ナトリウム	ウラリット®配合錠	1回2錠を1日3回投与 尿検査でpH 6.2〜6.8の範囲に入るよう投与量を調整	尿酸性を改善

1 骨粗鬆症

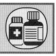

◆ 病態生理

人口の急速な高齢化に伴い，骨粗鬆症の患者も急増しており，患者数は約1,300万人（2015年の推計，骨粗鬆症予防と治療ガイドライン）[1]とも言われている．

1. 病態生理

骨粗鬆症（osteoporosis）は，骨（osteo-）に鬆（pore）が増加した状態を示す言葉である．WHOの定義では，骨粗鬆症は，低骨量と骨組織の微細構造の異常を特徴とし，骨の脆弱性が増大し，骨折の危険性が増加する疾患である．つまり「骨の病的老化」であり，大きく「原発性」と「続発性」に分けられる．原発性骨粗鬆症は，さらに「閉経後」，「加齢性」に分類される．

骨は，成長期に活発に作られて，骨量は18～20歳代でピークに達した後，40歳代くらいまではほぼ一定量を保つが，その後は年齢とともに減少する[2]．骨は成長期が過ぎても，一定周期で骨吸収と骨形成を繰り返す「リモデリング」を繰り返し，1年間に20～30％の骨が新しい骨に入れ替わる．リモデリングには，骨を吸収（骨吸収）する「破骨細胞」，破骨細胞によって吸収された部分に新しい骨を作る（骨形成）「骨芽細胞」，そして「骨細胞」が調整役として関与している．骨粗鬆症とは，様々な理由で，この骨吸収と骨形成のバランスが崩れて，骨量が低下した状態である ▶図1．

女性の場合は，閉経期を迎えて女性ホルモンの分泌が低下すると急激に骨密度が減り，同年代の男性に比べて骨密度が低くなる．この時期は骨形成量も増加するが，それ以上に骨吸収が増えるため（高代謝回転型）に骨粗鬆症となる．一方，加齢に伴う骨粗鬆症は，骨形成が骨吸収を下回ること（低骨代謝回転型）によって引き起こされる．

また，骨粗鬆症の成因には骨量の低下とともに，骨質・骨構造の劣化，二次石灰化の低下，酸化ストレスや糖化亢進，ビタミンDやKの低下による骨基質タンパク質の低下により骨脆弱性が亢進した状態とされている．

副腎皮質ステロイド薬の服用・投与患者は，続発性（治療関連性）骨粗鬆症の最大要因である．骨芽細胞による骨形成の低下や破骨細胞による骨吸収の亢進により，骨代謝の平衡が崩れた病態を呈する．ステロイド薬の作用として，アポトーシスに陥る骨芽細胞を増やして骨形成を低下させる．また，ステロイド薬は，骨芽細胞におけるRANKLの発現を促進し，破骨細胞の成熟を間接的に誘導し，破骨細胞のアポトーシスを抑制して結果的に骨吸収を増強する．さらに，ステロイド薬は，腸管からの能動的カルシウム吸収や腎尿細管でのカルシウム再吸収を抑制し，二次性副甲状腺機能亢進状態を促進する．長期ステロイド薬服用患者の30～50％に骨折を生じるとも言われている[3]．骨量減少はステロイド薬投与初期に高いので，3ヶ月以上の投与を予定している場合には，予防が必須である．

副甲状腺機能亢進症や関節リウマチでも続発性（疾患関連性）骨粗鬆症が生じる．原発性副甲状腺機能亢進症ではPTHが慢性過剰投与されると，高代謝回転型の骨粗鬆症になる．関節リウマチでは，炎症性サイトカインの働きで破骨細胞が活性化され，骨吸収や骨破壊を引き起こす．

糖尿病，慢性腎臓病など動脈硬化を生じる生活習慣病も骨粗鬆症との関連が注目されている．このタイプでは骨量が保たれているにもかかわらず脆弱性骨折が起こり，骨質の劣化が関係していると言われている．

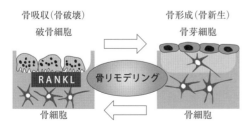

図1 骨吸収と骨形成が繰り返される
（科学技術振興機構（JST）プレスリリース（2013）「骨を作りかえる指令細胞の発見」平成23年9月12日．http://www.jst.go.jp/pr/announce/20110912/より転載）

2. 症状

骨粗鬆症そのものは症状に乏しく，身長が縮んだ，背中が丸くなったという症状で医療機関を受診する人は少数である．一般的には，骨粗鬆症に合併する軽微な外力により生じる骨折を脆弱性骨折という．椎体骨折，大腿骨近位部骨折，橈骨遠位端・上腕骨頸部骨折などの発生，あるいは医療機関や市町村の検診で骨量の低下を指摘されて受診する患者が殆どである．また，椎体骨折は無症候性のものが1/3を占めると言われており，初診時既に陳旧性の骨折が複数みとめられることも稀ではない．

椎体骨折は最も頻度が高く，70才前半では25％，80才台では40％以上に生じると言われている．部位は胸腰椎移行部に最も多い．急性骨折や脊椎不安定性による腰背部痛や脊柱後弯による胃食道逆流などの消化器症状，また肺活量減少による呼吸不全，循環不全を引き起こす．大腿骨近位部骨折とともに生命予後を短縮させるリスクがある骨折である．

大腿骨頸部骨折は，65才から急増する．2007年の調査では14万8,100人と報告されている．欧米では2000年以降の調査では，頸部骨折発生率が減少に転じているが，わが国ではまだ歯止めがかかっていない．大腿骨頸部骨折は直接的にADLを低下させ，寝たきりの原因となる．患者は通常，入院して手術，リハビリテーションを受けるが，退院後にADLが低下する例も多く，受傷後1年以内に10％の患者が死亡する，という報告もある．

3. 検査・診断

1）問診・リスクファクター

問診項目として，身長（の変化），体重，食事や運動，喫煙などの状況，家族の骨粗鬆症や骨折の有無などが重要となる．また，骨粗鬆症を引き起こしやすい病気の既往や手術歴，薬の服用の有無，背骨の弯曲，腰痛の状態を知ることも役に立つ．2004年にWHOが作成した「FRAX®（Fracture Risk Assessment Tool）」という評価ツールを使うと，危険因子の数から，骨折が起こる将来確率を計算することができる[4]．2011年以降のガイドラインには，FRAX®診断結果が，骨粗鬆症の薬物治療を始めるかどうかの判定基準に採用されている．たとえ骨粗鬆症と診断されなくても，骨粗鬆症を

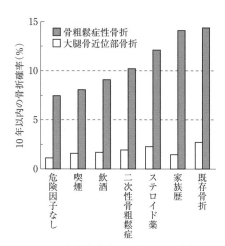

図2　危険因子別の10年間骨折確率

引き起こす危険因子を取り除くための生活指導も重要である ▶図2．

2）レントゲン検査

レントゲン検査は，骨粗鬆症性骨折の診断（椎体変形の半定量的評価法，骨粗鬆化の有無）▶図3 [1]，悪性腫瘍骨転移や感染などの他疾患の鑑別，脊柱の不安定性やアライメント測定に重要である．

3）骨密度（骨量）

DXA（dual energy X-ray absorptiometry）法は2種類の異なるエネルギーのX線をあてる測定法である．腰椎や大腿骨頸部で測定する．骨量を精度良く迅速に測定することができ，骨密度測定のスタンダードである．若年女性の平均値（YAM値）を基準として脆弱性骨折なしではYAM70％以下を治療対象としている．DXA法には橈骨を測定する機種もわが国で広く使用されている．また，定量的超音波法（QUS）では超音波を用いるため，X線被曝がなく，踵骨で簡便に測定できるため骨粗鬆症の検診に用いられている．手の中手骨を使うMD（microdensitometry）法も使われているが，皮質骨で測定するため，治療薬の内服効果の判定には適さないとされる．

4）CT・MRI

CTは骨折線の有無，再構成画像では三次元的位置の把握が可能となる．MRIは新鮮椎体骨折の診断，陳旧骨折との鑑別，骨内浮腫，軟部組織の描出に優れている．また，悪性腫瘍骨転移，骨軟部感染症との鑑別にも重要である．

グレード				椎体高	椎体面積
0 正常（非骨折椎体）					
1 軽度の骨折				20～25% 低下	10～20% 減少
2 中等度の骨折				25～40% 低下	20～40% 減少
3 高度の骨折				40%以上 低下	40%以上 減少

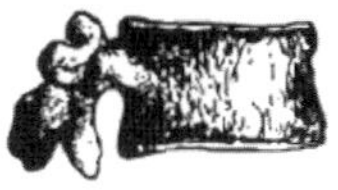

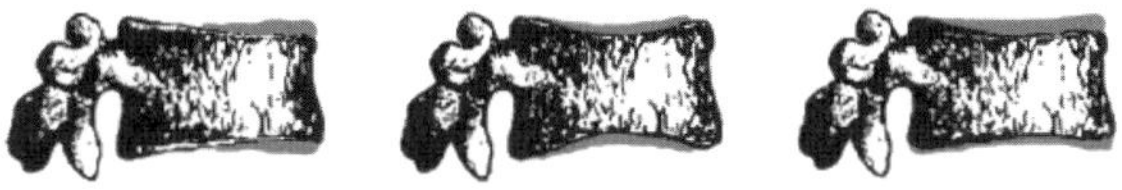

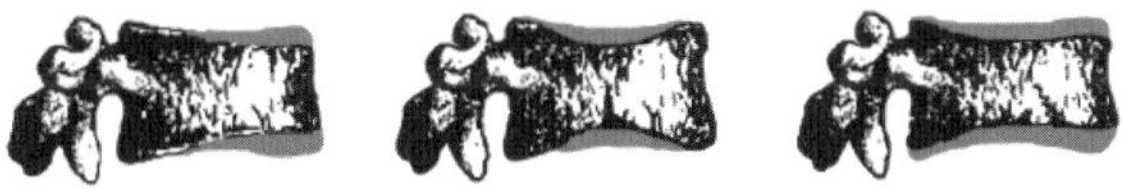

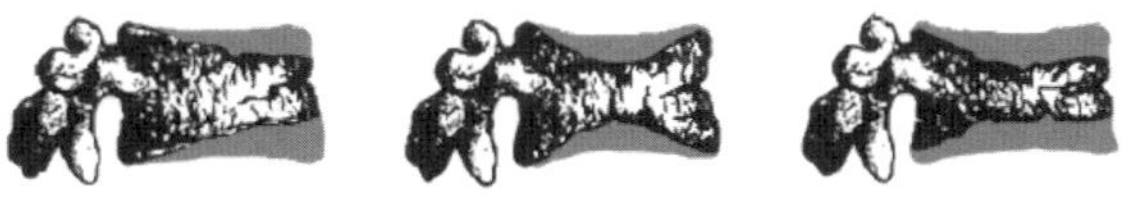

図3 錐体変形の半定量的（SQ）評価法

骨折による椎体変形の程度を，隣接椎体と比較した場合の椎体高（前縁高，中央高または後縁高）または椎体面積の減少率から判定する．
（Genant HK, et al.: J. Bone Miner Res., 8, 1137, 1993. より転載）

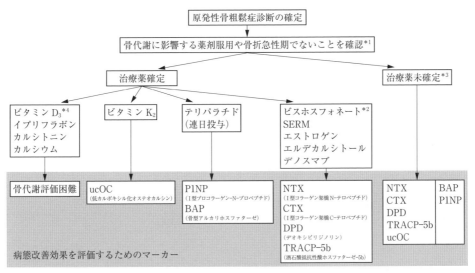

*1：ビスホスフォネート服用者は少なくとも6ヶ月間，その他の骨粗鬆症治療薬は1ヶ月間休薬してから測定する．テリパラチドによる治療については未確立．骨折発生時には24時間以内であれば，骨折の影響は少ない．
*2：長期ビスホスフォネート治療予定者は，骨吸収マーカーとBAPあるいはP1NPを測定．
*3：骨吸収マーカーと骨形成マーカーを各1種類測定する．
*4：エルデカルシトールを除く．

図4 骨粗鬆症の薬物治療における骨代謝マーカーの測定
（日本骨粗鬆症学会骨代謝マーカー検討委員会（西澤良記，他）：骨粗鬆症診療における骨代謝マーカーの適正使用ガイドライン（2012年版）．Osteoporosis Japan 2012；20：31-55. より改変転載）

5）血液検査・尿検査

骨粗鬆症では，血清カルシウム，リン，アルカリホスファターゼ値は正常であり，一般生化学検査は骨粗鬆症以外の病気でないかどうかを調べるスクリーニングとして用いられる．骨代謝マーカーは，血中や尿中の骨形成や骨吸収のマーカーを測定することで，骨の代謝の状態，薬の治療効果をみるために行う．骨代謝マー

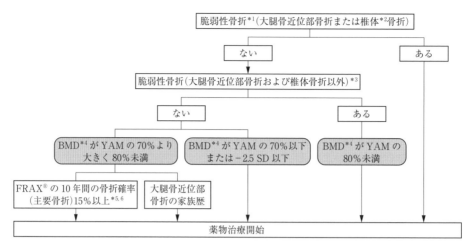

図5 原発性骨粗鬆症の薬物治療開始基準
(骨粗鬆症の予防と治療ガイドライン作成委員会(編):骨粗鬆症の予防と治療ガイドライン2015年版.ライフサイエンス出版,2015.より転載)

カーは骨形成マーカーと骨吸収マーカーに大別され,治療開始前,薬物治療開始後一定期間をおいて測定し,治療のモニタリングとして使用する.そのため,使用する薬剤によって測定する骨代謝マーカー,測定値の解釈も異なる▶図4[6]).

骨形成マーカー
・骨芽細胞に由来する酵素の骨型ALP(BAP)
・コラーゲン前駆体の断片I型プロコラーゲン-N-プロペプチド(PINP)
・骨マトリックス関連マーカーの低カルボキシル化オステオカルシン(ucOC)

骨吸収マーカー
・破骨細胞に由来する酵素の酒石酸抵抗性酸ホスファターゼ(TRACP-5b)
・コラーゲン分解産物架橋体デオキシピリジノリン(DPD)
・ペプチド結合架橋体(NTX, CTX)

4. 治療概要

リスクファクターを減らす生活指導は重要だが,治療の主体は薬物療法による骨量維持,合併症予防,早期治療となる.薬物治療開始基準は▶図5のとおりである.

1) 薬物療法

① カルシウム製剤

カルシウムは骨の構成成分であり,必須栄養素である.骨粗鬆症にはL-アスパラギン酸カルシウムとリン酸水素カルシウムである.投与量は経口摂取量も考慮する必要があり,また活性型ビタミンD_3系薬と併用している場合は高カルシウム血症に注意が必要である.

② ビスホスホネート系薬

破骨細胞による骨吸収を抑制することにより

骨形成を促し，骨密度を増加させる．アレンドロンネート，リセドロネートは，椎体骨折，非椎体骨折，ステロイド性骨粗鬆症での骨折発生抑制のエビデンスがあり，第一選択薬とされている．

ビスホスホネートは腸で吸収され，骨に選択的に移行し破骨細胞に作用し，過剰な骨吸収を抑える．長期服用例で，顎骨壊死，非定型大腿骨骨折などとの関係が報告されており，歯科治療の必要性を事前に把握する必要がある．

③ 活性型ビタミン D_3 系薬

活性型ビタミン D_3 製剤は食事で摂取したカルシウムの腸管からの吸収を増加させる．また，骨形成と骨吸収のバランスも調整する．最近では骨量増加作用のエビデンスを持つ製剤（エルデカルシトール）も上梓されている．

④ 選択的エストロゲン受容体モジュレーター：SERM
サーム

SERM は，骨に対してはエストロゲンと似た作用があり，骨密度の増加作用は軽度だが，骨以外の臓器（乳房や子宮など）には影響は少ないとされている．閉経後骨粗鬆症に適応とされている．静脈血栓塞栓症が重要な有害事象とされている．

⑤ テリパラチド（副甲状腺ホルモン）間欠投与

骨芽細胞を活性化させ，骨強度を高める骨形成促進薬（副甲状腺ホルモン，テリパラチド）は，骨密度が低く脆弱性骨折のリスクが高い患者に適応とされている．現在，1日1回の自己皮下注射剤と，週1回医療機関で皮下注射を受けるタイプがある．海綿骨量を上げるので椎体骨折患者に適応が高い．投与期間が24ヶ月に制限されている．

⑥ 抗 RANKL 抗体製剤：デノスマブ

デノスマブは，骨吸収に必須の RANKL を特異的に阻害して破骨細胞の機能を抑制し，骨量を増加させる．低カルシウム血症の予防のため天然型ビタミンDとの併用が推奨されている．

⑦ 女性ホルモン薬（エストロゲン）

エストロゲン補充療法は，かつては閉経後骨粗鬆症の治療に頻用されたが，米国における2002年の臨床試験で血栓塞栓症，心血管障害，脳卒中，乳がんのリスクが増加したことが報告されて以来，その使用頻度は低下した．わが国では，骨粗鬆症に対する結合型エストロゲンは

適応となっていない．閉経周辺期の更年期症状を軽くする作用も有する．

⑧ カルシトニン製剤（注射薬）

骨吸収を抑制する注射薬剤，鎮痛作用もみとめられていて，骨粗鬆症に伴う背中や腰の痛みに適応がある．

⑨ ビタミン K_2 製剤

ビタミン K_2 製剤は，骨密度増加のエビデンスはないとされているが，骨形成型とされており，骨質の向上による骨折の予防効果がみとめられている．

2）生活指導・転倒防止

① 栄養指導

わが国では食事からの摂取カルシウム量が低いとされており，栄養指導とともに適宜サプリメントの摂取も効果がある．低体重は骨量低下のリスクファクターであり，適正体重を保つことは重要である

② 運動療法

歩行を中心とするにより腰椎，大腿骨頚部骨量増加がみられたとする報告もあり，また身体活動度が高い群は骨粗鬆症性骨折が少ないことはメタアナリシスでも支持されている．

③ 転倒予防

骨粗鬆症が進行し，骨が脆弱化すると骨折のリスクが上がる．大腿骨頚部骨折の85% は，屋内・屋外での転倒が直接的な原因となって生じている．高齢化とともに，筋肉量の減少（サルコペニア），視力や聴力低下，反射機能低下が起きるため転倒しやすくなる．家屋のバリアフリー改造や介護保険利用による維持的リハビリテーションなども重要となる．

椎体骨折は，亀背，疼痛，食思不振，心肺機能低下，抑うつ傾向などが続発する合併症である．痛みや息切れなどのために活動範囲が制限されて運動量が減少し，骨密度が低下し，運動不足による筋力低下を招き，悪循環を来すことになる．自助具の使用や介助下での歩行の励行が必要である．

3）手術療法・リハビリテーション

骨粗鬆症性骨折の治療は，安定型橈骨遠位端骨折や上腕骨頚部骨折に対するギプスや副子（シーネ）固定，椎体骨折に対する安静，コルセット固定による保存療法が行われているが，不安定性型骨折や大腿骨近位部骨折に対して

は，スクリューやプレートを使った骨接合術や人工骨頭（関節）置換術など，積極的な手術療法が行われる．高齢者では虚血性心疾患，糖尿病などの全身合併症，抗凝固剤やステロイドの薬物療法を受けていることが多く，周術期の合併症には留意が必要であるが，長期臥床による廃用症候群の発生を予防するためにも，低侵襲でかつ早期リハビリテーションが可能となる術式を選択する．

椎体骨折では，保存療法を行っても骨折治癒が遷延し，疼痛がとれない場合は，骨セメントを椎体内に注入する「経皮的椎体形成術」が行われる．また，変形や不安定性が高度だったり，癒合不全となった骨片が神経を圧迫して不全麻痺を生じたりする場合には，金属（チタンやコバルトクロム）製のロッドやスクリューを用いた脊椎インストルメンテーションで脊椎を固定したり，矯正したりする必要があるが，侵襲・手術リスクも高く，慎重な検討が必要である．

参考文献

1) 骨粗鬆症の予防と治療ガイドライン作成委員会（編集）（折茂 肇, 他）：骨粗鬆症の予防と治療ガイドライン2015年版. ライフ・サイエンス出版, 2015.
2) 日本骨代謝学会骨粗鬆症診断基準検討委員会：原発性骨粗鬆症の診断基準（1996年改訂版）. Osteoporosis Japan 1996；4：643-53.
3) 日本骨代謝学会：ステロイド性骨粗鬆症の管理と治療ガイドライン（2014改訂版）.
4) FRAX® (Fracture Risk Assessment Tool)―WHO作成骨折リスク評価ツール. [http://www.shef.ac.uk/FRAX/index.aspx?lang=jp]
5) 日本骨代謝学会骨代謝マーカー検討委員会（西澤良記, 太田博明, 三浦雅一）：骨粗鬆症診療における骨代謝マーカーの適正使用ガイドライン（2012年版）. Osteoporosis Japan 2012；20：31-55.
6) Genant HK, Wu CY, van Kuijuk C, et al.: Vertebral fracture assessment using semiquantitative technique. J Bone Miner Res 1993；8：1137-48.

（執筆者）坂根正孝（筑波学園病院）

薬物治療

1. 主な治療薬と治療効果の評価

わが国で承認されている主な骨粗鬆症の治療薬には，ビスホスホネート系薬，選択的エストロゲン受容体モジュレーター（SERM），ビタミン D_3 系薬，女性ホルモン薬，カルシトニン製剤，カルシウム製剤，テリパラチド（遺伝子組換え），メナテトレノン（ビタミン K_2）がある[1]．また，2012年にはRANKL阻害薬であるデノスマブが承認されている．

▶図6 に示すように，骨粗鬆症治療薬はこれまで骨吸収抑制薬のみで構成されていたが，最近になって骨形成促進薬や骨吸収を強力に抑制するものの骨形成の抑制作用の弱い薬剤

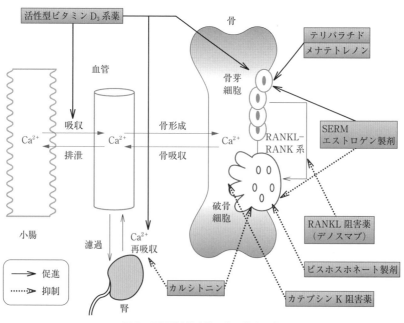

図6 骨粗鬆症治療薬の作用機序一覧

表 1　骨粗鬆症治療薬の有効性の評価一覧

分　類	薬物名	骨密度	椎体骨折	非椎体骨折	大腿骨近位部骨折
カルシウム製剤	L-アスパラギン酸カルシウム	B	B	B	C
	リン酸水素カルシウム	B	B	B	C
女性ホルモン薬	エストリオール	C	C	C	C
	結合型エストロゲン*1	A	A	A	A
	エストラジオール	A	B	B	C
活性型ビタミン D3 系薬	アルファカルシドール	B	B	B	C
	カルシトリオール	B	B	B	C
	エルデカルシトール	A	A	B	C
ビタミン K2 製剤	メナテトレノン	B	B	B	C
ビスホスホネート系薬	エチドロン酸	A	B	C	C
	アレンドロン酸	A	A	A	A
	リセドロン酸	A	A	A	A
	ミノドロン酸	A	A	C	C
	イバンドロン酸	A	A	B	C
SERM	ラロキシフェン	A	A	B	C
	バゼドキシフェン	A	A	B	C
カルシトニン製剤*2	エルカトニン	B	B	C	C
	サケカルシトニン	B	B	C	C
副甲状腺ホルモン薬	テリパラチド（遺伝子組換え）	A	A	A	C
	テリパラチド酢酸塩	A	A	C	C
抗 RANKL 抗体薬	デノスマブ	A	A	A	A
その他	イプリフラボン	C	C	C	C
	ナンドロロン	C	C	C	C

＊1：骨粗鬆症は保険適用外　＊2：疼痛に関して鎮痛作用を有し，疼痛を改善する（A）
薬物に関する「有効性の評価（A，B，C）」
　骨密度上昇効果　　　　　　　　　　　骨折発生抑制効果（椎体，非椎体，大腿骨近位部それぞれについて）
　　A：上昇効果がある　　　　　　　　A：抑制する
　　B：上昇するとの報告がある　　　　B：抑制するとの報告がある
　　C：上昇するとの報告はない　　　　C：抑制するとの報告はない
（骨粗鬆症の予防と治療ガイドライン作成委員会（編）：骨粗鬆症の予防と治療ガイドライン 2015 年版．ライフサイエンス出版，2015．より転載）

が新規に登場してきている．したがって，薬剤選択のうえで，患者の骨量減少機序が骨吸収亢進型と骨形成低下型のどちらが主体かによって薬剤の選択が可能な状況となった．

臨床で最も使用されている治療薬はビスホスホネート製剤であり，骨粗鬆症の予防と治療ガイドライン 2015 年版 ▶表1 では，アレンドロン酸（アレンドロネート），リセドロン酸（リセドロネート），デノスマブが骨密度，椎体骨折，非椎体骨折，大腿骨近位部骨折の全てにおいて，使用することが強く勧められる（推奨グレード A）とされた[1]．SERM は骨密度，椎

体骨折においては，推奨グレード A とされ，70 歳未満の閉経後骨粗鬆症患者においては，乳がんリスク軽減効果があり，閉経後の代謝異常を是正できる効果が期待される[2),3)]．ビスホスホネート製剤を用いることができない患者（30 分以上体を起こしていることのできない，または遵守できない患者）に対しては，RANKL 阻害薬であるデノスマブも新たな選択肢となった[4)]．テリパラチドは骨形成促進作用があり骨粗鬆症に対する効果は高いが薬価も高いため，英国ではテリパラチドよりもデノスマブの方が費用対効果は良いと評価されてい

る[5]．日本人の高齢者は食事によるカルシウム摂取量が不足しがちであり，カルシウムの吸収効率を上げるために活性型ビタミンD_3製剤が基礎治療薬として併用されることが多い[2]．

治療効果の評価には骨代謝マーカーが有用である ▶図4．

骨吸収抑制薬の投与後，骨吸収マーカーの変化に3ヶ月程度遅れて骨形成マーカーの低下が起こる．このため，投与後短期間での薬物治療の効果の評価には骨吸収マーカーが有用で，薬物投与後6ヶ月を越えた時点での薬効評価ではBAPなどの骨形成マーカー測定が有用となる．骨代謝マーカーの基準範囲の下限を下回る骨代謝回転の過剰抑制が長期間にわたってみられる場合，休薬・中止を考慮することが推奨されている[1]．骨形成促進薬であるテリパラチドの薬効の判定には骨形成マーカーであるPINPの有用性が報告され，血清BAPでは薬物投与後の変化が小さく，過小評価につながると報告されている[1]．

2. 各治療薬の特徴

1）ビスホスホネート系薬（BP）

❖ 作用機序

カルシウムとBPのリン酸が結合し，骨に集積される．骨リモデリングの際に，基質が溶かされ，遊離したBPは破骨細胞の食作用によって細胞内に取り込まれる．破骨細胞内において，非窒素含有BP（第一世代）はATPのつかさどる反応の阻害，窒素含有BP（第二世代，第三世代）はタンパク質のプレニル化にかかわるメバロン酸経路の阻害にて，破骨細胞のアポトーシスを引き起こし，骨吸収を抑制する．

❖ 化学構造，製剤の臨床上の影響

ビスホスホネート系薬は，P-C-P構造を基本骨格とする．この基本骨格で，2個のホスホン酸アニオン基（ホスホネート）が炭素と共有結合していることが「ビスホスホネート」の名称と，薬の作用の由来である．長い側鎖（ ▶図7 ）

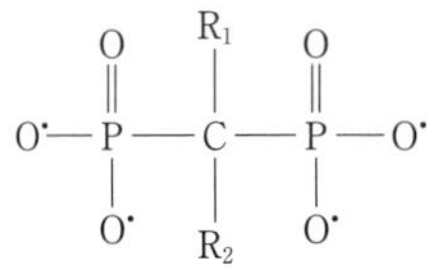

図7　ビスホスホネート薬の基本骨格

でR_2）は化学的性質，作用様式，薬効強度を決定する．短い側鎖（R_1）は主に化学的性質と薬物動態に影響するとされる．

❖ 使用上の注意

① 服用の際の注意事項

第二，第三世代BP（経口製剤）は，起床時にコップ1杯の水（180 mL）で服用し，その後30分横にならず，ほかの医薬品，飲食物との併用不可という多くの制限がある．服薬を継続するうえでの課題としてあげられていたが，週1回製剤，月1回製剤が開発され，また静注製剤による投与経路変更の工夫がされた製剤も市販されている．

② 主な副作用

主な副作用として，上部消化管潰瘍（経口製剤）や顎骨壊死があり，持続する胸やけ，心窩部痛，歯周囲疼痛や腫脹，顎のしびれ感や重たい感じなど注意が必要である．長期間にわたるビスホスホネート系薬の使用が特に大腿骨の転子下で骨代謝回転の過剰な抑制により，骨の小さなひびが治らず，非定型の骨折を引き起こすと考えられている．最近の研究ではBPによる炎症反応やカルシウムの血中濃度の増減が女性の心房細動の要因になることも報告されているが，因果関係は不明である．

③ 薬物動態

BPは消化管吸収率が非常に悪く，吸収されなかった未変化体に起因して，消化器系の副作用（胃部不快感，悪心など）が発現する頻度が高いが，その場合，静注製剤への変更を考慮する．一方，吸収されたBP（エチドロン酸，リセドロン酸）は，主に腎臓で排泄されるので，重度な腎機能障害を持つ患者には禁忌のため注意が必要である．

また，胎盤通過，乳汁への移行するため，妊婦や妊娠している可能性がある婦人には禁忌（アレンドロン酸以外）であり，投与中は授乳を中止する．

2）選択的エストロゲン受容体モジュレーター（SERM）

❖ 作用機序

閉経後骨粗鬆症は更年期におけるエストロゲン分泌量の低下が原因であり，閉経後女性にエストロゲンを補充することにより，骨量の減少が抑制される．SERM（ラロキシフェン，バゼ

ドキシフェン）は組織特異的に，骨代謝ではエストロゲン受容体（ER）アゴニスト，骨代謝以外ではアンタゴニストとして作用するため，脂質代謝異常，乳がんのリスクも低下させる．

❖ 化学構造，製剤の臨床上の影響

ベンゼン環と5員複素環が縮合した複素環骨格（ベンゾチオフェン骨格：ラロキシフェン，インドール骨格：バゼドキシフェン）にER結合に必須であるフェノール環が結合する．複素環骨格に結合した長い側鎖によって，リガンドとERの複合体の三次元構造に変化をもたらすことにより，組織特異性が生じる．

❖ 使用上の注意

1日1回食事や時間に関係なく服用できる．SERMは深部静脈血栓症（DVT）や子宮内膜の異常増殖を促しがん化する可能性があり，下肢の腫脹や疼痛に注意し，子宮がんの定期的なモニタリングが必要である．

3）活性型ビタミンD_3系薬

❖ 作用機序

活性型ビタミンD_3（カルシトリオール）は小腸粘膜細胞核内受容体を介して，刷子縁（brush border）の複数のタンパク発現を増加させることによってカルシウムの小腸における吸収を促進する．また，腎臓におけるカルシウム再吸収を促進する．骨においては骨芽細胞を介して破骨細胞の形成・分化を促進し，骨吸収を改善する．ただし，最近カルシトリオールあるいはその誘導体は，骨形成をも促進すると報告されている[8]．

❖ 化学構造，製剤の臨床上の影響

食物中のプロビタミンDが紫外線によってビタミンDに変換され，肝臓で25位の水酸化を受け，さらに腎臓で1α位の水酸化を受けて活性型のビタミンD_3になる．エルデカルシトール（販売名：エディロール®）は活性型ビタミンD_3の誘導体で，2位はヒドロキシプロピルオキシ基である ▶図8 ．

❖ 使用上の注意

本剤投与中，血清カルシウム値の定期的測定を行い，高カルシウム血症とならないように注意する．なお，エルデカルシトールは動物実験において，胎児の奇形，乳汁中への移行などが報告されており，妊婦・授乳婦に対する投与は禁忌である．

4）RANKL阻害薬：デノスマブ

❖ 作用機序/標的分子

RANKL（receptor activator of NF-κB ligand）は破骨細胞およびその前駆細胞に発現するRANKを介して破骨細胞への分化や活性化などを調節する．デノスマブはRANKLに対して特異的に結合することによりRANK/RANKL経路を阻害し，その結果，破骨細胞の分化・活性化の抑制を通じて骨吸収を抑制する．

❖ 化学構造，製剤の臨床上の影響

デノスマブはIgG2に属する完全ヒト型モノクローナル抗体である．448アミノ酸残基からなるH鎖2分子と，215アミノ酸残基からなるL鎖2分子で構成される単量体型の免疫グロブリン（IgG）である．

❖ 使用上の注意

高齢者においては，重度の腎障害を有する患者の場合に低カルシウム血症を起こす可能性があるため，注意しなければならない．主な重大な副作用として，低カルシウム血症を起こす可能性があるため，血清カルシウム値が高値では

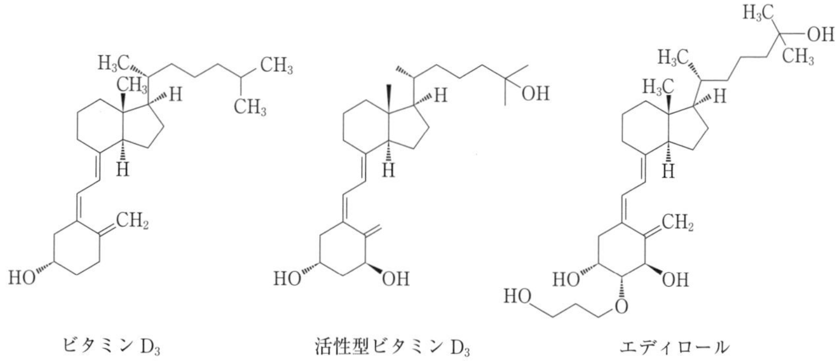

ビタミンD_3　　　　活性型ビタミンD_3　　　　エディロール

図8　ビタミンD_3構造式の違い

ない限り，毎日カルシウムおよびビタミンD
の補充をする．用法・用量が異なるが同一成分
であるランマーク®皮下注用においては低カル
シウム血症を注意喚起する安全性速報が出され
ている．

5）副甲状腺ホルモン：テリパラチド

❖ 作用機序

骨芽細胞への分化の促進や骨芽細胞のアポ
トーシス抑制などにより，骨形成を促進させ
る．P1NPを特異的に上昇させて，リモデリン
グの促進とともに骨組織量を増加させる．骨癒
合を期待してテリパラチド製剤を用いることも
ある．

❖ 化学構造，製剤の臨床上の影響

テリパラチドは，ヒト副甲状腺ホルモンの活
性部分であるN端側34個のアミノ酸で構成さ
れている．テリパラチド（遺伝子組換え）の連
日自己注射用製剤と，テリパラチド酢酸塩の1
週間に1回投与の皮下注射用製剤の2種類の製
剤がある．

❖ 使用上の注意

原発性の悪性骨腫瘍や転移性骨腫瘍，高カル
シウム血症，副甲状腺機能亢進症，骨パジェッ
ト病など，禁忌が多数あるため，使用にあたっ
ては留意する必要がある．テリパラチド製剤は
投与量を多くしたり投与期間を長くしたりする
と，それに応じて骨肉腫の発生確率が高くなる
ことが動物実験で明らかになっており，投与日
数の合計が，連日自己注射用製剤は24ヶ月，
週1皮下注射用製剤は72週間と制限がある．

6）カルシウム製剤

❖ 作用機序

カルシウムは骨の構成成分であり，骨にとっ
ては必要不可欠な栄養素である．カルシウム製
剤投与によりカルシウムが充足することで，ヒ
ト副甲状腺ホルモン分泌が抑制され，骨の代謝
回転が低下し骨吸収も減少する．

❖ 使用上の注意

腎機能が低下するとリンの尿中排泄量低下に
つながり，血清リン値が高くなる．カルシウ
ム・リン積は一定の法則があるため，低Ca血
症になり，副甲状腺ホルモン（PTH）分泌が
促進されるため，適正血中Ca濃度維持に留意
しながら透析の患者には注意して投与する[10]．

高カルシウム血症の患者，腎結石のある患

者，重篤な腎不全のある患者には禁忌である．
また，活性型ビタミンD_3製剤を投与中の患
者，ジギタリス製剤を投与中の患者，高カルシ
ウム血症が現れやすい病態の患者には慎重に投
与すべきである．

長期投与により血中および尿中カルシウムが
高値になることがあるので，長期投与する場合
には定期的に血中または尿中カルシウムを検査
することが望ましい．

近年，カルシウム摂取と心血管疾患の関係が
報告されている．サプリメント，カルシウム薬
として1回に500 mg以上摂取しないように注
意する必要がある．また，ビタミンD_3との併
用時には高カルシウム血症にも注意が必要であ
る[1]．

7）女性ホルモン薬

❖ 作用機序

骨芽細胞，破骨細胞の核内にはエストロゲン
受容体（ER）が存在する．エストロゲンは，
骨吸収抑制作用と骨形成促進作用がある．骨吸
収抑制作用は，骨吸収抑制に働くカルシトニン
分泌促進[7]，IL-6のような破骨細胞形成を促進
するサイトカインの転写抑制[8]，破骨細胞のア
ポトーシス促進によるもの[8]である．骨形成促
進作用は，骨芽細胞と骨細胞のアポトーシスの
抑制によるものである[8]．

❖ 化学構造，製剤の臨床上の影響

ステロイド骨格を持つ．芳香化されたA環
とその3位の水酸基は，ERに結合するために
必須構造である．

❖ 使用上の注意

エストロゲン製剤はCYP3A4で代謝され，
バイオアベイラビリティが約5％と初回通過効
果を十分に受ける医薬品である．骨粗鬆症の患
者は多くが高齢者であり，肝機能の低下がみら
れる患者には，肝臓での濃度上昇による副作用
回避のために経皮テープ剤を選択することが有
効である．また，CYP3A4阻害薬により血中
濃度増加，CYP3A4誘導薬により血中濃度減
少の恐れがある．

エストロゲン依存性悪性腫瘍（子宮がん，乳
がん）があるため，投与開始後は定期的に乳房
検診ならびに婦人科検診を行う．主な重大な副
作用には静脈血栓塞栓症，血管性静脈炎がある．

8) ビタミン K_2 製剤

❖ 作用機序/標的分子

骨基質タンパク質のオステオカルシンがハイドロキシアパタイトと結合するためには，オステオカルシンの構成アミノ酸であるグルタミン酸残基の γ-カルボキシル化反応が必須である．ビタミン K は，このカルボキシル化反応に補酵素として作用して骨形成を促進し，骨吸収の抑制作用も有する[11]．

❖ 化学構造，製剤の臨床上の影響

ビタミン K_2 の中でもメナキノン-4 が光によって分解し，着色が強くなる．

❖ 使用上の注意

ワルファリンは肝細胞内のビタミン K 代謝サイクルを阻害し，凝固能のない血液凝固因子を産生することにより抗凝固作用，血栓形成の予防作用を示す．ビタミン K_2 製剤はワルファリンの作用を減弱するため，ワルファリンの併用は禁忌である．

ビタミン K_2 製剤は脂溶性であり，空腹時投与で吸収が低下するため，必ず食後に服用する．

9) カルシトニン製剤

❖ 作用機序/標的分子

カルシトニンは，破骨細胞や前破骨細胞に存在するカルシトニン受容体を介して，破骨細胞の機能を抑制する骨吸収抑制薬である．また，主に中枢セロトニン神経系を介した鎮痛効果を有する．

❖ 化学構造，製剤の臨床上の影響

カルシトニン製剤には，サケカルシトニンとエルカトニン（ウナギカルシトニン合成誘導体）がある．これらのカルシトニンは哺乳類のカルシトニンより強い作用を有する．

❖ 使用上の注意

適応は骨粗鬆症そのものではなく，骨粗鬆症における疼痛である．連用によりエスケープ現象が出現する[2]．これはカルシトニン製剤の連投によって，カルシトニン受容体のダウンレギュレーションが起こるためであると考えられ，長期の漫然とした使用は勧められない[9]．ビスホスホネート製剤との併用は急速に血清カルシウム値を低下させる恐れがあるため，注意が必要である．

3. 治療薬のまとめ

治療後の骨量測定で治療前と比べて有意な増加がみられれば治療効果ありと判定できる．ただし，骨吸収抑制薬による骨量増加率と骨折抑制効果には必ずしも強い相関がみとめられないことも明らかにされている．したがって，有意な骨量減少がみられる場合以外では治療効果を不良とする判断基準にはなりにくく，骨代謝マーカーなども含めた総合的な判定が望まれる[1]．骨粗鬆症治療薬の選択にあたっては各治療薬の特徴を十分に理解し，最新ガイドラインや臨床試験結果を参考にすることはもちろんのこと，患者の病態だけでなく，生活環境などを踏まえたうえで患者とともに適切な治療薬を選択することが望ましい．

参考文献

1) 骨粗鬆症の予防と治療ガイドライン作成委員会（編集），（折茂 肇，他）：骨粗鬆症の予防と治療ガイドライン 2011 年版．ライフ・サイエンス出版，2012．

2) 堀 正二，菅野健太郎，門脇 孝，乾 賢一，林 昌洋（編），高久史麿（監修）：治療薬ハンドブック 2014 薬剤選択と処方のポイント．じほう，2014．pp. 733-55．

3) 田中 栄（編）：骨代謝 つくり，壊し，変える―そのメカニズムと最新治療分子機構から骨粗鬆症・リウマチなど骨疾患への応用まで．羊土社，2014．pp. 192-201．

4) The National Osteoporosis Guideline Group (NOGG)：Guideline for the diagnosis and management of osteoporosis in postmenopausal women and men from the age of 50 years in the UK 2014. http://www.shef.ac.uk/NOGG/NOGG_Pocket_Guide_for_Healthcare_Professionals.pdf［2014 年 9 月 26 日アクセス］

5) National Institute for health and Clinical Excellence (NICE)：Denosumab for the prevention of osteoporotic fractures in postmenopausal women. 2010. http://www.nice.org.uk/guidance/ta204/resources/osteoporotic-fractures-denosumab-final-appraisal-determination-document2［2014 年 9 月 26 日アクセス］

6) 北原光夫，上野文昭，越前宏俊（編）：高久史麿，矢崎義雄（監修）：治療薬マニュアル 2014．医学書院，2014．pp. 1085-122．

7) 若槻明彦：骨粗鬆症 Osteoporosis（症例・プライマリー・ケア（救急）Case Study and Primary Care Medicine）．日本産科婦人科學會雜誌 2006；58(3)："N-27"-"N-31"．

8) デービッド E. ゴーラン，アーメン H. タシジアン，Jr（編），清野 裕（日本語版監修）：骨・ミネラル代謝の薬理学：ハーバード大学テキスト 病態生理に基づく臨床薬理学．メディカル・サイエンス・インターナショナル，2006．pp. 513-29．

9) 浦部晶夫，島田和幸，川合眞一（編）：今日の治療薬（2014 年度版）．南江堂，2014．pp. 431-47．

10) 平田純生（編著）：腎不全と薬の使い方 Q & A―腎

不全時の薬物投与一覧—. じほう, 2005. p. 307.

11) 小佐野博史, 青山隆夫, 山田安彦（編著）: 薬学テキストシリーズ 薬物治療学. 砂金信義（執筆）:

骨・関節. 朝倉書店, 2009. p. 355.

（執筆者）小茂田昌代（東京理科大学）

骨吸収抑制薬：ビスホスホネート系薬

一般名	販売名（商品名）	標的分子/作用機序		コメント
エチドロン酸二ナトリウム	ダイドロネル®	破骨細胞内でのATP修飾によるATPとの競合阻害		朝起床時に水約180 mLとともに服用, 服用後少なくとも30分は横にならない
リセドロン酸ナトリウム水和物	アクトネル® ベネット®	ファルネシル-二リン酸ファルネシルトランスフェラーゼ	阻害	
ミノドロン酸水和物	ボノテオ® リカルボン®			副作用：胃・十二指腸障害, 顎骨壊死
アレンドロン酸ナトリウム水和物	フォサマック® ボナロン®			経口剤と4週に1回の静注剤
イバンドロン酸ナトリウム水和物	ボンビバ®			経口剤と1ヶ月に1回の静注剤

骨吸収抑制薬：選択的エストロゲン受容体モジュレーター（SERM）

一般名	販売名（商品名）	標的分子/作用機序	コメント
ラロキシフェン塩酸塩	エビスタ®	エストロゲン受容体	閉経後骨粗鬆症 副作用：静脈血栓塞栓症
バゼドキシフェン酢酸塩	ビビアント®		

骨形成促進薬：活性型ビタミンD₃系薬

一般名	販売名（商品名）	標的分子/作用機序		コメント
アルファカルシドール	アルファロール® ワンアルファ®	ビタミンD受容体	刺激	血清カルシウム値の定期的測定（過量投与を防ぐため）
カルシトリオール	ロカルトロール®			
エルデカルシトール	エディロール®			エルデカルシトール・禁忌：妊婦, 授乳婦

骨吸収抑制薬：RANKL阻害薬

一般名	販売名（商品名）	標的分子/作用機序		コメント
デノスマブ（遺伝子組換え）	プラリア®	RANKL	阻害	ヒト型抗RANKLモノクローナル抗体製剤 禁忌：低カルシウム血症の患者, 妊婦 重大な副作用：低カルシウム血症

骨形成促進薬：副甲状腺ホルモン薬

一般名	販売名（商品名）	標的分子/作用機序		コメント
テリパラチド（遺伝子組換え）	フォルテオ®	副甲状腺ホルモン受容体	刺激	禁忌：骨ページェット病, 高カルシウム血症, 原発性の悪性骨腫瘍・転移性骨腫瘍, 副甲状腺機能亢進症の患者, 妊婦 投与期間：連日自己注射用製剤は24ヶ月
テリパラチド酢酸塩	テリボン®			テリボン皮下注（週に1回投与）投与期間18ヶ月

カルシウム補給薬：カルシウム製剤

一般名	販売名（商品名）	標的分子/作用機序	コメント
L-アスパラギン酸カルシウム水和物	アスパラ®		禁忌：高カルシウム血症, 腎結石, 重篤な腎不全の患者
リン酸水素カルシウム	リン酸水素カルシウム		長期投与：定期的に血中または尿中カルシウムを検査

骨吸収抑制薬：女性ホルモン薬

一般名	販売名(商品名)	標的分子/作用機序		コメント
エストリオール	エストリール® ホーリン®	エストロゲン受容体	刺激	副作用：血栓症
エストラジオール	エストラーナ® ジュリナ®			

骨形成促進薬：ビタミンK₂製剤

一般名	販売名(商品名)	標的分子/作用機序	コメント
メナテトレノン	グラケー®		骨粗鬆症における骨量・疼痛の改善 禁忌：ワルファリン投与中の患者

骨吸収抑制薬：カルシトニン製剤

一般名	販売名(商品名)	標的分子/作用機序		コメント
サケカルシトニン	カルシトラン®	カルシトニン受容体	刺激	骨粗鬆症における疼痛 併用注意：ビスホスホネート製剤
エルカトニン	エルシトニン®			

1 自己免疫疾患

▣ 病態生理

1. 病態生理

全身性エリテマトーデス（systemic lupus erythematosus：SLE）は，原因不明の全身性自己免疫疾患であり，罹患臓器は，皮膚，関節，腎臓，肺，神経系，漿膜など多岐にわたる．SLE の直接的な病因は不明であるが，自己寛容の破綻による免疫異常が病態形成に関与していると考えられる．SLE では自己抗原を認識する自己抗体が産生され，自己細胞から遊離した自己抗原が抗体と結合し，免疫複合体を形成する．様々な臓器障害は，これらの自己抗体と免疫複合体によって引き起こされると考えられる．

SLE では，死細胞や，免疫複合体のクリアランスが低下しており，自己抗原や，免疫複合体の存在が持続しやすいと考えられる．また，多くの SLE 患者において，B cell activating factor（BAFF）の血清濃度が上昇しているとされる．BAFF の産生増加により，未熟 B 細胞から自己抗体産生能を有する plasmablast や，記憶 B 細胞への分化が促進され，自己抗体の産生が増加すると考えられる[1]．さらに，制御性 T 細胞の数的質的異常も，自己抗体産生能を増強する可能性がある．

一方，自然免疫系の関与も示唆されている．SLE では，死細胞のクリアランス低下や，好中球の NETosis などにより増加した自己由来の遊離した核酸が，それらを認識する Toll-like receptor（TLR）7 や，TLR9 を介して形質細胞様樹状細胞（plasmacytoid dendric cell）を活性化し，I 型インターフェロンの産生が増加する[1]．それにより，自己抗体の産生や自己反応性 T 細胞の活性化などの自己免疫応答を増強すると考えられる．

2. 症状

典型的には，妊娠可能年齢の女性が，原因不明の発熱，関節痛を来し，日光過敏性の頬部紅斑を呈したら，SLE が疑われる．ここでは，SLE に特徴的な症状と，臓器障害の概要をあわせて述べる．

1）関節痛

関節炎による疼痛は，多くの SLE 患者にみとめられる症状の一つであり，しばしば診断の契機となる．多くは移動性，対称性であり，通常，少数の手指関節に腫脹や圧痛がみとめられる．関節リウマチと異なり，関節変形は稀であるが，少数例で非びらん性の関節変形を来すことがあり，Jaccoud 変形と呼ばれる．

2）皮膚粘膜症状

皮膚粘膜症状も頻度の高い症状である．そのうち最も特徴的なのは蝶形紅斑である▶図1．SLE の約 70% にみとめられ，約 40% は初発症状となる．蝶形紅斑は，鼻梁から頬部にかけて広がる紅斑であり，鼻唇溝に及ばないのが特徴である．特に日光への曝露後にみとめられ，数日で消失することが多いが，しばしば再発する．一方，ディスコイド疹は，境界明瞭な紅斑であり，時に潰瘍を形成する．鱗屑や痂皮を伴い，やがて瘢痕化する▶図2．また，多くの患者で口腔，鼻腔粘膜に無痛性潰瘍がみられる．口腔内潰瘍の好発部位は硬口蓋である．脱毛も高頻度にみとめられる．

3）Raynaud 現象

Raynaud 現象とは，寒冷刺激や精神的緊張により手足の末梢動脈が収縮し血流障害を生じることで，皮膚色が変化する現象のことをいう．典型的には蒼白，暗紫色，紅色の順に 3 相性の変化を示す．ほかの臨床症状に先行してみ

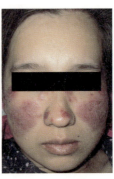
図1　頬部紅斑

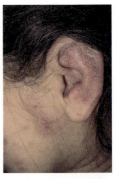
図2　ディスコイド疹

られることが多い.

4) 肺

肺病変として，胸膜炎，胸水貯留，ループス肺炎，間質性肺炎，肺高血圧症，肺胞出血などがみられることがあり，呼吸困難，咳嗽などの原因となりうる．抗リン脂質抗体症候群を合併する場合，肺血栓塞栓症のリスクが高くなる．

5) 心 臓

心外膜炎は比較的頻度の高い病変であり，胸痛の原因となりうる．Libman-Sacks心内膜炎は非細菌性の疣贅性心内膜炎である．通常無症状であるが，弁膜症を生じたり，血栓塞栓症の原因になったりすることがある．心筋炎は稀であるが左室収縮機能障害を来し，心不全を引き起こすことがある．新生児ループスは，母親の自己抗体（抗SS-A抗体，抗SS-B抗体）が胎盤を通過し，胎児や新生児に障害を引き起こす病態であり，房室ブロックなどの心伝導障害を生じることがある．

6) 腎

ループス腎炎は，SLEの半数以上の患者にみとめられ，その予後を規定する臓器病変である．初期は無症状であることが多く，腎生検によって証明される．尿検査異常も発見の契機となる．

7) 神経系

SLEによる神経精神障害をneuropsychiatric SLE（NPSLE）と総称する．約半数は，SLE発症2〜4年以内にみられる．このうち，脳血管障害や痙攣はSLE全体の5〜10%と比較的多い．認知障害もSLEで比較的多いが，多くは軽度である．その他，うつ病，急性錯乱状態（acute confusional state），サイコーシス，不随意運動・舞踏病，脊髄症，視神経炎，末梢神経障害，無菌性髄膜炎などの病型を呈することがある．

8) 血液系

3系統（白血球，赤血球，血小板）の血球減少が高頻度にみとめられる．白血球減少は多くが軽度であり，リンパ球減少が特徴的である．それ自体が感染の危険因子となることは稀であり，通常無症候である．

貧血は，軽度の慢性貧血が多いが，自己免疫性溶血性貧血や，稀に赤芽球癆，再生不良性貧血などによる高度貧血がみられることがある．

血小板減少では，様々な程度の自己免疫性血小板減少症がしばしばみられる．軽度の血小板減少の多くは，治療を要さない慢性経過の自己免疫性血小板減少症であり，出血傾向の原因になることは稀である．しかし，稀に重症の血小板減少がみられることがあり，自己免疫性血小板減少症のみならず，血栓性血小板減少性紫斑病，血球貪食性リンパ組織球症などが原因となることがある．

9) 消化器系

SLE自体による消化管障害や肝胆膵病変はいずれも稀である．腸管の非特異的炎症を伴うループス腸炎や，血管炎，腸平滑筋の機能障害による蠕動不全を来す偽性腸管閉塞（chronic intestinal pseudo-obstruction：CIPO）などがあり，いずれも腹痛，下痢，嘔吐などの消化器症状の原因となりうる．

10) 眼

最も多くみられるのは，シェーグレン症候群合併例における乾燥性角結膜炎である．その他，網膜血管炎，強膜炎，虹彩毛様体炎による視力障害などがある．

3. 診 断

まずSLEの診断について述べる．SLEの診断には，1997年改訂米国リウマチ学会（American College of Rheumatology：ACR）による分類基準が用いられており，11項目中4項目を満たすことが必要である ▶表1 [2),3)]．しかし，SLEの診断に特異性が高いとされる低補体血症が含まれていないこと，神経学的病変が痙攣と精神異常のみであることなどから，感度が低いことが問題とされてきた．

その後，欧米のSystemic Lupus International Collaborating Clinics（SLICC）により，2012年改訂分類基準が提唱された ▶表2 [4)]．その項目は，臨床的項目と免疫学的項目に分けられ，免疫学的項目においては，低補体血症と直接Coombs試験陽性が追加された．診断には両項目の各1項目以上を含む4項目以上を満たすことが必要である．また，抗核抗体または抗二本鎖DNA抗体が陽性で腎生検でループス腎炎が証明される場合もSLEと診断される．この改訂分類基準は，1997年ACR改訂基準と比較して特異度は低かったが，感度は高かった ▶表3 [4)]．

表1 SLEの診断基準（1997年ACR改訂分類基準）

1.	頬部紅斑
2.	円板状皮疹 （ディスコイド疹）
3.	日光過敏
4.	口腔潰瘍 （無痛性）
5.	関節炎 （非びらん性）
6.	漿膜炎 （胸膜炎，心膜炎）
7.	腎障害 （尿タンパク，細胞性円柱）
8.	神経学的病変 （痙攣，精神症状）
9.	血液学的異常	（溶血性貧血，白血球減少（4,000/μL以下）・リンパ球減少（1,500/μL以下），血小板減少（10万/μL以下））
10.	免疫学的異常	（抗DNA抗体，抗Sm抗体，抗リン脂質抗体）
11.	抗核抗体

上記4項目以上でSLEと分類する（出現時期は一致しなくてもよい）．
(Hochberg MC：Updating the American College of Rheumatology revised criteria for the classification of systemic lupus erythematosus. Arthritis Rheum 1997：40：1725. および Tan EM, Cohen AS, Fries JF, et al.：The 1982 revised criteria for the classification of systemic lupus erythematosus. Arthritis Rheum 1982：25：1271-7. より改変転載)

表2 2012年改訂分類基準（SLICC）

《臨床的項目》
1. 急性皮膚ループス
2. 慢性皮膚ループス
3. 口腔潰瘍
4. 非瘢痕性脱毛
5. 滑膜炎
6. 漿膜炎
7. 腎障害
8. 神経学的病変
9. 溶血性貧血
10. 白血球減少（4,000/μL以下），リンパ球減少（1,000/μL以下）
11. 血小板減少（10万/μL以下）
《免疫学的項目》
1. 抗核抗体
2. 抗二本鎖DNA抗体
3. 抗Sm抗体
4. 抗リン脂質抗体
5. 低補体
6. 直接Coombs試験陽性（溶血性貧血なし）

臨床的項目と免疫的項目の各1項目以上，合計4項目を満たせばSLEと分類する．なお，項目が同時に出現する必要はない．腎生検でループス腎炎が証明され，抗核抗体か抗二本鎖DNA抗体が陽性であればSLEと分類する．
(Petri M, Orbai AM, Alarcón GS, et al.：Derivation and validation of the Systemic Lupus International Collaborating Clinics classification criteria for systemic lupus erythematosus. Arthritis Rheum 2012：64：2677-86. より改変転載)

4. 検 査

1）血液検査

① 血 算

前述したとおり，3系統（白血球，赤血球，血小板）の血球減少がしばしばみとめられる．貧血が自己免疫性溶血性貧血の場合，網赤血球数の増加，血清間接ビリルビンの上昇，血清ハプトグロビンの低下，直接Coombs試験陽性などがしばしばみられる．血小板減少が，自己免疫性血小板減少症の場合，PA-IgGの上昇がみられる．

② 免疫学的検査

抗核抗体や，抗二本鎖DNA抗体，抗Sm抗体，抗リン脂質抗体（抗カルジオリピン抗体，ループスアンチコアグラント）などの自己抗体が陽性となる．また，低補体血症（C3，C4，CH50低値）や，直接Coombs試験陽性などもみられる．抗SS-A抗体，抗SS-B抗体，抗RNP抗体なども陽性になることがある．

2）尿検査

ループス腎炎が合併する場合，タンパク尿や，尿潜血，細胞性円柱などの沈渣異常がみと

表3 ACR基準とSLICC基準の感度・特異度

	1997年ACR基準	SLICC基準
感 度	83%	97%
特異度	96%	84%

(Petri M, Orbai AM, Alarcón GS, et al.：Derivation and validation of the Systemic Lupus International Collaborating Clinics classification criteria for systemic lupus erythematosus. Arthritis Rheum 2012：64：2677-86. より改変転載)

められることがある．早期の診断，治療が腎予後を改善しうることから，1日1g以上のタンパク尿，または0.5g以上のタンパク尿と赤血球や細胞性円柱などの沈渣異常，ほかに原因が考えられない血清クレアチニンの上昇などがみられれば，腎生検を積極的に施行することが推奨されている．

表4 ループス腎炎の ISN/RPS 2003 年分類

Ⅰ型	微小メサンギウムループス腎炎
	光学顕微鏡では糸球体は正常であるが,蛍光抗体法ではメサンギウムに免疫沈着物がみとめられる.
Ⅱ型	メサンギウム増殖性ループス腎炎
	光学顕微鏡でメサンギウム細胞増殖（程度は問わない）あるいはメサンギウムに限局した基質の拡大がみとめられ,メサンギウムに免疫沈着物がみとめられる.蛍光抗体法あるいは電子顕微鏡において孤立性の上皮下または内皮下沈着物が僅かにみとめられる場合もあるが,光学顕微鏡ではみとめられない.
Ⅲ型	巣状ループス腎炎
	活動性あるいは非活動性,分節性ないし全節性,管内性ないし管外性の巣状糸球体腎炎で,全糸球体の 50% 未満に病変がみとめられる.典型例では巣状の内皮下免疫沈着物がみとめられ,メサンギウム変化は伴っても伴わなくてもよい.
Ⅲ（A）	活動性病変：巣状増殖性ループス腎炎
Ⅲ（A/C）	活動性および慢性病変：巣状増殖性および硬化性ループス腎炎
Ⅲ（C）	糸球体瘢痕を伴う慢性非活動性病変：巣状硬化性ループス腎炎
Ⅳ型	びまん性ループス腎炎
	活動性または非活動性,分節性または全節性,管内性または管外性のびまん性糸球体腎炎で,全糸球体の 50% 以上に病変がみとめられる.典型例ではびまん性の内皮下免疫沈着物がみとめられ,メサンギウム変化は伴っても伴わなくてもよい.びまん性のワイヤーループ状沈着物を有するが,メサンギウム細胞増殖が軽度あるいはない例もこの型に含まれる.
Ⅳ-S（A）	活動性病変：びまん性分節性増殖性ループス腎炎
Ⅳ-G（A）	活動性病変：びまん性全節性増殖性ループス腎炎
Ⅳ-S（A/C）	活動性および持続性病変：びまん性分節性増殖性および硬化性ループス腎炎
Ⅳ-G（A/C）	活動性および持続性病変：びまん性全節性増殖性および硬化性ループス腎炎
Ⅳ-S（C）	瘢痕を伴う持続性非活動性病変：びまん性分節性硬化性ループス腎炎
Ⅳ-G（C）	瘢痕を伴う持続性非活動性病変：びまん性全節性硬化性ループス腎炎
Ⅴ型	膜性ループス腎炎
	光学顕微鏡により,あるいは蛍光抗体法または電子顕微鏡により,全節性または分節性の上皮下免疫沈着物,あるいはその形態学的遺残がみとめられる.メサンギウム変化は伴う場合と伴わない場合がある.Ⅴ型ループス腎炎はⅢ型もしくはⅣ型と複合する場合があり,その場合には両者を併記した診断名とする.Ⅴ型ループス腎炎は進行した硬化性病変を示す場合がある.
Ⅵ型	進行した硬化性ループス腎炎
	糸球体の 90% 以上が全節性硬化を示し,残存腎機能はみとめられない.

(Weening JJ, D'Agati VD, Schwartz MM, et al.：The classification of glomerulonephritis in systemic lupus erythematosus revisited. J Am Soc Nephrol 2004；15：241-50. より改変転載)

3）画像検査

①胸部 X 線

心囊液貯留による心拡大や,胸水貯留による肋骨横隔膜角の鈍化がみられることがある.

②心臓超音波検査

心囊液貯留による心膜腔の無エコー域や,肺高血圧症による三尖弁逆流,推定右室圧の上昇,心筋炎による左室収縮障害がみられることがある.

4）腎生検

組織学的に ISN/RPS（International Society of Nephrology/Renal Pathology Society）改訂分類により,Ⅰ型からⅥ型に分類される[5] ▶表4 . そのうち,重症度の高い増殖性糸球体腎炎は,Ⅲ型（巣状）とⅣ型（びまん性）に分類される.

5. 治療概要

SLE の活動性がある場合,その臓器病変の重症度に応じて治療内容が決定される ▶図3 [6].

皮疹や関節炎などの軽症例では,非ステロイド性抗炎症薬（non-steroidal anti-inflammatory drugs：NSAIDs）やステロイド外用薬が使用され,効果不十分の場合は少量の経口プレドニゾロン（prednisolone：PSL）が考慮される.

Ⅲ型,Ⅳ型のループス腎炎や,意識障害や痙攣を伴う NPSLE といった重症の臓器障害には,高用量ステロイド（PSL 1 mg/kg/日程度）

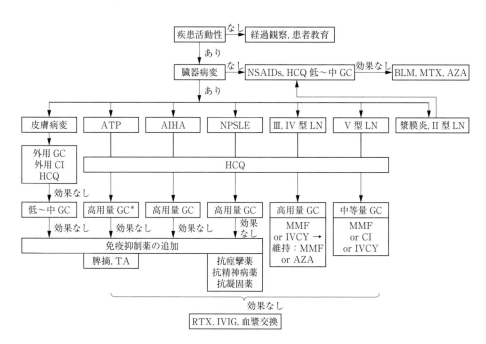

図3 SLEの治療アルゴリズム
(Xiong W, Lahita RG : Pragmatic approaches to therapy for systemic lupus erythematosus. Nat Rev Rheumatol 10 : 97-107, 2014. より改変転載)

やステロイドパルス療法（methylprednisolone 500〜1,000 mg/日を3日間）と，日本で保険適応のあるシクロホスファミド間歇静注療法（intravenous cyclophosphamide : IVCY）の追加が考慮される．なお，V型ループス腎炎においては，IVCYのほかに，タクロリムスやシクロスポリンといったカルシニューリン阻害薬の追加が適応となる．治療において，血球減少であれば血算が，ループス腎炎であれば尿タンパクや沈渣が，胸膜炎であれば胸部X線所見が，心膜炎であれば心臓超音波所見が，その指標となる．

わが国においても，ヒドロキシクロロキン（hydroxychloroquine : HCQ）は2015年9月に市販された．また，2016年5月にミコフェノール酸モフェチル（mycophenolate mofetil : MMF）もループス腎炎に対して適応追加された．また，B細胞を治療標的とした分子標的薬であるリツキシマブ（rituximab），ベリムマブ（belimumab）も注目されている．リツキシマブは，B細胞表面抗原CD20に対するキメラ抗体である．複数の観察研究において標準的治療抵抗例での有効性が示されており，難治例で考慮される．しかし，2つのrandomized controlled trial（RCT）では，中等症以上のSLE患者において治療反応性にplaceboとの有意差はみられず，SLEにおける有効性はまだ議論の余地がある．一方，ベリムマブは可溶性BAFFに対する完全ヒト型モノクローナル抗体であり，2つのRCTにおいて，標準的治療抵抗例での安全性と有効性が示され，2011年にFood and Drug Administration（FDA）に認可された．しかし，活動性の高いループス腎炎や，中枢神経ループスに対する十分な効果は示されておらず，活動性が高く，難治の関節炎や皮膚病変などに投与が考慮される．

参考文献

1) Kiefer K, Oropallo MA, Cancro MP, Marshak-

Rothstein A : Role of type I interferons in the activation of autoreactive B cells. Immunol Cell Biol 2012 ; 90 : 498-504.
2) Hochberg MC : Updating the American College of Rheumatology revised criteria for the classification of systemic lupus erythematosus. Arthritis Rheum 1997 ; 40 : 1725.
3) Tan EM, Cohen AS, Fries JF, et al. : The 1982 revised criteria for the classification of systemic lupus erythematosus. Arthritis Rheum 1982 ; 25 : 1271-7.
4) Petri M, Orbai AM, Alarcón GS, et al. : Derivation and validation of the Systemic Lupus International Collaborating Clinics classification criteria for systemic lupus erythematosus. Arthritis Rheum 2012 ; 64 : 2677-86.
5) Weening JJ, D'Agati VD, Schwartz MM, et al. : The classification of glomerulonephritis in systemic lupus erythematosus revisited. J Am Soc Nephrol 2004 ; 15 : 241-50.
6) 田村直人 : Ⅳ. 関節リウマチ以外の膠原病, 話題の疾患-1. 全身性エリテマトーデス. 日本内科学会雑誌 2014 ; 103 : 2465-72.

（執筆者）高橋広行（筑波大学）
坪井洋人（筑波大学）
（取りまとめ）住田孝之（筑波大学）

薬物治療

1. 副腎皮質ステロイド薬（ステロイド薬）

ステロイドは糖質コルチコイドと鉱質コルチコイドに大別されるが，免疫抑制および抗炎症作用を有するのは糖質コルチコイドである．しかし，コルチゾンなどの天然の糖質コルチコイドは鉱質コルチコイド活性を併せ持つため，プレドニゾロン，メチルプレドニゾロン，トリアムシノロン，ベタメタゾン，デキサメタゾンなどの合成ステロイド薬が広く用いられている．これらの糖質コルチコイド薬は，SLEをはじめとする自己免疫疾患や多くの難治性疾患の治療薬として重要であるが，一方，副作用も軽症のものから重症のものまで多岐にわたっており，特に長期間の使用には十分な注意が必要である．

糖質コルチコイドの薬理作用は細胞内に存在する糖質コルチコイド受容体（GR）を介して現れる．GRは非活性化状態では熱ショックタンパク質（heat shock protein : HSP）と結合した状態で細胞質に存在する．糖質コルチコイドが標的細胞の細胞膜を通過して細胞内に入り，GRと結合すると，HSPは受容体から遊離する．糖質コルチコイド・GRの複合体は2量体を形成して核内に移行し，転写因子としてDNAの特異的結合配列（glucocorticoid-response element : GRE）に結合する．これによりGREを5′末端のプロモーター領域に持つ特異的遺伝子の転写が促進され，mRNAの合成を経てタンパク質が産生される（転写促進作用 : transactivation）．たとえば，糖質コルチコイドによってホスホリパーゼA_2（PLA_2）を阻害するタンパク質（リポコルチンⅠ : lipocortin Ⅰ）などが合成され，PGsやLTsなどのアラキドン酸代謝物の産生は抑制される．また，糖質コルチコイド・GR複合体は核内でNF-κBやAP-1といった炎症に深くかかわっている転写因子の活性を阻害することで特定の遺伝子の発現を強力に阻害する．その結果，TNF-α,

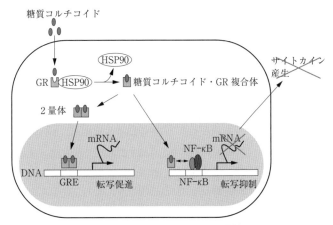

図4　糖質コルチコイドの作用機構

表5 副腎皮質ステロイド薬の特徴

ステロイド	生物学的半減期(時間)	血漿消失半減期(時間)	糖質コルチコイド作用	鉱質コルチコイド作用	等価投与量(mg)
コルチゾン ヒドロコルチゾン フルドロコルチゾン	短時間: 8〜12	1.2〜1.5 1.2〜1.5 —	0.8 11 10	0.8 1 1.25	25 20 —
プレドニゾロン メチルプレドニゾロン トリアムシノロン	中時間: 12(18)〜36	2.5〜3.3 2.8〜3.3 —	3.5〜4 5 4〜5	0.8 0.5 0	5 4 4
デキサメタゾン ベタメタゾン パラメタゾン	長時間: 36〜54(72)	3.5〜5.0 3.5〜5.0 5.0〜	25〜30 25〜30 10〜20	0 0 0	0.5〜0.75 0.5〜0.75 2

作用の数値はヒドロコルチゾンを1とした場合の相対活性

IL-1, IL-2, IL-4, IL-5, IL-6, IL-8 などのサイトカイン, PLA$_2$, COX-2 の酵素などの発現が抑制される(転写抑制作用:transrepression). 糖質コルチコイドによる抗炎症作用, 免疫抑制作用には, これら転写促進および転写抑制のどちらもかかわるが, 主な副作用は転写促進作用に基づくと考えられている ▶図4. 主な副腎皮質ステロイド薬の特徴を ▶表5 に示す.

2. 免疫抑制薬

SLE の治療では, 副腎皮質ステロイド薬が奏効しない場合や, 長期投与によりその副作用が問題となる場合に, 以下に記すような免疫抑制薬が用いられる.

1)シクロスポリン, タクロリムス(FK506)

シクロスポリンは土壌真菌由来, タクロリムスは放線菌由来の抗生物質で, いずれも T 細胞の活性化段階で働くタンパク脱リン酸化酵素カルシニューリンの阻害薬である. T 細胞内のイムノフィリン(シクロスポリンはシクロフィリン, タクロリムスは FK 結合タンパク質)に結合し, カルシニューリンの活性を阻害する. カルシニューリンの基質である核内因子(nuclear factor of activated T cell:NF-AT)は脱リン酸化されると核内へ移行して IL-2 などのサイトカイン類の発現を誘導する. これらの薬物は, この過程を阻害することで免疫応答を抑制する. SLE の治療のほかに, 臓器移植時の拒絶反応の抑制, ベーチェット病, 尋常性乾癬, 再生不良性貧血, ネフローゼ症候群などに用いられる.

一方, 副作用については, まず主作用の免疫抑制作用による感染症の合併・増悪がある. 感染は一般感染症に加え, 結核, ニューモシスチス肺炎, B 型肝炎再活性化などの日和見感染症が時に大きな問題となる. また, これらの薬物使用時には生ワクチンの投与は禁忌であるが, 逆に不活性化ワクチンは感染症予防のために積極的に接種すべきである. このほかに, 腎障害, 高血圧, 高血糖, 高 K 血症, 多毛(特にシクロスポリン), 振戦, 消化管症状, 歯肉肥厚(特にシクロスポリン)などの副作用がある.

2)シクロホスファミド

シクロホスファミドは代表的なアルキル化薬で, DNA をアルキル化して細胞増殖を強力に抑制する. プロドラッグであり, 肝臓でアルキル化薬に代謝され, T および B 細胞の増殖, 分化やマクロファージの抗原提示処理過程を抑制して強い免疫抑制作用を示す. 特に B 細胞に対する作用が強く, 抗体産生を強く抑制する. DNA, 特にグアニジンの 7 位窒素と 6 位酸素のアルキル化により, DNA 同士の架橋, 誤塩基対の誘発による DNA 鎖の切断などにより DNA 複製を抑制する. DNA だけでなくタンパク質もアルキル化され, 増殖しない細胞にも傷害を及ぼす.

SLE のほかに, 全身性血液炎, 多発性筋炎・皮膚筋炎, 強皮症, 混合性結合組織病などのリウマチ疾患で治療抵抗性の難治性病態や, ステロイドで効果不十分なネフローゼ症候群などに用いる. また, 強力な細胞増殖抑制作用から悪性腫瘍にも適用される. 副作用として骨髄抑制, 易感染性, 生殖細胞障害(無精子症, 無月

経), 脱毛, 出血性膀胱炎などがある. 出血性膀胱炎には水分負荷やメスナが予防投与される.

（執筆者）礒濱洋一郎（東京理科大学）

自己免疫疾患治療薬

分類	一般名	販売名(商品名)	標的分子/作用機序		コメント
副腎皮質ステロイド薬	プレドニゾロン（PSL）	プレドニゾロン	糖質コルチコイド受容体	刺激	重大な副作用：感染症の増悪, 糖尿病, 消化管潰瘍, 精神変調, 骨粗鬆症, 緑内障, 血栓症など
	メチルプレドニゾロン	メドロール®			
	トリアムシノロン	レダコート®			
	デキサメタゾン	デカドロン®			
	ベタメタゾン	リンデロン®			
免疫抑制薬	シクロスポリン	サンディミュン®	カルシニューリン	阻害	重大な副作用：腎・肝障害, 感染症
	タクロリムス水和物	プログラフ®			
	シクロホスファミド水和物	エンドキサン®	DNAをアルキル化		重大な副作用：ショック, アナフィラキシー, 骨髄抑制, 出血性膀胱炎

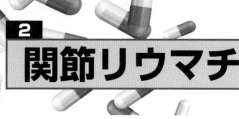
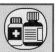

2 関節リウマチ

▣ 病態生理

1. 病態生理

1）関節の構造と滑膜炎

手や足などの可動関節は，2つ以上の骨が関節包に包まれた構造をしており，この関節包の内面には関節滑膜が存在する．関節リウマチ（rheumatoid arthritis：RA）は，この関節の滑膜を炎症の主座とする慢性の炎症性疾患である（▶図1）．RAの滑膜炎が持続することにより，関節を形成する軟骨・骨が破壊され，罹患関節には著しい機能障害がもたらされる．

2）RAの病態

RAの滑膜炎の病態は，関節局所での炎症細胞の活性化が重要であり，特に自己反応性T細胞の出現が発症の契機となることが想定されている．本来，T細胞は体内にある抗原（自己抗原）には反応しないように制御されているが，この制御メカニズムが何らかの原因で破綻することによって関節に存在する自己抗原に反応した自己反応性T細胞が活性化して炎症性サイトカインを産生し，リンパ球や好中球，マクロファージといった炎症細胞が関節局所に誘導される．また，自己反応性T細胞は抗体産生細胞であるB細胞を活性化し，抗シトルリン化ペプチド抗体（anti-citrullinated peptide antibody：ACPA）に代表される様々な自己抗体の産生を誘導する．炎症細胞の関節局所への浸潤などと同時に滑膜細胞の異常増殖が惹起され，これらから tumor necrosis factor-α（TNF-α），interleukin（IL）-6，IL-1などの多量の炎症性サイトカインが産生されて炎症は増幅される．炎症性サイトカインは，骨のリモデリングにかかわる破骨細胞の分化を促進し，活性化することによって骨破壊を誘導し，さらに滑膜細胞からのマトリックスメタロプロテアーゼ（matrix metalloproteinase：MMP）などのタンパク分解酵素の産生を促進して軟骨破壊を誘導する．したがって，関節局所における炎症性サイトカインの過剰産生が，RAの関節病変の形成に大きく関与しているということができる[1]．

3）RAの病因

RAの病因は未だ正確にはわかっていないが，遺伝的要因，環境因子などが複合的に関与していると考えられている．遺伝的要因，環境因子を考えるうえで注目されるのは，RA患者に特異的に出現する自己抗体であるACPAの産生との関連である．RAの遺伝的要因は，単一の遺伝子異常によるものではなく，近年の遺伝子解析技術の進歩によって多くの遺伝子が関与していることが明らかにされている．最も代表的なものとして，ヒトの体内でT細胞への抗原提示を主な機能とする human leukocyte antigen（HLA）のうち，HLA-DRB1の特定の型がRAの最も寄与度の高い疾患感受性遺伝子とされており，ACPAの存在との関連が非常に強いことから，ACPAの対応抗原であるシトルリン化タンパクが効率的に抗原提示されることが示唆されている[2]．また，日本人の解析から，体内のアミノ酸のアルギニンをシトルリンに置換する peptidyl arginine deiminase（PAD）type 4が疾患感受性遺伝子として報告されている[2]．

環境因子としては，歯周病，喫煙などがあげられる．歯周病の治療によるRAの改善が報告されているのみでなく，歯周病の原因菌である porphyromonas gingivalis がPADを産生して，歯周病病変部でのシトルリン化タンパク増加を介してACPAの産生につながる可能性が指摘されている[2]．また，喫煙者においてRAの治療反応性が劣ることなどが報告され，さらに喫

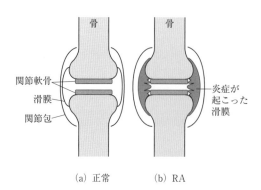

図1 正常関節の構造とRAにおける滑膜炎
（a）正常　（b）RA

煙により引き起こされる気道の慢性炎症がシトルリン化タンパクの産生や免疫反応の惹起につながる可能性が指摘されている[2].

上述した遺伝・環境因子が，シトルリン化タンパクとACPAの産生という共通の事象に関与する点は，RAの病態形成を考察するうえで非常に興味深い点であるといえる．ただし，RAにおけるACPAの陽性率は70～80%であり，ACPA陰性症例においては陽性症例と異なる病態形成機序が関与している可能性が示唆されるが，その詳細は明らかになっていない．

2. 症 状

RAの症状は，上記の関節炎による関節症状と関節炎以外の関節外症状に分けることができる．

1) 関節症状

関節症状は，発症初期からみとめられる症状として朝のこわばり，関節腫脹，関節痛がある．朝のこわばりは睡眠による不動性が原因の一つと考えられており，RAに特徴的な症状ではなく，変形性関節症などの他疾患でもみとめられる．こわばりの持続時間は，疾患活動性と関連しているとされる．RAの活動性滑膜炎による関節腫脹は，滑膜の肥厚や周囲軟部組織の炎症，関節液の貯留を反映して紡錘上に腫脹し，触診上は「柔らかく」触れる．関節炎を呈した関節では，安静時および運動時の自発痛をみとめるのみでなく，関節裂隙に沿って圧迫した場合に疼痛が誘発され（圧痛），活動性関節炎の診察所見として重要である．関節症状は，多発性であることが多く，特に手に好発する．手関節，近位指節間関節（proximal interphalangeal joint：PIP），中手指節関節（metacarpophalangeal joint：MCP）が侵されやすく，このほか足趾，肘，膝，足関節などが侵される．当初は腫脹，疼痛などの炎症所見が主体であるが，治療によるコントロールが得られずに関節炎が遷延すると関節破壊による関節可動域の低下，拘縮，変形を来す．RAによる関節破壊は発症後1～3年間の進行が最も速いことが明らかになっており，早期に適切にRAを診断し，必要十分な治療を早期に導入することが，関節破壊の進行を抑制するうえで重要であると考えられている．

2) 関節外症状

RAは，患者によっては様々な関節外症状を伴うことが知られている ▶表1 ．間質性肺炎などの臓器障害を合併した場合には，生命予後に影響する可能性があるため注意が必要である．特に血管炎をはじめとする関節外症状をみとめ，難治性もしくは重篤な病態を呈するRAについては，わが国では悪性関節リウマチ（malignant rheumatoid arthritis：MRA）として区別しており，指定難病として医療費の公費負担の対象疾患となっている．RAの治療経過中に関節外臓器病変を合併した場合，原病によるもの以外にも，投与中の薬剤の副作用や感染症の合併などによる場合もあり，原因によって治療方針が大きく異なるために厳密な鑑別が求められる．

表1 RAの主な関節外臓器病変

病 変	疾患・症状など
皮膚病変	皮下結節，皮膚潰瘍，指趾壊疽
眼病変	強膜炎，虹彩炎
肺病変	間質性肺炎，気管支拡張症，細気管支炎，結節性病変，胸膜炎
心病変	心膜炎，心筋障害
神経病変	多発単神経炎，頚椎病変（環軸椎亜脱臼など）による神経症状
造血器病変	貧血，リンパ節腫脹

3. 検 査

RAの診療に用いられる検査には，主に血液検査と画像検査があり，RAの診断，疾患活動性評価，治療効果判定などに用いられる．血液検査で述べる各項目については，上述した関節所見と併せてRAの診断 ▶表2 において重要である[3]．また，画像検査においては従来のX線検査以外に，関節炎の程度などの正確な評価に有用な核磁気共鳴画像法（magnetic resonance imaging：MRI）や超音波検査といった高感度画像検査が使用されるようになりつつある．

1) 血液検査

① 炎症反応（C-reactive protein：CRP），赤血球沈降速度（赤沈，erythrocyte sedimentation rate：ESR）

炎症反応であるCRP，赤沈（ESR）は，活動性関節炎を反映して上昇をみとめる場合が多く，診断および疾患活動性の評価に用いられ

表2 RA の分類基準（ACR/EULAR の新分類基準（2010））[3]

少なくとも1箇所以上の臨床的に明らかな滑膜炎（関節腫脹）があり，ほかの疾患により説明がつかない滑膜炎を有する患者を対象として，下記のスコアリングで10点満点中6点以上を RA と分類する．

1．関節病変*（0～5点）	
1箇所の大関節	0
2～10箇所の大関節	1
1～3箇所の小関節	2
4～10箇所の小関節	3
＞10箇所の関節（少なくとも1箇所の小関節を含む）	5
2．血清学的因子（0～3点）	
RF と抗 CCP 抗体（ACPA）のいずれも陰性	0
少なくとも一方が低力価（≦正常上限値の3倍）	2
少なくとも一方が高力価（≧正常上限値の3倍）	3
3．症状の持続期間（0～1点）	
6週間未満	0
6週間以上	1
4．急性期反応物質（0～1点）	
CRP と ESR のいずれも異常なし	0
CRP と ESR のいずれかが異常	1

＊大関節：肩関節，肘関節，股関節，膝関節，足関節
小関節：MCP 関節，PIP 関節，第2～5 MTP 関節，第1 IP 関節，手関節

る．しかし，炎症反応は炎症性疾患全般で上昇し，RA に特異的ではない．

② リウマトイド因子（rheumatoid factor：RF）

RF は免疫グロブリン G（immunoglobrin G：IgG）の Fc 部分に対する自己抗体であり，RA 患者の70～80％に陽性となり，RA の診断上重要な検査所見である．RF 陽性 RA は RF 陰性 RA よりも骨破壊が進みやすいとされ，特に高力価ほどその傾向がある．しかし，RA 以外の様々な疾患（全身性エリテマトーデスやシェーグレン症候群などの膠原病，慢性肝疾患など）でも RF は陽性となるため，診断的特異性は低い．人間ドックなどで RF が含まれている場合があるが，健常人にも数％の陽性者があり，高齢者ほど陽性率が上昇し，RF 陽性であっても RA を発症する頻度は低い．また，RF の変動は必ずしも疾患活動性を反映しないため，RA の活動性のモニタリングや治療効果判定に適した検査項目ではない．

③ 抗環状シトルリン化ペプチド抗体（抗cyclic citrullinated peptide 抗体：抗 CCP 抗体）

前述した ACPA のうち，人工的に環状化させたシトルリン化ペプチドを抗原に用いた抗 CCP 抗体は，RA での感度は RF とほぼ同等であるが，特異度が90～95％と極めて高い．抗 CCP 抗体は臨床経過や関節破壊進行の予測因子とする報告が多く，RA の診断とともに治療方針を決めるうえで極めて重要となる．ただし，一般的に治療経過を反映するわけではないため，経過中に複数回にわたって測定を繰り返すことはない．

2）画像検査

① X 線検査

関節 X 線撮影は，RA の診断と骨破壊の進行度を評価するうえで重要である．障害関節に滑膜炎の結果として出現した典型的な骨欠損像（骨びらん）や軟骨破壊を反映した関節裂隙狭小化をみとめれば，RA としての診断的意義は高い．また，X 線検査は，変形性関節症などのほかの関節疾患との鑑別にも有用である．しかし，X 線変化は RA 発症早期にはみとめられないため，変化がなくとも RA を否定できるわけではない．

② 高感度画像診断（MRI，関節超音波）

MRI 検査では，RA による滑膜炎，骨髄浮腫，骨びらんといった病変の検出が可能である．関節超音波検査は，RA に特徴的な骨および軟部組織の病変の描出に優れ，主には滑膜炎の有無と程度の正確な評価に用いられる．いずれの検査も身体所見では断定できないような病変の検出に優れ，RA の診断や治療方針を決定する際の正確な活動性の評価などに応用されている．

4. 治 療

RA において滑膜炎の持続によりもたらされる関節破壊は，発症1～3年の早期に急速に進行することが明らかになった．さらに近年の治療薬の進歩によって，多くの症例で滑膜炎を鎮静化させ，関節破壊の進行を阻止することが可能となった．これにより RA 診療に大きな変革がもたらされ，RA をより早期に診断し，定められた活動性指標を用いて疾患活動性を評価し，治療によって寛解または低疾患活動性を達

成・維持することが現実的な治療目標となっている.

1) RAの活動性評価法

RAの疾患活動性は, 疼痛などの自覚症状, 身体所見による関節の腫脹・圧痛, 血液検査における炎症反応, 画像検査所見を組み合わせて総合的に評価するのが基本であり, より客観性が高い評価法として複合的評価指標を用いることが推奨されている. 腫脹関節数, 圧痛関節数, 炎症反応, 患者および医師による疾患活動性全般評価から算出される disease activity score 28（DAS28）, simplified disease activity index（SDAI）, clinical disease activity index（CDAI）が臨床上重要であり, それぞれについて疾患活動性が消失した状態である臨床的寛解と低・中・高疾患活動性の定義が示されている ▶図2 .

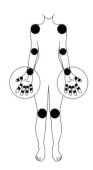

DAS28−ESR = 0.56×√(圧痛関節数) + 0.28×√(腫脹関節数)
　　　　　 + 0.70×ln(ESR) + 0.014×(患者による全般的評価)
DAS28−CRP = 0.56×√(圧痛関節数) + 0.28×√(腫脹関節数)
　　　　　 + 0.36×ln(CRP×10+1)
　　　　　 + 0.014×(患者による全般的評価) + 0.96

SDAI = (圧痛関節数) + (腫脹関節数) + (患者による全般的評価)
　　　 + (医師による全般的評価) + CRP
CDAI = (圧痛関節数) + (腫脹関節数) + (患者による全般的評価)
　　　 + (医師による全般的評価)

	寛　解	低疾患活動性	中疾患活動性	高疾患活動性
DAS28−ESR	<2.6	<3.2	≦5.1	5.1<
DAS28−CRP	<2.3	<2.7	≦4.1	4.1<
SDAI	≦3.3	≦11	≦26	26<
CDAI	≦2.8	≦10	≦22	22<

図2　RAにおける疾患活動性指標と定義

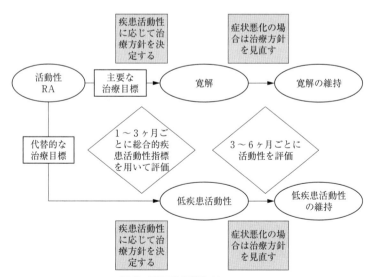

図3　T2T治療戦略のシェーマ

(Smolen JS, Aletaha D, Bijlsma JW, Breedveld FC, Boumpas D, Burmester G, Combe B, Cutolo M, de Wit M, Dougados M, Emery P, Gibofsky A, Gomez-Reino JJ, Haraoui B, Kalden J, Keystone EC, Kvien TK, McInnes I, Martin-Mola E, Montecucco C, Schoels M, van der Heijde D ; T2T Expert Committee : Treating rheumatoid arthritis to target : recommendations of an international task force. Ann Rheum Dis 2010 ; 69（4）: 631-7. より改変転載)

2）RAの治療戦略（Treat to Target（T2T）とガイドライン）

RAにおいてもDAS28, SDAI, CDAIといった疾患活動性を数値化する複合的評価指標が考案され，高血圧における血圧値や糖尿病におけるHbA1cと同様に明確な数値目標を持って治療管理することが可能となった．これらの指標を用いて臨床的寛解を目標とする治療戦略を世界標準として明文化したのがT2Tである．疾患活動性を指標に厳格な治療を実施すること（タイトコントロール）が，RAにおいて良好な治療経過をもたらすことは複数の大規模臨床試験によって明らかにされていることから，T2Tでは複合的評価指標に基づく臨床的寛解を治療目標として達成されるまで薬物療法を定期的に見直し，寛解または低疾患活動性が達成，維持されている場合でも定期的に疾患活動性を評価すべきであることが明記されている

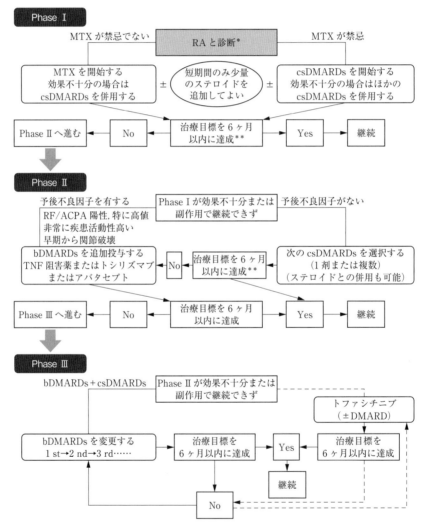

* 早期診断には 2010 ACR/EULAR 分類基準が有用である．
**治療目標は臨床的寛解であるが，達成できない場合でも低疾患活動性を目指す．
治療目標は少なくとも 6 ヶ月で達成することを目指し，3 ヶ月で改善が見られなければ治療を見直す必要がある．
—— 推奨しうる．
----- 現在日本で対象群をおいた全例市販後調査が実施中である．

図4 関節リウマチ診療ガイドライン 2014 における RA 治療アルゴリズム
（日本リウマチ学会（編）：関節リウマチ診療ガイドライン 2014. メディカルレビュー社, 2014. より改変転載）

▶図3 [4].

　このT2Tの治療戦略に沿って，実臨床におけるより具体的な情報として各学会から治療ガイドライン，治療推奨（リコメンデーション）が提案されている．これまでに米国リウマチ学会（American College of Rheumatology：ACR），欧州リウマチ学会（The European League Against Rheumatism：EULAR）からRA治療のリコメンデーションが発表されていたが，2014年に日本リウマチ学会から「関節リウマチ診療ガイドライン2014」が発表された．本ガイドラインにおいて示された治療アルゴリズムは，2013年に更新されたEULARリコメンデーションを基本として，わが国の日常臨床を勘案して変更を加えたものである▶図4 [5].

3）RAに用いられる薬剤

　RAでは，疾患修飾性抗リウマチ薬（disease modifying anti-rheumatic drugs：DMARDs）が免疫異常の改善による疾患活動性制御と関節破壊進展抑制を目的とする根本治療薬である．DMARDsは，さらに従来型の合成DMARDs（conventional synthetic DMARDs：csDMARDs），生物由来の物質をもとに遺伝子工学技術を用いて精製された生物学的DMARDs（biological DMARDs：bDMARDs，または生物学的製剤），特定の分子の機能を特異的に抑制する分子標的型DMARDs（targeted synthetic DMARDs：tsDMARDs）に大別される．ステロイド薬は，関節外病変に対して中等量以上で用いられる場合を除き，RAの関節炎による諸症状を緩和することを目的として補助的に用いられ，非ステロイド性抗炎症薬（non-steroidal anit-inflammatory drugs：NSAIDs）は疼痛緩和を目的に用いられる場合がある．

① csDMARDs

　csDMARDsは，正常の免疫能には影響せずに異常な免疫機能を正常化する薬剤とされる免疫調節薬と，免疫機能を非特異的に抑制して治療効果を発揮する免疫抑制薬とに分けられる．免疫抑制薬は，免疫調節薬と比較して一般的な治療効果は高いが，特に高齢者や腎障害を合併している患者において感染症などの合併症の合併リスクが上昇する可能性があるため注意が必要である．csDMARDsのなかで，免疫抑制薬であるメトトレキサート（methotrexate：MTX）は，RA対する高い有効率，優れた骨破壊抑制効果に加え，後述するbDMARDsの多くの薬剤がMTXと併用することにより顕著な臨床効果を得ていることから，RA治療における「アンカードラッグ」と位置づけられ，前述したわが国の「関節リウマチ治療ガイドライン2014」においても，MTXの使用禁忌に該当しなければ最初の治療手段の一つに含めるべきことが明記されている．

② bDMARDs

　bDMARDsは，RAの病態形成に関与するサイトカインや，免疫細胞の表面機能分子などの特定の分子を標的とする生物由来の抗体またはタンパク薬剤である．bDMARDsは，MTXを含むcsDMARDsと比較して高い疾患制御，骨破壊抑止効果を持つことが特徴であり，RA治療に欠かせない薬剤となっている．現在わが国で使用可能なbDMARDsは7剤あり▶表3，臨床試験の結果から治療効果や副作用の点において大差はないと考えられているが，効果発現や投与方法などにそれぞれ特徴があり，それを生かして製剤を使い分けたり，ある1剤での治療効果が得られなかった場合にほかの製剤に変更することなどが可能である．また，製剤によっては用量調整や投与間隔の変更ができるなど，患者の状態に応じた最適な治療を追及することも可能となっている．

　bDMARDsは高い治療効果を有する反面，免疫細胞の機能を特異的に抑制するために結核などを含む感染症の合併には注意が必要である．また，タンパク製剤であるために投与経路が点滴静注もしくは皮下注射に限定される点や，従来の薬剤と比較して薬価による経済的な負担が大きくなる点が治療導入の妨げになる場合がある．

③ tsDMARDs

　RAでは病態形成に関与する免疫細胞の活性化に細胞内の多様なシグナル伝達経路が関与し，治療標的としての可能性を有しているが，前述したbDMARDsは高分子量のために細胞内に移行できない．最近，これらのシグナル伝達分子を標的とした内服可能な低分子量化合物の開発が進んでいる．

表3　bDMARDs の種類

一般名	インフリキシマブ	エタネルセプト	アダリムマブ	ゴリムマブ	セルトリズマブペゴル	トシリズマブ	アバタセプト
構　造	マウス・ヒトキメラ型抗TNF-α抗体	完全ヒト型可溶性TNFレセプターFcγ1結合タンパク	完全ヒト型抗TNF-α抗体	完全ヒト型抗TNF-α抗体	PEG化ヒト化抗TNF-α抗体Fab	ヒト化抗IL-6レセプター抗体	完全ヒト型CTLA4 Fcγ1融合タンパク
投与方法	静注	皮下注射	皮下注射	皮下注射	皮下注射	静注 皮下注射	静注 皮下注射
投与間隔	4～8週ごと	週1または2回	2週ごと	4週ごと	2週または4週ごと	（静注）4週ごと（皮下注射）2週ごと	（静注）4週ごと（皮下注射）
投与量	3～10 mg/kg	10, 25, 50 mg/1回	40, 80 mg	50, 100 mg	200 mg/2週400 mg/4週	（静注）8 mg/kg（皮下注射）162 mg	（静注）500～1,000 mg（皮下注射）125 mg
MTX併用	必須	不要	不要	不要	不要	不要	不要
市販時期	2003年	2005年	2008年	2011年	2013年	2008年4月	2010年

サイトカインのシグナル伝達を担うチロシンリン酸化酵素であるヤヌスキナーゼ（Janus kinase：JAK）に対する選択阻害薬トファシチニブがbDMARDsと同等の高い臨床効果が確認され，平成25年3月にわが国で市販された．しかし，これまでと異なる新しい作用機序を有する薬剤であるため，長期安全性を確認する目的で市販後全薬調査が実施されている．

④ ステロイド薬

ステロイド薬は強力な抗炎症作用を有する薬剤であり，プレドニゾロン（prednisolone：PSL）換算で10 mg程度の低用量の経口ステロイド薬の投与により関節炎の諸症状は速やかに改善することが多い．しかし，ステロイド薬単独でRAを根治させることは不可能であり，ステロイド薬の減量，中止によって関節炎の再燃がみとめられる．一方で，ステロイド薬は多様な生理活性を有する薬剤であるため，ステロイド薬は長期的な投与によって骨粗鬆症を誘発し，心血管合併症などにより生命に影響を及ぼす可能性がありうる．したがって，RAの関節症状に対するステロイド薬治療はDMARDsとの併用を原則とし，日常生活を維持するのに必要最低限の量を投与し，投与の必要がなくなれば，減量，中止を目指す．また，ステロイド薬の関節腔内注入は，RAの全身的なコントロールが得られているにもかかわらず小関節に滑膜炎が残存している場合などが適応であり，ステロイド薬注入によって速やかに局所的な改善が得られることがある．

一方で，RAの関節外症状（全身症状や臓器病変）は，一般的にDMARDsに抵抗性であることが多く，生命予後やQOLに大きくかかわる可能性があるため，ステロイド薬治療の絶対適応である．全身性血管炎（悪性関節リウマチ），急性間質性肺炎および急性増悪にはPSL換算で体重1 kg当たり1 mg（1 mg/kg）の大量のステロイド投与が必要である．胸膜炎，強膜炎，皮膚血管炎にはステロイド薬中等量（PSL 0.5 mg/kg）が用いられる．これらの場合，ステロイド薬初期量を4週程度継続し，改善がみられたら2～4週ごとに10％ずつ減量する．維持量としてPSL 10 mg程度を継続する必要がある．

⑤ NSAIDs

NSAIDsは，RAの関節破壊を抑制することはできないものの，DMARDsによる治療が効果を示すまでの疼痛を緩和することができるため，DMARDs治療を補助する薬剤として重要である．

4）RA に対する手術療法

前述のとおり，様々な薬物療法の進歩により

これまでコントロール困難であった滑膜炎が劇的に鎮静化され，手術療法の適応は限定されるようになった．しかし，治療によっても関節破壊が進行する症例や，既に高度の関節破壊を有している症例もあり，今後は薬物療法を治療の主体として，障害された部位に対して個々の状況に応じた手術療法が選択されることとなる．手術療法には，炎症を外科的に切除する滑膜切除術，もとの関節機能を利用した関節形成術，関節破壊が施行した場合には関節固定術，さらには関節機能を再建する目的で行われる人工骨頭置換術や人工関節置換術がある．

参考文献

1) 近藤裕也，住田孝之：関節リウマチの治療—ベーシックな治療薬と最新薬のハーモニー—病態生理と治療薬の作用メカニズム．Modern Physician 2010；30(8)：1014-18.
2) 住田孝之（編）：関節リウマチ クリニカルクエスチョン100．診断と治療社，2014.
3) Aletaha D, Neogi T, Silman AJ, Funovits J, Felson DT, Bingham CO 3rd, Birnbaum NS, Burmester GR, Bykerk VP, Cohen MD, Combe B, Costenbader KH, Dougados M, Emery P, Ferraccioli G, Hazes JM, Hobbs K, Huizinga TW, Kavanaugh A, Kay J, Kvien TK, Laing T, Mease P, Ménard HA, Moreland LW, Naden RL, Pincus T, Smolen JS, Stanislawska-Biernat E, Symmons D, Tak PP, Upchurch KS, Vencovský J, Wolfe F, Hawker G.: 2010 Rheumatoid arthritis classification criteria: an American College of Rheumatology/European League Against Rheumatism collaborative initiative. Arthritis Rheum 2010；62(9)：2569-81.
4) Smolen JS, Aletaha D, Bijlsma JW, Breedveld FC, Boumpas D, Burmester G, Combe B, Cutolo M, de Wit M, Dougados M, Emery P, Gibofsky A, Gomez-Reino JJ, Haraoui B, Kalden J, Keystone EC, Kvien TK, McInnes I, Martin-Mola E, Montecucco C, Schoels M, van der Heijde D; T2T Expert Committee: Treating rheumatoid arthritis to target: recommendations of an international task force. Ann Rheum Dis 2010；69(4)：631-7.
5) 日本リウマチ学会（編）：関節リウマチ診療ガイドライン2014．メディカルレビュー社，2014.

（執筆者）近藤裕也（筑波大学）
　　　　　横澤将宏（筑波大学）
　　　　　金子駿太（筑波大学）
（取りまとめ）住田孝之（筑波大学）

❌ 薬物治療

RAは世界中の人種にみられ，全人口に占める頻度は0.5〜1％であり，日本には70万人程度の患者がいるとされる．RA患者の男女比は3〜4：1程度と女性に多く，小児から高齢者まで幅広く発症するが，30〜50歳代の発症が最も多い．

薬物治療にはメトトレキサートが禁忌でなければ，第一選択薬とされ，またサラゾスルファピリジンおよび生物学的製剤が推奨されている．これらの薬物は金製剤のような古典的な抗RA薬に比べ有効性は高いが，副作用も強いため注意が必要である．

1. csDMARDs

1) メトトレキサート

メトトレキサート（MTX）は葉酸代謝拮抗薬で，細胞の核酸合成を阻害し細胞増殖を抑制する薬物として開発された．副作用の間質性肺炎，骨髄障害，肝障害などは時に重篤となる．骨髄抑制を防ぐためには，週1〜2日で投与し，5日以上の休薬期間を設けることが必須である．MTX投与の24〜48時間後に葉酸を週1日併用すると一部の副作用を軽減できるが，効果も若干低下する．作用機序としては細胞毒性以外の機序が想定されており，5-aminoimida-zole-4-carboxamide ribonucleotide（AICAR）transformerase を阻害し，炎症局所のアデノシン濃度を上昇させ，アデノシン A_{2A} 受容体を介して抗炎症作用を発現するとされている．また，活性酸素，LTB_4，サイトカインの産生抑制，細胞性免疫の抑制，および滑膜コラゲナーゼ発現の抑制など多彩な効果を示し，RAを抑制する．

2) レフルノミド

レフルノミドはプロドラッグで，半減期は15〜18日と極端に長い．ピリミジン合成阻害作用による細胞増殖抑制を介して免疫抑制効果を発現する．MTXと同等またはそれ以上の抗リウマチ作用を示す．効果発現は2週間〜1ヶ月以内と比較的早く，副作用の頻度は低いが，重症の間質性肺炎をみとめる．添付書類上は，開始時3日間は100mg投与だが，はじめから10〜20mg/日の維持量とした方が副作用は少ない．

3) タクロリムス

タクロリムスはカルシニューリン阻害薬で，T細胞に選択的に作用しIL-2などのサイトカインの産生を抑制する．臓器移植の用量の約半

量（1.5〜3 mg/日）で抗リウマチ効果が得られる．副作用として骨髄抑制が生じにくいが，腎障害，高血圧，糖尿病，感染症には注意が必要である．

2. bDMARDs

1）インフリキシマブ

インフリキシマブはマウス・ヒトキメラ型 TNF-α モノクローナル抗体であり，点滴静注で用いる．RA のほかにクローン病やベーチェット病による難治性網膜ぶどう膜炎にも用いられるが，RA 治療には抗キメラ抗体（中和抗体）の産生を抑制するために，MTX との併用が必須である．体重換算で 3 mg/kg を初回・2 週・6 週，以後 8 週間間隔で投与する．無効例には 10 mg/kg までの増加か 6 mg/kg 4 週ごとまでの投与間隔短縮が認められている．2014 年にインフリキシマブのバイオシミラー（BS）が承認された．ジェネリック医薬品が薬物そのものは先行品と同一であるのに対し，生物学的製剤の BS は先行品と製法などが異なるため，糖鎖や精製度が若干異なる．そのため，BS は先行品と同等・同質の本質・安全性・有効性を有する医薬品とされているものの，今後も十分な臨床使用経験を集積していく必要がある．薬価は先行品よりも安い．切り替えは可能

だが，代替や混用は避けるべきである．

2）エタネルセプト

エタネルセプトはヒト型 TNF-α 受容体の一部と免疫グロブリン一部を融合させた可溶性タンパクで，RA に伴う関節炎を速やかに抑制して症状を改善させ，骨破壊の進行を抑制する．MTX との併用は必須ではないが効果は増す．10〜25 mg を週 2 回または 25〜50 mg を週 1 回皮下注射する．自己注射も認められている．

3）アダリムマブ，ゴリムマブ

アダリムマブ，ゴリムマブは完全ヒト化 TNF-α 抗体である．どちらも皮下注製剤で単独治療も可能であるが，MTX を併用することで有効性が増し，中和抗体の産生を抑制できる．

4）トシリズマブ

トシリズマブは抗 IL-6 受容体抗体で，IL-6 産生腫瘍であるキャッスルマン病に用いられるが，RA に対する有効性は確立している．静注製剤と皮下注製剤があり，MTX の併用も有用である．その作用機序から，血清 CRP 濃度の上昇や発熱が起こりにくく，感染症の発見が遅れることがある．

5）アバタセプト

アバタセプトは T 細胞上の CD28 の類似タ

表 4　抗リウマチ薬の注意すべき副作用

分類	一般名	副作用
csDMARDs 免疫抑制薬	メトトレキサート	**感染症，血液障害，腎障害，肝障害，間質性肺炎**，嘔気，脱毛，頭痛
	レフルノミド	**感染症，下痢，間質性肺炎，皮疹，脱毛，肝障害**，腹痛，嘔気，高血圧
	タクロリムス	**感染症，消化管症状，腎障害，高血圧，糖尿病**，振戦，頭痛，高 K 血症
bDMARDs	インフリキシマブ	**感染症，投与時反応**（アナフィラキシー，**頭痛，発熱**など），SLE 様症状，脱髄疾患，悪性リンパ腫，心不全，間質性肺炎
	エタネルセプト	**感染症**，脱髄疾患，心不全，SLE 様症状，悪性リンパ腫，骨髄障害，再生不良性貧血，投与部の発赤，間質性肺炎
	アダリムマブゴリムマブ	**感染症**，脱髄疾患，心不全，SLE 様症状，悪性リンパ腫，骨髄障害，再生不良性貧血，投与部の発赤，間質性肺炎
	トシリズマブ	**感染症**（CRP が抑制され発見が遅れる），**投与時反応**（アナフィラキシー，**頭痛，発熱**など），**腸管穿孔**，好中球減少，心不全，脂質異常症
	アバタセプト	**感染症，投与時反応**（アナフィラキシー，**頭痛**など），間質性肺炎，めまい，高血圧，発疹
	セルトリズマブペゴル	**感染症**，脱髄疾患，心不全，SLE 様症状，悪性リンパ腫，骨髄障害，再生不良性貧血，投与部の発赤，間質性肺炎
tsDMARDs	トファシチニブ	**感染症**，消化管穿孔，**好中球減少・リンパ球減少・ヘモグロビン減少，肝機能障害**，黄疸，間質性肺炎

（注）　太文字は重症度または頻度から特に注意を要するもの．

ンパクである CTLA4（完全ヒト型）と免疫グロブリンの融合タンパクで，CD28 と抗原提示細胞 CD80/CD86 の結合を阻害することで RA にかかわる T 細胞の活性化を抑制する．静注製剤と皮下注製剤がある．効果発現は TNF-α 阻害薬よりも遅いが，感染症などの副作用は少ない傾向にある．

6）セルトリズマブペゴル

セルトリズマブペゴルは，ヒト型 TNF-α のモノクローナル抗体の抗原結合フラグメントにポリエチレングリコール（PEG）を結合させた製剤である．TNF-α の阻害作用とともに，PEG 化により生物学的半減期は 11 日から 13 日と長く，作用の持続が期待される．皮下注製剤があり，MTX との併用も推奨されている．

3. tsDMARDs

1）トファシチニブ

ヤヌスキナーゼ（JAK）はインターロイキン-2, -4, -7（IL-2, IL-4, IL-7）など炎症にかかわるシグナル伝達分子であり，この JAK を阻害する低分子の経口分子標的治療薬である．

4. ステロイド薬

DMARDs による疼痛と炎症が軽減されない場合，低用量の経口ステロイド薬（プレドニゾロン 10 mg 以下）を使用する．

5. 非ステロイド性抗炎症薬（NSAIDs）

NSAIDs は，RA の診断確定までの期間，DMARDs の治療効果が現れる期間に疼痛緩和として用いられる．

以上述べてきた抗リウマチ薬の注意すべき副作用を ▶表4 にまとめて示す．

（執筆者）礒濱洋一郎（東京理科大学）

合成疾患修飾性抗リウマチ薬（csDMARDs）

分類	一般名	販売名（商品名）	標的分子/作用機序		コメント
免疫調整薬	サラゾスルファピリジン	アザルフィジン®EN	T 細胞，マクロファージでのサイトカイン（IL-1, 2, 6）産生を抑制し，抗体産生を抑制		腸溶錠
	ブシラミン	リマチル®			
	金チオリンゴ酸ナトリウム	シオゾール®			水溶性金製剤
	アクタリット	オークル®モーバー®			消炎鎮痛剤などを併用
免疫抑制薬	メトトレキサート	リウマトレックス®	ジヒドロ葉酸レダクターゼまた一部は AICAR トランスホルミナーゼ	阻害	最初の治療薬剤の一つ．白血病治療などに比べて少量で，休薬期間を設けて投与．骨髄抑制，肝機能障害，粘膜・消化管障害などの細胞毒性に起因する副作用が発現した場合，ホリナートカルシウム（ロイコボリンカルシウム）を投与．
	レフルノミド	アラバ®			遅効性：投与開始後 2 週間〜3ヶ月で発現
	タクロリムス水和物	プログラフ®	カルシニューリン	阻害	
	ミゾリビン	ブレディニン®	IMP デヒドロゲナーゼ	阻害	腎機能の程度により減量などを考慮

生物学的疾患修飾性抗リウマチ薬（bDMARDs）

一般名	販売名(商品名)	標的分子	コメント
インフリキシマブ（遺伝子組換え）	レミケード®	TNF-α	抗ヒト TNF-α モノクローナル抗体 メトトレキサートとの併用が必須
エタネルセプト（遺伝子組換え）	エンブレル®	TNF-α	ヒト型 TNF-α/LT-α 受容体-IgGFc 融合タンパク
アダリムマブ（遺伝子組換え）	ヒュミラ®	TNF-α	ヒト型抗ヒト TNF-α モノクローナル抗体
ゴリムマブ（遺伝子組換え）	シンポニー®	TNF-α	ヒト型抗ヒト TNF-α モノクローナル抗体
セルトリズマブペゴル（遺伝子組換え）	シムジア®	TNF-α	ヒト化抗ヒト TNF-α モノクローナル抗体 Fab' 断片を PEG 化させたもの
トシリズマブ（遺伝子組換え）	アクテムラ®	インターロイキン-6 受容体	ヒト化抗ヒト IL-6 レセプターモノクローナル抗体
アバタセプト（遺伝子組換え）	オレンシア®	CD80/86	ヒト化 CTLA4-IgGFc 融合タンパク

分子標的型疾患修飾性抗リウマチ薬（tsDMARDs）

一般名	販売名(商品名)	標的分子/作用機序	コメント
トファシチニブクエン酸塩	ゼルヤンツ®	ヤヌスキナーゼ（JAK）	低分子性経口分子標的薬

1 前立腺肥大症

◆病態生理

1. 病態生理

前立腺は男性にしか存在しない臓器であり，精液の一部である前立腺液を産生している．前立腺液は精液中の精子に栄養を与え活動を盛んにしたり，保護したりする役割を持っている．前立腺は膀胱の真下にあり，その中心部を尿道が通っている．前立腺は尿道の周りを取り囲むようにして存在しているとも言える．

通常，前立腺はクルミほどの大きさ（約20g）であるが，30歳代から肥大が始まる．高齢になるほど患者数は増え，50歳以上の男性で30％，80歳代では90％の人が前立腺肥大症になると言われている．年齢とともに前立腺が肥大する原因としては，男性ホルモン，炎症，アドレナリン作動性神経の関係が推定されている．

前立腺は尿道の周りを取り囲むようにして存在しているので，前立腺が肥大すると周囲から尿道が圧迫されて（尿道抵抗の増加，下部尿路閉塞），排尿にかかわる様々な症状が出現する．前立腺の肥大（腫大）のみであれば症状がないこともあるが，腫大の程度にかかわらず，症状を伴う場合には疾患として扱われ，前立腺肥大症（benign prostatic hyperplasia：BPH，直訳すると前立腺の良性過形成）と呼称される．

前立腺肥大症における排尿障害発生のメカニズムとして，物理的な前立腺による尿道の圧迫のほかに，以下が想定されている．
①前立腺が肥大すると交感神経が緊張状態となる．
②交感神経末端からアドレナリンが放出され，これが前立腺内や膀胱頸部の平滑筋内部に存在する「α_1受容体」に作用する．
③「α_1受容体」が前立腺内の平滑筋を収縮させ，尿道が狭くなる．

2. 症状

前立腺肥大症では様々な症状が出現するが，大別すると排尿症状（排尿困難をはじめとする尿を出すことに関連した症状）および蓄尿症状（尿を貯めることに関連した症状）に分類できる．両者を併せて下部尿路症状と表現されることも多い．

1）排尿症状

尿が出にくい症状の総称である．尿道が物理的あるいは平滑筋の収縮により，周囲から圧迫されるために（水道から出るホースがつぶされたような状態をイメージすると捉えやすい）生じてくる．具体的には，「尿の勢いが弱い（尿勢低下）」，「尿線が分かれる（尿線の分割）」，「排尿の途中で尿が途切れる（尿線途絶）」，「尿が出始めるまでに時間がかかる（排尿遅延）」，「尿をするときに力んで出している（腹圧排尿）」などの症状である．排尿症状は飲酒後や感冒薬の内服，便秘などで悪化することが多く，尿が排出できずに膀胱内に残る「残尿」が増加すると，最終的には尿を全く排出できない，「尿閉」という状態になる．通常，急性の尿閉は膀胱痛と下腹部の膨満をみとめる．慢性の尿閉状態では，蓄尿できる膀胱容量以上の残尿が存在することで，限界を超えた分の尿がチョロチョロと漏れる「溢流性尿失禁」を生じることもある．

2）蓄尿症状

前立腺肥大症では，蓄尿症状も出現してくる．前立腺の腫大による排尿時の負担から，二次的に膀胱の伸展，高圧，血流障害（虚血）などが原因として考えられている．主訴としては頻尿（尿の回数が多い）が最も多い．「頻尿」に関しては1日の排尿回数が8回以上，夜間（就寝後から起床までの間）に1回以上排尿のために起きる場合は「夜間頻尿」と考えられる．ただし，夜間頻尿に関しては前立腺肥大症以外にも様々な原因がある（加齢，多飲，不眠など）．頻尿に加えて「尿意切迫感（急に我慢できないような強い尿意が起こる症状）」や，「切迫性尿失禁（尿意が切迫しトイレで排尿する前に失禁してしまうもの）」も起こり，これらの症状を有すると「過活動膀胱」という病名が付けられる．また，頻尿の原因としては，前述の「残尿」が貯留している場合，蓄尿できる

表1　国際前立腺症状スコア（IPSS：International Prostate Symptom Score）

	なし	5回に1回未満	2回に1回未満	2回に1回位	2回に1回以上	ほとんどいつも
1．尿をした後に，まだ尿が残っている感じがありましたか	0	1	2	3	4	5
2．尿をしてから，2時間以内にもう一度しなければならないことがありましたか	0	1	2	3	4	5
3．尿をしている間に尿が何度も途切れることがありましたか	0	1	2	3	4	5
4．尿を我慢するのが難しいことがありましたか	0	1	2	3	4	5
5．尿の勢いが弱いことがありましたか	0	1	2	3	4	5
6．尿をし始めるためにお腹に力を入れることがありましたか	0	1	2	3	4	5
7．夜寝てから朝起きるまでにふつう何回尿をするために起きましたか	0（0回）	1（1回）	2（2回）	3（3回）	4（4回）	5（5回）

表2　QOL（quality of life）スコア

QOLスコア						
	大変満足	満足	大体満足	満足・不満のどちらでもない	不満気味	不満	大変不満
現在の排尿の状態が，今後一生続くとしたらどう感じますか	0	1	2	3	4	5	6

膀胱容量に短時間で達してしまうので，結果として頻尿になる場合もある．

3. 検査

前立腺肥大症は，患者の日常生活の質（QOL）に影響を及ぼす疾患であるので，患者自身の症状に対する不満の程度などの評価が重要となってくる．前立腺が大きく肥大していても，症状を全くみとめない場合もあり，客観的な検査が必ずしも症状とは相関しない．

前立腺肥大症に対する一般的な検査としては，①質問紙による自覚症状の評価，②尿検査，③尿流測定，④残尿測定，⑤前立腺超音波検査，⑥PSA検査があげられる．

1）質問紙による自覚症状の評価

質問紙による自覚症状の評価で最も頻用されているのが，国際前立腺症状スコア（IPSS：International Prostate Symptom Score）▶表1 と QOL（quality of life）スコアである▶表2．7つの症状について，その頻度ごとに点数がつけられており，患者自身があてはまるところに○をつけることにより，症状の程度をスコアで評価することができる．前立腺肥大症の重症度診断や，治療指針の決定，治療効果

の評価に利用されている．IPSS の合計点数で0～7点は軽症，8～19点が中等症，20～35点が重症と判定される．点数が同じであっても，個々の患者により満足度は異なるため，同時にQOL スコアを測定する．QOL スコアは0，1点は軽症，2，3，4点が中等症，5，6点が重症と判定される．

2）尿検査

尿検査では，血尿や，排尿症状を来すような尿路感染症などの合併の有無を検査する．

3）尿流測定

専用の機器に排尿を行うと，尿勢（1秒間に何 mL の尿が排出されるか），排尿量，排尿時間などが計算され，数値化されて表示される▶図1．図1（a）は尿勢低下を伴う患者のものであり，最大尿流率の山は低く，時間もかかる排尿である．一方，図1（b）は正常な尿流の波形であり，最大尿流率の山が高く，短時間で排尿が終了している．

4）残尿測定

残尿測定は排尿直後に膀胱内にどのくらいの尿が残っているかを測定する．通常は，カテーテルによる導尿ではなく，下腹部に超音波を当

てることにより，測定する．残尿のある膀胱の長径，短径，上下径を掛け合わせ2で割ると，推定体積が計算できる[1] ▶図2．正常は50 mL以下であり，100 mLを超えると重症と判断される．

5) 前立腺超音波検査

前立腺超音波検査は膀胱に尿が貯留した状態で，超音波により前立腺を観察し，その体積を測定する ▶図3．前立腺の体積は残尿測定と同様に測定可能である．正常は20 mL以下であり，50 mLを超えると重症と判断される．

6) PSA検査

PSAは前立腺から分泌される特異タンパクで，血液検査により血中濃度を測定することができる．PSAは前立腺がんのスクリーニング検査として有用で，正常値は4 ng/mL以下であるが，前立腺がんがあると正常値を超えて上昇する．炎症や前立腺肥大症でもある程度増加するが，前立腺がんを除外するためにも測定が望ましい．

4. 治療概要

前立腺肥大症の治療には，大別すると保存治療，薬物治療，手術治療の3つがあげられる．日常生活指導のみで，排尿状態が改善する症例が約1/4にみとめられることから，軽症患者では無治療経過観察も治療選択肢となる．具体的な生活習慣としては，水分をとりすぎない，コーヒーやアルコールを飲みすぎない，下半身を冷やさない，感冒薬の服用に注意する，刺激性食物の制限，便通の調節などがあり，前立腺肥大症の症状緩和に有用である．ただし，前述の尿閉や，血尿，腎機能障害，尿路感染などの前立腺肥大症による合併症がみられる場合には，手術治療が最も適切な治療法となる．一般的には初期治療としては，薬物治療が中心となることが多く，なかでも α_1 受容体遮断薬（α_1

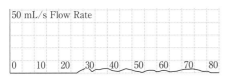

(a) 尿勢低下を伴う患者の尿流波形

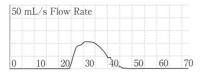

(b) 正常な尿流波形

図1 尿流測定

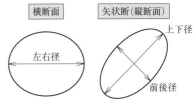

残尿量(mL) =（左右径×上下径×前後径）÷2

図2 残尿測定法
（日本泌尿器科学会（編）：男性下部尿路症状・前立腺肥大症診療ガイドライン．リッチヒルメディカル，2017．より改変転載）

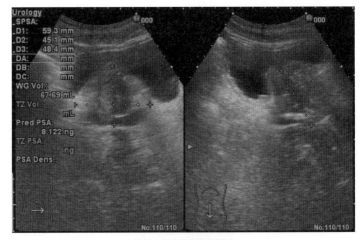

図3 前立腺超音波検査

ブロッカー）は第一選択薬として広く用いられている．健康食品としてはノコギリヤシが有名だが，わが国のガイドライン[1]では，有効性を支持する根拠が乏しい，または一貫しないと結論づけられている．

1）薬物治療

① α_1 受容体遮断薬：α_1 ブロッカー

α_1 受容体遮断薬は膀胱頸部および前立腺の平滑筋を弛緩させ，尿道抵抗を低下させ，排尿障害を改善させる（1.「病態生理」の項を参照）．比較的効果の発現が早く，中長期の効果もみとめられる．前立腺肥大症に伴う過活動膀胱の改善にも効果があり，排尿困難だけでなく，頻尿，夜間頻尿，尿意切迫感などの蓄尿症状の改善にも有効であることが示されている．症状の緩和は約3分の2にみとめられるが，治療効果の予測は困難である．

主な副作用としては，起立性低血圧，めまい，射精障害などがあげられる．起立性低血圧，めまいに関しては，元来高血圧の薬として開発されたため出現する場合もあるが，頻度は多くない．射精障害に関しては，α_1 受容体が射精にかかわる精嚢やその周囲にも分布していることから，精嚢の収縮障害や，膀胱頸部の緊張弛緩による膀胱内逆流が考えられている．

白内障を合併している症例では，術中虹彩緊張低下症候群（intraoperative floppy iris syndrome：IFIS）についても注意する必要がある．α_1 遮断薬を内服していると，白内障の術中に，水流による虹彩のうねりや脱出などの発症がみとめられるというものである．手術を行う眼科医が知っていれば問題はないので，眼科医に服用していることを伝えることが必要である．

わが国では，6種類の薬剤に保険適応があるが，頻用されているのはタムスロシン，ナフトピジル，シロドシンの3種類である．

② 5α 還元酵素阻害薬：デュタステリド

5α 還元酵素阻害薬は，わが国では2009年に認可された薬剤である．前立腺肥大の主原因として，男性ホルモン（テストステロン）の関与がある．テストステロンは 5α 還元酵素により，前立腺内でジヒドロテストステロン（DHT）に変換されることで前立腺細胞を増殖させ，肥大が進行することが知られている．

デュタステリドはこの 5α 還元酵素を阻害することで，テストステロンを低下させずに前立腺容積を縮小させる効果がある．ただし，効果発現は緩徐であり（1年の内服でおおよそ25～35% 程度前立腺サイズが小さくなる），また中断により前立腺容積は再度増大することが報告されている．そのため，単独で使用されることは少なく，α_1 受容体遮断薬などと併用するのが一般的である．

なお，本薬剤は血清 PSA 値を約50% 低下させることから，潜在する前立腺がんが合併している症例では，その診断を困難にする可能性があり，注意を要する．副作用として，稀ではあるが，勃起障害や女性化乳房などがみとめられることもある．

③ 抗アンドロゲン薬

抗アンドロゲン薬は，前立腺に対する男性ホルモン作用を抑える薬だが，5α 還元酵素阻害のみならず，精巣からのテストステロン産生を抑制するとともに，血液中のテストステロンが前立腺細胞に取り込まれることも抑制する．5α 還元酵素阻害剤と同様に，肥大した前立腺の縮小効果があるが，テストステロン値を低下させるために，高頻度で勃起障害や性欲低下などの性機能障害の副作用がみられ，うっ血性心不全，血栓症，肝機能障害，糖尿病などの副作用も存在する．また，血清 PSA 値を低下させることは 5α 還元酵素阻害薬と同様である．

④ PDE5 阻害薬：タダラフィル

PDE5 阻害薬は，わが国では2014年に認可された薬剤である．ホスホジエステラーゼ5（PDE5）の阻害に基づく cGMP の増加により，平滑筋の弛緩作用を示す．前立腺，尿道，膀胱頸部の平滑筋弛緩作用により，下部尿路症状を改善する．もともとは勃起障害の薬剤であるが，勃起障害と下部尿路症状には自律神経の活動亢進や，骨盤内の虚血などの要素が共通することから，PDE5 阻害薬により下部尿路症状が改善するのではないかという仮説のもと大規模研究が施行された．その結果，代表的な α_1 受容体遮断薬であるタムスロシンとの比較試験で同等の治療効果を示した．今後，α_1 受容体遮断薬や 5α 還元酵素阻害薬との併用も予想され，前立腺肥大症に対する薬物療法は多岐にわたる選択肢が出てきたと言える．

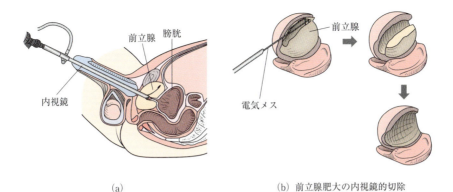

(a)   (b) 前立腺肥大の内視鏡的切除

図4　TUR-P（経尿道的前立腺切除術）

⑤ その他

前立腺肥大症の治療に使用されるその他の薬としては，植物エキス製剤，アミノ酸製剤，漢方薬などがあげられる．その作用機序や有用性についてはまだ十分解明されていないが，前立腺の炎症による浮腫などを軽減すると考えられている．

2）手術治療

薬物治療で症状の十分な改善が得られない場合は，手術による治療が必要となる．前立腺肥大症に対する最もスタンダードな手術は経尿道的前立腺切除術（transurethral resection of prostate：TUR-P）であったが，近年ではホルミウムレーザー前立腺核出術（holmium laser enucleation of prostate：HoLEP〈ホーレップ〉が主流になりつつある．

① TUR-P

TUR-Pは，尿道から内視鏡を挿入し，内視鏡の先端に装着した切除ループ（電気メス）に電流を流し，肥大した前立腺を尿道側（内側）から切除する方法である．前立腺は"かんなで木を削る"ように少しずつ切除していく▶図4．

② HoLEP

HoLEPは，尿道から内視鏡を挿入し，レーザーファイバーを前立腺の内側（内腺）と外側（外腺）の境目に挿入し，レーザーを照射しながら，肥大した前立腺内側と外側の間を剥離して，前立腺内側の部分を塊としてくり抜く（核出する）方法である．くり抜いた腺腫は膀胱内へ移動させ，別の機器で細切・吸引しながら摘出する．TUR-Pと比較した長所として，出血が少ないことや，巨大な前立腺でも手術が可能（TUR-Pでは短時間で削りきれる腺腫の大き

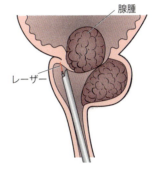

図5　前立腺肥大症に対するホルミウム：YAGレーザーを用いたHoLEP

さに限界がある），術後尿道カテーテル留置期間が短い（平均1.5日で，これはTUR-Pの約半分の期間である）があげられる．

参考文献

1) 日本泌尿器科学会（編）：男性下部尿路症状・前立腺肥大症診療ガイドライン．リッチヒルメディカル，2017．

（執筆者）末富崇弘（茨城西南医療センター病院）
（取りまとめ）西山博之（筑波大学）

薬物治療

1. 前立腺肥大症の治療

まず，患者が治療を希望するか否か，患者の希望によらず治療が必要か否か（重度な症状，大きな前立腺腺腫，尿閉・血尿・膀胱結石・腎機能障害・尿路感染などの合併症の存在など）により治療の適応を決定する．

前立腺肥大症に対する治療は，薬物治療と外科治療に大別される．薬物治療の目的は，下部尿路症状の軽減によるQOLの改善と，将来的

な疾患進行や侵襲的治療への移行の予防・抑制の2つである．薬物治療では，効果が十分得られないと推察されたり，期待した効果が得られなかった場合，あるいは患者が手術を希望する場合，外科治療が検討される．

1）前立腺肥大の経過観察

前立腺肥大をみとめても，症状や合併症のない症例に治療は不要である．症状があったとしても，生活指導を行いつつ，1年に一度，IPSS ▶表1 により評価し経過を観察することも選択肢となりうる．長期の経過観察では，1年後で約85%が，5年後で65%が安定しているとされる．一方，下部尿路症状に対して，短期的にはプラセボ効果は明らかである．特に前立腺体積が小さい症例では，その効果は長期にわたって持続する．さらに，時間経過とともに下部尿路症状が自然に軽減する症例もあるなど，一部の症例では経過観察が可能である．適宜適切に経過観察を行えば，不急の治療を行わないことによる患者の不利益はあまりない．一方，QOLの低下と残尿量の増大があれば，経過観察は継続できない可能性が高い．観察開始時の前立腺体積が大きい場合は，増大率も急速である．増大率は初診時の前立腺体積と血清PSA値に依存している．

2）薬物療法

薬物治療の開始は，α_1受容体遮断薬が基本である．前立腺腫大が明らかな場合（30 mL以上が目安）は，5α還元酵素阻害薬の使用（あるいは併用）を行う．過活動膀胱症状が明らかな場合には，抗コリン薬の併用を考慮する．全ての治療選択肢で，効果が不十分な場合や，病状が悪化する場合には，他疾患の可能性や治療の追加・変更を検討する．

① α_1受容体遮断薬

α_1受容体遮断薬は，前立腺肥大の程度にかかわらず速効的に改善するため第一選択薬となる ▶表3．症状改善は，通常4〜12週でピークに達し，約60〜70%以上でみとめられる．改善程度を予測することは困難である．α_1受容体には3種類のサブタイプが前立腺で発現しているが，前立腺肥大症ではα_{1A}やα_{1D}の増加が著しい．α_1受容体遮断薬の投与により，機能的閉塞が改善し下部尿路症状が改善する．α_1受容体は，膀胱上皮，排尿筋，脊髄にも発

表3 α_1受容体遮断薬による治療効果が乏しいと推測される要因

治療開始時の重症例
尿流量低下
QOLスコア高値
IPSS＞20点
前立腺体積　35〜40 mL以上
残尿量　30〜40 mL以上
尿閉の既往
過活動膀胱症状の合併
内圧，尿流・量の検査における下部尿路閉塞
短期治療における効果不十分

現しているため，これらの部位にも作用して蓄尿症状の改善に関与している可能性がある．各薬剤は，α_{1A}とα_{1D}の受容体への親和性の比により，排尿症状と蓄尿症状のどちらにより効くのか，あるいは射精障害の出現にも相違が出るとされる．

α_1受容体遮断薬は，単独による長期間の安全性は継続するものの，3年以上の有効性を担保する根拠に乏しく，長期になると手術を余儀なくされる症例も少なくない．治療前の臨床所見が重症であったり，前立腺の腫大が顕著であれば，α_1受容体遮断薬の長期にわたる効果は期待できない．α_1受容体遮断薬は急性尿閉のリスクを抑制したり，外科的治療への移行を遅延させたりすることはできるが，外科的治療を回避させることはできない．α_1受容体遮断薬の長期成績を規定する因子として，治療前のIPSSが重症，最大尿流量が10 mL/秒未満，前立腺体積が40 mL以上，下部尿路閉塞を有する症例などでは，早晩治療法の変更が必要となる．α_1受容体遮断薬を2〜3ヶ月投与しても過活動膀胱症状の改善がみられない場合には，抗コリン薬も考慮されることがある（add-on therapy）．

② 5α還元酵素阻害薬

30 mL以上の前立腺肥大症に対して，前立腺を退縮させる薬物は，長期にわたる治療を考えるうえでも有用である．5α還元酵素阻害薬は，単独，α_1受容体遮断薬との併用により長期の有効性と安全性が報告されている．一方，過活動膀胱に対する効果は証明されていない．海外では，α_1受容体遮断薬と5α還元酵素阻害薬の

併用治療が各々の単独治療より有効とする根拠は十分で，ことに，前立腺体積が 30 mL 以上などの比較的重症な症例に対して併用が推奨されている（日本人での検討は未だない）．一方，前立腺体積の小さい症例では，抗アンドロゲン薬の効果は乏しい．

③ 抗コリン薬

抗コリン薬は，前立腺肥大症に対して保険適応がない．α_1 受容体遮断薬は，過活動膀胱症状の改善にも有効であるが，α_1 受容体遮断薬を投与しても蓄尿症状が著明な前立腺肥大症に対して（過活動膀胱の指標を目安として）泌尿器科専門医の管理のもと，抗コリン剤の併用が考慮されることがある（add-on therapy）．ムスカリン受容体は，膀胱以外の唾液腺，腸管および毛様体などにも存在することから，抗コリン薬は，口腔内乾燥，便秘，霧視などの副作用が起こりうるほか，排尿困難，残尿量の増加，尿閉などの発現が懸念される．なお，下部尿路閉塞や排尿困難のある前立腺肥大を有する患者への使用は，慎重投与とされている．急性尿閉の発生は，治療開始直後の 4 週間以内で高いため，治療開始時には特に注意が必要である．

④ コリン作動薬

コリン作動薬は，前立腺肥大症に保険適応はない．泌尿器科専門医の管理のもと，下部尿路閉塞を伴わない症例において排尿障害を改善する目的で使用されることがある．

⑤ その他の薬剤

以前から植物製剤や漢方薬が用いられている．ノコギリヤシをはじめ伝承的薬剤はプラセボ効果を上回る有効性は証明されていない．

以上，植物製剤や漢方薬のほかに，フラボキサート，抗うつ薬，エンドセリン受容体拮抗薬，Rho キナーゼ阻害薬，アンジオテンシンⅡ受容体拮抗薬，ビタミン D_3，ボツリヌス毒素などが，前立腺肥大症に効果があるとする報告がある．しかしながら，現時点で保険適応がないことと高いレベルのエビデンスに乏しいため，積極的に使用されることはない．

参考文献

1) 日本泌尿器科学会(編)：男性下部尿路症状・前立腺肥大症診療ガイドライン．リッチヒルメディカル，2017．
2) 日本排尿機能学会・男性下部尿路症状診療ガイドライン作成委員会(編)：男性下部尿路症状診療ガイドライン．ブラックウェルパブリッシング，2008．
3) 日本排尿機能学会・過活動膀胱ガイドライン作成委員会(編)：過活動膀胱診療ガイドライン（改訂ダイジェスト版）．ブラックウェルパブリッシング，2008．
4) 日本医療機能評価機構が実施している医療情報サービス事業 Minds（Medical lnformation Network Distribution Service）．http://minds.jcqhc.or.jp/n/med/4/med0014/G0000310/0002
5) 日本排尿機能学会(編)：夜間頻尿診療ガイドライン 2009．

（執筆者）森山賢治（武庫川女子大学）

前立腺肥大症治療薬

分類	一般名	販売名（商品名）	標的分子/作用機序		コメント
α_1 受容体遮断薬	プラゾシン塩酸塩	ミニプレス®	アドレナリン α_1 受容体	遮断	前立腺肥大症に伴う排尿障害
	テラゾシン塩酸塩水和物	ハイトラシン® バソメット®			
	ウラピジル	エブランチル®			
	タムスロシン塩酸塩	ハルナール®			
	ナフトピジル	フリバス®			
	シロドシン	ユリーフ®			
5α 還元酵素阻害薬	デュタステリド	アボルブ®	5α 還元酵素	阻害	前立腺肥大症
	ゲストノロンカプロン酸エステル	デポスタット®			
抗アンドロゲン薬	クロルマジノン酢酸エステル	プロスタール®	プロゲステロン受容体	刺激	前立腺肥大症
	アリルエストレノール	パーセリン®			

前立腺肥大症治療薬（続き）

分類	一般名	販売名（商品名）	標的分子/作用機序		コメント
選択的アドレナリン β_3 受容体作動薬	ミラベグロン	ベタニス®	アドレナリン β_3 受容体	刺激	過活動膀胱における尿意切迫感，頻尿および切迫性尿失禁
ホスホジエステラーゼ（PDE）5 阻害薬	タダラフィル	ザルティア®	ホスホジエステラーゼ5	阻害	前立腺肥大症に伴う排尿障害
抗コリン薬	オキシブチニン塩酸塩	ポラキス® ネオキシ®	ムスカリン性コリン受容体	遮断	過活動膀胱における尿意切迫感，頻尿および切迫性尿失禁
	プロピベリン塩酸塩	バップフォー®			
	酒石酸トルテロジン	デトルシトール®			
	コハク酸ソリフェナシン	ベシケア®			
	イミダフェナシン	ウリトス® ステーブラ®			
コリン作動薬	ベタネコール塩化物	ベサコリン®	ムスカリン性コリン受容体	刺激	手術後，分娩後および神経因性膀胱などの低緊張性膀胱による排尿困難
	ジスチグミン臭化物	ウブレチド®			

前立腺肥大症治療薬：植物エキス製剤，アミノ酸製剤，漢方薬

分類	一般名	販売名（商品名）	推奨グレード	コメント
植物エキス製剤	オオウメガサソウエキス・ハコヤナギエキス・セイヨウオキナグサエキス・スギナエキス・精製小麦胚芽油	エビプロスタット®	C1	前立腺肥大に伴う排尿困難，残尿および残尿感，頻尿
	セルニチンポーレンエキス	セルニルトン®	C1	前立腺肥大に伴う排尿困難，残尿および残尿感，頻尿
アミノ酸製剤	L-グルタミン酸・L-アラニン・グリシン	パラプロスト®	C1	前立腺肥大に伴う排尿困難，残尿および残尿感，頻尿
漢方薬	八味地黄丸	八味地黄丸	C1	前立腺肥大
	牛車腎気丸	牛車腎気丸	C1	排尿困難，頻尿
	清心蓮子飲	清心蓮子飲		残尿感，頻尿，排尿痛
	猪苓湯合四物湯	猪苓湯合四物湯		排尿困難，排尿痛，残尿感，頻尿
	六味丸	六味丸		排尿困難，頻尿，むくみ，かゆみ
	五淋散	五淋散		頻尿，排尿痛，残尿感

2 子宮内膜症

❖ 病態生理

1. 病態生理

　子宮内膜症は，正常な子宮内膜に類似した腺組織や間質細胞が，子宮内腔以外の部位に増殖することによって発症する，良性の慢性疾患である．子宮内膜類似組織が子宮体部筋層に発生する子宮腺筋症は，かつては内性子宮内膜症と呼ばれていたが，それ以外の部分に発症する子宮内膜症（外性子宮内膜症）と病理組織や症状は共通するものの，病態や治療方法などが異なるため現在では子宮内膜症に含めない．卵巣内に発生し，内腔に血液を貯留した子宮内膜症性嚢胞を内容液の性状からチョコレート嚢胞とも呼ぶ．子宮内膜症は主として骨盤内に発症するが，腸管，尿路系，肺，胸膜，臍などにも生じることがある（異所性子宮内膜症）．

　子宮内膜症は卵巣ステロイドであるエストロゲン依存性の疾患である．子宮内膜症の増大と維持はエストロゲンに依存するため，子宮内膜症は生殖可能年齢に好発し，初経前や閉経後の女性には少ない．閉経後のホルモン補充療法を行っていない女性に発症することは殆どないが，副腎から産生される微量のエストロゲンの作用によって稀に発症することもある．

　子宮内膜症の正確な頻度は不明であるが，近年先進国において患者数は増加している．これは診断技術の発達とともに，生活様式の変化や女性のライフスタイルの変化などと関連があると考えられている．晩婚化，妊娠出産年齢の高齢化や，頻発月経，過長月経，未経産，短い授乳期間，遅い閉経などは子宮内膜症のリスク因子となる．人種的には黒人とヒスパニック系に頻度が低く，白人とアジア系に多いと報告されているが，これには生活様式や社会的背景が反映されている可能性がある．家族性の子宮内膜症が存在することや，一卵性双胎における同時発症が多いことなど，子宮内膜症には遺伝的要因が関連することを示唆する事実が指摘されているが，具体的には解明されていない．

　子宮内膜症の発症メカニズムに関しては，これまで多くの研究が行われているにもかかわらず，未だに結論が得られていない．主な仮説として下記のようなものがある．

a) **子宮内膜移植説**：月経中に子宮内に貯留した子宮内膜細胞が，卵管を通って腹腔内に移植するというものである．腟閉鎖など，月経血が逆流しやすい解剖学的な異常を有する症例で子宮内膜症の頻度が高く，卵管閉塞例では頻度が低いという事実に傍証される．子宮内膜細胞が手術後に術創の瘢痕に移植されることがある．子宮内膜症が骨盤内に好発するという現象はこの仮説で説明しやすく，骨盤外に生じる子宮内膜症は子宮内膜細胞や組織がリンパ血行性に移動したと考えられる．

b) **体腔上皮化成説**：未分化で多分化能を有する体腔上皮細胞が，異所性の子宮内膜組織に分化するというものである．この説は，骨盤臓器が子宮内膜も含めて，体腔上皮を裏打ちする細胞に由来するという発生学的な研究に基づくものである．男性の前立腺や先天的に子宮を欠損している症例にも子宮内膜症がみられる現象はこの説を支持する．

c) **誘導説**：月経血中の何らかの物質が子宮内膜化生を誘導するという説である．ウサギを用いた動物実験で，子宮内膜の非細胞成分が腹膜性子宮内膜症を誘導するという報告がある．

d) **免疫学的異常説**：逆行性の月経は子宮内膜症を有さない女性にもみられる現象であるが，特に患者だけに子宮内膜症が発症するメカニズムとして，異物を除去する免疫能の低下が関与していると考えられる．免疫応答をまぬがれた子宮内膜細胞が腹腔内の上皮細胞に吸着し，腹膜内に侵入すると考えられる．子宮内膜症における免疫応答の低下は，異所性に自己の細胞が存在することによって，細胞性免疫応答が低下することや，局所防御作

用を有するナチュラルキラー細胞の活性
低下や，腹腔内に増加している白血球マ
クロファージによる液性免疫の変化によ
る作用とされる．疫学的には自己免疫性
疾患，アレルギー，気管支喘息などの患
者には子宮内膜症を合併する頻度が高い
ことが指摘されている．

子宮内膜症患者の腹腔内には腹水の貯留が頻
繁にみられる．この腹水中には種々の生理活性
物質が含まれており，産生源は腹腔内白血球細
胞，子宮内膜，卵巣と考えられる．腹腔内白血
球細胞の90%はマクロファージであり，M-
CSF，IL-1β，TNF-α，TGF-βなどのサイト
カイン分泌能が高い．TGF-βはナチュラルキ
ラー細胞活性の低下作用がある．また，腹水中
ではプロスタグランジンF$_{2\alpha}$，ホスホリパーゼ
A$_2$，シクロオキシゲナーゼなどのプロスタグ
ランジン産生系も亢進している．腹水中のこれ
らのサイトカインが血管再生，炎症性変化をも
たらし，子宮内膜症の増殖と進展を促進する．

2. 症 状

1）疼 痛

最も代表的なものは月経困難症を中心とする
疼痛である．重症化した場合には月経時以外に
も下腹部痛，腰痛，性交痛，排便痛などの疼痛
症状の訴えが多くなる．病変が骨盤内臓器以外
に広がった場合には，便秘，下痢，下血などの
消化器症状や，頻尿，排尿痛，血尿など尿路症
状や喀血など呼吸器症状も出現する ▶表1 ．

2）不妊症

子宮内膜症の約30〜50%は不妊症になると
されている．一方，不妊症女性の約25〜50%
が子宮内膜症を合併するとされている．生殖補
助医療における子宮内膜症症例の妊娠率は，卵
管因子症例と比べて約50%であると言われ，
また提供卵を用いた胚移植においても，卵提供
者が子宮内膜症であった場合には，そうでない
場合と比べて着床率が有意に低下することが報
告されている．子宮内膜症が不妊症の原因とな
る機序に関しては，以下のものが考えられてい
る．

　a）**卵巣・卵管の機械的障害**：子宮内膜症に
　　よる骨盤内の癒着により，卵管采による
　　卵の捕捉障害，卵管の運動制限による卵
　　の子宮への輸送障害が起こる．癒着が高

表1　子宮内膜症と主訴

主　訴	子宮内膜症		p 値
	あり (%)	なし (%)	
月経痛	39%	11%	<0.01
不妊	27%	18%	<0.01
下腹部痛	26%	20%	<0.05
腰痛	11%	14%	<0.05
不正出血	9%	6%	<0.05
性交痛	4%	0.4%	<0.01
排便痛	2%	0%	<0.01
過多月経	19%	16%	0.31

（日本産科婦人科学会：子宮内膜症取扱い規
約 第 2 部（治療・診療編）．金原出版，
2010．p.2 より転載）

度になると卵管閉鎖，卵管水腫にいた
り，絶対的な卵管性不妊となる．

　b）**卵胞発育障害**：軽症の子宮内膜症患者で
　　は，主席卵胞径が有意に小さく，血中エ
　　ストラジオール値が低い．子宮内膜症が
　　卵胞顆粒膜細胞の卵巣ステロイド合成能
　　を低下させると考えられている．さら
　　に，チョコレート嚢胞によって卵巣の血
　　流が障害されることも卵胞発育に悪影響
　　を及ぼし，残存卵胞数の減少をもたら
　　す．

　c）**排卵障害**：子宮内膜症患者では，黄体化
　　未破裂卵胞と呼ばれる，内分泌学的には
　　卵胞の黄体化を示しながら，卵子が排出
　　されない現象が有意に増加する．

　d）**黄体機能不全**：子宮内膜症患者では黄体
　　機能不全症が増加する．卵胞顆粒膜細胞
　　からのステロイド合成能が低下している
　　と考えられる．

　e）**免疫異常**：子宮内膜症患者では抗子宮内
　　膜抗体など，自己抗体を有する場合が多
　　いことや，子宮内膜でのIgG，IgA，リ
　　ンパ球が増加しているという報告があ
　　り，着床に障害を及ぼす可能性がある．

　f）**腹腔内貯留液の影響**：子宮内膜症患者で
　　は腹水中のマクロファージが増加し，
　　種々の生理活性物質を放出しているが，
　　それらの物質が不妊症の原因になると考
　　えられている．たとえば，プロスタグラ
　　ンジンは平滑筋収縮作用によって卵管の

表2　年齢別の卵巣がん合併率

年　齢	合併率 （卵巣がん合併数/チョコレート囊胞患者数）
20 歳未満	0.00%（0/46）
20 歳代	0.58%（11/1,908）
30 歳代	1.30%（45/3,450）
40 歳代	4.11%（97/2,362）
50 歳代	21.93%（91/415）
60 歳代	49.09%（27/55）
70 歳以上	40.74%（11/27）
合計（人）	3.41%（282/8,263）

（日本産科婦人科学会/日本産婦人科医会：産婦人科診療ガイドライン婦人科外来編．日本産科婦人科学会，2017．p.107 より転載）

表3　囊胞径と卵巣がん発症率

大きさ	合併率 （卵巣がん合併数/チョコレート囊胞患者数）
15 cm 以上	12.8%（23/157）
14 cm	7.4%（4/50）
13 cm	3.3%（7/206）
12 cm	4.5%（5/107）
11 cm	9.1%（5/50）
10 cm	4.8%（13/256）
9 cm	1.5%（8/521）
8 cm	1.1%（10/884）
7 cm	0.7%（10/1,504）
6 cm	0.6%（9/1,454）
5 cm	0.3%（6/1,818）
4 cm	0.7%（6/884）
3 cm 以下	0.0%（0/364）

（日本産科婦人科学会/日本産婦人科医会：産婦人科診療ガイドライン婦人科外来編．日本産科婦人科学会，2017．p.108 より転載）

収縮や輸送障害，受精や受精卵の発育障害をもたらすとされている．IL-1β は精子の卵貫通性を阻害し，IL-6 は精子運動性の低下や，顆粒膜細胞のエストロゲン産生を抑制すると考えられている．

g）**着床に必要な遺伝子発現の異常**：胚が子宮内膜に着床するには接着分子など様々な着床関連因子の発現が必要であるが，子宮内膜症患者では αVβ3 インテグリンの低下や，子宮内膜上皮細胞 L-セクレチンリガンドの産生に必要な酵素の低下などがみとめられると報告されている．

3）がん化

卵巣チョコレート囊胞が卵巣がんに移行する可能性があると考えられている．わが国で2007 年に行われたコホート研究によると，チョコレート囊胞から卵巣がんが発症する可能性は 0.7% 程度と推定された．年齢や大きさとともにチョコレート囊胞が卵巣がんを合併する確率は高くなり，特に 40 歳以上で長径 10 cm以上の場合は，悪性疾患である可能性を考慮して卵巣摘出術を施行することが勧められる▶表2，▶表3．チョコレート囊胞から発症する代表的卵巣がんの組織形は，明細胞腺がんと類内膜腺がんである．

3．検　査

1）内診所見

直腸と子宮の癒着のためダグラス窩の短縮や閉鎖が生じ，子宮後屈をみとめることが多い．さらに子宮，両側付属器周辺の癒着が加わり，子宮の可動性制限を生じる．内膜症深部病変に

よるダグラス窩硬結，チョコレート囊胞形成による卵巣腫大，子宮圧痛などが代表的な内診所見である．

2）血液検査

子宮内膜症の診断に用いられる血液生化学的指標は，血清 CA125 と CA19-9 である．CA125 と CA19-9 が陽性を示す患者では，これらの数値の変化から子宮内膜症の病勢の変化，子宮内膜症の治療効果を推測するマーカーとして用いることが可能である．一方，腫瘍マーカーはこの疾患に特異的に出現するものではなく，特に CA19-9 の上昇をみとめる症例は患者と非患者の間に有意な相違はないことが示されている．

3）画像診断

①超音波検査

子宮は後傾後屈である場合が多い．子宮腺筋症の症例で，びまん性に病変が発育する場合には子宮筋層が均等に球状に腫大する．筋層の一部のみ腫大する場合では，境界不鮮明でエコー輝度不均一な腫瘤陰影をみとめる▶図1．筋層内に高輝度の点状，小囊胞状の血液エコーをみとめる場合もある．卵巣チョコレート囊胞の超音波所見は，円形や楕円形の単房または数個の囊胞からなる多房性の囊胞として観察され，子宮に密着するように子宮後方やダグラス

窩に位置することが多い．囊胞壁はやや肥厚をしていることが多く，内部エコー輝度は貯留血液の新鮮度により低・中・高輝度と継時的な変化を示す．ダグラス窩が完全閉鎖していない症例では，生理的な量よりやや多めの貯留液をみとめる場合が多い．

② MRI 検査

MRI は子宮内膜症に由来する血腫の時間経過に伴う信号変化を特異的に検出可能であり，子宮内膜症の診断に重要な役割を果たす．MRI による内膜症性囊胞の鑑別診断率は 95% 以上とされている．撮影方法は T1 強調画像と T2 強調画像が重要で，血液を含む同一囊胞内に T2 強調画像で不均一な低信号を呈する場合 (shading) に子宮内膜症囊胞である可能性が高い ▶図2 ．骨盤腔内に強い癒着がある場合には，両側卵巣が子宮後方で接している所見 (kissing ovary) や，腹膜や腸管が子宮や卵巣に向かって嘴状に引っ張られる所見がみとめら れる．

4) 腹腔鏡診断

腹腔鏡は，子宮内膜症の微細な病変を高精度に発見することが可能な検査法である．腹腔鏡による子宮内膜症の形態評価は，米国生殖医学会 (American Society for Reproductive Medicine : ASRM) により作成された R-ASRM 分類で示されている．これは 1985 年に作成された R-AFS 分類による内膜症のスコアリングに，不妊や妊娠予後に及ぼす病巣である，①卵巣チョコレート囊胞の評価，②ダグラス窩閉塞の評価，③腹膜，卵巣表面病巣の評価，を追加して改定したものである．項目ごとに評価したポイントを加算してスコアリングし，数値により stage Ⅰ（最少病変）から stage Ⅳ（重症）まで分類される．評価項目③に関しては，病巣の外観によりブルーベリースポット，赤色病変，腹膜欠損などと表現されている．

4．治療概要

子宮内膜症の治療方法は薬物療法と手術療法に大別される．薬物療法の利点は非侵襲的であること，薬剤の選択により長期的な継続が可能であることである．一方，欠点としては，重症例に対して治療効果に限界がみられること，薬剤に対する禁忌症例や有害事象が存在すること，内膜症由来の悪性疾患を疑う場合に対処できないことがあげられる．内分泌療法を施行する場合，薬物投与期間は正常な月経周期が抑制されるため，妊娠できない可能性が高く，妊娠を希望する症例には不適切である．薬剤の投与中は妊娠不可能となり，投与中止後は子宮内膜

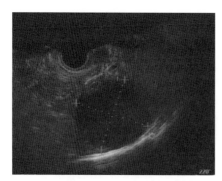

図1 卵巣チョコレート囊胞の超音波像
均一なびまん性の低輝度点状エコー像．

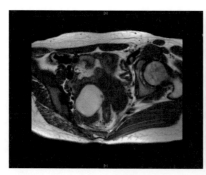

(a) T1 強調画像

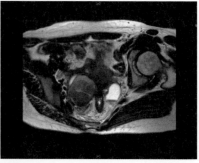

(b) T2 強調画像

図2 MRI による内膜症性囊胞の鑑別
右卵巣囊胞は T1 強調画像 (図(a)) で高信号，T2 強調画像 (図(b)) で shading を有し，子宮内膜症囊胞と診断される．左卵巣囊胞は T1 強調画像で低信号，T2 強調画像で液面構造を示し，比較的新しい出血と考えられる．

症再燃，再発するリスクが高くなるため子宮内膜症による不妊症治療に対する有益性は乏しいと考えられている．

外科治療は，子宮内膜症病巣を即効性に除去する効果を有する．欠点としては手術に伴う様々な合併症（出血，感染症，周辺臓器損傷など）のリスクを有することや，子宮内膜症の再燃・再発時に繰り返し手術を施行する必要性が生じた場合，腹腔内癒着に伴う合併症（腸閉塞，貯留嚢胞，慢性疼痛など）のリスクが上昇する．

したがって，今すぐ妊娠を希望しないが，将来のために妊孕性を温存したい女性の子宮内膜症患者に対しては薬物療法を行い，妊娠を希望すれば薬物療法を中止して妊娠企図を勧め，適応がある場合に手術療法を行うのが妥当であると考える．

1）薬物療法
① 対症療法
ⅰ）鎮痛剤

非ステロイド性抗炎症薬（NSAIDs）が第一選択薬として用いられる．子宮内膜症が疼痛をもたらすメカニズムには，月経血や腹水中のプロスタグランジンが関与しているが，NSAIDsとして頻用されるジクロフェナクナトリウム（ボルタレン®），イブプロフェン（ブルフェン®），メフェナム酸（ポンタール®），ナプロキセン（ナイキサン®）などは，炎症反応における下流の産生物であるプロスタグランジンを抑制する効果を有する．一方，NSAIDs が有効でない症例が 10〜30% 存在するという報告もある．

ⅱ）鎮痙剤

子宮内膜症が疼痛をもたらすメカニズムとして子宮収縮が関与するとする説がある．血管平滑筋 β 受容体作動薬は子宮収縮を抑制する効果を有するために鎮痛効果があるとされる．臨床的にはイソクスプリン塩酸塩（ズファジラン®）が用いられる．

ⅲ）漢方薬

漢方薬としては，当帰芍薬散，桂枝茯苓丸，芍薬甘草湯などが用いられる．作用機序が不明であるが，副作用軽減の目的で用いられることが多い．

② 内分泌療法
ⅰ）ダナゾール（ボンゾール®）

ダナゾールは男性ホルモンであるテストステロンの誘導体で，ゴナドロロピン分泌の抑制効果，卵巣ステロイド産生の抑制効果，子宮内膜症組織への直接効果を有し，子宮内膜症による自覚症状，他覚症状を共に改善する．主な副作用は体重増加，肝機能障害，痤瘡，多毛，高脂血症，血栓症などがあげられる．添付文書によると痤瘡の発症頻度は約 20%，浮腫が約 15%，肝機能障害の初期症状である AST，ALT の上昇が約 10〜20% に見られる．内服投与であるが，特殊な使い方として 1/4 から 1/2 量を投与する低用量ダナゾール療法や，経腟投与や子宮内局所投与を試みる方法が，副作用の軽減と妊娠獲得効果を期待して一部の医療施設で実施されている．

ⅱ）GnRH（gonadotropin releasing hormone）アゴニスト

GnRH アゴニストは偽閉経療法とも呼ばれる．下垂体の GnRH 受容体を連続的に刺激することにより，受容体数が減少し，ゴナドトロピン産生細胞の脱感作が生じる結果，卵巣ステロイドの産生が低下するという作用機序による．投与経路は経鼻投与と皮下注射があり，後者の方が高い効果を有する．わが国で発売されている製剤は，リュープロレリン酢酸塩（リュープリン®），ブセレリン酢酸塩（スプレキュア®），酢酸ナファレリン（ナサニール®），ゴセレリン酢酸塩（ゾラデックス®）である．自覚症状，他覚症状に対し共に改善効果がある．副作用としては，のぼせ，ほてり，性欲減退などの低エストロゲン状態に伴う更年期障害様の症状や，骨量減少があげられる．6ヶ月以上の長期投与は骨粗鬆症発症リスクが上昇するためあまり望ましくない．

ⅲ）低用量ピル

子宮内膜症患者は妊娠が成立後に症状が軽快することが知られている．かつては妊娠状態を模したエストロゲン・プロゲステロン両製剤を投与する偽妊娠療法という治療法があったが，効果が弱いため現在は殆ど行われなくなった．代わって近年注目されているのが，経口避妊薬として用いられる低用量ピルを用いた治療である．

わが国で発売されている低用量ピルのなかで，月経困難症の病名に対して保険適応が認められているものはルナベル配合錠®とヤーズ配合錠®である．低用量ピルは排卵と内因性卵巣ステロイドの周期的変動を抑制し，子宮内膜の増殖を抑制する効果を有し，自覚症状の著名な改善効果をもたらす．また，チョコレート嚢胞の縮小効果も有すると報告されている．GnRHアゴニストのように投与期間が限定されず，長期投与が可能である．主な副作用としては不正性器出血，悪心，頭痛などがあげられる．また，静脈血栓症の発症率が非服用者では年間1〜5/10,000人であるのに対して，服用者では年間3〜9/10,000人に増加することに対して注意が喚起されている[1].

iv) ジエノゲスト（ディナゲスト®）

ジエノゲストはアンドロゲン作用を有しない第四世代プロゲスチンで，作用機序は排卵抑制効果，エストロゲン産生抑制効果，子宮内膜症に対する直接作用などが示されている．ディナゲスト®とGnRHアゴニストを比較したランダム化比較対照試験によると，自覚症状，他覚症状共にGnRHアゴニストと同等の効果を有することが示された．1年間の投与で有意な骨密度減少がみられないことも示されたが，1年を超える長期投与の安全性は確立していないことには注意を要する．主な副作用としては不正性器出血の頻度が90%以上に及び，重篤になることは少ないとされるが，患者のQOL低下につながる可能性は否定できない．

v) レボノルゲストレル（ミレーナ®）

レボノルゲストレルは第二世代プロゲスチンであるレボノルゲストレルを付加した避妊用リングで，子宮内に装着すると子宮内膜の萎縮効果をもたらし，月経量が減少し，過多月経や月経困難症改善効果を有する．低エストロゲン状態を起こさないことに利点を有し，過多月経の病名に対して2014年から保険適用が認められた新しい治療法である．副作用としては子宮内感染，不正出血などがあげられる．

2) 手術療法

子宮と卵巣を温存する保存的手術は，子宮内膜症の病巣除去，腹膜性表在性病変の焼灼，癒着剥離，骨盤内臓器の位置関係の矯正などを外科手術によって行うという治療法である．仙骨子宮靭帯周辺の瘢痕性病変を伴い，骨盤痛の訴えが強い患者には仙骨子宮靭帯とその中に含まれる交感神経を切断する手術が有効である．子宮腺筋症に対しては，子宮を切開して子宮腺筋症組織を摘出して，子宮を形成する術式が一部の施設で行われている．

手術療法は，病巣の除去による他覚的症状の改善と同時に自覚症状の改善効果も有する．妊孕性改善効果に関しては，軽症の子宮内膜症に対する腹腔鏡下子宮内膜症除去手術において，術後妊娠率の上昇がメタアナリシスにより示されている．重症の子宮内膜症で，挙児を希望しない患者に対しては，子宮全摘とダグラス窩の開放を行う根治手術が行われる．

子宮内膜症病変は周辺臓器や組織と強固に癒着している場合が多く，どのような術式においても，術中に腸管損傷，膀胱・尿管損傷を起こさないよう充分な注意が必要である．手術の手技としては開腹手術と腹腔鏡下手術がある．腹腔鏡下手術は，術創が小さく手術侵襲が少ないことから近年普及し，手術技術の向上に伴い，より重症の子宮内膜症で高難度の手術技術が要求される病変に対しても実施される機会が多くなった．しかし，決して腹腔鏡下手術の方が開腹手術に比べて安全性が高いわけではなく，広範で強固な癒着を有する子宮内膜症に対しては，あえて開腹手術を選択することも必要である．

■参考文献

1) Committee on gynecologic practice : Risk of venous thromboembolism among users of drospirenone-containing oral contraceptive pills. Obstet Gynecol 2012 ; 120 : 1239-42.
2) 日本産科婦人科学会：産婦人科研修医の必須知識. 2014.
3) 日本産科婦人科学会（編）：子宮内膜症取扱い規約. 第2部 治療編・診断編. 金原出版，2010.
4) 日本産科婦人科学会・日本産婦人科医会：産婦人科診療ガイドライン. 婦人科外来編. 2014.
5) 原田竜也，久保田俊郎：産科と婦人科 特集 子宮内膜症合併不妊の治療法. 1. 不妊症と子宮内膜症. 診断と治療社 2010 ; 77(7) : 747-52.

（執筆者）川崎彰子（筑波大学）
（取りまとめ）吉川裕之（筑波大学/茨城県立中央病院・茨城県地域がんセンター）

❌ 薬物治療

1. はじめに

子宮内膜症は，卵巣摘出や放射線療法以外，基本的に閉経まで治らない疾患である．子宮内膜症の治療の中心は，疼痛あるいは不妊の改善・治療である．その治療・管理方針については，挙児希望（不妊治療希望）の有無，症状の種類や重症度はもちろんのこと，年齢，病巣部位やその性状，既往治療歴など，総合的に判断して個別に最適な治療法を選択する．治療の2本柱として，薬物治療と手術療法がある ▶図3．

程度が軽い場合，鎮痛剤や漢方薬を使用する．全経過における治療とも併用可能である ▶表4．近年，子宮内膜症の増加に伴い薬物療法の頻度が増えている．適応には，本来，手術療法が適応ではあるものの，事情により直ちに手術に踏み切れない症例や，いわゆる閉経までの「逃げ込み療法」の症例も含まれている．

2. 薬物治療

囊胞性病変（卵巣チョコレート囊腫）を伴わない子宮内膜症の痛みに対して，まずNSAIDsによる対症療法を行う ▶表5．NSAIDsで効果が不十分な場合は，ホルモンを用いた薬物治療を行う．治療の根幹は卵巣機能の抑制である（子宮内膜の脱落を意味する月経を止めることではない）．換言すれば排卵の抑制であり，これは妊娠状態か閉経状態にすることにより達成しうる ▶表6．よって，偽妊娠療法（エストロゲン＋プロゲステロン）か偽閉経療法（エストロゲンの産生あるいは作用を抑制する）

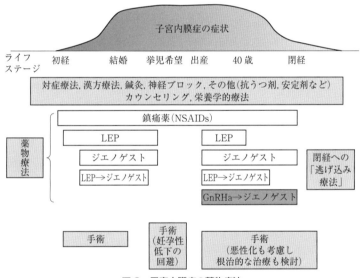

図3 子宮内膜症の薬物療法
(百枝幹雄：プロゲスチンの進化と子宮内膜症治療．Prog Med 2008；28：135-45．より改変転載)

表4 対症療法

鎮痛剤	非ステロイド性抗炎症薬（NSAIDs）が用いられるが，子宮内膜症に伴う痛みに対して有効であるとしたエビデンスに乏しい．
漢方薬	当帰芍薬散，桂枝茯苓丸，生薬，エキス剤により，体調の改善，鎮痛，冷え症の改善，心身の安定性などの効果が期待できる．
その他の薬剤	抗痙攣剤，抗うつ剤，抗不安剤，睡眠導入剤など（保険適応はない）
鍼灸	体調の改善，鎮痛，冷え症の改善，心身の安定性などの効果が期待できる．
神経ブロック	非常に疼痛が激しい場合には，麻酔科やペインクリニックにより実施される．
カウンセリング	挙児希望のある場合は，生殖機能に不安を抱く．また，生殖器を失うことへの喪失感が大きい場合もサポートが必要である．治療や薬剤の副作用による不安やホルモン変動の影響により，精神的に不安定となる．これがさらに疼痛を悪化させるため，不安の緩和が必要である．

表5 子宮内膜症に適応を持つ鎮痙薬・鎮痛薬

分類	一般名	販売名（商品名）	標的分子/作用機序	コメント
鎮痙薬	イソクスプリン塩酸塩	ズファジラン®	アドレナリンβ_2受容体作動薬	
鎮痛薬	アスピリン	アスピリン	シクロオキシナーゼ-1,2阻害薬	副作用：嘔気，嘔吐，下痢，めまい，頭痛，消化管出血
	メフェナム酸	ポンタール®		
	ジクロフェナクナトリウム	ボルタレン®		
	イブプロフェン	ブルフェン®		
	ナプロキセン	ナイキサン®		

※NSAIDs については，国内で月経痛や月経困難症の適応を取得しているもののみを示す（ロキソプロフェンなど，繁用されている NSAIDs に適応はない）.

表6 子宮内膜症に対するホルモン療法の比較

エストロゲン・プロゲスチン配合剤（一相性製剤）		
	特徴（長所）	副作用（短所）
OC/EP 配合剤による偽妊娠療法		
中用量エストロゲン・プロゲスチン配合剤（OC/EP 配合剤）中用量ピル（錠）	薬価は安い. 錠剤. 低エストロゲン作用がない. 投与制限はなし. ※適応は，月経困難症.	病巣萎縮効果は弱い. 症状改善効果が弱い. 血栓症，肝機能障害，嘔気，嘔吐，破綻出血（不正性器出血），頭痛，浮腫. エストロゲン量による吐気，悪心は残る.
低用量ピル LEP（錠） （ルナベル®配合錠 LD/ULD，2013年9月よりルナベル®配合錠 ULD が保険適応になった）	長期投与可能，排卵回復が早い. 薬価は安い. 錠剤. 投与制限はない. 低エストロゲンのため吐気，悪心はあるが，中・高用量ピルと比較して改善している.	ルナベル®配合錠の適応は，当初は「子宮内膜症に伴う月経困難症」だったが，2013年9月からは「月経困難症」が適応となっている. 低用量では，症状改善効果が弱い（特に，月経時以外の痛みには効きにくい）. 血栓症，肝機能障害，嘔気，嘔吐，破綻出血（不正性器出血），頭痛，浮腫はみとめるが，中・高用量ピルと比較して軽減されている. 乳房痛・乳房不快感（緊満感）がある.
黄体ホルモンによる偽妊娠療法		
ジエノゲスト（錠）	長期投与可能，肝機能障害はない. 病巣に対する直接効果も報告されている. 疼痛改善効果は高く，月経時以外の痛みも改善. LEP でコントロールが不良な場合でも有効. 血栓症のリスクがない（40歳以上のリスクが高い症例でも使用可能）. 低エストロゲン症状が少ない.	不正出血が多く，長く続く. ほてり，嘔気，頭痛. 薬価は高い.
合成アンドロゲンによる偽閉経療法		
ダナゾール（錠）	不妊症（免疫因子）治療に効果が期待できる. 病巣への直接作用が期待できる.	更年期症状，多毛，男性化徴候（にきび，体重増加，浮腫など），不正性器出血，肝機能障害が多い. 血栓症が警告されている. 長期に使用できない（4ヶ月）. 使用頻度は減少. 低用量あるいは局所投与製剤（院内製剤）として用いられることがある.

表6 子宮内膜症に対するホルモン療法の比較（続き）

エストロゲン・プロゲスチン配合剤（一相性製剤）		
	特徴（長所）	副作用（短所）
GnRH アゴニスト（GnRH analogue, GnRHa）による偽閉経療法		
ナファレリン酢酸塩（点鼻），リュープロレリン酢酸塩，ゴセレリン酢酸塩（皮下注），ブセレリン酢酸塩（点鼻，皮下注用），リュープロレリン酢酸塩（注）	疼痛改善効果が高い．肝機能障害や不正性器出血などの副作用は少ない．	低エストロゲン症状（ほてり，のぼせなどの更年期症状，不正性器出血，骨塩量の減少，不眠，うつ症状）． 長期投与（効果を得るには4ヶ月程度）が必要であるが，6ヶ月以上は投与不可． 注射製剤しか剤型がないものがある．投与終了後の排卵回復が遅い． 低エストロゲンによる副作用を軽減する目的でadd-back療法が必要となる． その他，間質性肺炎，アナフィラキシー様症状，黄疸，糖尿病の発症または増悪，下垂体卒中． 薬価は非常に高価．

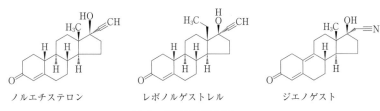

図4 合成プロゲスチン

により，前記状態を成立させることになる．

第一選択薬として低用量エストロゲン・プロゲスチン製剤（low dose estrogen progestin, LEP）または黄体ホルモンであるジエノゲストを，第二選択薬として GnRH アゴニスト（GnRHa）が用いられている．LEP（ルナベル®配合錠LD）は2008年7月より，さらに超低用量LEP（ルナベル®配合錠ULD）は2013年9月より，ジエノゲスト（ディナゲスト®）は2008年1月より利用可能となり，治療の選択肢が広がった．これら薬剤で有効性がない場合，視床下部ホルモンである GnRHa などが用いられる．

挙児希望あるいは薬物療法が無効な場合，手術が検討される．薬物治療では，妊孕性の改善効果は期待できない（ダナゾールでは，免疫因子が関与する不妊治療においてのみ効果があるとされる）．卵巣チョコレート嚢胞についても，破裂・感染・悪性化の予防のために，手術療法が優先して検討される．

プロゲスチンはそれぞれが固有の特性と特徴を有しており，プロゲスチン単剤（エストロゲンは内因性のホルモン）とエストロゲンとの合剤（EP）とがある．合剤には，低用量経口避

妊薬（OC）も含まれる．子宮内膜症や月経困難症をはじめ，機能性子宮出血の治療，黄体機能不全の治療，経口避妊薬，ホルモン補充療法（HRT剤として日常臨床で幅広く使用されている．プロゲスチン（＝プロゲストーゲン，プロゲスターゲン，黄体ホルモン）製剤はステロイドのうち，主としてプロゲステロン受容体（PR）に結合して作用を発揮するものである．生体内では内因性のプロゲステロンが産生されている．合成プロゲスチンには，側鎖の修飾により①17α-ヒドロキシプロゲステロン誘導体：メドロキシプロゲステロン酢酸エステル（MPA），②19-ノルテストステロン誘導体：ノルエチステロン，レボノルゲストレル，ジエノゲストなど，2種類に大別されている ▶図4．プロゲスチンの構造は近似しているが，代謝酵素の発現量や部位，プロゲステロン受容体の組織特異的発現性，薬物動態により薬理作用が相違する．

OC/EP配合薬は，エストロゲンとプロゲステロンの同時かつ継続的投与による排卵抑制と子宮内膜増殖抑制により，子宮内膜のプロスタグランジン産生を低下させ月経痛などを緩和させる．エストロゲンにはプロゲステロン受容体の発現増加効果がみとめられている．経血量や周期を調節することも利点である．長期の投与が可能で，薬剤も比較的安価である．

3. おわりに

子宮内膜症の患者の多くは生殖年齢であり，将来妊娠を希望する場合は生殖機能に不安を抱く．さらに，どの治療法を選択しても将来的に再発する確率は高い．薬物治療が主要な治療法となるため，不可避である不正性器出血に対する不安やアドヒアランスの問題，副作用の改善方法やそれによる脱落をどうしたら防げるかという点について，医療スタッフの積極的な参加が不可欠である．また，卵巣チョコレート嚢胞は長い年月を経るとがん化することから，長期にわたる経過観察が必要となる．ネットや巷間の不確定な情報に不安を抱く患者に対して，疾患の病態や治療方針に対する正しい情報を提供することも医療スタッフの大切のミッションである．

参考文献

1) 日本産科婦人科学会ホームページ．http://www.jsog.or.jp/public/knowledge/naimakushou.html
2) 岡井　崇，綾部琢哉（編）：標準産科婦人科学（第四版）．医学書院，2011；pp.174-82.
3) 中尾一和（編集主幹）：最新 内分泌代謝学．診断と治療社，2013；pp.818-24.
4) 日本子宮内膜症協会ホームページ，EBMに基づく診療ガイドライン．http://www.jemanet.org/13_guideline/index2.php
5) 日本産婦人科学会（編）：子宮内膜症取扱い規約 第2部 治療編・診療編 第2版．金原出版，2010.
6) 産婦人科診療ガイドライン―婦人科外来編．日産婦誌 2011；63（4）：N-33.

（執筆者）森山賢治（武庫川女子大学）

プロゲステロン・エストロゲン配合剤：低用量経口避妊薬（OC/EP）

プロゲステロン受容体刺激薬	エストロゲン受容体刺激薬	販売名（商品名）	コメント
ノルエチステロン	エチニルエストラジオール	オーソ®777-21	副作用：月経困難症

プロゲスチン（黄体ホルモン，プロゲストーゲン）関連薬：プロゲステロン受容体刺激薬

一般名	販売名（商品名）	コメント
ジエノゲスト	ディナゲスト®	子宮内膜症
レボノルゲストレル	ミレーナ®	過多月経，月経困難症
プロゲステロン	ルテウム® プロゲホルモン®	無月経，月経困難症
ヒドロキシプロゲステロンカプロン酸エステル	オオホルミンルテウムデポー® プロゲデポー®	無月経
ジドロゲステロン	デュファストン®	無月経，月経周期異常，月経困難症
クロルマジノン酢酸エステル	ルトラール® プロスタール®	無月経，月経周期異常，月経困難症

プロゲスチン（黄体ホルモン，プロゲストーゲン）関連薬：プロゲステロン受容体刺激薬（続き）

一般名	販売名（商品名）	コメント
メドロキシプロゲステロン酢酸エステル	プロベラ® ヒスロン®	無月経，月経周期異常，月経量異常
ノルエチステロン	ノアルテン®	無月経，月経周期異常，月経困難症

GnRH 受容体刺激薬，プロゲステロン受容体刺激薬

一般名	販売名（商品名）	標的分子/作用機序		コメント
ブセレリン酢酸塩	スプレキュア®	GnRH 受容体	刺激	子宮内膜症
リュープロレリン酢酸塩	リュープリン®			
ゴセレリン酢酸塩	ゾラデックス®			
酢酸ナファレリン	ナサニール®			
ダナゾール	ボンゾール®	プロゲステロン受容体 アンドロゲン受容体	刺激	子宮内膜症

プロゲステロン・エストロゲン配合剤：高・中用量経口避妊薬（OC/EP）

プロゲステロン受容体刺激薬	エストロゲン受容体刺激薬	販売名（商品名）	コメント
ヒドロキシプロゲステロンカプロン酸エステル（50 mg）	エストラジオールプロピオン酸エステル（1 mg）	E. P. ホルモン®	無月経，機能性子宮出血
ヒドロキシプロゲステロンカプロン酸エステル（125 mg）	エストラジオール安息香酸エステル（10 mg）	ルテスデポー	機能性子宮出血
クロルマジノン酢酸エステル（2 mg）	メストラノール（0.05 mg）	ルテジオン®	無月経，月経量異常，月経周期異常，月経困難症
ノルエチステロン（1 mg）	メストラノール（0.05 mg）	ソフィア A	月経周期異常，無月経，月経量異常，月経困難症
ノルエチステロン（2 mg）	メストラノール（0.1 mg）	ソフィア C	月経周期異常，無月経，月経量異常，月経困難症
レボノルゲストレル（0.04 mg）	エストラジオール（0.05 mg）	ウェールナラ®	閉経後骨粗鬆症
酢酸ノルエチステロン（2.70 mg）	エストラジオール（0.62 mg）	メノエイド®	更年期障害および卵巣欠落症状に伴う血管運動神経系症状
ドロスピレノン（3 mg）	エチニルエストラジオール（0.02 mg）	ヤーズ®	月経困難症

1 脳血管疾患

✖ 病態生理

[脳神経外科]

1. 脳血管疾患

脳血管疾患は一般に脳卒中ともいわれる．「卒」とは卒倒（突然倒れる），「中」とは中毒（毒にあたる）を意味している．つまり，脳卒中とは突然脳の血管が詰まったり（脳梗塞），切れて出血したりする疾患（脳出血，くも膜下出血）の総称である ▶表1 ．

脳には複雑な機能が集中しており，障害部位によっては重篤な後遺症が残る．脳組織は虚血耐性がなく，出血によっても脳損傷を来しやすい，脆弱な組織である．また，再生能力に乏しいため，症状の回復が難しい．脳血管疾患は死因の第4位であるが，寝たきり原因の第1位となっており，超高齢化社会に向けて喫緊に取り組まなければならない疾患である．

2. 脳梗塞

❖ 病態生理

脳梗塞は脳血管疾患の約4分の3を占める．脳の血管が何らかの要因で詰まることで脳組織に血流が流れなくなり，脳組織が虚血状態に陥る．虚血の中心部分は梗塞に至ってしまうが，その周囲にはペナンブラと呼ばれる救済可能な領域が存在する．このペナンブラが救済できないと広範囲に梗塞に至る ▶図1 ．また，梗塞巣に血流が再開すると出血性梗塞を生じることがある．

脳組織には心臓から血液が駆出されて，頸動脈を経てから脳動脈に至り，さらに穿通枝と呼ばれる細い血管に流れ，毛細血管を介して脳組織に血液が流れていく．その過程のどこかが閉塞すると脳梗塞となりうる ▶図2 ．

a）**心原性脳塞栓症**：心臓の不整脈（多くは

表1 脳卒中の内訳

脳梗塞	75.9%		
		心原性脳塞栓症	27.7%
		アテローム血栓性脳梗塞	33.2%
		ラクナ梗塞	31.2%
		その他	8.0%
脳出血	18.5%		
		高血圧性	82.4%
		脳動静脈奇形	2.1%
		その他	15.5%
くも膜下出血	5.6%		

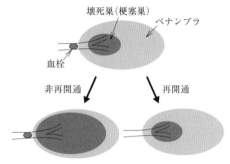

図1　ペナンブラ

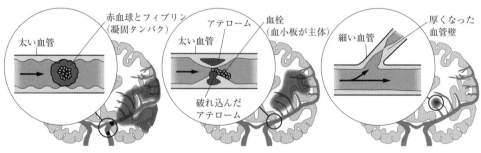

(a) 心原性脳塞栓症
脳の太い血管が詰まって
起こる脳梗塞（大梗塞）

(b) アテローム血栓性脳梗塞
脳の太い血管が詰まって
起こる脳梗塞（中梗塞）

(c) ラクナ梗塞
脳の細い血管が詰まって
起こる脳梗塞（小梗塞）

図2　脳梗塞の種類

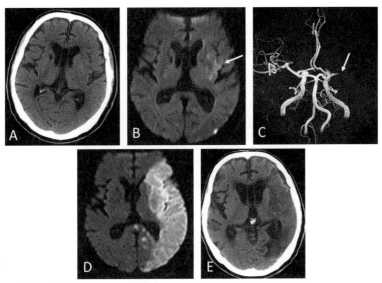

A：発症2時間の頭部CT．脳梗塞所見は明らかではない．
B：頭部MRI拡散強調画像（DWI）では左基底核に脳梗塞をみとめる（矢印）．
C：頭部MRIでは左中大脳動脈の閉塞をみとめる（矢印）．
D：発症2日目の頭部MRI-DWIでは左大脳半球に広範な高信号域をみとめ，脳梗塞が拡大したことを示している．
E：発症1ヶ月後のCTでは脳梗塞領域に一致して低吸収域となっている．

図3 急性期脳梗塞症例

心房細動）によって，心房内の血流がよどむことで血栓が形成されて，それが心拍動に伴って流れていくと脳血管が閉塞する．

b）**アテローム血栓性脳梗塞**：生活習慣病（高血圧，高脂血症，糖尿病，喫煙など）によって頸部頸動脈や脳血管に動脈硬化（プラーク）を形成されることがある．動脈硬化の脆弱部分が破綻すると脳血管が閉塞する．

c）**ラクナ梗塞**：脳動脈から直接分枝している穿通枝が閉塞することで発症する．

❖ 症　状

障害された範囲や部位によって症状が異なる．運動麻痺，構音障害，感覚障害，失語症，視野障害，失認症などが出現する．主幹動脈が閉塞した場合には意識障害を来すことも多く，症状も重篤化しやすい．さらに脳腫脹を来すと死亡することもある．

いったん出現した症状は前述のように脳梗塞に至る前に血流を再開できない限り，完全回復は極めて困難である．

❖ 検　査　▶図3

脳梗塞の治療方針決定には脳梗塞の範囲や原因を診断することが重要である．脳梗塞の範囲は核磁気共鳴画像法（magnetic resonance imaging：MRI）やコンピューター断層撮影（computed tomography：CT）で診断可能である．脳梗塞の原因はMRA（magnetic resonance angiography），心エコー，心電図，レントゲン，採血などから総合的に判断する．

a）**MRI**：発症早期の場合にはMRIが有効である．そのなかでも拡散強調画像（diffusion weighted image：DWI）は脳梗塞早期（発症から30分〜2時間程度）でも鋭敏に捉えることができる．また，同時にMRAを撮影することで閉塞血管の診断も可能である．

b）**CT**：出血性脳血管疾患との鑑別にはCTが有用である．脳梗塞発症から時間が経過しないと（3〜6時間以降），脳梗塞の診断は確定できない．

c）**頸動脈エコー**：アテローム血栓性脳梗塞において頸部頸動脈の動脈硬化の評価に有用である．

d）**心エコー**：体表エコーと経食道エコーがある．心原性脳塞栓症において心房内の血栓形成を確認するのに有用である．

e）**脳血流検査**：核医学やMRIやCTを用

	4.5 時間	8 時間	急性期	亜急性期
心原性脳塞栓症	血栓溶解療法	血栓回収療法	脳保護療法 抗凝固療法	抗凝固療法
アテローム血栓性 脳塞栓症	血栓溶解療法	血栓回収療法	脳保護療法 抗血小板療法 抗凝固療法	抗血小板療法
ラクナ梗塞	血栓溶解療法		脳保護療法 抗血小板療法	抗血小板療法

図4　発症時間ごとの脳梗塞治療の推移

いたものがある．アテローム血栓性脳梗塞において脳血流予備能を評価する．

❖ 治療概要 ▶図4

発症からの時間経過と閉塞血管によって治療方法が異なる．発症から早期で脳梗塞が完成されていない超急性期には，脳血流を再開させてペナンブラ領域を救済する血行再建療法が行われる．急性期には脳梗塞の進展を防ぐ治療が行われ，同時に神経症状に応じたリハビリテーションも開始される．急性期を経過すると再発予防の治療に移行していく．

① 超急性期治療

a）**血栓溶解療法**（アルテプラーゼ静注療法，recombinant tissue plasminogen activator：rt-PA）：発症から4.5時間以内に適応．

b）**血栓回収療法**：原則，発症から8時間以内に適応．脳血管内治療によって血栓を除去するため，脳主幹動脈の閉塞に適応となる．rt-PAの適応外または無効例に治療可能．血栓吸引用カテーテルやステントリトリーバーを用いて血栓を除去する．

② 急性期治療

a）**脳保護療法**（エダラボン）：脳梗塞発症後に生じるフリーラジカルによる細胞膜脂質の過酸化を抑制して脳保護作用を示す．

b）**抗血小板療法**（オザグレルナトリウム，アスピリン）：脳梗塞の進展を防ぐ．

c）**抗凝固療法**（アルガトロバン，ヘパリン）：脳梗塞の進展を防ぐ．

d）**リハビリテーション**

③ 再発予防のための治療

a）**抗凝固療法**（ワルファリン，ダビガトラン，リバーロキサバン，アピキサバン，エドキサバン）：心原性脳塞栓症では心房細動による心房内の血流が停滞することで血栓が形成される．抗凝固療法によって心房内の血栓形成を防ぐ．

b）**抗血小板療法**（アスピリン，クロピドグレル，シロスタゾール）

c）**危険因子治療**（高血圧，糖尿病，高脂血症，喫煙など）

d）**外科治療**

頭蓋内血管狭窄症：内科治療抵抗性の症例に対して経皮的血管形成術またはステント留置術を行う．

頸部頸動脈狭窄症：頸動脈内膜剥離術，頸動脈ステント留置術を行う．

内頸動脈・中大脳動脈閉塞症：内科治療抵抗性の症例に対して，浅側頭動脈-中大脳動脈吻合術を行う．

3．一過性脳虚血発作（transient ischemic attack：TIA）

❖ 病態生理

局所の脳の虚血によって惹起され，脳梗塞に至らない一過性の神経障害．通常は数分から1時間以内に消失することが多い．TIA後90日以内に脳梗塞を発症する頻度は10～20%とされる．

❖ 症　状

脳梗塞と同様の症状が短時間で改善する．時に眼動脈が一時的に虚血となり，視力障害を来すことがある（一過性黒内障）．

❖ 検　査

CT・MRIでは脳梗塞病変をみとめない．しかしながら，頸部頸動脈や頭蓋内血管に狭窄や閉塞をみとめることがあるため，脳梗塞に準じた検査が必要である．

❖ 治療概略

脳梗塞を発症する頻度が高いため，原因検査を行い，治療を行う．治療方法は脳梗塞の再発予防と同様である．

4. 脳出血

❖ 病態生理

脳出血の原因として最も多いのは高血圧である ▶表1 ．慢性的に高血圧が持続していると，脳血管のうち穿通枝が脆弱となり微小動脈瘤が形成され，破綻することで脳出血を来す．出血を来しやすい部位は，被殻，視床，脳幹，小脳，皮質下である．

高血圧以外の原因で脳出血を起こしうる疾患は，脳動静脈奇形，硬膜動静脈瘻，海綿状血管腫，脳腫瘍などがある．

❖ 症　状

頭痛，意識障害が多く見られ，その他，出血の部位によって脳局所症状がみられる．

- a) **被殻出血**：失語症，片麻痺，感覚障害，共同偏視など．
- b) **視床出血**：失語症，片麻痺，感覚障害など．
- c) **脳幹出血**：呼吸障害，四肢麻痺，眼球運動障害（正中固定），瞳孔縮瞳など．
- d) **小脳出血**：めまい，嘔吐，歩行障害，眼振など．
- e) **皮質下出血**：同名半盲，視野障害，失語，運動麻痺など．

❖ 検　査 ▶図5

頭部CTが最も有用で，出血部位が高吸収域にみとめられる．MRIは発症時期によって所見が異なる．T2*は陳旧性脳出血の検出に有用である．高血圧性脳出血以外の出血原因の検索の場合には，頭部MRI・MRA，脳血管撮影などを行う．

❖ 治療概要

高血圧性脳出血の治療の基本は内科治療である．脳ヘルニアを示す所見がある場合には外科治療を行うことがある．

- a) **呼吸管理**：酸素投与，人工呼吸など．
- b) **血圧管理**：治療前の20％以下を目標として，ニカルジピンなどの点滴薬が使用されることが多い．内科治療としては最も重要である．
- c) **脳浮腫治療**：グリセオールやマンニトールで脳出血周囲の脳浮腫を予防する．
- d) **リハビリテーション**
- e) **外科治療**：血腫増大に伴う脳ヘルニアをみとめる場合には血腫除去術や，急性水頭症をみとめる場合には脳室ドレナージ術を行う．
  - ・血腫除去術の適応となる疾患：被殻出血，小脳出血，皮質下出血

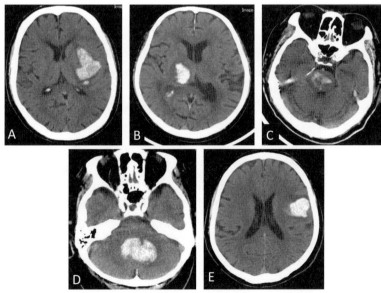

A：被殻出血　B：視床出血　C：脳幹出血　D：小脳出血　E：皮質下出血

図5　脳出血

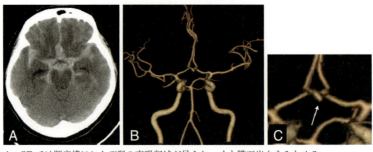

A：CT では脳底槽にヒトデ型の高吸収域が見られ，くも膜下出血をみとめる．
B,C（B の拡大）：CTA では前交通動脈に脳動脈瘤をみとめる（C 矢印）．

図6　くも膜下出血の症例

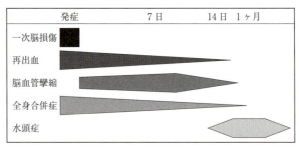

図7　SAH 治療の流れ

・脳室ドレナージの適応となる疾患：視床出血，小脳出血

5. くも膜下出血（SAH：subarachnoid hemorrhage）

❖ 病態生理

囊状脳動脈瘤や解離性脳動脈瘤の破裂によって発症するものが多い．くも膜下出血症例の 53％ が転帰良好，23％ が死亡という重篤な疾患である．喫煙，高血圧，過度の飲酒が危険因子である．家族性脳動脈瘤は 10％ にみられる．

囊状脳動脈瘤は，脳血管分岐部に発生しやすく，内頚動脈-後交通動脈分岐部，前交通動脈，中大脳動脈分岐部，脳底動脈先端部が好発部位である．解離性脳動脈瘤は血管分岐には関与しないことが多く，椎骨動脈が好発部位である．

❖ 症　状

くも膜下腔に出血を来すために，突然の頭痛，意識障害，嘔吐といった頭蓋内圧亢進症状が主体で，脳局所症状がみられることは少ない．

❖ 検　査　▶図6

頭部 CT で典型例ではヒトデ型の高吸収域をみとめる．少量の出血で頭部 CT では診断困難な場合には頭部 MRI（fluid attenuated inversion recovery：FLAIR）が有用なことがある．

くも膜下出血をみとめた場合には出血原因検

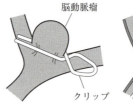

（a）クリッピング術　　（b）コイル塞栓術
図8　クリッピング術とコイル塞栓術

査が必要となる．脳血管撮影または 3D-CTA（computed tomography angiography）が行われる．

❖ 治療概略　▶図7

くも膜下出血発症後は一時的な止血が得られる．しかしながら，極めて再出血を来しやすい状態となっており，再出血を来すと状態が悪化するため，再出血予防の治療が必要となる．再出血予防としては外科治療が必要になる．術後管理も全身合併症や脳血管攣縮，水頭症に対する治療が必要となる．

a）**術前管理**（再出血，頭蓋内圧亢進）：降圧薬，脳浮腫治療，鎮痛薬，鎮静薬を行う．
b）**外科治療**（再出血予防）▶図8
　・開頭動脈瘤頚部クリッピング術（開頭

手術）：動脈瘤の頚部にクリップをかけて動脈瘤内に血流が入り込まないようにする．

・**脳動脈瘤コイル塞栓術**（脳血管内治療）：動脈瘤内にカテーテルを挿入して，コイルを充填して動脈瘤内に血流が入り込まないようにする．

c）術後管理

・**脳血管攣縮** ▶図9：発症4～14日間，脳血管が高度に収縮を起こして脳梗塞に至ることがある．脳血管攣縮は約3割にみとめられ，一過性神経症状は13%，永続的神経症状は7%に出現する．そのため，輸液・輸血，昇圧，塩酸ファスジルやオザグレルナトリウムの点滴薬を使用する．

・**全身合併症管理**：呼吸障害や不整脈などの全身臓器に症状が出現することがある．

・**水頭症**：歩行障害，認知機能障害，尿失禁が出現する．頭部CTで脳室の拡大をみとめ，水頭症手術（多くの場合，脳室腹腔シャント術）が必要になる．

（執筆者）伊藤嘉朗（筑波大学）
鶴田和太郎（筑波大学）
（取りまとめ）松村 明（筑波大学）

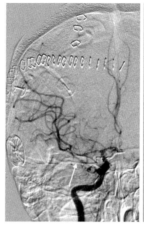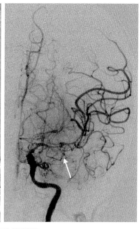

図9 脳血管攣縮
発症8日目の脳血管撮影（正面像）．両側中大脳動脈に高度の脳血管攣縮をみとめる（矢印）．

床的には，アテローム血栓性脳梗塞，ラクナ梗塞，心原性脳塞栓に分類される．

アテローム血栓性脳梗塞は脳を灌流している頭蓋内外の主幹動脈のアテローム性動脈硬化が原因で生じる．高血圧，食生活の欧米化による高脂血症や糖尿病などが危険因子となる．

ラクナ梗塞は脳主幹動脈から分岐した脳穿通動脈の閉塞による15mm程度までの小梗塞で

表2　NINDS Ⅲ脳血管障害の分類

1　無症候性
2　限局性脳障害
（1）一過性脳虚血発作
（2）脳卒中
a　脳梗塞
b　脳内出血
c　くも膜下出血
d　脳動脈奇形に伴う頭蓋内出血
3　血管性認知症
4　高血圧脳症

[神経内科]

1．脳血管疾患

脳血管の障害により生じる疾患には，無症候性のもの，限局性脳障害を生じるいわゆる脳卒中，血管性認知症，高血圧脳症などがある ▶表2．ここでは脳卒中を中心に述べる．脳卒中は脳血管の狭窄や閉塞によって起こる脳梗塞と脳出血に分類される ▶図10．

1）脳梗塞

脳梗塞とは，脳の血管が細くなったり，血管に血栓がつまることで，脳に酸素や栄養が供給されず脳の細胞が傷害を受けた状態をいう．臨

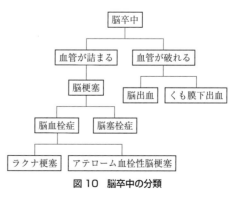

図10　脳卒中の分類

ある．加齢や高血圧，糖尿病が危険因子である．分枝動脈入口部のアテローム性病変により狭窄，閉塞し生じる梗塞を BAD（branch atheromatous disease）と呼ぶ．

心原性脳塞栓は心臓内に形成された血栓が血流により脳主幹動脈へ運ばれ，血管を閉塞して比較的大きな梗塞を生じる．非弁膜症性心房細動，僧帽弁狭窄症，虚血性心疾患などが塞栓源となる．血栓が自然溶解し，再開通することがあるが，時間経過とともに梗塞内の出血を起こすことがある（出血性脳梗塞）．

一過性脳虚血発作（TIA）は脳の循環障害により一過性に脳局所症状を呈する発作で，24時間以内に回復するもので，多くは数分～数時間で回復する．頸動脈や脳動脈の動脈硬化性病変から剥離した微少な血栓による小塞栓が推定されている．

2) 脳出血

脳出血は，脳内出血とくも膜下出血に分類される．脳内出血は高血圧性脳出血とその他の原因（脳動脈奇形，脳アミロイドアンギオパチー，もやもや病）により，脳血管の破たんにより生じる．出血部位は被殻 ▶図11，視床，皮質下，小脳，橋が多い．くも膜下出血の原因の多くは脳動脈瘤の破裂である．脳動脈瘤の形成には遺伝的素因や血管壁の脆弱性，動脈硬化，血行力学的ストレスなど多因子の関与が考えられており，前大脳動脈，内頸動脈，中大脳動脈に多発する ▶図12．喫煙，飲酒，高血圧が危険因子である．出血後に脳血管攣縮が生じると脳血流不全ひいては脳梗塞を生じる．また，水頭症の原因にもなる．

2．症　状

脳梗塞，脳出血とも片麻痺，歩行障害，小脳失調，構音障害，失語，半盲など病変部位に一致した神経症状を呈する．椎骨動脈ないし後下小脳動脈の閉塞により延髄外側に脳梗塞が生じると同側の球麻痺，小脳症状，ホルネル症候群，顔面の温痛覚障害，対側に頸部以下の温痛覚障害を呈する ▶図13．脳出血の約 50% に意識障害をみとめるが，脳梗塞では心原性脳塞栓やアテローム血栓性脳梗塞で皮質を含む広範な梗塞を呈した場合以外では意識障害を呈する確率は低い．頭痛は脳出血の約 30%，くも膜下出血では 80% にみとめられ，今までにない突然の激しい頭痛が特徴である．脳出血が皮質

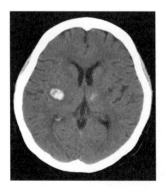

図11　右被殻出血

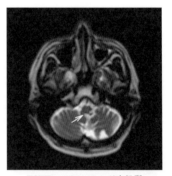

T2WI：ワレンベルグ症候群

図13　脳梗塞

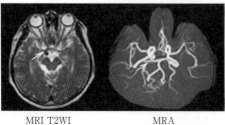

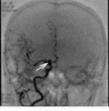

コイル塞栓による治療前　　　　　　　　治療後 MRA

MRI T2WI　　　MRA　　　血管造影

図12　脳動脈瘤（内頸-後交通動脈）

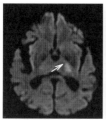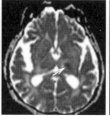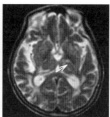

DWI(高信号)　　ADC map(低信号)　　T2WI(変化なし)

図14　急性期の脳梗塞（1）

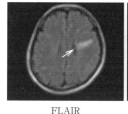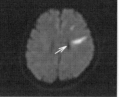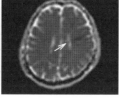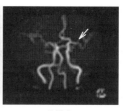

FLAIR
高信号
　　DWI
高信号
　　ADC map
低信号
　　MRA
狭窄部位

図15　急性期の脳梗塞（2）

に及ぶと痙攣が生じることがある．

3. 検　査

1）頭部 CT

脳梗塞の場合，3〜6時間で early CT sign がみとめられるが，低吸収域としてはっきり確認できるには24時間程度かかる．CT で高吸収域となるのは脳出血の場合，1 cm 以上であれば100％診断可能である．

2）頭部 MRI

急性期の脳梗塞の診断に適しており，30分から1時間で拡散強調画像が高信号となり，ADC（apparent diffusion coefficient）は低下する ▶図14．FLAIR 画像で信号なし，もしくは皮質のみに軽微な変化をみとめる場合には3時間以内の発症と考えてよい ▶図15．T2強調画像が高信号になるには6〜12時間かかる．脳出血の場合，急性期には T2強調画像，拡散強調画像で変化がみとめられるが，検出能は CT と変わりない．ヘム鉄の性状により，時期によって信号強度が変化する．

3）頭部 CTA，MRA

頭部 CTA は造影 CT を用いた血管画像再構築であり，頭蓋内外の血管の評価を目的として行う．MRA は造影剤なしに頭蓋内外の血管の評価が可能であるが，血管狭窄による乱流などにより狭窄率を過大評価する可能性があり，ま

た細い血管の評価はできない ▶図15．

4）頸動脈超音波検査

頸動脈超音波検査は非侵襲的な検査で，頸動脈部の狭窄や閉塞の有無を評価し治療方針の決定に重要である．

5）脳血管撮影

脳血管撮影は動脈瘤の評価および治療目的で行う ▶図12．

6）腰椎穿刺

臨床的にくも膜下出血が疑われるが，CT で異常が検出できない場合に腰椎穿刺を行うことがある．急性期には血性，時間が経過するとキサントクロミー（黄褐色）となる．

7）心電図，心エコー

不整脈，特に心房細動や心不全などを心電図や心エコーで評価する．左房内血栓は胸壁からの通常エコーでは検出困難で，経食道エコーを行う場合がある．

4. 治療概要

1）脳梗塞の治療

発症 4.5 時間以内の適応可能症例については，遺伝子組換え組織プラスミノーゲンアクチベーターの静脈投与が推奨される．早期に治療を開始するほど良好な転機を得ることが可能である．発症24時間以内では脳保護のためエダラボンの投与が推奨されている．エダラボンは

腎機能低下例への投与には注意が必要である．発症 48 時間以内ではヘパリンの静脈投与が，病変最大径が 1.5 cm 以上で心原性脳塞栓ではない場合は選択的トロンビン阻害薬の静脈内投与が推奨されている．また，アスピリン 160～300 mg/日の経口投与も推奨されている．発症 5 日以内の心原性脳塞栓以外の脳梗塞にはオザグレルナトリウムの静脈内投与が推奨されている．

梗塞巣が大きく頭蓋内圧亢進症状がある場合にはグリセオールを使用する．急性期の血圧管理は 220/120 mmHg 以上，心疾患，腎疾患などの合併がない限り降圧治療は行わない．慢性期には降圧治療を行うが，過降圧に注意が必要である．

再発予防には，心原性脳塞栓の場合，ワルファリンカリウム，DOAC（直接経口抗凝固薬）の投与を行う．非心原性脳梗塞の再発予防には抗血小板薬（アスピリン，チクロピジン，クロピドグレル，シロスタゾールなど）を使用する．

一過性脳虚血発作は脳梗塞の発症の警告発作として考える必要あり，抗血小板薬で治療する．

2）脳出血の治療

脳内出血の部位によりそれぞれ手術適応が決まっており，出血量が多く血腫による症状が高度例で血腫除去術を考慮する．重症例や手術適応のない症例には，呼吸・血圧管理を中心とした保存療法を行う．意識障害が高度で呼吸障害がある場合には，気道確保や人工呼吸器を使用する．血圧は急性期には収縮期血圧 180 mmHg または平均血圧 130 mmHg 以下にする．慢性期には 140/90 mmHg 以下にコントロールする．頭蓋内圧亢進を伴う場合にはグリセオールを投与する．痙攣を合併した場合には抗痙攣薬を使用する．消化管出血の合併が多いため，抗潰瘍薬の予防投与を行う．

慢性期に合併することが多い抑うつ状態については抗うつ薬などの投与を行う．

くも膜下出血では，破裂動脈瘤が原因の場合，再出血予防のため，72 時間以内の血管内治療，外科的治療を行う．遅発性脳血管攣縮に対しては脳槽内血腫除去などが行われる．水頭症合併例については脳室腹腔内シャント術など

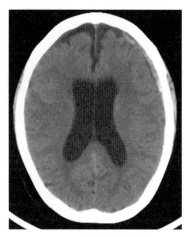

図 16　慢性硬膜下血腫

が行われる．

5．その他

1）慢性硬膜下血腫 ▶図 16

頭部外傷後数週間～数ヶ月して，硬膜と脳の間に徐々に血腫が形成されることがある．架橋静脈の断裂によると考えられている．片麻痺，意識障害，認知機能障害がみとめられ，認知症と混同されることがある．頭部 CT で三日月様血腫をみとめる．治療は穿頭血腫ドレナージである．

2）トルーソー症候群

トルーソー症候群とは腫瘍細胞による凝固活性化により脳梗塞を生じる病態をいう．原因は固形がん，特に婦人科系の腫瘍が多い．治療としてはヘパリンが用いられるが，原疾患の早期診断治療が最優先である．

3）CADASIL (cerebral autosomal dominant arteriopathy with subcortical infarcts and leukoencephalopathy)

CADASIL は第 19 番染色体にある Notch 3 遺伝子変異により皮質下脳卒中を反復する常染色体優性脳動脈病で，若年性脳梗塞の原因となる．一般的には 30 歳代で片頭痛，40 歳代で脳卒中発作，50 歳以降に進行性の認知症を生じる．

4）CARASIL (cerebral autosomal recessive arteriopathy with subcortical infarcts and leukoencephalopathy)

CARASIL は，HTRA1 遺伝子異常により，30 歳代で進行性の認知症を発症する常染色体

劣性の遺伝性脳症血管病である．MRI 上広範な脳白質病変をみとめる．

（執筆者）石井亜紀子（筑波大学）
（取りまとめ）玉岡　晃（筑波大学）

⊠ 薬物治療

1. 作用機序/標的分子

1）脳循環改善薬

　脳循環改善薬とは，脳の微小血管を拡張させて脳循環を改善し，低下した脳機能の回復を図る薬物をいう．狭義の脳循環改善薬は，イフェンプロジル（ifenprodil），ニセルゴリン（nicergoline），イブジラスト（ibudilast）である．いずれも作用は遅効性で，投与開始 2 週間以上で出現する．脳血管障害（脳出血，脳梗塞）に伴う症状を改善する目的で用いるが，特に慢性期における自覚症状（頭重，頭痛，立ちくらみ，めまい，手足のしびれ，肩凝りなど）に有効である．ニセルゴリン以外は，精神症状（自発性低下，情緒障害など）は改善しにくいため，脳代謝改善薬と併用する場合が多い．

- **イフェンプロジル**：血管平滑筋直接作用，およびアドレナリン α_1 受容体抑制による血流量増大と，血小板凝集抑制作用を持つ．
- **ニセルゴリン**：麦角アルカロイドで，血流増大作用，血小板凝集抑制作用，赤血球変形能亢進作用のほかに脳エネルギー代謝改善作用も持ち，自発性低下にも有効である．認知障害にも有効性が示されている．
- **イブジラスト**：プロスタサイクリン増強作用，抗血栓作用と赤血球変形能亢進作用を持つ．また，抗アレルギー薬として気管支喘息の治療にも用いる．

　その他，組織型プラスミノーゲン活性化因子（t-PA）でプラスミノーゲンを活性化してプラスミンへと変換する血栓溶解薬アルテプラーゼ（alteplase）が，脳梗塞急性期の機能障害改善に用いられる．発症後 4.5 時間以内に静脈内投与する．抗血小板薬のチクロピジン（ticlopidine）は，血小板の ADP（$P2Y_{12}$）受容体を不可逆的に遮断して細胞内 cAMP 濃度を上昇させ，血小板凝集を阻害する．くも膜下出血術後の脳血管攣縮に伴う血流障害の改善に用いられる．類

似薬にクロピドグレル（clopidogrel）があり，cAMP ホスホジエステラーゼ（PDE）3 の選択的阻害薬であるシロスタゾール（cilostazol）とともに，心原性脳塞栓症を除く脳梗塞の再発抑制に用いられる．

　抗トロンビン薬アルガトロバン（argatroban hydrate）は，直接トロンビンと結合してフィブリン形成を阻害する．発症後 48 時間以内の脳血栓症急性期における神経症候を改善し，日常生活の動作・活動（ADL）を改善する．

　また，脳血管のアドレナリン受容体やセロトニン受容体遮断作用を持つジヒドロエルゴトキシン（dihydroergotoxin），トロンボキサン A_2 合成酵素阻害薬オザグレルナトリウム（ozagrel sodium），Rho キナーゼを阻害してミオシン軽鎖の脱リン酸を促進するファスジル（fasudil），アデノシン三リン酸二ナトリウム（adenosine triphosphate disodium）などの血管拡張作用を持つ薬物は，脳血管障害急性期，頭部外傷後遺症，脳手術後，肝障害，尿毒症，薬物中毒，脳炎，髄膜炎などによる脳障害や後遺症に用いられる．

　ヒアルロニダーゼ阻害作用を持つカルバゾクロム（carbazochrome）は，ヒアルロニダーゼによる血管壁のヒアルロン酸分解による血管透過性の亢進を抑制するため，血管強化薬として脳出血急性期に用いられる．抗プラスミン薬トラネキサム酸（tranexamic acid）も線溶系亢進による異常出血を抑制するため，脳出血急性期に用いられる．

2）脳代謝改善薬

　脳代謝改善薬とは，脳循環障害，頭部外傷，炎症，中毒，短時間の酸素欠乏などにより慢性的に機能が低下している脳組織のエネルギー代謝や神経伝達機能を亢進させ，脳機能を賦活，改善させる薬物をいう．低酸素症（酸素欠乏症）に有効で，結果として脳循環も改善される．狭義の脳代謝改善薬はアマンタジン（amantadine）のみである．

- **アマンタジン**：パーキンソン病治療や A 型インフルエンザにも用いられるが，ドパミンやセロトニン神経伝達機能改善作用を持ち，脳血管障害（脳出血，脳梗塞）の慢性期における意欲および自発性低下に有効である．

　その他，メクロフェノキサート（meclofenoxate），シチコリン（citicoline），甲状腺刺激ホルモン放出ホルモン（TRH）誘導体のプロチレリン（protirelin）などの脳エネルギー代謝改善作用を持つ薬物や，向精神薬でドパミンD_2受容体遮断によりアセチルコリン遊離を促進するチアプリド（tiapride）などの神経伝達機能改善作用を持つ薬物が，脳血管障害急性期，頭部外傷や脳手術に伴う意識障害や頭部外傷後遺症におけるめまいに用いられる．

ガンマ-アミノ酪酸（GABA）は，GABA受容体を介さずにヘキソース代謝にかかわるヘキソキナーゼ活性を上昇させ，糖代謝を促進し脳血流を改善する．

3）脳保護薬

脳梗塞に伴う脳虚血および血流再開通後に産生されるヒドロキシラジカルなどのフリーラジカルが，神経細胞や血管内皮細胞の細胞膜脂質を過酸化して細胞障害を引き起こし，重篤な後遺症状の原因となる．フリーラジカル産生による細胞膜脂質過酸化，興奮性アミノ酸の過剰放出，Ca^{2+}の細胞内への過剰流入や各種プロテアーゼの活性化をはじめ，種々の原因によって引き起こされる神経細胞死や細胞障害を抑制することにより，脳機能障害の予防や進行を抑制する薬物を脳保護薬と呼ぶ．

・**エダラボン**（edaravone）：脳梗塞発症後24時間以内に静脈内投与を開始することにより，フリーラジカルを除去して細胞を酸化障害から保護し，運動麻痺などの神経症候，日常生活動作障害，機能障害を改善させるため，脳梗塞急性期の治療に用いられている．

▌2. 薬物治療方針とガイドライン ▐

日本脳卒中学会をはじめとした11学会合同で2009年に作成した「脳卒中治療ガイドライン2009」（http://www.jsts.gr.jp/jss08.html）に続いて2015年6月に2015年版が作成され，さらに2017年に追補版の作成が進められている．構成は脳梗塞，脳出血，くも膜下出血に大別され，急性期およびまん性期の治療薬の選択に関して下記のガイドラインが示されている．

1）脳梗塞急性期

発症4.5時間以内では，血栓溶解法として組織型プラスミノーゲン活性化因子（t-PA）であるアルテプラーゼの静注が推奨されている．

5日以内のアテローム血栓性脳梗塞とラクナ梗塞には，低用量ウロキナーゼ（6万単位/日）の静注も用いられる．抗血小板薬では，オザグレルが5日以内のアテローム血栓性脳梗塞とラクナ梗塞に，アスピリンは48時間以内の心原性脳塞栓症を含む全ての脳梗塞に使用される．抗凝固薬では，アルガトロバンが48時間以内で病変径が1.5cmを超すアテローム血栓性脳梗塞に推奨されている．エダラボンは，発症24時間以内の全ての脳梗塞に使用される．アテローム血栓性脳梗塞および心原性脳塞栓症では，脳浮腫による頭蓋内圧亢進に対して濃グリセリン（10%）静脈内投与が推奨されている．マンニトール（20%）も考慮してもよいが，充分な科学的根拠はない．

2）脳出血急性期

発症後の高血圧管理が血腫増大や再出血を防ぐうえで重要であり，ニカルジピン，ジルチアゼムなどの降圧薬が用いられる．その他，血管強化薬カルバゾクロム，抗プラスミン薬トラネキサム酸，濃グリセリンなどが用いられる．

3）くも膜下出血急性期

発症後24時間以内に好発する再出血予防のため，ニカルジピン，ジルチアゼムなどの降圧薬が用いられる．頭蓋内圧亢進を伴う場合は濃グリセリンが用いられる．遅発性脳血管攣縮にはファスジルやオザグレルが用いられる．

4）慢性期

脳梗塞再発予防のため，アテローム血栓性脳梗塞とラクナ梗塞では抗血小板薬クロピドグレル，シロスタゾール，アスピリンを用いる．心原性脳塞栓症の再発予防には，抗凝固薬ワルファリンのほか，弁膜症を伴わない心房細動などによる心原性脳塞栓症の再発予防にはトロンビンの選択的阻害薬ダビガトラン（dabigatran），第Xa因子を阻害するリバーロキサバン（rivaroxaban），アピキサバン（apixaban）が用いられる．ワルファリンと異なり速効性で凝固機能のモニタリングが不要で有効性が高い．後遺症のうち，めまいや頭痛に対してはイフェンプロジルやイブジラストを，自発性低下や情緒障害にはニセルゴリンが有効である．意欲・自発性低下にはアマンタジンが有効である．抑うつ状態には，選択的セロトニン再取り込み阻害薬（SSRI）を含む抗うつ薬の投与が

推奨されている.

ラクナ梗塞や高血圧性脳出血では，降圧薬を用いて拡張期血圧を 75〜90 mmHg 以下になるようにする．その他，脳梗塞慢性期と同様の治療を行う．糖尿病患者にはピオグリタゾン，脂質異常症患者には HMG-CoA 還元酵素阻害薬が推奨されている．

3. 使用上の注意

上述の各薬物は，本書の各章に記載されているため，使用上の注意については関連した章を参照のこと．脳血管疾患での使用に伴う注意事項は下記のとおりである．

1）アルテプラーゼ

血栓溶解法は，発症後時間が経過すると，ペナンブラの範囲が狭くなって効果が減少するとともに，梗塞部では虚血でもろくなった血管が再灌流により出血する危険がある．4〜5% で症候性脳出血がみられる．また，2〜5% で口唇および舌の血管浮腫がみられる．

2）ヘパリン，ワルファリン

ヘパリン，ワルファリンのいずれも，消化管出血や脳出血などの出血性合併症がみられる．また，肝機能障害もみられる．ヘパリンではヘパリン起因性血小板減少症も生じることがある．

3）チクロピジン，クロピドグレル

チクロピジンは，好中球減少，肝障害，血栓性血小板減少性紫斑病（TTP）がみられるこ

とがある．特に TTP は重大であり，自己抗体産生に起因する場合にチクロピジンがこの産生に関与すると考えられている．構造類似体でプロドラッグであるクロピドグレルでは，これらの副作用が軽減されている．

4）シロスタゾール

シロスタゾールでは頭痛，頻脈が生じやすい．また，出血，汎血球減少症，無顆粒球症，うっ血性心不全などがみられることがある．

5）イフェンプロジル，イブジラスト，ニセルゴリン

イフェンプロジルでは，口渇，悪心・嘔吐，頭痛が生じる．頭蓋内出血後の止血が完了していない患者には禁忌である．イブジラストでは，血小板減少，肝機能障害，発疹が，ニセルゴリンでは，食欲不振，下痢・便秘，肝機能障害がみられる．

6）エダラボン

エダラボンの副作用は，可逆的な肝機能障害や発疹のほか，急性腎不全と播種性血管内凝固症候群と心疾患の報告があり，重篤な腎機能障害を持つ患者には禁忌である．

7）濃グリセリン

濃グリセリンの副作用は，乳酸アシドーシス，尿潜血反応，血尿，頭痛，口渇，悪心，低カリウム血症などである．

（執筆者）岡淳一郎（東京理科大学）

脳循環改善薬

分類	一般名	販売名（商品名）	標的分子/作用機序		コメント
脳循環改善薬（狭義）	イフェンプロジル酒石酸塩	セロクラール®	アドレナリン α_1 受容体 N-メチル-D-アスパラギン酸受容体	遮断	脳梗塞後遺症，脳出血後遺症に伴うめまいの改善
	イブジラスト	ケタス®	プロスタグランジン I_2 受容体 システイニルロイコトリエン受容体	刺激 遮断	
	ニセルゴリン	サアミオン®	アドレナリン α_1 受容体	遮断	脳梗塞後遺症に伴う慢性脳循環障害による意欲低下の改善
血栓溶解薬	アルテプラーゼ（遺伝子組換え）	アクチバシン® グルトパ®	組織型プラスミノーゲン活性化因子		脳梗塞急性期の機能障害の改善 発症後 4.5 時間以内に静脈内投与
	ウロキナーゼ	ウロナーゼ	ウロキナーゼ型プラスミノーゲン活性化因子		脳梗塞急性期 低用量ウロキナーゼ：5 日以内のアテローム血栓性脳梗塞とラクナ梗塞 禁忌：脳塞栓症

285

脳循環改善薬（続き）

分類	一般名	販売名（商品名）	標的分子/作用機序		コメント
抗血小板薬	アスピリン	バイアスピリン®	シクロオキシナーゼ-1,2	阻害	脳梗塞急性期：48時間以内の心原性脳塞栓症を含む全ての脳梗塞 慢性期：テローム血栓性脳梗塞とラクナ梗塞の再発予防
	チクロピジン塩酸塩	パナルジン®	P2Y$_{12}$受容体	遮断	クモ膜下出血術後の脳血管攣縮に伴う血流障害の改善 重大な副作用：血栓性血小板減少性紫斑病（TTP），肝障害
	クロピドグレル硫酸塩	クロピドグレルプラビックス®	P2Y$_{12}$受容体	遮断	テローム血栓性脳梗塞とラクナ梗塞の再発予防
	シロスタゾール	プレタール®	ホスホジエステラーゼ3	阻害	脳梗塞（心原性脳塞栓症を除く）発症後の再発抑制 重大な副作用：血栓性血小板減少性紫斑病（TTP），肝障害
抗トロンビン薬	アルガトロバン水和物	スロンノン® ノバスタン®	トロンビン	阻害	発症後48時間以内の脳血栓急性期（ラクネを除く）
血管拡張薬	オザグレルナトリウム	カタクロット® キサンボン®	トロンボキサンA$_2$（TXA$_2$）合成酵素	阻害	脳血栓症（急性期）に伴う運動障害の改善
	ジヒドロエルゴトキシンメシル酸塩	ヒデルギン®	アドレナリン受容体セロトニン受容体	遮断	頭部外傷後遺症
	アデノシン三リン酸二ナトリウム水和物	ATP	アデノシンA受容体	刺激	頭部外傷後遺症の改善
	ファスジル塩酸塩水和物	エリル®	Rho-キナーゼ	阻害	くも膜下出血術後の脳血管攣縮およびこれに伴う脳虚血症状の改善
抗プラスミン薬	トラネキサム酸	トランサミン®	プラスミン	阻害	線溶系亢進による異常出血を抑制
	濃グリセリン・果糖	グリセリン			脳浮腫による頭蓋内圧亢進の改善

脳代謝改善薬

一般名	販売名（商品名）	標的分子/作用機序		コメント
アマンタジン塩酸塩	シンメトレル®	N-メチル-D-アスパラギン酸受容体A型インフルエンザM2プロトンチャネル	遮断	脳梗塞後遺症に伴う意欲・自発性低下の改善
メクロフェノキサート塩酸塩	ルシドリール®			頭部外傷の急性期・脳手術後の意識障害
シチコリン	ニコリン®			頭部外傷や脳手術，脳梗塞急性期の意識障害
プロチレリン酒石酸塩水和物	ヒルトニン®	甲状腺刺激ホルモン放出ホルモン（TRH）受容体	刺激	頭部外傷・くも膜下出血の遷延性意識障害
チアプリド塩酸塩	グラマリール®	ドパミンD$_2$受容体	遮断	脳梗塞後遺症に伴う攻撃的行為，精神興奮，徘徊，せん妄の改善
ガンマ-アミノ酪酸	ガンマロン®	GABA$_B$受容体	刺激	頭部外傷後遺症

脳保護薬

一般名	販売名(商品名)	標的分子/作用機序		コメント
エダラボン	ラジカット®	フリーラジカルスカベンジャー		発症後 24 時間以内に静脈内投与 脳梗塞急性期に伴う神経症候，日常生活動作障害，機能障害の改善 禁忌：重篤な腎機能障害のある患者

心原性脳塞栓症の再発予防薬

一般名	販売名(商品名)	標的分子/作用機序		コメント
ワルファリンカリウム	ワーファリン	ビタミン K エポキシドレダクターゼ フィロキノンレダクターゼ	阻害	心原性脳塞栓症の再発予防
ヘパリンナトリウム	ヘパリンナトリウム	アンチトロンビン Ⅲ	活性	血栓塞栓症の治療および予防
ダビガトランエテキシラートメタンスルホン酸塩	プラザキサ®	トロンビン	阻害	非弁膜症性心房細動患者における虚血性脳卒中および全身性塞栓症の発症抑制
リバーロキサバン	イグザレルト®	凝血因子 Xa		
アピキサバン	エリキュース®			

2 てんかん

✕ 病態生理

1. 定義・分類

てんかんの定義はWHOの定義と日本神経学会の2つがよく知られている．すなわち，「種々の原因によってもたらされる慢性の脳疾患であり，大脳神経細胞の過剰な放電による反復性の発作（てんかん発作）を主徴とし，これに種々の臨床症状および検査所見を伴う」と「てんかんとは慢性の脳の病気で，大脳の神経細胞が過剰に興奮するために，脳の症状（発作）が反復性（2回以上）に起こる．発作は突然に起こり，普通とは異なる身体や意識，運動や感覚の変化が生じる．明らかな痙攣があれば，てんかんの可能性は高い」である．2つに共通する部分は①慢性の病態で，②発作は反復し，③発作がほぼ唯一の主症状で，④その発生機構が大脳ニューロンに由来する過活動（てんかん性活動）であると，まとめられる．

てんかんに関連する分類は，発作型の分類とてんかんを生じる疾患（症候群）の分類の2つがある．発作型の分類は1981年版国際分類が，てんかん症候群の分類は1989年国際分類が一般に用いられている．

てんかんをまず大きく4つの型に分けること（4分法）が，てんかん発作の分類を理解するうえで大変に役立つ▶表1．自覚した発作症状，発作時の運動症状，意識減損の有無や脳波所見から，脳のある部分から生じる部分発作（局在関連性）か，発作の始まりから脳全体にてんかん性放電が起こる全般発作なのかを明らかにする．さらに，病因別に脳MRIなどの形態画像で異常所見がないか，発作型，発症年齢，脳波所見から，てんかん症候群のどれに当たるのかを検討して，症候性（潜因性）か特発性かを鑑別する．この場合の特発性とは，原因不明との意味合いよりも画像上の形態異常はないが，レセプターの多型やチャネル分子異常などの遺伝的素因が原因と考え，てんかん発作が生じる，との意味の特発性である．局在関連性か？　全般性か？　の一つの軸と，症候性か？　特発性か？　のもう一つの軸で4つに分類される4分法により基本的な治療方針と大体の予後が決まってくる．

2. 病態生理

てんかんの病因から発症へのプロセスとして▶図1のような機序が考えられている．特発性などで考えられているチャネル分子異常などは神経興奮性を獲得し，また脳炎などの炎症性疾患では抑制性ニューロンの機能低下がみられる．このように興奮性神経細胞（グルタミン酸作働性ニューロン）の過剰興奮または抑制性ニューロン（GABA作働性ニューロン）の機能不全により，神経シナプスレベルでの過剰興奮が惹起される（imbalance theory）▶図2．一方，外傷などによる神経損傷や腫瘍性病変は組織破壊過程や治癒過程において神経ネットワークの再構成が起こる．これらの病態に関係する因子は神経可塑性に影響する年齢や脳の障害部位（脳局所の脆弱性など）である．神経細

表1　てんかん発作型と病因によるてんかんの分類

てんかん		発作型	
		部分発作	全般発作
		局在関連性	全般性
病因	特発性	特発性局在関連性てんかん〈治療〉経過観察，CBZ，LEV〈予後〉極めて良好	特発性全般てんかん〈治療〉VPA〈予後〉良好，8割は寛解
	症候性（潜因性も含む）	症候性局在関連性てんかん〈治療〉CBZ→PHT，ZNS，LEV〈予後〉原疾患による	症候性（潜因性）全般てんかん〈治療〉VPAを中心に多剤併用〈予後〉難治性

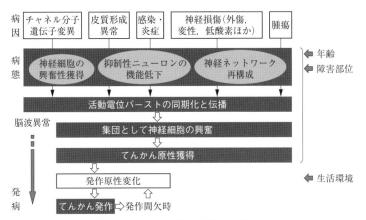

図1 てんかんの病因から発病へのプロセス
(辻 貞俊:新しい診断と治療のABC 75/神経5「てんかん」. 最新医学社, 2012. より転載)

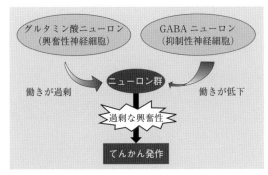

図2 発作のメカニズム (imbalance theory)
(辻 貞俊:新しい診断と治療のABC 75/神経5「てんかん」. 最新医学社, 2012. より転載)

表2 てんかんの病因

分類	
①特発性	単一遺伝子異常, 多因子遺伝, その他
②症候性	
先天性	中枢神経系奇形, 母斑症, 染色体異常, その他
外傷性	出産時外傷, 頭部外傷
感染性	脳炎・脳症
血管障害性	脳出血, 脳梗塞
腫瘍性	DNT, その他
変性症	アルツハイマー病, その他
その他	代謝性, 中毒性

DNT:胚芽異形成性神経上皮腫瘍

胞の興奮性獲得や抑制性ニューロンの機能低下や神経回路の再構成の結果,ある一定量の神経細胞の活動電位の群発化,同期化ならびに周囲への伝播が生じ,脳局所の群発放電(興奮)となり,てんかん原性を獲得する.このレベルで脳波異常として捉えることが可能となる.さらに,生活環境因子などで発作原性変化に至り,後で述べる誘発因子の影響が加わり,てんかん発作を生じる.発作後は発作間欠期に移行するが,発作原性変化は残存しているので発作を繰り返すことになる.

3. 病因

てんかん症候群を病因別に分類すると特発性と症候性に分類される ▶表2. 特発性は形態変化を伴わない分子レベルでのチャネル異常などの遺伝素因が考えられている.一方,症候性は様々な疾患に伴ってみられるてんかん発作である.先天性,外傷性(脳挫傷,急性硬膜外血腫など),感染性(髄膜炎,脳炎,脳膿瘍,硬膜下膿瘍など),脳血管障害性(脳出血,脳塞栓,脳血栓,もやもや病,動静脈奇形,血管炎,静脈洞血栓症),腫瘍性(原発性脳腫瘍,転移性脳腫瘍など),変性症性(アルツハイマー病,ピック病,DRPLAなど),代謝性(電解質異常,低血糖,非ケトン性高血糖,尿毒症など),中毒性(麻薬,有機リン,三環系抗うつ薬,アルコールなど)が知られている.

4. 発作型

汎用されている1989年分類を中心に述べる ▶表3. 特発性の局在関連性(部分性)てんかんには,中心・側頭部に棘波を持つ良性小児てんかん,後頭部に突発波を持つ小児てんかん,原発性読書てんかんの3つがあり,これらは年齢に関連して発病し,一般に予後が良い.症候性の局在関連性(部分性)てんかんは小児で発症し,体の一部に限局した持続性部分発作

表 3　てんかん症候群国際分類の 1989 年版

1989 年分類	
1.　局在関連性（焦点性，局所性，部分性） 　てんかんおよび症候群 　　1.1　特発性（年齢に関連して発病する） 　　　・中心・側頭部に棘波を持つ良性小児てんかん 　　　・後頭部に突発波を持つ小児てんかん 　　　・原発性読書てんかん 　　1.2　症候性 　　　・小児の慢性進行性持続性部分てんかん 　　　・特異な発作誘発様態を持つてんかん 　　　・側頭葉てんかん 　　　・前頭葉てんかん 　　　・頭頂葉てんかん 　　　・後頭葉てんかん 　　1.3　潜因性 2.　全般てんかんおよび症候群 　　2.1　特発性（年齢に関連して発病するもので年 　　　　齢順に記載） 　　　・良性家族性新生児痙攣 　　　・良性新生児痙攣 　　　・乳児良性ミオクロニーてんかん 　　　・小児欠神てんかん（ピクノレプシー） 　　　・若年欠神てんかん 　　　・若年ミオクロニーてんかん（衝撃小発作） 　　　・覚醒時大発作てんかん 　　　・上記以外の特発性全般てんかん 　　　・特異な発作誘発様態を持つてんかん	2.2　潜因性あるいは症候性（年齢順） 　　　・West 症候群（乳児痙攣，電撃・点頭・礼拝痙攣） 　　　・Lennox-Gastaut 症候群 　　　・ミオクロニー失立発作てんかん 　　　・ミオクロニー欠神てんかん 　　2.3　症候性 　　　2.3.1　非特異病因・早期ミオクロニー脳症 　　　・サプレッション・バーストを伴う早期乳児てんかん性 　　　　脳症 　　　・上記以外の症候性全般てんかん 　　　2.3.2　特異症候群 3.　焦点性か全般性か決定できないてんかんおよび症候群 　　3.1　全般発作と焦点発作を併用するてんかん 　　　・新生児発作 　　　・乳児重症ミオクロニーてんかん 　　　・徐波睡眠時に持続性棘徐波を示すてんかん 　　　・獲得性てんかん性失語（Landau-Kleffner 症候群） 　　　・上記以外の未決定てんかん 　　3.2　明確な全般性あるいは焦点性のいずれかの特徴をも欠 　　　　くてんかん 4.　特殊症候群 　　4.1　状況関連性発作（機会発作） 　　　・熱性痙攣 　　　・孤発性発作，あるいは孤発のてんかん重積状態 　　　・アルコール，薬物，子癇，非ケトン性高グリシン血症 　　　　などによる急性の代謝障害や急性アルコール中毒にみ 　　　　られる発作

と発作後の麻痺，知能低下を示す小児の慢性進行性持続性部分てんかんや特異な発作誘発様態を持つてんかんがある．さらに，複雑部分発作や単純部分発作の発作型を示し，精神運動発作とも呼ばれる側頭葉にてんかん焦点を有する側頭葉てんかんや前頭葉てんかん，頭頂葉てんかん，後頭葉てんかんが含まれる．これら症候性てんかんの予後は原疾患の予後に依存する．

　特発性全般てんかんは 25 歳以上の発症は稀で主に小児期から若年期に発症し，起床直後の強直間代発作，ミオクロニー，または欠神発作が特徴的で，ほかの神経症候をみとめない．良性家族性新生児痙攣，良性新生児痙攣，乳児良性ミオクロニーてんかん，小児欠神てんかん（ピクノレプシー），若年欠神てんかん，若年ミオクロニーてんかん（衝撃小発作），覚醒時大発作てんかんなどが含まれる．予後は非常に良く 8 割は寛解する．

　次に症候性全般てんかんは，難治性で抗てんかん薬の多剤併用を必要とし，知能低下を伴うことが多い．West 症候群，Lennox-Gastaut 症候群，ミオクロニー失立発作てんかん，ミオ

クロニー欠神てんかんが含まれる．

5.　検査所見

　脳波検査は最も有用な検査であるが，1 回の通常脳波検査では診断できない場合もある．てんかん患者の約 50％ は正常脳波であるとの報告もあり，睡眠賦活脳波を含めた複数回の脳波検査が必要になる．特発性全般てんかん，特発性局在関連性てんかんの場合は器質的異常が出現する頻度が低い．

　てんかんが疑われる患者へは器質的疾患を明らかにするために，脳 MRI または脳 CT 検査を行う．MRI の撮像方法は，T1，T2 強調画像に加えて，拡散強調画像，プロトン強調画像や FLAIR（fluid attenuated inversion recovery）画像を施行すべきであり，冠状断などの撮像断面を加えることで海馬硬化や皮質形成異常の診断がより容易になるので，緊急時や MRI 検査禁忌症例でない限り，脳 MRI 検査の施行を推奨する．

　てんかん焦点を検索するためにポジトロン断層撮影（PET）や単一光子放射コンピューター断層撮影（SPECT）などの核医学検査を行う．

てんかんの診断には，てんかん発作型と症候群の分類が必要．

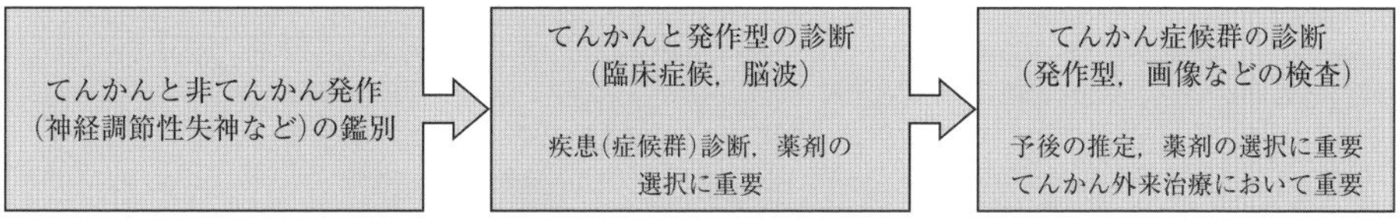

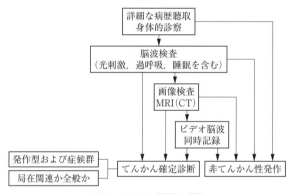

図3 てんかん診断の流れ

表4 てんかんと鑑別を要する疾患

成　人	小　児
1. 失神	1. 熱性痙攣
2. 心因性発作	2. 憤怒痙攣
3. 過呼吸発作・パニック障害	3. 睡眠時ミオクローヌス
4. 脳卒中	4. 夜驚症・夢遊病
5. 急性中毒	5. 良性乳児痙攣
6. 急性代謝障害	6. 軽症胃腸炎関連痙攣
7. 急性腎不全	7. チック
8. 頭部外傷直後	8. 失神
	9. 心因性発作
	10. 急性代謝障害

図4 てんかん診断の手順
(日本神経学会(監修)「てんかん治療ガイドライン」作成委員会(編)：てんかん治療ガイドライン 2010. 医学書院，2010．p. 12 より転載)

^{18}F-フルオロデオキシグルコース（FDG)-PET では脳の低代謝部位を描出し，難治性てんかんの術前検査として行われる．より簡便な検査として SPECT が施行される．^{125}I-イオマゼニル（IMZ）SPECT ではてんかん焦点部位の取り込み低下を示し，脳血流 SPECT では同じく焦点脳部位の血流低下がみられる．

6. 鑑別診断

てんかん診断において病歴聴取は重要である．患者本人ならびに発作目撃者から収集する情報は，発作中・発作前の症状，意識障害の有無，発作の持続，発作頻度，発作に引き続く症状，発作の誘因や発作出現時の状況（覚醒時，睡眠時など），外傷・失禁・頭痛・筋痛の有無，発作初発年齢と最終発作，発作型の変容を詳細に聴取する．既往歴（周産期異常，熱性痙攣，頭部外傷）や精神遅滞の有無を聞き，合併する疾患がある場合は治療状況，疾患の現況など詳しく聴取する．

▶図3 にてんかん診断の流れを示す．最初にてんかん発作か非てんかん発作であるかをまず診断するが，鑑別困難な症例に遭遇することも多い ▶表4 ．てんかん発作であると判断した場合，次にてんかんの発作型を明らかにし，治療薬剤の選択を行い，原因疾患や最後にてんかん症候群の診断を行う．図のような手順を踏まえて鑑別診断を進めると疾患の整理や施行する検査計画を立てるうえで役立つ ▶図4 ．年齢，臨床症候，発作型，画像所見を総合して判断し，予後の推定，薬物治療の確認，ほかの治療法の検討を行う．

7. 治療概要
1) 薬物療法

4 分法による分類で，特発性局在関連性てんかんの治療は経過観察あるいはカルバマゼピンまたはレベチラセタム，症候性局在関連性てんかんの治療は第一選択薬としてカルバマゼピンあるいはレベチラセタムを開始し，第二選択薬としてフェニトインやゾニサミドが推奨されている．全般てんかんは特発性も症候性（潜因性を含む）もバルプロ酸を第一選択薬として用いる．各発作型に適用される治療薬とその他の治療法選択の詳細は ▶図5 に示す．抗てんかん薬の血中濃度測定は血中濃度上昇による副作用出現時，服薬状況の確認や投与量決定時に行う．腎機能障害，肝機能障害を合併している場合や複数の抗てんかん薬やほかの治療薬を内服

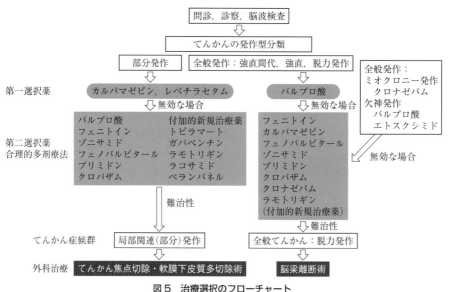

図5 治療選択のフローチャート
(辻 貞俊:新しいてんかん分類と抗てんかん薬の使い方. 臨床神経 2009;49:769-73. より改変転載)

している場合は薬物動態が変化し，目的のてんかん治療薬が治療域を逸脱することがあるので注意する(薬剤相互作用).

2) ケトン食療法

てんかん発作に長時間の絶食が有効であることが経験的に知られていた．低炭水化物，高脂質食を摂取することで，体内を飢餓状態にしてケトン体を生成させ，てんかん治療を行う方法が考案された．ケトン療法の抗痙攣機序は明らかになっていないが，ケトン体，低炭水化物，高脂質などが複合的に作用していると考えられている．前方視的研究や無作為化比較試験で有効性が確認されており，補助療法の範疇を越えて，治療法の一つとして認められている．

3) 迷走神経刺激療法

迷走神経刺激により大脳皮質の安定化が得られ，異常興奮を抑制して，抗てんかん作用を示すことで，てんかん治療に用いられるようになった．抗てんかん薬抵抗性で開頭手術治療の適応にならない場合，もしくは外科治療の効果が不十分な場合，迷走神経刺激術を補助的に用いることがある．迷走神経刺激術は，外科的に胸部皮下に埋め込んだ刺激装置と左頸部の迷走神経刺激電極からなり，間欠的に迷走神経を電気刺激し，薬剤抵抗性てんかん発作を減少させ，発作の程度を軽減させる緩和治療である．あらゆる年齢，てんかん症候群や発作型の患者に適応があり，発作を約50％減少させる．約5％の患者では発作が消失する．副作用として，嗄声などの発声障害，咳，感染などがみとめられる．刺激装置のバッテリー寿命は約5年で交換手術が必要になる．

4) 外科治療

難治性(薬剤抵抗性)てんかんに対して外科治療が行われることがある．難治性てんかんは，てんかん症候群または発作型に対し適切な抗てんかん薬2～3種類以上を単剤あるいは多剤併用で，しかも十分な治療域(血中)濃度で2年以上治療しているにもかかわらず，発作が1年以上抑制されない場合である．外科治療が適応になるてんかん症候群は，①内側側頭葉てんかん，②器質病変が検出された部分てんかん，③器質病変をみとめない部分てんかん，④片側半球の広範な病変による部分てんかん，⑤失立発作を持つ難治てんかん，である．成人では難治性と診断された上記のてんかん症候群は速やかに外科治療を考慮する．小児では外科治療後に発作が消失すると精神運動発達が改善されることが知られているので，機能予後，生命予後の観点からも罹病2年以内の外科手術が勧められる．進行性の認知症や変性疾患が原因の症候性てんかんは外科手術の適応にならない．手術に先立って，脳MRI検査で異常所見がみとめられない場合に，外科手術適応および裁断

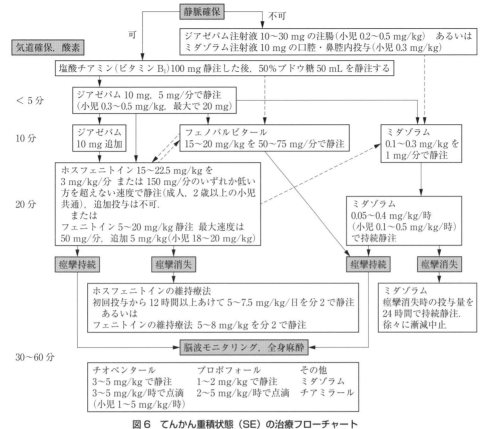

図6 てんかん重積状態（SE）の治療フローチャート
(日本神経学会(監修),「てんかん治療ガイドライン」作成委員会(編)：てんかん治療ガイドライン2010. 医学書院, 2010. p.74 より改変転載)

範囲の決定のために侵襲的な頭蓋内脳波記録を行うことがある．

5) その他

日常生活上の注意事項として，①服薬継続（アドヒアランス），②発作誘発因子（睡眠不足，過労，飲酒，光刺激（点滅する光），強い情動的負荷，発熱，月経など）の除去，③発作時の危険減免，が重要である．発作がコントロールされている患者でも，服薬が不規則になり，誘発因子が蓄積した状態では，てんかん発作が起こりやすくなる．入浴中の発作による溺死はてんかんの死亡事故で最も多い．入浴中などリラックスした状態で発作が誘発されやすいので，入浴時の家族への声かけや，時にはシャワー浴などで対処する．発作頻発時，寝不足，飲酒，過労が重なったときは入浴を避けるべきである．

8. てんかん重積

てんかん重積状態（status epilepticus：SE）とは「発作がある程度の長さ以上に続くか，または，短い発作でも反復し，その間の意識の回復がないもの」と定義されている．さらに，痙攣の有無で痙攣性（convulsive SE）と非痙攣性（non-convulsive SE）の2つに大きく分類される．ある程度の長さとは，脳に損傷が生じる30分以上から，最近は短く5分以上に修正されつつある．発作の持続時間が長くなればなるほど，発作抑制が困難になるので速やかな治療開始が推奨される．

てんかん重積の治療フローチャートは ▶図6 のとおりで，気道確保，酸素投与，循環モニターしながら行う．まず，低血糖やWernicke脳症の可能性を考えて，ビタミンB_1と50%ブドウ糖50 mLを経静脈的に投与する．てんかん重積状態の第一選択薬はジアゼパム静注である．第二選択薬はフェニトイン静注，またはホスフェニトイン静注である．フェノバルビタールの静注も第一選択薬，第二選択

薬になり得る．さらに，前2剤の投与でも発作が抑制されない場合は難治性SEとして，ミダゾラムの経静脈投与を行い，全身麻酔療法に切り替える．ミダゾラムは第一選択薬，第二選択薬として使用される．全身麻酔療法にはチオペンタールやプロポフォールも使用され，いずれも強力な抗痙攣作用を有する．静脈路確保ができていない場合にはジアゼパム注射液を注腸する．小児の場合はミダゾラム注射液の鼻腔・口腔内投与や注腸も筋注も有効である．

高齢者の非痙攣性てんかん重積状態は，認知症と間違われることがあるので注意が必要である．また，急性症候性発作という用語も最近使用されるが，これは急性全身疾患，急性代謝性疾患，急性中毒疾患，急性中枢神経疾患（感染症，脳卒中，頭部外傷，急性アルコール中毒，アルコール離脱など）と時系列的に密接に関連して起こる発作で，急性疾患症状に加えて痙攣発作が起こることが多く，急性疾患の再発した場合は痙攣発作が再発し，時に痙攣重積状態になることがある．原因疾患の治療と同時に痙攣発作の治療，痙攣重積の治療が必要になる．

9. 自動車運転について

てんかん患者が運転免許を許可される条件は，改正道路交通法，施行令および運用基準によって定められている．①発作が過去5年以内に起こったことがなく，今後発作が起こる恐れがない場合，②発作が過去2年以内に起こったことがなく，今後X年（1〜5年）程度であれば発作が起こる恐れがない場合，③1年の経過観察の後，発作が意識障害および運動障害を伴わない単純部分発作に限られ，今後症状の悪化の恐れがない場合，④2年間の経過観察の後，発作が睡眠中に限って起こり，今後症状の悪化の恐れがない場合である．

抗てんかん薬減量中の自動車運転については，医師の指示による抗てんかん薬の減量または中止する場合には，減量する期間および減量後の3ヶ月間を自動車運転禁止とする．再発の恐れがない十分な根拠のある場合（発作抑制期間が長い，総発作回数が少ない，再発のリスクが低いてんかん症候群，てんかん外科治療後の経過良好例）は例外である．

参考文献

1) Engel J Jr et al.: Introduction; what is epilepsy? Epilepsy : a comprehensive textbook vol. 1 (Engel J Jr et al. eds). Wolters Kluwer. Philadelphia, 2008 ; pp. 1-7.
2) 「てんかん治療ガイドライン」作成委員会：てんかん治療ガイドライン2010. 医学書院，2010.
3) 辻 貞俊：新しい診断と治療のABC 74/神経5「てんかん」．最新医学社，2012.
4) 水野美邦：神経内科ハンドブック第5版—鑑別診療と治療．3章 症候から鑑別診断へ 4. てんかん. 2016 ; pp. 188-211.
5) Glauser T et al.: Updated ILAE evidence review of antiepileptic drug efficacy and effectiveness as initial monotherapy for epileptic seizures and syndromes. Epilepsia 2013 ; 54(3) : 551-63.

（執筆者）石井一弘（筑波大学）
（取りまとめ）玉岡 晃（筑波大学）

❌ 薬物治療

1. 作用機序/標的分子

てんかん発作の治療に用いられる薬物群を抗てんかん薬と総称するが，主に痙攣発作の治療が中心となるため抗痙攣薬とも呼ばれている．

抗てんかん薬の作用機序は必ずしも解明されていないが，一般的に考えられている作用点は，各種イオンチャネルへの作用，抑制性伝達物質であるγ-アミノ酪酸（GABA）の機能の増強，局所血流の改善などであり，その結果，①焦点に作用して異常興奮を抑制する，②焦点周囲の神経に作用して異常興奮の伝播を抑制する，③神経細胞以外に作用して間接的に焦点部位の機能を正常に戻す．

1) フェニトイン (phenytoin)，ジフェニルヒダントイン (diphenylhydantoin)

膜電位依存的および頻度依存的なNa^+チャネルの抑制（チャネルの不活性化状態からの回復の遅れ）により，焦点からの異常興奮の伝播を抑制し，最大痙攣発作の発生を阻止する．高濃度ではGABA神経機能を亢進する．フェノバルビタールの構造類似体であるが，催眠作用や習慣性を持たない．欠神発作以外の全てのてんかんに有効だが，欠神発作はむしろ増悪する．ホスフェニトインナトリウムはプロドラッグで，てんかん重積状態の第二選択薬として用いられる．

2) フェノバルビタール (phenobarbital)，プリミドン (primidone)

長時間型バルビツール酸系薬で，$GABA_A$受

容体にある結合部位に結合してGABAの抑制作用を増強し，催眠用量より少ない量で抗痙攣作用を示す．最初に抗てんかん薬として大発作や皮質焦点発作に用いられた有機化合物であり，その後の抗てんかん薬の化学構造の原型となっている．ナトリウム塩は，注射剤や坐剤としててんかん重積状態や新生児痙攣に用いられる．類薬であるプリミドンは，生体内で酸化されてフェノバルビタールとフェニルエチルマロナミドになる．プリミドン自体と両活性代謝産物，特にフェノバルビタールが抗痙攣作用を示す．

3) バルプロ酸ナトリウム (sodium valproate)

全ての全般発作の第一選択薬となっており，また，てんかんに伴う性格行動障害にも有効である．特に欠神発作に有効であるが，部分発作への作用は弱い．作用機序として，フェニトインと同様のNa$^+$チャネル抑制とエトスクシミド類似のT型（低閾値）Ca^{2+}チャネルの抑制のほか，高用量ではGABAの分解酵素であるGABAトランスアミナーゼ（GABA transaminase）を阻害し，シナプス部位でのGABA量を増加させて異常興奮を抑制すると考えられている．

4) カルバマゼピン (carbamazepine)

部分発作の第一選択薬とされている．フェニトインと同様にNa$^+$チャネルを抑制（不活性化状態の延長）する．三環系抗うつ薬と類似し，非定型精神病や躁うつ病の治療にも用いられる．

5) エトスクシミド (ethosuximide)

トリメタジオン（trimethadione）の副作用を軽減するために開発され，定型欠神発作の第一または第二選択薬として用いられる．欠神発作時の脳波に特徴的な棘徐波発生と関連する視床のT型Ca^{2+}チャネルの抑制作用が報告されている．

6) ゾニサミド (zonisamide)

多くの発作型（定型欠神発作とミオクローヌス発作を除く）に有効で，難治性の発作型にも有効である．フェニトインと同様にNa$^+$チャネルを抑制（不活性化状態の延長）するとともにエトスクシミドと同様にT型Ca^{2+}チャネルを抑制する．

7) ジアゼパム (diazepam)，クロナゼパム (clonazepam)，ニトラゼパム (nitrazepam)，クロバザム (clobazam)，ミダゾラム (midazolam)

ベンゾジアゼピン系薬のうちで，作用時間が比較的長い化合物がてんかんの治療に用いられる．特に，痙攣発作が30分以上継続または断続的に出現して意識がない状態である全般性てんかん重積症には，ジアゼパムが第一選択薬となる．通常小児で10mg，成人で20mgを毎分2mgの速度で静脈内注射する．重積状態は生命の危険を伴う場合があり，1時間以内に適切な処置をとらなければならない．ミダゾラムの静脈注射も，重積症に用いられる．クロバザムは，他の抗てんかん薬と併用して全ての部分発作と殆どの全般発作に有効である．

クロナゼパムとニトラゼパムは，ミオクロニー発作や欠神発作に有効であり，またWest症候群（乳幼児痙縮発作）やLennox症候群（脱力・無動発作）に用いられる．ジアゼパムも補助薬として用いられることがある．

いずれも，GABA$_A$受容体にあるベンゾジアゼピン結合部位に結合して，GABAの抑制作用を増強する．

8) ガバペンチン (gabapentin)，トピラマート (topiramate)，ラモトリギン (lamotrigine)，レベチラセタム (levetiracetam)

いずれも2006年以降に承認された新規抗てんかん薬である．ほかの抗てんかん薬で効果不十分な部分発作に併用薬として用いられる．ラモトリギンとレベチラセタムは単剤でも使用される．

ガバペンチンは，GABAの誘導体であるがGABA受容体とは結合せず，L型Ca^{2+}チャネルの$\alpha_2\delta$サブユニットに結合する．シナプス前膜でのCa^{2+}流入を抑制し，興奮性神経伝達物質の遊離を抑制するという仮説が提出されている．その他，脳内GABA量の増加も報告されているが，詳細は不明である．

トピラマートは，Na$^+$チャネル抑制，Ca^{2+}チャネル抑制，K$^+$チャネル活性化，グルタミン酸AMPA受容体機能抑制，GABA$_A$受容体機能亢進，炭酸脱水酵素の弱い阻害作用などを示すほかの抗てんかん薬で効果不十分な部分発

作に併用薬として用いられる.

ラモトリギンは, Na^+ チャネルの不活性化からの回復を遅らせるほか, Ca^{2+} チャネル抑制, グルタミン酸放出抑制などの作用が報告されている. 部分発作や強直間代発作に単剤で使用するほか, 部分発作, 強直間代発作や Lennox-Gastaut 症候群における全般発作に併用薬として用いられる.

レベチラセタムは, シナプス小胞タンパク質 SV2A に結合するが, 作用機序の詳細は不明である. Na^+ チャネル, GABA 系やグルタミン酸系シナプス伝達には作用しない. 部分発作に単剤あるいは併用薬として, また強直間代発作に併用薬として用いられる.

9) アセタゾラミド (acetazolamide), スルチアム (sultiame)

アセタゾラミド, スルチアムは炭酸脱水酵素阻害薬である. 血中 CO_2 濃度の上昇を起こし, 二次的にアシドーシスを生じる. 血流改善あるいは脳内 CO_2 濃度上昇による神経興奮性抑制が考えられる. 主として補助薬として併用される.

10) ラコサミド (lacosamide), ペランパネル (perampanel), ビガバトリン (vigabatrin)

ラコサミドは, ほかの抗てんかん薬で十分な効果が得られない部分発作にほかの抗てんかん薬と併用される新規抗てんかん薬として, 平成 28 年 7 月に承認され, 平成 29 年 8 月に単剤使用が承認された. 電位依存性 Na^+ チャネルの緩徐な不活性化（数秒以上）を選択的に促進する.

ペランパネルは, ほかの抗てんかん薬で十分な効果が得られない部分発作と強直間代発作にほかの抗てんかん薬と併用される新規抗てんかん薬として, 平成 28 年 3 月に承認された. 従来の抗てんかん薬と異なり, AMPA 型グルタミン酸受容体を選択的かつ非競合的に遮断する.

ビガバトリンは, 点頭てんかんの治療薬として, 平成 28 年 3 月に承認された. 抑制性伝達物質 GABA の分解酵素である GABA トランスアミナーゼを不可逆的に阻害して脳内 GABA 濃度を上昇させる. 同薬投与 3 ヶ月後から不可逆的な視野障害や視力障害が約 3 分の 1 の患者

でみられたため, 少なくとも 3 ヶ月に 1 回の視力検査や対座法による視野評価, さらに網膜電図などによる検査を 3 ヶ月ごとに行い, 12 ヶ月後からは少なくとも 6 ヶ月ごとの実施が義務づけられている. 点頭てんかんは West 症候群とも呼ばれ, 乳幼児期に発症する稀少難治性てんかんで, 攣縮（スパズム）, 精神運動発達遅滞, 脳波異常（ヒプスアリスミア）を特徴とする. 発症率は出生 1 万件に対して 2～5 人と言われている.

11) その他（スチリペントール (stiripentol), ルフィナミド (rufinamide)）

スチリペントールは, Dravet 症候群における間代発作または強直間代発作に対し, クロナゼパムおよびバルプロ酸と併用する.

ルフィナミドは, Lennox-Gastaut 症候群における強直発作および脱力発作に対して, ほかの抗てんかん薬と併用される.

2. 薬物治療方針とガイドライン

てんかん発作の型に応じた選択薬を用いる. 第一選択薬は単剤で最も優れた効果が期待され, 治療量で副作用が比較的少なく, また薬物動態から投与量を調節しやすいものである. 第二選択薬は第一選択薬に匹敵する作用を持つが, 副作用その他で問題があり, 第一選択薬の効果が弱い場合に代替または併用薬として用いられる.

2010 年に日本神経学会が作成した「てんかん治療ガイドライン 2010（2012 年および 2014 年に追補版）」では, 成人の新規発症の全般発作の第一選択薬はバルプロ酸, 部分発作の第一選択薬はカルバマゼピンとなっている（http://www.neurology-jp.org/guidelinem/tenkan.html）. 全般発作の強直・間代発作では, フェノバルビタールあるいはクロバザムやフェニトインが第二選択薬となる. 定型欠神発作では, エトスクシミドが第二選択薬となる. ミオクロニー発作や脱力発作の第二選択薬としては, クロナゼパムを用いる. カルバマゼピンやガバペンチンは, 欠神発作やミオクロニー発作を増悪することが報告されている. 部分発作の第二選択薬としてバルプロ酸やゾニサミドを用いるが, 場合によってフェニトインも用いられる. 新規承認薬であるラモトリギン, トピラマート, レベチラセタムも推奨されている.

小児の場合も第一選択薬は成人に準じており，全般発作のうち強直間代発作の第二選択薬はカルバマゼピン，フェノバルビタールあるいはフェニトインから選択し，欠神発作ではエトスクシミドやラモトリギン，ミオクロニー発作ではクロナゼパム，クロバザムやラモトリギンが推奨されている．部分発作の第二選択薬はゾニサミド，クロバザム，ラモトリギン，トピラマートやガバペンチンが推奨されている．

高齢発症では，合併症のない全般発作ではラモトリギン，バルプロ酸，レベチラセタム，トピラマートの順で，部分発作ではカルバマゼピン，ラモトリギン，レベチラセタム，ガバペンチンの順で各々推奨されている．ただし，わが国ではラモトリギンとレベチラセタムは単剤投与が承認されているが，ガバペンチンとトピラマートは併用療法のみが承認されている．抗てんかん薬は慢性的な投与が必要なため，最大90日分の処方が認められている．

3. 使用上の注意

3年以上発作が抑制され，脳波に異常がみられない場合，数年かけて服薬を終了させる．終了後も定期的な検査を継続する．減量や中止に伴って発作が再発することがあり，特にフェノバルビタールやベンゾジアゼピン系薬では注意が必要である．さらに，補助薬を併用する場合もあるが，併用に伴い薬物相互作用の検討が重要となる．

約60%が従来の抗てんかん薬を用いた薬物療法で治療可能であるが，それ以外は薬物抵抗性を示す．部分発作は難治性となることが多い．殆どが症候性側頭葉てんかんであり，扁桃体・海馬切除術や側頭葉前部切除術などの外科的治療も行われる．クロバザム，ガバペンチン，トピラマート，ラモトリギン，レベチラセタムの併用により，改善が期待できる場合がある．

抗てんかん薬には催奇形性がある．妊娠中のてんかん発作が胎児に先天性奇形を引き起こす可能性があり，妊娠中も薬物治療を継続する必要がある．しかし，妊娠初期の三半期に抗てんかん薬を服用している場合に，胎児に先天性奇形（心奇形，尿道下裂，内反足，口唇・口蓋裂）を生じる確率が一般人の2～3倍高いという報告がある．特定の抗てんかん薬と奇形の種類の関連はみられないが，二分脊椎はバルプロ酸とカルバマゼピン併用で高頻度に出現する．催奇形性に関する従来の疫学的報告には方法論的な問題点もあり，一定の見解は得られていないが，バルプロ酸については危険性に関する信頼できる報告がなされている．多剤併用で危険率は増加する．欧米では，妊娠可能年齢女性では，ラモトリギンが第一選択薬，第二選択薬としてレベチラセタム，第三選択薬としてトピラマートが用いられているが，わが国では単剤投与は認められていない．

フェニトイン，フェノバルビタール，バルプロ酸，カルバマゼピン，ゾニサミド，クロナゼパム，ニトラゼパムおよびクロバザムは，治療量と毒性量の幅が狭いので，治療薬物血中濃度モニタリング（TDM）対象薬となっている．血中濃度は肝や腎疾患，薬物併用などに伴う血漿タンパク質結合量の変化などで変動するため，個人ごとの条件に合わせて目標量を定め，初回投与量と維持量を決定する．フェノバルビタールやクロナゼパムおよび新規承認薬などは問題にならないが，フェニトイン，エトスクシミド，ゾニサミドでは高用量で急激に血中濃度が高くなり，バルプロ酸やカルバマゼピンでは逆に頭打ちになるため，投与量の決定には脳波や尿・血液の検査，臨床症状の観察も重要である．

1）フェニトイン

フェニトインは副作用として，過敏症，歯肉の増殖，眼振，運動失調，小脳萎縮，劇症肝炎，知的活動鈍麻，嘔吐，ビタミン障害による血液障害や骨軟化などがみられる．催奇形性があり，胎児性ヒダントイン症候群（水頭症，口蓋裂，心奇形，発達遅滞ほか）と呼ばれている．有効血中濃度の範囲で，投与量の増加に伴い肝での代謝過程が飽和して血中濃度が急激に上昇する．血漿タンパク質結合率は90%である．

2）フェノバルビタール，プリミドン

フェノバルビタールの副作用は比較的少なく，めまい，催眠，鎮静，眼振，眼瞼下垂，発疹（過敏症），耐性の形成，急な中断による発作の誘発などがみられる．耐性形成は，核内受容体CAR（constitutive androstane receptor）を介した肝ミクロゾームの薬物代謝酵素

（CYP2C，CYP2B6 や CYP3A など）の自己誘導によるもので，ほかの薬物と併用する場合は注意が必要である．連用により薬物依存を生じることがあるので，容量および使用期間に注意し慎重に投与することが求められている．

3）バルプロ酸ナトリウム

上述のように，催奇形性が疑われるため，妊娠または妊娠している可能性のある婦女にはバルプロ酸ナトリウムは原則禁忌であるが，特に必要とする場合には慎重投与とする．副作用は消化器症状が主となる．ほかに血小板減少や肝障害，急性膵炎，パーキンソン様症状などの報告もみられる．併用時，フェノバルビタールの血中濃度を上昇させ，一方，フェニトインの濃度は低下させる．1日1回投与で有効な徐放剤も作られている．血漿タンパク質結合率は95％である．投与量が増加して血中濃度が50 $\mu g/mL$ を超えると，タンパク結合率が低下して組織中への移行量が増加するため，血中濃度が頭打ちとなる．また，小児では同じ血中濃度となるのに成人より高用量が必要である．

4）カルバマゼピン

カルバマゼピンの副作用として，複視，めまい，過敏症（発疹），血液障害，不随意運動，抗利尿作用による水中毒などがみられる．投与量が増加すると代謝酵素の自己誘導のため血中濃度が頭打ちとなる．

5）エトスクシミド

エトスクシミドは重篤な副作用は少なく，消化器症状や幻覚妄想，ふらつきなどがみられる．稀に血液障害が生じる．フェニトインほど顕著ではないが，投与量が増加すると代謝過程の飽和により急激に血中濃度が上昇する．

6）ゾニサミド

ゾニサミドの副作用は軽度ではあるが，カルバマゼピンやフェニトインに類似している．治療早期に食欲低下，自発性低下，易刺激性，焦燥などがみられることがある．ほかに尿路結石の報告もみられる．フェニトイン同様，投与量が増加すると急激に血中濃度が上昇する．また，小児では同じ血中濃度となるのに成人より高用量が必要である．

7）ジアゼパム，クロナゼパム，ニトラゼパム，クロバザム，ミダゾラム

ジアゼパム，クロナゼパム，ニトラゼパム，クロバザムは副作用として，眠気，ふらつき，筋弛緩などがみられる．連用により薬物依存を生じることがあるので，容量および使用期間に注意し慎重に投与することが求められている．ジアゼパム，クロナゼパムでは，刺激興奮，錯乱などが現れることがある．血漿タンパク質結合率は90％である．クロナゼパムの血漿タンパク質結合率は95％である．

8）ガバペンチン，トピラマート，ラモトリギン，レベチラセタム

ガバペンチンは殆ど代謝されないため，他剤と併用しやすい．副作用には，急性腎不全，肝機能障害，黄疸，横紋筋融解症のほか，傾眠，浮動性めまい，頭痛，複視，倦怠感などがある．また，ミオクロニー発作や欠神発作を悪化させることが報告されている．

トピラマートの副作用には，腎・尿路結石，続発性閉塞隅角緑内障，代謝性アシドーシスのほか，傾眠，めまい，摂食異常，体重減少，しびれ感，倦怠感，抑うつや精神的不安定などがあり，新規抗てんかん薬のなかでは注意が必要である．

ラモトリギンの副作用として，皮膚粘膜眼症候群，中毒性表皮壊死融解症，血液障害のほか，傾眠，めまい，頭痛などがあり，特に初期に起きやすいことが報告されている．また，グルクロン酸抱合で代謝されるため，拮抗するバルプロ酸との併用で半減期が延長し，カルバマゼピン，フェニトイン，フェノバルビタール，プリミドンなどとの併用でも血中濃度が低下する．

レベチラセタムは，作用機序がほかの抗てんかん薬と異なるので他剤との併用をしやすい利点がある．他剤と比較して中枢性の副作用が少ないと言われるが，傾眠には注意が必要であり，また易刺激性や攻撃性などにも注意が必要である．その他，皮膚粘膜眼症候群，中毒性表皮壊死融解症，血液障害，めまい，胃腸症状などが報告されている．

（執筆者）岡淳一郎（東京理科大学）

てんかん治療薬

一般名	販売名（商品名）	標的分子/作用機序		コメント
フェニトイン	アレビアチン®			全般発作てんかんの第二選択薬 部分発作てんかんの第二選択薬 てんかん重積状態の第二選択薬
ホスフェニトインナトリウム水和物	ホストイン®			てんかん重積状態の第二選択薬 フェニトインのプロドラッグ
カルバマゼピン	テグレトール®	ナトリウムチャネル	遮断	全般発作てんかんの第二選択薬 部分発作てんかんの第一選択薬
ラモトリギン	ラミクタール®			全般発作てんかんの第二選択薬 部分発作てんかんの第二選択薬 25 mg 錠：単剤療法（部分発作と強直間代発作） 重大な副作用：皮膚粘膜眼症候群，中毒性表皮壊死融解症，血液障害
ゾニサミド	エクセグラン®	ナトリウムチャネル カルシウムチャネル T 型	遮断	全般発作てんかんの第二選択薬 部分発作てんかんの第二選択薬
エトスクシミド	エピレオプチマル® ザロンチン®	カルシウムチャネル T 型	遮断	定型欠神発作の第二選択薬
ガバペンチン	ガバペン®	カルシウムチャネル $\alpha_2\delta$ サブユニット	遮断	部分発作てんかんの第二選択薬
バルプロ酸ナトリウム	セレニカ® デパケン®	GABA トランスアミナーゼ ナトリウムチャネル カルシウムチャネル T 型	阻害	全般発作てんかんの第一選択薬 部分発作てんかんの第二選択薬 フェノバルビタールの血中濃度を上昇 フェニトインの濃度を低下 原則禁忌：妊婦
トピラマート	トピナ®	AMPA 受容体 ナトリウムチャネル カルシウムチャネル	遮断	部分発作てんかんの第二選択薬 重大な副作用：腎・尿路結石，続発性閉塞隅角緑内障，代謝性アシドーシス
フェノバルビタール	フェノバルビタール	GABA_A 受容体（ピクロトキシン結合部位）	刺激	全般発作てんかんの第二選択薬 部分発作てんかんの第二選択薬 投与を中止する場合には，徐々に減量するなど慎重に行うこと
プリミドン	プリミドン			フェノバルビタールのプロドラッグ
ジアゼパム	セルシン®			全般性てんかん重積状態の第一選択薬
クロナゼパム	ランドセン® リボトリール®			全般発作てんかんの第二選択薬 ミオクロニー発作 欠神発作
ニトラゼパム	ネルボン® ベンザリン®	GABA_A 受容体（ベンゾジアゼピン結合部位）	刺激	ミオクロニー発作 欠神発作
クロバザム	マイスタン®			全般発作てんかんの第二選択薬 部分発作てんかんの第二選択薬
ミダゾラム	ドルミカム® ミダフレッサ®			てんかん重積状態の第一，二選択薬
チオペンタールナトリウム（「病態生理」の項に記載）	ラボナール®	GABA_A 受容体（ピクロトキシン結合部位）	刺激	てんかん重積の全身麻酔療法
プロポフォール（「病態生理」の項に記載）	ディプリバン®	GABA_A 受容体	刺激	てんかん重積の全身麻酔療法
レベチラセタム	イーケプラ®	シナプス小胞糖タンパク質 2A（SV2A）	抑制	てんかん患者の部分発作 重大な副作用：皮膚粘膜眼症候群，中毒性表皮壊死融解症，血液障害

てんかん治療薬（続き）

一般名	販売名（商品名）	標的分子/作用機序		コメント
アセタゾラミド	ダイアモックス®	炭酸脱水酵素	阻害	主として補助薬として併用
スルチアム	オスポロット®			精神運動発作
スチリペントール	ディアコミット®			Dravet 症候群における間代発作または強直間代発作に対するクロナゼパムおよびバルプロ酸との併用療法
ルフィナミド	イノベロン®	ナトリウムチャネル	抑制	Lennox-Gastaut 症候群における強直発作および脱力発作に対する抗てんかん薬との併用療法
ラコサミド	ビムパット®	ナトリウムチャネル	遮断	部分発作てんかん
ペランパネル	フィコンパ®	AMPA 型グルタミン酸受容体	遮断	部分発作および強直間代発作てんかんの併用療法
ビガバトリン	サブリル®	GABA トランスアミナーゼ	阻害	点頭てんかん

3 パーキンソン病

✕ 病態生理

1. 概　要

　パーキンソン病（Parkinson's disease）は大脳基底核障害を中心とする神経変性疾患である．1817年ロンドンの脳神経外科医James Parkinsonが不随意に起こる振戦や筋力低下を来した症例を長期に観察した結果を報告し，これをフランスのJean-Martin Charcotが詳細に分析し"Parkinson's disease"の名称で広まった．本疾患は安静時振戦，筋強剛（筋固縮），無動・寡動，姿勢反射障害といった特徴的な運動症状をみとめ，これらは「パーキンソン病の4徴」と呼ばれる．

　パーキンソン病の主たる病態は中脳黒質緻密層におけるドパミン作動性神経細胞が変性により脱落することである．これによって脳内の神経伝達物質のドパミンが減少しパーキンソン病の4徴が出現する．この中脳黒質のドパミン作動性神経は，大脳基底核の運動経路において直接路と間接路を形成し，両経路は大脳基底核の出力部といえる淡蒼球内接・黒質網様部を介して，視床の大脳皮質投射細胞を制御している（▶図1の大脳基底核-視床-大脳皮質の神経回路を参照）[2),4),5)]．直接路は線条体ドパミンD_1受容体を介してドパミンが視床に促通性に作用し，運動の促進に働く．間接路は線条体ドパミンD_2受容体を介してドパミンが視床に抑制性に作用する．直接，間接路両路の促進と興奮のバランスにより運動機能がコントロールされる．線条体は尾状核と被殻から構成され，運動制御に必要な情報を大脳皮質などから収集する，大脳基底核の入力部としての役割を担う．

　▶図1のパーキンソン病の神経回路で示すように，パーキンソン病患者は黒質緻密部が障害され，直接路においては線条体への促通作用が減弱し，淡蒼球内節・黒質網様部への抑制性作用が減弱する．一方，間接路は線条体への抑制性作用が減弱し，線条体から淡蒼球外節への抑制が強化される．さらに，淡蒼球外節から視床下核への抑制が減弱し，視床下核から淡蒼球内節・黒質網様部への促通作用が強化する．結果的に，パーキンソン病では直接路，間接路の両者とも淡蒼球内節・黒質網様部から視床へ

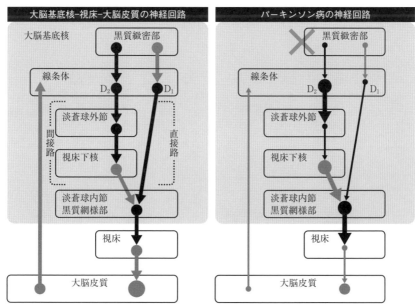

図1　大脳基底核神経回路の模式図
黒矢印が抑制性作用，灰色矢印が促通性作用を示す．矢印の太さは作用の大きさを反映している．

の抑制性作用が強化され，大脳への促通作用が減弱する．これらの結果，パーキンソン病に特徴的な運動症状（無動・寡動）の出現につながると考えられている．

パーキンソン病では運動症状が顕在化する以前，もしくは発病の経過とともに非運動症状（精神，睡眠，嗅覚，自律神経障害など）を高率に合併することが知られている[6]．これらの非運動症状に関連した組織学的変化として，レビー小体の形成がみとめられている．レビー小体は中枢および末梢の神経細胞に出現する円形・好酸性の細胞質封入体である．パーキンソン病では中脳黒質ドパミン作動性神経細胞にみとめるほか，大脳皮質，マイネルト基底核，脳幹の迷走神経背側運動核，青斑核，縫線核などにもレビー小体が出現する．これらの出現はノルアドレナリン作動神経やセロトニン作動性神経，コリン作動性神経障害と関連すると推定される．

疫学的に，パーキンソン病の有病率は比較的高く，日本国内で人口10万人当たり100〜150人であると推定されている[1,2]．発症年齢は50〜65歳に多く，高齢になるほど発病率が高くなる．40歳以下で発症するものは若年性パーキンソン病とされる．パーキンソン病自体は進行性の疾患で，適切な治療介入がされれば通常，発症後10年程度は普通の生活が可能である[1]．それ以降は個人差があるが，生命予後は健常者と比較して決して悪くはなく，平均余命は一般より2〜3年短い程度と言われている[1]．社会の高齢化により患者数が増加すると推定され，ますます重要となる疾患と言える．

2. 症 状 ▶図2

パーキンソン病の症状は運動症状と非運動症状に大別される．運動症状には安静時振戦，筋強剛（筋固縮），無動・寡動，姿勢反射障害の4徴に加え[1,2]，同時に2つの動作をする能力の低下，自由にリズムを作る能力の低下をみとめる．非運動症状には精神症状や睡眠障害，自律神経障害など多彩な症状があり[6]，運動症状の発症以前に出現することも多いことから，パーキンソン病発症前診断としての意義が近年重要視されるようになった．また，非運動症状はパーキンソン病患者の生活の質に大きな影響を与えることが少なくなく，一部の非運動症状ではパーキンソン病の薬物治療の影響を受けるため注意が必要である．以下に各症状を解説する．

1）運動症状

①振 戦

振戦はパーキンソン病の初発症状として最も頻度が高い．静止時にふるえ，動作や姿勢時には止まる安静時振戦が典型的で，錠剤を丸めるような仕草に見えることから"pill rolling tremor"と称される．通常，一側に出現し左右差がある．

②筋強剛（筋固縮）

筋強剛（筋固縮）とは，患者の手足を受動的

振戦	筋強剛（筋固縮）	無動・寡動	姿勢反射障害
● 安静時振戦	● 歯車様固縮 ● 鉛管様固縮	● 仮面様顔貌 ● 小声 ● 小書症 ● 小刻み歩行 ● 流涎 ● 嚥下障害	● 前傾前屈姿勢 ● 突進現象 ● すくみ足

(a) 運動症状

精神症状	自律神経症状		睡眠障害
● うつ症状 ● 意欲低下 ● 疲労感	● 便秘 ● 頻尿 ● 脂漏顔 ● 浮腫 ● 網状青斑	● 起立性低血圧 ● 発汗過多 ● 体温調節異常 ● 性腺機能障害	● 日中の過眠 ● レム睡眠行動異常
認知機能障害			痛み
			嗅覚障害

(b) 非運動症状

図2　パーキンソン病の臨床症状

にゆっくりと進展・屈曲を繰り返すときに感じられる抵抗のことである．抵抗が断続的にガクガクと歯車状になる典型的な歯車様固縮の場合と，抵抗が持続的な鉛管様固縮の場合がある．

③ 無動・寡動

無動・寡動とは全身の動作が鈍く拙劣になることである．動作緩慢と評されることもあり，起立時や寝返りなどの体位変換動作時に顕在化しやすい．これに関連した日常生活における症状としては，表情の変化が乏しく仮面様になる（仮面様顔貌），声が低く単調になる（小声），字の大きさが小さくなる（小書症）などがみとめられる．歩行においては，すり足や歩幅が小さくなり（小刻み歩行），歩行速度も遅くなる．寡動に由来する嚥下効率の低下が起こり，流涎もみとめる．

④ 姿勢反射障害

姿勢反射障害とは体のバランスが悪く倒れやすくなる現象である．立位や歩行時で前かがみを取り（前傾前屈姿勢），突進しやすく（突進現象），転びやすくなる．方向転換や狭い場所を通過する際に症状が出現しやすい．また，足が地面に張り付いたように離れなくなり，歩行時の最初の一歩がなかなかでなくなる（すくみ足）．

2) 非運動症状

① 精神症状

パーキンソン病患者ではうつ症状が出現しやすく，精神神経科を経由して神経内科を受診する患者もみとめる．認知機能障害も経過で出現することがある．

② 自律神経障害

自律神経障害には，便秘と頻尿，脂漏顔，起立性低血圧，発汗過多，網状青斑，手足が冷えるなどの体温調節の異常，性腺機能障害がある．

③ 睡眠障害

特徴的な睡眠障害は日中の過眠とレム睡眠行動異常である[5]．レム睡眠期では通常，外眼筋以外の全身の筋肉が弛緩するが，レム睡眠行動異常は立ち上がって動き回るなどの異常行動を見せる睡眠障害である．患者自身は自覚せず家族からの問診で明らかになることもある．また，入眠期に足のむずむず感を自覚するレストレスレッグ症候群も出現し，睡眠が妨げられることがある．

④ 痛 み

パーキンソン病初期より腰痛や四肢の鈍痛を訴えることが多い．筋骨格系の痛み，神経根障害，中枢性疼痛が痛みの発症に複雑に絡み合う．

⑤ 嗅覚障害

パーキンソン病初期から嗅球にレビー小体がみとめられ，嗅覚障害が運動症状の発症に先行する．嗅覚検査で初めて明らかになるなど，患者が嗅覚障害に気づかないこともある．

3. 検 査

パーキンソン病の診断は，厚生労働省の特定疾患・神経変性疾患調査研究班による「パーキンソン病診断基準（1996年）」に沿って行われる[1),2)]．▶表1のとおり，運動症状4徴を主とするパーキンソン病の症状と矛盾のない症状があること，画像検査で特異的な異常所見がないこと，また抗パーキンソン病薬の投与によって症状が十分に改善される場合に本疾患と診断する．

表1 パーキンソン病の診断基準

以下の診断基準を満たすものを対象とする．（疑い症例は対象としない．）

1	パーキンソニズムがある．[※1]
2	脳 CT または MRI に特異的異常がない．[※2]
3	パーキンソニズムを起こす薬物・毒物への曝露がない．
4	抗パーキンソン病薬にてパーキンソニズムに改善がみられる．[※3]

以上4項目を満たした場合，パーキンソン病と診断する．

なお，1，2，3は満たすが，薬物反応を未検討の症例は，パーキンソン病疑い症例とする．

[※1] パーキンソニズムの定義は，次のいずれかに該当する場合とする．

(1) 典型的な左右差のある安静時振戦（4～6 Hz）がある．

(2) 歯車様筋固縮，動作緩慢，姿勢反射障害のうち2つ以上が存在する．

[※2] 脳 CT または MRI における特異的異常とは，多発脳梗塞，被殻萎縮，脳幹萎縮，著明な脳室拡大，著明な大脳萎縮などほかの原因によるパーキンソニズムであることを明らかに示す所見の存在をいう．

[※3] 薬物に対する反応はできるだけドパミン受容体刺激薬またはレボドパ製剤により判定することが望ましい．

（公益財団法人難病医学研究財団/難病情報センター，パーキンソン病関連疾患（3）パーキンソン病（公費対象），難病情報センターホームページ．http://www.nanbyou.or.jp/entry/314［2017年6月2日アクセス］から転載）

近年，補助診断に有用な画像検査として，MIBG（メタヨードベンジルグアニジン）心筋シンチグラフィーとDAT（ドパミントランスポーター)-SPECT（シングルフォトエミッションCT）検査がある．前者は心筋の交感神経分布および機能を画像化でき，パーキンソン病やレビー小体型認知症では交感神経障害などの自律神経障害を呈するため，MIBGの取り込み低下をみとめる．後者は黒質線条体のドパミン神経の脱落の有無を検出でき，正常圧水頭症との鑑別診断に有用である．

パーキンソン病以外にもパーキンソニズムを呈する疾患は複数あり，進行性核上性麻痺，多系統萎縮症，大脳皮質基底核変性症，レビー小体型認知症，脳血管性パーキンソニズム，正常圧水頭症，薬物性パーキンソニズムとの鑑別が重要である．特に薬剤歴の聴取は重要で，ドパミン受容体を遮断する作用のある向精神薬，胃腸薬，降圧剤などの薬物のなかには薬剤性パーキンソニズムを出現，悪化するものがあるため，急速に出現したパーキンソニズムに遭遇した場合には注意が必要である[3]．未発症のパーキンソン病が薬剤によりパーキンソニズムを発症し，パーキンソン病の発症につながる場合もある．

フェノチアジン系薬，ブチロフェノン系薬，ベンザミド系薬などの定型抗精神病薬はいずれも強いドパミン受容体遮断効果を持つので薬剤性パーキンソニズムを起こしやすい．クエチアピンなどの非定型抗精神病薬は一般的にパーキンソニズムを起こしにくいとされるが，大量投与時や，高齢者，認知症を有する患者での使用においてはパーキンソニズム合併が稀ではないことに留意する必要がある．ベンザミド系薬には抗精神病薬のみならずスルピリドやメトクロプラミドなどの胃腸機能調整薬や制吐剤があり，日常診療でよく用いられている．Caチャネル遮断薬も薬剤性パーキンソニズムの原因として有名な薬剤である．

パーキンソン病の重症度はホーン・ヤール（Hoehn & Yahr）重症度分類と生活機能障害度 ▶表2 で評価される．ホーン・ヤール重症度分類の3以上，生活機能障害度2度以上で，厚生労働省の公費対象特定疾患（指定難病）として認定される[1]．

表2　パーキンソン病の重症度分類と生活機能障害度

Hoehn & Yahr 重症度

0度	パーキンソニズムなし
1度	一側性パーキンソニズム
2度	両側性パーキンソニズム
3度	軽～中等度パーキンソニズム．姿勢反射障害あり．日常生活に介助不要
4度	高度障害を示すが，歩行は介助なしにどうにか可能．
5度	介助なしにはベッドまたは車椅子生活

生活機能障害度

1度	日常生活，通院にほとんど介助を要しない
2度	日常生活，通院に部分的介助を要する
3度	日常生活に全面的介助を要し，独立では歩行起立不能

（公益財団法人難病医学研究財団／難病情報センター，パーキンソン病関連疾患（3）パーキンソン病（公費対象），難病情報センターホームページ．http://www.nanbyou.or.jp/entry/314 ［2017年6月2日アクセス］から転載）

4. 治療概要

パーキンソン病の運動症状に対する治療は薬物治療が基本となる．日本神経学会のパーキンソン病治療ガイドラインでは薬物治療にあたってのアルゴリズムが記載されている[3] ▶図3．日常生活動作に支障が出てきた時点で薬物治療開始を検討するが，職業などの社会的背景なども考慮に入れ，患者個人に応じた導入時期決定，薬の選択および薬の増量を行う．薬物療法はレボドパによるドパミン補充とドパミン受容体機能を促進する薬剤（ドパミンアゴニスト）のいずれかを選択して導入することを原則とする．

高齢者（70～75歳以上）および認知機能障害・精神症状のいずれかを合併し，安全性に特に注意が必要な場合や運動症状を改善する必要性が高い場合にはレボドパで治療を開始する．それ以外，つまり非高齢者で認知機能障害・精神症状のいずれも合併していない場合には，ドパミンアゴニストから開始する．その他の薬剤として，COMT（catechol-*O*-methyltransferase）阻害剤，MAO-B（monoamine oxidase B）阻害剤，アマンタジン，抗コリン剤，ドロキシドパ，ゾニサミド，イストラデフィリンなどの薬剤がある．それぞれの薬剤に作用と副作用の特徴があり，必要に応じて組み合わせて処方す

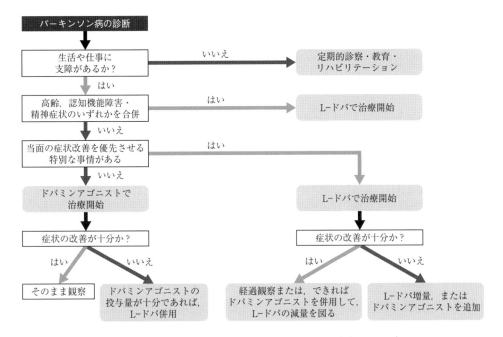

年齢については，エビデンスはないものの，通常，70〜75歳以上を高齢者と考えることが多い．
たとえば，症状が重い，転倒のリスクが高い，あるいは患者にとって改善症状の必要度が高い場合などが相当する．

図3　パーキンソン病初期（未治療患者）の治療アルゴリズム
（日本神経学会（監修），「パーキンソン病治療ガイドライン」作成委員会（編）：パーキンソン病治療ガイドライン2011．医学書院，2011．p.77 より改変転載）

る．

初期段階では薬剤の治療効果が高いが，長期服薬による副作用，たとえば薬効の日内変動（on-off 現象，wearing-off 現象）や不随意運動（ジスキネジア）への対処が必要になる場合が多い．on-off 現象，wearing-off 現象は L-ドパの効果時間が短くなり，薬効が切れてしまうために出現する症状の日内変動である．'on' は薬効によりパーキンソン病の症状がコントロールされている状態をさし，'wearing' や 'off' は薬効が切れてパーキンソン病の症状が悪化もしくは無動状態になることを示す．ジスキネジアは意図しないのに勝手に体が動いてしまう不随意運動の一種であり，治療過程でドパミン受容体がドパミンに過剰に刺激を受けて出現することがある．これらの作用に対する治療として脳深部刺激療法などの手術療法が選択され，薬物療法と併用されることが多くなってきている．

パーキンソン病では進行そのものを止める治療法は未だ開発されていないが，ヒト人工多能性幹細胞（iPS 細胞）を用いたパーキンソン病治療の研究が進められている．現在，全ての治療は対処療法であるが，適切な早期診断と症状把握により適切な治療を組み合わせることが，運動症状および非運動症状のコントロールにつながる．

参考文献

1) 公益財団法人難病医学研究財団/難病情報センター：パーキンソン病関連疾患(3) パーキンソン病（公費対象）．難病センター，http://www.nanbyou.or.jp/entry/314［2017年6月2日アクセス］
2) 水野美邦，服部信孝：脳基底核の障害を主とする疾患（錐体外路系疾患）．神経内科ハンドブック第4版．医学書院，2010．
3) 日本神経学会（監修），「パーキンソン病治療ガイドライン」作成委員会（編）：パーキンソン病治療ガイドライン2011．医学書院，2011．
4) DeLong MR：Primate models of movement disorders of basal ganglia origin. Trends Neurosci 1990；13(7)：281-5.
5) 望月仁志，宇川義一：パーキンソン病講座 運動症状とその病態生理．難病と在宅ケア 2014；20(6)：43-6.
6) 頼高朝子：【高齢化社会で注意しておきたい神経内科の common diseases】Parkinson 病 見逃したくない Parkinson 病の初期症候．日本内科学会雑誌 2014；103(8)：1854-60．

（執筆者）中馬越清隆（筑波大学）
（取りまとめ）玉岡 晃（筑波大学）

⊠ 薬物治療

1. 作用機序/標的分子

パーキンソン病の病因は未解明だが病態がはっきりしているため，対症療法ではあるが下記の治療薬が用いられている．ドパミン前駆体を投与して神経内のドパミン量を増加させたり，神経終末でのドパミン放出を促進あるいはドパミン分解を阻害することにより，減弱したドパミン神経系の活性を高める薬物や，直接ドパミン受容体を刺激する薬物，線条体内で機能的にバランスをとっていて相対的に過剰興奮になっているアセチルコリン神経の活性を抑える薬物，付随的に減少するノルアドレナリンを補う薬物などである．

1) レボドパ (levodopa (L-dopa))

レボドパはドパミンの前駆体で，ドパ脱炭酸酵素によりドパミンになる．ドパミンは末梢投与しても血液脳関門を通過しないが，レボドパは脳内に入り線条体のドパミン神経に取り込まれてドパミンとなり，神経終末から放出されて作用する．中枢に移行する前に脱炭酸を受けて効力が低下するため，末梢性ドパ脱炭酸酵素阻害薬であるカルビドパ (carbidopa) またはベンセラジド (benserazid) を各々レボドパ10：1または4：1の割合で併用することで脳内移行量を増加させる．同時にレボドパの投与量を減少できるため副作用も軽減される．

2) ドパミンD_2受容体刺激薬

ドパミンD_2受容体刺激薬としては，麦角系であるブロモクリプチン (bromocriptine)，ペルゴリド (pergolide)，カベルゴリン (cabergoline) と，非麦角系であるタリペキソール (talipexole)，プラミペキソール (pramipexole)，ロピニロール (ropinirole)，ロチゴチン (rotigotine)，アポモルヒネ (apomorphine) がある．

3) 神経終末からのドパミン遊離促進および再取り込み阻害薬

アマンタジン (amantadine) はA型インフルエンザウイルスに有効な抗ウイルス薬であり，また脳代謝改善薬として脳梗塞後遺症に伴う意欲・自発性低下の改善に用いられるが，ドパミン作動性神経終末からのドパミン遊離を促進したり再取り込みを抑制する作用があり，残

存するドパミン神経系を活性化させる．

4) B型モノアミン酸化酵素阻害薬

シナプス間隙に遊離されたドパミンは，モノアミン酸化酵素 (MAO) で分解される．ヒトの線条体ではドパミンの分解はMAO-Bが行っており，セレギリン (selegiline) はMAO-Bを選択的に阻害して，シナプス間隙におけるドパミン量を増加させる．レボドパと併用することで，レボドパから産生されたドパミンの分解を抑制するため，その効果を増強・延長する．麻薬性鎮痛薬ペチジン，非特異的MAO阻害薬，三環系抗うつ薬，選択的セロトニン再取り込み阻害薬 (SSRI)，セロトニン・ノルアドレナリン再取り込み阻害薬 (SNRI) との併用は禁忌である．悪性症候群，低血糖，胃潰瘍などの副作用が報告されている．

5) ムスカリン性アセチルコリン受容体遮断薬

ドパミン神経系の機能低下により相対的に過剰興奮しているアセチルコリン神経系を抑制する目的で，中枢移行性の良いムスカリン性アセチルコリン受容体遮断薬であるトリヘキシフェニジル (trihexyphenidyl)，ビペリデン (biperiden)，プロフェナミン (profenamine)，ピロヘプチン (piroheptine)，メチキセン (metixene)，マザチコール (mazaticol) が用いられる．主に初期に振戦や固縮が強く出る場合に有効である．

6) ノルアドレナリン前駆体

症状の進行に伴い脳内ノルアドレナリン含量も低下するので，これを補充するために脳内移行できる前駆物質であるドロキシドパ (droxidopa (L-threo-DOPS)) を投与する．ドパミン-β-水酸化酵素活性も低下しているためレボドパからドパミンを介した産生は期待できず，ドロキシドパは芳香族L-アミノ酸脱炭酸酵素により直接ノルアドレナリンに代謝される．パーキンソン病のすくみ足やパーキンソン症候群の歩行障害に効果がある．起立性低血圧にも用いられる．

7) 末梢カテコール-O-メチルトランスフェラーゼ (COMT) 阻害薬

COMT阻害薬は，エンタカポン (entacapone) の併用により，レボドパの末梢での代謝を阻害することでその血中濃度を維持し，脳内移行量を増大させることが可能である．

8）その他

アデノシンは，線条体および淡蒼球でアデノシン A2A 受容体を介して GABA の放出を促進する．パーキンソン病では GABA 神経を抑制するドパミン神経が変性・脱落して GABA 神経が過剰興奮している．イストラデフィリン（istradefylline）は，アデノシン A2A 受容体遮断薬であり，線条体および淡蒼球でアデノシンの作用を遮断することで GABA 神経の過剰興奮を抑制して正常化し，運動機能を改善する．レボドパ含有製剤で治療中のパーキンソン病における wearing-off 現象の改善に用いられる．

ゾニサミド（zonisamide）は，抗てんかん作用より少量でパーキンソン病，特に wearing-off 現象などの日内変動を改善する．Na^+ チャネル，Ca^{2+} チャネルの抑制作用のほか，チロシン水酸化酵素発現・活性上昇によるドパミン生合成促進，ドパミン放出促進，MAO-B 阻害作用などによると考えられる．同じく抗てんかん薬であるガバペンチンの徐放剤ガバペンチンエナカルビル（gabapentin enacarbil）が，中等度から高度の特発性レストレスレッグス症候群（下肢静止不能症候群：パーキンソン病の運動症状に先行すると考えられている）に用いられる．

2. 薬物治療方針とガイドライン

日本神経学会が 2002 年作成し 2011 年に改訂した「パーキンソン病治療ガイドライン 2011」（https://www.neurology-jp.org/guidelinem/index.html）では，レボドパまたはドパミンアゴニストが第一選択薬となっている．高齢者（通常 70〜75 歳以上）や認知症を併発していない患者の初期治療には主としてドパミン D2 受容体刺激薬を用い，効果が不十分の場合にレボドパの併用を行うことが推奨されている．高齢で，認知機能障害・精神症状のいずれかを合併している場合はレボドパで治療を開始する．レボドパは，ドパミンアゴニストと比べて運動症状の改善効果や安全性に優れているが，長期使用で運動症状の日内変動（wearing-off，no on，delayed on，on-off 現象など）やジスキネジアを生じるリスクが高い．患者の年齢や運動症状の程度，認知症の有無や合併症に応じて選択する．

レボドパによる運動症状の日内変動は，ドパミン濃度の変化が波状になることで生じやすいため，持続的に一定濃度に維持して発現を遅延させる目的で，ドパミンアゴニストの徐放剤も開発されている．wearing-off 現象は，主にドパミン神経終末の減少によりドパミン貯蔵能力が低下するため，抗パーキンソン薬の効果持続時間が短縮して次の服用前に効果が消退する現象である．ジスキネジアがない場合は，エンタカポン，セレギリン，またはゾニサミドを併用する．ジスキネジアを伴う場合は，レボドパの 1 回量を減らしてエンタカポンまたはゾニサミドを用いる．イストラデフィリンが 2013 年から wearing-off の改善に用いられるようになっている．off 症状の速やかな改善には，アポモルヒネが有効である．持続時間は約 1 時間と短いが，皮下投与後 5〜10 分で効果が現れる no on はレボドパで効果がみられない現象，delayed on は効果発現まで時間を要するもので，いずれも消化管からのレボドパ吸収障害によることが多い．レボドパの空腹時服用や懸濁剤での服用，増量などで対処する．on-off 現象は，急激に症状が変化するため，上記の治療方法に準じて対処する．

統合失調症の治療薬などのドパミン D2 受容体遮断作用を持つ薬物や脳血管障害，パーキンソン病以外の変性疾患でも類似の症状が誘発され，パーキンソン症候群と呼ばれている．この場合は，抗パーキンソン病薬の薬物は効きにくく，原因の除去が第一である．

3. 使用上の注意

1）レボドパ

カルビドパまたはベンセラジド，およびエンタカポンを併用することでレボドパの投与量を減少できるため，副作用を軽減できる．ピリドキシン（ビタミン B6）はドパ脱炭酸酵素の補酵素であるため，高濃度を併用すると末梢でのレボドパの脱炭酸が促進される．長期投与により不随意運動（ドーパ誘発性ジスキネジア），幻覚・妄想などの精神症状を起こすことがあり，急に減量または中止することで悪性症候群が引き起こされる．上述のように，ドパミン作動性神経の変性が進行するに従い，ドパミン神経内に保持されるドパミン量が減少するため，効果の持続が短くなり次の服薬前に症状が強くなる wearing-off 現象が現れる．また，服薬時間に関係なく症状の軽快と急激な増悪が繰り返

される on-off 現象もみられるようになる.

デュオドーパ®配合経腸用液は wearing-off の改善に効果が期待できる.

2）ドパミン受容体刺激薬

ドパミン受容体刺激薬の麦角アルカロイド系薬ではショックや消化器障害が現れるが，非麦角系のタリペキソール（talipexole）などは眠気を生じやすい．レボドパと同じように，急な減量や中止により悪性症候群が現れることがある.

3）アマンタジン

アマンタジンは，高齢者で幻覚やせん妄を起こすことが有り，また急な減量や中止により悪性症候群が現れることがある.

4）セレギリン

セレギリンは，麻薬性鎮痛薬ペチジン，非特異的 MAO 阻害薬，三環系抗うつ薬，選択的セロトニン再取り込み阻害薬（SSRI），セロトニン・ノルアドレナリン再取り込み阻害薬（SNRI）との併用は禁忌である．悪性症候群，

低血糖，胃潰瘍などの副作用が報告されている.

5）ムスカリン性アセチルコリン受容体遮断薬

ムスカリン性アセチルコリン受容体遮断薬は，末梢性の副作用に加えて，記憶障害や幻覚，せん妄が生じやすいため高齢者には使用を控える．緑内障や重症筋無力症には禁忌である.

6）ドロキシドパ

ドロキシドパは，悪性症候群，無顆粒球症，幻覚，頭痛，血圧上昇などがみられることがある．閉塞隅角緑内障，ハロゲン含有吸入麻酔薬使用中，妊婦，重篤な末梢血管病変の血液透析患者には禁忌である.

7）エンタカポン

エンタカポンは，突発性睡眠，幻覚，幻視，幻聴，不眠症，ジスキネジア，便秘，貧血，めまい，嘔吐などが報告されている．悪性症候群，横紋筋融解症には禁忌である.

（執筆者）岡淳一郎（東京理科大学）

パーキンソン病治療薬

分類	一般名	販売名（商品名）	コメント
ドパミン前駆体：レボドパ製剤	レボドパ	ドパゾール®	第一選択薬 長期投与：運動症状の日内変動やジスキネジアを生じるリスクが高い 急な減量または中止：悪性症候群が引き起こされる
	カルビドパ水和物	ネオドパストン® メネシット® デュオドーパ®配合経腸用液	レボドパとの配合剤 レボドパ投与量の減少による副作用の軽減
	ベンセラジド	イーシー・ドパール® ネオドパゾール® マドパー®	
ドパミン受容体刺激薬：麦角系	ブロモクリプチンメシル酸塩	パーロデル®	第一選択薬 急な減量または中止：悪性症候群が現れることがある
	ペルゴリドメシル酸塩	ペルマックス®	
	カベルゴリン	カバサール®	
ドパミン受容体刺激薬：非麦角系	タリペキソール塩酸塩	ドミン®	第一選択薬 急な減量または中止：悪性症候群が現れることがある 重大な副作用：突発的睡眠
	プラミペキソール塩酸塩水和物	ビ・シフロール® ミラペックス®	
	ロピニロール塩酸塩	レキップ®	
	ロチゴチン	ニュープロ®	
	アポモルヒネ塩酸塩水和物	アポカイン®	オフ症状の改善
ドパミン遊離促進薬	アマンタジン塩酸塩	シンメトレル®	抗ウイルス薬 高齢者：幻覚やせん妄が現れやすい 急な減量または中止：悪性症候群が現れることがある

パーキンソン病治療薬（続き）

分類	一般名	販売名（商品名）	コメント
B 型モノアミン酸化酵素（MAO-B）阻害薬	セレギリン塩酸塩	エフピー®	禁忌：非選択的 MAO 阻害薬，三環系抗うつ薬，選択的セロトニン再取り込み阻害薬（SSRI），セロトニン・ノルアドレナリン再取り込み阻害薬（SNRI）との併用 重大な副作用：悪性症候群，低血糖，胃潰瘍
ムスカリン性アセチルコリン受容体遮断薬	トリヘキシフェニジル塩酸塩	アーテン® セドリーナ®	禁忌：緑内障や重症筋無力症 高齢者：慎重に投与
	ビペリデン塩酸塩	アキネトン®	
	プロフェナミン塩酸塩	パーキン®	
	ピロヘプチン塩酸塩	トリモール®	
	マザチコール塩酸塩水和物	ペントナ®	
ノルアドレナリン前駆体	ドロキシドパ	ドプス®	パーキンソン病のすくみ足やパーキンソン症候群の歩行障害に効果 禁忌：閉塞隅角緑内障の患者，ハロゲン含有吸入麻酔薬を投与中の患者，妊婦，重篤な末梢血管病変のある血液透析患者
末梢カテコール-_O_-メチルトランスフェラーゼ（COMT）阻害薬	エンタカポン	コムタン®	禁忌：悪性症候群，横紋筋融解症
アデノシン A_{2A} 受容体遮断薬	イストラデフィリン	ノウリアスト®	wearing-off の改善に有効
ナトリウムチャネル・カルシウムチャネル遮断薬	ゾニサミド	トレリーフ®	抗てんかん薬
カルシウムチャネル遮断薬	ガバペンチンエナカルビル	ガバペン®	抗てんかん薬ガバペンチンの徐放剤 中等度から高度の特発性レストレスレッグス症候群（下肢静止不能症候群）に有効

4 アルツハイマー型認知症

▣ 病態生理

1．概　要

1）神経病理学的特徴と疾患修飾薬の開発

　アルツハイマー型認知症（Alzheimer's disease：AD）は認知症の原因のなかで最も頻度が高い疾患である．ADの神経病理学的な特徴は，肉眼的には海馬や大脳皮質の萎縮がみられ，顕微鏡的には神経細胞の脱落，老人斑や神経原線維変化の沈着が広範にみとめられる点である．老人斑や神経原線維変化の主要構成成分としては，アミロイドβタンパク（amyloid β protein：Aβ）と過剰にリン酸化されたタウタンパクがそれぞれ同定されている．AD発症機構に関しては，Aβの方がタウよりADの病因に関連していると考えるアミロイドカスケード仮説[1]が提唱されており，これを基盤とした治療法（β-セクレターゼ阻害薬，γ-セクレターゼ阻害薬，α-セクレターゼやAβ分解酵素の活性化，Aβ免疫療法，Aβ凝集阻害薬，抗炎症薬，神経細胞保護薬など）の開発が進められている　▶図1．

　最近では，老人斑などとして沈着した高度に重合したAβではなく，少量が重合したAβオリゴマーが主要な病因関連物質と考えられており，これに対する治療（Aβオリゴマー特異的モノクローナル抗体など）も研究開発されている．一方，タウタンパクは微小管結合タンパクの一種であり，微小管形成促進能を有する．タウタンパクはAD脳に蓄積する神経原線維変化の主要構成成分として同定されたほか，Pick病型の前頭側頭型認知症（frontotemporal dementia：FTD），進行性核上性麻痺，大脳皮質基底核変性症などのタウオパチーと称される神経変性疾患にも蓄積することが知られており，その遺伝子変異が第17染色体遺伝子に連鎖しパーキンソニズムを伴う家族性前頭側頭型認知症（frontotemporal dementia and parkinsonism linked to chromosome 17：FTDP-17）で見出されたことより，神経変性疾患の成因や認知症の発症に密接に関連するタンパクとして注目されている．臨床病理学的な検討や最近開発されたタウPETにより，タウの蓄積がADの進展や重症度をAβよりも忠実に反映することが明らかにされ，タウのキナーゼ活性の抑制やホスファターゼ活性の亢進によるリン酸化抑制薬

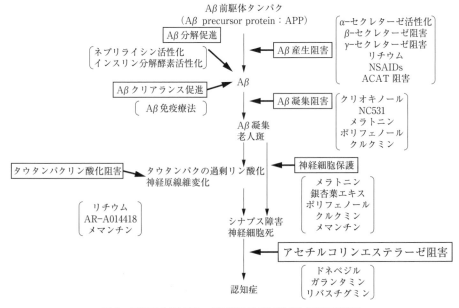

図1　アミロイドカスケード仮説とそれに基づくAD治療戦略

や抗タウ抗体，タウ凝集抑制薬など，タウを標的とした治療薬の開発も重視されてきている ▶図1．また，AD の認知機能障害に関連する最も初期の病理変化は脳内シナプスの脱落であり[2]，シナプス障害と Aβ やタウの毒性との関係が AD の病態解明には重要である．

2) Aβ の毒性発現機序

当初は高度に重合した不溶性の Aβ フィブリル→神経細胞死→認知機能低下，というカスケードが考えられていたが，その後，可溶性 Aβ 凝集体（Aβ オリゴマー）の方が強力なシナプス毒性を有することが明らかとなり，Aβ オリゴマー仮説が唱えられるようになった．Aβ のオリゴマーはその大きさにより，各種分子種に分類されており，いずれのオリゴマーが AD の病因となっているかについては未だ議論があるが，Aβ の毒性が作用する主要な標的はシナプス，特にシナプス後部であると考えられている．Aβ の毒性により，シナプスや棘突起が脱落し，長期抑制が誘導され，長期増強が障害される．シナプス後部で Aβ の毒性を仲介する受容体としては，プリオンタンパク，α_7 ニコチン受容体，代謝型グルタミン酸受容体，NMDA 型グルタミン酸受容体があげられている．特に NMDA 受容体の過剰刺激による興奮毒性は，Aβ の神経毒性の中心的役割を果たしているものと考えられている．また，NMDA 受容体は棘突起の脱落を来し，代謝型グルタミン酸受容体は長期抑制に関連する，というように異なる受容体が Aβ 毒性の異なる作用を仲介することが示唆されている．

3) タウの毒性発現機序

タウはリン酸化を受ける可能性のあるアミノ酸部位が 84 箇所あり，45 箇所はセリン，35 箇所はスレオニン，4 箇所はチロシンである．発生期の神経細胞では成熟期のものよりタウの高度なリン酸化がみられる．タウはリン酸化されると微小管との結合が抑制されるが，AD や FTD 患者，タウのトランスジェニックマウスモデルでは，タウのリン酸化が亢進しており，微小管からの解離が生じ，微小管安定化や軸索輸送などの機能が障害され，疾患の発症を促進する可能性がある．過剰にリン酸化されたタウは細胞体樹状突起に蓄積し，凝集して神経原線維変化を形成する．可溶性の過剰リン酸化タウ

は沈着する前から神経細胞を障害することが知られており，ミトコンドリア機能や軸索輸送に影響を与える．神経原線維変化の微細構造である paired helical filament（PHF）を構成するタウは過剰にリン酸化されているが，線維構造を形成する前から過剰リン酸化が出現することが AD やトランスジェニックマウスで示されている．

タウはチューブリン以外に，チロシンキナーゼである Fyn（Fgr/Yes related novel protein）やダイナクチンと結合する．タウのリン酸化や変異タンパクにより，Fyn との結合は増強し，Fyn が樹状突起のシナプス後部に集積し，さらに細胞体に蓄積する．Fyn はシナプス後部で NMDA 受容体のサブユニット 2B（NR2B）のリン酸化を生じ，Aβ などの興奮毒性に必要な NMDA 受容体と postsynaptic density protein 95（PSD-95）の複合体形成を仲介する．微小管結合リピート領域の欠損したタウやタウのノックアウトマウスにおいて Aβ の毒性が減弱するのは，以上のような反応が阻害されることもその要因であると考えられている．PSD95 はシナプス後部の足場タンパクで NMDA 受容体の下流シグナルに関与すると考えられており，タウも樹状突起のシナプス後部において足場タンパクとして機能する可能性が示唆される．微小管は樹状突起棘にも存在し，シナプスの可塑性に重要な働きをしているものと考えられ，樹状突起のタウの機能障害は AD の病態において重要な意義を有するものと考えられる．

4) Aβ-タウ相関

以下のような知見により Aβ の脳内沈着は AD の発症機序においてタウよりも上流に位置し，AD の病因により密接に関連した現象であろうと推測されている．すなわち，①Aβ 沈着である老人斑は神経原線維変化に比べて AD に対する疾患特異性が高いこと，②主に非線維性の Aβ 沈着であるびまん性老人斑は AD 脳の最初期病変であるとされていること，③常染色体性優性遺伝形式をとる家族性 AD のなかに，APP の変異が疾患と連鎖して見出されていること，④ APP の存在する 21 番染色体のトリソミーであるダウン症候群は Aβ が増加し AD 発症率が高値であること，⑤Aβ，特に重

合した Aβ 凝集体が神経毒性を有すること，などである．Aβ とタウの相関の少なくとも一部は間接的なものであり，Aβ がタンパクキナーゼの活性化を介して，タウの過剰リン酸化を誘発する可能性が示唆されている．一方，Aβ とタウの相関には直接的なものも明らかにされており，Aβ はタウと結合し，in vitro で低濃度の Aβ オリゴマーによってタウのオリゴマー化が誘発される．これらの知見は，in vivo において Aβ オリゴマーがタウのオリゴマー化の端緒となる核を形成し，いったん重合したタウは自己増殖的に，Aβ の追加なしに重合していく可能性を示唆するものと考えられる[3]．このことは Aβ を標的とする治験薬が現在のところ失敗に終わっている原因を説明できる事象かも知れない．すなわち，Aβ 標的薬の治験対象の AD 患者はタウ病理が既に進行し，Aβ 非依存的にタウが自己重合している状態と考えられる．

タウがアミロイドカスケードの中で占める位置に関しては未だ確立しておらず，タウが AD の病態の主役であるのか，Aβ の毒性を仲介するのか，単なる随伴症状であるのかは今後の課題である．Aβ もタウも別々の機序で毒性を発揮しうるが，両者の関係については以下の可能性，すなわち，①Aβ によるタウ病理の促進，②タウによる Aβ 毒性の仲介，③Aβ とタウの毒性の相乗作用が示唆されている．

5）タウを主軸とした仮説

タウの樹状突起における機能と Aβ の毒性を仲介する作用より，樹状突起における Aβ とタウの病理を結び付ける仮説，すなわち，タウを主軸とした病態機序が提唱されている[4]．Aβ のシナプス後部における毒性はタウ依存性であり，興奮毒性のシグナル伝達を誘発する．前述のように，タウは Fyn と結合し，Fyn をシナプス後部に蓄積させる．Fyn は NMDA 受容体と結合し，Aβ の毒性に対する感受性を増強する．また，Aβ はタウの過剰リン酸化の契機となり，微小管とタウの解離が生じ，タウが細胞体樹状突起に蓄積する．さらに，過剰リン酸化タウは Fyn との親和性を増し，シナプス後部の Fyn のレベルがより一層高められ，NMDA 受容体の感受性も促進され，樹状突起における Aβ の毒性の感度が増大する．

アミロイドカスケード仮説では Aβ が中心に据えられているが，タウを主軸とする仮説では，タウの樹状突起における役割が重視されている．シナプス後部における Aβ の毒性がタウの過剰リン酸化と関連しているか否か，樹状突起における Aβ の毒性が AD を促進しているか否かについては更なる検証が必要である．

タウの抑制により Aβ を介するミトコンドリアの軸索輸送の障害が阻害されることより，タウを主軸とする仮説は，さらに 2 つの仮説と関連してくる．一つは，「軸索輸送障害」仮説であり，タウが軸索輸送の障害を誘発するというものである．もう一つは「酸化ストレス」仮説であり，ミトコンドリアの機能障害により活性酸素種が生じるというものである．

2．症　状[5]

1）特徴的臨床症状

臨床症状の特徴としては，①初老期から老年期の発症，②皮質性認知症（記憶障害を中心に見当識障害，思考や判断力の障害がみられ，失語，失行，失認などの高次機能障害も加わってくる），③緩徐な進行性，④認知機能障害が意識障害によらないこと，などがあげられる．その他，⑤感情や意欲の障害，幻覚や妄想などの心理症状，徘徊や攻撃傾向などの行動異常などが随伴することがある．

2）中核症状と周辺症状

AD の症状は，大別すると認知機能障害による症状（中核症状）と非認知機能障害による症状（周辺症状）に分けられる．中核症状には，記憶障害，失語，失行，失認，遂行機能障害が含まれる．周辺症状には，精神症状，性格変化，幻覚・妄想，徘徊，食行動異常，排泄行動異常などが知られている．周辺症状は，認知症の行動・心理症状（behavioral and psychological symptoms of dementia：BPSD）と呼ばれることが多い．

① 記憶障害

記憶障害は AD 患者の主症状である．記憶は情報の保持期間により，即時記憶，近時記憶，遠隔記憶に分類されるが，AD においてまず障害されるのは近時記憶であり，数分から数ヶ月前の事柄を忘れてしまう．情報の取り込みから再生に数分以上の間隔をおき，再生するまでに計算や作業などの干渉を与えることによ

り，検査することができる（遅延再生検査）．次の段階では，最大60秒くらいまで保持される記憶である即時記憶が障害されるようになり，数字列の順唱や逆唱が困難となり，会話の内容が正確に保持できなくなる．病期が進行すると，自己や社会における古い情報である遠隔記憶も障害される．

② 失　語

AD患者の失語の特徴は換語困難や読み書き障害であり，流暢な発話や復唱，聴理解は保持されやすい[6]．語彙は貧困となり省略されやすく，冗漫で迂遠な言い回しや錯語が目立つようになる．末期は発話がみられても理解できない状態となる．

③ 失　行

ADで初期に出現するものは構成失行（構成障害）であり，三次元図形の遠近画法の障害がみられる．次に観念運動失行がみられ，単純な動作や物品使用の模倣ができなくなる．さらに進行すると観念失行がみとめられ，実際の物品を使用した複合的な動作ができなくなる．また，着衣失行も出現する．

④ 失　認

ADでは症例によっては初期より視空間失認がみられ，目測障害を生じたり，慣れているはずの道で迷ったりする．進行すると，半側空間無視，身体失認などが出現してくる．末期には，近親者の顔もわからなくなる相貌失認の状態となる．

⑤ 遂行機能障害

計画立案，組織化，順序立て，抽象化などの能力の障害であり，目標を設定し，計画を立て，それを効果的に遂行することができなくなる．前頭葉機能の障害によるものである．

⑥ BPSD

認知症では認知性障害に続発ないし併発する非認知性の障害である心理症状や行動障害がみられ，これをBPSDと総称する．ADの心理症状には，不安，焦躁，心気症状，不眠，うつ状態，興奮などがみられる．初期は不安，焦躁が多く，病期の進行とともにうつ状態や興奮が目立つようになる．また，性格変化，幻覚・妄想，夜間せん妄がみられることもある．物盗られ妄想はADに特徴的である．ADの行動障害には徘徊，不穏，攻撃，暴言，反抗，錯乱など

がみられるが，午後から夕刻に出現ないし増悪することが多く，日没症候群と呼ばれている．答えられない質問を受けたときの取り繕い反応や振り返り現象はADでしばしばみとめられる．

3）病期分類

① 軽度認知機能障害（mild cognitive impairment：MCI）

認知症と診断される前駆段階の状態については，MCIという概念が用いられている．記憶障害が主体のものでは，自覚的な記憶障害の訴えと客観的な記憶検査で記憶力の低下がみとめられるが，日常生活は普通に行う能力を有する状態である．MCIの状態になると1年後には約1割が，最終的には約半数が認知症となると言われている．ADに転換するMCIは記憶障害が主体のamnestic MCIが多い．

② 経　過

ADの臨床経過は前期・中期・後期の3段階に分けることができる．前期は近時記憶障害が目立ち，時間の見当識障害や自発性低下などを伴う．中期は遠隔記憶障害も出現し，時間のみならず場所の見当識障害も生じてくる．また，判断力も低下し，日常生活上の介助が必要となってくることがある．失語・失行・失認などの神経心理学的症状や多動，徘徊，常同行為などがみられることがある．認知症に伴う行動と心理の異常徴候であるBPSDがみとめられるのも主にこの時期であり，暴言，暴力，徘徊，悲哀感やうつなどの気分障害，物盗られ妄想，不義妄想，人物誤認妄想などが含まれる．後期になると，記憶障害はさらに進行し，人物の見当識障害も加わる．身近な家族もわからなくなり，日常生活も常時介護が必要となる．行動異常もみられることがあるが，次第に活動性が減少していく．疎通性も乏しくなり，意味不明の発語や動作のみを呈し，最終的には寝たきりとなる．

3．検　査[5]

1）画像検査

臨床診断では，特徴的な症状経過とともに，X線CTやMRIにて脳血管障害などを除外することと大脳皮質の萎縮を確認することが重要である．CTやMRIでは，初期は海馬を含めた側頭葉内側の萎縮がみとめられ，進行するに従い，萎縮は大脳全域に及び，脳室系の拡大も

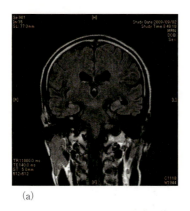

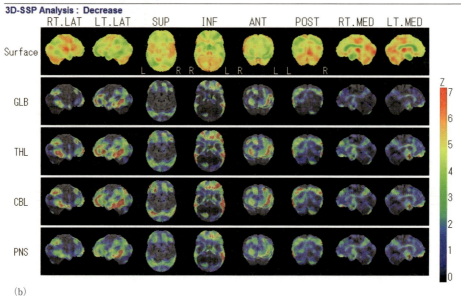

図2 AD (55歳男性) の頭部 MRI と脳血流 SPECT
MRI (冠状断) にて海馬を含む側頭葉内側に萎縮がみられ (a), SPECT (3D-SSP) では両側側頭・頭頂葉と楔前部・後部帯状回に血流低下がみとめられる (b).
(玉岡　晃：アルツハイマー病. 神経・精神疾患診療マニュアル. 日本医師会雑誌 2013, 第142巻特別号(2), p. S193 より転載)

目立つようになる ▶図2 (a). 大脳白質の変性 (白質アライオーシス) も出現してくる. これらの画像検査では, 脳血管障害, 前頭側頭型認知症, 進行性核上性麻痺, 大脳皮質基底核変性症, 正常圧水頭症, クロイツフェルト・ヤコブ病など, 認知症を来すほかの疾患を除外することとも重要である. SPECT では側頭葉, 頭頂葉などを中心とした血流低下がみられ ▶図2 (b), PET でも同部位に代謝の低下がみとめられる ▶図3 (a). これらは萎縮に先立ってみられることも多く, 初期診断に有用である.

2) 脳脊髄液 (cerebrospinal fluid : CSF) 検査

CSF 中の Aβ42 (C 末端が42位で終わるもの) の低下とタウタンパクの高値を組み合わせると, 診断感度や特異度が上がることが見出された. その後さらに有用な診断マーカーとして, CSF 中リン酸化タウの測定が確立された. また, AD の危険因子の一つである APOE-ε4 の遺伝子多型が存在すれば, その認知症患者が AD である特異度が上昇する, すなわち AD 以外の疾患である可能性が低下することが見出された. 現在, CSF 中 Aβ42 の低下と PET によるアミロイドイメージングの陽性 ▶図3 (b)

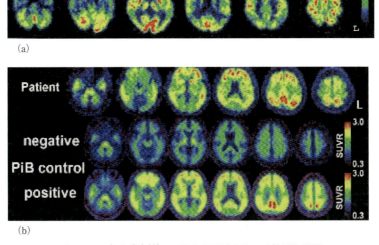

図3　AD（66歳女性）のFDG-PETとアミロイドPIB-PET
FDG-PETにて両側の側頭・頭頂・前頭葉皮質，後部帯状回・楔前部皮質における代謝の低下がみられる（a）．PIB-PETにて，脳にAβの沈着がみとめられる（b）．
（玉岡　晃：アルツハイマー病．神経・精神疾患診療マニュアル．日本医師会雑誌 2013，第142巻特別号(2)，p.S193 より転載）

が感度・特異度共に優れていることが明らかにされている．

4. 治療概要[5]
1) 薬物療法

軽度～中等度のADに対してコリンエステラーゼ阻害薬（cholinesterase inhibitor：ChEI）の有用性についての報告は多数あり，無作為化二重盲検試験のメタ解析によって，ドネペジル（アリセプト®），ガランタミン（レミニール®），リバスチグミン（リバスタッチ®，イクセロン®）の3剤の有用性が確認されている．これらのChEIによってAD患者の認知機能障害，日常生活動作の低下，行動障害などの改善や進行抑制がみとめられており，薬剤間の効果の顕著な差異は報告されていない．ChEIの副作用としては食思不振，悪心，嘔吐，下痢などの消化器症状が多いが，安全性や忍容性は確認されている．高度AD患者を対象とした無作為化二重盲検プラセボ比較試験において，ドネペジルの有意な改善効果が報告されている．N-メチル-D-アスパラギン酸（NMDA）受容体拮抗薬のメマンチン（メマリー®）はメタ解析で中等度～高度のAD患者の認知機能障害などを改善することが報告されている．また，ドネペジルを既に内服している中等度～重度のAD患者に対する併用効果もRCTにおいてみとめられている．その他，随伴症状としての，うつ状態，せん妄状態，興奮状態，徘徊などに対しては，それぞれ対症療法が行われる．うつに対する抗うつ薬，せん妄，興奮，徘徊などに対する非定型抗精神病薬などである．

今後の薬物療法としては，Aβ産生酵素阻害薬，Aβ重合阻止薬，Aβワクチン療法，抗Aβ抗体療法などのアミロイドカスケード仮説に基づく治療法がADの疾患修飾療法として期待が持たれている．最近，凝集したAβを選択的に標的とするヒトモノクローナル抗体aducanumabをADの前駆症状のみられる患者あるいは軽度のADの患者に月1回の静脈内注入を1年間続けると，投与量および投与期間に依存的に脳内Aβが減少することが示された．また，これにより臨床的に認知機能低下が抑制されることも証明された[7]．

2) 非薬物療法

ADの本質的な病因が不明であり，根本的治療法が存在しないことから，薬物療法以外の，脳機能に対する刺激を目指した運動療法，音楽療法，絵画療法，回想法，グループ療法なども試みられている．また，介護やケアの方法やシステムの開発，普及が今後ますます重要となっ

てくるものと考えられる.

参考文献

1) Hardy JA, Higgins GA : Alzheimer's disease : the amyloid cascade hypothesis. Science 1992 ; 256 : 184-5.
2) Selkoe DJ : Alzheimer's disease is a synaptic failure. Science 2002 ; 298 : 789-91.
3) Nussbaum JM, Seward ME, and Bloom GS : Alzheimer disease : a tale of two prions. Prion 2013 ; 7 : 14-9.
4) Ittner LM & Götz J : Amyloid-β and tau-a toxic *pas de deux* in Alzheimer's disease. Nature Rev Neurosci 2011 ; 12 : 67-72.
5) 玉岡　晃 : アルツハイマー病. 神経・精神疾患診療マニュアル. 日本医師会雑誌 2013 ; 142(特別号(2) : 192-4.
6) 高月容子, 博野信次, 山下　光, 藤森美里, 森悦郎 : アルツハイマー病患者の言語障害—WAB失語症検査日本語版による検討—. 失語症研究 1998 ; 18 : 315-22.
7) Sevigny J, Chiao P, Bussière T, Weinreb PH, Williams L, Maier M, Dunstan R, Salloway S, Chen T, Ling Y, O'Gorman J, Qian F, Arastu M, Li M, Chollate S, Brennan MS, Quintero-Monzon O, Scannevin RH, Arnold HM, Engber T, Rhodes K, Ferrero J, Hang Y, Mikulskis A, Grimm J, Hock C, Nitsch RM, Sandrock A : The antibody aducanumab reduces Aβ plaques in Alzheimer's disease. Nature 2016 ; 537 : 50-6.

(執筆者) 玉岡　晃 (筑波大学)

⊠ 薬物治療

1. 作用機序/標的分子

1) ドネペジル (donepezil)

アルツハイマー型認知症の中核症状である記憶障害や見当識障害 (時間, 場所, 人物), 判断力低下, 抽象思考の障害, 人格変化, 失語, 失行, 失認などに対して効果を持つ薬物として, ドネペジルが最初に開発された. アルツハイマー型認知症では脳内アセチルコリン作動性神経の機能低下と変性脱落がみられるが, ドネペジルはアセチルコリン分解酵素であるアセチルコリンエステラーゼを可逆的に阻害することにより, シナプス間隙におけるアセチルコリン濃度を持続的に高めて脳内アセチルコリン神経系を賦活する. 軽度から重度まで, アルツハイマー型認知症の中核症状である認知症症状の進行抑制に用いられる. 脳移行性がよく, また末梢組織に多いブチリルコリンエステラーゼの阻害作用が少ないため, 徐脈, 心ブロック, 消化

管潰瘍悪化, 食欲不振, 呼吸困難などの末梢でのアセチルコリン性副作用が生じにくく, 肝毒性も殆どみられない. 変性過程そのものを抑制する薬物ではないが, レビー小体型認知症にも適応が承認されている.

2) ガランタミン (galantamine)

ガランタミンはドネペジルと同様に, アセチルコリンエステラーゼを可逆的に阻害するとともに, ニコチン性アセチルコリン受容体のアロステリック部位に結合してアセチルコリンの作用を増強する. シナプス前膜のニコチン性アセチルコリン受容体への作用により, アセチルコリン放出を促進する. 適応は, 軽度および中等度のアルツハイマー型認知症における認知症症状の進行抑制である.

3) リバスチグミン (rivastigmine)

リバスチグミンは, アセチルコリンエステラーゼと側頭葉や海馬に多いブチリルコリンエステラーゼを偽非可逆的に阻害する. 経口薬ではなく経皮吸収型製剤で, 適応は軽度および中等度のアルツハイマー型認知症における認知症症状の進行抑制である.

4) メマンチン (memantine)

メマンチンはグルタミン酸NMDA受容体を, 電位依存性に非競合的に遮断する. 低親和性で結合解離速度が速いが, グルタミン酸結合によるCa^{2+}流入を抑制して神経細胞死を防ぐと考えられている. 適応は, 中等度および高度アルツハイマー型認知症における認知症症状の進行抑制で, 単独あるいは併用で用いられる. 認知機能のほか, 周辺症状 (行動・心理症状) も改善する.

2. 薬物治療方針とガイドライン

日本神経学会が2002年に作成し2010年に改訂した「認知症疾患治療ガイドライン2010」(https://www.neurology-jp.org/guidelinem/index.html) には, アルツハイマー病のほか各種の認知症疾患についてのガイドラインが定められている. このうち, アルツハイマー病については, 治療薬の選択に関して下記のガイドラインが示されている.

軽度のアルツハイマー病認知症患者に対しては, ドネペジル, ガランタミン, リバスチグミンのアセチルコリンエステラーゼ阻害薬から1つ選択する. 効果が不充分あるいは副作用の問

題で継続できない場合，別のアセチルコリンエステラーゼ阻害薬を選択する．

中等度で初めて治療する場合は，アセチルコリンエステラーゼ阻害薬もしくはメマンチンから1つ選択する．効果が不充分あるいは副作用の問題で継続できない場合，ほかのアセチルコリンエステラーゼ阻害薬かメマンチンを選択する．また，アセチルコリンエステラーゼ阻害薬とメマンチンの併用も考える．既にアセチルコリンエステラーゼ阻害薬での治療を行っている場合は，メマンチンを追加する．

重度の場合は，ドネペジルあるいはメマンチンを選択する．ドネペジルは10mg/日に増量し，併用していない場合はメマンチンを追加する．

周辺症状である行動・心理症状のうち，焦燥性興奮にはリスペリドン，クエチアピン，オランザピン，アリピプラゾールなど，幻覚や妄想にはリスペリドン，オランザピン，アリピプラゾールなど，うつ症状にはSSRIやSNRI，暴力や不穏には非定型抗精神病薬，不安にはリスペリドン，オランザピンなど，睡眠障害にはリスペリドン，ドネペジル，抑肝散などの使用が推奨されている．抑肝散は，神経症，不眠症，小児夜泣き，小児疳症に適応があり，せん妄や認知症の周辺症状には適応外で用いられている．

3. 使用上の注意

アセチルコリンエステラーゼ阻害薬の副作用は，一般的に食欲不振，悪心，嘔吐，下痢などの消化器症状が多く報告されている．

1）ドネペジル（donepezil）

ドネペジルは，成人には1日1回3mgの経口投与から開始し，1〜2週間後に5mgに増量する．重度の場合，5mgで4週間経過後，10mgに増量する．半減期は5mg錠内服で89時間，口内崩壊錠で70時間，肝臓で主としてCYP3A4，一部CYP2D6で代謝される．副作用として，失神，不眠，興奮，パーキンソン様症状などが程度に応じてみられる．長期間使用で，アセチルコリンエステラーゼのupregulationが生じて，効力の低下がみられることがある．

2）ガランタミン（galantamine）

ガランタミンの成人用量は，1回4mgを1日2回の経口投与から始め，4週間後に1回8mgを1日2回に増量する．4週間以上投与後，1回12mgを1日2回まで増量可能である．半減期は8〜9.4時間，肝臓でCYP2D6およびCYP3A4で代謝される．副作用として，失神，徐脈，心ブロック，QT延長，心室性期外収縮，高血圧，鼻咽頭炎，不眠症などが現れることがある．

3）リバスチグミン（rivastigmine）

リバスチグミンは，1日1回4.5mgの貼付から開始し，4週ごとに4.5mgずつ増量する．維持療法では，1日1回18mgを背部，上腕部，胸部のいずれかに貼付し，24時間ごとに張り替える．貼付後8〜16時間で血漿中濃度が最大になる．肝臓では代謝されず，腎排泄をうける．副作用として，狭心症，心筋梗塞，徐脈，心ブロック，洞不全症候群，脳血管発作，痙攣発作，不眠症，高血圧などが現れることがある．

4）メマンチン（memantine）

メマンチンは，1日1回5mgの経口投与から開始し，1週間に5mgずつ増量する．維持療法では，1日1回20mgを用いる．半減期は55〜71時間，肝臓では代謝されず，腎排泄をうけるため，腎機能障害のある場合は注意する．副作用として，初期に生じることのあるめまいのほか，痙攣，攻撃性，妄想，頭痛，肝機能異常，血糖値上昇などがあるが，殆どみられないことが多い．

(執筆者) 岡淳一郎（東京理科大学）

アルツハイマー型認知症治療薬

一般名	販売名(商品名)	標的分子/作用機序		コメント
ドネペジル塩酸塩	アリセプト®	アセチルコリンエステラーゼ	阻害	軽度から重度までのアルツハイマー型認知症
ガランタミン臭化水素酸塩	レミニール®	アセチルコリンエステラーゼ ニコチン性アセチルコリン受容体	阻害 刺激	軽度および中等度のアルツハイマー型認知症

アルツハイマー型認知症治療薬（続き）

一般名	販売名(商品名)	標的分子/作用機序		コメント
リバスチグミン	イクセロン® リバスタッチ®	アセチルコリンエステラーゼ ブチリルコリンエステラーゼ	阻害	軽度および中等度のアルツハイマー型認知症 経皮吸収型製剤（背部，上腕部，胸部に貼付）
メマンチン塩酸塩	メマリー®	N-メチル-D-アスパラギン酸（NMDA）受容体	遮断	中等度および高度のアルツハイマー型認知症 慎重投与：腎・肝機能障害のある患者

5 血管性認知症

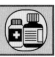

◆病態生理

1. 血管性認知症とは

　血管性認知症とは，脳梗塞や脳出血などの脳血管障害によって引き起こされる認知症である．わが国では，認知症の原因疾患としてアルツハイマー（Alzheimer）病の次に多いとされる．

　血管性認知症の診断のためには，認知症と脳血管障害が存在することと，これら2つに因果関係があることが必要である．原因となる要因が多様性に富むため，臨床診断基準には様々なものがあるが，感度・特異度ならびに診断の一致率もまだ十分に高いとはいえない．NINDS-AIREN診断基準においては，血管性認知症に関連する画像所見の分布と程度としては ▶表1 に，血管性認知症の分類は ▶表2 に示すとおりである[1),2)]．

　背景の多様性を反映し，血管性認知症の発症や進行の仕方は様々である．認知機能が急激に増悪したり，動揺性であったり，階段状に増悪したりするほか，突発完成型の場合がある．一方で，緩徐進行性で変性疾患による認知症と区別が難しい場合もある．

　血管性認知症においては症状も多様であるが，アルツハイマー病に比べて記憶障害がより軽度であったり，うつ症状や不安が目立つ場合がある．多発性の皮質梗塞が原因の場合は，まだら認知症を示す．視床前核や視床背内側核，海馬，前脳基底部などの特に優位半球の記憶に重要な部位など，認知症の発症に重要な部位において血管障害が生じると単一の梗塞によっても認知症が生じることがあり，戦略的部位の単一病変による血管性認知症（strategic single infarct dementia）などと呼ばれる ▶表3 ．このタイプは，いずれの場合も急性発症で，後

表1　NINDS-AIRENによる血管性認知症に関連する脳画像病変

Ⅰ．分布：以下のいずれかの部位を含む
　1．以下の灌流域を含む主幹動脈域梗塞
　　　両側の前大脳動脈
　　　後大脳動脈（傍正中視床梗塞，側頭葉内側下面梗塞を含む）
　　　連合野（側頭・頭頂葉，角回を含む側頭葉・後頭葉連合野の梗塞）
　　　境界域梗塞（前頭葉前部，頭頂葉）
　2．穿通枝動脈領域梗塞
　　　基底核・前頭葉白質の多発性ラクナ梗塞，脳室周囲の広範な白質病変，両側性視床梗塞
Ⅱ．程度（病変部位に加えて病変の程度も認知症に関連）
　　　優位半球の主幹動脈病変．
　　　両側性の主幹動脈病変．
　　　白質全体の少なくとも1/4を占める白質病変．

（Román GC et al.：Neurology 1993；43：250-60 のTable 1を翻訳転載）

表2　NINDS-AIREN診断基準による血管性認知症の分類

多発梗塞性認知症：主幹動脈の閉塞による大脳灰白質・白質を含む比較的大きな多発性の梗塞が原因となる
戦略的部位の単一病変による血管性認知症：意識障害，意欲低下，せん妄などが出現する
小血管病変性認知症：多発性のラクナ梗塞ならびにビンスワンガー（Binswanger）病の2型からなる．
低灌流性血管性認知症：心停止，ショック，主幹動脈の高度狭窄ないし閉塞による
脳出血性血管性認知症：脳内出血，慢性硬膜下血腫，くも膜下出血による

表3　限局性病変による血管性認知症

1) 海馬型：主に後大脳動脈領域（海馬回旋枝）
　a．海馬病変
　b．collateral isthmus 病変
　c．脳梁膨大部後部病変
2) 視床型
　a．前内側視床病変：主に後交通動脈領域（前乳頭体枝）
　b．傍正中視床中脳病変：脳底交通動脈領域（視床中脳穿通枝）
3) 側頭葉白質型
　a．レンズ核後部の側頭葉深部白質病変：主に前脈絡動脈領域
　b．中下側頭回や側頭茎 temporal stem 病変：中大脳・後大脳境界領域
4) 前頭葉白質型
　a．前脳基底部病変
　b．内包膝部病変
5) その他

（秋口一郎，高山吉弘：老年精神医学雑誌 1999；10(1)：29. 表2より一部引用転載）

遺症として認知症を呈するが時間とともに軽快する傾向があり，病変部位に特徴的な症状を呈する．多発性のラクナ梗塞やビンスワンガー病では皮質下認知症の症状を呈する．記憶障害は比較的軽度であるが，むしろ前頭葉機能を反映する遂行機能障害や判断力の低下が目立つほか，抑うつ，無為，自発性の低下などがみられる[2),3)]．

血管性認知症においては，アルツハイマー病などと異なり，歩行障害，片麻痺，バビンスキー（Babinski）徴候，腱反射の亢進や左右差，半盲，仮性球麻痺（嚥下障害や構音障害），感情失禁（感情をコントロールできず，ちょっとしたことで泣いたり，怒ったりする），パーキンソニズム，過活動膀胱（頻尿，尿失禁など），抑うつ，夜間せん妄（夜になると意識レベルが低下して別人のような言動をする）などの症状が早期からみられやすい[2)]．

また，血管性認知症患者は，既往症として，脳血管障害，高血圧，糖尿病，脂質代謝異常，心房細動，うっ血性心不全といった脳血管障害の危険因子を持っていることが少なくない．全身の動脈硬化や虚血性心疾患，閉塞性動脈硬化症を合併することがある．血管性認知症の危険因子としては，加齢，脳卒中の既往，高血圧症，糖尿病，脂質代謝異常症，高ホモシステイン血症，運動不足があげられる[2)]．

動脈硬化とは異なる血管障害の発症機序として，また，アルツハイマー病との関連から，$A\beta$ ペプチドなどが血管に沈着したアミロイド血管症による皮質梗塞や出血が最近注目されている．アミロイド血管症の多くは孤発性であるが，一部に遺伝性のものがあり，特にアルツハイマー病と同様に $A\beta$ タンパク前駆体（APP）遺伝子変異で生じるものがある．

稀であるが，アミロイド血管症と異なる遺伝性の血管性認知症の代表としてカダシル（CA-DASIL：cerebral autosomal dominant arteriopathy with subcortical infarcts and leukoencephalopathy）があげられる．広範な白質病変，ラクナ梗塞，微小出血，脳萎縮などがみられる．全身の血管平滑筋の形質膜に局在するNotch 3 をコードする遺伝子に変異があり，granular osmiophilic material（GOM）と呼ばれる異常物質の沈着と平滑筋層の変性崩壊がみ

られる．

血管性認知症患者の予後は，一般に，認知症を有しない脳血管障害患者に比べて有意に短いとされる．血管性認知症患者は，末期には多くの場合，寝たきりや食物・水分摂取困難，両便失禁，高度認知症に至る．肺炎や尿路感染症，褥瘡などの感染症により落命することも多い．終末期の栄養や水分補給のあり方や，感染症や脳血管障害の再発などに関連した延命措置については，本人の意思の確認が困難であることも多く，本人の意思の推定や医療・患者家族間での話し合いが重要となる[3)]．

2. 検　査

認知機能が低下していることを確認するために認知機能検査が行われる．簡易的なものとして，改定長谷川式簡易知能評価スケールやミニメンタルステートイグザミネーション（Mini Mental State Examination：MMSE）があるが，評価される高次機能の偏りがあり注意を要する．これらの点数が良くても，意欲や自発性の低下，遂行機能障害などにより認知症と診断される場合がある．認知症の行動・心理症状（behavioral and psychological symptoms of dementia：BPSD）に対しては，Neuropsychiatric Inventory（NPI）などを用いる．臨床症候のみからアルツハイマー病と鑑別することを目的として，ハッチンスキー（Hachinski）の虚血スコアがその目安として使用されることがある[2),3)]．

脳血管障害の程度と分布の評価のため，頭部CT や頭部 MRI が施行される．動脈硬化性変化や主要血管の狭窄の有無と程度の評価を目的として，頭部 MRA や血管超音波検査が施行される．脳血流シンチグラフィーは，血管障害により生じた血流低下の評価に使用される．認知機能検査を行わず画像検査のみでは認知症の診断はできないことに留意が必要である．

3. 治療概要

認知症による精神症状の緩和，廃用の予防と1 日のリズムの維持，嚥下障害に対するアプローチ，排尿障害の改善，脳血管障害の再発抑制などが血管性認知症治療の主なものとなる．

認知機能障害に対して処方可能な薬物としては，コリンエステラーゼ阻害薬などの抗アルツハイマー病薬が有効であるという報告はあるも

のの，血管性認知症に合併しているアルツハイマー病に作用しているとする意見もあるなど，その有用性は確立しておらず，わが国では未承認である．

脳卒中後のうつ状態に対しては選択的セロトニン再取り込み阻害薬を含む抗うつ薬の投与が勧められる．意欲や自発性の低下に対しては，ニセルゴリンやアマンタジンの使用を考慮してよいが，後者は不眠や夜間せん妄，幻視，浮腫などに注意が必要である．リスペリドンなどの非定型抗精神病薬は，易怒性や易刺激性，焦燥性興奮，幻視，妄想などのBPSDや夜間せん妄の改善に有用と思われる．2005年に米国食品医薬品局は，高齢認知症患者において非定形抗精神病薬服用群の死亡率が非服用群に比べて高いと警告した．その使用に際しては，十分な説明と同意のうえで必要最小限にとどめるべきである．嚥下障害や眠気，パーキンソニズム，易転倒性，血糖値上昇などに注意する．焦燥性興奮や易刺激性にはカルバマゼピンやバルプロ酸などの抗てんかん薬，夜間せん妄には少量のミアンセリンやトラゾドンなどの抗うつ薬や抑肝散などの漢方薬の使用を考慮してもよい．釣藤酸は自発性，感情障害，行動異常などに効果が報告されている．これらの薬剤に関しては，今後の十分なエビデンスの蓄積が必要である[2),4)]．

廃用の予防や1日のリズムの維持，社会とのつながりの維持を目的にデイケアが行われる．歩行障害や嚥下障害にしてリハビリテーションが行われる場合があるが，認知症がリハビリテーションの阻害因子となり，積極的な訓練が困難な場合も存在する．バリアフリー化などの環境整備も重要である．嚥下障害に対しては，リハビリテーションの一環として食形態や内服薬の剤型の工夫，増粘剤やゼリーの使用などといった工夫が必要な場合がある．アンジオテンシン変換酵素阻害剤やシロスタゾール，アマンタジンが誤嚥性肺炎の発症抑制に有用であるとする報告がある．過活動膀胱には抗コリン薬が使用される場合があるが，認知機能障害の増悪に注意が必要である[4)]．

その他，血管性認知症の危険因子の管理を目的として，抗血小板薬や抗凝固薬，スタチン，抗糖尿病薬，降圧薬などが血管障害の再発抑制

を目的として使用される．不十分な降圧のもとでの抗血小板薬や抗凝固薬の使用が脳出血の危険を増大させるが，一方で過降圧は虚血域を拡大させる可能性もある．さらに，低血糖症が認知機能の増悪のみならず生命の危険を生じうるなど，様々な問題が生じる可能性があり，薬剤の管理が一段と重要となる．

アルツハイマー病やその他の原因による認知症の場合と同様の問題としては，まず内服のもれや重複に注意が必要であり，適正なコンプライアンスの維持が大きな課題となる．薬剤師による薬剤管理が必要となる場合もある．また，脳の予備能が既に失われるか大きく低下しており，加齢や全身の動脈硬化性病変を反映して薬剤の代謝排泄機能なども低下している患者も少なくないことから，ベンゾジアゼピン系薬剤や抗痙縮薬，H_2ブロッカーなど様々な薬剤によって認知機能の増悪が生じやすい場合があるので注意が必要である．

参考文献

1) Román GC, Tatemichi TK, Erkinjuntti T, Cummings JL, Masdeu JC, Garcia JH, Amaducci L, Orgogozo JM, Brun A, Hofman A, Moody DM, O' Brien MD, Yamaguchi T, Grafman J, Drayer BP, Bennett DA, Fisher M, Ogata J, Kokmen E, Bermejo F, Wolf PA, Gorelick PB, Bick KL, Pajeau AK, Bell MA, DeCarli C, Culebras A, Korezyn AD, Bogousslavsky J, Hartmann A, Scheinberg P : Vascular dementia : diagnostic criteria for research studies. Report of NINDS-AIREN international workshop, Neurology, 1993 ; 43 : 250-60.

2) 日本神経学会（監修），「認知症疾患治療ガイドライン」作成合同委員会（編集）：認知症疾患治療ガイドライン．医学書院，2010.

3) 認知症学会（編）：認知症テキストブック．中外医学社，2008.

4) 篠原幸人，小川 彰，鈴木則宏，片山泰朗，木村彰男，脳卒中合同ガイドライン委員会（編集）：脳卒中治療ガイドライン．協和企画，2009.

（執筆者）冨所康志（筑波大学）

（取りまとめ）玉岡 晃（筑波大学）

❌ 薬物治療

1. 作用機序/標的分子

血管性認知症を適用とする薬物はないが，脳代謝改善薬でありドパミン神経系を賦活するアマンタジンや各種脳循環改善薬や脳代謝改善薬が用いられている（1節「脳血管疾患」を参

照).

1）脳循環改善薬

狭義の脳循環改善薬は，イフェンプロジル（ifenprodil），ニセルゴリン（nicergoline），イブジラスト（ibudilast）である．このうち，ニセルゴリンは麦角アルカロイドで，血流増大作用，血小板凝集抑制作用，赤血球変形能亢進作用のほか脳エネルギー代謝改善作用も持ち，自発性低下にも有効である．イブジラストはプロスタサイクリン増強作用，抗血栓作用と赤血球変形能亢進作用を持つ．また，抗アレルギー薬として気管支喘息の治療にも用いる．いずれも作用は遅効性である．抗血小板薬のシロスタゾール（cilostazol）は，cAMPホスホジエステラーゼ（PDE3）の選択的阻害薬で，血小板内のcAMP濃度を上昇させることで，血小板凝集を抑制する．

2）脳代謝改善薬

狭義の脳代謝改善薬はアマンタジン（amantadine）のみである．アマンタジンは，パーキンソン病治療やA型インフルエンザにも用いられるが，ドパミンやセロトニン神経伝達機能改善作用を持ち，脳血管障害（脳出血，脳梗塞）の慢性期における意欲および自発性低下に有効である．このほか，向精神薬でドパミンD_2受容体遮断によりアセチルコリン遊離を促進するチアプリド（tiapride）が用いられる．

2. 薬物治療方針とガイドライン

日本神経学会が2002年に作成し2010年に改訂した「認知症疾患治療ガイドライン2010」（https://www.neurology-jp.org/guidelinem/index.html）には，アルツハイマー病のほか各種の認知症疾患についてのガイドラインが定められている．このうち，血管性認知症については，治療薬の選択に関して下記のガイドラインが示されている．

中核症状に対しては，アルツハイマー病治療薬であるドネペジル，ガランタミン，リバスチグミン，メマンチンの有効性が報告されている．しかし，アルツハイマー病を合併していてこちらに作用していると考えられる場合もあり，現在のところ保険適用はない．

周辺症状の意欲・自発性の低下には，アマンタジン，ニセルゴリンを，抑うつには選択的セロトニン再取り込み阻害薬（SSRI）やセロトニン・ノルアドレナリン再取り込み阻害薬（SNRI）を，焦燥・興奮・幻覚・妄想にはチアプリド，非定型抗精神病薬，抑肝散を用いる．その他，抗てんかん薬のカルバマゼピンやバルプロ酸，釣藤散なども全般的精神症状の改善に用いられる．

脳梗塞の発症予防として，高血圧に対してCa^{2+}チャネル遮断薬，アンジオテンシン変換酵素阻害薬，アンジオテンシンII AT_1受容体遮断薬，少量の利尿薬を，脂質異常症にはスタチン系薬を用いる．再発予防には抗血小板薬のシロスタゾールを，めまいにはイブジラストを用いる．

3. 使用上の注意

上述の各薬物は，本書の各章に記載されているため，使用上の注意については関連した章を参照されたい．

（執筆者）岡淳一郎（東京理科大学）

血管性認知症治療薬

分類	一般名	販売名（商品名）	標的分子／作用機序		コメント
脳循環改善薬	イフェンプロジル酒石酸塩	セロクラール®	N-メチル-D-アスパラギン酸（NMDA）受容体 アドレナリンα_1受容体	遮断	脳梗塞後遺症，脳出血後遺症に伴うめまいの改善
	イブジラスト	ケタス®	プロスタグランジンI_2受容体 システイニルロイコトリエン受容体1	刺激 遮断	
	ニセルゴリン	サアミオン®	アドレナリンα_1受容体	刺激	脳梗塞後遺症に伴う慢性脳循環障害による意欲低下の改善
	シロスタゾール	プレタール®	ホスホジエステラーゼ3	阻害	抗血小板薬 脳梗塞（心原性脳塞栓症を除く）発症後の再発抑制

血管性認知症治療薬（続き）

分類	一般名	販売名(商品名)	標的分子/作用機序		コメント
脳代謝改善薬	アマンタジン塩酸塩	シンメトレル®	A 型インフルエンザ M2 プロトンチャネル N-メチル-D-アスパラギン酸（NMDA）受容体	阻害 遮断	脳梗塞後遺症に伴う意欲・自発性低下の改善 パーキンソン症候群治療剤 抗 A 型インフルエンザウイルス剤
	チアプリド塩酸塩	グラマリール®	ドパミン D_2 受容体	遮断	脳梗塞後遺症に伴う攻撃的行為，精神興奮，徘徊，せん妄の改善

薬物の詳細は，第 5 章 2 節「血栓・塞栓」，第 11 章 1 節「脳血管疾患」の項を参照.

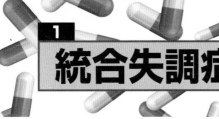
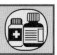

統合失調症

✕ 病態生理

1. 統合失調症とは

　統合失調症は人口の約1%に発症し，若年発症する精神疾患であり，ギリシャ時代から記述がある．しかし，この疾患に対して理解が乏しい人も多いので，患者も家族も十分な治療を受けられず，症状が悪化して，ようやく受診する例も少なくない．幻覚，妄想，奇妙な思考などの陽性症状と，社会的なひきこもりなどの陰性症状などが特徴的である．

　主な症状として幻覚，妄想，支離滅裂，精神運動興奮などの陽性症状と感情の平板化，感情鈍麻などの陰性症状を呈し，急性期には陽性症状を主とする，様々な症状が出現し，社会生活，対人関係において，重篤な障害を来すため，精神科的な対応が必要な疾患群である．

　原因はまだ不明であるが，遺伝的体質に環境要因が複雑に組み合わさって発病すると考えられている．一般的にはその人が持っている脆弱性体にストレスが加わり，バランスを崩して発症すると考えられている．ドパミンなどの脳内の神経伝達物質が発症と深く関係していると考えられている．

　統合失調症の病像は通常は10代後半〜30代半ばに出現し，青年期より前に現れることは稀である．発病は突発的であったり，段階的に出現する．性差に関しては，陰性症状や長い罹病期間での調査では男性の罹患率が高くなるが，気分症状や短期間の病態を含めると危険率は男女間で同等となる[1]．こういう点も発症機序に影響しているのかもしれない．

　統合失調症の原因には様々な仮説があるが，未だ明らかになっておらず研究が進められている．神経発達障害仮説，NMDA受容体機能低下仮説，遺伝子異常仮説などが代表的である．神経発達障害仮説では，特定部位の脳の障害が，思春期以降に神経回路の完成に伴い，障害が顕著になり統合失調症として発現するというものである[2]．

　NMDA受容体仮説は，NMDA受容体の拮抗薬を人間に投与すると幻覚妄想などの陽性症状や，無気力・意欲低下などの陰性症状が生じることや，動物実験ではMK801などのNMDA受容体の拮抗薬の投与によって異常行動などがみとめられることから，統合失調症の発病原因として提唱されている．統合失調症の有力候補遺伝子の多くがNMDA受容体の活性を調節し，あるいはNMDA受容体の活性化によって促進されるセカンドメッセンジャー系に関与していることも，この仮説を間接的に支持している．前頭葉のNMDA受容体の機能が低下すると，GABA神経回路の機能低下が生じ，大脳辺縁系や基底核の脱抑制による興奮性の亢進が生じる．このような前頭葉機能低下によって，統合失調症の陽性症状と陰性症状が一元的に説明できる．NMDA受容体の機能低下が起こることにより，神経発達が十分に行われない．

　遺伝子研究としては，家系研究によって，発病の原因となる多数の遺伝子が特定され，また死後脳研究でも多くの疾患発病候補遺伝子が特定され，特定された遺伝子の総数は130を超えているが，発病の必要十分条件を満たす遺伝子の変異は見つかっていない．遺伝子連鎖解析や候補遺伝子解析が成功をおさめているとは言えないが，もともと統合失調症は多因子遺伝であり，これらの基礎的研究が将来，診断や治療に結び付く可能性を秘めている．

　遺伝子変異の研究としては，統合失調症の候補遺伝子のなかで特に注目されているのが，disrupted-in-schizophrenia 1（DISC1）やdysbindin-1, neuregulin-1（NRG1），calcineurin, COMTなどである．死後脳研究における発現低下や，家系研究での遺伝子変異から疾患との関連が疑われている[3]．

　神経病理学的研究では，統合失調症患者は対象者に比較して，差があると言われる．脳実質で10%未満の減少があり，脳脊髄液腔の拡大は10%を超える．灰白質の萎縮は海馬傍回，扁桃体の変化が大きく，ほかには前頭葉内側部，前頭葉眼窩面後部，中前頭回，側頭葉内側

部などの皮質の萎縮も報告されている．このように，脳の知識，感情，注意，統合などを司る前頭葉，知覚，感情，記憶などの側頭葉など多くの重要な部位が萎縮している．また，賦活課題に対しても，脳の賦活低下も存在している[2]．

このように様々な病態，成因が考えられ，研究が進められている．

2. 症　状

統合失調症の症状は大きく分けて，①陽性症状（幻覚（幻聴，幻視など），妄想，自我障害），②陰性症状（欠陥症状），③認知障害の3種類がある．3種類の全ての症状を持つ症例もあれば，いずれか1～2種類の症状だけの症例も存在する．

1）陽性症状

陽性症状には，妄想，幻覚，自我障害などがある．幻聴とは，自分の行動に関して意見を述べる声，互いに会話する声，あるいは批判的で口汚いことをいう声などが聞こえるという症状である．ほかにも，音，視覚，嗅覚，味覚，感覚についての幻覚が生じることがあるが，幻聴が最も多い．

第三者が病気の人のことについて語る，批判して話している声が聞こえる幻聴，自分の考えが声になって聞こえてくる考想化声，考えが脳から抜き取られる思考奪取，考えが脳に吹き込まれる思考吹入，他人の考えが伝わると信じる思考伝播，などの自分自身の考え・感覚・行動などが，他の人や物から影響されている，操られている，されられる，という確信を持っている．身体感覚に関する身体的被影響体験では他の人などから何らかの方法で自分の体に変な感じをさせられているという体験で，電磁波で頭の中をいじられているなどと訴えることがある[4]．

妄想とは，誤った考えを信じ込んでしまうことである．妄想には，「見張られている」，「いじめられている」，「後をつけられている」などと思い込む被害妄想や，書籍，新聞，歌詞などの一節が特別に自分に向けられていると思い込む関係妄想などがある．これらの症状は，患者にとってとても辛いものであるので，症状の理解が大切である．

2）陰性症状（欠陥症状）

陰性症状には，社会性の喪失，感情鈍麻，会話の貧困などがある．社会性の喪失とは，他者とのかかわりに興味を失うことである．部屋の中が荒れて，身なりがだらしなくなったりする．感情鈍麻とは，感情が鈍くなることである．通常なら，笑う，または泣くような状況でも何の反応も示さなくなる．生き生きとした表情がなくなり，人と目を合わせることもなくなる．会話の貧困とは，言葉数が少なくなり，思考の低下や内面の空虚さを反映する．目標や意欲の喪失といった症状も，陰性症状と関連している．統合失調症を治療して社会参加を目標にリハビリするときに問題になる症状である．

3）認知障害

認知障害には，集中力や記憶力，問題解決能力の低下などがある．集中力が低下すると，読書が困難になり，指示どおりに物事を遂行することができなくなる．また，単純な作業でもやり終えることが難しくなる．

3. 診　断

診断については，米国精神医学会（APA）の作成した精神障害の診断と統計マニュアル（Diagnostic and Statistical Manual of Mental Disorders：DSM）DSM-5の診断基準を示す ▶表1 [1]．ここでは，妄想，幻覚，解体した会話，ひどくまとまりのない，または緊張病性の行動，陰性症状が，2つ以上，それぞれが1ヶ月間殆どいつも存在することがあげられる．そして，仕事，対人関係，自己管理などの面で1つ以上の機能の水準が病前に比べ，より著しく低下していることである．そして期間は少なくとも6ヶ月間存在する．そして，失調感情障害と，「うつ病または双極性障害の精神病性の特徴を伴う」が活動期の症状と同時に，抑うつエピソードまたは躁病のエピソードが発症していないことや，活動期の症状中に気分のエピソードが発症していた場合，その持続期間の合計は，疾患の活動期および残遺期の持続期間の半分に満たないことが求められる．また，乱用薬物，医薬品によるものや，ほかの医学的疾患の生理学的作用によるものではない除外項目がある．

疾患の経過としては，前兆期，急性期，消耗期，回復期に大まかに区別される．発症前の不

表 1　統合失調症（schizophrenia）

A．以下のうち 2 つ（またはそれ以上），おのおのが 1 カ月間（または治療が成功した際はより短い期間）ほとんどいつも存在する．これらのうち少なくとも 1 つは（1）か（2）か（3）である．
　　（1）妄想
　　（2）幻覚
　　（3）まとまりのない発語（例：頻繁な脱線または滅裂）
　　（4）ひどくまとまりのない，または緊張病性の行動
　　（5）陰性症状（すなわち感情の平板化，意欲欠如）
B．障害の始まり以降の期間の大部分で，仕事，対人関係，自己管理などの面で 1 つ以上の機能のレベルが病前に獲得していた水準より著しく低下している（または，小児期や青年期の発症の場合，期待される対人的，学業的，職業的水準にまで達しない）．
C．障害の持続的な徴候が少なくとも 6 カ月間存在する．この 6 カ月の期間には，基準 A を満たす各症状（すなわち，活動期の症状）は少なくとも 1 カ月（または，治療が成功した場合はより短い期間）存在しなければならないが，前駆期または残遺期の症状の存在する期間を含んでもよい．これらの前駆期または残遺期の期間では，障害の徴候は陰性症状のみか，もしくは基準 A にあげられた症状の 2 つまたはそれ以上が弱められた形（例：奇妙な信念，異常な知覚体験）で表されることがある．
D．統合失調感情障害と「抑うつ障害または双極性障害，精神病性の特徴を伴う」が以下のいずれかの理由で除外されていること．
　　（1）活動期の症状と同時に，抑うつエピソード，躁病エピソードが発症していない．
　　（2）活動期の症状中に気分エピソードが発症していた場合，その持続期間の合計は，疾病の活動期および残遺期の持続期間の合計の半分に満たない．
E．その障害は，物質（例：乱用薬物，医薬品）または他の医学的疾患の生理学的作用によるものではない．
F．自閉スペクトラム症や小児期発症のコミュニケーション症の病歴があれば，統合失調症の追加診断は，顕著な幻覚や妄想が，その他の統合失調症の診断の必須症状に加え，少なくとも 1 カ月（または，治療が成功した場合はより短い）存在する場合にのみ与えられる．

（American Psychiatric Association（著），日本精神神経学会（日本語版用語監修），高橋三郎，大野　裕（監訳）：DSM-5 精神疾患の診断・統計マニュアル．医学書院，2014．より抜粋・改変転載）

気味な周囲の変容感をおぼえる前兆期の後，幻覚・妄想状態や激しい興奮状態を呈する陽性症状が出現する急性期が出現する．急性期を過ぎるとエネルギーが消耗した状態で陰性症状が中心となる消耗期に入る．そして，その後は症状がなだらかに回復していく回復期が継続する．

明らかな精神症状の前に，前駆症状があると考えられている．最初の精神病相後，ゆるやかに回復する．その後，通常は再発を来し，それに伴い，機能低下していく．徐々に人格水準が低下してくる．幻覚妄想などの陽性症状が出現し，外来，入院での継続療法で陽性症状は改善してくるが，消耗期，回復期には自らの機能低下について現実を受け入れざるを得ず，そのギャップに抑うつ状態になることもあり，幻覚で自殺を試みる場合もあるが，消耗期，回復期の抑うつ状態で，現実を受け入れられずに自殺企図することも少なくない．

統合失調症はその症状の現れ方から，妄想型・解体型・緊張型・鑑別不能型・残遺型という亜型・タイプ分けをされていたが，DSM-5からなくなった．これは，経過中に亜型が変わったり，複数の亜型が見られたりすることが

あるため，削除された[1]．

4．検　査

一般的には，問診などから精神科医が診断していくことが多い．そして，統合失調症に類似の急性期症状の原因として，身体疾患の可能性がある．そのため，身体的な診察，外傷の有無，身長，体重測定，神経学的所見，血圧，脈拍数，体温，血中酸素飽和度，血液検査（肝機能，腎機能，電解質，血糖，甲状腺機能，白血球，赤血球，血小板，CPK，CRP など），頭部CT または MRI，胸腹部レントゲン検査，心電図検査などを行い，身体的な要因を除外診断する．

これにより，脳腫瘍などの脳疾患や内分泌疾患を除外して，器質性・症状性精神病の鑑別を行う．また，広汎性発達障害患者の強迫症状に基づく言動との鑑別が困難なことがあるので，保護者から，幼少からの発達や性格傾向を聴取し判断する．双極性障害では，躁状態，うつ状態に幻覚妄想を伴うことがあり，初発例では鑑別が困難なことがある．気分変動の経過を時間軸で整理し，判断を求められることがある．そして，アルコールや，覚醒剤などの薬剤性精神

障害との鑑別も必要である．これらによって幻覚妄想や気分変動が生じる．薬物使用の既往や尿で測定する薬物中毒検出用キットの使用も考慮する[2]．

5. 治療概要

1）急性期の治療

治療にあたっては，患者を疾患や症状だけでなく，全人的に把握することが大切である．そのうえで，薬物療法，精神療法，心理社会的介入，リハビリテーションを，患者の病期に応じて治療計画を作成して治療する．患者や家族に対して，治療計画について十分説明をすることが大切である．急性期の混乱した精神状態の時期には理解できないこともあるが，病名の告知，病気の概念，治療目標と治療方法，薬の作用と副作用，経過や予後について説明をきちんと行う．患者や家族が直面する事柄についてあらかじめ説明をしておくことで，その後に症状や予測される事態が起きたときにも，対処することができ，また患者・家族と治療者の間で良好な治療関係が形成される．

原則として外来通院で治療を行うが，急性期の精神病症状が著しく，自分や他の人を傷つける可能性が高い場合や，定期的に服薬する適切な自己管理ができない場合には，入院して効果的な治療を受けた方がよいことがある．入院の際には，患者が同意して入院する任意入院が望ましいが，本人の同意が得られなくても入院治療が必要と思われる状況では，やむを得ず，医療保護入院や措置入院となる場合もある．

① 薬物療法

統合失調症の治療に用いる薬剤は基本的には抗精神病薬である．抗精神病薬には，従来型の定型抗精神病薬と非定型抗精神病薬の種類がある．非定型抗精神病薬では定型に比較し，運動機能への副作用は少ないが，体重増加や高血糖と関連するものもある．このような副作用に対しては，患者の体重，中性脂肪，コレステロール，血糖，心電図などの検査を定期的に行うことも必要である．また，抗精神病薬には注射剤，内用液，錠剤・カプセル，細粒剤など様々な剤型があり，患者の状態に合わせて用いる．統合失調症の患者は病識がないこともあるので，患者が飲みやすいよう治療者側の配慮が大切である．持効性抗精神病薬（デポ剤）は，定型抗精神病薬の効果が持続するように改良された注射剤で，1回の注射で2～4週間程度効果が継続する．

精神症状の程度に応じた適切な薬剤を選択する．患者の性格や状態，周囲の環境と精神症状を考慮して，薬物療法の対象となる症状（幻覚，妄想，興奮など）と心理社会的治療が有効な症状をおおまかに分けて，治療薬剤を選択する．できる限り，多剤併用，大量処方にならないよう注意する．

薬物治療の効果の評価としては，日常生活機能がどれだけ改善しているかによって判断する．その場合，患者自身，家族，医療スタッフからの情報から総合的に評価する．また，症状評価尺度を用いて経時的に数ヶ月ごとに評価すると，治療効果を客観的に把握することができる．十分な治療効果がみられないときには，服薬が遵守されていないことがあるので注意する．また，数種類の抗精神病薬を用いても効果がみられない場合は，一般に治療難治性のタイプと考えられている．そのような場合には，診断が正しいかどうかもう一度検討する必要もある．治療抵抗性統合失調症の治療薬として，適応が認められた抗精神病薬クロザピンの使用も考慮する．クロザピン使用時には，好中球減少症・無顆粒球症および耐糖能異常の早期発見，および重篤化回避を目的とした副作用のモニタリングが必要になるので，その施設で対応できるか考慮したうえで治療を選択する．

② 薬物療法以外の治療法

薬物療法以外の治療法には，修正型電気痙攣療法や心理社会的治療などがある．薬物療法に抵抗性がある場合には，身体療法が必要な例がある．そのなかで，修正型電気痙攣療法とは，麻酔をかけたうえで，頭部に通電することにより人工的に痙攣発作を起こして，精神症状を改善する治療法である．昏迷・興奮，抑うつ症状などに対し即効性が期待できることがある．精神的あるいは身体的な観点から迅速な治療効果が必要な場合，薬物療法で難治性である場合，薬物療法で副作用が強く出るために治療が難しい場合，高齢者や妊娠中などほかの治療方法よりも高い安全性が必要な場合などに，修正型電気痙攣療法の適応を検討する．

その他，規則正しい生活を心がけ，身の回り

のケアなど基本的な生活スキルを学ぶことも大切である．病状の不安定な急性期では，自由な外出が制限される閉鎖病棟での入院が必要になることがある．また，興奮や逸脱行動が顕著な場合には，周囲からの過剰な刺激を遮断し，患者自身や他の患者の安全を確保するために隔離や拘束をやむを得ず行う場合がある．これらの行動制限は，必要最小限になるように配慮して行われる．

家族に対するアプローチも重要な観点である．治療環境において，家族の役割は大きい．患者本人が安心して治療に専念できるように環境を整えることが大切であるが，そのために家族には病状をよく説明し，理解してもらう必要がある．良好な治療関係を患者，家族と治療チームで築くことは重要である[4]．

2）消耗期・回復期の治療

急性期の症状が消失した後，6ヶ月以上続くと考えられている．この時期には，以下の点に注意しながら，ストレスを最小限にして状態の安定化を図る．同時に社会復帰に向けて準備をする時期でもある．①現実的で無理のない治療目標を設定する．②陰性症状，認知機能，社会生活機能，薬物の副作用を評価する．③症状の再発に注意する．④症状の消失後に不安・焦燥感，強い依存と退行，抑うつ・自殺願望が現れることがある．特に退院直後は要注意である．

① 薬物療法

a）**薬物療法**：この時期の薬物療法では，陽性症状が悪化しないように維持しながら，抗精神病薬で改善することが難しい陰性症状の治療を中心に行う．できるだけ患者の生活の質を向上させるために，副作用を軽減するような薬物療法を心がけ，定型抗精神病薬から非定型抗精神病薬への切り替えや，急性期で多剤大量の薬物療法が行われていれば，可能な限り単剤治療など薬剤の最適化を行う．ただし，消耗期は再発に注意し，ゆっくり休養し，復帰を焦らないことが大切である．

b）**集団療法**：集団精神療法，レクリエーション療法，作業療法，生活技能訓練などを患者の状態に合わせて行う．

c）**家族の役割**：急性期に引き続き，日常生活について主治医と連携をとる．治療に専念できるように，日常の生活環境を整えるようにする．患者に意欲がない場合は陰性症状によるもので，怠けているわけではないことを家族に理解してもらうことが大切である．急性期の症状が消失すると患者も家族も病気が完治したと考えてしまうことがあるが，引き続き治療が必要なことを説明し，理解してもらうことも大切である．

② 心理社会的療法

消耗期，回復期の治療では，薬物療法に比べて心理社会的療法の比重が大きくなる．

a）**集団精神療法**：少人数の集団を数人のセラピストが主導する．リラックスした雰囲気のなかで患者の自己理解と自己受容を深め，他者とのかかわりを促進することを目的としている．

b）**レクリエーション療法**：娯楽活動を行うことでストレス発散を図る．健康な娯楽活動には病的な行動を抑える効果があり，治療者の指示をよく聞いて従うことで，注意力を改善する効果もある．そして作業療法では，作業活動や作業療法士とのかかわりを通じて，生活リズムの回復，現実へのかかわりにより精神症状の軽減を図る[5]．

c）**社会生活技能訓練**（social skills training：SST）：社会参加していくうえで必要な生活技能を効果的に学習する．内容としては病気の理解と付き合い方，服薬の理解と自己管理，人との付き合い方，余暇の過ごし方などより現実的な対処法を学ぶ．認知行動療法の一つに位置付けられる支援方法で，対人関係を中心とする社会生活技能のほか，服薬自己管理，症状自己管理などの疾病の自己管理技能にかかわる日常生活技能を高める方法である．この結果，症状や周囲に対して適切な対処ができるようになり，日常生活のストレスが軽減し，症状の安定や円滑な人間関係がもてるようになり，自信の回復につながる．

また，心理教育として，病気について正確な知識を共有し話し合うことで，症状に対する適

切な対処や服薬管理などを身につけ，セルフケア能力を育て，自己効力感や安心感を持って生活できるように援助する．当事者を対象にする方法，家族を対象にする方法，個人，グループを対象にする方法，情報提供中心の方法，話し合い中心の方法など，目的に合わせていろいろな方法がある．特にグループの場合は，当事者や家族同士で互いに共感したり，支え合ったりという自助的な効果も期待できる．

6. 経過のなかでの注意点

統合失調症の急性期のみではなく，慢性期にも注意が必要である．急性期から経過し，慢性期では社会生活のなかで適応できないための社会的孤立，対人関係での抑うつ，絶望感が出現するため，自殺の危険が強くなると考えられる．幻覚妄想，精神運動興奮などの陽性症状だけでなく，陰性症状やそれとの鑑別が必要なうつ症状も自殺に関連する症状と考えられる．一般的に陽性症状が強い時期に治療者は自殺の危険を強く意識するが，それ以外の時期も注意が必要である．統合失調症患者は援助を求めるサインが乏しく，サインが読み取りにくいことを治療者は自覚しておく必要がある．

参考文献

1) American Psychiatric Association（著），日本精神神経学会（日本語版監修）：DSM-5 精神疾患の診断・統計マニュアル．医学書院，2014．pp.87-121.
2) 樋口輝彦，市川宏伸，神庭重信，朝田隆，中込和幸：今日の精神疾患治療指針．医学書院，2012．pp.58-102.
3) 加藤邦夫：統合失調症の生物学的基礎．精神神経学雑誌 2010；112（4）：390-5.
4) C. カトナ，C. クーパー，M. ロバートソン（著），島 悟（監修），高野知樹，吉村靖司（監訳）：図説 精神医学入門 第 4 版．日本評論社，2011．pp.18-29.
5) 伊藤順一郎：統合失調症 正しい理解と治療法．講談社，2005．pp.27-62.

（執筆者）高橋 晶（筑波大学）
（取りまとめ）高橋祥友（筑波大学）

⊠ 薬物治療

統合失調症の治療目標は，罹患者の対人関係や仕事などにおける生活機能障害を改善して，生活の質（QOL）を高めて社会への参加状態を改善することである．現在は，疾患の分類などについては DSM-5 に準じてなされるもので

はあるが，薬物治療の実際に鑑みて，本章では DSM-IV も参照した記述を行うことにする．

1. 統合失調症の薬物治療

統合失調症には，幻覚，妄想，興奮などの陽性症状と意欲の低下，感情鈍麻，感情的ひきこもりなどの陰性症状があり，急性症状を繰り返すことで慢性に移行することもある．それぞれの症状は脳における神経投射系と関連が深く，陽性症状では中脳-辺縁系におけるドパミン量の増加，また陰性症状では中脳-大脳皮質におけるドパミン量の減少が原因であると考えられている．

統合失調症治療における既存の薬物治療では，その多くが陽性症状に対して抗精神病薬を用いており，陰性症状に対してはうつ病と同様に抗うつ薬を用いる例が多かった．最近では，陽性症状と陰性症状の両者に奏功する薬剤が用いられるようにもなり，統合失調症の薬物治療における選択肢が広がっている．

抗精神病薬を大別すると，受容体遮断型とアミン貯蔵枯渇型となる．受容体遮断型の抗精神病薬には，ドパミン D_2 受容体を遮断する作用を持つものが使用されている．一方のアミン貯蔵枯渇型に属するのは，インドール系誘導体のオキシペルチンのみが用いられる．なお，殆どの抗精神病薬が受容体遮断型に属していることから，本項でも受容体遮断型について取り扱うことにする．

これら受容体遮断作用を持つ抗精神病薬は，定型抗精神病薬と非定型抗精神病薬に分けられている．これらは開発された世代の違いを表すものでもあるが，それぞれが持つメカニズムにより異なる分類がなされているものである．

定型抗精神病薬はクロルプロマジンに代表され，フェノチアジン系薬，ブチロフェノン系薬の主にドパミンの D_2 受容体の遮断作用を示すものが使用されてきた．クロルプロマジンは最も古い抗精神病薬とされ，現在でも力価の基準とされているものである．一般的な投与計画では，クロルプロマジン 300～600 mg/日相当として換算されている．定型抗精神病薬は，後述のように効果を得るための用量における副作用が問題となりやすいものであり，使用にあたっては特段の注意が必要であった．しかし，非定型抗精神病薬ではこのような副作用が生じにく

表2　定型抗精神病薬

分類	一般名	標的分子/作用機序		コメント
フェノチアジン系薬	クロルプロマジン塩酸塩	ムスカリン性コリン受容体 アドレナリン α_1 受容体 ドパミン D_2 受容体 H_1 受容体 5-HT$_2$ 受容体	遮断	副作用：高力価で錐体外路症状（パーキンソン様症状）
	レボメプロマジン塩酸塩	アドレナリン α_1 受容体 ドパミン D_2 受容体 5-HT$_2$ 受容体		
ブチロフェノン系薬	ハロペリドール	ドパミン D_2 受容体	遮断	副作用：高力価で錐体外路症状（パーキンソン様症状）

表3　非定型抗精神病薬

分類	一般名	標的分子/作用機序		コメント
SDA	リスペリドン	アドレナリン α_1 受容体 ドパミン D_2 受容体 5-HT$_{2A}$ 受容体	遮断	効果：陽性症状と陰性症状 少量で確実な抗幻覚妄想効果 副作用：高プロラクチン血症（性機能障害など），高用量で錐体外路症状出現
	ペロスピロン塩酸塩水和物	ドパミン D_2 受容体 5-HT$_{2A}$ 受容体		
	ブロナンセリン	ドパミン D_2 受容体 5-HT$_{2A}$ 受容体		
MARTA	オランザピン	アドレナリン α_1 受容体 ドパミン D_2, D_3, D_4 受容体 H_1 受容体 5-HT$_{2A}$, 5-HT$_{2C}$ 受容体	遮断	効果：抗幻覚妄想効果に加え，鎮静，催眠効果，抗うつ 副作用：体重増加，血糖上昇，無顆粒球減少（クロザピン） 錐体外路症状は少ない
	クロザピン	アドレナリン α_1 受容体 ドパミン D_2, D_4 受容体 5-HT$_{1A}$, 5-HT$_{2A}$, 5-HT$_{2C}$ 受容体		
	クエチアピンフマル酸塩	アドレナリン α_1 受容体 ドパミン D_2, D_3, D_4 受容体 H_1 受容体 5-HT$_{2A}$ 受容体		
ドパミン受容体部分作動薬	アリピプラゾール	ドパミン D_2 受容体 5-HT$_{1A}$, 5-HT$_{2A}$ 受容体	刺激遮断	効果：マイルドな鎮静効果 副作用：不眠，焦燥，胃腸症状 錐体外路症状は少ない

SDA：serotonin-dopamine antagonist，セロトニン・ドパミン受容体遮断薬
MARTA：multi-acting receptor targeted antipsychotics，多元受容体標的化抗精神病薬

いとされており，さらには，統合失調症の陽性症状のみならず陰性症状にも奏功することが期待されることから，治療の中心を担っている．

　非定型抗精神病薬は，セロトニン・ドパミン遮断薬（serotonin-dopamine antagonist：SDA），多元受容体標的化抗精神病薬（multi-acting receptor targeted antipsychotics：MARTA），ドパミン部分作動薬に分類されている．SDA は，セロトニン 5-HT$_2$ 受容体とドパミン D_2 受容体の両者を遮断する．このことで，統合失調症における陽性症状がドパミン

D_2 受容体遮断により抑えられる際の副作用を緩和する効果を持つものである．さらには，セロトニン 5-HT$_2$ 受容体遮断が陰性症状を抑える効果にもつながるとされている．MARTA はドパミン D_2 受容体だけでなく D_3 受容体，D_4 受容体といった類似受容体，セロトニン 5-HT$_2$ 受容体，アドレナリン α_1 受容体，ヒスタミン H_1 受容体などの多様な受容体を遮断する．多くは D_2 受容体の遮断作用よりも 5-HT$_{2A}$ 受容体遮断作用が強いことから，定型抗精神病薬の持つ副作用が発現しづらくなってい

表4 定型抗精神病薬：開始量，維持量

薬物名（一般名）	主な販売名	開始量（mg/日）	維持量（mg/日）
クロルプロマジン塩酸塩	コントミン® ウインタミン®		50〜450
レボメプロマジンマレイン酸塩	ヒルナミン® レボトミン®		25〜200
ハロペリドール	セレネース®	0.75〜2.25	3〜6

表5 非定型抗精神病薬：開始量，維持量，最大量

分類	薬物名（一般名）	主な販売名	開始量（mg/日）	維持量（mg/日）	最大量（mg/日）
SDA	リスペリドン	リスパダール®	2	2〜6	12
	ペロスピロン塩酸塩水和物	ルーラン®	12	12〜48	48
	ブロナンセリン	ロナセン®	8	8〜16	24
MARTA	オランザピン	ジプレキサ®	5〜10	10	20
	クロザピン	クロザリル®	12.5	200〜400	600
	クエチアピンフマル酸塩	セロクエル®	50〜75	150〜600	750
ドパミン受容体部分作動薬	アリピプラゾール	エビリファイ®	6〜12	6〜24	30

るとされるものである．

ドパミン部分作動薬もドパミン D_2 受容体とセロトニン $5\text{-}HT_{2A}$ 受容体の遮断作用を併せ持つのだが，一方でこれら受容体の部分的な活性化をみせるものである．これにより，ドパミン系の神経活動が低下している場合には D_2 受容体の作動薬としての効果が表出し，過剰な活動時には D_2 受容体の遮断薬としての効果となる．さらには，ドパミン作動性神経の終末部に存在するドパミン D_3 受容体に対しても部分作動薬として作用することにより，ドパミンの放出量の調節効果も持つことが知られている．このようなドパミン系の活動のバランスを保つ効果から，ドパミン部分作動薬はドパミンシステムスタビライザー（dopamine system stabilizer：DSS）と呼ばれることがある．

代表的な定型抗精神病薬と非定型抗精神病薬を ▶表2 ， ▶表3 にまとめた．臨床現場において頻用される非定型抗精神病薬については，主たる効能と副作用を記載した．これらは効果と副作用の相関性を考える際には，後述する副作用についての記述も併せて参照していただきたい．また，抗精神病薬は開始量と維持量が重要であるので，開始量，維持量と最大量を ▶表4 ， ▶表5 に記載した．

2. 抗精神病薬の副作用

現在，使用される抗精神病薬には抗ドパミン作用があり，脳の錐体外路，特に黒質と線条体をつなぐドパミン作動性神経への影響が不可避である．抗精神病薬の副作用については，薬物の種類により大きく異なり，効果の差に比べて副作用の違いが大きいとされる．定型抗精神病薬では，急性から亜急性の錐体外路症状，慢性の錐体外路症状である遅発性ジスキネジア，また悪性症候群などを引き起こすことが知られていたが，非定型抗精神病薬では副作用の種類も異なっており，さらに連用による依存性も少ないとされる．

定型抗精神病薬の持つ副作用としては，特にフェノチアジン系薬やブチロフェノン系薬で錐体外路症状が強い．最も多いのはパーキンソン様の症状であり，手や頭部の振戦，四肢の筋硬直，仮面様顔貌，無動，小股歩行などがみられる．また，急性ジストニアとして，眼球上転，斜頚，舌突出，首の過度伸展などの激しい運動症状を生じたり，静坐不能（アカシジア）となり，継続的な座位を保てずに絶えず立ったり座ったりを繰り返したりすることもある．これ

331

表6 定型抗精神病薬の副作用とその対策

副作用	原因	対策
鎮静・催眠	抗アドレナリン α_1 作用 抗 H_1 作用	減量，処方を就寝前の1回にまとめる，部分作動薬に変薬
肝障害		SDA や部分作動薬に変薬
起立性低血圧	抗アドレナリン α_1 作用	減量，変薬
不整脈	抗コリン作用 抗アドレナリン α_1 作用	減量，変薬
パーキンソン症状	抗ドパミン D_2 作用	MARTA や部分作動薬に変薬
悪性症候群	抗ドパミン D_2 作用	起因薬剤中止，補液，ダントロレン投与
遅発性ジスキネジア	ドパミン D_2 作用	減量，MARTA へ変薬，抗コリン薬の中止，ビタミン E 投与
乳汁分泌 月経異常	高プロラクチン血症 （抗ドパミン D_2 作用）	テルグリド投与，減量，部分作動薬や MARTA へ変薬

表7 非定型抗精神病薬の副作用とその対策

分類	副作用	原因	対策
SDA	乳汁分泌	高プロラクチン血症 （抗ドパミン D_2 作用）	テルグリド投与，減量，部分作動薬や MARTA へ変薬
	月経異常		
	射精不能		
MARTA	体重増加	抗 H_1 作用 5-HT$_{2C}$ 遮断作用	部分作動薬や SDA に変薬，食事療法，運動療法，定型薬も考慮
	血糖上昇	抗 H_1 作用	SDA に変薬，定型薬も考慮
ドパミン 部分作動薬	不眠，不安	ドパミン刺激	ベンゾジアゼピン投与
	胃腸障害	ドパミン刺激	メトクロプラミド，ドンペリドン投与

らは副作用であるので，断薬により消失するものであるが，症状を抑えるためにほかの薬物を用いることも行われる．例としては，H_1 受容体遮断薬のプロメタジンの内服や，M1 受容体遮断作用を持つ抗パーキンソン病薬のトリヘキシフェニジル，ビペリデンなどの併用があげられる．

抗精神病薬は，ドパミン受容体への作用以外にも抗コリン作用，抗ヒスタミン作用を持つものがあり，これらの作用により副作用が発現する場合もある．中枢性の M1 受容体遮断作用の眠気，鎮静作用や記憶障害，H_1 受容体遮断作用では眠気や鎮静作用がみられる．中枢性症状に次いで高頻度に発現しやすいのは自律神経症状としての起立性低血圧であり，これが抗精神病薬の使用中は血圧下降に注意を要するとされる所以である．また，クロルプロマジンに代表されるフェノチアジン系薬では，M3 受容体遮断作用による頻脈，かすみ目，口渇，排尿障害，便秘も生じ得ることが知られている．

抗精神病薬の主な副作用とその対策について▶表6，▶表7にまとめた．定型抗精神病薬と非定型抗精神病薬では生じやすい副作用が異なることに加えて，それぞれのメカニズムも異なることに注視していただきたい．さらには，ドパミン受容体部分作動薬については，薬物がドパミン受容体を不完全に遮断する作用を持つものではあるが，その副作用としてはドパミン受容体の刺激作用によるものがあげられていることにも注意されたい．

3. 薬物治療以外の治療法

統合失調症に対して薬物治療として抗精神病薬を用いた場合，初回エピソードの患者での有効率は 70% 以上とされているが，再発を繰り返すことで，使用する抗精神病薬の有効率は低下して 60% 程度になるとされている．特に陰性症状への効果が不良であることから，抗精神病薬を用いずに，日常生活の行動自体に注目した認知行動療法などの心理的アプローチの併用が望ましい場合もある．また，家族の理解を深

める家族療法も良好に影響することが知られている.

疾患の状態を包括的に評価し患者の社会生活機能を全体評価するためには，現在ではいくつかの尺度が用いられてはいるが，治療における重要な位置を占めるのは薬物治療である．しかし，精神疾患は患者の生活全般に影響を及ぼすケースが多いことから，患者の包括的な理解を基盤とした治療を行うにあっては，症状の安定化に従って心理療法の比重が増し，生活技能の再教育や認知リハビリテーション，家族との連携の維持が重視されていくものである.

薬物療法以外のアプローチ法としては，認知行動療法，電気痙攣療法，そして患者の家族に対する心理教育的家族療法などがある.

認知行動療法は統合失調症の心理的アプローチ法として広く認められている精神療法の一つであり，論理情動行動療法，モデリング療法，自己教示訓練，セルフモニタリング，認知行動変容などの様々な手法を用いるものである．リハビリテーションの一つとして社会生活技能訓練などを含める場合もある.

そして，電気痙攣療法は，強い緊張や興奮が続いて薬物療法の効果が期待できずに，全身状態の悪化や危険行為のリスクが切迫しているときや，自殺の危険が切迫しているとき，および重度の身体合併症などのために有効な薬物療法を行うことができないときに適応されるが，一般には，抗精神病薬との併用が電気痙攣療法を単独で行うことよりも有効であるとされている.

また，心理教育的家族療法は，患者の態度の変容を促すことを目的として，患者の家族に対して疾患の正しい知識を提供したり，疾患特有の問題行動などへの対処技能を教育することである．統合失調症は，家族が患者本人に対して批判的であることなどにより再発率が有意に高くなることや，家族の感情表出が，疾患の再発のみならず，陰性症状にも影響を及ぼすことが知られていることから，家族にも視線を向けた包括的な治療の必要性が認められてきている.

参考文献

1) American Psychiatric Association（著），日本精神神経科学会（日本語版監修）：DSM-5 精神疾患の診断・統計マニュアル．医学書院，2014. pp. 87-121.

2) 融　道男，中根允文，小見山実，岡崎祐士，大久保善朗（監訳）：ICD-10 精神および行動の障害—臨床記述と診断ガイドライン—．医学書院，2005. pp. 95-118.

3) 仮家公夫，小井田雅夫，秦多恵子，堀坂和敬：疾患別薬理学．廣川書店，2007. pp. 397-408.

4) デービッド・E・ゴーラン，アーメン・H・タシジアン Jr.（編），清野　裕（日本語版監修）：病態生理に基づく臨床薬理学．メディカル・サイエンス・インターナショナル，2008. pp. 180-9.

5) 酒井　隆，宮本聖也，吉尾　隆，諸川由実代：こころの治療薬ハンドブック．星和書店，2015.

6) 中坪太久郎：統合失調症への臨床心理学的支援—認知機能障害の改善と家族支援の取り組み—．ミネルヴァ書房，2012.

（執筆者）枝川義邦（早稲田大学）

2 うつ病・躁うつ病

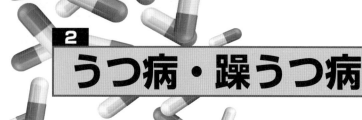

◆ 病態生理

1. うつ病・躁うつ病とは

臨床的に抑うつを来す疾患は多いが、単に「うつ病」といった場合は、明白な心因はないか、あったとしてもそれはきっかけにすぎず、大脳の神経的な不調が疑われるものの明らかな器質的原因が見当たらないという内因性のうつ病をいうことが多い。さらに、軽躁病エピソード、躁病エピソード、混合性エピソードの既往がみとめられないことが、単極性うつ病と双極性障害のうつ状態とを区別する基準となっている。両者はDSM-IV診断基準までは「気分障害」という総称的なカテゴリーの中に分類されていたが、近年の症候学・疫学・遺伝学的研究から疾患としての異質性が明らかとなってきたため、2013年のDSM-5からは両者は独立した精神疾患単位として明確に区分された。本項ではDSM-5の「抑うつ性障害・うつ病性障害（depressive disorders）」と「双極性および関連障害（bipolar and related disorders）」として概説する。診断分類が変更されて間がないため、病態生理や治療についてはDSM-IV以前のデータに基づいたものである。

2. 病態生理

厚生労働省の患者調査によれば、1996年に43.3万人であった日本のうつ病患者数は2008年には104.1万人と2.4倍に増加している。一般人口におけるうつ病の生涯有病率は、世界的には3.3〜16.6％と言われている。性別では女性が男性と比較して約2倍と多い。双極I型障害（明確な躁病相を持つもの）では生涯有病率はそれほど多くはなく、0.4〜1.6％で統合失調症とほぼ同じである。明確な遺伝形式はみとめられないが、遺伝要因の関与は双極性障害の方が高いと考えられている。うつ病患者の1親等親族のうつ病発病は対照と比較して約2〜10倍、双極I型障害では8〜18倍、一卵性双生児一致率はうつ病の約50％に比較して双極I型障害では約33％〜90％と言われている。両者とも発病機序は未だに不明である。

生物学的には、うつ病では抗うつ薬の神経終末へのモノアミン再取り込み阻害作用や、死後脳研究からのモノアミン欠乏説が有名であるが、MRIを用いた画像研究ではうつ病患者の海馬萎縮が明らかとなってきた。また、視床下部・下垂体・副腎皮質系の機能障害による高コルチゾール血症が高率に存在し、これが海馬神経を傷害する可能性が報告されるなど、うつ病の神経細胞傷害仮説が近年提唱されており、抗うつ薬の神経栄養因子や神経新生の増強作用が注目されている。双極性障害においては、ゲノムワイド研究、血液細胞での細胞内カルシウム濃度上昇、リチウムの作用機序などからカルシウムシグナリングの変化などに伴う神経細胞レベルでの病態が考えられている。

3. 症状

古典的なうつ病の3大症状として、①抑うつ気分、②悲哀感、③精神運動抑制があげられるが、ほかにも不眠や食欲不振、頭痛やめまいなど多彩な身体症状を呈する。DSM-5の「大うつ病（major depressive episode）」が単極性うつ病に相当するもので、大うつ病エピソード ▶表1 が最低でも1回以上存在しているものと定義される。これまでは対象喪失ストレスとしての単純な死別反応による抑うつ状態は診断から除外されていたが、個々の患者の病歴や喪失という状況における苦悩の表現についての文化的標準に基づいて判断しながらDSM-5からは大うつ病エピソードに含まれることとなった。

双極性障害の診断は、現時点が躁・うつ状態のエピソードのいずれか、その重症度、さらに横断的な経過を考慮して行う。躁病エピソードを ▶表2 に示す。躁状態では、多幸感、爽快気分、観念奔逸、活動性の亢進、興奮、睡眠欲求の減少や不眠となり、乱費・危険な性的行動など軽率・衝動的な行動化を周囲の人々が制すると易怒・攻撃的となり、周囲からも孤立するため社会的存在の危機となることがある。こうしたエピソードは典型的には数ヶ月から長ければ数年に及ぶが、躁状態とうつ状態との大き

表1　大うつ病性エピソードのDSM-5診断基準

A. 以下の9症状のうち5つ以上が同じ2週間の間に存在し，病前の機能からの変化を起こしている．これらの症状のうち少なくとも1つは，（1）抑うつ気分，または，（2）興味または喜びの喪失である（注：明らかに，一般身体疾患，または気分に一致しない妄想または幻覚による症状は含まない）．
 1. ほぼ一日中，ほとんど毎日の抑うつ気分（小児や思春期ではいらいらした気分もあり得る）．
 2. ほぼ一日中，ほとんど毎日の，ほとんど全ての活動における興味，関心の著しい減退．
 3. 著しい体重減少または増加（1ヶ月で体重の5%以上の変化）．
 4. ほとんど毎日の不眠または睡眠過多．
 5. ほとんど毎日の精神運動性の焦燥または制止．
 6. ほとんど毎日の易疲労性，または気力の減退．
 7. ほとんど毎日の無価値感，または過剰な罪悪感．
 8. ほとんど毎日の思考や集中力の減退，または，決断困難．
 9. 死についての反復的思考，自殺観念，自殺企図または自殺するためのはっきりした計画．
B. 症状は臨床的に著しい苦痛または，社会的，職業的，または他の重要な領域での機能障害を引き起こしている．
C. 症状は，物質の生物学的作用，または他の身体疾患によるものではない．
D. 大うつ病エピソードの発生は，統合失調感情障害，統合失調症，統合失調症様障害，妄想性障害，他の統合失調症スペクトラムや他の精神障害では説明できない．
E. これまでに躁病または軽躁病エピソードをみとめない．

表2　DSM-5診断基準における躁病エピソード

A. 気分が異常かつ持続的に高揚し，開放的で，またはいらだたしい，いつもとは異なった目標指向性の活動またはエネルギーが少なくとも1週間，ほぼ1日中持続する（入院治療が必要な場合はいかなる期間でもよい）．
B. 気分障害とエネルギーや活動が増加している期間中，以下の症状のうち3つ以上が持続しており（気分が単にいらだたしい場合は4つ），はっきりとみとめられるほど強く，通常の行動からの変化として存在している．
 1. 自尊心の肥大，または誇大性
 2. 睡眠欲求の減少（例：3時間眠っただけでよく休めたと感じる）
 3. 普段より多弁であるか，喋り続けようとする心迫
 4. 観念奔逸，またはいくつもの考えが競い合っているという主観的な体験
 5. 注意散漫（すなわち，注意があまりにも容易に，重要ではないかまたは関係のない外的刺激によってほかにそれる）が本人から話されるかもしくは他者に気づかれること
 6. 目標志向性の活動（社会的・職業的または学校内，性的のいずれか）の増加，または精神運動性の焦燥（すなわち，不要で目標指向性のない活動）
 7. まずい結果になる可能性が高い快楽的活動に熱中すること（例：制御のきかない買い漁り，性的無分別，または馬鹿げた商売への投資に専念すること）
C. 気分の障害は社会的・職業的に著しい障害を引き起こしている．または，自己または他者を傷つけるのを防ぐために入院が必要なほどに重篤であるか，精神病性の特徴が存在する．
D. エピソードは，身体への物質（薬物乱用・投薬・その他の治療）の直接的な生理学的作用，その他の医学的状態によるものではない．

（注）躁病エピソードに完全に合致したものであれば，抗うつ治療（たとえば薬物療法や電気痙攣療法）の期間中に生じたとしても，その治療の生理学的作用を超えて十分な症状が持続するのであれば，それは双極I型障害の診断となる．

な落差のため本人の苦悩は極めて大きく，自殺死亡率も高い．

4.　検　査

　診断に特異的に有用な検査はないが，身体疾患やその薬物による抑うつを鑑別することが優先事項である．一般的な身体状態の把握として血液・尿検査を行う．気分安定薬，特にリチウムは血中の治療濃度と中毒域とが近接しているため，定期的に血中濃度を測定する．三環系抗うつ薬による心筋伝導障害やエスシタロプラムによるQT延長・心室頻拍などの副作用を

チェックするために，心電図も定期的に行う．脳波もてんかんや肝性脳症による意識障害などの鑑別に有用である．画像検査としては，頭部CT/MRIは中枢神経系器質性疾患の鑑別に必要性が高い．高齢者では認知症などとの鑑別に脳血流シンチグラフィ（SPECT）が有用である．

5.　治療概要

　治療ガイドラインは米国精神医学会などから出版されている．わが国においても，日本うつ病学会による大うつ病性障害と双極性障害の治

療ガイドラインが作成されている．それに基づいて治療概要を述べる．

1) 治療計画の策定

① 把握すべき情報

　診察に際しては注意深く患者の身体的特徴（表情，口調，行動，体格など）を観察すること，患者と家族，場合によっては職場などの関係者からの丁寧な情報収集が重要である．病前の適応状態はどの程度であったか，ストレス因子は何か，に留意しながら時系列にそって理解できるようまとめる．双極性障害との鑑別のために，過去の躁病・軽躁病エピソードの有無を確認することが必要であるが，睡眠欲求の低下が手がかりになる．現症評価には，睡眠，食欲，気分，意欲，興味関心，行動の状態を注意して問診する．妊娠中の気分安定薬服用について，先天性心血管奇形のリスクが高まるとの報告もあり，女性患者には妊娠の有無を必ず確認しておくほか，月経周期に伴う気分変動，出産後や閉経後のうつ病発症も少なからずみられるため注意して聴取する．

② 施行すべき検査

　前述の身体的検査のほかに，抑うつ症状の重症度の評価のために心理検査を行う．抑うつ症状評価のための自記式質問紙としては Beck Depression Inventory（BDI），Zung の Self-rating Depression Scale（SDS），Social Adaptation Self-evaluation Scale（SASS）などがある．医師が評価するものとして Hamilton's Rating Scale for Depression（HRSD，HAM-D）が用いられている．認知機能低下や意識障害を疑わせる症例では，Mini Mental Scale Examination（MMSE）が一般的である．双極性障害の躁状態の評価としては Young 躁病評価スケール（Young Mania Rating Scale：YMRS）が用いられる．

③ 治療開始に際して考慮すべき点

　症状の重症度，自殺のリスク，周囲との関係などを考え，治療に適した環境を選択する．良好な患者と治療者との関係を形成し，うつ病についての心理教育を治療の基本とする．急性期の治療導入からまずは「大変苦しいなか，よく頑張って耐えてこられました」と患者の苦労を労い，心的エネルギーの枯渇のために十分な休息が必要であることを説明し，重要な判断は先送りしてじっくりと休養することを勧める．一般に，叱咤激励や気晴らしの誘いが逆効果となることも伝える．アルコールや薬物乱用は抑うつ状態を悪化させるため，治療中は中止するよう勧める．最も注意すべきは自殺念慮・自殺企図である．身体合併症とその治療薬剤は，抑うつ状態の基礎となったり，精神科薬物療法の際に副作用を生じたりしやすいため注意する．

2) うつ病治療の概要

　まずは患者背景と病態の理解に努め，支持的精神療法と心理教育を行う．重症度や病態によって，病状に応じて新規抗うつ薬を中心とした薬物療法，認知行動療法などの体系化された精神療法を行う．

　急性期における薬物療法の要点は，薬理作用・副作用について十分な説明を行うこと，抗うつ薬を低用量から開始して副作用に注意しながら速やかに漸増し，十分量・十分期間使用し，合理性のない多剤併用を行わないことである．選択的セロトニン再取り込み阻害薬（selective serotonin reuptake inhibitor：SSRI），セロトニン・ノルアドレナリン再取り込み阻害薬（serotonin-noradrenaline reuptake inhibitor：SNRI），ノルアドレナリン作動性・特異的セロトニン作動性抗うつ薬（noradrenergic and specific serotonergic antidepressant：NaSSA）といった新規抗うつ薬を第一選択薬とするのが一般的であるが，投与初期のいわゆるアクチベーション症候群（衝動性の亢進，特に24歳以下の若年者における自殺の増加など）に注意する．新規抗うつ薬は従来の三環系抗うつ薬と比較すると抗コリン性の副作用（口渇，便秘など）や心・循環器系への影響（起立性低血圧，心伝導障害など）は軽減しており，忍容性は向上している．しかし，投与初期の1～2週間ほどは，SSRI においては悪心・嘔吐，頭痛，不安，焦燥，不眠，SNRI においては頭重，口渇，排尿障害，NaSSA においては眠気，傾眠，口渇，倦怠感，便秘，めまいといった副作用に注意する．こうした副作用は次第に消退していくことが多いので，対症的にドンペリドンやメトクロプラミドなどの消化管運動・機能改善剤や消炎鎮痛剤，昇圧剤，緩下剤などで対処する

　しかし，減量中止して他剤へ変更せざるを得

ない場合もある．SSRI の急な中断は離脱症状を起こしやすいので漸減する．SSRI のうちエスシタロプラムには心電図上 QT 延長を来し心室頻拍を起こすことがあり，先天性 QT 延長症候群や QT 延長のある患者には禁忌である．

第一選択薬に反応がない場合は，ほかの抗うつ薬へ変更するか，増強療法を行う．増強療法としては炭酸リチウムやラモトリギン，バルプロ酸，カルバマゼピンなどの気分安定薬，もしくは少量のオランザピン，アリピプラゾール，クエチアピンなどの非定型抗精神病薬を付加する．オランザピン，クエチアピンには血糖上昇の副作用があるため，糖尿病患者には禁忌である．抗うつ薬同士の併用時の有効性には議論があり，セロトニン症候群などの副作用の可能性も考慮すべきである．難治性のうつ病や身体疾患合併などのために，修正型電気痙攣療法も行われる．

3）双極性障害治療の実際

双極性障害のうつ病では単極性うつ病と同様な治療計画の策定，心理教育，支持的精神療法，認知行動療法などは基本的に重要である．そのうえで以下の治療を行う．

① 躁病エピソードの治療

躁病エピソードは急速に悪化することが多く，外来治療では対応困難で入院治療を行うことがしばしばある．激しい興奮と行動化がみられる場合は行動制限によって刺激を遮断することが必要となる．第一選択薬として気分安定薬，特にリチウムが用いられるが，即効性が期待できないこと，興奮時の脱水傾向などから副作用が出やすいことから，まずは鎮静作用の強い抗精神病薬を最初から併用とすることが多い．このような併用療法のもとで3〜4週間経過をみて状態が比較的安定した時点で，抗精神病薬の漸減をはじめ，ゆくゆくは中止して気分安定薬単剤治療で維持する．リチウムは多幸感や爽快気分を呈する古典的躁病症例によく反応するが，再発回数が10回を超える症例，混合状態や焦燥感の強い症例，被害妄想など気分と一致しない精神病症状を持つ症例については反応しにくいと言われている．

リチウムの副作用には，手指振戦，記憶障害，体重増加，過鎮静，下痢など消化器症状がある．稀に徐脈，洞不全症候群，腎機能障害を生じる．躁病エピソードの場合は 1.0 mEq/L 前後と高い血中濃度による治療が必要であると言われているが，投与初期には 1 週間に 1 度，朝の服薬前に測定する．てんかん，重篤な心疾患，透析治療中など腎不全患者には禁忌であり，高血圧で塩分制限中，利尿薬や非ステロイド性抗炎症薬（NSAIDs）の併用は血中濃度上昇を来すなど，併用薬物には注意が必要である．また，妊婦への使用は Ebstein 奇形の恐れがあり禁忌である．

その他の気分安定薬として，バルプロ酸，カルバマゼピンもよく用いられ，リチウムに反応の悪い症例やラピッドサイクラーにも効果が期待されている．定型抗精神病薬が以前は多く用いられていたが，過鎮静，錐体外路症状や便秘・イレウス・起立性低血圧などの抗コリン作用が強いこと，痙攣閾値を下げることから，現在ではまずリスペリドン，オランザピン，アリピプラゾール，クエチアピンといった非定型抗精神病薬を用いることが多い．これらの薬剤自体に気分安定作用があるという期待がある．難治性かつ重症例において，修正型電気痙攣療法を行うこともある．

② 双極性障害のうつ病エピソードの治療

双極性障害のうつ病エピソードは，単極性のうつ病と比較すると過小診断されがちで，難治例が多く，持続期間は長く，自殺のリスクが高い．また，安易な抗うつ薬の投与は躁転を起こすため慎重にすべきである．2005 年頃からの大規模 RCT に基づいてクエチアピン（300 mg/日），リチウム（血中濃度 0.8 mEq/L 以上，到達後 8 週間の経過観察），オランザピン（5〜20 mg/日），ラモトリギン（200 mg/日，HAM-D 得点が 25 点以上の症例）の単剤治療が推奨されている．気分安定薬を基本においた SSRI の併用治療は有効性に有意差はみとめられていない．電気痙攣療法も推奨される治療法である．

③ 維持療法

双極性障害においては，再発を繰り返すたびに心理的・社会的な損失は大きく，再発防止のための維持療法は重要である．維持療法の基本は薬物療法であるが，その長期継続には心理教育が重要である．双極性障害の何らかの気分エ

ピソードの再発を指標とした大規模臨床試験で，単剤維持療法における躁病エピソードとうつ病エピソードの両方への有効性が示されている薬剤としては，リチウム，ラモトリギン，オランザピン，クエチアピンがある．アリピプラゾールは躁状態の再発に対してのみ予防効果が示されている．

リチウムは維持療法の場合は少なくとも年に2〜4回，病状と処方変更に応じて血中濃度を測定し，0.4〜1.0 mEq/L を目安とする．ラモトリギンは躁・うつ両病相とも予防効果がみとめられるが，うつ病相の再発予防効果においてより顕著な効果が報告されている．ただし，皮膚粘膜症候群（スチーブンス・ジョンソン症候群）や中毒性皮膚壊死症（ライエル症候群）といった重篤な皮膚粘膜障害には十分注意する．こうした皮膚障害は，投与開始が推奨容量よりも多かった症例，急速に増量を行った症例，バルプロ酸との併用症例に高率にみられていたため，少量からの開始と緩徐な漸増が必要となる．

リチウム，バルプロ酸は妊娠初期の3ヶ月間に服用した場合の危険性が報告されており，妊娠またはその可能性のある婦人への投与は禁忌である．カルバマゼピン，ラモトリギン，非定型抗精神病薬も妊婦への安全性は確立していない．薬物中止や変更について，患者家族との十分な検討が必要となる．

参考文献

1) American Psychiatric Association : Diagnostic and Statistical Manual of Mental Disorders : Dsm-5. Amer Psychiatric Pub, 2013. pp. 123-188.
2) 日本うつ病学会：日本うつ病学会治療ガイドライン II. 大うつ病性障害治療ガイドライン ver 1.1. 2013.
3) 日本うつ病学会：日本うつ病学会治療ガイドライン. I. 双極性障害. 2012.
4) 佐藤光源（監訳）：米国精神医学会治療ガイドライン クイックリファレンス. 医学書院，2006. pp. 83-123.
5) Sadock BJ, Sadock AS（著），井上令一，四宮滋子（監訳）：カプラン臨床精神医学テキスト DSM-IV-TR 診断基準の臨床への展開 第2版. メディカルサイエンスインターナショナル，2004. pp. 582-640.
6) 融 道夫：向精神薬マニュアル 第3版. 医学書院，2008. pp. 153-227.

（執筆者）今村芳博（筑波大学/直方中村病院）
（取りまとめ）高橋祥友（筑波大学）

⊠ 薬物治療

1. 概　要

うつ病・躁うつ病の治療は，まずはじめに薬物を用いた治療法を考える場合が多いのであるが，それ以外にも臨床効果がみとめられているものがある．特に軽症のうつ病性障害では，薬物療法に頼らない精神療法による治療が可能であることが多いとされる．

現在のうつ病治療においては，▶表3 の「うつ病治療ガイドライン」に従った対応が行われている．ここでは，薬物療法を推奨しているが，薬物療法以外のものも含めて包括的なアプローチ法があげられている．

なお，DSM-IV での「気分障害」を DSM-5 では「抑うつ障害・うつ病性障害」および「双極性および関連障害」として分類している．本項では，治療の実際に鑑みて DSM-IV も参照しながらの記述を行うことにする．

2. うつ病の薬物治療

うつ病発症のメカニズムとして現在考えられているのは，脳内のセロトニンやノルアドレナリンといったモノアミンの情報が不足するものである．これは，セロトニンやノルアドレナリンという神経伝達物質の放出自体が弱化する「モノアミン欠乏仮説」に加えて，その情報を受け取る受容体の数が増加する「モノアミン受容体亢進仮説」や情報を受け取った細胞内での情報伝達に障害が生じる「細胞内情報伝達機能障害仮説」を含んだ考え方であり，現行の薬物治療は，これらの仮説に則った薬物を用いるこ

表3　うつ病治療ガイドライン[6]

軽症うつ病
〈全例に対して行うべき基礎的な介入〉 ・患者背景，病態の理解に努め，支持的精神療法と心理教育を行う 〈必要に応じて追加される推奨治療〉 ・新規抗うつ薬 ・認知行動療法
中等症・重症うつ病 （精神病性の特徴を伴わないもの）
〈推奨される治療〉 ・新規抗うつ薬 ・三環系抗うつ薬/非三環系抗うつ薬 ・電気痙攣療法

とで奏功しているものである．最近では，これらのメカニズムは脳内での脳由来神経栄養因子（BDNF）の発現につながるものとして，BDNFの発現を指標にした新しいメカニズムの提出がなされている．

セロトニンが情報を伝える際には，そのメカニズムとして放出されたセロトニンが受容体に情報を伝える一方で，セロトニンがトランスポーターに取り込まれて再度情報の伝達の機会に備える経路も存在する．うつ病の状態ではセロトニンの情報が弱化していることから，情報を伝えるシナプス部での濃度を高めるために，放出されたセロトニンを再度取り込ませないことも有効な方策となる．

現行の主要な抗うつ薬は，基本的にセロトニンの再取り込みを阻害することにより，シナプス部でのセロトニン量を見かけ上多くするものである．そのうち，薬物の構造から名付けられた三環系抗うつ薬，四環系抗うつ薬は，うつ病の治療薬としては古典的なものとして分類される．セロトニンの再取り込み阻害を選択的に実現する薬物は選択的セロトニン再取り込み阻害薬（SSRI）と呼ばれ，三環系抗うつ薬でみられる副作用を軽減して抗うつ作用を際立たせるようにデザインされている．

また，うつ病の状態では，セロトニンだけでなくノルアドレナリンの神経伝達も弱化しており，これを強化することで抗うつ効果が期待できることがある．SSRI同様に，セロトニン・ノルアドレナリン再取り込み阻害薬（SNRI）は，シナプス部のセロトニンおよびノルアドレナリン量を増やすメカニズムにより効果を発揮する．

現在の治療に主に用いられる抗うつ薬の種類と特徴などを ▶表4 にあげ，それぞれの薬物が作用する標的分子をまとめた． ▶表4 で取り上げた薬物は，もっぱらセロトニン系，ノルアドレナリン系の情報伝達にかかわる因子をターゲットとした作用を示すものである．アモキサピンは，化学構造では三環系抗うつ薬に属するが，抗うつ作用だけでなくドパミン受容体に作用して抗精神病作用も有することが特徴である．表中の薬物は複数の受容体に作用する場合が多いが，それぞれの受容体への作用の強さが異なることが，各薬物の持つ特徴につながる

ものである（表中では略号を用いているが，内容は表下を参照のこと）．

3. 躁うつ病の薬物治療

躁うつ病の治療は，単極性うつ病と同様に薬物療法や精神療法などによるアプローチを行うものである．薬物療法では，気分安定薬として，炭酸リチウムや抗てんかん薬のバルプロ酸ナトリウムやカルバマゼピン ▶表5 を使用するが，症状によっては抗精神病薬や抗うつ薬を用いることもある．

4. 抗うつ薬の副作用 ▶表6 ▶表7

三環系抗うつ薬で高頻度に生じる副作用としては，口渇，便秘，尿閉，起立性低血圧などがあげられる．これらは三環系抗うつ薬が持つ強い抗コリン作用および抗α_1作用が原因と考えられている．四環系抗うつ薬は，三環系抗うつ薬に比べて副作用が少ないとされる．

SSRIやSNRIでは，悪心，嘔吐，下痢などの消化器系の副作用が生じやすいことから，投与に際しては，頓用で胃腸薬の併用を考慮することが望まれる．また，SSRIでは，急な退薬が，めまいや四肢の異常感覚，不眠などの中断症候群の原因になり得るため，退薬に際しては漸減することが必要である．

抗うつ薬には重篤な副作用も知られる．投与初期や増量の際に，不安，焦燥，不眠，易刺激性，衝動性などのアクチベーション症候群が生じることがあり，抑うつ状態を呈する双極性障害やパーソナリティ障害，アルコール依存症，脳器質疾患への投与には注意を要する．急激な増量は避け，ベンゾジアゼピン系抗不安薬の併用や頓用を考慮することが望ましい．

三環系抗うつ薬では，用量依存的に心電図のQT延長がみられるため，中等量以上の用量を使用する際には，心電図を参照することが必要となる．また，三環系抗うつ薬では，過量投与（過量服用）により，心室細動から心停止を引き起こすことがある．SSRI，SNRIおよびノルアドレナリン作動性・特異的セロトニン作動性抗うつ薬NaSSAでは単剤での安全性は高いが，三環系抗うつ薬との併用を行った際には，SSRIが三環系抗うつ薬の血中濃度を高めるなどの相互作用がみられるので，抗うつ薬同士の併用では慎重な検討が必要である．

表4 抗うつ薬

分類	一般名	販売名（商品名）	標的分子/作用機序		主作用
三環系	〈3級アミン〉				
	イミプラミン塩酸塩	イミドール® トフラニール®	ノルアドレナリン輸送体 セロトニン輸送体	阻害	NaRI＞SerRI
	トリミプラミンマレイン酸塩	スルモンチール®			NaRI＞SerRI
	クロミプラミン塩酸塩	アナフラニール®			NaRI＝SerRI
	ロフェプラミン塩酸塩	アンプリット®			NaRI
	アミトリプチリン塩酸塩	アミトリプチリン塩酸塩			NaRI＞SerRI
	ドスレピン塩酸塩	プロチアデン®			NaRI＞SerRI
	〈2級アミン〉				
	ノルトリプチリン塩酸塩	ノリトレン®	ノルアドレナリン輸送体		NaRI
	〈ジベンゾキサゼピン〉 アモキサピン	アモキサン®	ノルアドレナリン輸送体 ドパミン D_2 受容体	阻害	NaRI, D_2
四環系	マプロチリン塩酸塩	ルジオミール®	ノルアドレナリン輸送体		NaRI
	ミアンセリン塩酸塩	テトラミド®	アドレナリン α_2 受容体 5-HT_2 受容体	遮断	α_2, 5HT_2, NaRI
	セチプチリンマレイン酸塩	テシプール®	アドレナリン α_2 受容体 5-HT_2 受容体	遮断	α_2, 5HT_2, NaRI
SSRI	フルボキサミンマレイン酸塩	デプロメール® ルボックス®	セロトニン輸送体	阻害	SerRI
	パロキセチン塩酸塩水和物	パキシル®			SerRI
	塩酸セルトラリン	ジェイゾロフト®			SerRI
	エスシタロプラムシュウ酸塩	レクサプロ®			SerRI
SNRI	ミルナシプラン塩酸塩	トレドミン®	ノルアドレナリン輸送体 セロトニン輸送体	阻害	NaRI＝SerRI
	塩酸デュロキセチン	サインバルタ®			NaRI＝SerRI
NaSSA	ミルタザピン	リフレックス® レメロン®	アドレナリン α_2 受容体 5-HT_2 受容体 5-HT_3 受容体	遮断	α_2, 5HT_2, 5HT_3
その他 SARI	トラゾドン塩酸塩	デジレル® レスリン®	セロトニン輸送体 5-HT_2 受容体	阻害 遮断	NaRI＜SerRI 5HT_2

SSRI：選択的セロトニン再取り込み阻害薬，SNRI：セロトニン・ノルアドレナリン再取り込み阻害薬，NaRI：ノルアドレナリン再取り込み阻害作用，SerRI：セロトニン再取り込み阻害作用，NaSSA：ノルアドレナリン作動性・特異的セロトニン作動性抗うつ薬，SARI：セロトニン遮断・再取り込み阻害薬，α_2：アドレナリン α_2 受容体阻害作用，D_2：ドパミン D_2 受容体阻害作用，5HT_2：セロトニン 5-HT_2 受容体阻害作用，5HT_3：セロトニン 5-HT_3 受容体阻害作用

表5 躁うつ薬

分類	一般名	販売名（商品名）	コメント
気分安定薬	炭酸リチウム	リーマス®	副作用：手指振戦，記憶障害，体重増加，過鎮静，下痢など消化器症状
抗てんかん薬	バルプロ酸ナトリウム	セレニカ® デパケン®	てんかん治療薬を参照
	カルバマゼピン	テグレトール®	

5. 薬物治療以外の治療法

うつ病に対しては，抗うつ薬などの薬物療法が奏功するが，それ以外も有用性がみとめられているものがある．たとえば，冒頭で述べたように軽症のうつ病性障害においては，すぐに薬物に頼らずに精神療法による治療が可能なことが多く，治療の選択肢に入れられているものである．

表6 主な抗うつ薬の副作用の比較

分類	一般名	副作用							
		抗コリン作用	胃腸症状	過鎮静	不眠・焦燥	性機能障害	起立性低血圧	体重増加	過量での致死性
三環系	イミプラミン塩酸塩	中	—	低	中	低	中	中	高
	クロミプラミン塩酸塩	高	低	低	低	中	中	中	中
	アミトリプチリン塩酸塩	高	—	高	—	低	高	高	高
	ノルトリプチリン塩酸塩	低	—	低	低	低	低	低	高
	アモキサピン	高	—	低	中	低	低	低	高
四環系	マプロチリン塩酸塩	中	—	中	—	低	中	中	高
	ミアンセリン塩酸塩	低	—	中	—	—	—	低	低
SSRI	フルボキサミンマレイン酸塩	低	高		低	低			低
	パロキセチン塩酸塩水和物	低	中	—	中	中	—	低	低
	塩酸セルトラリン	—	中	—	中	中	—	—	低
	エスシタロプラムシュウ酸塩	—	中	—	中	中	—	—	低
SNRI	ミルナシプラン塩酸塩	—	中	—	中	中	—	—	低
	塩酸デュロキセチン	—	中	—	中	低	—	—	低
NaSSA	ミルタザピン	—	—	中	—	—	低	中	低
その他	トラゾドン塩酸塩	—	低	中	—	中	低	低	低

(注) 一般名の順番は表4に合わせた.

表7 抗うつ薬の副作用とその対策

分類	副作用	原因	対策
三環系	口渇	抗コリン作用	うがい，白虎加人参湯やエチルシステインの追加投与，SSRIやSNRIへの変薬
	便秘	抗コリン作用	運動，水分摂取，緩下剤の追加投与
	尿閉	抗コリン作用	コリン作動薬の追加投与，SSRIやNaSSAへの変薬
	QT延長	抗コリン作用，抗α_1作用，キニジン様作用	減量，SSRI，NaSSAへの変薬
	起立性低血圧	抗α_1作用	減量，ミドドリンの追加投与，SSRIやSNRI，NaSSAへの変薬
	催眠・鎮静作用	抗α_1作用，抗H_1作用	減量，1日1回投与，SSRIやSNRIへの変薬
	体重増加	抗H_1作用	SSRIへの変薬
SSRI	悪心・嘔吐	5-HT_3受容体刺激作用	モサプリドの追加投与，NaSSAへの変薬
	下痢	5-HT_3受容体刺激作用	トリメブチンの追加投与
	性機能障害	5-HT_2受容体刺激作用	NaSSA，トラゾドン，ミアンセリンへの変薬
SNRI	頭痛	ノルアドレナリン受容体刺激作用	ベンゾジアゼピン系抗不安薬の追加投与，SSRIへの変薬
	尿閉	ノルアドレナリン受容体刺激作用	α_1遮断薬，コリン作動薬の追加投与
	頻脈・血圧上昇	ノルアドレナリン受容体刺激作用	SSRIへの変薬
NaSSA	催眠作用	抗H_1作用，抗5-HT_2作用	1日1回投与，SSRIやSNRIへの変薬
	体重増加	抗H_1作用	SSRIやSNRIへの変薬

　うつ病・躁うつ病の精神療法として広くみとめられているものには，認知行動療法がある．うつ病における認知療法とは，その患者に特徴的にみられる症状について，考えの根拠や結果を話し合い，認知のゆがみを取り除いていく方法である．認知行動療法は，このような認知療法的アプローチに行動療法的アプローチを組み合わせて行われる精神療法である．認知療法的アプローチでは，うつ病性障害など精神疾患を持つ患者における認知の歪みを見つめ直し，そ

の過程を再検討することによって，うつ症状の改善を図る．一方の行動療法的アプローチでは，うつ病患者が適応しづらい行動パターンをとることは，周囲から肯定的反応を得られにくいことが原因だと捉えて，患者の行動変容を促すことでうつ症状の改善をはかるものである．

うつ病・躁うつ病の治療として，電気痙攣療法も有用であることが知られる．これは，頭部へ通電することにより，人工的に全身痙攣を引き起こす方法である．薬物療法に抵抗性のうつ病・躁うつ病に用いることで有用性が確認されている．また，昏迷を呈するときや自殺企図の危険性が高いときなどにも用いることがある．さらに，高齢者などにおいて，抗コリン作用や α受容体遮断作用を有する薬物（三環系抗うつ薬など）の副作用として尿閉，眼圧上昇，起立性低血圧が禁忌となる場合では，薬物療法ではなく電気痙攣療法が適応される．最近では安全性の高い修正型電気痙攣療法の施行が可能となり，効果が再認識されており，どの薬物療法よりも効果が確実であるとする報告もある．

ほかには，高照度光療法も奏功することが知られるものである．高照度光療法とは，患者に1,500〜10,000 ルクスの高照度光を照射する治療法であり，患者は光源の前に座り光照射を受けることでうつ症状や睡眠障害の改善に効果がみとめられている．季節性うつ病と概日リズム睡眠障害では治療の第一選択となっている．

また，断眠療法もうつ病・躁うつ病の非薬物的療法の一つとして，米国精神医学会においても認められているものであり，完全な断眠もしくは部分的（睡眠の後半部分や REM 睡眠）な断眠が行われている．断眠療法は即効的な気分の改善をもたらすが，効果が持続しないことが欠点であり，翌日に通常の睡眠をとることによって効果が消失することが知られている．

6. 抗うつ薬に関する最近の話題

現在治療で用いられる抗うつ薬の作用メカニズムは，神経伝達物質の増加（再取り込みの阻害），受容体の発現抑制（ダウンレギュレーション），細胞内の情報伝達系（セカンドメッセンジャー系）への作用，が主要なものである．最近ではこれらに加えて，抗うつ薬がBDNF の増加を介して病態に奏功していることが明らかにされてきている．これは，うつ病発症のメカニズムとして，脳の海馬領域における神経新生が阻害されること，BDNF が神経新生を促進して抗うつ効果を発揮するという図式を基盤においたものであり，抗うつ薬に限らず，電気刺激によるうつ病治療の根本にもかかわるメカニズムであることが認められてきている．

参考文献

1) American Psychiatric Association（著），日本精神神経科学会（日本語版監修）：DSM-5 精神疾患の診断・統計マニュアル．医学書院，2014. pp. 123-86.

2) 融 道男，中根允文，小見山実，岡崎祐士，大久保善朗（監訳）：ICD-10 精神および行動の障害—臨床記述と診断ガイドライン—．医学書院，2005. pp. 119-41.

3) 仮家公夫，小井田雅夫，秦多恵子，堀坂和敬：疾患別薬理学．廣川書店，2007. pp. 414-22.

4) デービッド・E・ゴーラン，アーメン・H・タシジアン Jr.（編），清野 裕（日本語版監修）：病態生理に基づく臨床薬理学．メディカル・サイエンス・インターナショナル，2008. pp. 191-206.

5) 上島国利，樋口輝彦，野村総一郎（編），精神医学講座担当者会議（監修）：気分障害治療ガイドライン．医学書院，2010.

6) 日本うつ病学会（監修），気分障害の治療ガイドライン作成委員会（編）：うつ病治療ガイドライン（第2版）．医学書院，2016. p. xvii.

7) 酒井 隆，宮本聖也，吉尾 隆，諸川由実代：こころの治療薬ハンドブック．星和書店，2015.

（執筆者）枝川義邦（早稲田大学）

1 めまい

病態生理

1. 病態生理

めまいの病態生理を理解するために，そもそもヒトが日常生活においてどのように身体を制御し平衡を保っているかを考える必要がある．狭い足底面積で体重を支え，立位で行動し，かつ重い頭部が上方に位置するというヒトの身体は，本来，極めて安定の悪い構造である．そのような構造上の不利な特徴がありながら，不自由なく日常の動作ができるということは，バランスを保つためのメカニズムが巧妙に働いているからにほかならない．

身体活動に伴って外界の状況は絶えず変化する．そのなかで平衡を保つためには，自己と外界の位置関係に変化が生じたときにそれを瞬時に感知（感覚器）して，情報を統合（中枢）し，適切に身体諸筋の緊張を変化（運動器）させ，外界の変化に対応しなければならない．平衡にかかわる外界の情報は，視覚，平衡覚，固有知覚の3つの感覚器から入力される．それらの情報を統合するのは小脳を中心とした中枢の役割である．さらに，運動器である身体諸筋に信号が送られ，身体を制御している．立位保持を例にとれば，たとえば身体が右へ傾いた場合，視覚情報として外界が逆側に傾いたという情報が送られる．平衡覚（前庭）からは重力の直線加速度が足底に向かう体の軸から右方向へずれたという情報が送られる．固有知覚からは，たとえば右膝関節の外側により大きな荷重がかかったという情報が送られる．これら情報が脳に送られ，統合され，身体の傾きを修整するように諸筋群が収縮し，立位が保持されるというものである．

これら，3つの感覚器入力，中枢での統合，運動器による出力のいずれが障害されても姿勢の適切な制御は困難となる．特に末梢平衡器官（前庭，半規管）あるいは平衡を司る中枢（小脳・脳幹）に障害が生じると，症状として「自己の空間識の異常と仮性運動感覚」という狭義のめまいが生じる．

一方，日本語で用いられる「めまい」は日常もっと広い意味に使われている．広義には，浮動感や動揺感，気が遠くなる感じや足元の不安定感，その他の身体違和感も含めてめまい感と表現される．そのような症状を来しうる原因は，実に様々な身体的あるいは精神的疾患に及ぶ▶表1．この鑑別診断の領域の広さが，めまいという訴えを診療する際の難しさであるが，ここでは，めまいの原因として最も多く，鑑別診断の基本となる平衡覚の感覚器障害，つまり，前庭・半規管由来の末梢性めまいについて解説する．

内耳は聴覚の感覚器である蝸牛と平衡覚の感覚器である前庭・半規管から構成される▶図1．前者は空気の振動（粗密波）によって刺激され，後者は加速度によって刺激を受ける▶表2．

両者に共通するのは，感知される刺激はいずれも物理的なエネルギーということである．その刺激を細胞の上面に感覚毛を有する細胞（有毛細胞）が感覚毛の傾き具合によって受容し，共通の感覚神経である内耳神経（蝸牛神経と上

表1 代表的なめまいの原因疾患

末梢性疾患（内耳および前庭神経疾患）
蝸牛症状（＋）：メニエール病，外リンパ瘻，Hunt症候群，内耳炎
蝸牛症状（－）：前庭神経炎，良性発作性頭位めまい
中枢性疾患（特に小脳・脳幹）
脳循環不全，脳梗塞，脳出血，腫瘍，炎症，変性疾患，外傷
頸部疾患
椎骨脳底動脈循環不全，bow hunter's stroke，鞭打ち損傷
内科疾患
血圧異常，心疾患，貧血，内分泌疾患，自律神経障害
眼科疾患
屈折異常，原田病，Cogan症候群
婦人科疾患
更年期障害
精神神経科疾患
心身症，ヒステリー，うつ病
薬剤起因性
アミノグリコシド系抗菌薬，抗腫瘍薬，向精神薬，抗痙攣薬，降圧薬，睡眠薬

343

下の前庭神経が合わさって内耳神経（第Ⅷ脳神経）がつくられる）を介して情報を中枢に伝える．共に平衡覚の感覚器である前庭と半規管の違いは，前庭が直線加速度を受容するのに対して，半規管が回転加速度を受容することである．感覚毛の傾きによって刺激を受容するという基本は共通でありながら，一見全く異なる．

音とバランスを感じることができるメカニズムは，感覚細胞を取り巻くそれぞれの特殊な構造にある．音という空気の振動を感じるために，蝸牛の有毛細胞は振動する基底板という板の上に並んでいる．しかも，極めて微細なエネルギーである音振動を増幅して感知するために，血管条というエネルギー産生機構を有する．

前庭については，重力をはじめとするあらゆる方向への直線加速度を感知するために，水平，垂直の互いに直交する平面上に2つの平衡斑（卵形嚢斑，球形嚢斑）が存在し，感覚細胞が分布する．しかも，加えられた直線加速度が感覚毛を動かす有効な力になるように，十分な質量を持った耳石が感覚毛の上に配置されている．

半規管については，頭部が三次元方向のいずれの向きに回転したとしてもその回転加速度を感知できるように，互いに直交するリング状の構造（三半規管）があり，その中の膨大部という場所に感覚細胞が存在する．回転加速度が生じると頭部は回転を始めるが，半規管の中の液体（リンパ）は慣性の法則に従い止まっていようとするため，相対的に回転方向と逆向きのリンパの流れが生じる．この流れに押されて半規管膨大部にある柔らかいクプラという構造が傾き，その根元にある感覚細胞の感覚毛を傾け回転加速度刺激が受容される．

これら感覚器の有毛細胞からは，刺激のないとき（感覚毛に傾きが生じていないとき）にも，一定頻度で神経伝達物質の放出が起こっている．感覚毛の傾きには方向性があり，長い感覚毛の方向に傾く刺激を受けたとき，感覚細胞は脱分極し神経伝達物質の放出頻度ならびに神経の発火頻度が増加する（興奮性刺激）．逆に，短い感覚毛の方向に傾く刺激を受けたとき，細胞は過分極し，それらは減少する（抑制性刺激）▶図2．それぞれの感覚器に対する適刺激によって感覚毛の傾きが起こり，興奮・抑制が生じるのは生理的なメカニズムである．

しかし，ここで何らかの病変によって感覚細胞あるいは神経の機能が障害されると，中枢には前庭神経の信号が極端に抑制された情報として伝わる．それは，たとえば半規管からの信号であれば，該当する半規管に抑制性の方向に回転加速度が与えられたという誤った情報として中枢に伝わり，自身が回転する感覚（回転性め

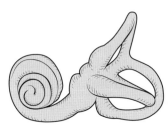

図1　内耳の構造
前方の渦巻き型の部分が蝸牛，中央のふくらみが前庭，後方の3つのリング状の構造が半規管である．

表2　内耳の特徴と受容する感覚

	蝸牛	前庭	半規管
感覚	聴覚	平衡覚	
適刺激	空気の振動（粗密波）	頭部にかかる加速度	
^	^	直線加速度	回転加速度
感覚細胞	感覚毛を有する有毛細胞		
受容のメカニズム	外界の物理刺激を感覚毛の傾きによって受容する物理刺激受容器		
構造上の特徴	振動する構造物（基底板）	水平，垂直の互いに直交する平面に2つの平衡斑（卵形嚢斑，球形嚢斑）	三次元的に互いに直交するリング状構造（三半規管）
^	微細な振動を増幅するため豊富なエネルギー生産（血管条）	加速度が有効な力に置き換えられるように十分な質量（耳石）	内部の相対的な流れを感知する柔らかい構造（クプラ）

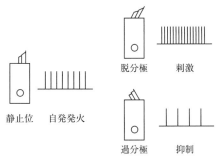

図2 感覚毛の変位と前庭神経の発火頻度
感覚毛の傾く方向によって，細胞内電位が変化し，神経伝達物質の放出頻度が変化する．

まい）が生じることになる．当然，障害されていない対側の半規管や正常な視覚，固有知覚からは回転は生じていないという正しい信号も入力されるため，その矛盾によって中枢は混乱する．これによってめまい症状が生じる．つまり，常時身体を制御しているバランスを保つためのメカニズム（平衡覚）は普段正常に機能しているときには意識されないが，一度破綻すると，めまいという症状で認識されるわけである．

2. 症　状

めまいは日常臨床で極めて多くみとめられる症候である．ただし，患者の訴えるめまいは，医療者がイメージするめまいと同じとは限らない．回転感のみならず，動揺感，浮動感，不安定感，眼前暗黒感など実に多彩であり，それら症状を来す病態も単一ではない．様々な身体違和感も広い意味でのめまい感として訴えられることがあるため，めまいの訴えが，真に平衡障害を表現したものであるか確認する必要がある．平衡障害があるのかないのか，運動時のみか安静時にもみられるか，一過性か持続性か，持続時間はどの程度か，症状発現にきっかけがあるか，随伴症状を伴うか，などを問診で確認する必要がある．

めまいの訴えのなかで回転感は重要な症状である．ただし，短絡的に回転性＝末梢性めまいと考えるのは誤りである．回転性めまいは一側の末梢から中枢に至る前庭神経系に急性の障害が生じたときにみられる症状と考えるべきである．例として，Wallenberg症候群は中枢性疾患であるが，前庭神経核を含む脳幹の血管病変が急速に起こるため，回転性めまいを生じる．

逆に，末梢性の疾患であるストレプトマイシンによる中毒性前庭障害のように，緩徐進行性に両側の高度末梢前庭機能障害が生じた場合には回転感は起こらない．この場合，安静にしている状態では何ら症状をみとめないが，頭部を動かしたときにjumbling現象（動作時の固視障害のため物が揺れて見える）がみられ，周囲が揺れる感覚が起こり，あるいは自身がふらつく．jumbling現象は両側の前庭機能高度障害に伴う前庭眼反射の欠如がもたらす動作時の固視機能障害による現象と考えられる．

めまいの随伴症状として頻繁に訴えられるのは嘔気・嘔吐である．これらは，めまいに伴う前庭自律神経反射の結果としてみられる症状で，めまいの原因を鑑別するうえで役立つ特異的な症状ではない．ただし，通常めまいを来した患者にとって最もつらい症状となるのがこの嘔気・嘔吐であり，急性期治療ではこれを抑えることが重要となる．

3. 検　査

1）自発ならびに頭位，頭位変換眼振検査

静止状態では，中枢は左右の平衡覚からそれぞれ一定の自発発火の信号を受け取り，加速度刺激がない（つまり自分の頭部が動き出していない）ことを認識する．そのとき，眼球は静止している．ところが，内耳に機能障害があり，生理的ではない興奮性あるいは抑制性の異常信号が送られると，前庭眼反射によって眼球運動系が働き，抑制刺激方向への眼球の偏倚（緩徐相）と急激な眼位の回復（急速相）を繰り返し，リズミカルな眼球の動きが生じる．このような自発眼振，つまり刺激を与えられていないのに生じる眼振は病的な所見である．

自発眼振をみとめない状態でも，頭部を動かすことによって前庭の反応を眼球運動から確認することが可能である．頭位眼振検査では回転加速度を殆ど生じないようにゆっくり頭位を傾ける．これにより重力の方向が変わり，耳石刺激により眼振が生じるか確認することができる．頭位変換眼振検査では急速に頭位を変化させ，半規管刺激により眼振が生じるかをみる．

2）視標追跡検査

視標をスムーズに追いかけるためには，主に小脳による眼球運動の制御が必要となる．末梢性めまいの重要な鑑別疾患である小脳，脳幹由

来の中枢性めまいの診断に視標追跡検査は有効である。視標を動かし眼で追跡させたときの眼球運動を観察すると，衝動的な追跡のみ可能な脳幹障害や，完全に追跡が困難な失調パターンを呈する小脳病変が検出できる。

3）視運動性眼振検査

視運動性眼振検査では動いているものを目で追う力をみる。視標が目の前を次々に移動していくと，電車の窓から外の風景を眺めているときと同様に，動いているものを追いかけ（滑動性眼運動），次の指標に視線を移し（衝動性眼運動）また追いかけるというリズミカルな眼球運動（眼振）が生じる。視運動性刺激があるときには眼振があるのが正常である。刺激に応じた眼振が正しく誘発されない場合では中枢性疾患を疑い，左右差がある場合には主に末梢の機能障害を疑う。

4）温度眼振検査

半規管は本来回転加速度を知覚するが，温度変化によって半規管のリンパに対流を起こし，半規管を刺激する検査が温度眼振検査である。外耳道に冷水あるいは温水を注入すると，その温度変化は外耳道に最も近い外側半規管に及ぶ。外側半規管が垂直方向に向くように仰臥位で約30度ベッドアップした姿勢で温度変化を与えると，外側半規管内のリンパが対流によって動く。つまり，半規管にとって生理的刺激ではない温度刺激によって，左右別々に半規管機能検査できる方法で，末梢性あるいは前庭神経の障害の有無の判定に有用である。

5）重心動揺検査

重心動揺検査は体の揺れを記録できる台の上に乗って直立検査を行うもので，身体動揺を客観的に評価・詳細に分析できる点が優れた方法である。開眼と閉眼の両方を検査する。末梢性疾患では，開眼では動揺が少ないが閉眼にすると動揺が著明となる。中枢性では開閉眼によらず，共に強い動揺がみられることで鑑別できる。

6）画像検査

内耳は，サイズも小さく，画像検査で異常を検出することは容易ではない。めまいの多くを占める末梢性めまい疾患を画像によって確定診断することは多くの場合困難であり，むしろ主に中枢性めまいの除外のために行われる。

除外すべき中枢疾患の代表は，後頭蓋窩の出血，梗塞，聴神経腫瘍などである。救急で施行される頭部CT検査は出血以外には診断価値が乏しい。中枢性めまいの診断に最も診断価値が高いのはMRIである。しかし，MRIも万能ではなく，微小な病変や変性疾患では所見が得られないこともあり，各種の機能検査や経過と照らし合わせて診断に結び付ける必要がある。

4．治療概要

めまいの原因は多彩であり，当然，治療は原因疾患に応じて異なる。しかし，突然に発症し，激しい嘔気・嘔吐を伴う場合，診断と並行して症状を緩和するための対症療法も必要となる。めまいの初期対応の原則は，安静ならびに重要疾患の除外である。めまいに伴う高度の悪心・嘔吐は安静を妨げ，診察に協力することさえ困難なこともある。診断確定前であっても対症療法として悪心・嘔吐対策が必要となることが少なくない。嘔吐を伴う症例では内服困難なことが多いので，点滴あるいは座薬からの投与になる。

重要疾患を除外するために，聴覚症状と前庭自律神経反射による嘔気・嘔吐以外の神経症状の有無を確認する。たとえば，麻痺，複視，構音障害，失調，頭痛などがめまいに伴う場合では，直ちに中枢神経系の精査が必要であり，いたずらに症状緩和に時間を費やさないようにする。

1）末梢性めまい

前庭神経炎に代表される末梢性めまいは生命予後の点では良好であるが，その激しいめまいによる苦痛と恐怖は極めて著しいものであり，適切な対応で症状を抑えたうえでないと問診も難しいことがある。

急性期のめまいに伴う悪心・嘔吐には抗ヒスタミン薬が有効である。中枢神経系に到達する第一世代（古典的）抗ヒスタミン薬が望ましく，通常は副作用と考えられる中枢神経抑制による鎮静，眠気も急性期のめまい患者においては都合が良いこともある。ジメンヒドリナート，プロメタジン，あるいはジフェンヒドラミン・ジプロフィリン配合薬はこの目的に適する。ただし，第一世代抗ヒスタミン薬では一般に抗コリン作用も強いことに注意が必要である。緑内障，閉塞性呼吸器疾患，イレウスあ

いは前立腺肥大の有無は確認が必要である.

制吐薬としてドンペリドンあるいはメトクロプラミドもしばしば用いられる. これらは, ドパミンD_2受容体拮抗作用を持ち, 消化管運動を改善するとともに第4脳室底の嘔吐中枢化学受容体に作用し, 両者の効果で嘔吐を抑制する.

狭義の抗めまい薬に分類されるベタヒスチンやジフェニドール, あるいは脳循環代謝改善薬に分類されるアデノシン三リン酸二ナトリウム水和物は, 共に血流改善によって脳や内耳の血流を増やすことにより, めまい改善効果が期待されている. それぞれの薬剤の効果の有意差を示すことは難しいが, 異なる特性から使い分けるのがよい. ベタヒスチンにはヒスタミン類似作用があるため消化性潰瘍や喘息の既往がある場合には避けた方がよい. ジフェニドールは制吐効果も併せて期待できるが, 抗コリン作用が強いため, 緑内障, 閉塞性呼吸器疾患, イレウスあるいは前立腺肥大の場合に避ける. かつ, 重篤な腎機能障害では禁忌となっているので注意しなければならない. アデノシン三リン酸二ナトリウムは, 血小板凝集抑制に用いられるジピリダモールとの併用でアデノシンの血中濃度が上昇してしまう併用注意がある. また, メニエール病および内耳障害に基づくめまいに適応となるのは10%顆粒を1回100 mgで使用する場合に限られるので剤形と使用量に注意する.

7%炭酸水素ナトリウム溶液は急性期のめまい症状緩和に有効とされ, 動揺病, メニエール病, その他の内耳障害によるめまいに適応となっている. 二酸化炭素分圧の上昇による血管拡張作用, 障害部位の虚血によるアシドーシスの改善, 高浸透圧により循環血液量を増加させ末梢循環を改善させる効果が期待される. 作用機序には未だ明らかでないところも多いが, 症状緩和に即効性が期待されることから臨床的には頻繁に用いられている. ただし, カルシウムイオンが存在すると反応して炭酸カルシウムの沈殿を生じるため, カルシウムを含む点滴製剤と混合しないようにする. また, アルカリ性のため他の注射薬の配合変化を起こしやすいので注意が必要である. pHは約7.9とされ, 血管痛を生じるので静注の場合でも緩徐に行う. ま

た, 20 mL当たり約17 mEqのナトリウム(食塩換算で約1 g)を含むため, 心不全, 腎障害, 電解質異常を有する症例では投与量に配慮する必要がある. また, 血液凝固時間延長があるので, 投与にあたっては当該症例のめまいの原因として脳出血の可能性がないか注意する.

抗不安薬も急性期のめまいには効果的である. 不安はめまい症状を増悪させ回復を遅らせるため, 適切に対処する必要がある. ベンゾジアゼピン系薬が一般に用いられ効果発現は早い. 作用時間と注射か内服かの投与経路で使いやすい薬剤を選択する. ただし, 患者の不安を取るためには単に薬剤の働きに期待するのではなく, かかわる医療者の言動が配慮に満ちたものでなければならない.

2) 薬剤性めまい

薬剤性めまいにも注意が必要である. ストレプトマイシンに代表されるアミノグリコシド系抗菌薬では, 聴覚ならびに平衡覚の感覚細胞が障害を受ける. 内耳障害は不可逆性, かつ投与終了後も障害が進行する例がある. 硫酸ストレプトマイシンは難聴・耳鳴よりも平衡障害が主であるので, 障害の早期発見にはめまい症状の確認と平衡機能検査が重要となる. 人によって受傷性に個人差があることが知られており, その主たる原因がミトコンドリア遺伝子の変異によることが解明された. ミトコンドリア1555A→G変異では母系遺伝形式の感音難聴の家族歴がみとめられ, そのような家族歴を有する症例へのアミノグリコシド系薬投与はriskとbenefitを慎重に検討したうえで適応を判断する必要がある.

薬剤性めまいの場合, 原因となる薬剤の中止ないし変更が有効である場合がある. 血圧変動の大きい症例に対する過度の降圧, 不眠に対する効果持続時間の不適切な睡眠薬の投与などがその代表であり注意を要する. その他にも, めまい, めまい感あるいはふらつきが添付文書上に副作用として記載されている薬剤は多く, めまいに対して処方された抗不安薬が長期に継続された結果, 逆に症状を遷延させていることも起こりうる. 実際の服薬の経過と症状の変動を詳細に把握することが診断のカギとなる.

3) 起立性調節障害

臥位では症状がなく, 立位になるとめまい感

がするというのは珍しい症状ではない．そのうち，シェロングテストで安静仰臥位と立位の血圧・脈拍の変化などから起立性調節障害が疑われる症例では，水分摂取指示，急激な体位の変換を避けるよう生活指導のほか，塩酸ミドドリンやメチル硫酸アメジニウムを投与し，ある程度の血圧維持が必要となる症例がある．投薬中は家庭血圧の自己測定を併せて勧める．

不安感が基礎にあり自律神経症状を強く訴える場合には，トフィソパムによる自律神経調整作用が奏功することがある．ただし，この薬剤自体が副作用で眠気やふらつきを起こすことがあるので，漫然と投与することは控える．

4）乗り物酔い（動揺病）

車あるいは船など，繰り返し様々な加速度が加わると，それに応じて前庭は興奮・抑制を繰り返し，過度の信号が前庭自律神経反射によって視床下部を中心とした自律神経系に伝えられる．軽度の刺激では小脳を中心とする抑制性の信号によって抑えられるが，その個人のそのときの許容レベルを超えると抑制が不十分となり，自律神経系に異常を来し，いわゆる乗り物酔いの症状が生じる．

過度の加速度刺激が加わる揺れを避けることが根本的な対応だが，それが不可能なときには刺激によって起こった自律神経系の異常を抑えることが症状を緩和する．ジフェンヒドラミンは中枢に作用する抗ヒスタミン薬であり，前庭系および自律神経を介した嘔吐中枢の興奮を抑えることで症状を抑制する．

5）片頭痛性めまい

めまいも頭痛も極めて日常的な症状であり，両者とも症例によって訴え方が様々であるため，正確な診断が難しい症候である．しかし，めまい時に頭痛が伴うか否かは，中枢性めまいの有無を疑うためにも，また vestibular migraine を疑うためにも重要である．片頭痛診断の詳細はここでは触れないが，典型的な片側性，拍動性という特徴のみにとらわれず，中等度から高度の痛み，あるいは日常動作によって悪化するもの，光過敏や音過敏，前兆を伴うといった性質のある頭痛では，積極的に片頭痛を疑い，かつ，めまいとの関連を詳しく聴取する必要がある．

治療はトリプタン製剤であり，vestibular migraine の診断的治療目的に片頭痛治療を行い，めまいへの効果をみることも有効である．

（執筆者）和田哲郎（筑波大学）
（取りまとめ）原　晃（筑波大学）

▧ 薬物治療

1．はじめに ∎

めまいへの対応は，生じるめまいに対する対症療法と原因療法の2つの方向性があるが，めまいの急性期には吐気・嘔吐を伴うことが多く，制吐薬が有効である．不安が強いときには，症状の悪化を予防するため抗不安薬が用いられる．その他に，それぞれの病態に応じて，制吐薬，血管拡張薬，脳循環・代謝改善薬などを使い分ける．

2．制吐薬 ∎

1）抗ヒスタミン薬

①ジメンヒドリナート

ジメンヒドリナートは，迷路機能の亢進を抑制してめまい症状を改善するとともに，嘔吐中枢に作用して悪心・嘔吐を抑える．使用上の注意としては，モノアミン酸化酵素（MAO）阻害薬により代謝速度が低下し，作用が持続・増強されるため，併用は禁忌である．また，中枢神経抑制薬の鎮静作用を増強する．一方，中枢神経抑制薬およびアルコールはジメンヒドリナートの中枢抑制作用を増強する．

②ジフェンヒドラミン・ジプロフィリン配合薬

ジフェンヒドラミン・ジプロフィリン配合薬は，ヒスタミン H_1 受容体遮断薬のジフェンヒドラミンとキサンチン誘導体のジプロフィリンの配合である．迷路反射を抑制するとともに，嘔吐中枢を抑制する．ジフェンヒドラミンは抗コリン作用を併せ持つため，緑内障，下部尿路閉塞性疾患のある患者には禁忌である．動揺病，メニエール病に伴う悪心・嘔吐・めまいに用いられる．

③プロメタジン

プロメタジンは，抗ヒスタミン作用，抗コリン作用，抗アポモルヒネ作用を示す．動揺病に用いられる．

2）ドパミンD₂受容体遮断薬

脳に存在する化学受容器引金帯（CTZ）にドパミンが作用すると，この刺激が嘔吐中枢に伝えられ，嘔吐を引き起こす．ドパミンD₂受容体遮断薬は，化学受容器引金帯（CTZ）のD₂受容体を遮断することで制吐作用を示す．中枢でのD₂受容体の刺激は，間脳の内分泌調節系に対して抑制機能を持つ．そのため，D₂受容体遮断薬はプロラクチン分泌作用を示し，女性の場合は持続的な乳汁漏出が，男性では女性化乳房が見られることがある．また，大脳基底核線条体ニューロンのD₂受容体の遮断は錐体外路症状を引き起こすことがある．メトクロプラミド，ドンペリドンなどが用いられる．

3．輸液・栄養製剤

炭酸水素ナトリウム

動揺病，メニエール症候群，その他の内耳機能障害に伴う急性期めまい症状に対し，炭酸水素ナトリウムの注射は効果を示す．詳細な機序については不明であるが，血漿中のCO₂の増加による血管拡張と高浸透圧による血液量増加により，内耳血流を改善すると言われている．アルカリ性なので配合変化に注意が必要である．

4．血管拡張薬，脳循環代謝改善薬

1）ベタヒスチン

ベタヒスチンはヒスタミンH₁受容体の部分作動薬である．内耳の微小循環を改善するとともに，血管透過性を調整することで内リンパ水腫を除去する．また，脳循環改善作用もある．メニエール病，めまい症に伴うめまい，めまい感に使用される．

2）ジフェニドール

ジフェニドールは内耳障害に基づくめまいに用いられる．椎骨脳低動脈の攣縮を抑制して血流量を増加させるが，作用機序の詳細は不明である．また，末梢前庭神経からの異常インパルスの遮断作用および眼振抑制作用を示す．

3）イソプレナリン

イソプレナリンはアドレナリンβ受容体刺激薬である．内耳の循環改善作用や内耳液の産生・吸収機構を正常化する作用がある．内耳障害に基づくめまいに適用される．

4）イブジラスト

イブジラストはホスホジエステラーゼの阻害薬であり，プロスタサイクリン（PGI₂）による血管拡張作用を増強することで，脳局所血流量を増加させる．脳梗塞後遺症，脳出血後遺症に伴うめまいの改善に使用される．

5）アデノシン三リン酸二ナトリウム水和物（ATP）

ATPには血管拡張作用があり，内耳血流を増加する作用がある．リン酸供与体として作用して各種補酵素を介する糖質，脂肪，タンパク質の代謝を促進する．メニエール病および内耳障害に基づくめまいに使用される．

5．抗不安薬

不安感が強い場合や自律神経失調症におけるめまいには，クロチアゼパムなどが用いられる．視床下部および大脳辺縁系，特に扁桃体のベンゾジアゼピン受容体に作用し，不安，緊張などの情動異常を改善する．

（執筆者）礒濱洋一郎（東京理科大学）

めまい治療薬

分類	一般名	販売名（商品名）	標的分子/作用機序	適応	コメント
制吐薬	ジメンヒドリナート	ドラマミン®	H₁受容体	動揺病，メニエール症候群に伴う悪心・嘔吐・めまい	禁忌：MAO阻害薬を使用中，ジフェニルメタン系薬剤に対し過敏症の患者
	プロメタジン塩酸塩	ピレチア® ヒベルナ®		動揺病	重大な副作用：悪性症候群，乳児突然死症候群，乳児睡眠時無呼吸発作
	ジフェンヒドラミン塩酸塩・ジプロフィリン	トラベルミン®	遮断	動揺病，メニエール症候群に伴う悪心・嘔吐・めまい	禁忌：緑内障・前立腺肥大など下部尿路に閉塞性疾患のある患者．眠気を生じるため，自動車の運転などは控える．

めまい治療薬（続き）

分類	一般名	販売名（商品名）	標的分子/作用機序		適応	コメント
制吐薬	ドンペリドン	ナウゼリン®	ドパミン D_2 受容体	遮断	悪心，嘔吐	重大な副作用：ショック，アナフィラキシー様症状，錐体外路症状，意識障害，痙攣（メトクロプラミドでは性症候群，遅延性ジスキネジア）
	メトクロプラミド	プリンペラン®				
輸液・栄養製剤	炭酸水素ナトリウム	メイロン®			動揺病，メニエール症候群，その他の内耳障害，急性蕁麻疹に伴う悪心・嘔吐・めまい	急性期のめまい症状緩和に有効 調製時の注意：カルシウムイオンと沈殿を生じるので，カルシウム塩を含む製剤と配合しないこと 慎重投与：心不全，腎障害，電解質異常のある患者
血管拡張薬脳循環・代謝改善薬	ベタヒスチンメシル酸塩	メリスロン®	H_1 受容体 H_3 受容体	作動遮断	メニエール病，メニエール症候群，動揺症に伴うめまい，めまい感	慎重投与：消化性潰瘍の既往歴，気管支喘息の患者
	ジフェニドール塩酸塩	セファドール®			内耳障害に基づくめまい	禁忌：重篤な腎機能障害のある患者 慎重投与：緑内障，前立腺肥大など尿路に閉塞性疾患，胃腸管に閉塞のある患者
	dl-イソプレナリン塩酸塩	イソメニール®	アドレナリン β 受容体	刺激	内耳障害に基づくめまい	禁忌：重症の冠動脈疾患，頭部および頸部外傷直後，カテコールアミン製剤を投与中の患者 重大な副作用：重篤な血清カリウム値の低下
	イブジラスト	ケタス®	ホスホジエステラーゼ	阻害	脳梗塞後遺症に伴う慢性脳循環障害によるめまいの改善	禁忌：頭蓋内出血後，止血が完成していないと考えられる患者 重大な副作用：血小板減少，肝機能障害，黄疸
	アデノシン三リン酸二ナトリウム水和物	アデホス®コーワ	アデノシン受容体	刺激	メニエール病および内耳障害に基づくめまい	用法・用量：10% 顆粒を1回 100 mg で使用 併用注意：ジピリダモール
抗不安薬	クロチアゼパム	リーゼ®	$GABA_A$ 受容体（ベンゾジアゼピン結合部位）	刺激	自律神経失調症，麻酔前投薬におけるめまい・肩こり・食欲不振	禁忌：急性狭隅角緑内障，重症筋無力症の患者 重大な副作用：依存性，肝機能障害，黄疸

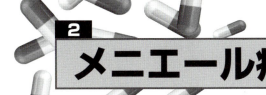

2 メニエール病

■ 病態生理

1. 病態生理

メニエール病は内耳性めまいの代表疾患である．その病態は内耳の内リンパ水腫と考えられており，蝸牛ならびに前庭・半規管に影響し，聴覚と平衡覚の障害を反復する．

内耳は側頭骨の骨に包まれて存在する．内部には膜迷路と呼ばれる複雑な膜構造があり，組成の異なる外リンパと内リンパで満たされる腔を分けている．内リンパは蝸牛の血管条と前庭の暗細胞で産生され，後頭蓋窩に位置する内リンパ嚢で吸収され，恒常性が保たれていると考えられている．ところが，様々な原因でこのバランスが崩れ，産生過剰あるいは吸収障害によって内リンパが増え，内リンパ腔の容積が拡大（水腫）した病態 ▶図1 が起こりうる．内耳炎など，内リンパ水腫を来す明らかな原因の分かっているものは除外し，原因不明（特発性）でこのような内リンパ水腫が起こったものがメニエール病と考えられている．

水腫の程度は一定ではなく，経過によって変動する．水腫と症状との関係は未だ明らかにされているとは言えないが，内リンパ腔が拡大しはじめるときにその内圧上昇により耳閉感や難聴が出現し，さらに拡大が進み，前庭感覚細胞を直接圧迫，血流を途絶，あるいは膜迷路の破綻によって流出した内リンパの高濃度カリウムイオンが細胞障害性に働くなどの変化によって発作を来すと説明されている．

2. 症状

典型的なメニエール病では，難聴，耳鳴，耳閉感などの聴覚症状を伴い，それと並行して反復するめまい発作を特徴とする．その特徴は ▶表1 ，▶表2 に示す診断基準（メニエール病診療ガイドライン）のようである．

表1 めまいの特徴

① めまいは一般に特別の誘因なく発生し，嘔気・嘔吐を伴うことが多く，持続時間は10分程度から数時間程度である．なお，めまいの持続時間は症例により様々であり，必ずしも一元的に規定はできないが，数秒〜数十秒程度の極めて短いめまいが主徴である場合，メニエール病は否定的である．
② めまいの症状は回転性が多数であるが，浮動性の場合もある．
③ めまい発作時には水平回旋混合性眼振が観察されることが多い．
④ めまい・難聴以外の意識障害，複視，構音障害，嚥下障害，感覚障害，小脳症状，その他の中枢神経症状を伴うことはない．
⑤ めまい発作の回数は，週数回の高頻度から年数回程度まで多様である．また，家庭・職場環境の変化，ストレスなどが発作回数に影響することが多い．

（厚生労働省難治性疾患克服研究事業　前庭機能異常に関する調査研究班（2008〜2010年度）（編）：メニエール病診療ガイドライン2011年版．金原出版，2011. より抜粋転載）

表2 聴覚症状の特徴

① 聴覚症状は，主にめまい発作前または発作と同時に発現・増強し，めまいの軽減とともに軽快することが多い．
② 聴覚症状は難聴，耳鳴，耳閉感が主徴で，これらが単独，あるいは合併してめまいに随伴，消長する．また，強い音に対する過敏性を訴える例が少なくない．
③ 難聴は感音難聴で，病期により閾値が変動する．また，補充現象陽性を示すことが多い．発症初期には低音域を中心とし可逆性であるが，経過年数の長期化とともに次第に中・高音域に及び，不可逆性となることが多い．
④ 難聴は初期には一側性であるが，経過中に両側性（メニエール病の両側化）となる症例がある．この場合，両側化は発症後1〜2年程度から始まり，経過年数の長期化とともに症例数が増加する．

（厚生労働省難治性疾患克服研究事業　前庭機能異常に関する調査研究班（2008〜2010年度）（編）：メニエール病診療ガイドライン2011年版．金原出版，2011. より抜粋転載）

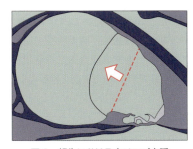

図1　蝸牛における内リンパ水腫
内リンパ腔の拡大によって，内リンパと外リンパを隔てる膜（ライスネル膜）が，本来の位置（破線）から矢印のように変位している．

表のような症状の反復は初回発作では確認できず，めまいを伴う突発性難聴と鑑別できない場合も多い．必要な期間，経過観察を行い，発作の反復を確認し，各種の検査によってほかの疾患を除外した後にメニエール病確実例と診断する．

3. 検査

メニエール病を直接証明する検査法は未だ確立されていない．同様の症状を呈する外リンパ瘻，内耳梅毒，聴神経腫瘍，神経血管圧迫症候群などの内耳・後迷路性疾患，小脳，脳幹を中心とした中枢性疾患など原因既知の疾患を除外する必要がある．そのような疾患を除外するためには，十分な問診，神経学的検査，平衡機能検査，聴力検査，CTやMRIの画像検査などを含む専門的な臨床検査を行い，症例によっては経過観察も必要となる．

前項のめまい疾患に共通の諸検査に加えて，特にメニエール病を疑う場合には，以下のような検査が必要となる．

1) 純音聴力検査

「症状」で述べたように，聴覚症状を伴うことがメニエール病の特徴であるが，その訴えは必ずしも難聴ではない．耳閉感として訴え，難聴の自覚は乏しい症例も少なくない．その場合にも純音聴力検査を行うことで客観的な評価ができる．

125～8,000 Hz の純音をオクターブごとに7周波数測定し，聴こえる一番小さな音のレベル（最小可聴域値）を求める検査であり，メニエール病で認められる検査結果は変動する感音難聴である．特に初期には低音が障害されやすく（図2），発作間歇期には回復することが多い．進行すると低音以外の周波数も障害され回復も不良となる．両側性に聴力が障害される症例もある．

聴力検査をめまいの最中に施行することは容易ではないが，発作に随伴して聴力が変動するため，可能な限り症状のあるときに検査を行うと診断価値が高い．

2) 補充現象検査

メニエール病は内耳が原因で生じるため，その聴覚症状には内耳性難聴の特徴である補充現象をみとめることが多い．補充現象は，難聴があるのにもかかわらず，その人にとって聴こえ

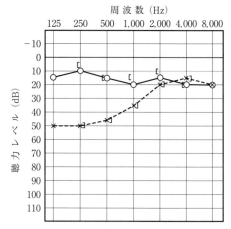

図2 メニエール病に特徴的な低音障害型感音難聴
図の症例では左（×印）が患側である．

るレベルの大きい音に対してはかえって鋭敏になる現象である．大きい音がうるさい，耳障りに感じるあるいは響いてしまうという症状を訴える．補充現象検査には様々な方法があり，①左右の自覚的な音の大きさ（ラウドネス）を合わせる両耳バランス検査（ABLB：alternate binaural loudness balance test），②通常は感じ取ることのできない僅かな音の変化を何％認識できるかを調べる SISI 検査（short incremental sensitivity index test），あるいは③自記オージオメータによって自動で音を増強・減弱させながら聴力を測定する方法を用い，聴こえたとスイッチを押すレベルと聴こえないとしてスイッチを離すレベルの幅が縮小することで補充現象を判断することが可能である．

3) 内リンパ水腫推定検査

メニエール病の病態は内リンパ水腫であるため，その存在を推測するために施行する検査法である．

①グリセロール検査では，浸透圧利尿薬であるグリセロールを用いて内リンパ水腫を軽減させ，その効果を聴力検査で測定する．グリセロールを内服ないし点滴で投与し，その前後で純音聴力検査を施行し改善がみられた場合（陽性）に内リンパ水腫が存在したと推測する．

②蝸電図検査は耳の深部に電極を設置し，微細な蝸牛の電位変化を捉える方法で，音刺激に対する蝸牛神経複合活動電位（AP）に先行して，陰性の加重電位（−SP）が

観察されることで内リンパ水腫を間接的に証明する.

4)画像検査

前述したように,内耳疾患を画像で診断するのは容易ではない.しかし近年,画像解像度の進歩により,ガドリニウム造影剤を鼓室内投与することによって,外リンパ腔をMRIで描出し内リンパ水腫の評価が可能となってきている[2].

4. 治療概要

1)急性期

急性期治療については,前節のめまい疾患に共通である.中枢性疾患など危険なめまいではないかをまず鑑別する.メニエール病発作であれば,まず,症状緩和を目指した治療を開始する.つまり,7%炭酸水素ナトリウム溶液,中枢に作用する抗ヒスタミン薬,制吐薬,抗不安薬などを,ほかの末梢性めまい疾患と同様に用いる.

初回発作例では特にメニエール病とめまいを伴う突発性難聴の鑑別が難しいと述べたが,聴覚障害が強い場合には急性感音難聴として副腎皮質ステロイドの使用が必要となる場合がある.ステロイドの投与の原則は,初回に十分量で開始し,短期間で漸減し,終了するというものである.たとえば,プレドニゾロン60mgあるいはデキサメタゾン8mgで投与を開始し,1~2週で漸減し終了する.もちろん,ステロイド使用に注意が必要な疾患 ▶表3 の確認は重要であるため,めまい発作中の患者に対してであっても必要な問診を行う.治療効果が十分でない場合でも,いたずらに投与期間を延長することは副作用の面から好ましくない.

2)慢性期

慢性期には,メニエール病の発作予防を目的に治療が行われる.その第1は生活指導である.

表3 ステロイド使用時の確認すべき疾患

・糖尿病
・消化性潰瘍
・高血圧,心不全
・精神疾患,うつ病
・骨粗鬆症,無菌性骨頭壊死
・血栓塞栓症,脳梗塞,心筋梗塞
・難治性の感染症,結核
・緑内障,白内障

る.メニエール病の発症あるいは誘因にストレスは密接な関係がある.精神的・肉体的な過労を是正し,睡眠不足を避け,規則的な生活を送るように指導する.精神的なストレスは本人の努力で改善できないことが多いが,それでもそのストレスが自身の健康に影響している可能性に気づかせることで何らかの対策を考えていくことは一般に可能である.塩分やカフェインのとりすぎを避けた方がよいという意見もあるが,現時点では明確なエビデンスは得られていない.この疾患は几帳面な性格の方が多く,制限することが本人のストレスになる場合もあり注意が必要である.気分転換や適度な運動のアドバイスは有効であることが多い.

薬物治療では,前節の末梢性めまいの項で述べたのと同様に,抗めまい薬,脳循環代謝改善薬,抗ヒスタミン薬や抗不安薬もメニエール病の症状に応じて投与する.また,浸透圧利尿薬であるイソソルビドが特効薬的に用いられている.利尿効果により水腫を軽減し発作を抑えると考えられる.液剤で携行に不便であるとか酸味苦味のために飲みにくいとの欠点も指摘されていたが,携行用の個包装やゼリー状の剤型が出され大分使いやすくなっている.メニエール病では耳閉耳鳴がめまいに先行する例が多く,反復しているうちに本人がめまいの前兆に気づくことがあり,そのようなタイミングでの服用は極めて効果的と考えられる.注意点として,利尿によって頭蓋内圧も下げることから急性頭蓋内血腫では禁忌となっている.

3)難治症例

難治症例では選択的に前庭機能を破壊する方法が考慮される.薬剤を用いた方法としては,内耳毒性を持つアミノグリコシド系薬のなかで,前庭毒性が強く蝸牛毒性は比較的軽度であるゲンタマイシンを鼓室内注入する治療がある.鼓膜を十分麻酔した後にゲンタマイシンの原液40mg/mL,あるいは重曹水で1.5倍に希釈しpHを調整した薬液を鼓室内に注入するもので,前庭機能をあえて薬剤で低下させ,めまい発作をコントロールすることを目指す.一側性の難治性メニエール病でほかの方法で改善が見込めず,かつ,患側の聴力は低下してもやむを得ないと考えられる場合に適応となる.

外科的な方法としては,内リンパ嚢開放術や

353

前庭神経切断術があり，効果良好との報告もある．しかし，術後の前庭機能低下によるめまいやふらつきは，前庭代償が起こるとしても多少なりとも生じるものであり，合併症のリスクも考慮し，適応は慎重に判断されなければならない．

参考文献

1) 厚生労働省難治性疾患克服研究事業前庭機能異常に関する調査研究班（2008～2010年度）（編）：メニエール病診療ガイドライン2011年版．金原出版，2011.
2) Nakashima T, et al.: Visualization of endolymphatic hydrops in patients with Meniere's disease. Laryngoscope 2007; 117: 415-20.

（執筆者）和田哲郎（筑波大学）
（取りまとめ）原　晃（筑波大学）

⊠ 薬物治療

1. はじめに

メニエール病のめまい発作期は心身の安静を保ち，制吐薬や7%炭酸水素ナトリウム液の点滴静注が有効である．発作後はめまいを予防し発作の間隔を延ばすことが大事であり，血管拡張薬，脳循環・代謝改善薬を用いる．また，自律神経失調症におけるめまいには抗不安薬が効果的である．内耳の内リンパ水腫には，浸透性利尿薬が有効である．

治療薬の詳細は，利尿薬以外は前節の「めまい」で記載した．

2. 利尿薬

メニエール病で見られる内耳の内リンパ水腫を改善するために，イソソルビドやアセタゾラミドなどの利尿薬が用いられる．アセタゾラミドの内耳水腫除去作用は内耳の局所的なリンパ分泌抑制作用もかかわる．

（執筆者）礒濱洋一郎（東京理科大学）

メニエール病治療薬

分類	一般名	販売名（商品名）	標的分子/作用機序		適応	コメント
抗ヒスタミン薬	ジメンヒドリナート	ドラマミン®	H_1受容体	遮断	動揺病，メニール症候群，放射線宿酔に伴う悪心・嘔吐・めまい，手術後の悪心・嘔吐	1節「めまい」を参照
	ジフェンヒドラミン塩酸塩・ジプロフィリン	トラベルミン®			動揺病，メニエール症候群に伴う悪心・嘔吐，めまい	1節「めまい」を参照
ドパミンD_2遮断薬	ペルフェナジン	トリラホン®	ドパミンD_2受容体	遮断	メニエール症候群（めまい，耳鳴）	フェノチアジン系精神神経用薬
	ペルフェナジンマレイン酸塩	ピーゼットシー®				
	ペルフェナジンフェンジゾ酸塩					
	塩酸ペルフェナジン					
ステロイド薬	プレドニゾロン	プレドニゾロン	糖質コルチコイド受容体	刺激	メニエール病およびメニエール症候群	
	デキサメタゾン	デカドロン®				
	ベタメタゾン	リンデロン®				
輸液・栄養製剤	炭酸水素ナトリウム	メイロン®			動揺病，メニエール症候群，その他の内耳障害，急性蕁麻疹に伴う悪心・嘔吐・めまい	1節「めまい」を参照

メニエール病治療薬（続き）

分類	一般名	販売名(商品名)	標的分子/作用機序		適応	コメント
血管拡張薬脳循環・代謝改善薬	ベタヒスチンメシル酸塩	メリスロン®	H₁受容体 H₃受容体	作動遮断	メニエール病, メニエール症候群, めまい症に伴ううめまい, めまい感	1節「めまい」を参照
	ジフェニドール塩酸塩	セファドール®			内耳障害に基づくめまい	1節「めまい」を参照
	dl-イソプレナリン塩酸塩	イソメニール®	アドレナリンβ受容体	刺激	内耳障害に基づくめまい	1節「めまい」を参照
	イブジラスト	ケタス®	ホスホジエステラーゼ	阻害	脳梗塞後遺症に伴う慢性脳循環障害によるめまいの改善	1節「めまい」を参照
	アデノシン三リン酸二ナトリウム水和物	アデホス®コーワ	アデノシン受容体	刺激	メニエール病および内耳障害に基づくめまい	1節「めまい」を参照
抗不安薬	クロチアゼパム	リーゼ®	GABAₐ受容体（ベンゾジアゼピン結合部位）	刺激	自律神経失調症, 麻酔前投薬におけるめまい・肩こり・食欲不振	1節「めまい」を参照
利尿薬	イソソルビド	イソソルビドイソバイド®			メニエール病	禁忌：急性頭蓋内血腫のある患者 重大な副作用：ショック, アナフィラキシー様症状
	アセタゾラミド	ダイアモックス®	炭酸脱水酵素	阻害	メニエール病およびメニエール症候群	重大な副作用：代謝性アシドーシス, 電解質異常, 知覚異常（しびれなど）, 急性腎不全, 腎・尿路結石など

3 鼻炎・花粉症

※ 病態生理

1. 病態生理

鼻炎は種々の要因によって鼻粘膜に炎症を来した状態を指す．炎症の原因は，感染性（急性，慢性），あるいはアレルギー性が多く，その他，非アレルギー性好酸球増多性鼻炎や各種の物理的・化学的刺激によっても鼻炎は起こる．鼻腔と副鼻腔は解剖学的あるいは機能的に密接な関係を持っており，炎症も相互に波及するので，鼻炎に限定せず鼻副鼻腔炎として捉えた方がよいことが多い．

本節では，特に近年患者数が増加し，社会的にも大きな問題となっている花粉症を含む鼻アレルギーを中心に解説する．鼻アレルギーは鼻粘膜を主体に起こったⅠ型アレルギー性疾患である．まずアレルギー素因を有する個体が抗原に暴露され，IgE 抗体が産生される．抗原特異的 IgE 抗体が気道粘膜に分布する肥満細胞や好塩基球上の IgE 受容体に固着すると感作が成立する．その後，感作された個体がその抗原に再度暴露されると，肥満細胞の表面で IgE と抗原が結合し，抗原抗体反応の結果，肥満細胞からヒスタミンやロイコトリエンを主とする数多くの化学伝達物質が放出される．これらの化学伝達物質が鼻粘膜の知覚神経終末，血管に作用して鼻アレルギーに特徴的な症状を起こす ▶図1．

反応は2相性に起こる．即時相反応として，放出されたヒスタミンが鼻の知覚神経終末を刺激すると，くしゃみ中枢を介して反射によりくしゃみ発作が生じる．同時に副交感神経分泌線維を介して鼻腺に作用し，水っぽいさらさらの鼻汁が急激に多量に分泌される．鼻閉は鼻粘膜

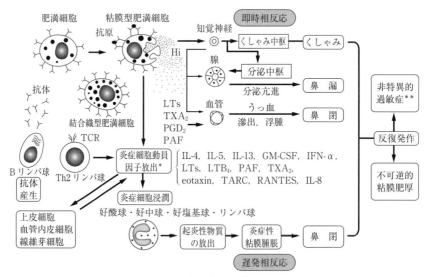

図1 アレルギー性鼻炎発症のメカニズム

Hi：ヒスタミン，LTs：ロイコトリエン，TXA$_2$：トロンボキサン A$_2$，PGD$_2$：プロスタグランジン D$_2$，PAF：血小板活性化因子，IL：インターロイキン，GM-CSF：顆粒球/マクロファージコロニー刺激因子，IFN-α：インターフェロン-α，TARC：thymus and activation-regulated chemokine，RANTES：regulated upon activation normal T expressed, and presumably secreted，TCR：T 細胞受容体

* 遊走因子については，なお一定の見解が得られていないので可能性のあるものを並べたにすぎない．
** アレルギー反応の結果，起こると推定される．
（鼻アレルギー診療ガイドライン作成委員会（編）：鼻アレルギー診療ガイドライン—通年性鼻炎と花粉症—2013 年版．ライフサイエンス，2013．より転載）

腫脹によって起こる．ヒスタミンあるいはロイコトリエンの直接作用あるいは副交感神経反射によって鼻粘膜の血管平滑筋が弛緩し，うっ血する．同時に血管透過性の亢進が起こり，血漿成分漏出による間質の浮腫が起こる．結果として鼻粘膜の腫脹，下鼻甲介を中心とした鼻腔内構造物の容積増加が起こり，鼻閉が生ずる．これらの反応は抗原による誘発から20分程度の間に起こる．

遅発相反応では，即時相反応のときに放出された走化性物質によって鼻粘膜に遊走，浸潤した好酸球を中心とする炎症細胞が，さらにロイコトリエンをはじめ種々の化学伝達物質を放出し，炎症が慢性化し，鼻閉も高度となっていくもので，抗原暴露の6～10時間後にみられる ▶図1．

代表的な吸入抗原はハウスダストや花粉である．それぞれ，通年性および季節性の鼻アレル

ギーの原因となる．鼻アレルギーを起こす花粉には様々な種類があるが，わが国では2～4月のスギ・ヒノキ，初夏のイネ科植物，秋のブタクサ類が重要であり，特にスギ花粉症が社会的にも問題となっている．通年性，季節性ともに鼻アレルギーの罹患数が近年増加傾向にあることは疫学調査によって示されている．増加の原因は明らかではないが，要因の一つとして抗原量の増加から説明することができる．ダニの増加は居住環境の変化が影響する．気密性の高い住居，カーペットなどの家具，暖房の使用など近代的な生活様式はダニの生息にも適した環境をもたらした．スギ花粉飛散量も明らかに増加している．戦後，北海道と沖縄を除く全国にスギの植林が行われた．しかし，国内の林業従事者が減少するなかで，スギ林の手入れが疎かになり，花粉生産能力の高い樹齢30年以上のスギが多数を占めるようになった1970年代以降，花粉飛散量の増加と並行してスギ花粉症が急増した．

2．症状

問診は極めて重要である．特に鼻アレルギーでは受診時には何ら所見をみとめないことも稀ではない．診断のためには，具体的な症状，程度，発症年齢，好発時期，誘因，ほかのアレルギー疾患の既往，合併症に加えて，家族歴や職業，これまでの治療歴や経過も十分に聞き取る必要がある．

3主徴は，くしゃみ，水様性鼻漏，鼻閉である．症状の重症度分

表1　アレルギー性鼻炎症状の重症度分類（1）

程度および重症度		くしゃみ発作または鼻漏*				
		₊₊₊	₊₊	₊	＋	－
鼻閉	₊₊₊	最重症	最重症	最重症	最重症	最重症
	₊₊	最重症	重症	重症	重症	重症
	₊	最重症	重症	中等症	中等症	中等症
	＋	最重症	重症	中等症	軽症	軽症
	－	最重症	重症	中等症	軽症	無症状

□ くしゃみ・鼻漏型　■ 鼻閉型　□ 充全型

* くしゃみか鼻漏の強い方をとる．
従来の分類では，重症，中等症，軽症である．スギ花粉飛散の多いときは重症で律しきれない症状も起こるので，最重症を入れてある．
（鼻アレルギー診療ガイドライン作成委員会（編）：鼻アレルギー診療ガイドライン―通年性鼻炎と花粉症―2013年版．ライフサイエンス，2013．より転載）

表2　アレルギー性鼻炎症状の重症度分類（2）

種類＼程度	₊₊₊	₊₊	₊	＋	－
くしゃみ（1日の平均発作回数）	21回以上	20～11回	10～6回	5～1回	＋未満
鼻汁（1日の平均擤鼻回数）	21回以上	20～11回	10～6回	5～1回	＋未満
鼻閉	1日中完全につまっている	鼻閉が非常に強く，口呼吸が1日のうち，かなりの時間あり	鼻閉が強く，口呼吸が1日のうち，ときどきあり	口呼吸は全くないが鼻閉あり	＋未満
日常生活の支障度*	全くできない	手につかないほど苦しい	（₊₊）と（＋）の中間	あまり差し支えない	＋未満

* 日常生活の支障度：仕事，勉学，家事，睡眠，外出などへの支障
（鼻アレルギー診療ガイドライン作成委員会（編）：鼻アレルギー診療ガイドライン―通年性鼻炎と花粉症―2013年版．ライフサイエンス，2013．より転載）

類 ▶表1 , ▶表2 は鼻アレルギー診療ガイ
ドラインで示されており，くしゃみ発作あるい
は擤鼻回数は1日の平均回数が11回以上にな
れば，例え鼻閉がなくても重症と判断される．
一方，鼻閉が非常に強く，口呼吸が1日のうち
かなりの時間あれば，くしゃみや鼻漏がなくて
も重症と判断される．

本来，鼻の機能は下気道の保護である．した
がって，吸入抗原という異物を侵入させないよ
うに，鼻汁で捕獲し，くしゃみで排出し，それ
以上の侵入を食い止めるために鼻閉を起こすと
いう極めて合目的な反応が身体で起こっている
と解釈できる．しかし，その反応があまりに激
しく生じるため，つらい症状として本人の
QOLを損なうことになる．

3. 検 査

1）鼻鏡検査

鼻鏡検査では前方から光を入れて鼻内を観察
することができる．鼻汁が膿性であるか漿液性
であるか，鼻粘膜が炎症で発赤充血しているか
浮腫で蒼白腫脹しているかの確認が大切であ
る．かぜ症候群における初期の鼻症状はくしゃ
みや水様性鼻漏であり，症状からは鑑別が難し
いが，鼻鏡所見ではかぜ症候群では鼻粘膜の発
赤充血が特徴で，鼻アレルギーの蒼白腫脹と区
別することができる．さらに，鼻閉に関与する
鼻中隔湾曲やポリープの有無をチェックし，診
断の一助とする．

2）鼻汁好酸球検査

鼻汁をスライドグラスに採取し，好酸球染色
液エオジノステイン®で染色，検鏡することも
鑑別に有用である．化膿性鼻副鼻腔炎では好中
球が主体であるが，鼻アレルギーでは好酸球が
浸潤しており染色で赤く染まる細胞が多数確認
できる．ただし，花粉症の飛散季節外では好酸
球をみとめないこともある．逆に，非アレル
ギー性ながら好酸球の増加する鼻副鼻腔炎もあ
り，問診やほかの検査結果を踏まえ総合的な判
断が必要である．

3）鼻副鼻腔内視鏡検査

内視鏡検査は病変の広がりを確認する．通常
の鼻鏡検査では確認できない鼻腔の後方や，副
鼻腔自然口付近の観察を丁寧に行う．膿性鼻汁
やポリープの有無を確認し，中鼻道に所見があ
ればそこにつながる上顎洞，前部篩骨蜂巣，前

頭洞の病変を，上鼻道に所見があれば後部篩骨
蜂巣や蝶形骨洞への病変の広がりが示唆され
る．

4）副鼻腔レントゲン検査

副鼻腔に膿の貯留や粘膜の著しい肥厚があり
含気が失われるような状況では，レントゲン検
査で副鼻腔の陰影増強として確認できる．内視
鏡検査では，通常副鼻腔を直視することはでき
ないため，副鼻腔病変の評価にはレントゲン検
査を含む画像診断が必要である．

5）副鼻腔CT検査

さらに詳細に病変の範囲，自然口の開存の有
無，石灰化など真菌感染を疑う病変の有無，骨
破壊など腫瘍性疾患の鑑別を行うためにはCT
検査が有用である．この結果をもとに，手術が
必要か，保存的な治療が可能か判断することが
できる．花粉症を含む通常の鼻アレルギーのみ
で副鼻腔にまで広範囲な病変が広がることは多
くはないが，元来，慢性化膿性鼻副鼻腔炎によ
るポリープや鼻中隔湾曲などがあり副鼻腔自然
口が機械的に閉塞しているときには手術が必要
である．

6）血清特異的IgE抗体定量検査

検査抗原の選択は，通年性か季節性か，季節
性であれば時期はいつかを問診で確認し，居住
地の植生やペットの飼育状況なども踏まえて行
う．検査は容易で，感度や再現性も高い．ただ
し，抗体陽性であっても全員が発症しているわ
けではなく，必ずしも原因抗原と断定はできな
い．また，検査した抗原では陰性であってもほ
かの抗原による鼻アレルギーを否定するもので
はないことに注意する．血清総IgE（非特異的
IgE）は，全身的なアレルギーがあるときには
上昇するが，鼻アレルギー単独では必ずしも上
昇しないので必須の検査ではない．

7）皮膚テスト

抗原エキスを皮内注射あるいはスクラッチ
（プリック）して投与し，反応をみる．短時間
（20分）で判定できるが，多少の痛みを伴うこ
と，抗アレルギー薬投与下では反応が減弱する
ので検査前に1週間の休薬期間が必要であるこ
とに留意する．

8）誘発テスト

下鼻甲介前端にろ紙ディスクを置き，抗原に
よるくしゃみの回数，鼻汁増加と粘膜腫脹を確

認する．原因抗原の確定に最も有効な方法である．しかし，手技がやや煩雑であることと，市販されている検査抗原が限られることが欠点である．

4. 治療概要

鼻アレルギーの治療の目的は，鼻アレルギー診療ガイドラインに出ているように，患者を次の状態に持っていくことにある[1]．

①症状はない，あるいはあってもごく軽度で，日常生活に支障のない，薬もあまり必要ではない状態．
②症状は持続的に安定していて急性増悪があっても頻度は低く，遷延しない状態．
③抗原誘発反応がないか，または軽度の状態．

つまり，生命にかかわるものではないが，QOLを著しく損なうこの疾患に対して，症状抑制を介してQOLの改善を目指す．

上記を達成するために，以下の方法を組み合わせて治療を行う[1]．

①患者とのコミュニケーション
②抗原の除去と回避
③薬物療法
④アレルゲン免疫療法（特異的免疫療法）
⑤手術療法

1）患者とのコミュニケーション

効果的な治療のために，患者本人の理解と協力が必須である．また，過去の治療歴とその効果を確認し，患者が何を求めているのかを把握しないと，適する方針が選択できない．その一方，季節性鼻アレルギーの時期（特に2〜4月）には，耳鼻科外来はどこも多忙でありコミュニケーションに時間をとることが容易ではない．そこで，問診票（ガイドライン参照）やアレルギー日記の使用が有用である．また，医師だけでなく，看護師，薬剤師を含めて患者と良好なコミュニケーションをとるように努め，情報を共有し，患者教育にも協力して取り組むことで，治療効果と患者満足度は高まると考えられる．

2）抗原の除去と回避

通年性アレルギーでは主な原因であるダニの除去を心掛けることが有効である．カーペットや布張りの家具を避けることや，寝具にダニを通さないカバーを掛けることは比較的容易と考えられる．こまめな掃除や除湿に努めることもダニの数を減らすのに役立つ．抗原をゼロにすることは不可能と諦めてしまうのではなく，抗原量を減らすことが症状軽減に有効な対策であるということを伝える．

季節性アレルギー，特にスギ花粉は個人の努力で飛散量そのものを変えることはできない．しかし，本人が暴露される量は減らすことが可能である．近年のスギ花粉飛散情報は精度が高くなっており，外出の判断などに用いることができる．また，メガネやマスクの使用などは必ずしも高いエビデンスを持って有効性が証明されているものではないが，現実的には極めて広く用いられており，抗原回避のセルフケアの一環として勧められる．

3）薬物療法

薬物療法は現在，鼻アレルギー治療の中心となる方法である．種々の作用機序の薬剤が用いられており，それぞれに特徴と注意点がある ▶表3．

① ケミカルメディエーター遊離抑制薬

ケミカルメディエーター遊離抑制薬は肥満細胞からのケミカルメディエーター遊離抑制を行う．眠気や口渇といった副作用がないことが利点であり，花粉症の初期治療に用いることができる．ただし，効果はやや弱く，効果発現まで2週程度は時間がかかる．また，クロモグリク酸ナトリウムの局所投与では使用時に多少刺激性がある．

② ヒスタミン H_1 受容体拮抗薬

ヒスタミン H_1 受容体拮抗薬は多くの種類の薬剤が開発・使用されているが，大きく第一世代と第二世代の抗ヒスタミン薬に分けて考えることができる．第一世代は，くしゃみや鼻漏への即効性はあるものの，中枢抑制作用によるインペアードパフォーマンスや抗コリン作用による全身への副作用が強く，症状を抑えQOLを改善するという鼻アレルギー治療の目的にはふさわしくない．

それに対し，第二世代の抗ヒスタミン薬では，これら副作用が大幅に改善された．また，有効性の高いものが次々開発され，鼻閉に有効な薬剤も出てきた．第二世代の抗ヒスタミン薬

表3 アレルギー性鼻炎治療薬

① ケミカルメディエーター遊離抑制薬（肥満細胞安定薬） 　クロモグリク酸ナトリウム（インタール®），トラニラスト（リザベン®），アンレキサノクス（ソルファ®），ペミロラストカリウム（アレギサール®，ペミラストン®）
② ケミカルメディエーター受容体拮抗薬 　a）ヒスタミン H_1 受容体拮抗薬（抗ヒスタミン薬） 　　第一世代：*d*-クロルフェニラミンマレイン酸塩（ポララミン®），クレマスチンフマル酸塩（タベジール®）など 　　第二世代：ケトチフェンフマル酸塩（ザジテン®），アゼラスチン塩酸塩（アゼプチン®），オキサトミド（セルテクト®），メキタジン（ゼスラン®，ニポラジン®），エメダスチンフマル酸塩（ダレン®，レミカット®），エピナスチン塩酸塩（アレジオン®），エバスチン（エバステル®），セチリジン塩酸塩（ジルテック®），レボカバスチン塩酸塩（リボスチン®），ベポタスチンベシル酸塩（タリオン®），フェキソフェナジン塩酸塩（アレグラ®），オロパタジン塩酸塩（アレロック®），ロラタジン（クラリチン®），レボセチリジン塩酸塩（ザイザル®），フェキソフェナジン塩酸塩/塩酸プソイドエフェドリン（ディレグラ®）＊ 　b）ロイコトリエン受容体拮抗薬（抗ロイコトリエン薬） 　　プランルカスト水和物（オノン®），モンテルカストナトリウム（シングレア®，キプレス®） 　c）プロスタグランジン D_2・トロンボキサン A_2 受容体拮抗薬（抗プロスタグランジン D_2・トロンボキサン A_2 薬） 　　ラマトロバン（バイナス®）
③ Th2 サイトカイン阻害薬 　スプラタストトシル酸塩（アイピーディ®）
④ ステロイド薬 　a）鼻噴霧用：ベクロメタゾンプロピオン酸エステル（アルデシン® AQ ネーザル，リノコート®），フルチカゾンプロピオン酸エステル（フルナーゼ®），モメタゾンフランカルボン酸エステル水和物（ナゾネックス®），フルチカゾンフランカルボン酸エステル（アラミスト®），デキサメタゾンシペシル酸エステル（エリザス®） 　b）経口用：ベタメタゾン，*d*-クロルフェニラミンマレイン酸塩配合剤（セレスタミン®）
⑤ その他 　非特異的変調療法薬，生物学的製剤，漢方薬

2012 年 12 月現在，＊　12 月 25 日承認
（鼻アレルギー診療ガイドライン作成委員会（編）：鼻アレルギー診療ガイドライン—通年性鼻炎と花粉症—2013 年版．ライフサイエンス，2013．より転載）

は種類も豊富で，それぞれに特徴が異なり，中枢抑制の程度，効果発現の速さと強さ，持続時間の違い，内服回数，食前か食後内服か，鼻閉への効果，他剤との相互作用の有無などを基に，本人の希望する薬剤を選択していくことが可能となり，多くの症例で治療の中心として用いられている．一般に即効性であるため，花粉症の初期療法においても飛散予測日または症状が少しでも現れた時点で開始すればよいとされ，初期療法でも第一選択の薬剤と位置付けられている．

　第二世代抗ヒスタミン薬のなかでどの薬剤を選択するかには様々な要素が考慮される．まず，第二世代に分類されているもののなかでも，薬剤によって中枢抑制の程度は大きく異なる．痙攣に注意が必要な薬剤もある．眠気やインペアードパフォーマンスの有無をよく聴取

し，必要であれば薬剤を変更する．眠くなる薬が効果の強い薬という関係ではないので，より非鎮静性の薬剤を選択することが望ましい．1日1回の薬剤か2回の薬剤か，食前内服か食事の影響が少ないか，錠剤が良いか口腔内崩壊錠が良いか，これらは本人の生活スタイルによって選択される．本人と相談して選択することで，飲み忘れが減り，よりアドヒアランスは高まる．鼻アレルギー以外にほかの薬剤も使用している症例では，相互作用に注意が必要である．プロドラッグ型の薬剤では代謝酵素の抑制あるいは誘導により効果に影響が出る場合があり，注意が必要である．

　近年，第二世代の抗ヒスタミン薬と塩酸プソイドエフェドリンの配合剤も使用可能となった．鼻閉には有効であるものの，重症高血圧，重症冠動脈疾患，緑内障，尿閉など投与禁忌も

表4　通年性アレルギー性鼻炎の治療

重症度	軽症	中等症		重症	
病型		くしゃみ・鼻漏型	鼻閉型または鼻閉を主とする充全型	くしゃみ・鼻漏型	鼻閉型または鼻閉を主とする充全型
治療	①第二世代抗ヒスタミン薬 ②遊離抑制薬 ③Th2サイトカイン阻害薬 ①，②，③のいずれか1つ．	①第二世代抗ヒスタミン薬 ②遊離抑制薬 ③鼻噴霧用ステロイド薬 ①，②，③のいずれか1つ． 必要に応じて①または②に③を併用する．	①抗LTs薬 ②抗PGD$_2$・TXA$_2$薬 ③Th2サイトカイン阻害薬 ④鼻噴霧用ステロイド薬 ①，②，③，④のいずれか1つ． 必要に応じて①，②，③に④を併用する．	鼻噴霧用ステロイド薬 ＋ 第二世代抗ヒスタミン薬	鼻噴霧用ステロイド薬 ＋ 抗LTs薬または抗PGD$_2$・TXA$_2$薬 必要に応じて点鼻用血管収縮薬を治療開始時の1～2週間に限って用いる．
				鼻閉型で鼻腔形態異常を伴う症例では手術	
	アレルゲン免疫療法				
	抗原除去・回避				

症状が改善してもすぐには投薬を中止せず，数ヶ月の安定を確かめて，ステップダウンしていく．
遊離抑制薬：ケミカルメディエーター遊離抑制薬．
抗LTs薬：抗ロイコトリエン薬．
抗PGD$_2$・TXA$_2$薬：抗プロスタグランジンD$_2$・トロンボキサンA$_2$薬．
（鼻アレルギー診療ガイドライン作成委員会（編）：鼻アレルギー診療ガイドライン―通年性鼻炎と花粉症―2013年版．ライフサイエンス，2013．より転載）

あり，鼻閉の強い症例に対し，必要最小限の期間の使用にとどめるべき薬剤である．

③ ロイコトリエン受容体拮抗薬

ロイコトリエンは肥満細胞などから放出される化学伝達物質の一つであり，鼻粘膜容積血管の拡張，うっ血，血管透過性亢進，好酸球遊走作用を持つ．つまり，ロイコトリエンの効果を抑えることは，即時相，遅発相ともに鼻閉を中心とする症状改善に有効である．さらに，好酸球の遊走によって生じる鼻粘膜の過敏性亢進を抑えることができ，結果として特に鼻閉抑制効果の高い症状全般の改善が得られる．

第二世代抗ヒスタミン薬に比べればやや効果発現に時間はかかるが，十分即効性であり，有効性は高い．特に中等症以上の鼻閉型がよい適応で，花粉症の初期療法にも適する．稀に肝障害を来す，他剤との相互作用で血中濃度の変化が起こりうるなどを念頭に置く必要はあるが，鼻アレルギー症状のなかで最もコントロールの難しい鼻閉症状を抑えるために有効な薬剤である．

④ プロスタグランジン（PG）D$_2$・トロンボキサン（TX）A$_2$ 受容体拮抗薬

PGD$_2$・TXA$_2$受容体拮抗薬は，TX受容体を遮断することで鼻粘膜血管透過性亢進を抑え，鼻閉を改善する．同時にPGD$_2$の受容体の一つであるCRTH$_2$を遮断する効果もあり，好酸球遊走の抑制，鼻粘膜の過敏性軽減，鼻症状全般の改善効果を示す．

鼻閉抑制効果は抗ヒスタミン薬よりも優れ，2～4週以上の連用によって徐々にほかの鼻症状も抑えることができる．ただし，血小板凝集抑制効果があるため，抗血栓薬や抗凝固薬との併用は出血傾向に注意する．サリチル酸やテオフィリンとの併用でも血中濃度の上昇がみとめられるため，併用薬には注意が必要である．

⑤ Th2サイトカイン阻害薬

Th2サイトカイン阻害薬はTh2サイトカインであるIL-4とIL-5を特異的に抑制する．それぞれの効果によるIgE産生抑制と好酸球浸潤抑制が鼻アレルギーの症状軽減につながると考えられる．ただし，一般的には，この薬剤単独では著明な症状軽減には至らず，花粉症の初期療法や通年性アレルギーの軽症例に用いるほか，他剤との併用で遅発相のアレルギー反応の悪循環を抑制する効果が期待される．

⑥ ステロイド薬

ステロイド薬は専ら噴霧用として局所治療に

表5　重症度に応じた花粉症に対する治療法の選択

重症度	初期療法	軽症	中等症		重症・最重症	
病型			くしゃみ・鼻漏型	鼻閉型または鼻閉を主とする充全型	くしゃみ・鼻漏型	鼻閉型または鼻閉を主とする充全型
治療	①第二世代抗ヒスタミン薬 ②遊離抑制薬 ③抗LTs薬 ④抗PGD₂・TXA₂薬 ⑤Th2サイトカイン阻害薬 くしゃみ・鼻漏型には①，②，鼻閉型または鼻閉を主とする充全型には③，④，⑤のいずれか1つ．	①第二世代抗ヒスタミン薬 ②鼻噴霧用ステロイド薬 ①と点眼薬で治療を開始し，必要に応じて②を追加．	第二世代抗ヒスタミン薬 ＋ 鼻噴霧用ステロイド薬	抗LTs薬または抗PGD₂・TXA₂薬 ＋ 鼻噴霧用ステロイド薬 ＋ 第二世代抗ヒスタミン薬	鼻噴霧用ステロイド薬 ＋ 第二世代抗ヒスタミン薬	鼻噴霧用ステロイド薬 ＋ 抗LTs薬または抗PGD₂・TXA₂薬 ＋ 第二世代抗ヒスタミン薬 必要に応じて点鼻用血管収縮薬を治療開始時の1～2週間に限って用いる． 鼻閉が特に強い症例では経口ステロイド薬を4～7日間処方で治療開始することもある．
		点眼用抗ヒスタミン薬または遊離抑制薬			点眼用抗ヒスタミン薬，遊離抑制薬またはステロイド薬	
					鼻閉型で鼻腔形態異常を伴う症例では手術	
	アレルゲン免疫療法					
	抗原除去・回避					

初期療法は本格的花粉飛散期の導入のためなので，よほど花粉飛散の少ない年以外は重症度に応じて季節中の治療に早目に切り替える．

遊離抑制薬：ケミカルメディエーター遊離抑制薬，抗LTs薬：抗ロイコトリエン薬，抗PGD₂・TXA₂薬：抗プロスタグランジンD₂・トロンボキサンA₂薬．

(鼻アレルギー診療ガイドライン作成委員会（編）：鼻アレルギー診療ガイドライン―通年性鼻炎と花粉症―2013年版．ライフサイエンス，2013．より転載)

用いられる．炎症細胞の局所浸潤抑制，炎症性サイトカインの産生・放出抑制，アラキドン酸代謝抑制によるプロスタグランジンやロイコトリエンの産生抑制など，様々な作用を通じてアレルギー反応を抑える．効果は強く，効果発現も早い．くしゃみ・鼻漏のみならず鼻閉にも有効で，鼻アレルギー症状のいずれも強力に抑えることができる．使用した局所で鼻内の刺激感や鼻出血がみられることがあるが，局所投与で全身には殆ど吸収されないため，全身的なステロイドの副作用は極めて少ない．重症，最重症例には第一選択として用いることがガイドラインで推奨されている ▶表4 ， ▶表5 ．

鼻噴霧用ステロイド薬は極めて有効であり，殆どの場合，全身ステロイド投与が必要になることはない．稀に経口ステロイド薬が必要にな

る花粉症の最重症型でも，投与禁忌疾患の合併がないことを確認したうえで，プレドニン®量にして30 mg以内，期間にして7日間以内にとどめるべきである．シーズン1回のデポステロイド筋注という方法は，効果は必ずしも高くないうえに副作用が強い．ステロイド筋注は，仮に患者からの希望があったとしても厳に慎むべきである．

4）アレルゲン免疫療法（特異的免疫療法）

薬物治療は症状を抑える効果は高いが基本的には対症療法である．唯一，鼻アレルギーを根治させる可能性が期待される方法がアレルゲン免疫療法である．抗原エキスの反復投与により，特に制御性T細胞を介してIgE抗体の産生抑制や遮断抗体の産生亢進を誘導する．全例が根治できるというものではないが，アレルゲ

表6 第二世代抗ヒスタミン薬の主な薬理作用の特徴

一般名	特徴（抗 H$_1$ 作用以外の作用）
ケトチフェン	ケミカルメディエーター遊離抑制，好酸球活性化抑制，気道・鼻粘膜など組織過敏症の軽減，抗 PAF 作用
アゼラスチン	LTs の産生と遊離およびヒスタミンの遊離抑制
オキサトミド	ヒスタミン，ロイコトリエンなどの遊離抑制，抗 PAF 作用
メキタジン	催眠作用少ない
エメダスチン	サブスタンス P によるヒスタミン遊離抑制作用，好酸球の遊走・浸潤抑制作用
エピナスチン	LTC$_4$・PAF 拮抗作用
エバスチン	プロドラッグ，作用は持続性
セチリジン	抗酸球の遊走・活性化抑制作用
ベポタスチン	好酸球機能抑制，IL-5 産生抑制作用
フェキソフェナジン	炎症性サイトカイン産生抑制作用，催眠作用少ない
オロパタジン	ケミカルメディエーターなどの産生・遊離抑制作用，タキキニン遊離抑制作用
ロラタジン	LTC$_4$ 遊離抑制，好酸球浸潤抑制作用
レボセチリジン	セチリジンの光学異性体，抗酸球の遊走・活性化抑制作用

ン免疫療法を行うことによって，著明な症状軽減や併用薬剤の減量が可能と考えられている．

根本的な治療効果が期待される一方で，数年に及ぶ継続的な治療が必要であること，稀ではあるがショックなどの重篤な全身性副反応を来すことがあり，現在までのところ広く普及するには至っていない．最近治療薬が開発，承認された舌下免疫療法は，頻回の通院をせずに自宅で治療を継続できること，皮下注射よりも全身性副反応の出るリスクが低いと考えられることから新しい治療法として期待されている．スギ花粉舌下液が 2014 年 10 月に販売開始となり，今後，使用症例が増えていくと予想される．ただし，リスク軽減のため専門的な講習を受講し登録した医師のみが処方できるように制限されており，治療効果を高めるためには十分な患者教育も必須である．

5）手術療法

保存的な治療で改善がみられないとき，既に下鼻甲介に不可逆的変化が起こっているか，ポリープの合併が生じている可能性などが考えられる．また，そもそも鼻中隔湾曲など鼻閉を来しやすい鼻腔形態の関与も考えられる．そのような器質的な問題に対しては手術が必要となる．また，手術では鼻腔形態を整えるだけでなく，後鼻神経切断などの術式を併用することによって，ヒスタミン刺激によってくしゃみ発作や鼻汁分泌反射を起こす神経を切断し，即時相

の反応を抑えることもでき有効である．

参考文献

1) 鼻アレルギー診療ガイドライン作成委員会（編）：鼻アレルギー診療ガイドライン―通年性鼻炎と花粉症―2013 年版．ライフサイエンス，2013.
2) 厚生労働省難治性疾患克服研究事業前庭機能異常に関する調査研究班（2008～2010 年度）（編）：メニエール病診療ガイドライン 2011 年版．金原出版，2011.
3) Nakashima T, et al.: Visualization of endolymphatic hydrops in patients with Menieres disease. Laryngoscope 2007 ; 117 : 415-20.

（執筆者）和田哲郎（筑波大学）
（取りまとめ）原　晃（筑波大学）

❌ 薬物治療

1. ケミカルメディエーター遊離抑制薬

ケミカルメディエーター遊離抑制薬の効果はマイルドで，効果発現まで 1～2 週間の連用が必要である．内服と点鼻薬の両方があるが，点鼻での使用時には鼻内刺激感がある．クロモグリク酸ナトリウム，アンレキサノクスが使用される．また，アンレキサノクスはヒスタミン遊離の抑制のほかに抗ロイコトリエン作用を併せ持つ．

2. 抗ヒスタミン薬

主に第二世代の抗ヒスタミン薬が用いられる．第一世代に比べ，眠気などの副作用が著明に改善されており，その種類も多い．薬剤とし

ては，内服薬としてケトチフェン，アゼラスチン，オキサトミド，メキタジン，エメダスチン，エピナスチン，エバスチン，セチリジン，ベポタスチン，フェキソフェナジン，オロパタジン，ロラタジン，レボセチリジンなどがあり，点鼻薬としてもケトチフェンとレボカバスチンの2剤がある．ヒスタミン H_1 受容体遮断作用のほかに，▶表6 に示すように，様々な抗アレルギー作用を併せ持っている．

3. ロイコトリエン受容体拮抗薬

ロイコトリエン受容体拮抗薬でアレルギー性鼻炎の適応を持つのは，プランルカストとモンテルカストの2剤がある．いずれもシステイニルロイコトリエン受容体$_1$（CysLT$_1$）受容体に対する選択的遮断薬で，CysLTs（LTC$_4$, LTD$_4$, LTE$_4$）の作用を抑制する．CysLT$_1$受容体は気管支平滑筋にも多く発現しており，気管支収縮の抑制作用も併せ持つ．

4. プロスタグランジン（PG）D$_2$・トロンボキサン（TX）A$_2$受容体拮抗薬：ラマトロバン

PGD$_2$・TXA$_2$受容体拮抗薬はTXA$_2$による血管透過性亢進作用および炎症性細胞の浸潤を抑制する．鼻閉抑制効果は抗ヒスタミン薬より

も優れ，2～4週以上の連用によって徐々にほかの鼻症状も抑えることができる．

5. Th2サイトカイン阻害薬

Th2サイトカイン阻害薬はTh2サイトカインであるIL-4，IL-5の産生を抑制し，IgEおよび好酸球を減少させる．カプセル剤とドライシロップ剤があるが，ドライシロップでは他剤との配合により，含量低下などを起こすことがある．

6. 鼻噴霧用ステロイド薬

ベクロメタゾン，フルチカゾン，モメタゾンには噴霧用の点鼻液剤がある．これらは気管支喘息のステロイド吸入剤として用いられる薬物であり，全身血流にのると速やかに肝代謝を受け，全身作用を生じにくいアンテドラッグである．また，デキサメタゾンも粉末の鼻噴霧薬として用いられている．いずれも局所投与であるため，用法が守られれば全身性の副作用は少ないが，鼻粘膜の免疫機能を著しく低下させるため，有効な抗菌薬の存在しない感染症や全身真菌症には禁忌である．

（執筆者）礒濱洋一郎（東京理科大学）

ケミカルメディエーター遊離抑制薬

一般名	販売名(商品名)	標的分子/作用機序	投与法	コメント
クロモグリク酸ナトリウム	インタール®	ケミカルメディエーター遊離	抑制	重大な副作用：気管支痙攣，PIE症候群，アナフィラキシー様症状
アンレキサノクス	ソルファ®			ロイコトリエン産生抑制作用を併せ持つ

抗ヒスタミン薬（第二世代）

一般名	販売名(商品名)	標的分子/作用機序	投与法	コメント
ケトチフェンフマル酸塩	ザジテン®	H_1受容体	遮断	内服薬点鼻薬 禁忌：てんかんまたはその既往歴のある患者 重大な副作用：痙攣，興奮，肝機能障害，黄疸
アゼラスチン塩酸塩	アゼプチン®			
オキサトミド	セルテクト®			内服薬 禁忌：妊婦または妊娠している可能性のある婦人 慎重投与：幼児（特に2歳以下）
メキタジン	ゼスラン® ニポラジン®			禁忌：緑内障，前立腺肥大など下部尿路に閉塞性疾患のある患者 重大な副作用：ショック，アナフィラキシー様症状，肝機能障害，黄疸，血小板減少

抗ヒスタミン薬（第二世代）（続き）

一般名	販売名(商品名)	標的分子/作用機序	投与法	コメント
エピナスチン塩酸塩	アレジオン®	H₁ 受容体	遮断	内服薬	重大な副作用：肝機能障害，黄疸，血小板減少
エバスチン	エバステル®				重大な副作用：ショック，アナフィラキシー様症状，肝機能障害，黄疸
セチリジン塩酸塩	ジルテック®				禁忌：ピペラジン誘導体に過敏症，重度の腎障害のある患者 重大な副作用：ショック，アナフィラキシー様症状，痙攣，肝機能障害，黄疸，血小板減少
ベポタスチンベシル酸塩	タリオン®				
フェキソフェナジン塩酸塩	アレグラ®				重大な副作用：ショック，アナフィラキシー様症状，肝機能障害，黄疸，無顆粒球症，血小板減少，好中球減少
オロパタジン塩酸塩	アレロック®				重大な副作用：劇症肝炎，肝機能障害，黄疸
ロラタジン	クラリチン®				重大な副作用：ショック，アナフィラキシー様症状，てんかん，痙攣，肝機能障害，黄疸
レボセチリジン塩酸塩	ザイザル®				禁忌：重度の腎障害のある患者 重大な副作用：ショック，アナフィラキシー様症状，痙攣，肝機能障害，黄疸，血小板減少
レボカバスチン塩酸塩	リボスチン®			点鼻薬	重大な副作用：ショック，アナフィラキシー様症状
フェキソフェナジン塩酸塩・塩酸プソイドエフェドリン	ディレグラ®			内服薬	禁忌：重症の高血圧，重症の冠動脈疾患，狭隅角緑内障，尿閉のある患者など

ロイコトリエン受容体拮抗薬

一般名	販売名(商品名)	標的分子/作用機序	投与法	コメント
プランルカスト水和物	オノン®	システイニルロイコトリエン受容体	遮断	内服薬	重大な副作用：ショック，アナフィラキシー様症状，白血球減少，血小板減少，肝機能障害など
モンテルカストナトリウム	キプレス®				重大な副作用：アナフィラキシー様症状，血管浮腫，肝機能障害など

PGD₂・TXA₂ 受容体拮抗薬

一般名	販売名(商品名)	標的分子/作用機序	投与法	コメント
ラマトロバン	バイナス®	トロンボキサン A₂ (TXA₂) 受容体	遮断	内服薬	重大な副作用：肝炎，肝機能障害，黄疸

Th2 サイトカイン抑制薬

一般名	販売名(商品名)	標的分子/作用機序	投与法	コメント
スプラタストトシル酸塩	アイピーディ®	IL-4, IL-5	産生抑制	内服薬	重大な副作用：肝機能障害，ネフローゼ症候群

鼻噴霧用ステロイド薬

一般名	販売名(商品名)	標的分子/作用機序		投与法	コメント
ベクロメタゾンプロピオン酸エステル	リノコート®	糖質コルチコイド受容体	刺激	点鼻薬 内服薬	禁忌：有効な抗菌剤の存在しない感染症・全身の真菌症の患者
フルチカゾンプロピオン酸エステル	フルナーゼ®			点鼻液	禁忌：有効な抗菌剤の存在しない感染症・全身の真菌症の患者 重大な副作用：アナフィラキシー様症状
モメタゾンフランカルボン酸エステル水和物	ナゾネックス®			点鼻液	禁忌：有効な抗菌剤の存在しない感染症・全身の真菌症の患者
デキサメタゾンリン酸エステルナトリウム	エリザス®			点鼻薬	原則禁忌：耳または鼻に結核性またはウイルス性疾患，糖尿病の患者

1 アトピー性皮膚炎

病態生理

1. 定義と疫学

日本皮膚科学会では「アトピー性皮膚炎は，増悪・寛解を繰り返す，瘙痒のある湿疹を主病変とする疾患であり，患者の多くはアトピー素因を持つ」と定義している．平成12〜20年度厚生労働科学研究で行われた有症率調査では，全国平均でそれぞれ，4ヶ月児12.8%，1歳6ヶ月児9.8%，3歳児13.2%，小学1年生11.8%，小学6年生8.2%，20歳代10.2%，30歳代8.3%，40歳代4.1%，50＋60歳代2.5%であった[1]．日本皮膚科学会が2007年に実施した皮膚科受診患者の多施設横断全国調査では，本症の受診患者は0〜5歳と21〜25歳をピークとする2相性の分布を示していた．また，46歳以上がアトピー性皮膚炎全体の9.64%を占め，決して小児や若年者に限らないことも示されている[2]．

2. 病態を形成する三要素

病態を理解するキーワードは，「バリアー機能障害」，「過敏な炎症反応と強い痒み」，「アレルギー」である ▶図1．日本皮膚科学会のアトピー性皮膚炎ガイドラインでは，以下のように概説している．

「アトピー性皮膚炎は表皮，なかでも角層の異常に起因する皮膚の乾燥とバリアー機能異常という皮膚の生理学的異常を伴い，多彩な非特異的刺激反応および特異的アレルギー反応が関与して生じる，慢性に経過する炎症と瘙痒をその病態とする湿疹・皮膚炎群の一疾患であり，患者の多くはアトピー素因を持つ．アトピー素因とは，①家族歴・既往歴（気管支喘息，アレルギー性鼻炎・結膜炎，アトピー性皮膚炎のうちいずれか，あるいは複数の疾患）があること，または②IgE抗体を産生しやすい素因をさす．また，一般に慢性に経過するも適切な治療により症状がコントロールされた状態に維持されると，自然寛解も期待される疾患である．」
▶表1 [2)]

1）バリアー機能障害

近年，フィラグリン遺伝子変異のかかわりが明らかになり，皮膚のバリアー機能障害が改めて注目されている．フィラグリンは角層の主要な構成成分の一つで，天然保湿因子にもなり，水分保持や弱酸性の維持に役立っている．2006年に欧州からアトピー性皮膚炎とフィラグリン遺伝子変異が相関することが報告されると，それに続いて多くの知見が集積された．日本でも，人口の約10%，アトピー性皮膚炎患者の約27%が変異を有しているという報告がなされた．また，フィラグリン遺伝子変異を持つ患者はより重症になりやすく，ほかのアレルギー疾患を併発しやすいことなどから，経皮感作およびそれ以外の経路でアレルギーの誘発にかかわっていると推測されている[4]．また，保湿によるアトピー性皮膚炎の予防効果も報告されている[3]．フィラグリンで全てのバリアー機能障害が説明できるわけではないが，これらの事実から，皮膚のバリアー機能障害がアトピー性皮膚炎の病態に深くかかわっているという理解が大きく進んだ．

2）過敏な炎症反応と強い痒み

アトピー性皮膚炎の炎症は，ほかの湿疹・皮膚炎群と同様に，リンパ球や好酸球，肥満細胞などが浸潤して形成されているが，特にヘルパーT細胞が主たる役割を果たしていると考えられている．急性期ではTh2細胞がインターロイキン（IL）-4, IL-13などを産生し，慢性期ではTh1細胞がインターフェロン-γやIL-12, IL-2を産生して炎症を惹起・維持する．これに，表皮角化細胞，線維芽細胞，肥満細胞，皮膚における抗原提示細胞であるランゲルハンス細胞，知覚神経線維などが種々に関与して複雑な病態を形成している．これらの炎症

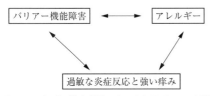

図1 アトピー性皮膚炎のキーとなる3つの病態

表1　アトピー性皮膚炎の定義・診断基準（日本皮膚科学会）

アトピー性皮膚炎の定義（概念）
アトピー性皮膚炎は，増悪・寛解を繰り返す，瘙痒のある湿疹を主病変とする疾患であり，患者の多くはアトピー素因を持つ. アトピー素因：①家族歴・既往歴（気管支喘息，アレルギー性鼻炎・結膜炎，アトピー性皮膚炎のうちいずれか，あるいは複数の疾患），または，②IgE抗体を産生しやすい素因.

アトピー性皮膚炎の診断基準
1. 瘙痒 2. 特徴的な皮疹と分布 　①皮疹の湿疹病変 　　・急性病変：紅斑，浸潤性紅斑，丘疹，漿液性丘疹，鱗屑，痂皮 　　・慢性病変：浸潤性紅斑，苔癬化病変，痒疹，鱗屑，痂皮 　②分布 　　・左右対側性 　　　好発部位：前額，眼周，口囲・口唇，耳介周囲，頸部，四肢関節部，体幹 　　・参考となる年齢による特徴 　　　乳児期：頭，顔にはじまりしばしば体幹，四肢に下降 　　　幼小児期：頸部，四肢屈曲部の病変 　　　思春期成人期：上半身（顔，頸，胸，背）に皮疹が強い傾向 3. 慢性・反復性経過（しばしば新旧の皮疹が混在する） 　　　：乳児では2ヶ月以上，その他では6ヶ月以上を慢性とする. 上記1，2，および3の項目を満たすものを，症状の軽重を問わずアトピー性皮膚炎と診断する.　その他は急性あるいは慢性の湿疹とし，年齢や経過を参考にして診断する.

除外すべき診断
・接触皮膚炎　　　・手湿疹（アトピー性皮膚炎以外の手湿疹を除外するため） ・脂漏性皮膚炎　　・皮膚リンパ腫 ・単純性痒疹　　　・乾癬 ・疥癬　　　　　　・免疫不全による疾患 ・汗疹　　　　　　・膠原病（SLE，皮膚筋炎） ・魚鱗癬　　　　　・ネザートン症候群 ・皮脂欠乏性湿疹

診断の参考項目
・家族歴（気管支喘息，アレルギー性鼻炎・結膜炎，アトピー性皮膚炎） ・合併症（気管支喘息，アレルギー性鼻炎・結膜炎） ・毛孔一致性丘疹による鳥肌様皮膚 ・血清IgE値の上昇

臨床型（幼小児期以降）
・四肢屈側型　　　　・痒疹型 ・四肢伸側型　　　　・全身型 ・小児乾燥型　　　　・これらが混在する症例も多い ・頭・頸・上胸・背型

重要な合併症
・眼症状（白内障，網膜剥離など）：特に顔面の重症例　・伝染性軟属腫 ・カポジ水痘様発疹症　　　　　　　　　　　　　　　・伝染性膿痂疹

（日本皮膚科学会アトピー性皮膚炎診療ガイドライン作成委員会：アトピー性皮膚炎診療ガイドライン2016年版. 日本皮膚科学会雑誌. 2016；126：123. より転載）

は強い痒みに引き続く激しい掻破を引き起こす. 炎症部位では，フィラグリンの発現が低下してバリアー機能がさらに損なわれることも知られている[5]. 炎症部では掻破やフィラグリン発現低下も加わったループが形成されて炎症反応が持続していると理解することが，アトピー性皮膚炎のコントロールを考えるうえで重要である.

3）アレルギー

乳幼児では腸管粘膜の透過性が成人に比べて高く，吸収された食物アレルゲンが血行性に皮膚に到達し，皮膚にアレルギー性炎症を起こすことがある. また，蕁麻疹や嘔吐，喘息発作などの即時型アレルギーを併発することもある. 鶏卵，牛乳，大豆，小麦などが主要なアレルゲンである. 一方で，年長児から成人では食物の

関与は減少し，ダニ，カビ，花粉，ペットなど経皮的なアレルギーが主となる．経皮的なアレルギーでは，皮膚のバリアー機能が保たれていればアレルゲンは表皮を通過して侵入することができず，アレルギー反応は起こらない．しかし，バリアー機能が損なわれているとアレルゲンが侵入し，皮内でアレルギー性炎症が起こり，さらにバリアー機能が損なわれてアレルゲンの侵入を許すことになる．

かつて，アトピー性皮膚炎の病態を考えるうえでアレルギーに偏りすぎていた時代があったことは否めない．そのため，現在でも「アトピー性皮膚炎＝アレルギー性皮膚炎」と強く結び付けて考える患者も多い．しかし，アトピー性皮膚炎の患者であっても，血清総 IgE の上昇は 80〜90％ 程度の患者でみられるものの，正常範囲内であることは珍しくない．アレルギーがあっても，標準治療を着実に行うことでアレルゲンの厳格除去なしでコントロール可能なことが多い．アレルギーはアトピー性皮膚炎の重要な発症および増悪因子であるが，唯一絶対視してはいけない．

3. 症　状

アトピー性皮膚炎の皮疹は湿疹病変を呈する．湿疹とアトピー性皮膚炎が別の疾患であると誤解されていることも多いが，アトピー性皮膚炎は，湿疹・皮膚炎群中の特徴的な一群を指す病名である．湿疹という用語は，非医療者はもちろん医療者のなかでも，皮膚症状あるいは発疹の意味でよく誤用されている．皮膚科を受診する患者の多くは湿疹・皮膚炎群であるため，そこで「湿疹」という病名を聞かされて誤解されて広まったものと思われる．湿疹とは，皮膚に加わった外的あるいは内的刺激が皮膚の恒常性を超えたときに起こる皮膚炎である．皮膚科医は個々の発疹を詳細に観察したうえで病態を考え，湿疹と診断していることに留意して頂きたい．

湿疹の皮膚症状は，時間的経過も表現された「湿疹三角」▶図2 によると理解しやすい．ここに出てくる発疹を簡単に説明する．

紅斑：皮膚毛細血管の拡張充血により赤く見える．圧すると退色する．平坦か，盛り上がっていてもごく僅かである．
丘疹：皮膚から半球状ないし扁平に隆起する，およそ 1〜5 mm 程度の隆起．ごく限局した浮腫によりみずみずしく見えるものを漿液性丘疹と呼ぶ．
小水疱：中に組織液を容れた数 mm までの球形の空間．なお「水泡」や「水胞」と誤記しやすいので注意が必要である．
膿疱：水疱の内容液が膿性のもの．
湿潤：表皮が欠損してびらんとなり，そこから組織液が滲出している状態．
結痂（けっか）：壊死物質や滲出した組織液が乾固した痂皮が形成されること．
落屑（らくせつ）：角層が厚くなった鱗屑（りんせつ）が剥げ落ちること．
苔癬化：慢性の経過を反映して，皮膚が厚く硬くなり，表面のきめが粗くなった状態．

アトピー性皮膚炎では，これらの湿疹病変が顔面，頸部，四肢関節部や躯幹に左右対称性に生じる ▶図3 ，▶図4 ．乾燥を伴うこともしばしばである．また，痒疹結節と呼ばれる強い痒みを伴う 1〜2 cm の限局性隆起が多発す

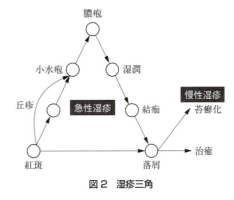

図2　湿疹三角

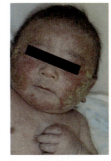

図3　結痂を伴う紅斑と丘疹

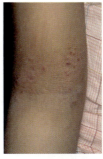

図4　肘窩の苔癬化を伴う紅斑

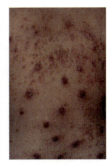

図5　背部の痒疹結節と紅斑

ることもある ▶図5 .

4. 検査

アトピー性皮膚炎の診断は，その臨床像から行うが，診断および病勢把握の補助として以下の検査が用いられる．医療者の判断を助けるだけでなく，患者と治療目標を相談する際のコミュニケーションツールとしても有用である．

1）血清総 IgE 値

血清総 IgE 値は重症度と相関する傾向がある．前述のとおり，正常範囲内の患者も少なくない．高値であっても治療が進むと数ヶ月単位で低下してくることが多く，先天的なアレルギー素因の強さのみを反映しているのではないことに注意が必要である．

2）特異的 IgE 抗体価

特異的 IgE 抗体価は，種々のアレルゲンに対して IgE を産生しやすい患者が多いため，増悪因子を検索して生活指導に活かすために測定する．乳幼児では卵白，卵黄，牛乳，小麦，大豆など主要な食物アレルゲンを，乳児後期から成人ではダニ，ハウスダスト，花粉，カビ，ペットなど主要な環境アレルゲンを測定する．特異的 IgE 抗体陽性が病態に関与していると言うには，陽性になった抗原を除去して軽快し，負荷して再発するか除去負荷試験で確認することが必要である．また，アトピー性皮膚炎の原因はアレルギーだけではないので，抗体陽性の結果だけで抗原厳格除去を行っても期待する効果が得られないことが多い．なお，特異的 IgG 抗体による食物アレルギーの診断については，有用性がなく推奨しないとの公式見解が米国，欧州および日本アレルギー学会から発表されている．

3）プリックテスト

プリックテストは，試験用に販売されているアレルゲンエキスを用いるか，被検物を掻爬したプリックランセットないし針で皮膚をプリックするプリック・プリックテストで行う．特異的 IgE 抗体価と同様に，偽陰性，偽陽性がありうる．

4）血中好酸球数および血清 LDH（lactate dehydrogenase）

血中好酸球数，血清 LDH は，アトピー性皮膚炎に限らず湿疹一般で病勢と相関することが多い．検査前数日間の病勢を反映する．

5）血清 TARC（thymus and activation-regulated chemokine）

血清 TARC は Th2 ケモカインで，アトピー性皮膚炎の短期的病勢を鋭敏に反映することが示されている．アトピー性皮膚炎の補助的な重症度評価に用いる．

5. 治療概要

スキンケアや悪化因子の除去，薬物療法を自宅でどう行っていくかを，患者が医療者とのやりとりのなかで見つけていくことが最も重要なことである．医療者は，患者の病像全体を把握し，患者が目標と今の治療の意味を理解して取り組めるよう努める．共に取り組み，治療目標を見つけ，症状を安定的にコントロールする方法を身につけた患者は，信頼できる医療者をアドバイザーとし，自ら主体的に治療を行うことができるようになる．

日本皮膚科学会によるアトピー性皮膚炎診療ガイドラインでは，治療の目標を「(1) 症状はない，あるいはあっても軽微であり，日常生活に支障がなく，薬物療法もあまり必要としない．(2) 軽微ないし軽度の症状は持続するも，急性に悪化することは稀で悪化しても遷延することはない．」としている[2]．治療がうまくいっていない場合にまず(2)を目指すが，うまくいっていない要因を抽出して対処できれば(1)はその延長に過ぎない．

1）ステロイド外用薬

ステロイド外用薬は，部位による吸収の違いと起こっている炎症の程度により，適切なランクを選択する．炎症に比して弱いステロイドを根気強く塗ればいつかは治癒するかというと，その炎症を沈静化させることができないばかりか，結局は長期連用による皮膚萎縮などの副作用を引き起こすことになる．また，遷延するアトピー性皮膚炎患者は，悪化時だけ外用して炎症が残っているのに中断するのですぐ再燃することが多い．炎症のサインである「赤み・痒み・触って分かる盛り上がり」のどれか一つでもあれば，外用するよう指導することが大切である．副作用について心配があると外用できないので，積極的に話題にして疑問を解決する．「アトピー性皮膚炎―よりよい治療のための EBM データ集」（http://www.kyudai-derm.org/atopy_ebm/）では，患者が心配しやすい

ステロイドの副作用のことも含め，幅広く豊富なデータが公開されている．

2）タクロリムス外用剤

タクロリムス外用剤は，吸収されやすい顔面，頸部によく用いられる．効果が高いが，びらんなど炎症が強いところに外用すると刺激感が強い．

3）保湿剤

ヘパリン類似物質や白色ワセリンがよく処方される．入浴後，直ちに広く外用することが大切である．季節や患者の好みによって使い分けることもできる．また，炎症の症状を乾燥と誤解して保湿剤しか塗っていないことがあるので，炎症と単なる乾燥の見分けができているか，確認する．

4）FTU（finger-tip unit）

1 FTU は，チューブから押し出して示指末節指腹に乗せた量で，これが両手掌相当の面積の皮膚に塗布するのに目安となる量である．患部の数箇所に分けて外用薬を置き，指腹で優しく延ばして塗布する．外用薬の適切な塗り方を指導することは極めて重要である．

5）抗ヒスタミン薬

抗ヒスタミン薬は痒みと掻破抑制に補助的に使用する．眠気やインペアードパフォーマンスを起こしにくい非鎮静性抗ヒスタミン薬（フェキソフェナジン，エピナスチン，エバスチン，セチリジン，レボセチリジン，オロパタジン，ベポタスチン，デスロラタジン，ビラスチン）を選択することが推奨されている．

6）シクロスポリン

シクロスポリンは既存治療に抵抗する成人の最重症アトピー性皮膚炎に対して使用される．ヘルパー T 細胞を抑制することで，速やかかつ強力に改善させることができる．最長 12 週まで内服した後は，2 週間以上休薬してから再開する．併用禁忌薬剤，注意薬剤が多く，高血圧，腎障害など副作用の確認も必要である．

参考文献

1) 日本アレルギー学会（西間三馨，秋山一男，大田健（編））：アレルギー総合ガイドライン 2013. 協和企画，2013.
2) 日本皮膚科学会アトピー性皮膚炎診療ガイドライン作成委員会：アトピー性皮膚炎診療ガイドライン 2016 年版. 日本皮膚科学会雑誌，2016；126：121.
3) 吉田和恵，久保亮治：経皮感作とアレルギー疾患. Mebio 2015；32（4）：16.
4) 乃村俊史：アトピー性皮膚炎のバリア異常とフィラグリン遺伝子. Mebio 2015；32（4）：10.
5) Howell MD, Kim BE, Gao P, Grant AV, Boguniewicz M, Debenedetto A, Schneider L, Beck LA, Barnes KC, and Leung DY：Cytokine modulation of atopic dermatitis filaggrin skin expression. J Allergy Clin Immunol 2009；124：R7.

（執筆者）古田淳一（筑波大学）
（取りまとめ）藤本 学（筑波大学）

⊠ 薬物治療

1．治療の目標

アトピー性皮膚炎は遺伝的因子が関与する，慢性，難治性疾患であり，患者 QOL を改善し，良い状態を維持することが治療の目標となる．日本皮膚科学会のガイドラインでは，患者を，症状がないか，あっても軽微であり，日常生活に支障がなく，薬物療法もあまり必要としない状態に到達させる，あるいは，軽微ないし軽度の症状が持続するが，急性に悪化することが稀で，悪化しても遷延することがない状態に至らせることとしている．

治療に際しては適切に診断し，正確に重症度を判定することが必須であり，発症および悪化に関与する因子の検索および対策，皮膚機能異常の補正，および薬物療法が治療の基本となる．アトピー性皮膚炎の発症および悪化には多様な因子が関与するが，かかわる因子を同定し，対策を講じることは症状の改善，悪化防止に重要である．また，患者皮膚では機能異常がみとめられ，炎症の誘発および悪化にかかわるため，皮膚機能異常を補正するスキンケアは極めて重要である．原因・悪化因子に対する対策およびスキンケアは炎症の軽重を問わず，また寛解期においても，継続すべきである．薬物療法の重要な目標は炎症の鎮静化であり，外用剤が中心であるが，再燃の防止，寛解の維持にも有用である．

1）原因，悪化因子の検索と対策

アトピー性皮膚炎は慢性，難治性疾患であり，増悪と寛解を繰り返す．原因，悪化因子を検索して対策を講じることは，増悪，再燃の防止および寛解の維持に有用である．アトピー性

皮膚炎患者にみとめられる皮膚バリアーの脆弱性は抗原をはじめとする刺激の侵入を容易にし，症状の悪化にかかわる．したがって，積極的にバリアー修復に努めることは重要であり，フィラグリン発現を増大する薬物の検索も進められている．また，特に乳児では食物アレルギーがかかわることがあるため，原因食品の同定と対応が必要である．黄色ブドウ球菌感染，ストレスなども悪化因子となる．

2）皮膚機能異常の補正

アトピー性皮膚炎患者皮膚では角質細胞間脂質のセラミドの含量が低下しており，乾燥肌を呈する．また，わが国では約 30％ の患者に

フィラグリン遺伝子の変異がみとめられ，角層の強固なバリアーの構築に支障を来している可能性が考えられる．したがって，皮膚機能異常の補正，すなわちスキンケアは急性期，寛解期を問わず極めて重要である．乾燥肌に対するスキンケアの要点は低下している皮膚の保湿能を回復させることであり，保湿性の高い親水性軟膏や吸水性軟膏を外用する．尿素製剤，ヘパリン類似物質含有製剤などが使用される．抗炎症作用は期待できない．亀裂を生じている部位には刺激となることがあるため，亀裂病変を改善させた後に使用する．傷害された皮膚バリアー機能を補充，補強または代償するため，皮膚保

表2　スキンケアの実際

1. 皮膚の清潔
　　毎日の入浴・シャワー
　　・汚れは速やかにおとす．しかし，強くこすらない．
　　・石けん・シャンプーを使用するときは洗浄力の強いものは避ける．
　　・石けん・シャンプーは残らないように十分にすすぐ．
　　・痒みを生じるほどの高い温度の湯は避ける．
　　・入浴後にほてりを感じさせる沐浴剤・入浴剤は避ける．
　　・患者あるいは保護者には皮膚の状態に応じた洗い方を指導する．
　　・入浴後には，必要に応じて適切な外用薬を塗布する．

2. 外用薬による皮膚の保湿・保護
　　保湿・保護を目的とする外用薬
　　・保湿・保護を目的とする外用薬は皮膚の乾燥防止に有用である．
　　・入浴・シャワー後には必要に応じて保湿・保護を目的とする外用薬を塗布する．
　　・患者ごとに使用感のよい保湿・保護を目的とする外用薬を選択する．
　　・軽微な皮膚炎は保湿・保護を目的とする外用薬のみで改善することがある．

　　保湿・保護を目的とした主なスキンケア外用薬（医薬部外品も含む）

一般名	代表的な製品名
1）皮表の保湿を主としたもの	
ヘパリン類似物質含有	ヒルドイド®クリーム*，ヒルドイド®ソフト軟膏**，ヒルドイド®ローション 0.3%，ヒルドイド®ゲル 0.3%
尿素製剤	ケラチナミンコーワクリーム* 20%，パスタロン®ソフト軟膏 10%，パスタロン®ソフト軟膏 20%**，パスタロン®クリーム 10%，パスタロン®クリーム 20%，パスタロン®ローション 10%，ウレパール®* クリーム 10%，ウレパール®ローション 10%
2）皮表の保護を主としたもの	
白色ワセリン 亜鉛華軟膏 その他	局方白色ワセリン，サンホワイト®(精製ワセリン)，プロペト®(精製ワセリン) サトウザルベ（軟膏 10%，20%），ボチシート（リント布に 10% 亜鉛華軟膏塗布） アズノール®軟膏 0.033%***（ジメチルイソプロピルアズレン含有）

　*：基剤はバニッシングクリーム型親水軟膏（O/W），**：基剤はコールドクリーム型吸水軟膏（W/O），
　***：基剤は精製ラノリン・白色ワセリン含有

3. その他
　　・室内を清潔にし，適温・適湿を保つ．
　　・新しい肌着は使用前に水洗いする．
　　・洗剤はできれば界面活性剤の含有量の少ないものを使用し，十分にすすぐ．
　　・爪を短く切り，なるべく掻かないようにする（手袋や包帯による保護が有用なことがある）．　　など

（日本アレルギー学会（編）：アレルギー総合ガイドライン 2016. 協和企画，2016. p.320 より転載）

護作用を有する油脂性軟膏を外用する．局方白色ワセリン，精製ワセリン，10%亜鉛華軟膏，ジメチルイソプロピルアズレン含有軟膏などが利用できる．

皮膚を清潔に保つため，入浴，シャワーを励行し，必要に応じて適切な保湿，保護剤を使用する．皮膚は温まると痒みを生じるため，入浴の際の湯温に注意する．また，タオルで皮膚を強くこすることは避け，石けんやシャンプーは十分に洗い流し，残らないように注意する．入浴後には保湿剤を塗布する．夏期の汗をかく時期にはシャワーによる汗の除去も有効である．スキンケアの実際を ▶表2 に示す．

2. 薬物治療

アトピー性皮膚炎は遺伝的素因を含む多因子性疾患であり，疾患そのものを完治させることは容易ではない．したがって，薬物療法は症状のコントロールを目標とする．治療は急性期の炎症制御による寛解導入と寛解の維持に分けられる．

アトピー性皮膚炎の炎症を速やかに，かつ確実に鎮静化し，患者の苦痛を取り除くことができる薬剤で，広く使用でき，有効性と安全性が十分に評価されているものはステロイド外用薬のみであり，これに準ずるものとしてタクロリムス外用剤がある．瘙痒に対しては瘙痒の軽減と搔破の防止を目的に抗ヒスタミン作用を有する薬剤が用いられる．また，抗アレルギー薬も外用剤の補助として使用される．

1）ステロイド外用薬

ステロイドは細胞質に分布する副腎皮質糖質コルチコイドの受容体に結合して効果を発揮する．受容体はリガンドによって活性化される転写因子であり，核へも移行して遺伝子の発現を調節する．内因性リガンドによる生理的な作用は標的遺伝子の発現増強（トランスアクチベーション）によってもたらされる．一方，免疫やアレルギーにかかわる多くの因子は NF-κB，AP-1 などの転写因子によって誘導されるが，糖質コルチコイド受容体はこれらの転写因子による遺伝子発現を阻害（トランスリプレッション）することにより，免疫，アレルギー反応を抑制する．

ステロイド外用療法はアトピー性皮膚炎治療の中心であり，ステロイド外用薬は製剤としての作用強度に応じてストロンゲスト，ベリーストロング，ストロング，マイルド，ウィークの5段階に分類されている．一般にステロイドの有用な効果の発現と副作用の発現とは平行するため，必要以上に強力なステロイド外用薬を使用するべきではなく，個々の皮疹の重症度に応じてステロイド外用薬を選択することが必要である ▶表3．剤型には軟膏，クリーム，ローション，テープ剤などがあり，皮疹の性状，部位，経過，季節などに応じて使い分ける．急性，進行性の炎症性病変がみとめられる

表3 重症度のめやすと外用剤の選択

重症度のめやす
軽症 ：面積にかかわらず，軽度の皮疹のみ見られる．
中等症：強い炎症を伴う皮疹が体表面積の 10% 未満に見られる．
重症 ：強い炎症を伴う皮疹が体表面積の 10% 以上，30% 未満に見られる．
最重症：強い炎症を伴う皮疹が体表面積の 30% 以上に見られる．

皮疹の重症度と外用薬の選択

	皮疹の重症度	外用薬の第一選択薬
軽微	炎症症状に乏しい乾燥症状主体	ステロイドを含まない外用薬
軽症	乾燥，および軽度の紅斑，鱗屑	ミディアム（マイルド）以下のステロイド外用薬
中等症	中等症までの紅斑，鱗屑，少数の丘疹，搔破痕など	ストロングないしミディアム（マイルド）クラスのステロイド外用薬
重症	高度の腫脹・浮腫・浸潤ないし苔癬化を伴う紅斑，丘疹の多発 高度の鱗屑，痂皮，小水疱 びらん，多数の搔破痕，痒疹結節	ベリーストロングないしストロンゲストクラスのステロイド外用薬，痒疹結節では効果が得られない場合，その部位に限定してストロンゲストクラスの使用もある．

（日本アレルギー学会（編）：アレルギー総合ガイドライン 2016．協和企画，2016．p.326 より転載）

373

表4 ステロイド外用薬の使用法および注意点[3)]

1. ステロイド外用剤の選択
   強度（クラス），剤型は重症度に加え，個々の皮疹の部位，性状，年齢に応じて選択する．
2. ステロイド外用剤使用時の注意点
   顔面にはなるべく使用しない．使用する場合，可能なかぎり弱いものを，短期間使用する．
   外用による副作用は使用期間が長くなるにつれて起こりやすい．
   長期使用中に突然中止すると皮疹が急に増悪することがあり，中止，変更は医師の指示に従う．
   急性増悪した場合はステロイド外用剤を必要かつ十分に短期間使用する．
3. 症状の程度を評価して，適宜ステロイドを含まない外用剤を使用
   タクロリムス軟膏は使用法に従う．
4. 1〜2週間をめどに重症度の評価を行い治療薬の変更を検討
5. 必要に応じて抗ヒスタミン薬，抗アレルギー薬を使用

（平成8年度厚生省長期慢性疾患総合研究事業アレルギー総合研究および平成9〜20年度厚生労働科学研究アトピー性皮膚炎治療ガイドラインの作成，アトピー性皮膚炎治療ガイドライン2005．より転載）

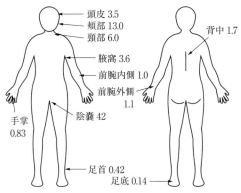

図6 外用したステロイドの部位による吸収率の相違（前腕を1とする）
（日本アレルギー学会（編）：アレルギー総合ガイドライン2016．協和企画，2016．p.327より転載）

場合，痒疹，苔癬化病巣などの難治性病変がある場合，ステロイド外用薬を中止した後に急性増悪を来したとき，感染症がなくステロイド外用薬の効果が期待できる場合，保湿剤，皮膚保護作用を有する外用剤が無効の場合，明らかな接触皮膚炎の合併をみとめる場合，免疫抑制薬の外用を患者が拒否する場合，などはステロイド外用薬を積極的に使用すべきである．

皮疹の重症度を適切に把握し，重症度に応じた適切な強度の薬剤を選び，皮膚炎の鎮静化を目指す．原則的には1日2回使用し，2週間ごとに症状の改善度を評価する．皮膚炎を十分に鎮静化させた後，ステロイド外用薬の減量あるいは弱い薬剤への変更を検討するが，症状に改善がみとめられなければ，より強力な薬剤への変更も考慮する．長期にわたる使用後に突然ステロイド薬の使用を中止すると皮疹の急性増悪を来す．また，ステロイド外用薬の減量中にも急性増悪を来すことがある．急性増悪を来した場合には皮疹の重症度に応じた強いステロイド外用薬に戻って炎症の鎮静化を目指す．ステロイド外用薬の使用法および注意点を▶表4 に示す．ステロイド外用薬の不適切な使用が重症患者を増加させたとの指摘もあり，専門医による治療，指導が望まれる．

ステロイド外用薬の皮膚からの吸収は部位によって大きく異なり，顔面における吸収は前腕の13倍にのぼる ▶図6 ため，顔面の軽度湿疹病変や乾燥肌には基本的にはステロイド外用薬は使用しない．また，小児や老人などのバリアー機能の低下した皮膚，発汗量の多い夏期などには吸収率が変化するので注意が必要である．ステロイド外用薬は原則的に1日2回，朝および入浴後（夕）に使用する．皮疹の面積によって左右されるが，1日5gから10g程度の初期外用量から開始し，症状改善の程度を評価して漸減し，1日1回ないし隔日使用で再燃のないことを確認し，ステロイド薬を含有しない外用剤に変更していく．乳児ないし学童では副作用が出現しやすいことを考慮し，1ランク低い外用剤が選択されるが，過少使用による症状の遷延化には注意が必要である．患者や保護者が副作用を心配してステロイド外用薬の使用を中止して急性増悪を来す例がしばしば経験される．診察なしの使用および自己判断による使用の中止を避けるように指導することが大切である．また，外用剤の適切な使用方法を指導することが必要であり，指示どおりに使用していることを確認することも重要である．

ステロイド薬は多様な副作用を発現するため，必要以上に強力な薬剤を長期にわたって使用することは避ける必要があるが，前述のように，過少使用による症状の遷延化が問題として指摘されており，適切な使用が望まれる．治療中に副作用がみとめられた場合には徐々に弱い薬剤に変更し，タクロリムス外用剤へ変更する．

表5　タクロリムス外用剤使用上の留意点[3]

　幼児から成人のアトピー性皮膚炎患者を対象に，非ステロイド系免疫抑制薬であるタクロリムス水和物の外用剤（商品名：プロトピック®軟膏）が開発された．特に顔面・頸部の皮膚に対して有用である．本剤は，ステロイド外用剤などの既存療法では効果が不十分または副作用によりこれらの投与ができないなど，本剤による治療がより適切と考えられる場合に使用する．使用に際しては以下の点に留意する必要がある．

1. 本剤の使用は，アトピー性皮膚炎の治療法に精通している医師の下で行う．
2. 0.1％ は 16 歳以上，0.03％ は 2 歳以上 15 歳以下を対象とする．妊婦・授乳婦には使用しない．
3. 添付文書の塗布量を厳守する．〔成人には 1 日 1〜2 回，1 回の塗布量は 5 g まで，小児には 1 日 1〜2 回，1 回塗布量は，2〜5 歳（体重 20 kg 未満）1 g まで，6〜12 歳（体重 20 kg 以上 50 kg 未満）2〜4 g，13 歳以上（体重 50 kg 以上）5 g まで〕
4. 潰瘍，明らかに局面を形成しているびらん，粘膜など皮膚以外の部分，外陰部には使用しない．
5. 他の外用剤との混合は薬剤の安定性，吸収性に影響を及ぼす可能性があるので行わない．
6. 密封法および重層法での本剤の使用経験はなく，主薬の血中への移行が促進される可能性もあり安全性は確立されていないので，塗布方法は単純塗布に限定する．
7. 重症の皮疹もしくは塗布面積が広範囲にわたる場合には，腎機能に注意する．
8. 本剤使用時は日光への曝露を最小限にとどめ，日焼けランプ・紫外線ランプは使用しない．
9. 皮膚感染症を伴うアトピー性皮膚炎患者には使用しないことを原則とする．
10. 使用に際しては，以下の副作用に留意する．また，あらかじめ患者および代諾者に十分に説明する．
　　皮膚刺激感，皮膚感染症，ざ瘡，皮膚以外の感染症，腎障害，発がんリスク．

（平成 8 年度厚生省長期慢性疾患総合研究事業アレルギー総合研究および平成 9〜20 年度厚生労働科学研究アトピー性皮膚炎治療ガイドラインの作成，アトピー性皮膚炎治療ガイドライン 2005. より転載）

2) タクロリムス外用剤

　タクロリムスはマクロライド系抗生物質であり，カルシニューリンを抑制して T 細胞の活性化を阻害し，免疫抑制効果を発揮する．

　1999 年に臨床応用が開始されたタクロリムス軟膏（0.1％，16 歳以上用）は，ステロイド外用剤に準じた使用が可能な薬剤として位置付けられる．2003 年には小児用軟膏（0.03％，2〜15 歳用）が承認された．成人用 0.1％ 軟膏の効力はストロングクラスのステロイド外用剤に，小児用 0.03％ 軟膏はミディアムおよびストロングクラスの中間に相当するとされている．ステロイド外用剤の使用が制約される顔面，頸部の皮疹の治療には特に有用であるが，躯幹，四肢においても中等度までの病変であれば初期治療にも使用できる．重症の慢性皮疹に対しては強力なステロイド外用剤の治療を先行させ，症状が改善した後にタクロリムス軟膏に変更する．最大の利点は長期使用によっても皮膚萎縮などの，ステロイド外用剤にみとめられる副作用を生じないことであり，維持療法に適していると考えられる．また，ステロイド忌避の患者にも有用である．タクロリムスは分子量が大きく，正常皮膚からは吸収されにくいが，バリアー機能が低下している病変局所では吸収されやすいと考えられており，炎症の軽快に伴って吸収が低下すると推定される．しかし，タクロ

リムス軟膏外用開始時には灼熱感や瘙痒が誘発されることがあり，使用が制限される場合もある．皮膚感染症やびらん，潰瘍面には使用できない．

　外用は 1 日 1 回，入浴後とするが，最大 2 回まで使用する．タクロリムス外用剤はステロイド外用剤よりも効果の発現が穏やかな印象があるが，効果は持続的であり，外用中止後の再発率や再燃度も軽度である．また，瘙痒に対する抑制効果もみとめられている．現時点では 2 歳以下の乳幼児に対する安全性は確立されていない．タクロリムス外用剤の使用上の留意点を ▶表5 に示す．

3) 抗ヒスタミン薬・抗アレルギー薬

　皮膚炎および瘙痒の抑制を目標に，抗ヒスタミン薬および抗アレルギー薬が使用されるが，外用療法に対する補助療法として位置付けられる．

　ヒスタミン H₁ 受容体を遮断する薬物を抗ヒスタミン薬と呼ぶ．古典的な薬物を第一世代，抗アレルギー薬に分類される薬物を第二世代として区別する．第二世代抗ヒスタミン薬は第一世代薬物にみとめられる中枢移行性が抑えられており，副作用としての眠気，集中力低下などの中枢抑制作用が低減している．また，ヒスタミンやロイコトリエンの遊離を抑制する作用，好酸球遊走抑制作用などが確認されている薬物

も多い．抗ヒスタミン作用を持たない抗アレルギー薬中ではクロモグリク酸ナトリウム，トラニラストおよびスプラタストトシル酸塩の3種がアトピー性皮膚炎治療に適応を持つ．これらの抗アレルギー薬の主要な作用はアレルギー性メディエーターの遊離抑制と考えられており，スプラタストトシル酸塩はIgE抗体の産生に対しても抑制作用を示す．抗ヒスタミン薬および抗アレルギー薬はアトピー性皮膚炎に関与するアレルギー反応の抑制，あるいは反応によって遊離するヒスタミンの作用の抑制を期待して使用される．瘙痒はアトピー性皮膚炎の重要な症状であり，ヒスタミンの関与も推定されるが，抗ヒスタミン薬のみで瘙痒を十分に抑制することは困難とされる．また，抗アレルギー薬のみによって皮膚炎を十分に制御することも困難である．これらの薬物は外用療法の補助薬として位置付けられるが，寛解期の維持療法および再発防止に有効である可能性がある．

4）ステロイド内服薬

ステロイド内服薬は強力な炎症抑制作用および免疫抑制作用によってアトピー性皮膚炎を強く抑制するが，重篤な副作用を防止するため，長期投与は避ける．通常，成人ではプレドニゾロン10〜15 mgを1日量とし，抗ヒスタミン薬，抗アレルギー薬と併用して使用するが，投与は数日以内にとどめる．また，小児への使用は推奨されない．

5）シクロスポリン

シクロスポリンは，タクロリムスと同様にカルシニューリンを阻害する免疫抑制薬であり，アトピー性皮膚炎治療に内服で用いられる．ほかの薬物療法で十分な効果が得られず，強い炎症を伴う湿疹が広範囲にみとめられる最重症のアトピー性皮膚炎が適用であり，皮疹が重症化している時期にのみ，短期間使用する．タクロリムスよりも分子量が大きいため，外用できな

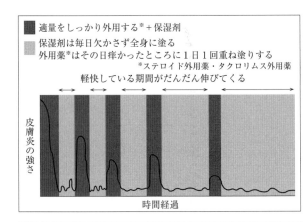

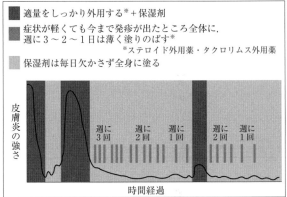

図7　アトピー性皮膚炎のリアクティブ療法（上段）およびプロアクティブ療法（下段）
（日本アレルギー学会（編）：アレルギー総合ガイドライン2016．協和企画，2016．p.323より転載）

い．瘙痒に対する抑制効果も期待される．

6）プロアクティブ療法

アトピー性皮膚炎の基本的な外用療法では，皮疹の重症度に対応する強度のステロイド外用薬を用いて炎症を鎮静化し，徐々に減量，中止するが，外用剤の減量の途上，あるいは中止後に再燃することがあり，再燃した場合には再度皮疹の重症度に対応する強度の薬剤を用いた炎症の鎮静化を繰り返す．これをリアクティブ療法と呼び，徐々に軽快している期間を延長させることが期待できる．近年，適切な強度の外用剤を用いて炎症を鎮静化させた後，外用薬を中止するのではなく，強度の低いステロイド外用薬あるいはタクロリムス軟膏の間欠的使用を継続することによって再燃を防止する効果が期待でき，ステロイド外用薬の使用量を減少させることが明らかになった．これをプロアクティブ療法と呼び，小児アトピー性皮膚炎治療ではしばしば用いられるようになった．リアクティブ

療法とプロアクティブ療法との比較を ▶図7 に示す．前述のように，アトピー性皮膚炎治療においては寛解状態をいかに長く維持するかが重要であることから，プロアクティブ療法は有用な手法であると考えられる．

参考文献

1) 日本アレルギー学会（編）：アレルギー総合ガイドライン 2013．協和企画，2013．アトピー性皮膚炎（第6章），pp.283-333．
2) 古江増隆，佐伯秀久，古川福実，秀 道広，大槻マミ太郎，片山一朗，佐々木りか子，須藤 一，竹原和彦：アトピー性皮膚炎診療ガイドライン．日皮会誌，2009；119（8）：1515-34．
3) 平成8年度厚生省長期慢性疾患総合研究事業アレルギー総合研究および平成9～20年度厚生労働科学研究アトピー性皮膚炎治療ガイドラインの作成，アトピー性皮膚炎治療ガイドライン 2005．
4) 日本アレルギー学会（編）：アレルギー総合ガイドライン 2016．協和企画，2016．

（執筆者）稲垣直樹（岐阜薬科大学）

ステロイド外用薬（標的分子：糖質コルチコイド受容体，刺激作用）

作用強度	一般名	販売名(商品名)	コメント
I群 ストロンゲスト	クロベタゾールプロピオン酸エステル	デルモベート®	皮膚および局所の副作用
	ジフロラゾン酢酸エステル	ジフラール® ダイアコート®	
II群 ベリーストロング	モメタゾンフランカルボン酸エステル	アズマネックス® フルメタ®	・ざ瘡様皮疹，毛嚢炎と酒皶を含む ・眼振および口囲皮膚炎 ・表皮真皮の萎縮，皮膚の脆弱性（老人あるいは日光で障害された皮膚，間擦部，顔面で最も起こりやすい） ・創傷治癒遅延 ・臀部肉芽腫 ・紫斑 ・毛細血管拡張と紅斑 ・皮膚線条 ・色素脱失 ・多毛症 ・皮膚糸状菌感染の隠蔽あるいは増悪 ・二次感染あるいは存在する感染の増悪 ・接触皮膚炎 (1) 保存剤あるいは基剤の成分によることがある． (2) コルチコステロイド分子によることがある．この場合には，類似構造を持ったコルチコステロイド分子と交叉反応することがある． ・その他
	ベタメタゾン酪酸エステルプロピオン酸エステル	アンテベート®	
	フルオシノニド	トプシム®	
	ベタメタゾンジプロピオン酸エステル	リンデロン®	
	ジフルプレドナート	マイザー®	
	アムシノニド	ビスダーム®	
	ジフルコルトロン吉草酸エステル	テクスメテン® ネリゾナ®	
	酪酸プロピオン酸ヒドロコルチゾン	パンデル®	
III群 ストロング	デプロドンプロピオン酸エステル	エクラー®	
	デキサメタゾンプロピオン酸エステル	メサデルム®	
	デキサメタゾン吉草酸エステル	ボアラ® ザルックス®	
	ベタメタゾン吉草酸エステル	リンデロン® ベトネベート®	
	ベクロメタゾンプロピオン酸エステル	プロパデルム®	
	フルオシノロンアセトニド	フルコート®	
IV群 マイルド	プレドニゾロン吉草酸エステル酢酸エステル	リドメックス®	
	トリアムシノロンアセトニド	レダコート® ケナコルト®-A	
	アルクロメタゾンプロピオン酸エステル	アルメタ®	
	クロベタゾン酪酸エステル	キンダベート®	
	ヒドロコルチゾン酪酸エステル	ロコイド®	
V群 ウィーク	プレドニゾロン	プレドニゾロン	

免疫抑制薬

一般名	販売名(商品名)	標的分子/作用機序		コメント
タクロリムス水和物	プロトピック®	カルシニューリン	阻害	ステロイド外用剤などの既存療法では効果が不十分または副作用によりこれらの投与ができない場合に使用
シクロスポリン	ネオーラル®			ステロイド外用剤やタクロリムス外用剤などの既存治療で十分な効果が得られず，強い炎症を伴う皮疹が体表面積の 30% 以上に及ぶ患者を対象

抗ヒスタミン薬・抗アレルギー薬（痒みと掻破抑制に補助的に使用）

分類		一般名（商品名）	販売名	標的分子/作用機序	コメント
第一世代抗ヒスタミン薬	エタノールアミン系薬	ジフェンヒドラミン塩酸塩	レスタミン® ベナ®	ヒスタミン H_1 受容体遮断	
		ジフェニルピラリン塩酸塩	ハイスタミン®		
		クレマスチンフマル酸塩	タベジール®		
	プロピルアミン系薬	クロルフェニラミンマレイン酸塩	ネオレスタミン®		
		d-クロルフェニラミンマレイン酸塩	ポララミン®		
		トリプロリジン塩酸塩水和物	ベネン®		
	フェノチアジン系薬	プロメタジン塩酸塩	ヒベルナ®		
		アリメマジン酒石酸塩	アリメジン®		
	ピペラジン系薬	ホモクロルシクリジン塩酸塩	ホモクロミン®		
		ヒドロキシジン塩酸塩	アタラックス®		
		ヒドロキシジンパモ酸塩	アタラックス®		
	ピペリジン系薬	シプロヘプタジン塩酸塩水和物	ペリアクチン®		
第二世代抗ヒスタミン薬		ケトチフェンフマル酸塩	ザジテン®	ヒスタミン H_1 受容体遮断	第一世代抗ヒスタミン薬より中枢移行性が抑えられており，副作用としての眠気，集中力低下などの中枢抑制作用が低減
		アゼラスチン塩酸塩	アゼプチン®		
		オキサトミド	セルテクト®		
		メキタジン	ゼスラン® ニポラジン®		
		エメダスチンフマル酸塩	ダレン® レミカット®		
		ロラタジン	クラリチン®		○
		エピナスチン塩酸塩	アレジオン®		○
		エバスチン	エバステル®		○
		セチリジン塩酸塩	ジルテック®		○
		レボセチリジン塩酸塩	ザイザル®		○
		ベポタスチンベシル酸塩	タリオン®		○
		フェキソフェナジン塩酸塩	アレグラ®		○
		オロパタジン塩酸塩	アレロック®		○
抗ヒスタミン作用を持たない抗アレルギー薬		クロモグリク酸ナトリウム	インタール®	ケミカルメディエーター遊離	
		トラニラスト	リザベン®		
		スプラタストトシル酸塩	アイピーディ®	Th2 サイトカイン阻害	

（注）　○：痒みと掻破抑制に補助的に使用するために推奨される非鎮静抗ヒスタミン薬（病態生理）

2 乾癬

■ 病態生理

1. 病態生理

　局面状の紅斑が生ずる尋常性乾癬が乾癬の9割程度を占める．ほかに，リウマチ因子陰性多関節炎を併発する関節症性乾癬，乾癬皮疹がほぼ全身を覆う乾癬性紅皮症，高熱と浮腫を伴って紅斑の中に無菌性膿疱が多発する膿疱性乾癬，主に上気道感染を契機として数ヶ月間にわたって一過性に小型の乾癬皮疹が生ずる滴状乾癬がある．男女比は2：1で男性に多く，発症年齢は20歳代から50歳代にピークがある．わが国での発症頻度は0.1～0.8％程度と推測されている．欧米の白人ではさらに多く人口の2～3％程度で，皮膚科の主要疾患の一つである．

　乾癬の病態においてはT細胞が主要な役割を果たしており，それと樹状細胞や表皮角化細胞がループを形成している．皮疹部には多数の活性化T細胞が浸潤しており，T細胞を標的とする免疫抑制薬シクロスポリンが著効することもそれを支持する．強力な抗原提示細胞である樹状細胞が何らかの刺激により腫瘍壊死因子(TNF)-αやインターロイキン(IL)-23を産生し，それを受けたT細胞がIL-17，IL-22，TNF-αを産生する．活性化したT細胞は皮膚に遊走し多様な因子を産生する．表皮角化細胞や線維芽細胞，血管内皮細胞が刺激されて病変を形成し，これらの炎症がまたT細胞を活性化することでフィードバックループが維持され，病変が維持される．

　発症要因として，それぞれ多数の遺伝要因と環境要因が複合していると考えられている．遺伝要因としては，乾癬疾患感受性遺伝子座が複数知られており，最も主要なものはヒト白血球抗原（HLA）-C抗原のCw6である．また，多くは家族性に，若年から尋常性乾癬の前歴なしに発症する汎発性膿疱性乾癬患者の一群では，IL-36RN遺伝子の変異が見出されている．これらによりもたらされる皮膚バリア機能異常や免疫異常が，感染や機械的刺激などの外来因子に対する反応異常をもたらし，その結果，乾癬が発症すると考えられている．臨床的には，慢性皮膚炎症という点では共通のアトピー性皮膚炎と反対に，伝染性膿痂疹や伝染性軟属腫などの感染症を生じにくいことが知られており，乾癬は外来因子から身も守る皮膚防御機能が過剰に発現した結果とも考えられる．

　環境要因としては，感染，機械的刺激，インターフェロン(IFN)-αなどの薬物，ストレス，喫煙や飲酒などの生活習慣などが言われており，最大のものとして肥満を含むメタボリックシンドロームがある．肥満患者の脂肪細胞はTNFの産生が亢進し，そのTNFがインスリンのシグナル伝達を阻害したり，アディポカイン遺伝子転写を変化させてレプチンが増加，アディポネクチンが低下したりする．それだけでなく，血中TNF-α濃度が上昇することで，乾癬を増悪させる．一方で，乾癬皮疹で産生されたTNF-αによりその血中濃度が増加し，脂肪細胞に上述の影響を及ぼして肥満の影響をさらに増大させる．乾癬および乾癬性関節炎の発症リスクがbody mass index（BMI）高値と相関する．発症した乾癬の重症度がBMI高値と相関することが報告されている．すなわち，乾癬による炎症とメタボリックシンドロームが相互に促進し合っている．

　また，重症乾癬患者では，心血管イベントによる死亡や虚血性脳血管障害発生のリスクが増加することで，非乾癬患者に比べて寿命が短縮するという報告もある．このように乾癬を全身性炎症疾患と捉え，心血管疾患との因果関係をまとめたのが「乾癬マーチ」という概念である．これは，乾癬による全身性の炎症がインスリン抵抗性を誘導して血管内皮細胞の機能を障害することで粥状動脈硬化を引き起こし，ついには心筋梗塞につながるという概念である．ここではTNF-αの関与が重要視されており，実際に，乾癬患者において抗TNF-α抗体により心筋梗塞などの心血管系疾患の発生が抑制されている．

　以上まとめると，遺伝的に発症しやすい傾向と肥満などの環境要因を有する個体において，

何らかのトリガーで始まった皮膚の炎症が，T細胞と樹状細胞の相互作用で持続するループに陥り，血管新生，表皮過形成が持続することが，乾癬の病態である．

2. 症　状

尋常性乾癬の基本的発疹は，境界明瞭な類円形の紅斑で，浸潤，肥厚や鱗屑を伴う ▶図1．痒みは約半数で見られるが，皮疹の重症度はあまり関係せず，小さな発疹に強い痒みを訴えることもあれば，広範囲に発疹があっても全く痒くないことも多い．全身どこにでも生ずるが，頭皮，肘頭膝蓋，臀部，下腿前脛骨部など刺激を受けやすいところが好発部位で，また難治である．この，外的刺激を受けて発疹が誘発されることをケブネル現象と呼ぶ．具体的には，靴下や下着で締め付けられるところに乾癬皮疹が出現しやすかったり，日焼けや手術など皮膚へ外的刺激が加わったりしたところに，発疹が誘発される．また，真皮の毛細血管が皮膚浅くまで新生，拡張しているため，掻破などの機械的刺激によって点状に出血し，これをアウスピッツ現象（血露現象）と呼ぶ．

乾癬患者の約半数に爪病変があり，ほかの発疹が乾癬であるか迷う場合には，その診断的価値は高い．典型的には，点状陥凹，爪甲白濁，爪甲剥離，爪甲下角質増殖などを呈する ▶図2．軽症の場合には，よく観察すると僅かに小陥凹が見える程度である．重症になると爪は崩壊し，爪囲炎も伴うようになる ▶図3．

関節症性乾癬は尋常性乾癬と同様の皮膚症状を呈するが，爪，頭皮，臀部に発疹がある患者に生じやすい傾向がある．乾癬性関節炎は付着部炎を特徴とする脊椎関節炎群の一つで，その頻度は報告によって異なるが6〜34%である．皮膚症状先行例が60%，皮膚関節同時発症例が20%だが，関節症状先行例も20%あり，この場合には乾癬性関節炎の診断を当初から下すのは困難である．手指関節のいくつかに非対称性に腫脹と圧痛が生じて手のこわばりを訴えるのが，最もよくみられるタイプである ▶図3．ほかに，頚部や背部の痛みやこわばりを訴える脊椎炎や腰痛や殿部痛を訴える仙腸関節炎を生じたり，アキレス腱付着部や足底腱膜の踵骨付着部など負荷がかかるところに圧痛が好発する付着部炎を生じたり，関節を越えて指趾1本全体がソーセージ様に腫脹する指趾炎を生じたりする ▶図4．これらの関節炎はしばしば複合して出現する．早期での診断と治療が必要だが，患者は皮膚疾患と関節症状を結び付けて考えることは殆どないため，乾癬を診療している医師から問いかけて初めてその存在に気づかれることが多い．

乾癬性紅皮症とは，乾癬による紅斑が体表面の大部分を覆っている状態で，多くは尋常性乾癬が増悪して紅皮症に至るが，時には前駆する皮膚症状が殆どないのに急性に発症して紅皮症に至ることもある．広範囲が紅斑で覆われるため，強い痒みや痛みや悪寒，倦怠感を訴える．紅皮症は紅斑が体表面の大部分を覆っている状態を表した病名であり，乾癬以外にも湿疹，薬疹，皮膚リンパ腫，魚鱗癬，移植片対宿主病，

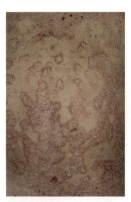

図1　乾癬の紅斑（背部）

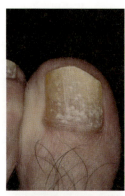

図2　乾癬の爪病変（白濁，剥離，小陥凹）

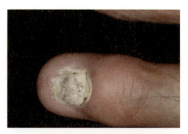

図3　乾癬の爪病変と関節炎

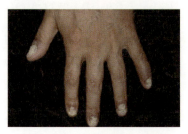

図4　乾癬の爪病変と指炎（小指）

ぶどう球菌性熱傷様皮膚症候群，角化型疥癬など種々の原因で生ずる．尋常性乾癬から膿疱性乾癬に移行することもあれば，前駆症状なしに膿疱性乾癬として発症することもある．尋常性乾癬の発疹がないまま突然に乾癬性紅皮症として発症した場合は，診断に苦慮することもある．尋常性乾癬が一時的に増悪して膿疱を呈したものは膿疱性乾癬とは言わず「尋常性乾癬の膿疱化」と言い分けており，尋常性乾癬が先行した場合，皮膚科専門医が一定期間注意深く観察した結果，繰り返し容易に膿疱化する症例を膿疱性乾癬と診断している．

膿疱性乾癬では通常，発熱と倦怠感を伴って全身の潮紅皮膚上に無菌性膿疱が多発して発症し，感染，薬剤，妊娠などが要因となって再発を繰り返す．膿疱が多発すると融合し膿海と呼ばれる膿がシート状に融合した局面を形成することがある．重症例では全身性の浮腫と呼吸循環不全を伴い，入院を要する．尋常性乾癬と同様にしばしば乾癬性関節炎を併発する．膿疱性乾癬は，厚生労働省の指定難病として難治性疾患克服研究事業の医療費助成対象疾病となっている．平成 27 年度末の医療受給者証保持者数は 2,034 人であった．

ほかの病型として，滴状乾癬がある．上気道感染などの病巣感染によって数ヶ月の間一過性に出現して自然に消退するもので，小児から若年に多い．尋常性乾癬の皮疹に比べてより小型な，数 mm から 1 cm 程度の落屑性類円形紅斑が主に躯幹に散在性に多発する．これが，乾癬皮疹にしては小型で「水滴状」であるとして「滴状乾癬」と呼ばれている．

これら乾癬の臨床評価法として，皮膚症状については体表面積比（BSA：body surface area）と PASI（psoriasis area and severity index）スコアが，QOL については DLQI（dermatology life quality index）がよく用いられている．BSA は，手指も含んだ患者の手掌一つが 1% に相当することから，皮疹の総面積を手掌いくつ分かで測定する．PASI は，頭部，体幹，上肢，下肢の部位ごとに，紅斑，浸潤・肥厚，落屑，範囲のそれぞれを点数化して計算することによって算出するもので，0（病変なし）から 72（最重症）で表される．DLQI は Finlay により開発された質問紙法による皮膚疾患特異的 QOL 評価票で，症状・感情，日常活動，レジャー，仕事・学校，人間関係，治療の 6 つの下位尺度の合計が，0（患者の生活に全く影響がない）から 30（患者の生活に特に大きな影響がある）で表される．

治療効果の客観的指標としては，PASI 改善率が用いられている．たとえば，治療前から 50% 低下した場合を PASI 50 と表す．以前は PASI 50 や PASI 75 の達成率が治療法の効果の指標となっていたが，強力な効果を発揮する生物学的製剤が使用されるようになってからは PASI 90 あるいは PASI 100（PASI clear）の達成率も指標として用いられるようになっている．それにより QOL も大きく改善できるようになり，実現可能な治療目標として DLQI 寛解（0 ないし 1）が掲げられるようになっている．

関節炎に関しては，簡便には腫脹および圧痛関節数や疼痛の visual analogue scale（VAS）や CRP 値が指標として用いられており，より詳しくは米国リウマチ学会（ACR）コアセットや欧州リウマチ学会（EULAR）による疾患活動性スコア（disease activity score：DAS）が用いられている．

3. 検 査

多くの場合は典型的な皮疹とその分布により，視診だけで診断される．時に，菌状息肉症を代表とする皮膚悪性リンパ腫などと鑑別を要することがあり，皮膚生検により病理組織学的な検査が行われる．表皮の肥厚と過角化，血管の新生，リンパ球の真皮への浸潤と好中球の角層下への浸潤（マンロー微小膿瘍）が特徴的な所見である．膿疱性乾癬では，病理組織学的にコゴイ海綿状膿疱を特徴とする角層下膿疱を形成する．

血液検査では，尋常性乾癬そのものでは重症皮疹が広範囲に生じたときに炎症反応が軽度上昇する程度だが，乾癬と関係が深いメタボリックシンドロームでの異常値，すなわち高トリグリセライド血症，低 HDL 血症，高血糖がみられないかを確認し，治療に活かす必要がある．広範囲に外用を要する，あるいはシクロスポリンやエトレチナートの内服を検討するときには，肝腎機能や血清カルシウム値などを事前に評価する必要がある．上気道感染などの病巣感

染を契機に悪化する症例では，溶連菌感染を検索するために ASO が測定されることもある．膿疱性乾癬が急性増悪したときには，白血球増多や CRP 上昇をみとめる．

また，乾癬性関節炎を併発しているときには，血沈，CRP や MMP-3 を測定して病勢を把握する．手指関節のいくつかに関節炎がある程度では，CRP は正常範囲内でやや高値を示す程度か上昇しないことも多く，注意が必要である．乾癬性関節炎の診断に当たっては，ほかの関節炎を来す疾患を除外するため，リウマチ因子，抗 CCP 抗体，抗核抗体，補体，ANCA を測定することも多い．画像検査のなかで単純 X 線は，一定以上の期間および程度の関節炎が持続すると，関節近傍の骨びらんや骨増殖像が観察できるようになるため，最も頻用されている．ほかには，MRI 検査や関節超音波検査も有用である．

4. 治療概要

わが国のガイドラインとしては，「乾癬における生物学的製剤の使用指針および安全対策マニュアル」，「膿疱性乾癬（汎発性）診療ガイドライン 2014 年版」，「シクロスポリン MEPC による乾癬治療のガイドライン 2004 年版」，「乾癬の光線療法ガイドライン」が日本皮膚科学会により作成されているが，乾癬診療全体を概括するガイドラインは未だ作成されていない．

わが国の乾癬治療を考えるうえで重要な考え方が「ピラミッド計画」である[1]．これは旭川医科大学皮膚科教授（現在は名誉教授）の飯塚一先生が発表したもので，わが国で使用されている基本的治療法を網羅した概念図である

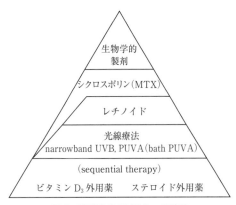

図5 乾癬治療のピラミッド計画
（飯塚　一：乾癬治療のピラミッド計画．日本皮膚科学会雑誌 2006：116：1285-93．より転載）

▶図5．

ステロイド薬と活性型ビタミン D_3 外用薬による外用療法は，比較的軽症例であればこれ単独で，重症例であればほかの治療法と組み合わせて行われ，いずれの場合でも乾癬治療の基本となる．外用単独で効果が不十分であれば，全身療法を検討する．重症として全身療法を検討するめやすと言われているのが rule of 10s（10 の法則）で，BSA>10%，PASI>10，DLQI>10 のいずれかを満たすときには重症と考える．ただし，これは不十分な治療を漫然と継続しないよう医師に注意を促す趣旨で提唱されており，実地臨床では治療の選択肢を示したうえで患者の自己決定権を尊重することが大切である．

全身療法は大別して，光線療法とエトレチナート内服のグループと，シクロスポリンやメトトレキサートと生物学的製剤のグループに分けることができる．後者は効果が強力であるが免疫抑制などの副作用に注意が必要である反面，前者は効果がよりマイルドであるが副作用はより少ない．また，乾癬性関節炎を併発している症例では後者の治療が必要になる．

光線療法は，以前からメトキサレンの前投与（内服，外用，浴用）後の UVA 照射による PUVA 療法が行われてきたが，近年は前処置と日常生活での遮光が不要でより簡便なナローバンド UVB 療法が普及している．また，限局した難治性皮疹に対してはエキシマライト照射療法も行われている．最大の利点は，内服 PUVA を除いて薬剤を全身投与しないので内臓副作用が起こらないことで，高齢者など合併症が多くても安心して実施できることである．主な欠点は，週に 1～2 回以上の照射を要することが多く通院の手間がかかることと，照射時間を長くしたときに生ずる皮膚の刺激反応である．

エトレチナートはレチノイド誘導体で，10 mg 隔日から 20 mg 連日程度で内服すると，乾癬皮疹をある程度軽快させることができる．主要な副作用は口唇炎で，これが用量規制因子になることが多い．光線療法と組み合わせて使用されることも多い．

シクロスポリンは速やかに高い効果を発揮するため，乾癬の内服治療として最も頻用され，その適応や使用方法は日本皮膚科学会のガイド

ラインに詳しく記載されている．実地臨床での工夫としては，重症度と求められる即効性を勘案して初期量を 1.5〜3 mg/kg 程度で適宜決定し治療効果と副作用を見ながら安定的に投与する維持量に移行することと，その際には当初は消化器症状など副作用を減らすために 1 日 2 回食後で投与するが，維持期では 1 日 1 回朝食前として Cmax を保つことがポイントである．シクロスポリン 3 mg/kg で効果不十分な場合には，添付文書の上限である 5 mg/kg まで増量するよりも生物学的製剤に変更した方が効果と副作用，自己負担額における費用対効果の面から優れていることが多い．また，長期に投与しているうちに腎機能障害が出現し，投与できなくなることも多い．メトトレキサートは，世界的には乾癬治療の標準薬剤であるが，わが国では未承認である．

最近，経口 PDE4 阻害薬アプレミラストが発売された．エトレチナートやシクロスポリンより副作用が少なく，優れた効果を有するため，内服治療の在り方が変わってゆくものと思われる．

生物学的製剤は，乾癬では 2010 年から抗 TNF-α 抗体のインフリキシマブ，アダリムマブが，2011 年から抗 IL-12/23 p40 抗体のウステキヌマブが，2015 年から抗 IL-17A 抗体のセクキヌマブが用いられている．さらに，2016 年には抗 IL-17A 抗体として，ブロダルマブとイキセキズマブが用いられるようになった．これらの適応，使用上の注意事項については，添付文書のほかに日本皮膚科学会からも指針が示されている．既存の全身治療から大きく進歩した強力な効果を示すことで，乾癬治療を大きく変化させている．この治療により，本剤以外の一切の治療から解放され，投与日以外は乾癬を忘れることができるようになった患者も多くいる．免疫抑制療法であることから，結核や B 型肝炎の再活性化や易感染性のリスクなどが指摘されており，十分な注意が必要である．また，高額療養費制度を活用してもなお高額の自己負担が必要であること，自己負担額が抑制されていても薬剤費そのものは非常に高額であることを忘れてはならない．

膿疱性乾癬では，顆粒球吸着除去療法（granulocyt apheresis：GCAP）が保険収載さ

れている．カラムに血液を通すことにより病的好中球が選択的に除去され，血中のサイトカインレベルが低下し炎症が鎮静化する．週 1 回，計 5 回施行するのを基本とする．安全性が高いことから，合併症などでリスクが高い患者にも施行しやすい．

参考文献

1) 飯塚 一：乾癬治療のピラミッド計画．日本皮膚科学会雑誌 2006；116：1285-93.

（執筆者）古田淳一（筑波大学）
（取りまとめ）藤本　学（筑波大学）

◪ 薬物治療

1. 治療の目標

乾癬は慢性疾患であり，増悪と寛解を繰り返すが，治療により皮疹が消退することはしばしば経験される．また，長期にわたって皮疹が出現しない，あるいは自然消退する例もみられるが，一般に根治は難しく，対症療法が主体となる．治療には外用療法，内服療法，光線療法および生物学的製剤を用いた治療法が用いられるが，皮疹の程度，重症度，患者 QOL の障害度，合併症の有無，生活環境などを考慮して治療法を決定する．治療によって皮疹を軽快させて寛解を目指すが，寛解期においても，皮疹を誘発，増悪する要因を回避することは重要であり，寛解導入と寛解維持とが治療の目標となる．

2. 外用療法

ステロイド外用薬，活性型ビタミン D_3 外用薬などが有効性を示すため，初診時から処方されることが多い．併用されることもある．ステロイドは細胞内にある副腎皮質糖質コルチコイド受容体に結合して効果を発揮する．受容体はリガンドによって活性化される転写因子であり，核へ移行して遺伝子の発現を調節することにより，炎症を強く抑制する．病変の範囲に応じてステロイド外用薬の強度を選択して用いるが，皮膚局所の萎縮，伸展線条の形成，毛細血管の拡張などの発生を最小限にとどめるため，病変の改善とともに外用回数を減らす，あるいは効力の弱い外用薬へ変更する．ビタミン D 受容体も細胞内に分布する，リガンドによって活性化される転写因子であり，角化細胞の異常

増殖の抑制および分化誘導，免疫調節作用など を示す．ビタミンD_3誘導体としてタカルシ トール，カルシポトリオールおよびマキサカル シトールが利用でき，外用薬とすることで全身 性の副作用の軽減が図られているが，傾眠傾向 と脱水を主体とする高カルシウム血症のリスク を伴う．ステロイド外用薬に比して寛解後の再 燃までの期間が長く，長期連用による局所副作 用がないため，活性型ビタミンD_3外用薬単独 による治療を目指すが，効果発現までに時間を 要し，また刺激症状が出現することがある．ス テロイド外用薬と活性型ビタミンD_3外用薬と は併用されることもあるため，配合剤（軟膏） も準備されている．カルシポトリオール水和物 とベタメタゾンジプロピオン酸エステルの配合 剤およびマキサカルシトールとベタメタゾン酪 酸エステルプロピオン酸エステルの配合剤が利 用できる．保険適用外であるが，タクロリムス 外用剤も有効である．

炎症抑制効果は期待できないが，皮膚の乾燥 を防止するために保湿剤が使用される．また， 鱗屑を柔らかくして除去を促す角質溶解薬とし てサリチル酸も使用される．鱗屑の除去によっ て外用剤の浸透性の増強が期待される．

3. 内服療法

外用療法が十分に奏功しない場合，あるいは 関節炎を合併した場合には内服による治療が行 われる．ビタミンA誘導体であるレチノイド， 免疫抑制薬であるシクロスポリンなどが使用さ れる．レチノイドには角化細胞の異常増殖に対 する抑制効果が期待できるが，レチノイドの一 つであるエトレチナートには催奇形性が確認さ れており，注意が必要である．また，シクロス ポリンは重症の乾癬に使用できる薬物である が，腎機能障害，血圧上昇などの副作用が発現 するため，定期的な検査が必要であり，長期に わたる使用は避ける．免疫抑制薬であるメトト レキサート（MTX）もシクロスポリンに相当 する有効性を示す．わが国では乾癬に対する適 用はないが，重症で身体障害を来す乾癬，特に 外用療法や光線療法に反応しない重症の乾癬性 関節炎や広範な乾癬性紅皮症または膿疱性乾癬 に効果的である．

ステロイド内服は膿疱性乾癬を引き起こす可 能性があるため，原則として使用しない．

2016年，尋常性乾癬および関節症性乾癬を 適応症としてPDE4阻害薬アプレミラストが 承認された．cAMPレベルを上昇させ，炎症 性サイトカインの産生を制御して効果を発揮す るとされる．非臨床試験において胚・胎児毒性 が指摘されており，妊婦または妊娠している可 能性のある女性への投与は禁忌となっている．

4. 光線療法

光線療法（紫外線療法）は一般に広範囲に病 変を有する患者に使用する．詳細な機序は不明 であるが，過剰な免疫の働きを抑制するとされ ている．紫外線の吸収を高める薬物ソラレン （psoralen）を内服あるいは外用した後に長波 長紫外線（UVA）を照射する方法をPUVA療 法という．角化細胞の増殖を抑制する作用，分 化を正常化する作用があるとされる．照射は少 量からはじめ，徐々に増量する．薬物の用量や UVAの照射量が過大になると熱傷を生じる． 数ヶ月持続する寛解をもたらすが，長期にわた り治療を反復すると発がんが懸念される．中波 長紫外線（UVB）の中の特定の波長（311±2 nm）を利用する方法をナローバンドUVB療 法という．少量から照射をはじめ徐々に増量す るが，PUVA療法の場合とは異なり，ソラレ ンの使用を必要としない．

5. 生物学的製剤

2010年に腫瘍壊死因子（tumor necrosis fac-tor：TNF)-α阻害薬であるインフリキシマブ およびアダリムマブが乾癬治療に導入され， 2011年にはIL-12/23 p40阻害薬であるウステ キヌマブが承認された．さらに，IL-17A阻害 薬として，2015年にセクキヌマブが，2016年 にはブロダルマブとイキセキズマブが登場し た．生物学的製剤の乾癬治療への導入は，優れ た治療効果と患者QOL向上への貢献が期待さ れ，治療に大きな変革をもたらしたと考えられ る．

乾癬ではTNF-αが炎症の増幅にかかわって おり，角化細胞のターンオーバーの短縮にも役 割を演じると推定される．抗TNF-αモノク ローナル抗体であるインフリキシマブおよびア ダリムマブはTNF-αの働きを阻害して効果を 発揮する．ウステキヌマブはIL-12およびIL- 23の働きを阻害することによってTh1反応お よびTh17反応を減弱させるものと推定され

る．また，Th17細胞が産生するIL-17も病態形成に深くかかわっており，IL-17Aに対するモノクローナル抗体であるセクキヌマブおよびイキセキズマブ，IL-17受容体Aに対するモノクローナル抗体であるブロダルマブはIL-17の働きを阻害する．乾癬性関節炎ではリウマチに類似する関節症状を生じ，進行すると関節破壊を来す．生物学的製剤はリウマチ治療の場合と同様に，早い段階からの治療への導入により，関節破壊による変形を防止することが期待できる．

アダリムマブおよびセクキヌマブは自己注射が認められており，患者の負担軽減に有利であると考えられる．生物学的製剤を皮下注射する場合には注射ごとに注射部位を変更することが望ましい．インフリキシマブはキメラ型抗体であり，点滴静注する際にはアナフィラキシーなどの重篤な反応を引き起こす可能性があることを考慮することが必要である．また，長期間の中断，あるいは休薬の後に使用を再開する際には重篤な反応を生じやすいことが知られている．インフリキシマブおよびウステキヌマブは，動物において胎盤，乳汁への移行が確認されており，胎児あるいは乳児に対する安全性が確立されていないため，治療中は妊娠，授乳を回避すべきである．

生物学的製剤は効果が速やかで寛解期間が長く，有効率も高いが，結核を含む感染症の誘発や悪性腫瘍の発生については注意が必要である．

6. 乾癬治療のピラミッド計画

乾癬の治療法には外用療法，光線療法，内服療法および生物学的製剤による治療法があり，種々の要因を考慮しながら治療法を選択するが，治療法の選択の目安としてピラミッド計画が提案されている ▶図5（p.382参照）．ピラミッドは5段からなり，下から外用剤，光線療法，レチノイド，シクロスポリンおよび生物学的製剤が配置される．ピラミッドの裾は広がっており，適応の広さを示す．外用剤としてステロイド外用剤と活性型ビタミンD₃外用剤があり，適宜，組み合わせて使用し，最終的には活性型ビタミンD₃外用剤単独の治療を目指す．ピラミッド最下段の外用剤は上段に配置される全ての治療との併用が可能である．ピラミッドは，シクロスポリンなどを経て生物学的製剤に至る山と，光線療法を経てレチノイドに至る山からなる．すなわち，光線療法とシクロスポリンやメトトレキサート（MTX）とは同時には組み合わせて使用しない．これは光線療法における潜在的な皮膚発がんのリスクを考慮するものである．また，レチノイドとシクロスポリンやMTXとの併用も肝機能障害のリスク回避のため，原則として避ける．

乾癬性関節炎および膿疱性乾癬は一般に治療が難しい重症型であるが，乾癬性関節炎に有効な治療はピラミッドの上2段（生物学的製剤，シクロスポリン，MTX）であり，膿疱性乾癬に有効な治療は上3段であることが知られている．特にレチノイドは膿疱性乾癬に対して優れた薬物である．これらの重症型乾癬の治療は以上の原則をもとに，副作用なども考慮して治療法を選択する．

ピラミッド計画は乾癬の治療法の選択を考慮する枠組みとして有用であると思われる．

参考文献

1) 清水　宏：あたらしい皮膚科学（第2版）．乾癬，中山書店，2011．pp.265-71.
2) 日本皮膚科学会生物学的製剤検討委員会：乾癬における生物学的製剤の使用指針および安全対策マニュアル（2011年版）．
3) 古川福実（編）：日常診療で必ず遭遇する皮膚疾患トップ20攻略本．乾癬，南江堂，2013．pp.71-80.

（執筆者）稲垣直樹（岐阜薬科大学）

乾癬治療薬：外用療法および内服療法に用いる薬物

	分類	一般名	販売名（商品名）	標的分子/作用機序	コメント
外用療法	ステロイド外用剤				1.「アトピー性皮膚炎」の節参照
	活性型ビタミンD₃外用剤	タカルシトール水和物	ボンアルファ®	ビタミンD受容体刺激	重大な副作用：高カルシウム血症
		カルシポトリオール	ドボネックス®		
		マキサカルシトール	オキサロール®		

乾癬治療薬：外用療法および内服療法に用いる薬物（続き）

	分類	一般名	販売名（商品名）	標的分子/作用機序	コメント
外用療法	活性型ビタミン D_3・ステロイド配合剤	カルシポトリオール水和物・ベタメタゾンジプロピオン酸エステル	ドボベット®	ビタミン D 受容体, ステロイド受容体刺激	1 日 1 回塗布
		マキサカルシトール・ベタメタゾン酪酸エステルプロピオン酸エステル	マーデュオックス®		1 日 1 回塗布
内服療法	レチノイド	エトレチナート	チガソン®	レチノイン酸受容体刺激	内服 禁忌：妊婦または妊娠している可能性のある婦人 副作用：口唇炎
	免疫抑制薬	シクロスポリン	サンディミュン® ネオーラル®	カルシニューリン阻害	内服 腎・肝・膵機能障害, 血圧上昇などの副作用が発現するため, 定期的な検査
		メトトレキサート	リウマトレックス®	ジヒドロ葉酸レダクターゼ阻害	保険適用外 重症で身体障害を来す乾癬に有効
	PDE4 阻害薬	アプレミラスト	オテズラ®	PDE4 阻害	内服 禁忌：妊婦または妊娠している可能性のある婦人

乾癬治療薬：生物学的製剤

一般名	販売名（商品名）	標的分子	用法	コメント
アダリムマブ（遺伝子組換え）	ヒュミラ®	TNF-α	皮下注射 2 週間隔	ヒト型抗ヒト TNF-α モノクローナル抗体 乾癬：尋常性乾癬, 関節症性乾癬 乾癬以外の効能・効果：関節リウマチ, 強直性脊椎炎, 多関節に活動性を有する若年性特発性関節炎, 腸管型ベーチェット病, クローン病, 潰瘍性大腸炎
インフリキシマブ（遺伝子組換え）	レミケード®		静脈注射 0, 2, 6 週 以後 8 週間隔	抗ヒト TNF-α モノクローナル抗体 乾癬：尋常性乾癬, 関節症性乾癬, 膿疱性乾癬, 乾癬性紅皮症 乾癬以外の効能・効果：関節リウマチ, 強直性脊椎炎, 強直性脊椎炎, クローン病
ウステキヌマブ（遺伝子組換え）	ステラーラ®	IL-12/23	皮下注射 0, 4 週, 以後 12 週間隔	ヒト型抗ヒト IL-12/23 p40 モノクローナル抗体 乾癬：尋常性乾癬, 関節症性乾癬
セクキヌマブ（遺伝子組換え）	コセンティクス®	IL-17A	皮下注射 0, 1, 2, 3, 4 週 以後, 4 週間隔	ヒト型抗ヒト IL-17A モノクローナル抗体 尋常性乾癬, 関節症性乾癬, 膿疱性乾癬
ブロダルマブ（遺伝子組換え）	ルミセフ®	IL-17 受容体 A	皮下注射 0, 1, 2 週 以後, 2 週間隔	ヒト型抗ヒト IL-17 受容体 A モノクローナル抗体 尋常性乾癬, 関節症性乾癬, 膿疱性乾癬, 乾癬性紅皮症
イキセキズマブ（遺伝子組換え）	トルツ®	IL-17A	皮下注射 2 週後から 12 週後まで 2 週間隔, 以後, 4 週間隔	ヒト化抗ヒト IL-17A モノクローナル抗体 尋常性乾癬, 関節症性乾癬, 膿疱性乾癬, 乾癬性紅皮症

3 疥癬

✕ 病態生理

1. 病態生理

疥癬はヒゼンダニ（*Sarcoptes scabiei var. hominis*）が皮膚角質層に寄生して発症する強い瘙痒を伴う皮疹を主症状とする．ヒゼンダニはほぼ円形で，体長は雌成虫で300〜500μm，雄成虫で230〜340μmである．ヒゼンダニは吸血性でなく，角質層にある滲出液や組織液などを栄養源にしていると考えられている．痒みを伴う皮疹は，ヒゼンダニの虫体や排泄物などに対するアレルギー反応による．したがって，治療によってヒゼンダニが死滅した後も，これらが残っているために痒みを伴う皮疹が持続するので，感染対策終了および治癒の判断が難しくなる．なお，ヒゼンダニには宿主特異性があり，ウシ，ブタ，ウサギ，イヌ，ネコなど多くの動物にも疥癬はあるが，人には感染しない．

ヒゼンダニは皮膚角層内にトンネルを掘って生活している．皮膚表面で交尾し，1日に2個程度産卵する．卵は2〜3日で幼虫が孵化し，その後3〜4日で第1若虫へと脱皮し，さらに2〜3日で第2若虫へと脱皮し，3日ほどで成虫になる．卵から成虫に要する日数は10〜14日ほどで，雌の寿命は4〜6週である．皮膚から離れたヒゼンダニは，室温21℃，湿度40〜80％の条件で24〜36時間生存，また室温10℃，湿度97％の条件で19日間生存したとの研究結果がある．20℃以下では活動が殆ど停止する一方で，35℃では活動性が相当高まり，皮膚上の移動速度は分速2.5〜5cmであるという．

皮膚同士の直接接触や，介護者や寝具を介して感染する．実験的には感染機会から皮疹出現まで3〜4週とされているが，実地臨床では，ヒゼンダニが皮膚に付着した時点，痒みや発疹が出現した時点を特定することは困難で，潜伏期間は1〜2ヶ月程度と思われる．

2. 症 状

臨床症状とヒゼンダニの寄生数から，病型を一般的にみられる疥癬（通常疥癬）と角化型疥癬（痂皮型疥癬，かつてはノルウェー疥癬ともいわれた）の2つに大別する．原因は同じヒゼンダニでも，症状，感染力，感染対策が大きく異なるので，注意が必要である．

1）通常疥癬

通常疥癬では，ヒゼンダニは顔面頸部を冒さず，発疹も頸部以下に限られる．理由としては，角質層が薄いこと，毛包虫（ニキビダニ：*Demodex*）と競合することなどが考えられている．通常疥癬の皮疹は，3種類に分けて考えると分かりやすい．

① 激しい痒みを伴う丘疹

患者は激しい痒みを伴う丘疹を主訴として受診する．腹部，胸部，腋窩，大腿内側，上腕屈側などに散在する▶図1，▶図2．鱗屑や掻破痕が混在することも多い．紅斑を混ずる丘疹が躯幹四肢に散在性に存在するが，顔面と頭皮には見られない．発疹が湿疹と紛らわしいだけではなく，掻破により湿疹が続発することも多いため，疥癬の診断が遅れることも多い．一般的に痒い皮膚病は就寝時や暖まったときに痒

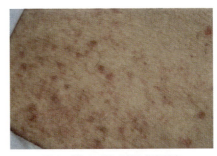

図1 激しい痒みを伴う紅色丘疹

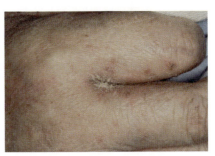

図2 鱗屑を付す指間の紅斑

みが増強するが，疥癬では特に夜間に不眠になるほど強い痒みを訴える．

これらの発疹は，角層内に残されたヒゼンダニの糞や脱皮殻などに対するアレルギー反応と考えられており，また，掻破でこれらが排除されることもあって，これらの発疹から虫体や虫卵が検出されることは稀である．

② 外陰の結節

主に外陰部に見られる小豆大の紅色結節は，頻度が 7% 程度と低いものの，診断的価値が高い．非常に強い痒みを伴い，ヒゼンダニの感染がなくなった後でも数ヶ月以上持続することもある．また，腋窩，肘頭部，臀部に生ずることもある．

③ 疥癬トンネル

疥癬トンネルは雌成虫が産卵しながら角層内を掘り進んでいる道筋そのものである．疥癬特異的な皮疹であるとともに，鏡検などで虫体や虫卵を検出できるため，診断的価値が極めて高い．手，手首に多く，男性では陰茎，陰嚢部にも多くみられる．

疥癬トンネルは皮膚表面から僅かに隆起し，蛇行して，白っぽく見える線状皮疹で，その幅は指紋ないし掌紋の一つ分程度である▶図3．いわゆる手荒れや湿疹での鱗屑や亀裂と異なり，皮膚紋理に水平でなく無関係に蛇行していることが，探すときの指標になる．長さは多くが 5 mm 前後である．ヒゼンダニの侵入側には鱗屑がみとめられるので，掘り進んでいる方向が分かる．その鱗屑は，船の後ろに続く水しぶきの軌跡様に，末広がりになる水尾(みお)（wake）型を呈することもある．いわゆる寝たきり患者で掻破できないと，上で述べた丘疹の頂点付近に疥癬トンネルが見られることもある▶図4．ヒゼンダニの寄生数は，通常疥癬では患者の半数例で雌成虫が 5 匹以下とされるが，ステロイド外用剤の誤用も含む免疫抑制状態では通常疥癬であっても寄生数が多いこともある．

2) 角化型疥癬

角化型疥癬は，衰弱し重篤な基礎疾患を有する，あるいはステロイド剤や免疫抑制剤の投与などで免疫能不全の低下している者に発症する病型である．通常疥癬に対する誤ったステロイド剤の外用や内服で発症する場合もある．灰色

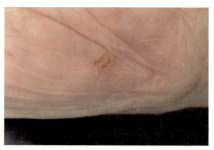

図 3 疥癬トンネル（手掌）
（牛久愛和総合病院皮膚科田中未知先生より提供）

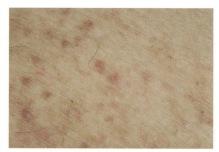

図 4 紅色丘疹とその中の疥癬トンネル

から黄白色のざらざらと厚く蛎殻(かきがら)様に堆積した角質増殖が，全身を覆う．通常疥癬では侵されない頭部も侵される．時には手足や爪などに限局することもある．痒みは不定で全く痒みがない場合もあるし，あっても患者の状態が悪く訴えられないと思われることも少なくない．ヒゼンダニの寄生数は，角化型疥癬では 100 万～500 万匹以上と多く，感染力が非常に強い．

かつてはノルウェー疥癬と呼ばれていた．1848 年にノルウェーの学者がこの病型を初めて報告したので，ノルウェーの名誉のために後に命名されたのである．しかし，疥癬が持つ負のイメージが強すぎたためノルウェーの名誉を損なうと思われるようになり，角化型疥癬（crusted scabies）と言い換えられるようになった．ちなみに，ヒゼンダニは「肥前ダニ」ではなく「皮癬ダニ」である．

3. 検　査

顕微鏡検査ないしダーモスコピーにより虫体を確認する．顕微鏡検査では虫卵，抜け殻，糞も検出できる．特異的な採血検査はない．ヒゼンダニを確認できれば確定診断できるが，検出はしばしば困難で，検出できなくとも否定できず，臨床症状や周囲の流行状況を参考にして，治療することも少なくない．また反対に，疑わ

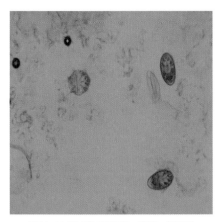

図5　ヒゼンダニの虫体，虫卵，抜け殻
（茨城県立中央病院皮膚科渡邉真也先生，狩野俊幸先生より提供）

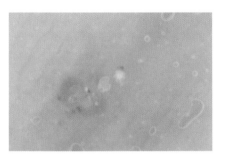

図6　ヒゼンダニのダーモスコピー像（端に黒褐色点を持つ白色円形の虫体）

しい皮疹がないのに，疥癬を否定する目的で皮膚科医が鏡検を依頼されることもある．疥癬の診断には一定の限界があるのが現状である．

1）顕微鏡検査

主に疥癬トンネル，時に丘疹，結節などから，①眼科剪刀で切除，②メスやカミソリでそぎ取る，③アドソン鑷子など小さな鑷子でつまみ取る，④ダーモスコープやルーペで虫体を確認して針で取り出す，などにより検体を採取する．角化型疥癬や通常疥癬の手足など角質が肥厚している部分からは，眼科剪刀や小さい鑷子で角質層を採取する．新鮮な皮疹からでないと虫体は検出されにくい．

皮疹から疥癬を疑い，検出されやすい皮疹から検体を採取する技量が最も重要で，検体の鏡検そのものは格別困難なものではない．検体は100倍で観察し，虫体，体部，足（脚），虫卵，虫卵の抜け殻，糞塊などを探す ▶図5．完全な虫体が検出されれば最も確実かつ分かりやすいが，しばしば虫卵や糞塊しか検出されない，あるいは，採取時に虫体が破壊されたなど

で虫体の一部しか見えないこともある．

2）ダーモスコピー検査

ダーモスコープ（皮膚拡大鏡）によりヒゼンダニを確認した場合にも疥癬と診断できる．疥癬トンネルの先端部に，端に黒褐色点（顎体部と前二対の脚）を持つ約0.4 mmの白色円形（胸腹部）の虫体が見える ▶図6．非侵襲的かつ簡便に行えるのが特長であるが，虫卵やその抜け殻，糞便は検出できない．

4. 治療概要

1）疥癬患者の薬物治療

確定診断された患者，または確定診断された患者と接触の機会があり，かつ疥癬の臨床症状を明らかに呈する患者に薬物治療を行う．現在，疥癬に保険適用を有する薬剤はイオウ，フェノトリンとイベルメクチンである．また，クロタミトンは保険適用を有さないものの，社会保険診療報酬支払基金より「原則として，「クロタミトン」を「疥癬」に対し処方した場合，当該使用事例を審査上認める．」旨の審査情報提供（平成19年9月21日付）が出されており，保険診療として使用できる．

一般的には，イベルメクチン内服かフェノトリン外用のどちらかが選択される．これらは卵には無効であるため，卵が3～5日で孵化することを考慮したうえで，1週間隔で2回の治療が行われることが多い．患者の状態などによって，イベルメクチン内服にフェノトリンやクロタミトン，イオウ外用が併用されることもある．

疥癬の痒みは虫体成分に対する反応であることから，ヒゼンダニが死滅した後も数ヶ月にわたって残存することもあり，痒みを指標にして治療を継続してはならず，必ず疥癬特異的皮疹やヒゼンダニの検出を指標としなければならない．

① イベルメクチン

ストロメクトール®錠3 mgが販売されている．通常，イベルメクチンとして体重1 kg当たり約200 μgを1回経口投与する．すなわち，体重15～24 kgでは1錠，25～35 kgでは2錠，36～50 kgでは3錠，51～65 kgでは4錠，66～79 kgでは5錠を，空腹時に水とともに服用する．投与1週後に再度診察し，検査でヒゼンダニを検出するか，疥癬トンネルなど疥癬に

特徴的な皮疹の新生がみとめられる場合には，再度投与する．

② フェノトリン

スミスリン®ローション5%が販売されている．通常，1回1本（30g）を頸部以下（頸部から足底まで）の皮膚に塗布し，塗布後12時間以上経過した後に入浴，シャワーなどで洗浄，除去する．1週間隔で，少なくとも2回外用する．

③ クロタミトン

オイラックス®クリーム10%などが販売されている．現在では止痒薬として広く用いられているが，元来は疥癬治療薬として開発された薬剤である．頸部以下の皮膚に塗布し，塗布後24時間後に洗い流して再度塗布する．10～14日間程度継続する．なお，クロタミトン以外にステロイドを含有している製剤（オイラックス®Hクリーム）もあり，こちらを誤用するとステロイドの免疫抑制作用で悪化する恐れもあるため，注意が必要である．

④ その他の薬剤

イオウおよび硫化物はヒゼンダニの増殖を抑制する．イオウ末が保険適応を有するため，5～10%の沈降イオウ軟膏を院内調製して用いる．塗布後24時間で洗い流し，5日間繰り返す．毒性は低く妊婦，幼児でも使用できるが，臭気と皮膚刺激性があり，皮膚炎を起こしやすい．

安息香酸ベンジル（benzyl benzoate）は試薬を基剤に混合した特殊製剤であり，有効性および安全性について検討がなされていないが，有効な外用薬が少ないため，院内調製され医師の責任の下に使用されているのが現状である．欧米では成人用として25%が使用され，小児用は10%など低い濃度で使用されている．塗布後24時間で洗い流し，2～3日間繰り返し4～5日間休薬，または隔日で3回など様々な方法がある．刺激感が強い．

2）角化型疥癬の治療

角化型疥癬は通常疥癬に比べ，増殖した角質に極端に多数のヒゼンダニが存在している．そのため，通常疥癬での治療に加え，角質を除去することが重要である．肥厚した角層は，サリチル酸ワセリンや亜鉛華軟膏の密封療法などで柔らかくしてから入浴させて角層を浸軟し，ブ

ラシなどを用いて除去する．

3）爪疥癬の治療

爪疥癬にはイベルメクチンは無効であるため，フェノトリンを塗布した後のサリチル酸ワセリンの密封療法が推奨される．爪疥癬は角化型疥癬で多くみられるが，通常疥癬でもみられる場合があるので，注意深い観察が必要である．

4）感染対策

ヒゼンダニは乾燥に弱く，体温より低い温度では動きが鈍くなり，16℃以下では動かなくなるため，皮膚から離れるとおおむね数時間で感染力が低下すると推定される．また，高温に弱く50℃，10分でヒゼンダニは死滅する．

感染性疾患であることから，患者の治療とともに，感染対策が重要である．標準予防策に加えてヒゼンダニの生態を適切に踏まえた対策を行う．日本皮膚科学会の疥癬診療ガイドラインに詳しく記載されており参考になる．診断がついて治療が開始されると生存しているヒゼンダニの数は急速に減少するため，患者が持つ感染力も急速に減少する．したがって，治療が開始された患者に必要を超えた労力をかけるよりも，潜伏期を過ぎて発症してくる患者がほかにいないかを注意する方が重要である．

疥癬患者が寝たベッドに裸の未感染者を寝かせて感染効率を調べた研究では，20匹に感染していた場合1.3%，50匹で15%であったという．したがって，ベッドやこたつを共用したりする環境では感染しやすいため，寮や当直室，施設など集団生活をしている患者では，環境整備も重要である．

角化型疥癬では，鱗屑に多量のヒゼンダニが含まれ感染源となるため，鱗屑の飛散防止と除去が重要になる．外来では，診察終了後にシーツや白衣を替え，患者の行動範囲については落下した角質層の落屑などを掃除機などで清掃し，ピレスロイド系殺虫剤を散布する．病棟では，患者や患者の家族などに感染力などについて十分説明して理解と同意を得て，個室に隔離して適切な治療を行う．医療者は，ディスポーザブル手袋，予防衣，キャップを使用し，取り外しにも十分注意を払う必要がある．感染力が強力なため，同室者には症状の有無を問わず予防的治療を検討し，職員は患者との接触の頻度

や密度を配慮して予防的治療を検討する．皮疹や鏡検結果を基に約1～2週間して感染力が減じた時点で通常疥癬と同様の感染対策としてよい．

通常疥癬と角化型疥癬では感染力が大きく異なり，当然，その感染対策も大きく異なる．適切な知識をもとに，必要な治療と感染対策が実行されるよう，施設の感染対策マニュアルなどの事前の整備が重要である．

参考文献

1) 日本皮膚科学会疥癬診療ガイドライン策定委員会：疥癬診療ガイドライン（第2版）. 日本皮膚科学会雑誌, 2015；125：2013-48.
2) 南光弘子（編）：疥癬対策パーフェクトガイド. 秀潤社, 2008.
3) 日本皮膚科学会ホームページ：皮膚科Q＆A疥癬. https://www.dermatol.or.jp/qa/qa6/

（執筆者）古田淳一（筑波大学）
（取りまとめ）藤本　学（筑波大学）

❌ 薬物治療

1. 治療の考え方と目標

疥癬の治療は，確定診断された患者，および確定診断された患者と接触する機会があり，かつ疥癬の臨床症状を呈する者を対象とする．保険適用になっている薬物は少なく，イオウ外用剤，イベルメクチン，およびフェノトリンのみである．クロタミトンは保険適用ではないが，臨床ではしばしば用いられる．安息香酸ベンジルは基剤に混合した特殊製剤として，医師の責任の下に使用されている．使用する際にはインフォームドコンセントを文書で取得しておく．イベルメクチン外用剤はわが国では販売されていない．

治療の目標はヒゼンダニの駆逐であり，1～2週間隔で2回連続してダニを検出できず，疥癬トンネルが新たに形成されていない場合に治癒とするが，潜伏期間が1～2ヶ月と長いため，1ヶ月程度の期間をおいて最終判定を行うべきである．また，イベルメクチン投与例では2～4ヶ月後の再燃が報告されており，より長期間観察を継続することが必要である．

ヒゼンダニが検出される間は疥癬が悪化するため，ステロイドなどの免疫抑制薬は使用しない．ヒゼンダニが検出されなくなれば皮疹に対してステロイドを使用することができる．

2. 外用療法

通常疥癬では頭部の感染はみとめられないため，頸部以下の，皮疹のみとめられない部位も含め，全身に外用剤を塗布する．指間部，外陰部，臀部など，塗り残しがないように注意する．乳幼児や高齢者では顔面，頭部も含め，全身に塗布する．角化型疥癬では顔面，頭部も含め，全身に塗布するが，肥厚した皮疹や爪の病変では角層の除去を平行して行う．

保険適用となっている外用剤の一つにイオウ剤がある．イオウ製剤である5～10％の沈降イオウ軟膏や有機イオウ製剤であるチアントールが用いられる．イオウ剤は塗布24時間後に洗い流し，5日間使用する．毒性は低く，妊婦や幼児にも使用できるが，独特の臭気と皮膚刺激性がある．市販のイオウ入浴剤はかぶれや皮脂欠乏性皮膚炎を引き起こすことがあり，適切ではない．

保険適用はないがクロタミトンの軟膏剤がしばしば使用される．塗布後24時間で洗い流し，5日間繰り返すとされているが，10～14日間継続する必要がある．疥癬に対する効果は強くなく，接触皮膚炎を引き起こすこともある．

安息香酸ベンジルは特殊製剤として6～35％のローションが院内で調製され，使用される．塗布24時間後に洗い流し，2～3日間繰り返し，4～5日間休薬する，あるいは隔日に3回塗布する，などの方法がとられている．刺激感が強く，眼に入ると結膜炎を生じ，中枢神経障害，水疱形成，瘙痒の誘発などを引き起こすことがある．授乳婦に使用する場合には授乳を中止するべきである．

ペルメトリンは除虫菊のピレスロイド系の有効成分であり，海外では外用剤として使用されているが，わが国では市販されていない．ただし，ペルメトリンと同じピレスロイド系のフェノトリンがわが国で2014年に発売された．

3. 内服療法

イベルメクチンは2006年に保険適用になった唯一の内服薬である．無脊椎動物の筋細胞および神経細胞に存在するグルタミン酸作動性クロライドチャネルに選択的に結合して膜透過性を上昇させ，過分極を誘導して麻痺から死に至らしめるとされる．また，抑制系神経の伝達物

質である γ-アミノ酪酸の作用を増強する可能性も示唆されている.

約 200 μg/kg を空腹時に水のみで服用する. 過剰な投与はしない. 1週間後に顕微鏡検査を行い, ダニもしくは卵が検出されるか, 新たに疥癬の臨床症状がみとめられる場合には再度投与する.

大部分が肝の CYP3A4 によって代謝され, 肝機能障害がみとめられることから, 肝障害を有する患者への投与は慎重に行う. 体重 15 kg 未満の小児に対する安全性については確立されていない. また, 動物実験において催奇形性が確認されており, 妊娠中の投与に関する安全性も確立されていない. 高齢者では一般に肝臓, 腎臓, 心臓の機能が低下しており, 慎重に使用する.

長期間にわたる使用によってヒゼンダニが耐性化することが知られているため, 長期使用は避ける.

4. 瘙痒に対する治療

瘙痒に対しては抗ヒスタミン薬を使用する. 高齢者に対する古典的抗ヒスタミン薬の投与には注意が必要である. イベルメクチン投与初期に一過性に瘙痒が激しくなることがあるが, この場合にも抗ヒスタミン薬を併用する. ダニが駆除された後も, 発疹, 結節, 瘙痒などが長期にわたって持続することがあるが, 不必要な疥癬治療は避ける.

5. 感染予防対策

通常疥癬では一般の感染症と同様の予防対策を講じるが, 寄生するヒゼンダニの数が少なく, 感染力も低いため, 患者を隔離する必要はなく, 集団発生でない限り病室内などの殺虫剤散布を必要としない.

角化型疥癬では診察室を特定し, 診察後にはシーツや白衣を替え, 患者の行動範囲内で落下した角層の落屑などを掃除機などで清掃し, ピレスロイド系殺虫剤を散布する. 患者や家族などに感染力が強いことを説明し, 個室に隔離して治療する. 面会者の隔離室への入室は原則禁止とする.

家族や同僚に瘙痒, 皮疹などの臨床症状がみとめられ, 疥癬が疑われる場合には速やかに皮膚科を受診させる.

参考資料

1) 日本皮膚科学会疥癬診療ガイドライン策定委員会:疥癬診療ガイドライン(第3版). 日本皮膚科学会雑誌, 2015;125:2013-48.

(執筆者) 稲垣直樹 (岐阜薬科大学)

疥癬治療薬

分類	一般名	販売名 (商品名)	作用	剤型	コメント
イオウ外用剤	イオウ (沈降硫黄)	イオウ	イオウが表皮で代謝されてダニの増殖を抑制	外用	副作用:皮膚炎
合成ピレスロイド系殺虫剤	フェノトリン	スミスリン®	神経細胞の Na^+ チャネルに作用	外用	1週間隔で, 1回1本 (30 g) を頸部以下の皮膚に塗布し, 塗布後12時間以上経過した後に入浴, シャワーなどで洗浄, 除去. 1間隔で, 少なくとも2回外用
抗寄生虫薬	イベルメクチン	ストロメクトール®	神経細胞の Cl^- チャネルに主に作用	内服	空腹時に水のみで服用 重大な副作用:中毒性表皮壊死融解症, 皮膚粘膜眼症候群, 肝機能障害, 黄疸, 血小板減少
	クロタミトン	オイラックス®		外用	保険適用外 (保険診療可) 副作用:皮膚の刺激感・接触性皮膚炎
殺虫剤	安息香酸ベンジル			外用	保険適用外 特殊製剤のため患者へのインフォームドコンセントが必要

1 緑内障

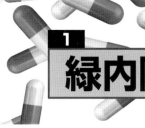

病態生理

1. 緑内障とは

緑内障は年齢とともに増加し，日本では40才以上の有病率は5%[1),2)]と頻度の高い疾患であり，世界中でも失明原因の上位である．一度起こった視野異常は回復しないため早期発見と早期治療が重要となる．

緑内障の定義は変遷してきた．正常眼圧緑内障の頻度が3.6%[1)]であることが分かり，緑内障の診断には高眼圧であることは意味を持たなくなった．緑内障は次のように定義される．「視神経と視野に特徴的変化を有し，通常，眼圧を十分下降させることにより視神経障害を改善もしくは抑制し得る眼の機能的構造的異常を特徴とする疾患である．」

その本態は，進行性に網膜神経節細胞のアポトーシスが起こり，それに対応した視神経の異常が起こることである．その病態を引き起こす要因は多種であり，緑内障という病名で画一的な治療や予後の把握はできない．病型分類[3)]は不可欠である．緑内障の原因をほかの疾患に求めることのできない緑内障を原発緑内障とし，ほかの眼疾患，全身疾患や薬剤が原因となり眼圧上昇が生じる緑内障を続発緑内障とする．胎生期の隅角異常により眼圧上昇を来す発達緑内障がある．緑内障は ▶表1 のように分類される．それぞれが全く異なる病気のような症状を持ち，治療が選択される．

表1 緑内障の分類

Ⅰ．原発緑内障
  1．原発開放隅角緑内障（広義）
    A．原発開放隅角緑内障
    B．正常眼圧緑内障
  2．原発閉塞隅角緑内障（広義）
    A．原発閉塞隅角緑内障
    B．プラトー虹彩緑内障
Ⅱ．続発緑内障
  1．続発開放隅角緑内障
    A．線維柱帯と前房の間に流失抵抗がある．
    B．線維柱帯に流失抵抗がある．
    C．シュレム管より後方に流失抵抗がある．
    D．房水過分泌がある．
  2．続発閉塞隅角緑内障
    A．瞳孔ブロックによる．
    B．瞳孔ブロックによらない虹彩・水晶体前方移動による直接閉鎖．
    C．水晶体より後方にある組織の前方移動による．
    D．周辺虹彩前癒着による．
Ⅲ．発達緑内障
  1．早発型発達緑内障
  2．遅発型発達緑内障
  3．その他の先天異常を伴う発達緑内障

（緑内障診療ガイドライン（第3版）．日本緑内障学会，2012．より一部改変・転載）

2. 原発開放隅角緑内障

1) 原発開放隅角緑内障

わが国の40才以上の原発開放隅角緑内障の有病率は0.3%[1)]である．チトクロームP4501B1，ミオシリンやオプチニュリンなどの緑内障遺伝子が発見されてからは，より一層，家族歴が大切となった．日本人の眼圧は平均 14.5 ± 2.7 mmHg である．2標準偏差以上の21 mmHgを超える圧を，測定中に一度でも超えた眼圧であることが診断基準である．

❖ 症　状

初期には症状は殆どなく，検診やほかの疾患で眼科受診の折に発見されることが多い．進行例では，視野障害を訴える．

❖ 検査所見

視神経乳頭の陥凹拡大がみられ，辺縁部は菲薄となる．特徴的な菲薄の様相を呈する．視神経線維層の欠損が見られ，それに相応して視野欠損が見られる．基本的には，隅角検査では開放隅角型で線維柱帯に流失抵抗の本体がある．視神経乳頭の所見や網膜神経線維の欠損の診断には，以前から立体的に眼底を観察する方法や無赤色光による観察が用いられていた．最近は，さらに詳細な乳頭の立体的構造が分かる Heidelberg Retina Tomograph (HRT) や，視神経線維層の厚さや詳細が分かる GDx Nerve Fiber Analyzer およびスペクトラルドメイン光干渉断層計が使われるようになり，初期診断や進行の把握が格段に良くなってきた．視野に欠損が出る前に緑内障の診断ができる場合もある．視野は，Mariotte盲点から連続するまたは連絡しない弓状暗点，鼻側穿破や10°以内の

欠損があることなど特徴的な視野欠損を有する．同一視標を動かし言わば視野の島を等高線のように描出する動的視野測定と，Humphrey 視野測定や Octopus 視野計に代表される同一点での光の閾値を測定する静的視野測定の両方を使い分け，診断や経過観察を行う．特に自動静的視野計は世界中で標準的に使用される．眼圧測定は，Goldmann 圧平式眼圧計が標準的に使用されているが，非接触型眼圧計もスクリーニングによく使われる．ポータブルな眼圧計として iCare®，Tonopen® や Perkins 眼圧計などがある．角膜厚が薄い場合は，圧平式眼圧計では低値に出る．この場合，Dynamic contour tonometer® が有用であり，最近使用される．

❖ 治　療

視力や視野その他の視機能の維持が治療の目的である．したがって，無治療時の眼圧値，できれば眼圧の日内変動の値，視神経乳頭の所見や視野の状況など，受診当初のデータは治療効果判定に不可欠である．視神経障害はゆっくり進行するため，治療効果を直ぐに判定できない．神経節細胞のアポトーシスを抑制するなど一義的に神経保護を目指す治療も徐々に開発されつつあるが，多くの治療は眼圧を下げ，それにより視機能の維持を期待するものである．目標眼圧を設定し，ある期間視機能の増悪がないことを観察する．増悪する場合は目標眼圧をさらに低く設定し直し，視機能の経過を観察することになる．

❖ 薬物療法

薬剤の詳細は後述する．第一選択の治療法である．交感神経刺激薬，交感神経遮断薬，副交感神経刺激薬，プロスタグランジン関連薬，炭酸脱水酵素阻害薬や Rho キナーゼ阻害薬が使用される．これら薬剤の点眼の単剤療法から始めるが，目標眼圧に達しない場合や目標眼圧を設定し直す場合は多剤併用を行うことが多い．このような場合，配合剤を使用できるようになった．点眼回数や防腐剤の量を減らせるため，点眼のアドヒアランスも高まると思われる．Ca^{2+} チャネル遮断薬の内服は，視神経に対する血流を良くし神経保護作用を期待して使われることもある．炭酸脱水酵素阻害薬内服も，観血手術やレーザー線維柱帯形成術後に一時的に使用される．

❖ レーザー線維柱帯形成術

レーザー線維柱帯形成術は線維柱帯にレーザーを照射する方法で，25 mmHg 以上の眼圧の症例では眼圧の正常化は難しく，さらに数年で効果が減弱することが知られている．薬物療法の補助手段として考えられている．

❖ 観血手術

観血手術は，感染症などの重篤な合併症のリスクも稀にはあるものの，薬物療法で視機能の低下がある場合や薬物療法ができない場合に選択する．

① 濾過手術

濾過手術は，術後浅前房，脈絡膜剥離，前房出血，悪性緑内障，感染症，低眼圧症や術後白内障増強などの合併症のリスクはあるが，眼圧を 10 mmHg 以下に確実にしたい場合に選択する．代表的な手術方法を次に述べる．

a）**マイトマイシン® などの代謝拮抗薬併用線維柱帯切除術**：一番広く行われている方法で，レーザー切糸で微妙な眼圧コントロールも可能となっている．合併症などによる再手術がなければ長期にわたり眼圧がコントロールされる例も多い．

b）**非穿孔線維柱帯切除術**：浅前房や極端な術後眼圧低下などの合併症は少ないが，眼圧の下降効果がやや悪い．

c）**チューブシャント手術**：わが国では難治性緑内障に使われていた方法であるが，最近小型で高性能な侵襲のより少ない glaucoma drainage device が使用できるようになり，適応が広がっている．前房内から挿入する Express 弁を持つ Ahmed や小型プレートの Baerveldt などがある．

② 房水流出路再建術

浅前房や極度の低眼圧症などの合併症は少ない線維柱帯切開術がある．術後眼圧が 15 mmHg 以上となることが多いと言われている．ビスコキャナロストミーや 360° 線維柱帯切開術など改良された手術法も行われている．

2）正常眼圧緑内障

正常眼圧緑内障は，日本で 3.6%[1] と最も頻度の高い緑内障であり，眼圧は常に 20 mmHg 以下になっている開放隅角緑内障である．時折，乳頭線状出血が見られることは，乳頭局所の循

環不全を示すものであり，眼圧非依存性の因子も病因に関与しているものと思われる．

❖ 症　状

眼圧が低いだけでほぼ原発開放隅角緑内障と同じである．

❖ 検査所見

眼圧が 20 mmHg 以下にある．乳頭線状出血が見られることがある．検査所見も原発開放隅角緑内障と差はない．

❖ 治　療

無治療眼圧の 30% 以上眼圧下降させると，視野障害の進行を有意に抑えることができる．したがって，目標眼圧を設定して眼圧を下げる薬を使用し，治療を進める．

❖ 薬物療法

原則的には原発解放隅角緑内障と同じである．神経保護を目的とした薬剤が使用される場合も多い．点眼薬では α_2 作動薬であるブリモニジンや Ca^{2+} チャネル遮断薬が使われる．

❖ 手術療法

薬物療法をしても視野が増悪する例は，眼圧を 10 mmHg 前後またはそれ以下にしたい．この場合，濾過手術が必要となる．

3．原発閉塞隅角緑内障

1）原発閉塞隅角緑内障

ほかに原因がなく，前眼部形態の変化により起こる隅角閉塞により眼圧上昇し，緑内障が起こる．緑内障になっていない，眼圧上昇のみを起こす状態もあることから，次のような 3 段階に分類される．機能的隅角閉塞があるが眼圧上昇も視神経症もない「原発閉塞隅角症の疑い」，眼圧上昇や隅角癒着があるが視神経症のない「原発閉塞隅角症」，および隅角変化に視神経症を伴う「原発閉塞隅角緑内障」である．わが国における 40 才以上の頻度は 0.6%[2] と原発開放隅角緑内障より少ない．しかし，散瞳により急性発作を起こす可能性がある疾患であり，散瞳を起こす市販薬・処方薬が多数使用されていることから注意を要する緑内障である．虹彩と水晶体の間の房水流出抵抗が高いため，虹彩の前方膨隆を起こす．これにより隅角が閉塞する相対的瞳孔ブロックが関与している．遺伝的背景があること，年令による水晶体の増大や角膜径が比較的小さいなどが発症に関与する．僅かな毛様体・脈絡膜滲出も急性発作の成立に関与することが知られている．

❖ 症　状

急性期は緑内障発作といわれる 40〜80 mmHg にも達する高眼圧に起因するものがある．角膜浮腫による虹視症，視力障害，充血などがある．また，頭痛，悪心や嘔吐も起こることがある．慢性に経過する場合は，原発開放隅角緑内障と同症状で多くはこの形である．

❖ 所　見

急性期では角膜浮腫，浅前房，中等度散瞳や毛様充血が見られる．周辺虹彩が角膜後面に接する様子がある．細隙灯検査と各種の隅角鏡を使用し閉塞隅角を確認する．前眼部超音波生体顕微鏡や前眼部光干渉断層計で，周辺虹彩前癒着や隅角の狭さの詳細が以前より把握できるようになった．高眼圧が長期にわたると失明に至るが，視神経症が起こる前に高眼圧が解消された場合は良好な視機能を持つため原発閉塞隅角症にとどまることもある．慢性に経過する場合は，隅角で周辺虹彩前癒着を伴う場合と狭隅角のみの場合がある．

❖ 治　療

急性緑内障発作の場合は，相対的瞳孔ブロックを解消し眼圧を下げることが第一選択となる．薬物療法により一時的にでも高眼圧を解消し，透明な角膜が得られた状態でレーザー虹彩切開術を行う．角膜の透明性が得られないときやその他の理由でレーザー療法が困難なときは，観血的に虹彩切除術を行う．白内障手術を第一選択手術として考えられるようにもなってきた．人工水晶体の厚みが薄いことが瞳孔ブロックの解消になる．高眼圧解消後は適応となる．急性期のレーザー虹彩切開術の晩期合併として水疱性角膜症が起こることがあるので注意を要する．

❖ 高眼圧を解消する薬物療法

　i）高張浸透圧薬を使い脈絡膜血管内に硝子体液を移行させ，硝子体圧を下げることにより前房を深くし眼圧を下げる．心臓への負担や肺水腫など全身状態を考慮し，繰り返しの投与は困難である．20% マンニトールや 10% グリセリンの点滴静注が使われる．内服としては 70% イソソルビドや 50% グリセリンが用いられる．

ⅱ）縮瞳すると隅角が開くため，1〜2％ ピロカルピンが使用される．作用は副交感神経刺激薬の点眼である．

ⅲ）眼圧を下げる効果のある原発開放隅角緑内障に使われる薬剤の点眼を使用する．慢性原発閉塞隅角緑内障の治療は急性期と同様に，瞳孔の相対的ブロックを解消することが第一選択である．その後，高眼圧に対し薬物療法や手術療法を行う．

❖ 薬物療法

原発解放隅角緑内障の薬物療法と同様である．

❖ レーザー療法

ⅰ）レーザー虹彩切除術は発作眼の他眼に行う．

ⅱ）レーザー線維柱帯形成術を行うこともあるが，周辺虹彩前癒着がさらに進行する場合がある．

❖ 観血的手術療法

ⅰ）房水流出路再建術は隅角癒着解離術や線維柱帯切開術が含まれる．周辺虹彩前癒着が広い範囲で起こっている場合に適応となり，白内障手術を併施することが多い．

ⅱ）線維柱帯切除術は，薬物療法や房水流出路再建術で眼圧下降が充分に得られない場合に行われる．

2）プラトー虹彩緑内障

虹彩根部の形状が，散瞳した場合，隅角閉塞を起こしうる形状である．根部のみが線維柱帯近くに前方に屈曲する．

❖ 症　状

原発閉塞隅角緑内障と同じである．

❖ 検査所見

隅角鏡検査，前眼部超音波生体顕微鏡や前眼部光干渉断層計で，プラトー虹彩があることを証明する．

❖ 治　療

原発閉塞隅角緑内障に施行される瞳孔ブロック解消後にプラトー虹彩が明らかになることが多い．

❖ 薬物療法

縮瞳薬が有効である．周辺虹彩を瞳孔縁方向に引き隅角を開く効果がある．周辺虹彩前癒着が広範囲の場合は，原発開放隅角緑内障と同様

の薬剤を使用する．

❖ レーザー療法

レーザー隅角形成術が有効である．

❖ 観血的手術療法

ⅰ）線維柱帯切除術は薬物療法やレーザー療法で眼圧が下がらない場合に適応となる．

ⅱ）白内障手術は隅角を広げる効果がある．したがって，視力を落とす白内障があれば施行する．

4．続発緑内障

続発緑内障の発症頻度は 40 才以上では 0.5％[2] である．原因疾患の治療が必要であり，発症機序により治療が選択されていく．以下に代表的な緑内障について述べる．

1）線維柱帯と前房の間に房水流出抵抗がある続発開放隅角緑内障

血管新生緑内障が代表的である．新生血管が隅角や虹彩面に見られる．網膜静脈閉塞症や糖尿病網膜症などの虚血性網膜疾患があるとき，血管内皮増殖因子（VEGF）などが網膜から放出され隅角などに線維性血管膜を形成する．

❖ 薬物療法

原発開放隅角緑内障と同様の薬剤を使用するが難治性である．血管膜を消褪させ黄斑浮腫を取り除く目的で，抗 VEGF 抗体であるラニビズマブや，抗体を利用した生物学的製剤であるアフリベルセプトが使われる．後述の観血的手術療法の前に使用される場合もあり，特に有効である．

❖ レーザー療法

汎網膜抗凝固術は虚血病変を改善するために可及的に施行する．レーザー毛様体凝固術は房水産生抑制を目的に難治性緑内障に対して施行する．

❖ 観血的手術療法

冷凍手術による網膜凝固を汎網膜抗凝固と併用する場合がある．代謝拮抗薬併用線維柱帯切除術が広く行われている．チューブシャント手術も以前から行われていたが，Express，Ahmed や Baerveldt が使用できるようになり，効果が期待できる．

2）線維柱帯に流出抵抗がある続発開放隅角緑内障

ステロイド緑内障が代表的である．全体の

表 2　緑内障治療薬の分類と作用機序・注意点

分　類			緑内障治療薬	作用機序と注意点
交感神経刺激薬	非選択的交感神経刺激薬		ジピベフリン	作用機序は線維柱帯流出促進と房水産生抑制の作用がある．角膜充血が起こりやすい．散瞳するため，原発閉塞隅角緑内障には使用できない．
	選択的アドレナリン α_2 刺激薬		アプラクロニジン ブリモニジン	房水産生の減少を起こす．ブリモニジンは神経保護作用も併せ持つと言われている．アプラクロニジンはレーザー手術後の一過性眼圧上昇に使用される．脳血管バリアが完成していない乳幼児には使用できない．
交感神経遮断薬	アドレナリン β 遮断薬	非選択的アドレナリン β_1, β_2 遮断薬	チモロール カルテオロール レボブノロール	房水産生の減少を起こすが，直接毛様体無色素上皮からの房水分泌抑制と血流低下による限外濾過の減少の両方の作用がある．閉塞性呼吸器疾患や心臓ブロックがある場合，使用できない．カルテオロールは内因性 β 受容体刺激作用があり，ある程度副作用は軽減できると思われる．
		選択的アドレナリン β_1 遮断薬	ベタキソロール	房水産生の減少作用を持つ．呼吸器の副作用はある程度減少する．局所の副作用として麻酔作用があるためドライアイには注意が必要である．
	アドレナリン α, β 遮断薬		ニプラジロール	房水産生の減少とぶどう膜強膜房水流出促進の両方の作用を持つ．閉塞性呼吸器疾患や心不全がある場合は使用できない．
	アドレナリン α_1 遮断薬		ブナゾシン （レボブノロール）	ぶどう膜強膜房水流出促進作用を持つ．レボノロールは β 遮断作用と併せて持つ．
ムスカリン性アセチルコリン受容体刺激薬			ピロカルピン	縮瞳が起こり隅角を開く作用と線維柱帯房水流出増加を起こす．毛様体収縮により強膜岬を引き線維柱帯を引き伸ばす．虹彩炎がある場合や悪性緑内障では使用できない．
プロスタグランジン関連薬			イソプロピルウノプロストン ラタノプロスト トラボプロスト タフルプロスト ビマトプロスト	ぶどう膜強膜房水流出促進作用を持つ．イソプロピルウノプロストンは Ca^{2+} 活性化 $Maxi-K^+$ チャネル開口薬として線維柱帯細胞の弛緩に働き，房水流出を増大させる．殆どの薬剤は皮膚の色素沈着や睫毛伸長が起こる．上眼瞼溝深化を起こすこともある．
炭酸脱水素酵素阻害薬	内服		アセタゾラミド	房水産生の減少に働く．
	点眼		ドルゾラミド ブリンゾラビド	
高張浸透圧薬	内服		グリセリン（50%） イソソルビド	血流浸透圧増加により硝子体容積の減少が起こる．それにより眼圧が降下する．全身に影響が及ぶので可能な限り早急に投与を中止する必要がある．
	点滴静注		マンニトール グリセリン（50%）	
Rho キナーゼ阻害薬			リパスジル	線維柱帯房水流出促進が起こる．Rho 結合セリン・スレオニンタンパクリン酸化酵素を阻害し線維柱帯細胞骨格を変化させたたり，細胞外マトリックスの減少やシュレム管内皮細胞に働く．充血や眼圧降下時間がやや短いことが問題になると思われる．
配合点眼薬			ラタノプロスト/チモロール トラボプロスト/チモロール ドルゾラミド/チモロール ブリンゾラミド/チモロール	作用はそれぞれ 2 薬剤の作用を持つ．どの薬剤もチモロールが使われている．副作用もそれぞれ 2 薬剤の副作用を持つが，点眼回数の減少が利点である．

1/3の人がステロイド薬に何らかの反応を示すが，中止や治療を要するのはごく僅かである．線維柱帯にグリコサミノグリカンが蓄積することが知られている．線維柱帯の細胞の貪食能の低下も成因に関与すると思われる．どのような投与経路でも起こるが眼周囲または眼球内への投与が最も起こりやすく，内服や点滴静注などの全身投与が最も起こりにくい．

❖ 薬物療法

ステロイド薬投与の中止が第一選択で，これにより高眼圧が解消されることが多い．高眼圧が解消されない場合は，原発開放隅角緑内障と同様の薬剤を使用する．

❖ レーザー療法

レーザー線維柱帯形成術が効果的な場合がある．

❖ 観血的手術

流出抵抗が線維柱帯にあることから線維柱帯切開術が行われる．効果不十分な場合は代謝拮抗薬併用線維柱帯切除術が選択される．

5. 緑内障治療薬

わが国において使用できる緑内障治療薬の詳細について，その分類および作用機序と注意点を ▶表2 に示す．

参考文献

1) Iwase A, Suzaki Y, Araie M, Yamamoto Y, Abe H, Shirato S, Kawayama Y, Mishima HK, Shimizu H, Tomita G, Inoue Y, Kitazawa Y, Tajimi Study group, Japan glaucoma Society : The prevalence of primary open-angle glaucoma in Japanese : the Tajimi Study. Ophthalmology 2004 ; 111 : 1641-8.
2) Yamamoto T, Iwase A, Araie M, Suzuki Y, Abe H, Shirato S, Kawayama Y, Mishima H, Shimizu H, Tomita G, Inoue Y, Kitazawa Y, Tajimi Study group, Japan glaucoma Society : The Tajimi Study Report 2 Prevalence of primary angle closure and secondary glaucoma in a Japanese population. Ophthalmology 2005 ; 112 : 1661-9.
3) 日本緑内障学会：緑内障診療ガイドライン（第3版）．日本緑内障学会，2012. pp. 12-3.

（執筆者）原　　敏（原眼科医院）

⊠ 薬物治療

1. 概　要

視神経細胞死によって障害された視機能が回復することはない．したがって，緑内障の治療目標は，患者の視機能を維持し，quality of life （QOL）の低下を防ぐことにある．

緑内障治療において，エビデンスに基づいた唯一の確実な治療法は眼圧を下げることである．緑内障治療薬の眼圧下降機序は，①毛様体上皮における房水の産生抑制と，②房水の流出促進に大別される．

緑内障に限らず，疾病の治療に際しては，最小の費用で最大の効果を得る必要がある．緑内障の場合，病期に応じて目標眼圧を設定してその達成に努めるが，治療手段には薬物，レーザーおよび手術があるので，状況に応じて最適なものを選択する．原発開放隅角緑内障および正常眼圧緑内障では薬物治療が主体となるが，原発閉塞隅角緑内障や先天緑内障では手術が行われる．

眼圧コントロールに3剤以上の薬剤が必要な場合は，副作用の増加やアドヒアランスの低下につながることもあるため，レーザーや手術の適用を考慮する．アドヒアランスの向上という点を重視するなら，配合剤を使用する．

2. プロスタグランジン関連薬

プロスタグランジン関連薬は分子構造から，プロストン系（代謝型プロスタグランジン系）のイソプロピルウノプロストン，プロスト系（プロスタグランジン$F_{2\alpha}$誘導体）のタフルプロスト，トラボプロスト，ラタノプロスト，そしてプロスタマイド$F_{2\alpha}$誘導体のビマトプロストの，3つのグループに分けられる．強力な眼圧下降作用を有し，緑内障の治療に最も広く使われている薬である．

❖ 標的分子/作用機序

標的分子および作用機序は，プロストン系が大コンダクタンスCa^{2+}活性化K^+チャネル（Maxi-K^+チャネルまたはBKチャネル）の開口，プロスト系がプロスタノイドFP受容体の刺激，プロスタマイド$F_{2\alpha}$誘導体がプロスタマイド受容体の刺激である．それらのメカニズムにより，主としてぶどう膜強膜路（副経路）からの房水排出促進を介して眼圧を下降させるが，シュレム管を通る主経路の関与も示唆されている．

プロスト系とプロスタマイド$F_{2\alpha}$誘導体の作用は強力であるが，それに比較するとプロストン系の作用は穏やかで持続的である．

❖ 使用上の注意

いずれの薬物も視覚調節機能には影響がなく，また全身性の副作用も少ないため使いやすい．虹彩色素沈着，眼瞼色素沈着，睫毛増生，黄斑浮腫，角膜びらん，結膜充血，眼瞼炎などを見ることがある．

3. アドレナリン受容体遮断薬

アドレナリン受容体遮断薬には，β遮断薬（β_1選択的とサブタイプ非選択的），$\alpha\beta$遮断薬，および選択的α_1遮断薬がある．

❖ 標的分子/作用機序

標的分子はそれぞれの受容体であり，β受容体を遮断すると房水産生の抑制が，またα_1受容体を遮断するとぶどう膜強膜路からの房水流出の促進が起こる．

ニプラジロールはNOを介する血管拡張作用も有する．

❖ 使用上の注意

プロスタグランジン関連薬と同様，視覚調節機能には影響がないが，点眼薬であっても，自律神経系に対する全身性の副作用が現れることがある．非選択的にβ受容体を遮断する薬（$\alpha\beta$遮断薬を含む）は，気管支喘息，慢性閉塞性肺疾患，心不全，洞性徐脈，房室ブロックのある患者には禁忌となっている．また，α_1受容体遮断作用のある薬の主な副作用に，結膜充血，異物感，刺激感などがある．動悸や頭痛が現れることもある．

4. アドレナリン受容体刺激薬

アドレナリン受容体刺激薬には，アドレナリンのプロドラッグであるジピベフリンと，選択的α_2刺激薬のブリモニジンおよびアプラクロニジンがある．

ジピベフリンは開放隅角緑内障および高眼圧症に，ブリモニジンはほかの緑内障治療薬が効果不十分または使用できない緑内障または高眼圧症に，またアプラクロニジンはレーザー手術後の一過性眼圧上昇の予防に用いられる．

❖ 標的分子/作用機序

ジピベフリンの標的分子はα_1受容体およびβ受容体である．α_1作用により毛様体動脈が収縮して血流量が減少する結果，房水産生が減少する．また，β作用によるシュレム管拡張により主経路からの房水流出が促進される．

ブリモニジンとアプラクロニジンの標的分子はα_2受容体である．詳細は不明であるが，房水産生の抑制およびぶどう膜強膜路を介する房水流出を促進することにより眼圧を下降させる．

❖ 使用上の注意

ジピベフリンは，狭隅角や浅前房などの眼圧上昇の素因のある患者には禁忌である．主な副作用に，結膜充血，散瞳，心悸亢進，色素沈着（結膜，角膜，鼻涙管），黄斑浮腫，頭痛，発汗，振戦などがある．

ブリモニジンは，低出生体重児，新生児，乳児または2歳未満の幼児には禁忌である．主な副作用は，結膜炎，点状角膜炎，眼瞼炎，結膜充血，徐脈，頻脈，咳嗽，呼吸困難，不眠症，うつ病などである．

アプラクロニジンは，モノアミン酸化酵素阻害薬の投与を受けている患者に禁忌となっている．副作用の発症頻度は非常に低く，極めて少数の角膜炎・角膜びらんなどの角膜障害と頭痛が報告されているのみである．

5. ムスカリン性アセチルコリン受容体刺激薬

ムスカリン性アセチルコリン受容体刺激薬は，次項のコリンエステラーゼ阻害薬とともに，使用頻度は低く，緑内障に適応を有するのは，それぞれのグループでピロカルピンおよびジスチグミンの各1種類のみである．

❖ 標的分子/作用機序

標的分子は毛様体筋に存在するムスカリン性M3受容体である．この受容体が刺激されると毛様体筋が収縮し，線維柱帯が広がり，主経路からの房水流出が促進される．その結果，眼圧は下降する．

❖ 使用上の注意

虹彩炎の患者には禁忌である．主な副作用に，縮瞳による暗黒感，毛様体筋収縮による調節障害，結膜充血，眼瞼炎，下痢，悪心，嘔吐，発汗，流涎，子宮筋の収縮などがある．

6. コリンエステラーゼ阻害薬

❖ 標的分子/作用機序

主な標的分子は，毛様体に分布する副交感神経終末部近傍に存在するアセチルコリンエステラーゼである．この酵素を阻害することにより，副交感神経終末から遊離されたアセチルコリンの分解を抑制し，副交感神経がより強く興

奮したかのような作用を示す．それ以降の反応については，前項を参照のこと．

❖ **使用上の注意**

前駆期緑内障の患者および脱分極性筋弛緩薬（スキサメトニウム）を投与中の患者には禁忌である．主な副作用に，流涙，結膜炎，視矇，異物感，眼圧逆上昇などがある．

7. 炭酸脱水酵素阻害薬

炭酸脱水酵素阻害薬には，点眼で用いられるブリンゾラミドおよびドルゾラミドと，内服または注射（静注または筋注）で用いられるアセタゾラミドがある．

❖ **標的分子/作用機序**

標的分子は毛様体上皮の炭酸脱水酵素である．ブリンゾラミドとドルゾラミドは，毛様体中のアイソザイムで最も高い活性を示すⅡ型炭酸脱水酵素を選択的に阻害する．炭酸脱水酵素が阻害されると，HCO_3^- の生成が抑制され，後眼房への Na^+ と水の輸送が低下して房水産生が減少し，眼圧が下降する．

❖ **使用上の注意**

ブリンゾラミドおよびドルゾラミドは，重篤な腎障害のある患者には禁忌である．主な副作用として，眼刺激症状，結膜充血，点眼直後の朦視，眼瞼炎，角膜炎などが知られている．

アセタゾラミドは，肝硬変などの進行した肝疾患または高度の肝機能障害のある患者，無尿，急性腎不全の患者，高 Cl^- 血症性アシドーシス，体液中の Na^+ または K^+ が明らかに減少している患者，副腎機能不全・アジソン病の患者には禁忌である．また，慢性閉塞隅角緑内障の患者には長期投与しない．四肢のしびれ感，味覚異常，代謝性アシドーシス，低カリウム血症，高尿酸血症，悪心，嘔吐，下痢，多尿，頻尿，腎・尿路結石，急性腎不全，眠気，めまい，抑うつ，精神錯乱，再生不良性貧血，溶血性貧血などの副作用がある．

8. 高張浸透圧薬

高張浸透圧薬としては，イソソルビド，D-マンニトールおよびグリセリンの3種類が使用されている．

❖ **標的分子/作用機序**

標的分子は存在しない．血漿浸透圧を上昇させ，血漿と房水との間に浸透圧勾配を形成することで，眼房水の産生を抑制する．また，この浸透圧勾配により眼内組織の脱水が起こり，硝子体容積が減少して，眼圧が低下する．

❖ **使用上の注意**

イソソルビドおよびD-マンニトールは急性頭蓋内血腫のある患者には禁忌である．また，グリセリンや果糖を含む製剤は，それらに対して先天性代謝異常の患者には投与しない．

副作用として，頭痛，めまい，口渇，悪心，下痢，悪寒，利尿，尿閉，血尿，脱水・電解質異常，腎不全，狭心症，うっ血性心不全，肺水腫，糖尿病性昏睡（果糖を加えた製剤），反動性眼圧上昇などが現れることがある．

9. Rho キナーゼ阻害薬

Rho キナーゼ阻害薬は 2014 年に販売が開始された新型の緑内障治療薬で，現在，リパスジルのみが上市されている．緑内障治療薬には複数の種類があるが，中～高年齢の患者が中心となる緑内障の場合，合併症との関係から選択肢が制限されることが少なくないため，新たな作用機序を有する治療薬の登場は喜ばしい．

❖ **標的分子/作用機序**

リパスジルの標的分子は Rho キナーゼ（ROCK-1 および ROCK-2）であり，両アイソザイムにほぼ同等の選択的阻害作用を示す．眼組織では，毛様体筋や線維柱帯などに Rho キナーゼの発現が示されている．リパスジルは主流出路からの房水流出を促進することで，眼圧を下降させる．

❖ **使用上の注意**

主な副作用は，結膜充血，結膜炎，眼瞼炎および眼刺激であり，眼以外での副作用としては，発疹，紅斑などの過敏症状が報告されている．

10. 配合点眼薬

単独の薬物では効果が不十分な場合に，β遮断薬のチモロールとプロスタグランジン関連薬または炭酸脱水酵素阻害薬の配合剤が用いられることがある．

（執筆者）石井邦雄（横浜薬科大学）

緑内障治療薬：プロスタグランジン関連薬

一般名	販売名（商品名）	標的分子/作用機序		コメント
イソプロピルウノプロストン	レスキュラ®	Ca^{2+} 活性化 K^+ チャンネル	開口	
タフルプロスト	タプロス®			副作用：虹彩色素沈着，睫毛伸長
トラボプロスト	トラバタンズ®	プロスタノイド FP 受容体	刺激	全身性の副作用：少ない
ラタノプロスト	キサラタン®			
ビマトプロスト	ルミガン®	プロスタマイド受容体		

緑内障治療薬：アドレナリン受容体遮断薬

一般名	販売名（商品名）	標的分子/作用機序		コメント
カルテオロール塩酸塩	ミケラン®			
チモロールマレイン酸塩	チモプトール®	アドレナリン β 受容体		禁忌：気管支喘息，慢性閉塞性肺疾患，心不全，洞性徐脈，房室ブロックの患者
ベタキソロール塩酸塩	ベトプティック®		遮断	
レボブノロール塩酸塩	ミロル®			
ニプラジロール	ニプラノール® ハイパジール®	アドレナリン α_1 受容体 アドレナリン β 受容体		
ブナゾシン塩酸塩	デタントール®	アドレナリン α_1 受容体		副作用：結膜充血，異物感，刺激感

緑内障治療薬：アドレナリン受容体刺激薬

一般名	販売名（商品名）	標的分子/作用機序		コメント
ジピベフリン塩酸塩	ピバレフリン®	アドレナリン α_1 受容体 アドレナリン β 受容体		効能：開放隅角緑内障，高眼圧症 禁忌：狭隅角や浅前房などの眼圧上昇の素因のある患者 アドレナリンのプロドラッグ
ブリモニジン酒石酸塩	アイファガン®		刺激	禁忌：低出生体重児，新生児，乳児または 2 歳未満の幼児
アプラクロニジン塩酸塩	アイオピジン®	アドレナリン α_2 受容体		効能：レーザー手術後の一過性眼圧上昇 禁忌：モノアミン酸化酵素阻害剤の投与中の患者

緑内障治療薬：ムスカリン性アセチルコリン受容体刺激薬，コリンエステラーゼ阻害薬

一般名	販売名（商品名）	標的分子/作用機序		コメント
ピロカルピン塩酸塩	サンピロ®	ムスカリン性アセチルコリン受容体	刺激	禁忌：虹彩炎の患者
ジスチグミン臭化物	ウブレチド®	アセチルコリンエステラーゼ	阻害	禁忌：前駆期緑内障の患者および脱分極性筋弛緩剤（スキサメトニウム）を投与中の患者

炭酸脱水酵素阻害薬

一般名	販売名（商品名）	標的分子/作用機序		コメント
ドルゾラミド塩酸塩	トルソプト®			点眼 禁忌：重篤な腎障害のある患者
ブリンゾラミド	エイゾプト®			
アセタゾラミド	ダイアモックス®	炭酸脱水酵素	阻害	内服 禁忌：肝硬変などの進行した肝疾患，高度の肝機能障害，無尿，急性腎不全，高クロール血症性アシドーシスの患者，体液中のナトリウム・カリウムが明らかに減少している患者，副腎機能不全・アジソン病の患者
アセタゾラミドナトリウム				注射（静注または筋注）

高張浸透圧薬

一般名	販売名（商品名）	標的分子/作用機序		コメント
イソソルビド	イソソルビド イソバイド®	血漿浸透圧上昇による血漿・房水間の浸透圧勾配形成		内服 禁忌：急性頭蓋内血腫のある患者
D-マンニトール	マンニットール®			点滴静注 禁忌：急性頭蓋内血腫のある患者
濃グリセリン・果糖	グリセオール®			内服，点滴静注 禁忌：グリシン，果糖代謝異常の患者

Rho キナーゼ阻害薬

一般名	販売名（商品名）	標的分子/作用機序		コメント
リパスジル塩酸塩水和物	グラナテック®	Rho キナーゼ	阻害	副作用：結膜充血

配合点眼薬

一般名	販売名（商品名）
ラタノプロスト・チモロールマレイン酸塩	ザラカム®
トラボプロスト・チモロールマレイン酸塩	デュオトラバ®
タフルプロスト・チモロールマレイン酸塩	タプコム®
ドルゾラミド塩酸塩・チモロールマレイン酸塩	コソプト®
ブリンゾラミド・チモロールマレイン酸塩	アゾルガ®

1 細菌感染症

病態生理

1. 肺炎

❖ 病態生理・分類

　肺炎とは，何らかの病原微生物が肺実質で炎症を引き起こす下気道感染症である．病原微生物は飛沫の吸入や，誤嚥により下気道に侵入する．稀に血行性に肺へ散布したり，感染を起こした胸腔や縦隔から連続的に波及することもある．

　発症場所により市中肺炎，医療・介護関連肺炎，院内肺炎に分類され，それぞれ原因微生物，患者背景，重症度，選択すべき抗菌薬，予後などが異なる．

　市中肺炎を起こす最も頻度の高い原因菌は肺炎球菌である．その他，マイコプラズマ，クラミドフィラ，インフルエンザ桿菌の頻度が高い．これらの微生物より発生頻度は低いが，重症の市中肺炎を起こす原因菌としてレジオネラも重要である．また，わが国においては市中肺炎の原因菌として結核菌の存在も忘れてはならない．

❖ 症状・身体所見

　肺炎患者では，咳嗽，膿性痰，呼吸困難，胸痛などをみとめる．発熱，頻脈，頻呼吸，酸素飽和度の低下などのバイタルサインの異常をみとめ，重症例では意識障害やショックを呈する．肺炎球菌やレジオネラが原因の肺炎では重症化することをよく経験する．マイコプラズマ肺炎では多形滲出性紅斑などの皮疹を合併することがある．

　身体所見では，胸部の聴診所見が最も重要である．肺炎を肯定する所見として，呼吸音の減弱（陽性尤度比（LR＋）＝2.3)，断続性ラ音（crackle）（LR＋＝1.8），気管支性呼吸音（LR＋＝3.3），ヤギ声（LR＋＝4.1）などがある[1]．ヤギ声とは，聴診器を当てながら患者に「イー」と発声してもらうと，病側の肺で「エー」と変化して聞こえる現象のことである．これらの身体所見の感度は必ずしも高くないが，特異度は高く，みとめられれば肺炎を肯定する所見となる．

　肺炎の重症度を評価するツールとして，Pneumonia Severity Index（PSI），CURB-65 スコア，A-DROP システムなどが提唱されている．日本呼吸器学会が提唱した A-DROP システム[2]では，①男性70歳以上，女性75歳以上，② BUN 21 mg/dL 以上または脱水あり，③ SpO_2 90%以下（PaO_2 60 Torr 以下），④意識障害，⑤収縮期血圧 90 mmHg 以下，の5項目を評価することで，治療場所の決定に役立てることができる．

❖ 検　査

　病歴や身体所見から肺炎を疑った場合は，胸部単純 X 線写真を撮影し，浸潤影や胸水の有無を確認する．正面像だけでなく側面像も撮影すると，肺炎の局在がより詳細に分かる．肺炎球菌やレジオネラが原因の場合，典型的には大葉性肺炎像を呈する．市中肺炎を疑う患者において胸部 CT が必要な場面はあまりないが，うっ血性心不全，血管炎，無気肺，悪性腫瘍などの鑑別には有用である．

　適切な抗菌薬を選択するためには，原因微生物を決定するための培養検査を抗菌薬投与前に行い，適切な培養結果を得ることが重要である．肺炎の原因微生物を特定するための検査には，喀痰グラム染色および培養，血液培養，尿中抗原検査がある．

　採取された喀痰は，まず培養に値する適切な検体かどうかを肉眼的に評価する．肉眼的に膿性の部分が多い検体は良質な喀痰である．次にグラム染色を行い，好中球数や扁平上皮数，好中球による菌の貪食の有無，グラム染色性を評価する．肺炎球菌はランセット型のグラム陽性双球菌，インフルエンザ桿菌はグラム陰性の短桿菌に見える．レジオネラは一般的にグラム陰性桿菌に分類されるが，グラム染色では染まりにくい．

　血液培養検査は，肺炎の原因菌の検出率が10%程度と比較的低く，治療に対して有益な影響を与えることが少ないという考えがある．Infectious Diseases Society of America

（IDSA）と American Thoracic Society（ATS）が合同で提案した成人市中肺炎ガイドライン（以下 IDSA/ATS ガイドライン）では，診断のための検査を実施することが勧められる患者背景と，それぞれの背景で必要な検査を示している．このガイドラインでは，重症市中肺炎，無脾症や補体欠損症など宿主免疫力低下要因のある患者では血液培養検査を行うことを推奨している[3]．一方，わが国の成人市中肺炎診療ガイドラインでは，集中治療室へ入院する必要があるような超重症例では血液培養を採取することを推奨している[2]．

肺炎球菌とレジオネラによる肺炎の診断には，尿中抗原検査を利用することができる．肺炎球菌尿中抗原の結果の解釈には，肺炎球菌感染症に罹患後数週間にわたり尿中抗原が陽性になることや，小児など鼻咽腔での保菌例では偽陽性がみられることに注意が必要である．レジオネラ尿中抗原は Legionella pneumophila type I のみを検出するため，尿中抗原が陰性であっても完全には否定できない．

❖ 治療・予防

喀痰のグラム染色や尿中抗原検査で原因菌が推定できる場合は，その菌に効果が期待できる初期抗菌薬を選択する．原因菌が推定できない場合は，肺炎球菌やインフルエンザ桿菌をターゲットに抗菌薬を選択する．わが国における市中肺炎の初期治療には，アンピシリン・スルバクタムやセフトリアキソンが選択されることが多い．

喀痰培養や血液培養で原因微生物と薬剤感受性結果が判明した場合は，その結果に基づいて抗菌薬を変更する．肺炎球菌ならペニシリン G やアンピシリンが第一選択薬となる．

初期治療で非定型病原体をカバーすべきかどうかは，わが国と欧米で少し考え方が異なる．IDSA/ATS ガイドラインでは，入院が必要な患者に対しては，一般細菌，非定型病原体の両方をカバーできる抗菌薬治療を推奨している[3]．わが国のガイドラインでは，理学所見や検査所見から細菌性肺炎と非定型肺炎の鑑別を行い，治療薬を選択することを推奨している．鑑別には，①年齢 60 歳未満，②基礎疾患がない，あるいは軽微，③頑固な咳が出る，④胸部聴診上所見が乏しい，⑤痰がない，あるいは迅速診断法で原因菌が証明されない，⑥末梢血白血球数が 10,000/μL 未満である，の 6 項目を評価し，4 項目以上合致した場合は非定型肺炎を疑う[2]．

レボフロキサシンなどのキノロン系薬は，肺炎球菌やインフルエンザ桿菌に加えて，マイコプラズマ，クラミドフィラ，レジオネラといった非定型病原体もカバーできる抗菌薬であり，肺炎治療に有用である．ただし，キノロン系薬は結核菌に対しても抗菌効果を有するため，肺結核の患者に投与してしまうと診断の遅れや，抗菌薬耐性化につながる危険性がある．肺炎に対してキノロン系薬を用いる場合は，肺結核でないかどうか十分検討してから投与する必要がある．

主な予防策はワクチン接種である．市中肺炎の予防にインフルエンザワクチンや肺炎球菌ワクチンの接種が有用である．

2. 尿路感染症

❖ 病態生理・分類

尿路感染症とは，腎臓から膀胱，尿道に至る尿路で起こる感染症である．細菌は尿道口から逆行性，上行性に侵入することが多い．

感染症を起こしている部位によって上部（腎盂腎炎）と下部（膀胱炎，前立腺炎）に分類される．また，患者背景の違いによって，単純性と複雑性に分類されることが多い．単純性尿路感染症とは，尿路に解剖学的な問題のない若年女性で起こる腎盂腎炎，膀胱炎を指す．複雑性尿路感染症とは，前立腺肥大症や尿路結石のような尿の流れを障害する解剖学的問題や，尿道カテーテルなどの異物，神経因性膀胱などの排尿機能異常に併発した尿路感染症を指す．

女性は尿道が短く，細菌が膀胱に侵入するリスクが高い．そのため，女性の尿路感染症を起こす頻度は男性よりはるかに高い．

単純性尿路感染症を起こす最も頻度の高い原因菌は大腸菌であり，75〜95% を占める[4]．その他，プロテウス，クレブシエラといった腸内細菌科の細菌や，Staphylococcus saprophyticus（腐性ブドウ球菌）が時に原因となる．

❖ 症状・身体所見

膀胱炎では，排尿痛，頻尿，切迫尿をみとめる．患者は，痛みや灼熱感を排尿時や排尿直後に感じる．膀胱炎のみでは通常，発熱はみられ

ない．身体所見では，恥骨上部に圧痛をみとめることがある．

腎盂腎炎では膀胱炎の症状に加えて，悪寒・発熱，腰背部痛，悪心・嘔吐などをみとめる．高齢者では重症化しやすく，意識障害やショックを呈することもある．腎盂腎炎を疑う場合，肋骨脊柱角の叩打痛を確認する．

男性患者で尿路感染症を疑う場合は前立腺炎の可能性を考え，直腸診で前立腺部の圧痛と熱感の有無を確認する．菌血症を惹起しないよう，直腸診はゆっくりと愛護的に行う．

尿路感染症の症状がないのに尿を培養すると細菌が検出される「無症候性細菌尿」と呼ばれる状態がある．無症候性細菌尿の場合，患者が妊婦，未就学児童，あるいは泌尿器科的処置前でなければ治療の適応はない．細菌尿のある妊婦では，ない妊婦と比較して20〜30倍腎盂腎炎を起こしやすく，無症候性細菌尿を治療することで腎盂腎炎の発症率を低下させることができる[5]．

❖ 検 査

尿路感染症を疑った場合は，まず尿一般検査を行う．尿試験紙法で白血球エステラーゼか亜硝酸塩のいずれかが陽性であれば，尿路感染症の可能性が高まる．

単純性膀胱炎では，一般的に尿培養は不要と考えられている．臨床症状と尿一般検査で診断し，治療を開始する．

発熱や腰背部痛から腎盂腎炎を疑う場合は，尿グラム染色・培養，および血液培養を行う．グラム染色では，大腸菌，プロテウス，クレブシエラはグラム陰性桿菌に見える．複雑性尿路感染症を疑っている患者の尿グラム染色で連鎖の短いグラム陽性球菌が見えた場合，腸球菌の可能性を考える．血液培養は原因菌を確定できる検査であり，腎盂腎炎を疑う場合は必須である．

適切な抗菌薬治療が行われているにもかかわらず，72時間以上発熱が持続する場合は，尿路の閉塞性疾患や腎周囲膿瘍の合併を疑い，腹部エコーや腹部CTによる画像検索を行う．

❖ 治 療

尿路感染症の最多の原因菌である大腸菌は，近年，様々な薬剤に対して耐性化が進んでいるため，抗菌薬の選択が難しくなっている．特に

キノロン耐性と，基質拡張型 β-ラクタマーゼ（ESBL）産生によるセフェム耐性が問題である．薬剤耐性率は国や地域，病院によって異なるため，抗菌薬を選択する際には，地域の薬剤感受性情報（アンチバイオグラム）を参考にする．

単純性膀胱炎に対しては，ST合剤やホスホマイシンが推奨されている[4]．キノロン系薬の有効性は高いが，耐性菌増加や抗菌薬関連下痢症の誘因となるため第一選択薬とはならない．

単純性腎盂腎炎を外来で治療する場合には，キノロン系薬の経口投与が推奨される．ただし，キノロン耐性大腸菌の割合が10%を超える地域では薬剤感受性結果が判明するまで，セフトリアキソンやアミノグリコシド系薬の点滴投与が推奨される[4]．

入院が必要な場合には，患者の重症度とアンチバイオグラムによって抗菌薬を決定する．セフトリアキソン，アンピシリン＋ゲンタマイシン，ピペラシリン・タゾバクタムなどが選択肢となる．キノロン系薬は感受性があれば使用できるが，日本における大腸菌のキノロン耐性率を考えると初期治療では選択しづらい．

尿路の閉塞機転がある場合は，尿管ステントの留置などで閉塞機転の解除を行うことが治療上重要である．

3. 髄膜炎

❖ 病態生理・分類

髄膜炎とは，脳や脊髄周囲における髄膜の炎症である．鼻咽頭の常在菌やほかの感染症（呼吸器感染症や心内膜炎など）の原因菌が，血行性にくも膜下腔や脳脊髄液へ侵入することが多い．中耳炎や副鼻腔炎から直接的に広がる場合もある．

原因微生物によって細菌性，ウイルス性，結核性，真菌性に分類される．細菌性とウイルス性は急性の，結核性と真菌性は少しゆっくりした亜急性の経過をたどることが多い．

急性細菌性髄膜炎の原因菌の頻度は，年齢層によって異なる．新生児ではB群連鎖球菌，大腸菌，リステリア，2歳未満の乳児では肺炎球菌，髄膜炎菌，B群連鎖球菌，2歳〜50歳では肺炎球菌，髄膜炎菌，50歳以上の高齢者では肺炎球菌，髄膜炎菌，リステリアが主要な原

因菌である[6]．成人の細菌性髄膜炎で最も頻度の高い原因菌が肺炎球菌である．わが国では髄膜炎菌性髄膜炎は稀である．インフルエンザ菌b型（Hib）による小児の髄膜炎の頻度は，海外ではHibワクチンの導入により劇的に低下した．わが国では諸外国と比較してインフルエンザ桿菌の頻度が高いが，Hibワクチンの定期接種化に伴い発生数の低下が期待されている．

❖ 症状，身体所見

発熱，項部硬直，意識障害が髄膜炎の古典的3徴である．3徴全てがそろうのは3分の2程度であるが，99%の患者で少なくとも1つの徴候をみとめる[7]．その他，頭痛，悪心・嘔吐，羞明をよくみとめる．経過中に痙攣発作を起こす場合がある．髄膜炎菌性髄膜炎では，びまん性の点状出血をみとめるのが特徴的である．

身体所見では髄膜刺激徴候（項部硬直，Kernig徴候，Brudzinski徴候）の有無を確認する．項部硬直は頭部を受動的に前屈させるときにみとめる所見であり，感度は70%程度である[7]．Kernig徴候は，仰臥位で患者の股関節と膝関節を屈曲させた状態から膝を伸展させたときに，痛みや抵抗を生じると陽性と判断する．Brudzinski徴候は，仰臥位で患者の頸部を受動的に屈曲させたときに，股関節や膝関節が自発的に屈曲すると陽性と判断する．Kernig徴候，Brudzinski徴候はともに特異度の高い身体所見であり，陽性であれば髄膜炎の可能性が高まるが，感度は低く，これらの所見が陰性であっても髄膜炎を否定できない．感度の高い診察法としてjolt accentuation[7]（自発的に頭を1秒間に2〜3回横に振ってもらい，頭痛が増強したら陽性）が知られているが，既に意識障害が出現しているような重症患者に対して行うことはできない．

❖ 検　査

髄膜炎を疑う患者では腰椎穿刺を行い，初圧，髄液の細胞数（分画も），タンパク，糖（血糖値と比較する）を調べる．急性細菌性髄膜炎における典型的な髄液所見は，多核球優位の細胞数増加，糖の低下（40 mg/dL未満，または髄液糖/血清比≦0.4），タンパクの上昇，初圧の上昇である．

原因微生物を特定するために，髄液グラム染色・培養，および血液培養を行う．髄液のグラム染色は市中発症の細菌性髄膜炎の60〜90%で陽性となり[6]，原因菌の推定に有用である．肺炎球菌はグラム陽性双球菌，インフルエンザ桿菌はグラム陰性短桿菌，髄膜炎菌はグラム陰性双球菌に見える．リステリアはグラム陽性短桿菌に見えるが，ほかの原因菌に比べて髄液グラム染色の陽性率が低い．抗菌薬投与前に髄液が採取されれば，髄液培養の陽性率は70〜85%である[6]．血液培養は3分の2程度の症例で陽性となり，髄膜炎を疑う患者では必須の検査である．

意識障害や頭痛の原因検索，および脳圧亢進を起こすような占拠性病変の有無を調べるために頭部CTを行う．腰椎穿刺を行う前に頭部CTを実施するかどうかは臨床的に判断する．エイズや移植後などの免疫不全，中枢神経疾患の既往，初発の痙攣，眼底の乳頭浮腫，意識レベルの低下，局所神経症状のある患者では，腰椎穿刺前に頭部CTを実施することが推奨されている[6]．

❖ 治療・予防

細菌性髄膜炎を疑う場合は，できるだけ早く経験的治療を開始するべきである．脳には血液脳関門が存在し，抗菌薬の移行が障害される．そのため，移行性の良い抗菌薬を大量に投与しなくてはならない．アミノグリコシド系薬，マクロライド系薬，テトラサイクリン系薬，第一世代セファロスポリン系薬などは血液脳関門を通過しないため，髄膜炎の治療に使用するべきでない．多くの場合，最大用量の抗菌薬投与が必要である．

経験的治療は患者の年齢，免疫状態などを参考に決定する．成人の細菌性髄膜炎では肺炎球菌のカバーが重要であり，第三世代セファロスポリン系薬（セフトリアキソンまたはセフォタキシム）＋バンコマイシンの投与が推奨される[6]．バンコマイシンを追加することで，ペニシリン耐性肺炎球菌の殆どを確実にカバーできる．50歳以上や免疫不全者の場合には，リステリアをカバーするためにアンピシリンを追加する．

治療初期にステロイド薬（デキサメタゾン）を併用することで，神経学的合併症や死亡率が低下することが報告されている．ステロイド薬の投与は抗菌薬投与の直前か同時に行う．

細菌性髄膜炎は死亡率が高く，神経学的後遺症も高率に残すため，ワクチンで予防することが重要である．細菌性髄膜炎の予防に，肺炎球菌ワクチン，Hib ワクチン，髄膜炎菌ワクチンが有用である．

参考文献

1) McGee S（著），柴田寿彦（翻訳）：マクギーの身体診断学―エビデンスにもとづくグローバル・スタンダード―（原著第 2 版）. 診断と治療社，2009. pp.242-6.
2) 日本呼吸器学会呼吸器感染症に関するガイドライン作成委員会：成人市中肺炎診療にガイドライン. 日本呼吸器学会，2007.
3) Mandell LA, Wunderink RG, Anzueto A, Bartlett JG, Campbell GD, Dean NC, Dowell SF, File TM Jr, Musher DM, Niederman MS, Torres A, Whitney CG : Infectious Diseases Society of America/American Thoracic Society Consensus Guidelines on the Management of Community-Acquired Pneumonia in Adults. Clin Infect Dis 2007 ; 44 : S27-72.
4) Gupta K, Hooton TM, Naber KG, Wullt B, Colgan R, Miller LG, Moran GJ, Nicolle LE, Raz R, Schaeffer AJ, Soper DE : International clinical practice guidelines for the treatment of acute uncomplicated cystitis and pyelonephritis in women : A 2010 update by the Infectious Diseases Society of America and the European Society for Microbiology and Infectious Diseases. Clin Infect Dis 2011 ; 52 : e103-20.
5) Nicolle LE, Bradley S, Colgan R, Rice JC, Schaeffer A, Hooton TM : Infectious Diseases Society of America guidelines for the diagnosis and treatment of asymptomatic bacteriuria in adults. Clin Infect Dis 2005 ; 40 : 643-54.
6) Tunkel AR1, Hartman BJ, Kaplan SL, Kaufman BA, Roos KL, Scheld WM, Whitley RJ : Practice guidelines for the management of bacterial meningitis. Clin Infect Dis 2004 ; 39 : 1267-84.
7) Attia J, Hatala R, Cook DJ, Wong JG : The rational clinical examination. Does this adult patient have acute meningitis JAMA 1999 ; 282 : 175-81.

（執筆者）小金丸博（筑波大学）
（取りまとめ）人見重美（筑波大学）

⊠ 薬物治療

1．抗細菌薬の投与指針

1）抗細菌薬の選択

抗菌化学療法では，患者の状態が悪く，原因菌の同定が待てない場合もしくは原因菌が不明な場合は，経験的治療が開始される．その場合，想定される原因菌をカバーするために広域抗菌薬が使用されるが，その選択には施設ごとに作成されているアンチバイオグラムを確認し，感受性率が高い抗菌薬を選択する．培養結果がでるまでには 3 日程度かかり，原因菌が同定されれば，標的治療として，感受性のある狭域抗菌薬へ変更したり，不要な抗菌薬を中止したりする．これをデ・エスカレーションという．広域抗菌薬の長期使用は正常細菌叢の破壊，原因菌以外の菌種の耐性化，菌交代症を引き起こすので，デ・エスカレーションを行うことで，二次感染の頻度，抗菌薬への耐性化，致死率は改善される[2),3)]．

ペニシリン系薬，セフェム系薬，キノロン系薬の抗菌スペクトルを ▶表1，▶表2，▶表3 に示す[4)]．施設により，耐性菌の発現状況は異なるので，アンチバイオグラムの確認は必須である．

さて，経験的に抗菌薬を使用する際には，患者の免疫状態，感染部位に基づいて，微生物を想定し，抗菌薬を選択するという論理展開が必要である．また，発症した場所も考慮する必要がある．たとえば，肺炎は市中肺炎，医療・介護関連肺炎，院内肺炎に分かれ，想定される原因菌が異なる．通常，市中の細菌性肺炎では高用量のペニシリン系薬が治療の中心となるが，非定型肺炎（*Mycoplasma pneumoniae*, *Chlamydophila pneumoniae*, *Legionella pneumophila*）が疑われる場合は，マクロライド系薬，テトラサイクリン系薬，ニューキノロン系薬が選択される[5)]．非定型肺炎には β-ラクタム系薬は無効なので注意が必要である．医療・介護関連肺炎，院内肺炎においては，緑膿菌までカバーするかどうか，または MRSA までカバーするかどうかで抗菌薬の選択が異なる．

尿路感染では，一般的に急性単純性膀胱炎にはキノロン系薬 3 日間またはセフェム系薬 3～7 日間，複雑性膀胱炎にはキノロン系薬，セフェム系薬，β-ラクタマーゼ阻害薬配合ペニシリン系薬 7～14 日間，腎盂腎炎にはキノロン系薬 7～14 日間，セフェム系薬 14 日間，重症例には注射薬が推奨される[6)]．カテーテル関連尿路感染には緑膿菌までカバーし，培養結果に基づいて，デ・エスカレーションを行う．妊婦の場合，キノロン系薬，テトラサイクリン系薬，ST 合剤，アミノグリコシド系薬，クロラムフェニコールの使用は避け，ペニシリン系

表1 ペニシリン系薬の抗菌スペクトル

ペニシリン系薬	微生物
PCG	Group A, B, C, D, F, G *Streptococcus*, *viridans Streptococcus*, *Streptococcus pneumoniae*, *Neisseria meningitidis*, *Enterococcus*, 神経梅毒.
ABPC AMPC	ペニシリンGとほぼ同様のグラム陽性菌カバーで, ペニシリンGの代用となりうる. 耐性化が進行しているが, 感受性があればグラム陰性菌の *E. coli*, *Proteus*, *Salmonella*, *Shigella* なども適応. *Listeria monocytogenes* の第一選択薬.
SBT/ABPC CVA/AMPC	MSSA の治療も可能. β-lactamase を産生する菌にも対応可能. 基本的には Group A, B, C, D, F, G *Streptococcus*, *viridans Streptococcus*, *Streptococcus pneumoniae*, *Haemophilus influenzae*, *Moraxella*, *Enterococcus*. 耐性化が進行しているが, グラム陰性腸内細菌 (*Pseudomonas aeruginosa* を除く). β-lactamase を産生する嫌気性菌の *Bacteroides fragilis* group もカバーできる.
PIPC	グラム陽性, グラム陰性菌のカバーがある. グラム陽性菌の腸球菌も中等度にカバーできる. *Pseudomonas aeruginosa* を含むグラム陰性菌.
TAZ/PIPC	ピペラシリンと同様の微生物, MSSA (ただし中等度の有効性), β-lactamase を産生するグラム陰性菌, β-lactamase を産生する嫌気性菌の *Bacteroides fragilis* group のカバーができる.

(日本化学療法学会 (編):抗菌薬適正使用生涯教育テキスト改訂版. 2013. より改変転載)

表2 セフェム系薬の世代分類と抗菌スペクトル

微生物	1	2		3				4
	CEZ	CTM	CMZ	CTRX	CAZ	SBT/CPZ	FMOX	CFPM
MSSA *S. pneumoniae* *Streptococcus sp.*	○	○	△	○	△	△	○	○
Escherichia coli *Klebsiella sp.* *Proteus mirabilis*	○	○	○	○	○	○	○	○
H. influenzae *M. catarrhalis*	—	○	○	○	○	○	○	○
Enterobacter sp. *Serratia marcescens* *Citrobacter sp.* *Proteus vulgaris* *Morganella moraganii*	—	—	—	○	○	○	○	○
Pseudomonas sp.	—	—	—	○	○	—	○
Bacteroides sp.	—	—	○	—	—	○	○	—

○:抗菌活性あり, △:弱い抗菌活性, —:抗菌活性なし
(日本化学療法学会 (編):抗菌薬適正使用生涯教育テキスト改訂版. 2013. より改変転載)

表3 キノロン系薬の抗菌スペクトル

キノロン系薬	微生物
NA, PPA, CINX	*Enterobacteriaceae*
NFLX, LFLX	*Enterobacteriaceae*
OFLX, CPFX, PZFX, PUFX	*Enterobacteriaceae*, *Pseudomonas aeruginosa*, *Chlamydia*, *Legionella*, *Mycoplasma*
LVFX, TFLX	*Enterobacteriaceae*, *Chlamydia*, *Legionella*, *Mycoplasma*, *Streptococcus* (*S. pneumoniae* 含む)
MFLX, GRNX, STFX	*Enterobacteriaceae*, *Chlamydia*, *Legionella*, *Mycoplasma*, MSSA, *Streptococcus* (*S. pneumoniae* 含む), *Anaerobes*

NA, PPA, CINX, NFLX, LFLX は尿路感染のみに使用する.
(日本化学療法学会(編):抗菌薬適正使用生涯教育テキスト改訂版. 2013. より改変転載)

表4　抗菌薬の中枢神経系への移行性

髄膜に炎症があっても移行しない	髄膜に炎症があるときのみ移行	髄膜に炎症がなくても移行
アミノグリコシド系薬，第一，二世代セフェム系薬，セフォペラゾン，クリンダマイシン，コリスチン，ポリミキシンB，ダプトマイシン，チゲサイクリン，マクロライド系薬，イトラコナゾール，カスポファンギン，ミカファンギン	ペニシリン，アンピシリン，スルバクタム，ピペラシリン，クロキサシリン，セフェピム，セフォタキシム，セフタジジム，セフチゾキシム，セフトリアキソン，セフロキシム，アズトレオナム，イミペネム，メロペネム，オフロキサシン，ガチフロキサシン，シプロフロキサシン，モキシフロキサシン，レボフロキサシン，バンコマイシン，フルシトシン，フルコナゾール，ボリコナゾール	クロラムフェニコール，メトロニダゾール，リネゾリド，リファンピシン，ST合剤

（青木　眞：レジデントのための感染症診療マニュアル（第2版）．医学書院，2008．p.59より改変転載）

表5　髄膜炎時の抗菌薬の投与量

抗菌薬	成人	小児※※
ABPC	1回2gで1日6回	300～400 mg/kg/日　分3～4
CTX	1回2gで1日4～6回	200～300 mg/kg/日　分3～4
CTRX	1回2gで1日2回	80～120 mg/kg/日　分2
CAZ	1回2gで1日3回	150 mg/kg　分2～4
CFPM	1回2gで1日3回	—
CZOP	—	160～200 mg/kg/日　分3～4
MEPM	1回2gで1日3回	120 mg/kg/日　分3
PAPM/BP	1回1gで1日4回	100～160 mg/kg/日　分3～4
AZT	1回2gで1日3～4回	150 mg/kg/日　分3～4
CPFX	1回0.4gで1日2～3回	—
VCM※	1回1～1.5gで1日2回	60 mg/kg/日　分3～4
LZD	1回600 mgで1日2回	30 mg/kg/日　分3

※ トラフ濃度を15～20 μg/mLに維持する．
※※ 新生児の投与量は異なるので，ガイドラインなどを確認すること．
　成人における1日最大量を超えないこと．

表6　髄膜炎時における投与期間

原因菌	投与期間（日）
髄膜炎菌	7
インフルエンザ菌	7
肺炎球菌	10～14
B群連鎖球菌	14～21
好気性グラム陰性菌	21
リステリア菌	21日以上

表7　抗菌薬のPK/PD index

PK/PD index	薬　物
Cmax/MIC AUC/MIC	アミノグリコシド系薬，ニューキノロン系薬，ケトライド系薬，ダプトマイシン，ポリエン系薬，キャンディン系薬
time above MIC	β-ラクタム系薬（ペニシリン系薬，セフェム系薬，カルバペネム系薬），アズトレオナム，クリンダマイシン，エリスロマイシン，フルシトシン
AUC/MIC	テトラサイクリン系薬，グリコペプチド系薬，リネゾリド，アジスロマイシン，キヌプリスチン/ダルホプリスチン，アゾール系薬

薬，セフェム系薬を使用する．

　髄膜炎に対して抗菌薬を選択する場合は移行性が重要になる．アミノグリコシド系薬，第一，二世代セフェム系薬，セフォペラゾン，マクロライド系薬，クリンダマイシン，イトラコナゾールは中枢神経系に移行しないので髄膜炎には使用しない ▶表4 [7]．さらに，ほかの抗菌薬も移行する濃度は低いので，髄膜炎の際には ▶表5 に示すような超高用量投与が必要である．抗菌薬の投与日数については，解熱後7～10日間は継続投与することが望ましく，一般的には ▶表6 のような投与日数が推奨されている．しかし，これらはあくまで目安であって個々の症例における臨床経過によって投与日数を決定すべきである．

2）抗細菌薬のPK/PDによる投与方針

　近年，抗菌薬はPK/PD（pharmacokinetics/pharmacodynamics）に基づいて投与した方が有効率または生存率を有意に改善することが報告されている[1]． ▶表7 に各抗菌薬とPK/PD indexを示す．アミノグリコシド系薬などは濃

度依存的に効果を示すため，Cmax が高くなるように 1 回量を多くし，1 日 1 回投与する．具体的にはアミノグリコシド系薬は Cmax/MIC が 8～10 以上になるように投与設計を行う．β-ラクタム系薬などは時間依存的に効果を示すため，1 日 3，4 回に分割して投与することが推奨されている．たとえば，ペニシリン系薬の最大殺菌効果を得るための time above MIC は 50% 以上であるため，1 日 24 時間のうち 12 時間以上は MIC 以上の濃度になるように投与設計を行う．

2. 抗細菌薬の概要

1）抗細菌薬の作用機序

β-ラクタム系薬およびグリコペプチド系薬は細菌の細胞壁合成を阻害することにより，細菌の発育を障害する．β-ラクタム系薬はペニシリン結合タンパク質に結合し，トランスペプチダーゼ反応を阻害し，細胞壁ペプチドグリカンの合成を障害する．グリコペプチド系薬は細胞壁を構成するペプチドグリカン前駆体（ムレインモノマー）の D-アラニル-D-アラニン部位に結合し，細胞壁の合成を阻害する．

テトラサイクリン系薬は細胞内で可逆的に細菌リボソームの 30S サブユニットに結合し，mRNA-リボソーム複合体の受容部位でアミノアシル tRNA が結合することを阻害する．その結果，ペプチド生成におけるアミノ酸の付加が抑制され，タンパク質の合成が阻害される．

マクロライド系薬は 50S リボソーム RNA に結合し，アミノアシル転位反応と初期複合体の形成を障害し，タンパク質合成を阻害する．エリスロマイシンは細菌のリボソーム 50S サブユニットへの親和性がクリンダマイシンより高いため，両者を併用すると，クリンダマイシンの効果が得られないと考えられ，併用禁忌になっている．

アミノグリコシド系薬はポリンチャネルを通って，外膜を拡散によって通過する．次いで，酸素依存的に能動輸送によって細胞膜を通過し，細胞質内に輸送される．この過程のエネルギーは膜を介した電気化学的勾配により供給されており，輸送はプロトンポンプに共役している．細胞外液が酸性であったり嫌気的であったりすると，この勾配が減少するために細胞内への輸送が減少する．細胞内でリボソームタンパク質の 30S と 50S に特異的に結合し，タンパク質合成を非可逆的に阻害する．

サルファ薬はジヒドロプテロイン酸合成を競合的に阻害し，トリメトプリムはジヒドロ葉酸還元酵素を阻害し，葉酸合成を連続的に抑制する．

キノロン系薬は細菌の DNA ジャイレースおよびトポイソメラーゼⅣを阻害することによって DNA 合成を阻害する．

メトロニダゾールは菌体内の酸化還元系によって還元を受け，ニトロソ化合物（R-NO）に変化する．この R-NO が抗菌作用を示す．また，反応の途中で生成したヒドロキシラジカルが DNA を切断し，DNA らせん構造の不安定化を招く．

リネゾリドは細菌リボソームと結合し，翻訳過程の 70S 開始複合体の形成を妨げ，細菌のタンパク質合成を阻害する．

ダプトマイシンは菌の細胞膜と結合し，速やかに膜電位を脱分極させ，菌を死滅させる．

2）抗細菌薬の使用上の注意

① 禁 忌

小児に禁忌の抗菌薬を ▶表8 に示す．キノロン系薬で小児に適応があるのはナリジクス酸，ノルフロキサシン，トスフロキサシンがあ

表8　小児に禁忌の抗菌薬

抗菌薬	患 者	理 由
セフトリアキソン	高ビリルビン血症の未熟児・新生児	核黄疸
サルファ薬，ST 合剤	低出生体重児，新生児	高ビリルビン血症
エタンブトール	乳幼児	視力障害の早期発見が困難
キノロン系薬（トスフロキサシンを除く）	小児（ノルフロキサシンは乳児）	動物で関節異常
ナリジクス酸	乳児	頭蓋内圧の上昇
クロラムフェニコール	低出生体重児，新生児	グレイ症候群

表9　抗菌薬の腎排泄型と肝代謝型の分類

主として腎臓排泄（腎機能低下時投与量変更）	主として肝・胆道排泄（基本的には腎機能低下時投与量変更不要）	腎臓・胆道両方（極度の腎機能低下時のみ投与量変更）
ペニシリン系	セフォペラゾン	セフトリアキソン
セファロスポリン系（セフォペラゾンを除く）	クリンダマイシン	クラリスロマイシン
	ドキシサイクリン	シプロフロキサシン
カルバペネム系	ミノサイクリン	ガレノキサシン
グリコペプチド系	アジスロマイシン	
キノロン系	エリスロマイシン	
アミノグリコシド系	メトロニダゾール	
アズトレオナム	モキシフロキサシン	
テトラサイクリン	クロラムフェニコール	
ダプトマイシン	リファンピシン	
ST 合剤のうちトリメトプリム	ST 合剤のうちスルファメトキサゾール	

（青木　眞：レジデントのための感染症診療マニュアル（第2版）. 医学書院, 2008. p.60 より改変転載）

表10　重篤な肝機能障害患者に禁忌の抗菌薬

薬物名	理　由
モキシフロキサシン	重度の肝障害患者に対する安全性は確立していない.
イソニアジド	肝障害が悪化する恐れがある.
リファンピシン	症状が悪化する恐れがある.
ピラジナミド*	副作用として肝障害の頻度が高く, 症状が悪化する恐れがある.

* ピラジナミドは肝障害のある患者に禁忌である.

る. しかし現在, ナリジクス酸, ノルフロキサシンは殆ど使用されていない. テトラサイクリン系薬は歯牙形成期にある8歳未満の小児に投与した場合, 歯牙の着色・エナメル質形成不全, また一過性の骨発育不全を起こすことがあるので, ほかの薬剤が使用できないか, 無効の場合にのみ適用を考慮する.

② 相互作用

薬物間相互作用について, キノロン系薬のロメフロキサシン, ノルフロキサシン, プルリフロキサシンと非ステロイド性抗炎症薬（NSAIDs）のフルルビプロフェン, キノロン系薬のシプロフロキサシンとNSAIDsのケトプロフェンの併用は, GABA阻害作用を増強し, 痙攣を起こすことがある（併用禁忌）. さらに, シプロフロキサシンはチザニジンの肝代謝を阻害し, 血中濃度を上昇させ, 血圧低下, 傾眠, めまいなどを起こすことがある（併用禁忌）. カルバペネム系薬はバルプロ酸の血中濃度を低下させる（併用禁忌）. リファンピシンは代謝酵素を誘導し, 併用薬の血中濃度を低下させる. 特にCYP3A4で代謝される薬物との併用は注意を要する.

③ 薬物代謝

抗菌薬の排泄経路を ▶表9 に示す[7]. 殆どの抗菌薬は腎排泄型であるため, 腎機能に応じた投与設計が必要になる. 抗菌化学療法では速やかに有効血中濃度域に到達させることが治療効果を高めるために非常に重要である. 腎機能低下患者において, 分布容積は基本的に変化しない. また, 初期投与段階では薬物は体内に分布している段階であるため, 腎クリアランスの影響は受けにくく, 初期投与量を減量すると有効濃度へ達するまでに時間を要する. したがって, 初期投与量は減量しない. 維持投与については腎機能に応じた適切な減量や投与間隔の延長が必要である. CKD診療ガイド2012の「腎機能低下時の薬剤投与量」には, 透析時も含め腎機能に応じた投与方法が掲載されているので参考にして欲しい[8].

一方, 重篤な肝障害患者に禁忌の抗菌薬もある ▶表10 . さらに, チゲサイクリンは主に胆汁排泄により生体内から消失し, 高度な肝機能障害のある患者では, 初回100 mgを投与した後, 12時間後からの投与では25 mgに投与量を減らすと添付文書に記載されている.

表 11　抗菌薬に特徴的な副作用

抗菌薬	副作用
全ての抗菌薬	過敏症反応（アナフィラキシーショックを含む），消化器障害，肝障害
ペニシリン系薬	セフェム系薬，カルバペネム系薬と交差反応を有する，過剰投与で痙攣を誘発することがある．
セフェム系薬	注射部位の血管痛・静脈炎，腎毒性，低プロトロンビン血症を来しPT値を延長する（セフェム環の3位にNMTT基を有するもの），血小板凝集機能低下
モノバクタム系薬	急性腎不全，顆粒球減少
カルバペネム系薬	急性腎不全，高齢者の腎機能低下，てんかんや中枢神経障害のある患者で痙攣などの中枢神経障害が発現しやすい，SJS，TEN
アミノグリコシド系薬	腎毒性，聴器毒性（第8脳神経障害），血液毒性
マクロライド系薬	QT延長，心室性不整脈，心停止
ケトライド系薬	QT延長，意識消失，視調節障害，霧視，めまい
テトラサイクリン系薬	骨髄抑制，菌交代症，ビタミンK・B欠乏症，腎毒性，骨の発育障害，歯牙の着色，エナメル質形成不全（胎児・小児），SJS，TEN
クロラムフェニコール	再生不良性貧血，グレイ症候群（新生児），視神経炎，末梢神経炎，過鉄血症，網状赤血球減少
ポリペプチド系薬	腎毒性，難聴，神経筋遮断作用による呼吸抑制
グリコペプチド系薬	腎毒性，聴器毒性，骨髄抑制，レッドマン症候群
リネゾリド	骨髄抑制（使用期間依存的），頭痛
ホスホマイシン系薬	電解質異常，骨髄抑制，痙攣
リンコマイシン系薬	剥脱性皮膚炎，心停止，血液毒性，骨髄毒性
キノロン系薬	腎毒性，溶血性貧血，骨髄抑制，痙攣，錯乱などの神経症状，低血糖，QT延長，軟骨の成長阻害，腱障害，光線過敏症，横紋筋融解症，間質性肺炎，SJS
サルファ薬	再生不良性貧血，溶血性貧血，SJS，PIE症候群
抗結核薬	劇症肝炎，腎障害，心停止，血液毒性，痙攣，視神経障害，末梢神経炎，SJS，間質性肺炎
ST合剤	血液毒性，SJS，急性膵炎，重篤な大腸炎，腎毒性，無菌性髄膜炎，末梢神経炎

（日本病院薬剤師会感染制御専門薬剤師部門（編）：薬剤師のための感染制御マニュアル（第3版）．薬事日報社，2011．より改変転載）

④ 副作用

　抗菌薬の主な副作用を ▶表11 に示す[9]．ペニシリン系薬を伝染性単核症の患者に投与すると発疹の発現頻度が高くなるので，禁忌である．

参考文献

1) Scaglione F : Can PK/PD be used in everyday clinical practics. Int J Antimicrob Agents 2002 ; 19 : 349-53.
2) Niederman MS : The importance of de-escalating antimicrobial therapy in patients with ventilator-associated pneumonia. Semin Respir Crit Care Med 2006 ; 27 : 45-50.
3) Garnacho-Montero J et al. : De-escalation of empirical therapy is associated with lower mortality in patients with severe sepsis and septic shock. Intensive Care Med 2014 ; 40 : 32-40.
4) 日本化学療法学会（編）：抗菌薬適正使用生涯教育テキスト改訂版．杏林舎，2013．
5) 日本感染症学会・日本化学療法学会（編）：呼吸器感染症治療ガイドライン．杏林舎，2014．
6) JAID/JSC感染症治療委員会（編）：JAID/JSC感染症治療ガイド2011．ライフサイエンス出版，2012．
7) 青木　眞：レジデントのための感染症診療マニュアル（第2版）．医学書院，2008．
8) 日本腎臓学会（編）：CKD診療ガイド2012．日腎会誌2012 ; 54 : 1031-89．
9) 日本病院薬剤師会感染制御専門薬剤師部門（編）：薬剤師のための感染制御マニュアル（第3版）．薬事日報社，2011．

（執筆者）松元一明（慶應義塾大学）

抗細菌感染症薬一覧

分類	一般名	略号	販売名（商品名）	標的分子/作用機序
ペニシリン系薬	ベンジルペニシリンカリウム	PCG	ペニシリンG	β-ラクタム環構造を有するβ-ラクタム系抗菌薬は細菌ペニシリン結合タンパク質（PBP）活性中心のセリン残基に自殺基質として結合し，そのトランスペプチダーゼ活性を阻害することによりペプチドグリカン間架橋を阻止して細胞壁合成を阻害する．ペニシリン結合タンパク質は複数存在し，その構成は菌種により異なる．大腸菌ではPBP1A，1B，2，3，4，5，6の7種類のペニシリン結合タンパク質が存在する．菌種依存の複数のペニシリン結合タンパク質に対するβ-ラクタム系抗菌薬の阻害様式の差異が，その特徴的な抗菌活性スペクトルの主要な決定因子と考えられる．
	アンピシリン水和物	ABPC	ビクシリン®	
	アモキシシリン水和物	AMPC	サワシリン® パセトシン®	
	スルバクタムナトリウム・アンピシリン水和物	SBT/ABPC	ユナシン®	
	クラブラン酸カリウム・アモキシシリン水和物	CVA/AMPC	オーグメンチン®	
	ピペラシリンナトリウム	PIPC	ペントシリン®	
	タゾバクタム・ピペラシリンナトリウム	TAZ/PIPC	ゾシン®	
セフェム系薬	セファゾリンナトリウム水和物	CEZ	セファメジン®	
	セフォチアム　ヘキセチル塩酸塩	CTM	パンスポリン®	
	セフメタゾールナトリウム	CMZ	セフメタゾン®	
	セフォタキシムナトリウム	CTX	クラフォラン®	
	セフチゾキシムナトリウム	CZX	エポセリン®	
	セフジニル	CFDN	セフゾン®	
	セフトリアキソンナトリウム水和物	CTRX	ロセフィン®	
	スルバクタムナトリウム・セフォペラゾンナトリウム	SBT/CPZ	スルペラゾン®	
	フロモキセフナトリウム	FMOX	フルマリン®	
	セフタジジム水和物	CAZ	モダシン®	
	セフェピム塩酸塩水和物	CFPM	マキシピーム®	
	セフォゾプラン塩酸塩	CZOP	ファーストシン®	
モノバクタム系薬	アズトレオナム	AZT	アザクタム®	
カルバペネム系薬	イミペネム水和物・シラスタチンナトリウム	IPM/CS	チエナム®	
	メロペネム水和物	MEPM	メロペン®	
	ビアペネム	BIPM	オメガシン®	
キノロン系薬	ナリジクス酸	NA	ウイントマイロン®	ジャイレース阻害によるDNA複製阻止
	ピペミド酸水和物	PPA	ドルコール®	
	ノルフロキサシン	NFLX	バクシダール®	ジャイレースおよびトポイソメラーゼⅣ阻害によるDNA複製阻止
	塩酸ロメフロキサシン	LFLX	バレオン®	
	オフロキサシン	OFLX	タリビッド®	
	塩酸シプロフロキサシン	CPFX	シプロキサン®	
	プルリフロキサシン	PUFX	スオード®	
	トスフロキサシントシル酸塩水和物	TFLX	オゼックス®	
	レボフロキサシン水和物	LVFX	クラビット®	
	スパルフロキサシン	SPFX	スパラ®	
	モキシフロキサシン塩酸塩	MFLX	アベロックス®	
	メシル酸ガレノキサシン水和物	GRNX	ジェニナック®	
	シタフロキサシン水和物	STFX	グレースビット®	

抗細菌感染症薬一覧（続き）

分類	一般名	略号	販売名（商品名）	標的分子/作用機序
アミノグリコシド系薬	ゲンタマイシン硫酸塩	GM	ゲンタシン®	細菌リボソーム 30S サブユニットに結合することによるタンパク質合成阻害，さらに生成する異常タンパク質に基づく細胞膜破壊
	トブラマイシン	TOB	トブラシン®	
	アミカシン	AMK	ビクリン	
	アルベカシン硫酸塩	ABK	ハベカシン®	
	イセパマイシン硫酸塩	ISP	イセパシン®	
マクロライド系薬	エリスロマイシン	EM	エリスロシン®	細菌リボソーム 50S サブユニットに結合することによるタンパク質合成阻害（ペプチジル tRNA 転移阻害）
	クラリスロマイシン	CAM	クラリス® クラリシッド®	
	アジスロマイシン水和物	AZM	ジスロマック®	
ケトライド系薬	テリスロマイシン	TEL	ケテック®	細菌リボソーム 50S サブユニットの 23SrRNA 内の複数アデニン残基に結合することによるタンパク質合成阻害
リンコマイシン系薬	クリンダマイシン塩酸塩	CLDM	ダラシン®	細菌リボソーム 50S サブユニットに結合することによるタンパク質合成阻害
オキサゾリジノン系薬	リネゾリド	LZD	ザイボックス®	細菌リボソームに結合することによる 70S 翻訳開始複合体の形成阻害を通してのタンパク質合成阻止
ストレプトグラミン系薬	キヌプリスチン・ダルホプリスチン	QPR/DPR	シナシッド®	ダルホプリスチンはキヌプリスチンの細菌リボソームへの結合親和性を高め，相乗的にタンパク質合成を阻害
グリコペプチド系薬	バンコマイシン塩酸塩	VCM	バンコマイシン	ペプチドグリカン前駆体の既存のペプチドグリカンへの組み込みを担うトランスグリコシダーゼの反応を基質であるペプチドグリカン前駆体のペプチド末端部 D-アラニル-D-アラニンに結合することにより阻害し，細胞壁合成阻止
	テイコプラニン	TEIC	タゴシッド®	
環状リポペプチド系薬	ダプトマイシン	DAP	キュビシン®	膜電位脱分極，DNA，RNA およびタンパク質合成阻害
ホスホマイシン系薬	ホスホマイシンカルシウム水和物	FOM	ホスミシン®	UDP-N-アセチルグルコサミン-1-カルボキシビニルトランスフェラーゼ阻害による細胞壁合成阻止
テトラサイクリン系薬	ミノサイクリン塩酸塩	MINO	ミノマイシン®	細菌リボソーム 30S サブユニットに結合することによるアミノアシル-tRNA の A サイトへの結合阻害を通してタンパク質合成阻害
クロラムフェニコール系薬	クロラムフェニコール	CP	クロロマイセチン®	細菌リボソーム 50S サブユニットに結合することによるペプチジルトランスフェラーゼ阻害を通してタンパク質合成阻害

抗細菌感染症薬一覧（続き）

分類	一般名	略号	販売名（商品名）	標的分子/作用機序
ST 合剤	スルファメトキサゾール・トリメトプリム	ST	バクタ® バクトラミン®	トリメトプリムはジヒドロ葉酸還元酵素阻害によりテトラヒドロ葉酸合成阻止，延いてはDNAおよびRNA合成を阻止．スルファメトキサゾールはジヒドロプテロイン酸シンターゼ阻害によりジヒドロ葉酸供給を遮断し相乗的にトリメトプリムの作用を増強
抗結核薬	リファンピシン	RFP	リファジン® リマクタン®	細菌 RNA ポリメラーゼ阻害
	イソニアジド	INH	イスコチン®	エノイル（アシル輸送タンパク質）レダクターゼ阻害による結核菌細胞壁ミコール酸合成阻止
	ピラジナミド	PZA	ピラマイド®	結核菌Ⅰ型脂肪酸シンターゼ阻害による結核菌細胞壁ミコール酸合成阻止
	ストレプトマイシン硫酸塩	SM	硫酸ストレプトマイシン	アミノグリコシドの項参照
	エタンブトール塩酸塩	EB	エブトール®	アラビノシルトランスフェラーゼ阻害による結核菌細胞壁合成の阻止
抗嫌気性菌薬/ 抗原虫薬	メトロニダゾール	MNZ	フラジール®	細菌/原虫内酸化還元系による還元により生成するヒドロキシラジカルによる DNA 鎖切断

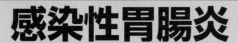

病態生理

1. 感染性胃腸炎の概要

感染性胃腸炎とは，細菌，ウイルスなどの病原体により急性に発症する嘔吐，下痢を主体とする症候群を指す．急性下痢症，急性(胃)腸炎，感染性(胃)腸炎とも呼ばれる．原因となる病原体には，ウイルス，細菌，原虫，真菌など多くの種類が知られている．ただし，同じ病原体が異なる病態を示したり，異なる病原体が同様の病態を示すことが珍しくない．病原体の種類によらず多くは対症療法で自然に軽快する．実際の臨床では，病原体を詳細に調べるよりも，状況（発症場所，患者背景），症状（便の性状，発熱の有無など）で分け，抗菌薬など特異的治療を開始するかどうかを判断することが多い．

臨床的によく用いられる考え方として，病変が小腸に近いのか（小腸型），大腸に近いのか（大腸型）で，おおまかに分けるやり方がある．小腸が主体の場合，症状は嘔吐，水様便が主体となり，発熱は乏しい．大腸が主体の場合は，大腸粘膜の炎症に伴い激しい腹痛，高熱を起こすことが多く，便の性状も粘液便・粘血便の割合が多くなる．また，病原体が産生した毒素が感染性胃腸炎の原因となることもあり，この場合の症状は小腸型に近い．

病原体ごとの病態の特徴を ▶表1 にまとめた．実際には，これらの病態が混在したり，非典型的症状・経過を示すことは多い．

2. サルモネラ (non-typhoidal Salmonella)

❖ 疫　学

病原性のあるサルモネラの殆どは，同じ種・亜種（*Salmonella enterica subsp. enterica*）に属し，血清型でさらに細かく分類される．臨床的にはこれらの血清型を，便宜的に腸チフスを起こすもの（Typhi）とそれ以外（non-Typhi）で大きく２つに分けて考えることが多く，単にサルモネラと呼ぶ場合，多くは non-Typhi を指す．日本で報告される細菌性の急性下痢症の原因としては，カンピロバクターと並んで最も多い．様々な動物の腸管内に常在し，加熱が不十分な牛・豚・鶏肉や鶏卵とその加工品を摂取することで感染する．また，糞便で汚染された水や野菜を介しても感染することがある．爬虫類も保菌しており，ペットのカメ・イグアナを原因とした感染例も報告されている．

❖ 病　態

サルモネラは腸管の上皮細胞に侵入してこれを破壊し，炎症を起こす．さらに，血管内に入り血流感染を起こすこともある．

❖ 症　状

1～3日の潜伏期間の後，嘔吐・水様便・時に粘血便を生じる．多くは発熱・腹痛を伴う．3～7日で自然軽快するが，HIV 感染症患者や免疫抑制剤，化学療法を受けた患者など免疫不全者に感染すると重症化し，死亡することもある．また，血流感染を起こすと血管炎・感染性動脈瘤などを起こすことがあり，特に人工血管，人工弁が体内に存在しているとリスクが高い．

❖ 検　査

便培養検査を行う．選択培地を

表1　病原体ごとの病態の特徴

	大腸型	小腸型	毒素型
病原体	赤痢菌 カンピロバクター サルモネラ 赤痢アメーバ *Clostridium difficile* 腸管出血性大腸菌 サイトメガロウイルス	腸炎ビブリオ コレラ菌 腸管毒素原生大腸菌 ノロウイルス ロタウイルス ランブル鞭毛虫	黄色ブドウ球菌 セレウス菌 ウェルシュ菌
潜伏期間	2日～7日程度	2日程度	30分～数時間
症状	発熱 腹痛 粘液便・粘血便 渋り腹	嘔吐 水様便 腹痛	嘔吐 水様便

使用することで常在菌との分離が容易となる．血流感染症を起こすことが多いため，血液培養検査も有用である．

❖ 治 療

原則として抗菌薬は投与しない（症状の短縮につながらず，逆に便中の排菌期間を延ばし再発のリスクを増大することが報告されている）．ただし，新生児，高齢者，免疫不全の要素がある場合，体内に人工血管・人工弁が留置されている場合は，重症化しやすいため例外的に抗菌薬投与が推奨されており，第三世代セフェム系薬の経静脈的投与やキノロン系薬の経口投与が多く用いられる．これらの抗菌薬に対する耐性菌も報告されており，薬剤感受性結果を確認することが重要である．

3. カンピロバクター（*Campylobacter*）

❖ 疫 学

Campylobacter 属のなかでも主に *C. jejuni*, *C. coli* が急性下痢症の起因菌として多い．羊，牛，豚などの家畜や家禽類の腸管内に常在し，これらの肉を加熱が不十分なまま摂取したり，糞便に汚染された水や野菜を摂取することで感染する．特に鶏肉を介する食中毒が多い．海外渡航後の下痢症の主要な原因の一つでもある．胃酸に弱く，感染するには比較的多くの菌量を必要とするが，制酸剤を使用している人では少量の菌でも感染が成立する．

❖ 病 態

小腸から大腸にかけて広く腸管上皮に感染し，炎症や潰瘍を形成する．

❖ 症 状

潜伏期間は2日から7日程度と比較的長い．基本的に大腸型の急性下痢症に分類されることが多いが，嘔吐や水様便も多く，症状は多彩である．重症の場合は菌血症を伴うこともある．

❖ 検 査

便培養で診断する．選択培地を使用し微好気培養というやや特殊な条件下で培養することで比較的容易に分離できるが，増殖が遅く同定に時間を要する．便のグラム染色で特徴的ならせん状のグラム陰性桿菌が観察できれば，本菌の感染症を早期に強く疑うことができる．重症の場合は血液培養も行う．

❖ 治 療

殆どの場合，対症療法のみで自然軽快するた

め，原則として抗菌薬投与は必要ない．ただし，症状改善までの期間を短縮できるため，菌血症を伴うような重症例では抗菌薬を投与することもある．その場合，マクロライド系薬が第一選択となる．キノロン系薬は耐性菌の割合が多いため，使用を避ける．

4. 腸管病原性大腸菌

大腸菌は，腸管内の細菌叢を形成する主要な常在菌の一つであり，免疫能が保たれている場合は腸管内で感染症を起こすことはない．ただし，下痢原性大腸菌あるいは（広義の）腸管病原性大腸菌と呼ばれる一群は，毒素遺伝子を持ち，人間の腸管内でも様々な症状を引き起こす．これらは，通常人間の腸管内には常在せず，牛などの家畜の腸管内に常在し，汚染された水・食品を介して食中毒を起こす．産生する毒素の種類により5種類程度に分類されるが，ここでは特に臨床的に問題となることが多い腸管毒素原性大腸菌・腸管出血性大腸菌について述べる．

1）腸管毒素原性大腸菌（enterotoxigenic *E. coli*：ETEC）

❖ 疫 学

主に発展途上国で消毒されていない水やそれに汚染された食物を摂取することで感染する．細菌による海外旅行者下痢症の原因のなかでは最も多い．

❖ 病 態

易熱性エンテロトキシン（heat-labile enterotoxin：LT），耐熱性エンテロトキシン（heat-stable enetrotoxin：ST）の2種類の毒素のいずれか，または両方を産生する．易熱性エンテロトキシンはコレラ毒素と類似しており，小腸粘膜に作用し分泌性下痢を引き起こす．

❖ 症 状

主な症状は嘔吐・水様便・腹痛であり，いずれも比較的軽度のことが多く重症化は稀である．菌血症を伴うことは殆どない．潜伏期間は数時間〜2日であり，症状は多くは5日程度で自然軽快する．

❖ 検 査

便培養検査を行うが，起因菌を検出できないことが多い（常在している大腸菌と病原性大腸菌は一般的に用いられる培地では区別が難しいため，釣菌の過程で起因菌を見落としてしまう

可能性がある）．また，検出できたとしても検査結果は慎重に解釈する必要がある．しばしば遭遇する問題点として，分離した菌のO抗原・H抗原の血清型が病原性大腸菌として報告されている型と一致しているだけで，毒素産生の有無を調べずに病原性大腸菌と報告されてしまうことがある．同じ血清型の大腸菌でも病原性大腸菌以外に毒素を産生しない非病原性大腸菌を多数含んでいるため，必ずLT，STなどの毒素産生があるのかどうかを確認することが重要である．

❖ 治 療

対症療法のみである．ただし，抗菌薬を投与することで有症状期間を短縮できるため，場合によりシプロフロキサシンを経口投与することもある．

2）腸管出血性大腸菌（enterohemorrhagic *E. coli*：EHEC）

❖ 疫 学

主に牛などの家畜の腸管内に常在し，糞便で汚染された水・生野菜や加熱不十分な食肉を介して感染する．感染力が強く，菌量が少なくても感染が成立するため，汚染された食品が流通すると大規模なoutbreakを起こすことがある．また，感染した人間の周囲に感染が広まることもあり，ほかの一般的な食中毒の起因菌よりもより厳重な感染対策を必要とする．血清型O157：H7は，多くがベロ毒素を産生しEHECの大部分を占めている．ただし，その他の血清型（O26，O111など）でもEHECを起こしうる．

❖ 病 態

ベロ毒素（verotoxin，志賀様毒素（Shiga-like toxin）とも呼ばれる）を産生することで腸管粘膜を障害し，出血を引き起こす．ベロ毒素は類似した構造を持つverotoxin 1，2（VT1，VT2）の2つが知られている．ベロ毒素が血管内皮を傷害し微小血栓を形成することで，破壊性の血管内溶血を起こしたり，腎臓の毛細血管塞栓により腎機能障害を引き起こすことがあり，溶血性尿毒症症候群（HUS）と呼ばれる．

❖ 症 状

激しい腹痛を伴う鮮血便が特徴的である．細菌性赤痢と症状が類似しており，しばしば両者の鑑別が問題となるが，便の性状がより液体に近いこと（血液そのものと表現されることもある），高熱を伴うことが比較的少ないことが鑑別点となる．小児・高齢者では特にHUSのリスクが高く，発症した場合，貧血・腎機能障害が進行し，重症の場合は長期の透析が必要になったり死に至ることもある．

❖ 検 査

便培養検査で起因菌を検出する．O157：H7はソルビトールを分解しにくい性状を持っており，この性状を利用した選択培地を使用することで比較的容易に分離・同定することができる．ただし，O157：H7であっても毒素を産生しないものも存在し，ほかの血清型でもベロ毒素を産生することはあるため，血清型によらず毒素（VT1，VT2）産生の有無を確認することが重要である．

❖ 治 療

支持療法が基本である．HUSを発症した場合は貧血に対する赤血球輸血や透析を行うこともある．抗菌薬の有効性は証明されていない．むしろ抗菌薬投与によりHUSの発症率が有意に増加したという報告があるため，本感染症を疑った場合は抗菌薬投与を控えるべきであるという意見もある．わが国では慣習的に腸管感染症に対してホスホマイシンを使用することがあり，過去のEHECのoutbreakに対してもホスホマイシンがしばしば使用された．堺市を中心に起こった大規模なoutbreakの後ろ向き研究で，ホスホマイシンの早期使用がHUSの発症率の減少と相関したという報告があり，有効性が証明されているわけではないものの日本国内では，抗菌薬を使用する場合はホスホマイシンを選択することが多い．

5. 腸炎ビブリオ（*Vibrio parahaemolyticus*）

❖ 疫 学

V. parahaemolyticus は，食中毒の起因菌として比較的よく検出され，腸炎ビブリオと呼ばれる．海水中に存在し，海産物を介して感染することが多い．大量の海水を濾して生活する貝類（特に牡蠣）の摂取は大きなリスクである．1980年代まで細菌性の急性下痢症としては最も多かったが，近年減少傾向にある．

❖ 病 態

エンテロトキシンを産生し，主に小腸を障害

する.

❖ 症 状

3時間～3日の潜伏期間の後,水様便,悪心,嘔吐,腹痛などで発症する.血便は稀である.発熱は比較的少なく,あっても微熱が殆どである.多くは数日で自然に軽快する.

❖ 検 査

便培養検査を行う.選択培地を使用することで比較的容易に分離が可能である.

❖ 治 療

対症療法のみで自然に軽快するため,原則として抗菌薬は必要ない.長期の下痢では,抗菌薬を使用することもあり,その場合はテトラサイクリン系薬・キノロン系薬を選択することが多い.

6. 赤痢菌（*Shigella*）

❖ 疫 学

赤痢（dysentery）とは,頻回の鮮血便を引き起こす感染症の総称であり,細菌性赤痢,アメーバ性赤痢に大きく分かれる.赤痢菌（*Shigella*）は細菌性赤痢の主要な起因菌であり,赤痢菌感染症と赤痢がほぼ同義で用いられることも多い.*Shigella* 属は血清型・生化学的性状などで4つの種に分けられる.国内では *S. sonnei* が8割程度を占め,病原性の最も強い *S. dysenteriae* は少ない.赤痢菌は人間が主な宿主であり,接触感染や糞便で汚染された飲料水・食品を摂取することで広まる.胃酸に強く,非常に少数の菌でも感染が成立するため,感染者を中心に outbreak を起こしやすい.近年の国内発症例の多くは輸入症例であるが,かつてはトイレを介した施設内での集団発生や不十分な下水処理に起因する大規模な水系感染などの国内報告があった.

❖ 病 態

腸管上皮の細胞内に侵入し,細胞を破壊していくことで,主に大腸粘膜に激しい炎症・潰瘍を形成する.小腸を通過する際にも小腸を障害するため,典型的には小腸型下痢＋大腸型下痢の二相性の経過をたどる.特に *S. dysenteriae* 血清型1は志賀毒素という毒素を産生するため強い病原性を示し,EHEC と同様に HUS を引き起こすことがある.

❖ 症 状

1～2日の潜伏期間の後,水様便・腹痛を生じ,その後,高熱,激しい腹痛,粘血便,渋り腹といった大腸型下痢症に典型的な症状を発症する.平均7日程度で症状は自然軽快することが多いが,小児に感染した場合や *S. dysenteriae* 感染例では死亡することもある.

❖ 検 査

便培養検査を行う.選択培地を使用することで比較的容易に分離が可能である.

❖ 治 療

激しい症状を伴い致死的になりうる感染症であり,抗菌薬で有症状期間を短縮できるため,基本的に全例で抗菌薬投与が推奨される.また,排菌量を減らし二次感染を防ぐという公衆衛生的な理由もある.薬剤耐性菌（特に ST 合剤耐性菌）が増加しており薬剤感受性検査は必須である.キノロン系薬に対する耐性菌は稀であり,成人ではシプロフロキサシンの経口投与が第一選択となるが,キノロン系薬が使用できない小児ではアジスロマイシンの経口投与を行うことが多い.第三世代セフェム系薬は多くが感受性であり,セフトリアキソンの経静脈的投与もしばしば選択される.

7. コレラ菌（*Vibrio cholerae*）

❖ 疫 学

コレラ菌（*Vibrio cholerae*）は,O抗原に対する血清型で200以上に分類される.そのなかでも O1 と O139 のみが強い病原性と高い伝播性を持ち,臨床的にコレラと呼ばれる病態を引き起こす.その他の血清型も水様便を主体とした急性下痢症の起因菌となるが,重症化することは稀で流行性も乏しい.*V. cholerae* は淡水中の環境常在菌であり,川や河口などでプランクトンに付着して生息し,消毒不十分な水を飲用したり,川でとれた魚などを加熱が不十分なまま摂取することで感染する.また,感染者の糞便中にも大量に排菌され,処理が不十分な下水を介して大規模な集団感染を起こすことがある.

❖ 病 態

エンテロトキシンを産生し,小腸粘膜に作用することで水分・電解質を多量に分泌させる.組織侵襲性は乏しく,炎症を伴わない.

❖ 症 状

1～3日の潜伏期間の後,腹痛や発熱を伴わない著しい嘔吐・水様便が始まり,急速に脱水

症が進行する．典型的なコレラ患者の便は，米のとぎ汁状と呼ばれるような灰白色の液体状となる．便中から大量の電解質を体外に喪失するため，重症の場合，数時間の経過で急性下痢症のなかでは類を見ないほどの重度の脱水状態となる．この際現れる特徴的な顔貌（無表情で頬がこけ目が落ち窪む）をコレラ顔貌と呼ぶ．循環不全により臓器障害を起こし，特に急性腎不全が問題となる．適切な治療が得られない場合は，高率で死に至る（死亡率 70% という報告もある）．

❖ 検 査
便培養を行う．選択培地で比較的容易に分離が可能である．

❖ 治 療
脱水症・電解質の補正が治療の中心となる．経口的に補正可能だが，重症では経静脈的に治療すべきである．重症でも適切な輸液を行えば死亡率を 1% 以下に下げることは可能だが，脱水の程度を見極めながら輸液内容・量を調整するには熟練を要する．抗菌薬は必須ではないが，下痢の持続期間を短縮し，周囲への感染リスクを減らすために投与することが多い．成人ではテトラサイクリン系薬・キノロン系薬，小児ではマクロライド系薬や ST 合剤を選択することが多い．いずれも内服できるなら経口投与する．

8. ウイルス性急性（嘔吐）下痢症

❖ 疫 学
市中発症の急性下痢症の多く，特に冬季では大多数がウイルス感染症と考えられている．なかでもノロウイルス（norovirus），ロタウイルス（rotavirus）が有名だが，実際には数多くのウイルスが急性下痢症を起こし，臨床症状のみでそれらを区別することは困難である．ただし，治療法や感染管理の考え方はどのウイルスであっても殆ど変わらないため，臨床的には厳密な区別は必要ない．食品中に含まれているウイルスを摂取したり，手に付着したウイルスを口にすることで感染する．生牡蠣の摂取がノロウイルス感染症のリスクとして有名である．ウイルスによっては非常に少量でも感染が成立し，集団発生を起こしやすい．

❖ 病 態
上部消化管や小腸が病態の中心である．

❖ 症 状
潜伏期間は，ウイルスによって異なるが 1〜3 日程度のことが多い．典型例では，悪心・嘔吐が先行して発症し，その後，頻回の水様便を生じる．発熱はあっても微熱のことが多く，腹痛も軽度のことが多い．急性症状の多くは半日〜1 日で自然に軽快し，その後は軽度の水様便が数日〜1 週間程度持続する．

❖ 検 査
ウイルス性急性下痢症の診断は基本的に除外診断であるため，その他の感染性胃腸炎を除外するための検査が主となる．便からウイルスを分離できれば原因ウイルスを同定できるが，研究・疫学調査以外の目的で行われることは殆どない．ノロウイルス，ロタウイルスなど一部のウイルスによる急性下痢症に対しては迅速検査キットが市販されており，施設によっては検査可能だが，前述したとおり原因ウイルスを同定することの臨床的意義は低く，やはり疫学調査目的の検査と考えるべきである．

❖ 治 療
対症療法のみで自然に軽快する．

9. クロストリジウムディフィシル（Clostridium difficile）

❖ 疫 学
抗菌薬関連下痢症の代表的起因菌であるが，実際に *C. difficile* が原因となっているものは 2〜30% 程度と考えられている．*C. difficile* は，無症状の乳幼児・高齢者の腸管内や環境中・食品中からも広く検出される．感染経路ははっきりと解明されていないが，少なくとも抗菌薬などで腸内細菌叢が乱れたときに，*C. difficile* の芽胞を経口的に摂取することで感染すると考えられている．芽胞は非常に消毒，抗菌薬，熱，乾燥に強く，長期間環境中に存在できるため医療施設内で発症した場合，医療者が患者と接触した後，流水で物理的に手を洗浄していないと周囲へ容易に伝播する．これまでは院内下痢症としての側面が強調されてきたが，近年は市中発症の報告も多い．抗菌薬使用以外にも様々な感染リスクが知られており，高齢，担がん，経鼻胃管，制酸剤，免疫抑制剤の使用などが有名である．

❖ 病 態
細菌叢が乱れた大腸内で増殖し，毒素を産生

して腸管粘膜を障害する．毒素は主にトキシンA，Bの2種類が知られており，片方または両方を産生する株がある．北米ではこの2つに加え，binary toxinと呼ばれる毒素を産生し強い病原性を持つ株が流行しているのが問題となっている．

❖ 症　状

芽胞の摂取後，数日程度で発症する．多くは微熱，軽度の腹痛，頻回の水様便程度であり，抗菌薬投与の中止などで腸内細菌叢が回復するとともに自然軽快することが多い．ただし，重症化すると大腸に激しい炎症を起こし，高熱や粘血便を伴うようになる．ごく一部の重症例では腸管穿孔や中毒性巨大結腸症を合併することがあり，高い死亡率を伴う（30～50％程度という報告がある）．

❖ 検　査

便培養検査で *C. difficile* を検出することは可能だが，手技が煩雑で時間が掛かること，毒素を産生しない株との区別が困難なことなどから，臨床的意義は低い．実際は，*C. difficile* 抗原およびトキシンA，BをEIA法で検出する迅速検査キットを使用することが多い．ただし，トキシンのEIA法検査は感度があまり高くはなく（キットにより50％程度という報告もある），症状改善後も陽性が持続するなど問題もある．下部消化管内視鏡で特徴的な所見（偽膜と呼ばれる白色-黄色の膜状の病変が粘膜に付着して点在し，偽膜性腸炎と呼ばれる）が確認できれば，診断意義は高い．*C. difficile* 腸炎と偽膜性腸炎が同義で用いられることもあるが，実際は全例で偽膜性腸炎を起こすわけではないため，内視鏡的所見がなければこの病名を用いるべきではない．

❖ 治　療

抗菌薬使用中の場合，中止可能であれば中止する．それでも軽快しない場合や重症の場合は，メトロニダゾールまたはバンコマイシンの経口投与を行う．メトロニダゾールは安価であり，バンコマイシンに劣るものの十分な治療効果を得られるため，最初に選択されることが多い．重症の場合や再発性の場合はバンコマイシンを使用する．中毒性巨大結腸症や腸管穿孔を合併した場合は外科的に壊死した腸を切除する必要がある．

参考文献

1) 青木　眞：レジデントのための感染症診療マニュアル（第二版）．医学書院，2008．pp.649-702.
2) Gerald L. Mandell, John E. Bennett, Raphael Dolin：Mandell, Douglas, and Bennett's Principles and Practice of Infectious Diseases 7ᵗʰ edition. Churchill Livingstone, 2009.

（執筆者）喜安嘉彦（筑波大学）
（取りまとめ）人見重美（筑波大学）

❌ 薬物治療

1. 感染性胃腸炎治療薬の選択

市中で感染した重症下痢症では，経験的抗菌薬治療により症状消失が1～2日早まるとされている．フルオロキノロン系薬はサルモネラ，赤痢，病原大腸菌，エルシニア，ビブリオなど，細菌性下痢の原因菌に広く活性を有するため，もしベロ毒素産生大腸菌やフルオロキノロン耐性カンピロバクターの可能性が低ければ，フルオロキノロン系薬が便検査の結果がでるまでの経験的治療として推奨されている[1]．ただし，サルモネラ，エルシニアでは重症でなければ抗菌薬治療は必要ではなく，ビブリオにはテトラサイクリン系薬が第一選択薬となる．さらに，フルオロキノロン系薬耐性カンピロバクターは増加しており，免疫能低下患者や重篤な患者，旅行者下痢症においてはマクロライド系薬の投与または併用を考慮する．ベロ毒素産生O157大腸菌治療において，セファロスポリン系薬，フルオロキノロン系薬，ST合剤はベロ毒素産生を促すことが報告されており，抗菌薬治療は溶血性尿毒症候群の独立したリスク因子となることから，抗菌薬は原則使用しない．また，ロペラミドなどの腸管運動を抑制する止瀉薬は，炎症性下痢（発熱，血便，しぶり腹）では一般に推奨されていない．ベロ毒素産生大腸菌感染において止瀉薬使用は溶血性尿毒症候群の危険因子でもあり，特に血便症例では使用を避ける．

ロタウイルスやノロウイルスによる感染性胃腸炎は自然に治癒するため，下痢による脱水の改善のために，経口補水液または輸液の点滴治療のみを行う．

院内で発症する下痢としてクロストリジウムディフィシル（*Clostridium difficile*：CD）感

表2 クロストリジウムディフィシル感染症の治療法

重症度	基準	治療
初回例 軽症〜中等症	白血球数 15,000/μL 未満かつ血清クレアチニン値の 1.5 倍未満の上昇	メトロニダゾール錠 1 回 500 mg を 1 日 3 回 10〜14 日間
初回例 重症	白血球数 15,000/μL 以上または血清クレアチニン値の 1.5 倍以上の上昇	バンコマイシン酸 1 回 125 mg を 1 日 4 回 10〜14 日間
初回例 重症かつ複雑性	低血圧またはショック，イレウス，中毒性巨大結腸症	バンコマイシン酸 1 回 500 mg を 1 日 4 回 10〜14 日間およびメトロニダゾール注 1 回 500 mg を 1 日 3 回 複雑性イレウスの場合はバンコマイシン注腸を考慮
再発例 初回		初回例に準じる
再発例 2 回目以降		バンコマイシン散の漸減・パルス療法 1 回 125 mg を 1 日 4 回 10〜14 日間，その後 1 回 125 mg を 1 日 2 回 7 日間，1 回 125 mg を 2 日に 1 回 7 日間，1 回 125 mg を 2〜3 日ごとに 1 回 2〜8 週間

（Cohen SH et al.：Infect Control Hosp Epidemiol. 2010；31：431-55. より改変転載）

染症がある．抗菌薬，特に第三世代セフェム系薬，カルバペネム系薬，フルオロキノロン系薬などの使用により発現しやすい[2]．また，酸分泌抑制薬（プロトンポンプ阻害薬，H_2 ブロッカー）の使用もリスク因子となる．CD 感染症を治療する際は，原因となる抗菌薬，酸分泌抑制薬を中止し，メトロニダゾール錠，注射剤またはバンコマイシン散を用いる．▶表2 に重症度に応じた CD 感染症の治療法を示す[3]．

2. 感染性胃腸炎治療薬の概要

感染性胃腸炎治療薬の作用機序および使用上の注意は，1 節「細菌感染症」に記載したものと同じである．

参考文献

1) 日本化学療法学会（編）：抗菌化学療法認定薬剤師テキスト．杏林舎，2010．
2) Matsumoto K et al.：Factors affecting treatment and recurrence of Clostridium difficile infections. Biol Pharm Bull 2014；37：1811-5．
3) Cohen SH et al.：Clinical practice guidelines for clostridium difficile infection in adults：2010 update by the Society for Healthcare Epidemiology of America（SHEA）and the Infectious Diseases Society of America（IDSA）. Infect Control Hosp Epidemiol 2010；31：431-55．

（執筆者）松元一明（慶應義塾大学）

3 ヘルペスウイルス感染症

病態生理

1. ヘルペスウイルス感染症の概要

ヘルペスウイルスは，二本鎖DNAのゲノムと，正20面体のカプシド，宿主細胞核膜由来のエンベロープを持つDNAウイルスである．ヒトを自然宿主とするヘルペスウイルス（human herpesvirus：HHV）は8種類ある▶表1．HHVは多くの場合，水平伝播あるいは垂直感染（母子感染）によって，ヒトからヒトへ伝播する．感染後は宿主の体内に潜伏し（潜伏感染），宿主の免疫能が低下すると再活性化する．

2. 単純ヘルペスウイルス（herpes simplex virus：HSV）感染症

病態生理

HSVには，1型（HSV-1）および2型（HSV-2）がある．病巣，唾液，性器分泌液などに排泄されているウイルスが，他者の粘膜面に接触することで伝播する．HSV-1は小児期に，HSV-2は思春期以降に初感染することが多い．初感染時には，口腔，皮膚，性器，眼，中枢神経系など様々な部位に病変を起こしうるが，無症状のことも多い．その後，ウイルスは三叉神経節（HSV-1）や仙骨神経節（HSV-2）に潜伏する．発熱，月経，過労，ストレス，紫外線，免疫低下などをきっかけにウイルスが再活性化すると，皮膚，粘膜に病変が再発する．通常，再発時の症状は，初発時に比べ軽症だが，中枢神経系や眼に再発したり免疫不全者で播種性感染を起こしたりすると重症化する．

症状

皮膚・粘膜に病巣をつくることが多い（単純疱疹）．口唇ヘルペスでは，痛みを伴う単発あるいは多発性の小水疱やびらんが口唇周囲に生じる．HSV-1が原因であることが多い．ヘルペス性歯肉口内炎は，主にHSV-1が小児および若年成人に初感染したときに起こる．突然の発熱で発症し，口腔内に直径2～3mmの浅い潰瘍性病変を多数みとめ，歯肉が発赤・腫脹する．口唇，下顎，頸部にも水疱を生じることがある．重症例では，著しい口内痛や高熱のため入院を要することがある．角膜に感染すると，疼痛，流涙，羞明，角膜潰瘍などを起こす（ヘルペス角膜炎）．性器に発症する性器ヘルペスは，唾液由来のHSV-1あるいは性器由来のHSV-2が，性行為によって性器粘膜から感染することによって起こる．性器あるいはその付近の皮膚や粘膜（男性では亀頭，陰茎体部，女性では大陰唇や小陰唇から膣前庭部，会陰部など）に，有痛性で浅い潰瘍や水疱性病変を形成する．排尿困難や便秘などの末梢神経障害を伴うこともある．

ヘルペス脳炎は，主にHSV-1によって起こる．発熱や不快，易刺激性など非特異的症状で発症し，数日後に中枢神経系症状が出現する．無治療の場合では死亡率が高く，生存できた場合でも重篤な後遺症を残すことが多い．

新生児に播種性感染を起こす新生児ヘルペス

表1 ヒトヘルペスウイルスの分類

学名	一般名	主な疾患
HHV-1	単純ヘルペスウイルス1型	ヘルペス性歯肉口内炎，ヘルペス角膜炎，脳炎，口唇ヘルペス
HHV-2	単純ヘルペスウイルス2型	性器ヘルペス，無菌性髄膜炎，新生児ヘルペス
HHV-3	水痘・帯状疱疹ウイルス	水痘，帯状疱疹
HHV-4	EBウイルス	伝染性単核球症，Burkittリンパ腫，上咽頭がん
HHV-5	サイトメガロウイルス	伝染性単核球症，先天性巨細胞封入体症，間質性肺炎，網膜炎
HHV-6	ヒトヘルペスウイルス6型	突発性発疹
HHV-7	ヒトヘルペスウイルス7型	突発性発疹
HHV-8	カポジ肉腫関連ヘルペスウイルス	カポジ肉腫

は，性器ヘルペスを持つ母親から産道感染することで起きる．突然の発熱または低体温，哺乳不良，嘔吐，黄疸の増強，肝脾腫，水疱性病変，痙攣，意識障害，呼吸困難，チアノーゼ，循環不全などを起こす．

❖ 検　査

皮膚の水疱性病変，口腔内粘膜疹などの臨床症状で診断できる．症状が非典型的な場合は，病変部の擦過標本や水疱内容物から，ウイルス分離あるいはウイルス抗原・核酸検出を試みることもある．ヘルペス脳炎の診断には，PCR法で髄液からHSV-DNAを検出するのが有用である．

❖ 治　療

抗ヘルペス薬であるアシクロビルやバラシクロビルを経口投与する．新生児ヘルペスやヘルペス脳炎，免疫不全者の感染などの重症例では，アシクロビルを静注する．再発を年6回以上繰り返す性器ヘルペス患者では，バラシクロビル内服による抑制療法を行う．

3. 水痘・帯状疱疹

❖ 病態生理

水痘・帯状疱疹ウイルス（varicella-zoster virus：VZV）は，発症者の水疱，咽頭や下気道から排出され，接触感染，飛沫感染，空気感染により伝播する．感染力が強く，発症者は全ての皮疹が痂皮化するまで感染源になりうる．初感染（多くの場合10歳まで）すると，気道粘膜や眼球結膜から侵入したVZVがウイルス血症を起こし，水痘を発症する．その後，VZVは知覚神経を通って（あるいはウイルス血症時に播種することによって），脊髄知覚神経節に潜伏する．宿主の免疫能が低下すると潜伏していたVZVが再活性化し，帯状疱疹を起こす．

❖ 症　状

水痘は，冬から春に流行する．VZVの初感染から水痘を発症するまでの潜伏期間は，10〜21日である．発熱，皮疹を生じる．皮疹は，体幹，顔面に好発するが，頭部の有髪部位や口腔内にも生じる．紅斑→水疱→膿疱→痂皮の順に数日で進行し，様々な段階の皮疹が同時に存在するのが特徴的である．成人の水痘では，肺炎を合併し重篤化することがある．白血病患者や臓器移植患者など細胞性免疫が低下している

患者では，水痘髄膜脳炎，急性小脳失調症，出血性発疹などを合併することがある．

帯状疱疹は，高齢者，担がん患者，臓器移植者，エイズ患者などの細胞性免疫が低下している患者で好発する．デルマトームに沿った片側性の水疱が出現し，神経痛を伴う．免疫不全者では，水疱分布が典型的ではなく，播種性に広がることがある．帯状疱疹後神経痛が残ることがある．

❖ 検　査

特徴的な皮疹（水痘では周囲の流行状況や接触歴などの情報）から臨床的に診断できる．非典型例では，病巣底部の細胞診（Tzanckテスト），あるいは皮膚擦過スメアや水疱内容液からのウイルス分離あるいは特異タンパク・核酸検出によって確定診断する．血清学的には，ペア血清で抗VZV-IgG抗体価の有意な上昇，あるいは抗VZV-IgM抗体の有無で診断する．

❖ 治　療

発症72時間以内であれば，アシクロビルあるいはバラシクロビルを経口投与すると，症状の軽減，有病期間の短縮が期待できる．重症水痘ではアシクロビルを静注する．水痘発症時の皮膚瘙痒感には，対症的に抗ヒスタミン薬内服やフェノール・亜鉛華リニメントなどを用いる．

4. Epstein-Barr ウイルス（EBV）感染症

❖ 病態生理

EBVの初感染は乳幼児期に多く，多くは無症状である．しかし，思春期以降に初感染すると伝染性単核球症を起こす．EBVはウイルス保有者の唾液中に排泄されており，飛沫あるいはキスなどの直接接触により口腔・咽頭粘膜から進入する．初感染後は，主にB細胞（ほかに上皮細胞，T細胞，NK細胞など）に潜伏感染する．慢性活動性EBV感染症は，伝染性単核球症様症状が持続あるいは再発するもので，発症機序は不明である．

EBVはヒトがんウイルスとしても重要であり，Burkittリンパ腫や上咽頭がんなどと関与している．エイズ患者や移植後患者などでは，EBV感染細胞が増殖してリンパ腫を起こすことがある．

❖ 症　状

伝染性単核球症では，発熱，咽頭・扁桃炎，

表2　伝染性単核球症の症状・徴候とその出現率

症状・徴候	出現率（%，範囲）
症　状	
咽頭痛	75（50〜87）
倦怠感	47（42〜76）
頭痛	38（22〜67）
腹痛，悪心または嘔吐	17（5〜25）
悪寒	10（9〜11）
徴　候	
リンパ節腫大	95（83〜100）
発熱	93（83〜100）
咽頭炎または扁桃炎	82（68〜90）
脾腫	51（43〜64）
肝腫大	11（6〜15）
発疹	10（0〜25）
眼瞼浮腫	13（2〜34）
口蓋粘膜疹	7（3〜13）
黄疸	5（2〜10）

全身（特に頸部）のリンパ節腫脹，肝機能障害，肝脾腫を生じる．扁桃炎は，滲出性のことが多く，軟口蓋の出血性粘膜疹，イチゴ舌，咽頭痛を伴う．眼瞼腫脹が生じることもある▶表2．通常，2週間程度で症状は軽快するが，発熱は1ヶ月以上続くことがある．合併症には，脾破裂，髄膜炎，血球貪食症候群，Guillain-Barré症候群，心筋炎，心膜炎，間質性肺炎などがある．

❖ 検　査

異型リンパ球が出現し，リンパ球数が増加する．血小板数が減少し，肝機能障害が出現する．EBVに感染したB細胞では，カプシド抗原（viral capsid antigen：VCA），早期抗原（early antigen：EA），EBV核内抗原（EBV-associated nuclear antigen：EBNA）などのウイルス特異抗原が現れる．これらの抗原に対する抗体を測定することで，患者の病期を区別できる．抗VCA-IgG抗体および抗EBNA抗体はEBV感染後，持続的に陽性となるため，これらの抗体陽性者はEBV既感染者であることを示す．抗VCA-IgM抗体は感染初期で陽性化するが，回復期には陰性化する．抗EA-IgG抗体は，伝染性単核球症や上咽頭がん，慢性活動性EB感染症などEBVの活動性が高いとき

に上昇する．このほか，EBVゲノム量の測定は，EBV関連腫瘍や慢性活動性EBV感染症の診断に使うことがある．

❖ 治　療

伝染性単核球症は予後良好な疾患であり，発熱や咽頭痛に対する解熱鎮痛薬投与など，対症療法を行う．アンピシリンを投与すると皮疹を生じるので，細菌性扁桃炎との鑑別が必要である．

5. サイトメガロウイルス（cytomegalo-virus：CMV）感染症

❖ 病態生理

ウイルス保有者の唾液，尿，精液，子宮頸管分泌液，乳汁，血液などを介して，ヒトからヒトへ伝播する．感染した細胞を巨大化し，核内封入体を持つ特徴的な巨細胞（owl's eye cell）をつくる．初感染は乳幼児期に多く，産道感染，唾液などの飛沫感染，母乳感染などで起こる．多くは不顕性だが，時に上気道感染症，軽度の肝障害，伝染性単核球症，間質性肺炎を起こす．妊婦が初感染した場合，経胎盤的にCMVが胎児に感染し，先天性巨細胞封入体症に代表される先天性CMV感染症を起こすことがある．初感染後は，唾液腺上皮，腎上皮，血管内皮，単球，Tリンパ球，多形核白血球などに潜伏する．宿主の免疫能が低下すると再活性化する．エイズ患者や骨髄移植後など高度の免疫不全状態にある患者では，CMV網膜炎，脳炎，肺炎，消化器疾患（胃・食道潰瘍，大腸炎），多発性神経根障害などを起こすことがある．

❖ 症　状

先天性CMV感染症では，小頭症，脳室壁の石灰化，知能障害，内耳性難聴，肝脾腫，出血斑，脈絡網膜炎を来す．特に先天性巨細胞封入体症は，肝脾腫，DIC，多臓器不全を来し，予後不良である．乳児期の感染では，時に軽い肝機能障害や間質性肺炎，伝染性単核球症を発症することがある．小児期後半以降の初感染では，伝染性単核球症を起こすことがある．EBウイルスによる伝染性単核球症に比べ，頸部リンパ節腫脹や咽頭発赤の程度は軽い．

❖ 検　査

血清学的には，抗CMV-IgG抗体，抗CMV-IgM抗体を測定する．抗CMV-IgM抗体は初感染時や再活性化時に陽性化する．ま

た，ペア血清を採取し，抗CMV-IgG抗体の4倍以上の上昇があれば，活動性のCMV感染症と診断できる．臓器移植患者では，間質性肺炎を早期発見するために，血中のCMV抗原を測定する．肺炎を起こした場合は，気管支肺洗浄液，喀痰を採取し，ウイルス分離，抗原・遺伝子検出などを試みる．消化管感染では，病理検査で組織のCMV検出（巨細胞封入体，抗原，ウイルスゲノム検出）などで診断する．

❖ 治　療

健常人では自然に治癒するが，免疫不全者ではバルガンシクロビル，ガンシクロビル，ホスカルネットなどを投与する．

6. 突発性発疹

❖ 病態生理

健常人の唾液に常在しているヒトヘルペスウイルス6型（human herpesvirus-6：HHV-6）あるいは7型（HHV-7）の初感染によって起こる．

❖ 症　状

前駆症状なく突然の発熱が3〜4日続く．解熱時に，体幹に淡紅色から鮮紅色の斑状丘疹が出現する．皮疹は，体幹，頸部，項部，顔，四肢の順に広がる．瘙痒感はなく，3〜4日で色素沈着を残さずに消退する．下痢を伴うことがある．大泉門膨隆，眼瞼浮腫，頸部リンパ節腫脹などをみとめることがある．発熱初期に熱性痙攣を合併することがある．予後は良好で，約1週間で自然に治癒する．

❖ 検　査

通常は特徴的な臨床経過や皮疹で診断する．

❖ 治　療

対症療法で経過を観察する．

7. ヒトヘルペスウイルス8型（human herpesvirus-8：HHV-8）感染症

HHV-8は，エイズ患者のカポジ肉腫から検出されたHHVである．原発性体液性リンパ腫とも関連が指摘されている．

参考文献

1) Jeffrey I. Cohen：Introduction to Herpesviridae. In：Mandell GL, Benett EJ, Dolin R, eds. Principles and Practice of Infectious Disease, 6th Edition. Elsevier Churchill Livingstone, 2005. pp. 1937-41.
2) 福井次矢，黒川　清（監修）：ハリソン内科学（第3版）．メディカル・サイエンス・インターナショナル，2009, pp. 1161-4.
3) 藤本秀士（編）：わかる！身につく！病原体・感染・免疫（改訂2版）．南山堂，2010. pp. 260-6.

（執筆者）栗原陽子（筑波大学）
（取りまとめ）人見重美（筑波大学）

⊠ 薬物治療

1. ヘルペスウイルス感染症治療薬の選択

▶表3 に主なヘルペス属に対する抗ウイルス活性を示す．単純ヘルペスウイルス，水痘・帯状疱疹ウイルスの第一選択薬はアシクロビル，バラシクロビル，ファムシクロビルであり，サイトメガロウイルスの第一選択薬はガンシクロビル，バルガンシクロビル，ホスカルネットである．▶表4 にわが国で使用できる抗ウイルス薬の成人への投与法，適応，投与量を示す．適応により投与量が異なるので，病名と投与量を必ず確認する．

アシクロビルおよびバラシクロビルの経口剤におけるバイオアベイラビリティは，それぞれ10〜20%，54.2%であり，バラシクロビルはアシクロビルのバイオアベイラビリティを改善し，少ない投与回数で治療が可能となった製剤である．

2. ヘルペスウイルス感染症治療薬の作用機序

アシクロビルが活性化されるためには3段階のリン酸化が必要である．ウイルス特異的なチ

表3　主なヘルペス属に対する薬物活性

ウイルス	ビダラビン	アシクロビル	バラシクロビル	ファムシクロビル	ガンシクロビル	バルガンシクロビル	ホスカルネット
HSV	++	+++	+++	+++	++	++	++
VZV	++	+++	+++	++	+	+	++
CMV	−	±	±	±	+++	+++	+++

+++：第一選択薬，++：第二選択薬，+：第三選択薬，±：活性の可能性あり，−：活性なし
HSV：単純ヘルペスウイルス，VZV：水痘・帯状疱疹ウイルス，CMV：サイトメガロウイルス
（日本化学療法学会（編）：抗菌薬適正使用生涯教育テキスト改訂版. 2013. より改変転載）

表4 抗ウイルス薬の成人への投与法，適応，投与量

薬 物	投与法	適 応	投与量
アシクロビル	経口	単純疱疹，造血幹細胞移植における単純ヘルペスウイルス感染症（単純疱疹）の発症抑制	1回200 mgを1日5回
		帯状疱疹	1回800 mgを1日5回
	注射	免疫機能の低下した患者（悪性腫瘍・自己免疫疾患など）に発症した単純疱疹・水痘・帯状疱疹	1回5 mg/kgを1日3回
		脳炎・髄膜炎	1回10 mg/kgを1日3回
	軟膏・クリーム	単純疱疹	1日数回塗布
	眼軟膏	角膜炎	1日5回塗布
バラシクロビル	経口	単純疱疹 帯状疱疹 性器ヘルペスの再発抑制 水痘	1回500 mgを1日2回 1回1,000 mgを1日3回 1回500 mgを1日1回 1回1,000 mgを1日3回
ファムシクロビル	経口	単純疱疹 帯状疱疹	1回250 mgを1日3回 1回500 mgを1日3回
ビダラビン	静注	単純ヘルペス脳炎，免疫抑制患者における帯状疱疹	1日10〜15 mg/kg
	軟膏・クリーム	単純疱疹・帯状疱疹	1日1〜4回塗布
ガンシクロビル	静注	HIV・臓器移植・悪性腫瘍におけるサイトメガロウイルス感染症	初期：1回5 mg/kgを1日2回 維持：1回6 mg/kgを週5日または1回5 mg/kgを1日1回
バルガンシクロビル	経口	HIV・臓器移植・悪性腫瘍におけるサイトメガロウイルス感染症	初期：1回900 mgを1日2回 維持：1回900 mgを1日1回
ホスカルネット	静注	HIV患者におけるサイトメガロウイルス網膜炎，造血幹細胞移植患者におけるサイトメガロウイルス感染症	初期：1回60 mg/kgを1日3回または1回90 mg/kgを1日2回 維持：1回90〜120 mg/kgを1日1回
		造血幹細胞移植患者におけるサイトメガロウイルス血症	初期：1回60 mg/kgを1日2回 維持：1回90〜120 mg/kgを1日1回

ミジンキナーゼによって一リン酸化合物となり，その後，宿主細胞自身のキナーゼによって二リン酸化合物，三リン酸化合物へとリン酸化されていく．アシクロビル三リン酸化合物は，まずdGTPのアナログとしてウイルスDNAポリメラーゼを競合的に阻害する．さらに，ウイルスDNAに取り込まれてDNAの伸長を停止させる．

バラシクロビルはアシクロビルのL-バリンエステルである．服用後，体内で小腸や肝臓での初回通過効果により速やかにアシクロビルとなる．

ファムシクロビルは6-deoxy penciclovir（非環状型グアノシンアナログ）のジアセチルプロドラッグである．経口投与されたファムシクロビルは初回通過効果で代謝されてペンシク

ロビルになる．アシクロビルと同様にリン酸化による活性化は感染細胞にあるウイルス特異的なチミジンキナーゼによって行われ，ウイルスDNAポリメラーゼを競合的に阻害してDNA合成を抑制する．しかし，アシクロビルとは異なり，ペンシクロビルにはDNA鎖伸長停止作用はない．チミジンキナーゼ欠損している単純ヘルペスウイルスでは，アシクロビル，ファムシクロビル共に耐性となる．

ビダラビンはウイルスのDNAポリメラーゼを強力に阻害することにより抗ウイルス作用を発現する．

ガンシクロビルは非環状構造のグアノシンアナログであり，三リン酸化合物となり，ウイルスDNAポリメラーゼを阻害する．最初のリン酸化はサイトメガロウイルス感染細胞ではウイ

表5　抗ウイルス薬の腎機能に応じた用法・用量

Ccr	用法・用量
アシクロビル経口用	
10〜25 mL/min/1.73 m^2	単純疱疹：1回200 mgを1日5回 帯状疱疹：1回800 mgを1日3回
<10 mL/min/1.73 m^2	単純疱疹：1回200 mgを1日2回 帯状疱疹：1回800 mgを1日2回
アシクロビル静注用	
25〜50 mL/min/1.73 m^2	標準投与量を1日2回
10〜25 mL/min/1.73 m^2	標準投与量を1日1回
0〜10 mL/min/1.73 m^2	標準投与量の50%を1日1回
ファムシクロビル経口用	
40〜59 mL/min	単純疱疹：1回250 mgを1日3回 帯状疱疹：1回500 mgを1日2回
20〜39 mL/min	単純疱疹：1回250 mgを1日2回 帯状疱疹：1回500 mgを1日1回
<20 mL/min	単純疱疹：1回250 mgを1日1回 帯状疱疹：1回250 mgを1日1回
ガンシクロビル静注用	
50〜69 mL/min	初期：1回2.5 mg/kgを1日2回 維持：1回2.5 mg/kgを1日1回
25〜49 mL/min	初期：1回2.5 mg/kgを1日1回 維持：1回1.25 mg/kgを1日1回
10〜24 mL/min	初期：1回1.25 mg/kgを1日1回 維持：1回0.625 mg/kgを1日1回
<10 mL/min	初期：1回1.25 mg/kgを透析後，週3回 維持：1回0.625 mg/kgを透析後，週3回
バルガンシクロビル経口用	
40〜59 mL/min	初期：1回450 mgを1日2回 維持：1回450 mgを1日1回
25〜39 mL/min	初期：1回450 mgを1日1回 維持：1回450 mgを2日に1回
10〜24 mL/min	初期：1回450 mgを2日に1回 維持：1回450 mgを週2回
ホスカルネット静注用	
1.4≧　>1 mL/min/kg	初期：1回45 mg/kgを1日3回または1回70 mg/kgを1日2回 維持：1回70〜90 mg/kgを1日1回
1≧　>0.8 mL/min/kg	初期：1回35 mg/kgを1日3回または1回50 mg/kgを1日2回 維持：1回50〜65 mg/kgを1日1回
0.8≧　>0.6 mL/min/kg	初期：1回40 mg/kgを1日2回または1回80 mg/kgを1日1回 維持：1回80〜105 mg/kgを2日に1回
0.6≧　>0.5 mL/min/kg	初期：1回30 mg/kgを1日2回または1回60 mg/kgを1日1回 維持：1回60〜80 mg/kgを2日に1回
0.5≧　>0.4 mL/min/kg	初期：1回25 mg/kgを1日2回または1回50 mg/kgを1日1回 維持：1回50〜65 mg/kgを2日に1回
0.4>mL/min/kg	投与しないこと

ルス特異的なホスホトランスキナーゼ UL97 により，単純ヘルペスウイルス感染細胞ではチミジンキナーゼによって行われる．リン酸化によって活性化されたガンシクロビルはウイルス DNA ポリメラーゼを競合的に阻害し，ウイルス DNA 鎖伸長反応を停止させる．

バルガンシクロビルはガンシクロビルの L-バリンエステルである．服用後，小腸や肝臓のエステラーゼにより速やかに加水分解されて，ガンシクロビルとなる．

ホスカルネットは，リン酸化酵素による活性化を経てウイルスの DNA ポリメラーゼ活性を阻害するアシクロビルやガンシクロビルとは異なり，DNA ポリメラーゼのピロリン酸結合部位に直接作用することにより DNA ポリメラーゼ活性を抑制し，サイトメガロウイルスの増殖を抑制する．したがって，アシクロビルやガンシクロビルと交差耐性が起こりにくい．

3. ヘルペスウイルス感染症治療薬の使用上の注意

1）禁 忌

抗ウイルス薬の禁忌について，ペントスタチンはビダラビンの代謝に関与するアデノシンデアミナーゼの阻害作用を有するため，ビダラビンの血中濃度が上昇し，腎不全，肝不全，神経毒性などの重篤な副作用が発現する恐れがあり，併用禁忌となっている．ガンシクロビル，バルガンシクロビルは好中球数 500/mm³ 未満または血小板数 25,000/mm³ 未満など，著しい骨髄抑制がみとめられている患者および妊婦には禁忌となっている．ホスカルネットはクレアチニンクリアランスが 0.4 mL/min/kg 未満の患者，ペンタミジンイセチオン酸塩（腎障害の増強，低カルシウム血症）を使用している患者には禁忌である．

2）薬物動態

▶表4 に示した抗ウイルス薬は腎排泄型の薬物であるため，腎機能に応じた投与設計が必要になる．▶表5 に添付文書に記載のあったクレアチニンクリアランスに基づいた用法・用量を示す．添付文書に記載がなかったバラシクロビル，ビダラビンは CKD 診療ガイド 2012[2] を参考に投与設計を行う．

3）副作用

ガンシクロビルの主な副作用に骨髄抑制および中枢神経障害がある．好中球減少，血小板減少の発現頻度はそれぞれ 24～40%，15～20% 程度であり，使用開始後 2 週間程度で発現するが，可逆性で，中止後 1 週間程度で回復する．また，錯乱，精神神経障害，痙攣，昏睡など中枢神経障害は 5～15% 程度発現する．

バルガンシクロビルの主な副作用に腎機能障害，電解質異常があり，注意深く観察する必要がある．

参考文献

1) 日本化学療法学会（編）：抗菌薬適正使用生涯教育テキスト改訂版. 杏林舎，2013.
2) 日本腎臓学会（編）：CKD 診療ガイド 2012. 日腎会誌 2012；54：1031-89.

（執筆者）松元一明（慶應義塾大学）

抗ヘルペスウイルス薬一覧

分類	一般名	略号	販売名(商品名)	標的分子/作用機序	その他
ヌクレオシド類似体	アシクロビル	ACV	ゾビラックス®	ウイルスチミジンキナーゼにより一リン酸化，宿主キナーゼにより三リン酸化されて活性型に変換後，ウイルス DNA ポリメラーゼによる DNA 合成競合阻害および DNA 鎖伸張阻害	
	バラシクロビル塩酸塩	VACV	バルトレックス®		ACV プロドラッグ
	ガンシクロビル	GCV	デノシン®		
	バルガンシクロビル塩酸塩	VGCV	バリキサ®		GCV プロドラッグ
	ビダラビン	Ara-A	アラセナ-A®		
	ファムシクロビル	FCV	ファムビル®		ペンシクロビルプロドラッグ
ピロリン酸類似体	ホスカルネットナトリウム水和物	PFA	ホスカビル®	ウイルス DNA ポリメラーゼによる DNA 合成および DNA 鎖伸張阻害	本体が活性型 GCV 耐性 CMV に有効

4 ヒト免疫不全ウイルス（HIV）感染症

■ 病態生理

1. 病態生理

　ヒト免疫不全ウイルス（human immunodeficiency virus：HIV）感染症は，結核，マラリアと並んで世界の三大感染症と言われており，世界中で約3,500万人の罹患者がいると見積もられている（2013年時点）．1981年に最初の患者が報告されてから2013年までに，約8,000万人が罹患し，約4,000万人が関連疾患で死亡している．最も罹患者数の多い地域はサハラ以南のアフリカで，新規罹患者の約70%はこの地域で生じている[1]．わが国での罹患者数は累計約24,000人（2013年時点）に及び，その約90%が男性である．現在，世界中で様々な感染予防策がとられており，今世紀に入ってからのHIV感染症の新規罹患者数は減少傾向にある．わが国での新規罹患患者数も，ここ数年間は頭打ち気味である ▶図1 [2]．

　HIV感染症は，HIVを含む体液と濃厚に接触することで伝播する．主な感染経路は，性的接触，ウイルスを含む体液の直接注入（血液製剤の投与，注射器・注射針の使い回し，医療行為中の針刺しなど），母子感染（経胎盤，分娩時曝露，母乳）である．わが国で報告されているHIV感染者の感染経路は約3/4が性的接触で，男性では半数以上が同性間の性的接触により罹患している[2]．

　HIVは，Retrovirus科 Lentivirus属に属するウイルスで，もともとサルを自然宿主としたサル免疫不全ウイルス（simian immunodeficiency virus：SIV）に突然変異が生じ，ヒトに感染するようになったものらしい．HIVにはHIV-1およびHIV-2があり，遺伝子の塩基配列の比較から，それぞれチンパンジーおよびマンガベーのなかで伝播していたSIVから由来したと考えられている．世界中（日本を含む）に広まっているHIV感染症は殆どがHIV-1によるもので，HIV-2の感染者は西アフリカの一部に集中している．ウイルス粒子の直径は約100 nmで，ウイルスカプシドの周囲に外膜（エンベロープ）を持つ．ウイルスカプシドには，2本の1本鎖RNA（＋鎖，約9,000塩基）のほか，逆転写酵素，インテグラーゼなどウイルス増殖に必要な酵素が含まれている ▶図2．

　HIVは，ヘルパーTリンパ球，単球，マクロファージ，樹状細胞など，細胞膜表面にCD4抗原を発現している細胞に感染する．ウイルス外膜のgp120タンパクがCD4分子と結合すると，gp120タンパクの構造が変化し，さらにgp120タンパクの別の部位が細胞表面のケモカインレセプターに結合すると，ウイルス外膜と細胞膜が融合して，ウイルスカプシドが宿主細胞内に入る．このとき使われるケモカインレセプターはCCR5あるいはCXCR4で，感

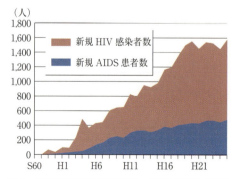

図1　日本での新規HIV感染者・AIDS患者数の推移

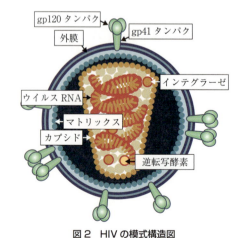

図2　HIVの模式構造図
（National Institute of Allergy and Infectious Diseases
(NIAID) より転載）

染初期には前者を利用するウイルス（R5 指向性）が多数を占め，病気が進行すると両者あるいは後者（R4 指向性）を利用するウイルスが増える．宿主細胞内に入ったウイルス RNA は，宿主細胞の細胞質内で逆転写酵素によりウイルス DNA に逆転写され，細胞核内に運ばれた後，インテグラーゼによって宿主細胞の DNA に組み込まれる．宿主細胞の転写・翻訳機構を使って新しいウイルス RNA およびウイルスタンパク前駆体が作られると，宿主細胞表面に集合し，新しい未成熟なウイルス粒子を形成する．新しいウイルス粒子は，宿主細胞の細胞膜を外膜として使い，宿主細胞を死滅させながら細胞外に放出される．ウイルスタンパク前駆体は，HIV 自身のプロテアーゼによって適切なタンパクに切断され，成熟したウイルス粒子を形成する．

サルと SIV を使った実験によると，生殖器粘膜を通過したウイルスが最初に感染するのは，粘膜固有層にいる樹状細胞である．感染した樹状細胞は CD4 陽性リンパ球と融合し，2 日以内に所属リンパ節に運ばれ，そこからウイルスが血中に拡散する．感染 5 日後にはウイルスが血清から分離できるようになる．ヒトでは，おそらく感染からウイルス血症が起こるまでの時間にもっと幅があり，4〜11 日程度と見積もられている．粘膜に損傷や炎症があると，ウイルスに感染するリスクが高まる．樹状細胞は表面に CCR5 を発現しており，このことから，感染初期には R5 指向性のウイルスが多いこと，CCR5 遺伝子に欠損のある一部の人では HIV 感染症に罹りにくいこと，が説明できる．

2. 症　状

HIV 感染症は，3 つの病期に分けることができる．感染成立後，1〜2 週間の潜伏期間を経て，インフルエンザ様症状が起こる（急性感染，▶表1 ）[3]．通常のインフルエンザでは 2〜3 日で症状が改善するのに対し，急性 HIV 感染症の症状は 2〜4 週間続く．その後，HIV に対する特異免疫が患者の体内に産生されると，血中のウイルス量は減少し，自覚的・他覚的症状は殆ど消失する．この無症状期は 5〜10 年間続く．この間，患者の体内では HIV の増殖と CD4 陽性細胞の破壊は続いているが，それに見合った新しい細胞が補充され，平衡状態

表1　急性 HIV 感染症の症状・所見とその頻度[3]

症状・所見	比率（%）
発熱	>80〜90
倦怠感	>70〜90
皮疹	>40〜80
頭痛	32〜70
リンパ節腫脹	40〜70
咽頭炎	50〜70
筋肉痛・関節痛	50〜70
吐気・嘔吐・下痢	30〜60
夜間の発汗	50
無菌性髄膜炎	24
口腔内潰瘍	10〜20
陰部潰瘍	5〜15
血小板減少症	45
白血球減少症	40
肝酵素上昇	21

が保たれる．しかし，徐々に HIV の増殖が優位になり，CD4 陽性細胞が減少してくると，免疫機能障害による症状が現れるようになる（結核，帯状疱疹，口腔カンジダ症，脂漏性湿疹など）．さらに病状が進行し，末梢血中の CD4 陽性リンパ球数が 200 個/mm^3 を下回るようになると，特徴的な日和見感染症 ▶表2 [4]を起こすようになる．この状態を後天性免疫不全症候群（acquired immunodeficiency syndrome：AIDS）と呼ぶ．

現在，HIV 感染症の治療に用いられる抗 HIV 薬は，患者体内で HIV が増殖するのを強力に抑制する．このため，適切な抗 HIV 薬の治療を受けられる患者では，長期予後が著しく改善し，非感染者とおおむね同じような日常生活を長期にわたって過ごせるようになった．しかし，患者の生存期間が延びた結果，HIV 自体が起こす血管内皮障害や骨代謝異常の問題が目立つようになった．また，抗 HIV 薬の長期服用による副作用の出現も，患者の長期予後に大きな影響を与えうる．このため現在では，免疫機能障害に伴う症状のほかに，肝・腎機能障害，心血管イベント，脂質代謝異常，高血糖，骨粗鬆症，認知症など HIV 感染に伴う合併症にも注目が集まっている．

3. 検　査

今のところ，一度感染した HIV が患者の体内から消失することはないため，血清中の抗 HIV 抗体を検出することで，HIV 感染症を診断できる．通常，酵素結合免疫吸着法（en-

表 2　厚生労働省が定める AIDS 指標疾患[5)]

A．真菌症
　1．カンジダ症（食道，気管，気管支，肺）
　2．クリプトコッカス症（肺以外）
　3．コクシジオイデス症
　（1）全身に播種したもの
　（2）肺，頸部，肺門リンパ節以外の部位に起こったもの
　4．ヒストプラズマ症
　（1）全身に播種したもの
　（2）肺，頸部，肺門リンパ節以外の部位に起こったもの
　5．ニューモシスチス肺炎

B．真菌症
　6．トキソプラズマ脳症（生後1ヶ月以後）
　7．クリプトスポリジウム症（1ヶ月以上続く下痢を伴ったもの）
　8．イソスポラ症（1ヶ月以上続く下痢を伴ったもの）

C．細菌感染症
　9．化膿性細菌感染症（13歳未満で，ヘモフィルス，連鎖球菌などの化膿性細菌により以下のいずれかが2年以
　　　内に，2つ以上多発あるいは繰り返して起こったもの）
　（1）敗血症
　（2）肺炎
　（3）髄膜炎
　（4）骨関節炎
　（5）中耳・皮膚粘膜以外の部位や深在臓器の膿瘍
　10．サルモネラ菌血症（再発を繰り返すもので，チフス菌によるものを除く）
　11．活動性結核（肺結核または肺外結核）[※]
　12．非結核性抗酸菌症
　（1）全身に播種したもの
　（2）肺，皮膚，頸部，肺門リンパ節以外の部位に起こったもの

D．ウイルス感染症
　13．サイトメガロウイルス感染症（生後1ヶ月以後で，肝，脾，リンパ節以外）
　14．単純ヘルペスウイルス感染症
　（1）1ヶ月以上持続する粘膜，皮膚の潰瘍を呈するもの
　（2）生後1ヶ月以後で気管支炎，肺炎，食道炎を併発するもの
　15．進行性多巣性白質脳症

E．腫瘍
　16．カポジ肉腫
　17．原発性脳リンパ腫
　18．非ホジキンリンパ腫（LSG分類により(1)大細胞型（免疫芽球型），(2)Burkitt型）
　19．浸潤性子宮頸がん[(※)]

F．その他
　20．反復性肺炎
　21．リンパ性間質性肺炎/肺リンパ過形成：LIP/PLH complex（13歳未満）
　22．HIV脳症（認知症または亜急性脳炎）
　23．HIV消耗性症候群（全身衰弱またはスリム病）

（※）C11．活動性結核のうち肺結核および E19．浸潤性子宮頸がんについては，HIV による免疫不全を示唆する所
　　　見がみられる者に限る．

（厚生労働省：感染症法に基づく医師及び獣医師の届出について．http://www.mhlw.go.jp/bunya/kenkou/kekkaku-kansenshou11/01-05-07.html（accessed 2015. Jan. 1）．より転載）

zyme-linked immunosorbent assay：ELISA) や免疫クロマトグラフィ法などでスクリーニング試験を行い（偽陽性が 0.5% 程度生じる），陽性だった場合，ウェスタンブロット法で HIV 抗原に対する特異的な抗体の有無を確認する．抗 HIV 抗体は，感染成立後6〜8週間経たない

と検出できない（window period）．このため最近は，スクリーニング試験として，抗 HIV 抗体と同時に HIV 抗原も併せて ELISA で検出する方法を用いることが多い．

HIV 感染が確定したら，末梢血中の CD4 陽性リンパ球数と血漿 HIV-RNA 量（RT-PCR

法）を測定する．前者は，検査時点での患者の免疫能を示す．また，後者からは今後の病状の進行度を予想できる．抗 HIV 薬による治療を開始した後は，HIV-RNA 量を検出感度以下のレベルに保つのが目標となる．どちらも検査値のぶれ幅が大きいので，複数回検査を行って評価する必要がある．血漿 HIV-RNA 量の測定は，急性感染期（抗 HIV 抗体がまだ検出できないことが多い）での診断にも使用できる．

抗 HIV 薬治療を開始する前や，治療薬の変更を考慮する場合には，薬剤耐性検査を行うことがある．商業ベースでの薬剤耐性検査は，phenotype の検査（感受性試験）ではなく，genotype を検査（薬剤耐性を規定するアミノ酸変異の検出）している．

4. 治療

現在，臨床現場で使用されている抗 HIV 薬は，①逆転写酵素阻害薬，②プロテアーゼ阻害薬，③インテグラーゼ阻害薬，④侵入阻害薬に分類できる．逆転写酵素阻害薬には，核酸系（核酸のアナログで逆転写時に取り込まれることで DNA 鎖の伸長を妨げる）と非核酸系（逆転写酵素の構造そのものを変化させる）がある．また，侵入阻害薬には，CCR5 阻害薬（CCR5 に結合する）と融合阻害薬（ウイルス外膜と細胞膜の融合を阻害する，日本では未認可）がある．HIV は突然変異を起こしやすく，これらの抗 HIV 薬を不用意に投与すると，耐性ウイルスが容易に誘導される．このため，これらの薬剤を耐性ウイルスが生じないように複数種類組み合わせて（通常 3 剤以上）投与するのが，現在の標準的な治療法である．

ただし，現在の治療法では，HIV の増殖を抑えて患者の免疫能を回復させることはできても，HIV を体内から完全に排除することはできない．このため患者は，一生抗 HIV 薬を服薬し続ける必要がある．かつては，抗 HIV 薬の副作用に対する懸念から，患者の免疫能が著しく低下していなければ，病状がある程度進行してから治療を開始することが多かった．また，治療により患者の免疫能が回復したら一時治療を中断することが試みられたこともあった．しかし，HIV のウイルス血症自体が心血管系疾患や腎・肝・骨疾患のリスクになりうること，治療を一時中断した群と継続した群では前者の予後が明らかに悪いこと，副作用の少ない抗 HIV 薬の開発が進んだこと，効果的な治療は他者への感染予防にも有効なこと，などが分かってきたため，現在では，診断が確定したらできるだけ早く治療を開始し，その後は中断することなく服薬を継続することが勧められている[5]．

抗 HIV 薬の飲み忘れがあると，血中濃度が低下し耐性ウイルスが誘導されうる．また，抗 HIV 薬には様々な副作用（逆転写酵素阻害薬による乳酸アシドーシス，肝・腎機能障害，骨密度低下；プロテアーゼ阻害薬による体脂肪分布異常，高脂血症，高血糖など）や併用禁忌・注意薬がある．このため，患者の生活習慣などを十分考慮して抗 HIV 薬の組合せを選択し，緻密な服薬指導を行って服薬スケジュールを遵守させることが必要である．新しい抗 HIV 薬には，強いウイルス増殖抑制効果に加え，副作用が少ない，1 日当たりの服薬回数が少ない，服薬状況（食事の有無など）に制限がない，など服薬しやすさが求められている．また，複数の抗 HIV 薬の成分を合わせ，1 回当たりの服薬錠数を減らすことができる合剤の開発も行われている．抗 HIV 薬は極めて高価なため，公的な医療費助成制度などを用いて患者の経済的負担を軽減させることも大切である．

今のところ，HIV 感染の予防に有効なワクチンは開発できていない．

参考文献

1) UNAIDS. http://www.unaids.org/sites/default/files/en/media/unaids/contentassets/documents/factsheet/2014/20140716_FactSheet_en.pdf (accessed 2015. Jan. 1).

2) 厚生労働省エイズ動向委員会. http://api-net.jfap.or.jp/status/2013/13nenpo/nenpo_menu.htm (accessed 2015. Jan. 1).

3) Kahn JO, Walker BD : Acute human immunodeficiency virus type I infection. N Engl J Med 1998 ; 339 : 33-9.

4) 厚生労働省：感染症法に基づく医師及び獣医師の届出について. http://www.mhlw.go.jp/bunya/kenkou/kekkaku-kansenshou11/01-05-07.html (accessed 2015. Jan. 1).

5) HIV 感染症治療研究会：HIV 感染症「治療の手引き」第 17 版. http://www.hivjp.org/guidebook/hiv_17r.pdf (accessed 2015. Jan. 1).

（執筆者）人見重美（筑波大学）

⊠ 薬物治療

1. ヒト免疫不全ウイルス感染症治療薬の選択

ヒト免疫不全ウイルス（HIV）感染症治療薬，ならびに初回治療として選択すべき抗HIV薬の組合せを ▶表3 および ▶表4 に記載する.

HIV感染症の治療目標は血中ウイルス量（HIV-RNA量）を検出限界以下に抑え続ける

ことであり，抗HIV薬3剤以上を併用した強力な多剤併用療法（ART）で開始する. 初回治療では，NNRTI 1剤＋NRTI 2剤，PI（リトナビル併用）1剤＋NRTI 2剤，INSTI 1剤＋NRTI 2剤のいずれかの組合せを選択する. ART療法により，HIV感染者の生命予後は著しく改善したが，感染者の体内からHIVを完全に排除することは事実上不可能で，いったんART療法を開始したHIV感染者は，生涯治療を継続する必要がある. そのため，治療開始後

表3 抗HIV薬一覧

分類	一般名	略号	販売名(商品名)	標的分子/作用機序	その他
ヌクレオシド系逆転写酵素阻害薬（NRTI）	ジドブジン	AZT, ZDV	レトロビル®	HIV逆転写酵素阻害	不活性型前駆体：デオキシチミジン三リン酸（dTTP）との競合阻害および3′水酸基欠損によるDNA鎖伸張阻止
	ジダノシン	ddI	ヴァイデックスEC®	HIV-1逆転写酵素阻害	不活性型前駆体：デオキシチミジン三リン酸（dTTP）との競合阻害および3′水酸基欠損によるDNA鎖伸張阻止
	ラミブジン	3TC	エピビル®	HIV逆転写酵素, HBV-DNAポリメラーゼ阻害	HBV逆転写酵素阻害（商品名：ゼフィックス®），プロドラッグ：デオキシチミジン三リン酸（dTTP）との競合阻害および3′水酸基欠損によるDNA鎖伸張阻止
	サニルブジン	d4T	ゼリット®	HIV逆転写酵素阻害	不活性型前駆体：デオキシチミジン三リン酸（dTTP）との競合阻害および3′水酸基欠損によるDNA鎖伸張阻止
	ジドブジン・ラミブジン	AZT＋3TC, CBV	コンビビル®	HIV逆転写酵素阻害	合剤
	アバカビル硫酸塩	ABC	ザイアジェン®	HIV-1逆転写酵素阻害	不活性型前駆体：デオキシグアノシン三リン酸（dGTP）との競合阻害および3′水酸基欠損によるDNA鎖伸張阻止
	テノホビルジソプロキシルフマル酸塩	TDF	ビリアード®	HIV-1逆転写酵素, HBV-DNAポリメラーゼ阻害	HBV逆転写酵素阻害（商品名：テノゼット®），プロドラッグ：デオキシアデノシン三リン酸（dATP）との競合阻害および3′水酸基欠損によるDNA鎖伸張阻止
	アバカビル・ラミブジン	ABC＋3TC, EPZ	エプジコム®	HIV逆転写酵素阻害	合剤
	エムトリシタビン	FTC	エムトリバ®	HIV-1逆転写酵素阻害	不活性型前駆体：デオキシシチジン三リン酸（dCTP）との競合阻害および3′水酸基欠損によるDNA鎖伸張阻止
	エムトリシタビン・テノホビル	TDF＋FTC, TVD	ツルバダ®	HIV-1逆転写酵素阻害	合剤

表3 抗HIV薬一覧（続き）

分 類	一般名	略号	販売名（商品名）	標的分子/作用機序	その他
非ヌクレオシド系逆転写酵素阻害薬（NNRTI）	ネビラピン	NVP	ビラミューン®	HIV-1 逆転写酵素阻害	HIV-1 逆転写酵素疎水ポケットに結合し触媒活性を阻害
	エファビレンツ	EFV	ストックリン®		HIV-1 逆転写酵素の混合型非拮抗阻害形式による阻害
	エトラビリン	ETR	インテレンス®		抗 HIV 薬耐性 HIV に使用，HIV-1 逆転写酵素に結合し触媒活性を阻害
	リルピビリン塩酸塩	RPV	エジュラント®		HIV-1 逆転写酵素の非競合的阻害
プロテアーゼ阻害薬（PI）	インジナビル硫酸塩エタノール付加物	IDV	クリキシバン®	HIV プロテアーゼ阻害	
	サキナビル	SQV	インビラーゼ®	HIV プロテアーゼ阻害	
	ネルフィナビルメシル酸塩	NFV	ビラセプト®	HIV-1 プロテアーゼ阻害	
	リトナビル	RTV	ノービア®	HIV プロテアーゼ阻害	
	ロピナビル	LPV	カレトラ®	HIV プロテアーゼ阻害	リトナビルは，CYP3A によるロピナビルの代謝を競合的に阻害し，ロピナビルの血中濃度の上昇をもたらす
	アタザナビル硫酸塩	ATV	レイアタッツ®	HIV-1 プロテアーゼ阻害	
	ホスアンプレナビルカルシウム水和物	FPV	レクシヴァ®	HIV-1 プロテアーゼ阻害	
	ダルナビル エタノール付加物	DRV	プリジスタ®	HIV-1 プロテアーゼ阻害	
インテグラーゼ阻害薬（INSTI）	ラルテグラビルカリウム	RAL	アイセントレス®	HIV インテグラーゼ阻害	
	エルビテグラビル	EVG	スタリビルド®配合錠	HIV-1 インテグラーゼ阻害	スタリビルド®配合錠（エルビテグラビル・コビシスタット・エムトリシタビン・テノホビルジソプロキシルフマル酸塩配合錠）
	ドルテグラビルナトリウム	DTG	テビケイ®	HIV インテグラーゼ阻害	
CCR5 阻害薬	マラビロク	MVC	シーエルセントリ®	CC ケモカイン受容体5阻害	CCR5 指向性 HIV にのみ有効

は，長期間にわたって血漿中 HIV-RNA 量を検出限界以下に抑制し続けることが目標となり，これを達成するためには，服薬アドヒアランスを高く維持することが最も重要である．服薬アドヒアランスを高く維持することを可能とするために，服薬回数や服薬錠数の少ない簡便なレジメンは有用である．

2013年5月に発売された配合錠は，INSTI であるエルビテグラビル，薬物動態学的増強因子（ブースター）のコビシスタット，シチジン誘導体の NRTI であるエムトリシタビンおよびアデノシン誘導体の NRTI であるテノホビルジソプロキシルフマル酸塩の4成分が配合され，1日1回1錠の服用にて HIV 感染症の治療が可能であることから，服薬アドヒアランスの維持・向上に寄与すると考えられる．しかし，食事中または食直後の服用，CYP3A 阻害薬のコビシスタットによる薬物相互作用，投与

表4 初回治療として選択すべき抗HIV薬の組合せ

キードラッグ			バックボーン		
推奨	NNRTI	EFV	推奨	NRTI	TDF + FTC ABC + 3TC
	PI	ATV + RTV DRV + RTV			
	INSTI	RAL EVG + COBI DTG			
代替	PI	LPV/r FPV + RTV			
	NNRTI	RPV			

開始時にクレアチニンクリアランスが70 mL/min 以上であることを確認し，本剤投与後，クレアチニンクリアランスが50 mL/min 未満に低下した場合には投与を中止することなど，薬物の特徴を十分に理解してから使用すべきである．

患者のアドヒアランス，錠剤数，食事，副作用，妊娠，薬物間相互作用などを考慮し，個々の患者に応じて薬剤は選択する．

2. ヒト免疫不全ウイルス感染症治療薬の概要

1）作用機序

ヌクレオシド系逆転写酵素阻害薬（NRTI）は，五炭糖の3′部分の水酸基を欠いた修飾ヌクレオシドである．本系統の薬物は細胞内でリン酸化酵素によりリン酸基が付加され活性型であるヌクレオチド型となる．これが逆転写酵素により伸長しつつあるHIVのDNA鎖内に正常のヌクレオチドの代わりに組み込まれるが，五炭糖の3′部分の水酸基を欠いているため，次に結合すべきヌクレオチドが結合できなくなり，ウイルスDNAはそれ以上伸長することができなくなる．宿主のミトコンドリアDNA合成を担当するDNAポリメラーゼγは，NRTIを基質として取り込む傾向を持つので，本薬物によりミトコンドリアの増殖が障害されることがある．NRTIの副作用である貧血や末梢神経障害・乳酸アシドーシスは，ミトコンドリア障害によるものと考えられている．

非ヌクレオシド系逆転写酵素阻害薬（NNRTI）は，NRTIとは異なりヌクレオシドの基本骨格を持たず，逆転写酵素の活性中心の近傍に結合してアロステリックに酵素活性を阻害する．ネビラピン，エファビレンツは逆転写酵素に結合する部位がほぼ同じであり，交叉耐性を示すことが多い．エトラビリンは逆転写酵素に複数箇所で結合し，その活性を阻害するため，上記2剤と交叉耐性は少ない．

HIVの機能タンパクは，まず複合タンパクとして産生され，HIV自身のプロテアーゼによって特定の部位で遮断されてはじめて機能を発揮する．プロテアーゼ阻害薬（PI）は，プロテアーゼの酵素活性部位に結合し，その活性を消失させる．その結果，ウイルスは完成形となれず，感染力を失う．

HIVインテグラーゼは，HIV遺伝子にコードされたウイルス複製に必要な酵素であり，インテグラーゼ阻害薬（INSTI）は，HIVインテグラーゼの触媒活性を阻害する．インテグラーゼはHIVの複製に欠かせない酵素の一つとされ，HIV遺伝子断端を組込み反応の基質として活性化処理する3′プロセッシング活性と，組込み酵素活性の少なくとも2つの酵素活性があるとされている．

CCR5阻害薬は，HIVが細胞に侵入する際に利用する補受容体のCCケモカイン受容体5（CCR5）を阻害する薬物である．HIV-1がCD4陽性細胞に侵入する際，まずHIV-1エンベロープ糖タンパクのgp120がCD4と結合する．次に，gp120-CD4複合体がCD4陽性細胞の細胞膜上にあるヒトケモカイン受容体のCCR5またはCXCR4に選択的に結合し，それによってHIV-1エンベロープ糖タンパクのgp41の反応を引き起こす．その結果，HIV-1内容物がCD4陽性細胞に侵入する．CCR5阻害薬はCCR5に選択的に結合してその立体構造を変化させ，gp120-CD4複合体とCCR5の結合を阻害することで，CCR5指向性HIV-1の細胞内への侵入を阻害する．

2）使用上の注意

① 薬物動態・代謝

抗HIV薬の食事およびCYPへの影響，ならびに肝・腎機能障害時の投与方法を ▶表5 に示した．通常の用法・用量は各種添付文書を参照して欲しい．

② 副作用

抗HIV薬の主な副作用に，肝機能障害，腎機能障害，心血管疾患，精神神経系症状，高血

表5 抗HIV薬の投薬時における注意点[2]

薬物	食事の影響	CYPへの影響	備考
ZDV, AZT	なし	なし	Ccr<15 mL/min の場合，または透析実施後に投与する場合：100 mg 1日3回または300 mg 1日1回
d4T	なし	なし	体重60 kg以上（1日投与量） 　Ccr=26〜50 mL/min：20 mgを12時間ごと，10〜25 mL/min：20 mgを24時間ごと 体重60 kg未満（1日投与量） 　Ccr=26〜50 mL/min：15 mgを12時間ごと，10〜25 mL/min：15 mgを24時間ごと，透析日に投与する場合は透析後投与
3TC	なし	なし	Ccr=30〜49 mL/min：150 mgを24時間ごと，15〜29 mL/min：150 mgを1回その後100 mgを24時間ごと，5〜14 mL/min：150 mgを1回その後50 mgを24時間ごと，<5 mL/min：50 mgを1回その後25 mgを24時間ごと，透析日に投与する場合は透析後投与
FTC	なし	なし	Ccr=30〜49 mL/min：200 mgを2日に1回，15〜29 mL/min：200 mgを3日に1回，<15 mL/min：200 mgを4日に1回，透析日に投与する場合は透析後投与
ddI	食間	なし	体重60 kg以上（1日投与量） 　Ccr=30〜59 mL/min：200 mg，10〜29 mL/min：125 mg，<10 mL/min：125 mg 体重60 kg未満（1日投与量） 　Ccr=30〜59 mL/min：125 mg，10〜29 mL/min：100 mg，<10 mL/min：75 mg 長期外来腹膜透析患者または血液透析患者：Ccr<10 mL/min の場合と同量を投与
ABC	なし	なし	腎機能障害の場合：用量調節不要
COM	なし	なし	Ccr<50 mL/min：推奨しない
EZC	なし	なし	Ccr<50 mL/min：推奨しない
TDF	なし	なし	Ccr=30〜49 mL/min：300 mgを48時間ごと，10〜29 mL/min：300 mgを週2回，末期腎疾患：300 mgを7日ごと，透析日に投与する場合は透析後投与
TVD	なし	なし	Ccr=30〜49 mL/min：1錠を48時間ごと，<30 mL/min：推奨しない
NVP	なし	CYP450の基質，3A誘導	中等度の肝障害患者（Child-Pugh分類B），重度の肝障害患者（Child-Pugh分類C）には本剤を投与しない．
EFV	なし	CYP2B6，3A4で代謝 CYP3A4の誘導，阻害	高脂肪食摂取後，本剤1,200 mgを単回投与したときバイオアベイラビリティは50%上昇． 肝機能障害患者に対する推奨用量なし，慎重に投与．
ETR	食後	CYP3A4，2C9，2C19の基質 3A4の誘導 2C9，2C19の阻害	本剤100 mgを空腹時に経口投与したときのAUCは食後投与と比較して51%減少．軽食後と標準食後の服用に薬剤の吸収の差はない． Child-Pugh分類AまたはBの場合，用量調節不要．Child-Pugh分類Cの患者に関する検討は行われていない．
RPV	食中・食直後	CYP3A4の基質	Child-Pugh分類AまたはBの場合，用量調節不要．Child-Pugh分類Cの患者に関する検討は行われていない．
IDV	食間	CYP3A4の阻害，基質	食後摂取後の800 mg単回投与では空腹時と比べCmaxが43%，AUCが24%減少． 肝硬変による軽度から中等度の肝機能障害がある場合は1,800 mg/分3．
SQV	食後	CYP3A4の阻害，基質	軽度から中等度の肝機能障害がある場合は慎重に投与．高度な肝機能障害がある場合は投与しない．

表5 抗HIV薬の投薬時における注意点（続き）[2]

薬物	食事の影響	CYPへの影響	備考
RTV	食後	CYP3A4>2D6の基質 強力な3A4, 2D6の阻害	平均的な食事や高脂肪食の摂取後に本剤100 mgを単回投与したところ、空腹時投与と比較してCmaxおよびAUCは平均20〜23%低下した。副作用を軽減するため、食後の服薬が望ましい。
NFV	食後	CYP2C19, 3A4の基質	本剤500 mgを空腹時単回投与した場合のCmaxおよびAUCは、食後単回投与時と比べそれぞれ51%, 41%に減少。軽度の肝機能障害がある場合は用量調節不要。中等度から高度な肝機能障害がある場合は投与しない。
FPV	なし	APVはCYP3A4の基質、阻害、誘導	Child-Pugh分類A, Bの場合、1回700 mgを1日2回投与。
LPV/RTV	なし	CYP3A4の基質	本剤の単回投与における薬物動態を食後投与と空腹時投与で比較したところ、CmaxおよびAUC∞で有意差はみとめられなかった。肝機能障害患者に対する推奨用量なし。慎重に投与。
ATV	食中・食直後	CYP3A4の阻害、基質	高脂肪食でAUCは35%増加。軽度から中等度の肝障害のある患者には、慎重投与。Child-Pugh分類Bには本剤の投与量を300 mg/分1に減量を考慮。Child-Pugh分類Cには本剤を投与しない。肝機能障害のある患者にはRTVの投与を避けること。
DRV	食中・食直後	CYP3A4の阻害、基質	DRV/RTV（400/100 mg）を食事と共に投与したときのDRVのCmaxおよびAUCは、空腹時投与と比較して約30%増加。食事の内容によるDRVのCmaxおよびAUCに差はみられなかった。軽度から中等度の肝機能障害がある場合は用量調節不要。高度な肝機能障害がある場合は投与しない。
RAL	なし	なし	本剤400 mgを高脂肪食摂取後に単回投与したところ、空腹時投与に比べて本剤のAUCは約19%増加した。高脂肪食摂取により吸収速度は遅くなり、Cmaxは約34%減少したが、C_{12h}は8.5倍増加し、Tmaxは遅延した。肝・腎機能障害のある患者に投与する場合、用量調節不要。リファンピシンを併用する場合、1,600 mg/分2に増量することを考慮。
DTG	なし	僅かにCYP3Aで代謝される	INSTIに対する耐性を有する患者に対しては100 mg/分2。低、中または高脂肪食摂取後に投与した場合、AUC∞はそれぞれ33, 41, 66%増加。腎機能障害患者に対して用量調節不要、中等度肝機能障害に対して用量調節不要。
MVC	なし	CYP3A4の基質	MVCはCYP3A4とP糖タンパク質の基質であり、併用する薬物によって本剤の薬物動態が変化する可能性がある。CYP3A阻害薬またはCYP3A誘導薬と併用する場合、MVCの用量調整を行う。本剤はin vitroにおいて、CYP3A4の活性を阻害・誘導せず、P糖タンパク質を阻害する。本剤300 mgを高脂肪食と共に投与したとき、CmaxおよびAUCは33%低下した。Ccr < 80 mL/minの場合　強力なCYP3A4阻害薬を併用しない場合：600 mg分2　FPV/RTV併用時：300 mg分2　強力なCYP3A4阻害薬を併用時：150 mgを24時間ごと
STB	食後	EVG CYP3Aの基質、2C9に対する弱い誘導作用 COBI 3A, 2D6の基質、阻害	投与開始時：Ccr > 70 mL/min以上であることを確認　投与開始後：Ccr < 50 mL/min未満に低下した場合は投与中止

（平成29年度厚生労働行政推進調査事業費補助金エイズ対策研究事業 HIV感染症及びその合併症の課題を克服する研究班：抗HIV治療ガイドライン. 2018. より改変転載）

表6 抗 HIV 薬の副作用の特徴[2]

抗 HIV 薬	開始直後から生じ，徐々に軽減していく*	開始後 1～3 週に一過性に生じる	開始後 1ヶ月以上してから生じ，持続する	稀だが重篤な副作用
3TC				乳酸アシドーシス
ABC				過敏症，乳酸アシドーシス
AZT	胃腸症状，頭痛		骨髄抑制	乳酸アシドーシス
d4T			脂肪代謝異常 末梢神経障害	乳酸アシドーシス
ddI	胃腸症状，特に下痢		末梢神経障害	乳酸アシドーシス
FTC				乳酸アシドーシス
TDF				乳酸アシドーシス，腎障害，骨粗鬆症
EFV	精神神経症状	皮疹（26%）	脂肪代謝異常	
NVP		皮疹（14.8%）		肝障害
ETR	胃腸症状	皮疹（16.9%）		
RPV	頭痛，悪心，不眠			肝障害
ATV	胃腸症状，高ビリルビン血症（持続）	皮疹（21%）	脂肪代謝異常	尿路結石
FPV	胃腸症状	皮疹（20～27%）	脂肪代謝異常	
LPV/r	胃腸症状，特に下痢		脂肪代謝異常	
NFV	胃腸症状，特に下痢		脂肪代謝異常	
DRV	胃腸症状	皮疹（約10%）	脂肪代謝異常	
RAL	頭痛			肝障害，過敏症
EVG/COBI /TDF/FTC	胃腸症状			
MVC	胃腸症状，頭痛			

* 多くは 2～3 週で軽減する．ATV の高ビリルビン血症は持続する．
（平成 29 年度厚生労働行政推進調査事業費補助金エイズ対策研究事業 HIV 感染症及びその合併症の課題を克服する研究班：抗 HIV 治療ガイドライン．2018. より改変転載）

糖・糖尿病，脂肪代謝異常，骨壊死・骨減少症・骨粗鬆症，乳酸アシドーシス，脂肪肝，ギラン・バレー症候群様症状，発疹，横紋筋融解症，出血傾向がある．▶表6 に抗 HIV 薬の副作用の特徴を示す．

③一次選択抗 HIV 薬の得失

最後に，初回療法に推奨されている抗 HIV 薬の利点と欠点を ▶表7 に示す．

参考文献

1) 日本エイズ学会 HIV 感染症治療委員会：第 21 版 HIV 感染症「治療の手引き」．2017.
2) 平成 29 年度厚生労働行政推進調査事業費補助金エイズ対策研究事業 HIV 感染症及びその合併症の課題を克服する研究班：抗 HIV 治療ガイドライン．2018.

（執筆者）松元一明（慶應義塾大学）

表 7　初回療法に推奨されている抗 HIV 薬の利点と欠点[1]

系統	抗 HIV 薬	利　点	欠　点
NNRTI	全般	PI 併用療法に比べて脂肪分布異常や血中脂質異常が少ない. PI を将来の治療選択肢として温存できる.	1 アミノ酸変異により耐性を生じる. NNRTI 間に交差耐性がある. 発疹. CYP における薬物相互作用の可能性がある.
	EFV	抗 HIV 活性が強い. 1 日 1 回投与. 食事の影響がない.	精神神経系の副作用がある. カニクイザルで催奇形性がみとめられ, 妊娠第 1 期には使用すべきではなく, 妊娠の予定がある, および妊娠をしていない女性では使用を避ける.
	RPV	1 日 1 回投与. EFV と比べると, うつによる投与中止に関しては同等であるものの, めまいや異常な夢による投与中止が少ない. EFV より脂質への影響や発疹が少ない. 錠剤が小さい.	血中ウイルス量>100,000 コピー/mL の患者では, ウイルス学的失敗率が高いため, 推奨されない. CD4<200 の患者においては, ウイルス学的失敗率が高い. EFV＋NRTI 2 剤のレジメンに比べ, ウイルス学的失敗時における NNRTI, TDF, 3TC に関連する変異が多くみられる. 服用は食事中または食直後. 吸収は食事や胃内酸度の影響を受ける (制酸薬との併用に注意. オメプラゾール相当で 20 mg を超える量のプロトンポンプ阻害薬 (PPI) を投与中の患者には使用しない). Torsades de Pointes のリスクが知られている薬剤と併用する際には注意が必要.
PI	全般	NNRTI を将来の治療選択肢として温存できる. NNRTI や RAL よりも耐性を発現しにくい. RTV でブーストした PI では治療失敗の場合でも耐性変異の発現は比較的頻度が少ない.	代謝合併症がある (脂肪分布異常, インスリン抵抗性). 消化器症状がある. CYP3A4 阻害薬および基質になり, 薬物相互作用の可能性がある (特に, RTV 併用療法の場合). 骨密度が低下する可能性がある.
	ATV＋RTV	1 日 1 回投与. ATV 単剤では脂質代謝への影響や消化器症状が少ない. 低用量 RTV により ATV の効果が増す.	腎結石, 胆石, 発疹. 間接高ビリルビン血症によって黄疸が発現することがある. PR 間隔延長 (一般には同じ作用を有する薬剤との併用がなければ問題ない). 服用は食事中または食直後. 吸収は食事や胃内酸度の影響を受ける (制酸薬との併用に注意. オメプラゾール相当で 20 mg を超える量のプロトンポンプ阻害薬 (PPI) を投与中の患者には使用しない). ATV は TDF, EFV との併用で薬物血中濃度が低下するので, 必ず RTV を併用する. TDF との併用で TDF の血中濃度・AUC が上昇する (腎障害などの TDF 副作用の増強に注意が必要). NVP とは併用すべきではない.
	DRV＋RTV	1 日 1 回投与	発疹. 服薬は食事中または食直後.
	FPV＋RTV	1 日 1 回投与が可能. 食事の影響がない. 1 日 2 回投与の効果は LPV/RTV と同等.	発疹. 高脂血症.

表 7　初回療法に推奨されている抗 HIV 薬の利点と欠点（続き）[1]

系統	抗 HIV 薬	利　点	欠　点
	LPV/RTV	1 日 1 回投与が可能． 食事の影響がない． 配合剤である． 妊婦に対して第一選択の PI． 免疫学的効果が EFV よりも高い． 米国および EU で 1 日 1 回投与が可能とされている．	胃腸障害． 高脂血症． 妊婦で薬物血中濃度低下． TDF との併用で TDF の血中濃度・AUC が上昇する（腎障害などの TDF 副作用の増強に注意が必要）．
INSTI	RAL	EFV に対する非劣勢がみとめられている． EFV より薬剤関連性の有害事象および脂質変化が少ない． EVG/COBI/TDF/FTC や PI，NNRTI，MVC ベースのレジメンより薬物相互作用が少ない．	1 日 2 回投与． ブーストした PI ベースのレジメンより薬剤耐性を獲得しやすい． 未治療患者での TDF/FTC 以外の NRTI との併用のデータが少ない． クレアチンキナーゼ上昇，横紋筋融解症およびミオパチーが報告されている． 稀ではあるが，重篤な皮膚反応（Stevens-Johnson 症候群，中毒性表皮壊死症を含む），発疹を伴う全身性過敏反応，全身症状が報告されている．
INSTI/NRTI	EVG/COBI/TDF/FTC	1 日 1 回 1 錠投与． EFV/TDF/FTC と ATV/r＋TDF/FTC に対して非劣勢である． 長期的（≦144 週）な安全性と抗 HIV 効果．	COBI は CYP3A4 阻害薬であるので，CYP3Aで代謝される薬物と相互作用を起こす． COBI はクレアチニンの尿細管分泌活性を阻害し，クレアチニンクリアランスを低下させる． 腎障害を発症または悪化させる可能性がある． ブーストした PI ベースのレジメンより薬物耐性発現のバリアが低い． 服用は食事中または食直後．
NRTI	全般	抗 HIV 薬併用時の基本療法として確立されている．	ほとんどの NRTI で稀ではあるが，脂肪肝を伴う重篤な乳酸アシドーシスが報告されている．（d4T＞ddI＝AZT＞TDF＝ABC＝3TC＝FTC）
	ABC/3TC	AZT/3TC に対する非劣勢がみとめられている． 1 日 1 回投与． 食事の影響がない． 配合剤である． TAM（チミジン系薬物耐性変異）を誘導しない．	HLA-B＊5701 を有する患者では過敏反応が発現する可能性がある． 心血管系リスクを有する患者では心血管イベントの発現率が高くなる可能性がある． 血中ウイルス量＞100,000 コピー/mL の患者に対し TDF/FTC と比較しウイルス学的効果が劣った．
	TDF/FTC	AZT/3TC よりウイルス学的効果が高い． 血中ウイルス量＞100,000 コピー/mL の患者に対し ABC/3TC と比較しウイルス学的効果が高かった． 食事の影響がない． 1 日 1 回投与． TDF/FTC は配合錠である． TAM を誘導しない．	腎障害を発現する可能性がある． NVP との併用で早期ウイルス学的失敗が報告されている． 骨密度が低下する可能性がある． ATV は TDF との併用で薬物血中濃度が低下するので，必ず RTV を併用する． LPV/RTV，ATV，DRV＋RTV により TDF の血中濃度・AUC が上昇する（腎障害などの TDF 副作用の増強に注意が必要）．

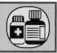

5 真菌感染症

▣ 病態生理

1. 真菌感染症の概要

　真菌の微生物学的分類は極めて複雑であるが，臨床的にはその形状で酵母様真菌（yeast），糸状菌（mold）に分けて区別することが多い．酵母様真菌は，カンジダ，クリプトコッカス，ニューモシスチスなどがあり，主に球状の単細胞で存在し，発芽による増殖形態をとる．糸状菌にはアスペルギルスや白癬菌などがあり，菌糸と呼ばれる管状構造が伸長・分枝して増殖していく．温度により酵母様真菌，糸状菌の両方の増殖形態をとるもの（二相性真菌）も存在するが，わが国で検出されることは極めて稀である．

2. カンジダ症

　Candida 属は土壌，動物，食物などに存在し，人体では皮膚，消化管，女性生殖器，尿道カテーテルの挿入された患者の尿中に常在菌として存在する．病原性は低く，免疫力が保たれている場合に疾患を引き起こすことは稀であるが，糖尿病患者，高齢者や免疫抑制剤などにより細胞性免疫力が低下した場合や抗菌薬の長期使用などで菌交代現象を起こした場合には口腔，食道粘膜，膣，皮膚などに表在性カンジダ症を起こすことがある．化学療法などで極度に免疫力が低下していたり，体内に人工物が留置されている場合などには，血流感染症や人工物感染症などの深在性感染症を起こすこともある．*Candida* 属は150以上の種に分類され，最もよく分離されるものは *Candida albicans* である．*C. albicans* とそれ以外（non-*albicans*）では抗真菌薬に対する感受性が異なる可能性があり，*Candida* 属を大きくこの2つで分ける考え方がある．

1）口腔カンジダ症

　口腔カンジダ症は，高齢者，糖尿病患者，ステロイドなどの免疫抑制剤使用者（近年，吸入ステロイド使用者での報告が増加している），HIV 感染症患者などがリスクとなる．舌表面や口腔粘膜に白い苔状の病変（白苔や偽膜と表現されることが多い）が付着するのみのことが多く，痛みが伴うことは少ない．

❖ 診　断

　診断は肉眼的所見のみで行われることが多いが，偽膜を直接鏡検して菌体を確認することで，より確実に診断することができる．培養検査は常在している *Candida* 属との区別が困難であり，あまり有用でない．

❖ 治　療

　ミコナゾールゲルの口腔内塗布あるいはフルコナゾールの内服により殆どは数日で改善する．

2）カンジダ食道炎

　カンジダ食道炎は，血液腫瘍に対する化学療法中や後天性免疫不全症候群（AIDS）患者などに伴うことが多い．口腔カンジダ症からの進展が多いが，単独でみとめることもある．自覚症状は胸骨裏痛，嚥下痛，嚥下困難感，胸部不快感などが多いが，無症状のこともある．

❖ 診　断

　内視鏡で食道に付着する白苔をみとめれば，それで殆ど診断が可能である．偽膜性病変を生検し塗抹鏡検することでより診断が確実となる．重度の免疫不全患者ではカンジダ食道炎とその他の日和見感染症（単純ヘルペスウイルス，サイトメガロウイルスによる食道炎）が合併していることもあり，潰瘍性病変が合併している場合は生検での精査が必要である．

❖ 治　療

　ミコナゾールゲルでは改善をみとめない場合が多く，フルコナゾールの内服あるいは経静脈的投与が必要である．

3）カンジダ血症

　カンジダ血症の多くは腸管，粘膜などに常在しているカンジダが血管内に侵入して引き起こされると考えられている．血管留置カテーテルの挿入・手術・化学療法などによる皮膚・粘膜のバリアーの破綻がカンジダ血症の主な成因であり，さらに抗菌薬の投与は常在細菌叢の破壊が *Candida* 属を含む真菌の過剰増殖を招き，真菌血症の大きなリスクとなることが知られている．そのため真菌血症が問題となる場面は，

これらのリスクを多数抱えている患者が多数いる集中治療領域のことが多い. 症状は発熱・悪寒・戦慄などで, 血圧の低下から敗血症性ショックを来すこともある. カテーテル挿入部に圧痛・発赤・熱感などをみとめることもあるが, 所見に乏しいことの方が多い. 広域抗菌薬の投与下でも改善しない感染巣不明の発熱があった場合で疑う.

❖ 診 断

血液培養による起因菌の検出が基本であるが, 感度はそれほど高くはないため, 疑った場合は繰り返し採取する必要がある. 無菌検体からコンタミネーションで検出することは稀であるため, 血管留置カテーテルの培養から検出した場合も血液培養陽性と同等に扱うことが多い. 培養検査の感度の低さが治療開始時期の遅れにつながっているという指摘があり, 早期治療のために患者背景, 検査所見などからカンジダ血症のリスクを計算する臨床スコアを用いることもある. 血清中のカンジダ抗原検査や β-D-グルカン検査を行うこともあるが, 有用性は確立していない.

❖ 治 療

抗真菌薬の経静脈的投与が必須である. 真菌の薬剤感受性検査はまだ一般的ではなく, 抗真菌薬の選択は起因菌の種により経験的に行う. *Candida* 属のなかでも種が特定できない時点ではエキノキャンディン系抗真菌薬 (ミカファンギン, カスポファンギン) で治療を開始し, *C. albicans* などフルコナゾールが有効な種と同定できた時点でフルコナゾールに変更することが多い. ただし, 血管留置カテーテルなど体内に挿入された人工物が感染している場合は, それを除去しないと多くの場合, コントロールすることは困難である. 真菌血症を起こした場合, 後述するように多臓器に播種病変を形成することがあり, 特に眼内炎は頻度が高く, 失明など重篤な後遺症につながることから注意が必要である.

4) カンジダ眼内炎

カンジダ眼内炎は眼球手術などによる直接接種や血流感染による播種により感染する. 眼球のどの構造物にも感染しうる. 放置すると失明など重篤な視力障害につながることから, カンジダ血症をみとめた場合は必ず眼内炎の合併の

有無を確認する必要がある.

❖ 診 断

眼底像を観察することで行う. 前房水の培養検査はあまり有用ではない.

❖ 治 療

起因菌がフルコナゾールに感受性のある種である場合, あるいは起因菌が不明でも軽症で治療効果を確認する余裕がある場合は, フルコナゾールの経静脈的あるいは経口投与を行う. 起因菌がフルコナゾールの耐性が高い場合やフルコナゾールで治療効果が乏しい場合は, アムホテリシンBの経静脈的投与を行う. アムホテリシンBの眼内投与を行う場合もある.

3. クリプトコッカス症

クリプトコッカス (*Cryptococcus*) は環境中の植物や土壌中に広く存在する. 鳥類の腸管内にも一時的に定着することがあり, 鳥類の糞を含む土壌中に特に多く存在する. 菌体の周囲を莢膜に覆われた球状の形態をとり臨床的には酵母様真菌に分類されるが, その生活環のなかで線維状の形態をとることもある. *Cryptococcus* 属は19の種に分類されるが, 感染症の起因菌として分離されるものは殆どが *Cryptococcus neoformans* であり, それ以外の種が分離されることは稀である.

呼吸器を通して体内に侵入したクリプトコッカスが中枢神経に播種することで髄膜炎を起こす. 免疫不全の要素が背景にあることが殆どであり, 特にHIV感染症による細胞性免疫不全が大きなリスクである. 細菌性髄膜炎と異なり, 緩徐に進行することが多い. 症状としては, 頭痛, 発熱, 脳神経障害, 麻痺, 意識障害などが多いが, 微熱や意識変容のみのこともある. 診断の遅れにより治療が遅れることも多く, 適切な治療が行われない場合の予後は極めて悪い. 治療に対する反応は全身状態や背景疾患のコントロールの成否が予後に大きく影響する.

❖ 診 断

髄液中のクリプトコッカスを証明できれば診断となる. 髄液培養検査が診断の gold standard であるが, 発育するのに3〜7日かかる. より迅速に情報を得るためには塗抹検査が重要である. 菌量が多ければ髄液のグラム染色でグラム陽性に染まる菌体を確認することができる. 髄液墨汁染色で莢膜の透亮像が確認できれ

ば診断価値は高いが，感度はそれほど高くはない．髄液あるいは血清中の *C. neoformans* 抗原検査は迅速性に優れ，クリプトコッカス髄膜炎に対する感度・特異度が高く，臨床的有用性が確立している．血液培養が陽性となることも多い．頭部の MRI 検査では T2 強調画像で基底核や中脳に多数の高信号病変をみとめることがある．

❖ 治　療

クリプトコッカス髄膜炎の治療は HIV 感染症患者とそうでない場合で若干治療期間が異なるが，急性期における導入療法と，その後の地固め療法，抑制療法の 3 段階に分けて治療を行う点は同じである．

- a）**導入療法**：アムホテリシン B の経静脈的投与が急性期治療の基本である．わが国では副作用が少ないリポソーム製剤を用いることが多い．フルシトシンを併用するとより早期に髄液を無菌化でき，予後を改善させるという報告もあるが，副作用のため使用できないことも多い．アムホテリシン B とフルコナゾールを併用する方法もあるが，その有効性は十分には確立していない．

- b）**地固め療法**：導入療法が奏効し，髄液の無菌化に成功した後，地固め療法に切り替える．主にフルコナゾールの経口投与が好まれ，8〜10 週間投与を継続する．

- c）**抑制療法**：再発を予防するために地固め療法よりも少量のフルコナゾールの経口投与を継続する．HIV 感染症の場合，CD4 値が十分回復するまで内服を継続する．非 HIV 感染症の場合は，継続期間ははっきりしていないが，最短でも 6 ヶ月以上は内服を継続する．

4. ニューモシスチス肺炎

ニューモシスチスは発見された当時は原虫に分類されていたが，その後の遺伝子解析により真菌に分類された．病原性は低く，当初は人間の感染症としては乳幼児の肺炎程度しか知られていなかったが，HIV 感染症の広まりとともに日和見感染症として重篤な肺炎を発症することで注目されるようになった．最初に発見されたニューモシスチスはネズミから分離され，*Pneumocystis carinii* と名付けられたが，それ

が人間の肺炎の起因菌として考えられたため，ニューモシスチス肺炎のことを *Pneumocystis carinii pneumonia*（PCP，カリニ肺炎）と呼んでいた．しかし，その後ニューモシスチスが遺伝子解析により種まで分類できるようになると，ネズミから分離された *Pneumocystis carinii* と人間に肺炎を起こす種は異なることが分かり，人間に感染する種を新たに *Pneumocystis jirovecii* と名付けた．歴史的に PCP という略称がよく用いられた名残で，現在もニューモシスチス肺炎を *Pneumocystis jirovecii pneumonia*（PCP）と呼ぶ．

ニューモシスチスは主に人間から人間に感染すると考えられている．免疫力が保たれている場合は殆どの場合に不顕性感染となり，数ヶ月で体内から排除される．不顕性感染であっても感染力はあり，多くの人間が意識せずに不顕性感染を繰り返していると考えられる．ニューモシスチスが経気道的に肺胞内に到達すると肺胞上皮に付着し，肺胞内で増殖することで感染が始まる．免疫力が低下している場合には感染が進行し，やがて肺胞にヒアリン膜を形成して線維化や浮腫を伴うようになり，肺炎を発症する．症状は痰を伴わない咳，発熱，呼吸困難感が多い．経過は HIV 感染症での免疫不全の場合と，その他の免疫不全の場合で異なる．HIV 感染症の患者では数週間の経過を経てゆっくりと症状が進行し，治療に対する反応も良いが，非 HIV 感染症の患者では急激に進行し比較的予後も不良である．初期では画像所見は乏しく，進行するとレントゲンでびまん性の透過性低下をみとめる．CT ではレントゲンに異常が現れるより早く，びまん性のすりガラス状陰影をみとめることができる．病態が進行すると空洞性病変も出現するようになり，空洞が破れ気胸や縦隔気腫を起こすこともある．

❖ 診　断

気道検体の病理学的検査でニューモシスチスを確認できれば診断できる．ただし，喀痰の喀出ができないことが多く，気管支鏡検査も呼吸状態が悪い場合は困難であるため，画像，臨床所見のみで治療に移ることもある．血清中 β-D-グルカンの測定は感度に優れており，陰性であればニューモシスチス肺炎をほぼ除外することができる．気道検体の PCR も実用化され

ているが，不顕性感染でも陽性となるためこれのみでは診断的意義は低い．未だにニューモシスチスの培養法は確立していないため，培養検査は行えない．

❖ 治 療

抗真菌薬ではなく抗菌薬のトリメトプリム・スルファメトキサゾール（ST合剤）が第一選択薬である．内服でも経静脈的投与でも同等の効果を得られる．ST合剤が何らかの理由で使用できない場合は，ペンタミジンの経静脈的投与を行うことが多い．近年，わが国で抗マラリア薬のアトバコンがニューモシスチス肺炎の治療・予防に対して承認されたが，治療効果はST合剤より劣ることが報告されており，現時点ではペンタミジンと同様にST合剤の代替薬として位置付けられている．HIV感染症患者では治療開始後に一時的に増悪することがあり（初期悪化），それを防ぐため副腎皮質ステロイドを併用する．非HIV感染症患者では発症時に既に何らかの免疫抑制剤を使用していることが多く，副腎皮質ステロイドの併用の意義は不明である．治療期間はHIV感染症患者では21日間，非HIV感染症患者では14日間が基本である．

HIV感染症ではCD4リンパ球数が200/μL以下になるとニューモシスチス肺炎のリスクが急激に上がることから，一次予防を行うことが一般的である．治療と同様にST合剤の経口投与が第一選択だが，アトバコンの経口投与も効果を得られる．ペンタミジンの吸入はST合剤よりもやや予防効果が劣るという報告がある．非HIV感染症患者でも長期に免疫抑制を行う場合には同様の一次予防を行うことが多いが，どの時点で予防を開始するかは明確には定まっていない．

5. アスペルギルス症

アスペルギルスは世界中のいたる所にいる糸状菌であり，環境中の土壌，水，空気中どこにでも存在する．病原性は低いが，免疫力が低下している場合には呼吸器系を中心に重篤な感染症の起因菌となりうる．*Aspergillus*属は250以上の種が知られており，そのなかでも*Aspergillus fumigatus*が最も病原性が強く，侵襲性感染症で分離されることが最も多い．種の同定は培地上のコロニーの肉眼的性状と鏡検所見

で行うことが多く，比較的稀な種では同定が困難なことも多い．種により抗真菌薬に対する感受性が異なるため，種の同定は治療方針の決定に重要である．

1）侵襲性肺アスペルギルス症

侵襲性肺アスペルギルス症は侵襲性アスペルギルス症のなかで最も多い．免疫抑制患者，特に長期に続く好中球の極度の減少が最大のリスクであり，化学療法中や骨髄移植後の血液疾患患者で大きな脅威となる．多くは空気中のアスペルギルスの分生子を吸入して感染するが，体内に定着していたアスペルギルスが活性化することで発症することもあり，環境中のアスペルギルスを減らしても感染を完全に予防することはできない．肺に吸入されたアスペルギルスの分生子は肺胞で発芽し，菌糸を伸ばして血管に侵入し，塞栓を形成する．そのまま肺で感染を拡大するとともに，血流に乗り遠隔臓器に播種することもある．

症状は咳，発熱，呼吸困難，胸痛，血痰などが多いが，極度に好中球が減少している患者ではこれらの症状がはっきりと出現しないことも多い．レントゲンでは多発する急速に拡大する結節影が典型的であり，胸水を伴うことも多い．CTでは早期に結節影の周囲にすりガラス状陰影をみとめることがあり，halo signと呼ばれる．進行していくと拡大した結節影の中心に空洞を形成していく．治療に反応しない場合，呼吸不全あるいは敗血症により死に至る．

❖ 診 断

症状，画像所見，血液検査所見はいずれも非特異的であり，確定診断はあくまで病変部位のアスペルギルスを証明することである．アスペルギルスは喀痰・気管支肺胞洗浄液からの検出率は低く，生検で肺の組織を採取することが望ましい．ただし，実際には呼吸状態や全身状態の悪化などで生検が行えない場合が多く，患者背景，経過などから臨床的に疑った段階で治療を開始することが多い．侵襲性カンジダ症と同様，血清中の抗原検査を補助診断として臨床的に用いることがある．β-D-グルカンおよびアスペルギルス抗原検査（ガラクトマンナン検査）は比較的臨床的有用性が確立しているが，β-D-グルカン検査は特異度が低いこと，ガラクトマンナン検査は感度が低いことが問題であ

り，検査結果の解釈には注意を要する．

❖ 治　療

ボリコナゾールが第一選択薬である．何らかの理由でボリコナゾールが使用できない場合やムコール症との鑑別が困難な場合はアムホテリシンBを使用する．その他，イトラコナゾール，ミカファンギン，カスポファンギンなどを使用することもあるがいずれも効果は限定的であり，ボリコナゾール，アムホテリシンBが何らかの事情で使用できない場合にのみ考慮すべきである．適切な治療を行っても死亡率は未だに高い．ボリコナゾールを投与した場合の死亡率は約30%程度との報告がある．

2）慢性肺アスペルギルス症

サルコイドーシスや結核などの慢性肺疾患により肺に空洞が生じると，そこにアスペルギルスが定着することがある．侵襲性肺アスペルギルス症と異なり，慢性肺アスペルギルス症は免疫力が保たれている場合でも起こり，激烈な症状は伴わずに亜急性から慢性の経過をたどる．その病態で以下のようにいくつかに分類されるが，実際はしばしば複数の病態が組み合わさり複雑な経過をたどることが多い．

① アスペルギローマ

空洞内に定着したアスペルギルスが増殖し，菌球（fungus ball）あるいはアスペルギローマと呼ばれる菌塊を形成する．一部に咳，血痰をみとめるほか殆ど症状は伴わず，多くは空洞を超えて拡大することはない．

② 慢性空洞性肺アスペルギルス症，慢性線維性肺アスペルギルス症，慢性壊死性肺アスペルギルス症

何らかの免疫不全の要素があり免疫反応が不十分だと，空洞内のアスペルギルスが徐々に線維化を伴いつつ空洞を拡大し肺を侵襲的に破壊していくことがあり，その線維化，空洞化のパターンで慢性肺アスペルギルス症は空洞性，線維性，壊死性と，さらに細かく分類される．

❖ 診　断

気道検体からアスペルギルスを分離することは稀であり，確実に診断するには気管支鏡検査などで直接病変を採取する必要がある．血清中のアスペルギルス抗体が上昇していることが多く，診断に用いられることもあるが，未だその有用性は完全には確立していない．実際には画像

所見および臨床経過のみで診断することも多い．

❖ 治　療

特に症状がなければ治療する必要性は低く，経過観察することが多い．侵襲性のある場合は治療の適応があるが，抗真菌薬に対する反応は悪く，根治には外科的に病変を切除することが必要である．ただし，もともとの呼吸機能が低下していることが多く，外科的治療の適応となる例は少ない．その場合は，主に病変の拡大を遅らせる目的で，長期に経口での抗真菌薬（イトラコナゾール，ボリコナゾールが多い）の投与を行うこともある．

③ アレルギー性気管支肺アスペルギルス症

アレルギー体質のある人間の気管支にアスペルギルスが定着した場合，それに対してアレルギー反応を生じることがあり，気管支喘息に似た症状を引き起こす．長期的には，寛解・増悪を繰り返しながら徐々に肺の線維化や気管支拡張症を引き起こすことがある．

❖ 診　断

気道検体でアスペルギルスを検出することは少なく，また検出した場合でもそれのみで診断を確定することはできない．アスペルギルスに対する抗体価の上昇や画像所見などいくつかの臨床所見から総合的に診断する．

❖ 治　療

気管支喘息の治療と同様，経口あるいは吸入でのステロイド薬投与が基本となるが，それのみで症状の改善を得られない場合はイトラコナゾールの経口投与を併用する．

6. 皮膚糸状菌症

皮膚糸状菌症は，皮膚の角質層や皮膚から分化した組織（髪，爪）に糸状菌が感染することで発症する．主に白癬菌属（*Trichophyton*）により引き起こされることから，皮膚糸状菌症を総称して白癬症と呼ぶことが多い．俗にいう水虫，たむしである．主に起因菌となるのは*Trichophyton*，*Microsporum*，*Epidermophyton*の3つである．これらの生息範囲は種により異なり，土壌中に存在するものや動物や人間にのみ寄生するものなどがある．人間の皮膚糸状菌症の多くは角質層に感染し，主に感染した角質層が剥離し，それを接触することで感染が拡大する．浴室・更衣室など同じ設備を多人数で共有する場所が感染のリスクが高いが，家庭

内での感染は稀である．表皮のどこにでも感染しうるが，足（tinea pedis），鼠径部（tinea cruris），頭（tinea capitis），爪（onychomycosis）が特に多い．中心部よりも周囲が隆起した鱗屑を伴う斑状の皮疹が典型的な皮膚所見であり，水疱を伴うこともある．かゆみが主症状だが程度には差がある．感染部位では表皮に割れ目ができ，そこから細菌が侵入しやすくなるため，蜂窩織炎のリスクとなる．爪白癬の多くは隣接した皮膚から菌が爪甲へ侵入して起こるため，周囲の皮膚の白癬症を伴っていることが多い．爪白癬の症状は爪の肥厚化，変色である．

❖ 診　断

肉眼的所見や臨床症状で診断することが多いが，病変のある表皮の一部を採取し，角質層を水酸化カリウムで溶解して検鏡することで菌糸が確認できればより確実である．それでも診断に至らない場合は培養検査を行うこともある．一部の皮膚糸状菌症では病変に紫外線を照射すると蛍光を発するものもあり，診断の参考となる．

❖ 治　療

頭部，爪を除き抗真菌薬配合の外用薬の塗布が治療の基本である．テルビナフィン，ミコナゾール，クロトリマゾールを用いることが多い．外用薬での治療により2〜4週間程度で改善することが多い．

爪，頭部の白癬症に対して外用薬は効果が乏しいため，基本的に抗真菌薬の内服を行う．外用薬と内服薬を併用することもある．内服で用いる抗真菌薬はテルビナフィン，イトラコナゾール，フルコナゾールが多い．治療期間は頭部白癬で2〜4週間，爪白癬では3ヶ月程度の長期となる．イトラコナゾールやフルコナゾールを用いる場合は，月に1週間のみ内服するパルス療法を行うことがある．

参考文献

1) 青木　眞：レジデントのための感染症診療マニュアル（第二版）．医学書院，2008.
2) Gerald L. Mandell, John E. Bennett, Raphael Dolin：Mandell, Douglas, and Bennett's Principles and Practice of Infectious Diseases 7th edition. Churchill Livingstone, 2009.

（執筆者）喜安嘉彦（筑波大学）
（取りまとめ）人見重美（筑波大学）

❌ 薬物治療

1. 抗真菌薬の選択

わが国におけるカンジダ血症の分離菌を▶表1に示す[3]．カンジダ血症の4割は *C. albicans* であるが，non-*albicans* が6割存在する．すなわち，侵襲性カンジダ症に対する薬剤選択で最も重要なことは，菌種ごとに感受性のある抗真菌薬を知ることである ▶表2 [2]．F-FLCZ は *C. glabrata*, *C. krusei*, *C. guilliermondii* に対して低感受性または耐性であり，キャンディン系薬は *C. parapsilosis*, *C. guilliermondii* に対する MIC（最少発育阻止濃度）が高く，L-AMB は *C. lusitaniae* に対して耐性になっていることが多い．

通常，侵襲性カンジダ症における菌種不明時の標的治療は，第一選択薬として，重篤例ではキャンディン系薬，中等症ではホスフルコナゾール（F-FLCZ）が推奨される[2]．L-AMBの使用も敗血症性ショックや重症敗血症では考慮するが，副作用の発現率が高いので注意が必要である．代替薬としてボリコナゾール（VRCZ）やイトラコナゾール（ITCZ）がある．菌種不明時に使用した抗真菌薬の有効性評価を3日間使用後に行い，F-FLCZ 使用例で *C. glabrata*, *C. krusei* が検出され臨床症状が改善されていなければキャンディン系薬へ変更，キャンディン系薬使用例で *C. parapsilosis* が検出されればアゾール系薬へ，*C. guilliermondii* では感受性試験を参考に L-AMB または VRCZ へ変更する．*C. albicans* が検出されれば，F-FLCZ への変更を考慮する．

表1　日本におけるカンジダ血症（535株）の菌種[3]

菌　種	割合（%）
C. albicans	218（40.7）
C. parapsilosis	123（23.0）
C. glabrata	96（17.9）
C. tropicalis	62（11.6）
C. krusei	13（2.4）
C. guilliermondii	7（1.3）
C. famata	4（0.7）
C. lusitaniae	3（0.6）
その他	9（1.7）

表2　侵襲性カンジダ症における菌種判明時の抗真菌薬

菌種	第一選択薬	第二選択薬	使用する根拠がない	使用しないことを勧告
C. albicans	(F-)FLCZ	MCFG, CPFG VRCZ L-AMB ITCZ	—	—
C. glabrata	MCFG, CPFG	L-AMB ITCZ	VRCZ	(F-)FLCZ
C. krusei	MCFG, CPFG L-AMB	VRCZ*	ITCZ	(F-)FLCZ
C. parapsilosis	(F-)FLCZ	VRCZ L-AMB ITCZ	MCFG, CPFG	—
C. tropicalis	(F-)FLCZ, MCFG, CPFG	L-AMB VRCZ ITCZ	—	—
C. guilliermondii	L-AMB VRCZ*	—	ITCZ (F-)FLCZ	MCFG, CPFG
C. lusitaniae	(F-)FLCZ, MCFG, CPFG	VRCZ ITCZ	—	L-AMB

* 感受性試験の結果を参考にする.
(深在性真菌症のガイドライン作成委員会（編）：深在性真菌症の診断・治療ガイドライン2014. 協和企画，2014. より転載)

カンジダ血症における眼病変の発症頻度は9〜45%であり[4]，キャンディン系薬およびITCZは硝子体移行が不良であるため，その他の抗真菌薬を用いる．また，カンジダ血症患者において，何らかの理由で血管内留置カテーテル抜去不能の場合，バイオフィルム産生カンジダ属に抗真菌活性のあるキャンディン系薬またはL-AMBを選択する．その他，薬剤選択にかかわる禁忌などについては次の使用上の注意の項で示す．

播種性病変を有さないカンジダ血症患者における抗真菌治療期間は，感染に起因する兆候や症状が改善し，血液培養陰性化確認後少なくとも2週間は必要である．膿瘍や眼内炎がみとめられる場合は，病巣の消失あるいは瘢痕化まで治療期間を延長する．経過良好な症例では，原因真菌に活性のある経口薬へのstep down治療を考慮する．F-FLCZ，ITCZ，VRCZはそれぞれ同一成分の経口薬へ，キャンディン系薬，L-AMBではVRCZを考慮する．

カンジダ症以外の真菌感染症における薬剤選択は，侵襲性肺アスペルギルス症にはVRCZとL-AMBが第一選択薬であり，ITCZ，キャンディン系薬は代替薬である．肺クリプトコッカス症には(F-)FLCZとITCZが第一選択薬であり，重症例や第一選択薬が無効例では5-FCの併用，またはVRCZ，L-AMBを用いる．クリプトコッカス脳髄膜炎の治療にはAMPH-BまたはL-AMBと5-FCの併用が第一選択薬であり，(F-)FLCZとVRCZが代替薬である．ムコール症にはL-AMBのみ有効である．トリコスポロン症にはVRCZが第一選択薬であり，F-FLCZ，ITCZ，L-AMBが代替薬である．

2. 抗真菌薬の作用機序

ポリエン系薬のアムホテリシンB（AMPH-B）は真菌と哺乳類細胞膜の脂質構成の違いに基づいて，真菌に特異的に作用する．真菌の主な細胞膜ステロールはエルゴステロールであり，細菌とヒト細胞ではコレステロールが主となる．AMPH-Bはエルゴステロールに結合し，細胞膜にポアを形成し，このポアを通って細胞内のイオンや高分子が流出することにより真菌を死滅させる．しかし，コレステロールに対しても親和性は低いものの，結合し細胞障害性を示す．特に腎障害は高頻度に発現する．そのため，AMPH-Bをリポソームの脂質二分子膜中に封入することにより，AMPH-Bの真菌

表3 抗真菌薬の禁忌

抗真菌薬	禁　　忌
F-FLCZ	本剤の成分に対し過敏症の既往歴のある患者 妊婦または妊娠している可能性のある婦人 トリアゾラム，エルゴタミン，ジヒドロエルゴタミン，キニジン，ピモジドを投与中の患者
ITCZ	本剤の成分に対し過敏症の既往歴のある患者 妊婦または妊娠している可能性のある婦人 重篤な肝疾患の現症，既往歴のある患者 肝臓または腎臓に障害のある患者で，コルヒチンを投与中の患者 ピモジド，キニジン，ベプリジル，トリアゾラム，シンバスタチン，アゼルニジピン，ニソルジピン，エルゴタミン，ジヒドロエルゴタミン，エルゴメトリン，メチルエルゴメトリン，バルデナフィル，エプレレノン，ブロナンセリン，シルデナフィル（レバチオ®），タダラフィル（アドシルカ®），アリスキレン，リバーロキサバン，リオシグアトを投与中の患者 クレアチニンクリアランスが30 mL/min 未満の患者（注射剤）
VRCZ	本剤の成分に対し過敏症の既往歴のある患者 妊婦または妊娠している可能性のある婦人 リファンピシン，リファブチン，エファビレンツ，リトナビル，カルバマゼピン，長時間作用型バルビツール酸誘導体，ピモジド，キニジン硫酸塩水和物，麦角アルカロイド（エルゴタミン含有製剤），トリアゾラムを投与中の患者 クレアチニンクリアランスが30 mL/min 未満の患者*（注射剤）
CPFG	本剤の成分に過敏症の既往歴のある患者
MCFG	本剤の成分に過敏症の既往歴のある患者
5-FC	本剤の成分に対し過敏症の既往歴のある患者 妊婦または妊娠している可能性のある婦人 テガフール・ギメラシル・オテラシルカリウム配合剤投与中の患者および投与中止後7日以内の患者
L-AMB	本剤の成分に過敏症の既往歴のある患者 白血球を輸注中の患者

* 原則禁忌

に対する作用を維持しながら，生体細胞に対する障害性を低下し，さらに腎臓への分布量を低減したアムホテリシンBリポソーム製剤（L-AMB）が開発された．

フルシトシン（5-FC）は真菌細胞のシトシンパーミアーゼの作用によって真菌細胞内に取り込まれる．その後，5-FC は細胞内で 5-FU（フルオロウラシル）に変換され，さらに 5-FdUMP（フルオロデオキシウリジン一リン酸）と 5-FUTP（フルオロウリジン三リン酸）となり，それぞれ DNA 合成と RNA 合成を阻害する．アムホテリシンBとの併用効果は，AMPH-B によって真菌細胞膜が障害されるため，5-FC の細胞内の濃度が上昇しやすくなることによると考えられている．クリプトコッカス脳髄膜炎において，AMPH-B の単剤治療に比べて AMPH-B と 5-FC の併用療法が有意に生存率を改善することが報告されている[1]．深在性真菌症の診断・治療ガイドライン 2014 では，クリプトコッカス脳髄膜炎の治療には

AMPH-B または L-AMB と 5-FC の併用が推奨されている[2]．

アゾール系薬は真菌のチトクローム P450（CYP）酵素群を阻害してエルゴステロールの合成を抑制し，抗真菌活性を示す．真菌の CYP 酵素へのアゾール系薬の親和性はヒトのものに比べてはるかに高いので真菌に特異的に作用する．

キャンディン系薬は 1,3-β-D-グルカンの合成を阻害し，真菌細胞壁に作用する．その結果，真菌は細胞壁が破壊されて死滅する．

3. 抗真菌薬の使用上の注意

1）禁　忌

抗真菌薬の禁忌を ▶表3 に示す．アゾール系薬は薬物間相互作用があるため，併用薬のチェックは必要である．5-FC もギメラシルがフルオロウラシルの異化代謝を阻害し，血中フルオロウラシル濃度が著しく上昇するため，重篤な血液障害や下痢，口内炎などの消化管障害などが発現する恐れがあるので，テガフール・

表4 抗真菌薬の初期投与設計

抗真菌薬	投与量
F-FLCZ	初日，2日目は1日1回800 mg，3日目以降1日1回400 mg
ITCZ	初日，2日目は1回200 mgで1日2回，3日目以降1日1回200 mg
VRCZ	初日は1回6 mg/kgで1日2回，2日目以降1回3〜4 mg/kgで1日2回
CPFG	初日は1日1回70 mg，2日目以降1日1回50 mg
MCFG	カンジダ症：1日1回100〜150 mg アスペルギルス症：1日1回150〜300 mg
5-FC	1回25 mg/kgで1日4回
L-AMB	カンジダ症：1日1回2.5〜3 mg/kg アスペルギルス症，トリコスポロン症：1日1回2.5〜5 mg/kg クリプトコックス症：1日1回2.5〜6 mg/kg ムーコル症：1日1回5 mg/kg

表5 抗真菌薬の腎排泄型と肝代謝型の分類

腎排泄型	肝代謝型	不明
(F-)FLCZ 5-FC	ITCZ VRCZ CPFG MCFG	L-AMB

表6 添付文書に記載された腎障害時の投与方法

薬物名	腎障害患者
(F-)FLCZ	Ccr 50 mL/min 以下：半量投与 透析患者：透析終了時に通常量を投与
5-FC	Ccr 40〜20 mL/min：12時間ごと投与 Ccr 20〜10 mL/min：24時間ごと投与 Ccr 10 mL/min 未満：24時間以上ごと投与

ギメラシル・オテラシルカリウム配合剤の投与中および投与中止後，少なくとも7日以内は禁忌となっている．

痛風発作の寛解および予防に用いられるコルヒチンは，肝臓または腎臓に障害のある患者で，肝代謝酵素 CYP3A4 を強く阻害する薬物または P 糖タンパク質を阻害する薬物を服用すると，コルヒチンの血中濃度が上昇し，汎血球減少，肝機能障害，呼吸困難，筋痛，腹痛，嘔吐，下痢，発熱などが発現する恐れがあるため，それらの薬物とは2010年6月に併用禁忌となった．したがって，CYP3A4 および P 糖タンパク質を阻害する ITCZ は，肝臓または腎臓に障害のある患者で，コルヒチンを投与中の患者には禁忌である．

白血球輸注中または直後に AMPH-B を投与した患者に，急性肺機能障害がみられたとの報告があり，L-AMB は白血球を輸注中の患者には禁忌である．

2）薬物動態

抗真菌薬の投与量を ▶表4 に示した．アゾール系薬とカスポファンギン（CPFG）は投与初期に負荷投与が必要である．▶表5 に主な排泄経路を示す．腎排泄型の（F-）FLCZ，

5-FC は腎機能に応じた投与設計が必要である ▶表6．さらに，ITCZ と VRCZ はそれぞれ主に CYP3A4 と CYP2C19 で代謝される肝代謝型の薬物であるが ▶表5，注射剤には腎排泄のスルホブチルエーテル β-シクロデキストリンナトリウムが添加物として入っており，Ccr が 30 mL/min 未満の患者においては，その添加物が蓄積し，腎障害が悪化する恐れがあるので，（原則）禁忌となっている ▶表3．また，肝代謝型の ITCZ は重篤な肝疾患のある患者には禁忌である ▶表3．VRCZ と CPFG は肝障害時の投与量が添付文書に示されている ▶表7．ただし，両剤共に Child-Pugh 分類クラス C を伴う患者に対しては，安全性が確立されていない．MCFG は肝障害時の投与方法について添付文書に記載はないが，総ビリルビン値が 5 mg/dL 以上で，血中濃度が高くなることが報告されている[5]．L-AMB は排泄経路が不明であり，腎機能・肝機能低下時において減量の必要はない．

3）副作用

抗真菌薬の主な副作用を ▶表8 に示す．（F-）FLCZ，キャンディン系薬の副作用発現率は低く，使用しやすい．ITCZ の内用液剤には

表7　添付文書に記載された肝障害時の投与方法

薬物名	肝障害患者
VRCZ	Child-Pugh 分類クラス A，B： 投与初日は 1 回 6 mg/kg で 1 日 2 回投与し，投与 2 日目以降は 1 回 1.5〜2 mg/kg で 1 回 2 回投与する．
CPFG	Child-Pugh 分類クラス A： 　通常量を投与する． Child-Pugh 分類クラス B： 　食道カンジダ症の場合，1 日 1 回 35 mg を投与する． 　侵襲性カンジダ症，アスペルギルス症の場合，投与初日は 1 日 1 回 70 mg 投与し，投与 2 日目以降は 1 日 1 回 35 mg を投与する．

表8　抗真菌薬の主な副作用

抗真菌薬	主な副作用
F-FLCZ	肝障害
ITCZ	肝障害，腎障害，下痢，低カリウム血症
VRCZ	視覚異常，肝障害，食欲不振，悪心，嘔吐，頭痛，不眠症
CPFG	肝障害
MCFG	肝障害
5-FC	食欲不振，嘔気，肝障害，腎障害，骨髄抑制
L-AMB	悪心，発熱，腎障害，低カリウム血症，肝障害，骨髄抑制

ヒドロキシプロピル-β-シクロデキストリンが添加されており，胃腸障害，腎障害が発現することがある．5-FC の骨髄抑制は高濃度が続くと発現するので，腎機能に応じた投与設計が重要である．

　VRCZ の視覚異常および肝障害は高頻度に発現する．視覚異常は殆ど一過性であり，継続投与が可能である．一方，VRCZ は血中濃度に依存して肝障害が発現する[6]．日本人では CYP2C19 の EM（extensive metabolizer）は 3 割しかおらず，HEM（heterozygous extensive metabolizer）が 5 割，PM（poor metabolizer）が 2 割存在する．さらに，投与量と血中濃度が非線形を示すため，日本人においては血中濃度が上昇しやすく，肝障害の発現率が高い[6]．したがって，VRCZ は TDM が推奨されており，そのガイドラインでは，有効性の面から目標トラフ値は 1〜2 μg/mL 以上，安全性の面から 4〜5 μg/mL を超える場合には肝障害に注意するとなっている[7]．

　L-AMB による腎障害の発現頻度は従来の製剤に比べてかなり低下し，2.8〜32% と報告されている[8]．さらに，L-AMB は 3 mg/kg/day と比べ，10 mg/kg/day で投与すると有意に腎障害の発現頻度が高くなることが示されている[9]．また，骨髄抑制も 3 mg/kg/day より高用量で投与すると発現頻度が高くなるので[10]，高用量投与する際は腎障害，骨髄抑制に注意が必要である．低カリウム血症は従来の製剤と同様，頻発するので，カリウム製剤の投与は使用開始時より念頭に置いておくべきである．投与

時関連反応（発熱，悪寒，悪心，嘔吐，頭痛，背部痛，骨痛など）の予防には，点滴速度を遅らせるか，ジフェンヒドラミン，アセトアミノフェンおよびヒドロコルチゾンなどの投与が有効である．

参考文献

1) Day JN, Chau TT, Wolbers M et al. : Combination antifungal therapy for cryptococcal meningitis. N Engl J Med 2013 ; 368 : 1291-302.
2) 深在性真菌症のガイドライン作成委員会（編）：深在性真菌症の診断・治療ガイドライン 2014．協和企画，2014．
3) Takakura S, et al. : National surveillance of species distribution in blood isolates of Candida species in Japan and their susceptibility to six antifungal agents including voriconazole and micafungin. J Antimicrob Chemother 2004 ; 53 : 283-9.
4) 日本医真菌学会（編）：侵襲性カンジダ症の診断・治療ガイドライン 2013．春恒社，2013．
5) Muraki Y et al. : The impact of total bilirubin on plasma micafungin levels in living-donor liver transplantation recipients with severe liver dysfunction. Biol Pharm Bull 2009 ; 32 : 750-4.
6) Matsumoto K, Ikawa K, Abematsu K et al. : Correlation between voriconazole trough plasma concentration and hepatotoxicity in patients with different CYP2C19 genotypes. Int J Antimicrob Agents 2009 ; 34 : 91-4.
7) Hamada Y, Tokimatsu I, Mikamo H et al. : Practice guidelines for therapeutic drug monitoring of voriconazole : a consensus review of the Japanese Society of Chemotherapy and the Japanese Society of Therapeutic Drug Monitoring. J Infect Chemother 2013 ; 19 : 381-92.
8) Safdar A, Ma J, Saliba F et al. : Drug-induced nephrotoxicity caused by amphotericin B lipid complex and liposomal amphotericin B : a review and meta-analysis. Medicine (Baltimore) 2010 ; 89 : 236-44.
9) Cornely OA, Maertens J, Bresnik M et al. : Liposo-

mal amphotericin B as initial therapy for invasive mold infection : a randomized trial comparing a high-loading dose regimen with standard dosing (AmBiLoad trial). Clin Infect Dis 2007 ; 44 : 1289-97, 111.

10) Shigemi A, Matsumoto K, Ikawa K et al. : Safety

analysis of liposomal amphotericin B in adult patients : anaemia, thrombocytopenia, nephrotoxicity, hepatotoxicity and hypokalaemia. Int J Antimicrob Agents 2011 ; 38 : 417-20.

（執筆者）松元一明（慶應義塾大学）

抗真菌薬一覧

適応症	分類	一般名	略号	販売名(商品名)	標的分子/作用機序	その他
深在性感染症	アゾール系薬	ホスフルコナゾール	F-FLCZ	プロジフ®	チトクローム P450-14α-脱メチル化酵素阻害によるエルゴステロール合成阻害	
		イトラコナゾール	ITCZ	イトリゾール®		
		ボリコナゾール	VRCZ	ブイフェンド®		
	キャンディン系薬	カスポファンギン酢酸塩	CPFG	カンサイダス®	1,3-β-D グルカン合成酵素の非競合的阻害	
		ミカファンギン	MCFG	ファンガード®		
	フロロピリミジン系薬	フルシトシン	5-FC	アンコチル®	核酸合成系阻害	
	ポリエン系薬	アムホテリシン B	AMPH-B	ファンギゾン®	エルゴステロール結合による細胞膜破壊	
		アムホテリシン B リポソーム製剤	L-AMB	アムビゾーム®		リポゾーム製剤によるアムホテリシンの副作用低減
皮膚糸状菌症	アリルアミン系薬	テルビナフィン塩酸塩		ラミシール®	スクアレンエポキシダーゼ阻害によるエルゴステロール合成阻害	
	アゾール系薬	イトラコナゾール		上記参照		
		ミコナゾール	MCZ	フロリード®F	チトクローム P450-14α-脱メチル化酵素阻害によるエルゴステロール合成阻害	
		クロトリマゾール	CTZ	エンペシド® タオン®		
		エフィナコナゾール	EFCZ	クレナフィン®		外用トリアゾール系薬

1 肺がん

◻ 病態生理

1. 病態生理

1) 概　要

　がんは自律性に増殖し，浸潤・遠隔転移を起こす腫瘍で，遺伝子の異常により発生する．がんの生物学的特性として，持続的な増殖シグナル，増殖抑制の回避，細胞死への抵抗性，無制限な複製能，継続的な血管新生，組織への浸潤・転移能，免疫逃避，エネルギー代謝異常，ゲノムの不安定性，腫瘍促進性炎症が知られている[1]．これらの特性を踏まえ，細胞の分裂過程に作用する細胞障害性（cytotoxic）抗がん薬，増殖シグナルを遮断する分子標的薬，血管新生阻害薬，免疫逃避を解除する免疫チェックポイント阻害薬などが臨床的に用いられる．

　遺伝子変異が多段階に蓄積することで発がんすると考えられ，遺伝子を傷つける発がん物質を多く含むタバコの喫煙により，肺がんリスクが高まる．一方，単一の変異のみでも発がんおよび自律性増殖を引き起こす強力なドライバー遺伝子変異（上皮成長因子受容体（epidermal growth factor receptor：EGFR）遺伝子変異，ALK 遺伝子転座，ROS1 融合遺伝子など）の存在も明らかにされている．このようなドライバー遺伝子変異を持つ肺がんは非喫煙者に多く，単一の遺伝子変異の機能に依存する「がん遺伝子中毒（oncogene addiction）」の状態にあるため，この遺伝子変異の機能による増殖シグナルをブロックする分子標的薬が著効する ▶図1．

2) 疫　学

　肺がんは，部位別のがんの中で罹患，死亡とも多い．国立がん研究センターがん対策情報センターの報告によると，日本では年間約 11 万 2 千人が罹患し（2013 年），約 7 万 4 千人が死亡しており（2015 年），罹患数は胃がん，大腸がんに続き 3 位，死亡数 1 位である．1990 年代後半以降，肺がんの罹患率は男性では横ばいだが，女性では増加傾向が続いている．肺がんの罹患率は 40 歳以上から増え始め，80 歳代で最も多い．日本人が生涯で肺がんに罹患するリスクは，男性で 10％，女性で 5％ と推計されている[2),3)]．

3) 危険因子

　喫煙が最も影響が大きい危険因子である．国立がん研究センターがん予防・検診研究センターのメタアナリシスによると，喫煙により肺がんリスクが男性で 4.5 倍，女性で 4.2 倍上昇する[4]．その他，慢性閉塞性肺疾患，アスベストなどの職業的曝露，大気汚染，肺結核，肺がんの既往歴や家族歴，年齢などが危険因子である．

4) 分　類

　組織型の分類を図に示す ▶図2．

① 非小細胞肺がん

　a）腺がん：腺管への分化あるいは粘液産生がみとめられるもので，肺の末梢に発生する肺野型が多い．女性に多い．進行は速いものから遅いものまで様々である．複数のドライバー遺伝子変異が発見され

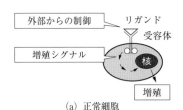

(a) 正常細胞

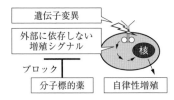

(b) がん遺伝子中毒

図1　がん遺伝子中毒と分子標的薬

図2　肺がんの組織分類

ており，EGFR 遺伝子変異が約 50%，ALK 遺伝子転座が約 4%，ROS1 融合遺伝子が約 1%，にみとめられるが，約半数はドライバー遺伝子変異陰性である．

b）**扁平上皮がん**：角化あるいは細胞間橋を示すもので，肺門型が多く，空洞を作ることがある．男性に多い．

c）**大細胞がん**：未分化で，腺がん，扁平上皮がんを除外したもの．

② 小細胞肺がん

小型の細胞からなる．増殖が速く，脳やリンパ節，肝臓，骨などに転移しやすいため，診断時から遠隔転移を伴うことが多い．化学療法や放射線治療への反応性は高い．

2. 症　状

肺がんに特徴的な臨床症状はないが，多くの患者は，咳嗽，喀痰，血痰，発熱，呼吸困難，胸痛といった呼吸器症状をきっかけに発見される．ばち指もしばしばみとめられる．

隣接臓器への圧迫・浸潤を来すと，反回神経麻痺による嗄声，上大静脈症候群による顔面・頸部・上肢の浮腫などがある．脳転移による脳神経症状や，骨転移による疼痛など，遠隔転移による症状で発見されることもある．

また，腫瘍がホルモンを産生したり，異常な免疫反応を誘導したりすることで腫瘍随伴症候群を引き起こすことがある．抗利尿ホルモン不適合分泌症候群（SIADH）による低ナトリウム血症や，副甲状腺ホルモン関連タンパク（PTHrP）産生による高カルシウム血症を原因とする意識障害，Lambert-Eaton 症候群による筋力低下などが知られている．

3. 検　査

1）検出方法

肺がんが疑われた場合，まずは胸部 X 線，胸部 CT，喀痰細胞診などで肺がんを検出する．

2）確定診断

気管支鏡下に経気管支生検（TBB）を施行し，病理学的に確定診断する．困難な場合には経皮針生検，胸腔鏡下生検を考慮する．胸水があれば胸腔穿刺を行う．組織型や病期に応じドライバー遺伝子変異検索（EGFR，ALK，ROS1 など），免疫チェックポイント分子の発現（PD-L1）などを検査しサブグループの同定を行う．

3）病期診断

胸部造影 CT，頭部造影 MRI，FDG-PET/CT（または上腹部造影 CT および骨シンチグラフィ）を撮影し，全身検索する．原発腫瘍の進展度（T 因子：tumor），所属リンパ節転移の有無や範囲（N 因子：lymph node），遠隔転移の有無や部位・数（M 因子：metastasis）を最新の TNM 分類に従い評価し，臨床病期診断を行う[5]．T 因子は，腫瘍の充実成分径のほか，気管および気管支への関与，無気肺・閉塞性肺炎の有無，隣接する臓器や大血管への浸潤の有無により T0〜T4 に分類される．N 因子は，リンパ節転移の無い N0 から，原発巣と同側までにとどまる N1，気管分岐部リンパ節までにとどまる N2，対側や鎖骨上窩まで広がる N3 に分類される．M 因子は，遠隔転移の無い M0 と遠隔転移を有する M1 に分類され，遠隔転移の部位および数により M1a から M1c に細分化される．

TNM 分類は，予後をよりきめ細やかに反映するため年々細分化が進んでおり，2018 年 2 月時点で第 8 版となっている．TNM 分類を踏まえて I〜IV 期の病期分類がなされ，おおまかに T2 までの N0 症例が I 期，N1 症例が II 期，N2 症例が IIIA 期，N3 症例が IIIB 期となっている．T3 および T4 症例ではより進行した病期に分類される．遠隔転移を伴う M1 症例であれば，T 因子・N 因子によらず IV 期となる．詳細は最新の肺癌取扱い規約[5]を参照すること．

小細胞肺がんでは，限局型（limited disease：LD）と進展型（extensive disease：ED）に分類する．病変が一側胸郭内，同側肺門，両側縦隔，両側鎖骨上窩リンパ節にとどまるものを限局型（LD）とし，その範囲を超えたものを進展型（ED）とするが，基準は必ずしも統一されておらず，TNM 分類との併記が推奨されている．

4. 治療概要

治療法として，手術，放射線照射，化学療法があり，臨床病期により選択される ▶図3．

現在，化学療法の選択肢増加に伴い，肺がん治療の戦略も複雑化している．理解の一助として歴史を簡潔に記す．非小細胞肺がんに対し，1970〜1980 年代には初期の「細胞障害性抗がん薬」である第一世代抗がん薬としてマイトマイシン C，シクロホスファミド，ビンクリスチ

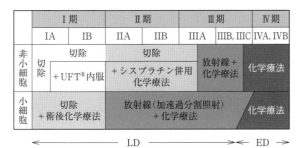

図3 肺がん治療の概略

ンなどを用いた多剤併用療法が試みられたが，有効性は示されなかった．1980年代前半になり第二世代抗がん薬としてシスプラチン，カルボプラチン，エトポシド，ビンデシンなどが登場すると，シスプラチンとの併用療法による生存期間の延長が確認され[6]，広く用いられるようになった．1990年代に入ると第三世代抗がん薬としてイリノテカン，パクリタキセル，ドセタキセル，ビノレルビン，ゲムシタビン，テガフール・ギメラシル・オテラシルカリウム，ペメトレキセドなどが登場し，第二世代抗がん薬と比較して奏効率が高く生存期間を延長することが示され[7]，以後プラチナ製剤と第三世代抗がん薬の併用療法が標準となっている．2000年代には，分子生物学の進歩に伴いドライバー遺伝子変異を標的とした「分子標的薬」の開発が進み，肺がん領域ではゲフィチニブが2002年に世界に先駆けてわが国で承認され，EGFR遺伝子変異陽性例に対し高い有効性を示した[8]．2010年代に入ると，これまで多くの免疫療法が有効性は示せずにいたなかで，「免疫チェックポイント阻害薬」であるニボルマブが初めて有効性をみとめられ[9,10]，2015年に非小細胞肺がんに対して承認された．

本稿執筆2018年2月時点でも，複数の免疫チェックポイント阻害薬およびその併用療法による臨床試験が進行しており，今後も治療戦略が大きく変化していくことが予想される．

一方で，小細胞肺がんは化学療法に対する感受性が高く，治療も先行していた．1960年代にはシクロホスファミド単独治療[11]，1970年代には多剤併用化学療法による予後延長が示され，広く用いられた．1980年代以降はシスプラチン＋エトポシドとの比較試験が行われ，2000年にはシスプラチンを含むレジメンの方が奏効率および1年生存率が高いことが示された[12]．以降，シスプラチン＋エトポシドが世界的に標準治療となっている．さらにわが国では，シスプラチン＋イリノテカンがシスプラチン＋エトポシドと比較して有意に生存期間を延長することが示されたが[13]，北米を中心とした追試では結果を再現できなかった．以後，目立った進歩がない状態が続いている．

以下，日本肺癌学会による執筆時最新の肺癌診療ガイドライン[14,15]に沿って解説する．ガイドラインは適宜更新され，インターネット上で公開されている．現在，肺がん治療は日進月歩であり，常に最新のガイドラインを参照することが必要である．

1）非小細胞肺がん

① Ⅰ～Ⅱ期

手術適応となり，肺葉切除を行う．術後，切除検体をもとに病理病期を決定する．

病理病期Ⅰ期では，腫瘍径が2 cmを超える症例では術後，テガフール・ウラシル配合錠（UFT®）1～2年間内服による術後補助化学療法を行うことで，5年生存率で数％の上乗せ効果が期待される．5年生存率は約70％である．

病理病期Ⅱ期では，シスプラチン併用化学療法による術後補助化学療法で5年生存率11％の上乗せ効果が示されており，推奨される．5年生存率は約50％である．

医学的な理由で手術できない場合には，根治的放射線治療の適応となる．

② Ⅲ期

集学的治療を行う．切除可能な症例では，手術と，シスプラチン併用化学療法による術後補助化学療法を行うほか，一部の症例では術前化学療法が考慮される．5年生存率は約25％である．

切除不能例には，カルボプラチン＋パクリタキセル，シスプラチン＋ドセタキセルなどプラチナ併用化学療法と，60 Gy/30回/6週の放射線照射を同時併用する．

放射線照射が不可能な症例では，Ⅳ期に準じた化学療法を行う．

③ Ⅳ期

化学療法が行われる．目的は，腫瘍の縮小に

よる生存期間の延長と，生活の質（quality of life：QOL）の改善である．根治は望み難い．米国東海岸がん臨床試験グループ（Eastern Cooperative Oncology Group：ECOG）によるパフォーマンスステータス（Performance Status：PS）▶表1 を用いて全身状態を評価し，PS 0～2と良好であれば化学療法の適応である．化学療法に用いられる薬剤は，細胞障害性抗がん薬，分子標的薬，免疫チェックポイント阻害薬，が3本柱であり，補助的に血管新生阻害薬が用いられる．細胞障害性抗がん薬による生存期間中央値は1年程度であったが，分子標的薬や免疫チェックポイント阻害薬など近年の治療の進歩により，一部だが長期生存例も報告されるようになってきた．これらの薬剤を適切なタイミングで使用するためには，組織，病期診断と並行して，遺伝子変異陽性例，PD-L1≧50%，それ以外，のいずれのサブグループに属するのかを診断することが重要である▶図4．各サブグループにおける治療方針の概略を図に示す▶図5．

ⅰ）一次治療

a）細胞障害性抗がん薬

75歳未満で，PS 0～1と全身状態良好であれば，プラチナ製剤を含む2剤併用療法（以下，プラチナ併用化学療法）を4～6コース施行す

表1　ECOG PS

0	全く問題なく活動できる．発病前と同じ日常生活が制限なく行える．
1	肉体的に激しい活動は制限されるが，歩行可能で，軽作業や座っての作業は行うことができる．例：軽い家事，事務作業
2	歩行可能で自分の身の回りのことはすべて可能だが作業はできない．日中の50%以上をベッド外で過ごす．
3	限られた自分の身の回りのことしかできない．日中の50%以上をベッドか椅子で過ごす．
4	全く動けない．自分の身の回りのことは全くできない．完全にベッドか椅子で過ごす．

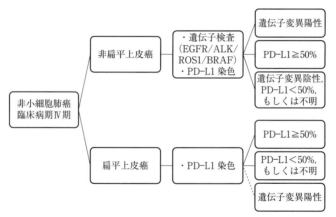

図4　Ⅳ期非小細胞肺がん：サブグループの同定
（日本肺癌学会（編）：肺癌診療ガイドライン2017年版Ⅳ期非小細胞肺癌薬物療法．金原出版，2017．p.4より転載）

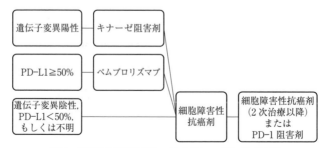

図5　Ⅳ期非小細胞肺がん：サブグループ別の治療方針
（日本肺癌学会（編）：肺癌診療ガイドライン2017年版Ⅳ期非小細胞肺癌薬物療法．金原出版，2017年，p.4より転載）

る．プラチナ製剤はシスプラチン（CDDP）またはカルボプラチン（CBDCA）を用いる．シスプラチンの方が若干効果は高いものの，毒性が強い．シスプラチンは高度（嘔吐頻度＞90%）の催吐性リスクがあり，予防的にアプレピタント，5-HT₃受容体拮抗薬，デキサメタゾンの3剤を併用して投与する．カルボプラチンの催吐性リスクは中等度（嘔吐頻度30～90%）であり，5-HT₃受容体拮抗薬とデキサメタゾンの2剤を併用する．患者の全身状態，合併症やニーズにより使い分ける．併用する抗がん剤は，ビノレルビン，ゲムシタビン，パクリタキセル，ドセタキセル，テガフール・ギメラシル・オテラシルカリウム配合剤（TS-1®）などの，いわゆる第三世代抗がん薬を用いる．効果はFACS試験など多くの臨床試験で検証されたが，いずれの薬剤でも腫瘍の縮小が得られる割合（奏効率）は20～30%，生存期間中央値（median survival time：MST）は10ヶ月前後であった．

非扁平上皮がんではペメトレキセドの優位性が示されており，頻用されている．症例によっては血管新生阻害薬であるベバシズマブを追加するが，タンパク尿などのリスクがある．プラチナ併用化学療法後に進行（progression disease：PD）ではなかった症例に対しては，ペメトレキセド単剤やベバシズマブ単剤を継続する維持療法を行う．

扁平上皮がんでは，ペメトレキセドは効果が劣るため使用せず，他の第三世代抗がん薬を用いる．ベバシズマブは重篤な喀血の副作用が報告されており，使用しない．維持療法も行わない．

75歳以上の高齢者や，PS 2の全身状態が思わしくない症例に対しては，主にドセタキセル，ゲムシタビン，ビノレルビンなど非プラチナ製剤単剤の投与を行う．催吐リスクは軽度（嘔吐頻度10～30%）であり，予防的にデキサメタゾンを用いる．高齢のみを理由として化学療法を避けることはせず，症例によってはプラチナ製剤併用化学療法を考慮する．

細胞障害性抗がん薬では好中球減少が必発である．発熱性好中球減少症（febrile neutropenia：FN）を発症した場合，低リスクならばシプロフロキサシン＋クラブラン酸・アモキシシリンの内服を，高リスクであれば抗緑膿菌作用を持つβ-ラクタム系薬（セフェピム，メロペネム，タゾバクタム・ピペラシリン，セフタジジムなど）の点滴投与を行う．高齢者，肺炎，臓器障害など危険因子がある場合には，顆粒球コロニー刺激因子（granulocyte-colony stimulating factor：G-CSF）の投与も検討する．

b）分子標的薬

分子標的薬は，遺伝子変異陽性例であれば奏効率が約70%と高く，腫瘍の縮小を維持し続ける無増悪生存期間（progression-free survival：PFS）も長いことから，一次治療から用いることが推奨される．生存期間中央値（MST）は24ヶ月以上である．

EGFR遺伝子変異陽性の非扁平上皮がんに対しては，EGFRチロシンキナーゼ阻害薬（EGFR-TKI）を用いる．第一世代のゲフィチニブまたはエルロチニブ，第二世代のアファチニブ，第三世代のオシメルチニブがある．ゲフィチニブはPS 3-4と不良であっても投与することがある．アファチニブは第一世代より効果が高いが，皮疹や下痢などの副作用も強く，PS 0-1と良好な若年者に推奨される．オシメルチニブは第一・第二世代EGFR-TKIに対する耐性化機序の約半数を占めるEGFR T790M遺伝子変異に対しても有効であり，皮疹や下痢などの副作用も比較的弱い．EGFR-TKIでは皮膚障害の重症度と抗腫瘍効果の相関が報告されており，ステロイド外用やミノサイクリン内服などで対処しながら治療継続することが大切である．

ALK遺伝子転座陽性の非扁平上皮がんに対しては，ALK阻害薬であるクリゾチニブ，アレクチニブが用いられる．クリゾチニブ耐性化後の症例に対してはセリチニブが承認を得られている．

ROS1遺伝子転座陽性の非扁平上皮がんに対しては，クリゾチニブが用いられる．

扁平上皮がんの一次治療では，分子標的薬は用いられない．

c）免疫チェックポイント阻害薬

免疫チェックポイント阻害薬では，免疫の負の制御に関与するPD-1（Programmed death-1）に対する抗PD-1抗体が用いられる．細胞傷害性T細胞の表面に存在するPD-1受容体が，腫瘍細胞の発現するPD-L1と結合すること

で，腫瘍の免疫逃避に関与している．この結合を抗PD-1抗体により阻害することで，抗腫瘍免疫応答が活性化され，治療効果を発揮する．

抗PD-1抗体であるペムブロリズマブでは，PD-L1陽性腫瘍細胞（TPS）が多いほど治療効果が高いことが示された．また，特にTPS 50％以上の患者ではプラチナ併用化学療法を上回る治療効果が得られたことから，TPS 50％以上の患者では，ペムブロリズマブ単剤を一次治療から投与することが推奨される．副作用として，多くの免疫関連有害事象が報告されており，特に甲状腺機能障害の頻度は高い．また免疫チェックポイント阻害薬の投与後に分子標的薬を使用すると間質性肺疾患の頻度が上昇するとの報告もあり，注意が必要である．

ii）二次治療以降

a）細胞障害性抗がん薬

既にプラチナ併用化学療法を施行した場合，ドセタキセル単剤が推奨される．75歳未満のPS 0-1症例に対しては，血管新生阻害薬であるラムシルマブの併用が推奨される．また，TS-1内服もドセタキセルと同等の治療効果が示され，推奨される．非扁平上皮がんでは，ペメトレキセド単剤も推奨される．

b）分子標的薬

遺伝子変異陽性だが分子標的薬が未使用であった場合，分子標的薬を投与する．

c）免疫チェックポイント阻害薬

免疫チェックポイント阻害薬では，PD-L1阻害薬であるニボルマブおよびペムブロリズマブの投与が推奨される．ニボルマブはPD-L1の発現を問わず，ペムブロリズマブはPD-L1＞1％において，ドセタキセルより良好な成績を示した．

1）小細胞肺がん

進行が速く，早期から容易に遠隔転移を来すため，全ての病期で細胞障害性抗がん薬の投与が基本的な治療となる．手術適応はI期のみである．治療標的となる遺伝子異常は確立されておらず，分子標的薬は用いない．

① 限局型

i）I期

手術と，シスプラチン＋エトポシドによる術後化学療法4コースが推奨される．5年生存率は40〜70％である．

ii）I期以外

PS 0-2と良好であれば，化学放射線療法を行う．シスプラチン＋エトポシドを4コース施行するのと同時に，1日2回照射する加速過分割照射（45 Gy/30回/3週）が推奨される．通常の1日1回照射であれば50〜60 Gy/25〜30回/5〜6週とする．高率に脳転移で再発するため，全ての病変が消失する完全奏功（complete response：CR）が得られた場合には，6ヶ月以内に予防的全脳照射（prophylactic cranial irradiation：PCI）25 Gy/10回を施行する．奏効率は80〜90％で，50％程度で完全奏功を得られるが，生存期間中央値（MST）は20ヶ月前後である．

PS 3-4と不良であっても，治療効果によりPS改善が見込まれるため，化学療法を施行する．治療によりPSが改善したら，放射線照射を追加する．完全奏功が得られれば予防的全脳照射も行う．

② 進展型

i）一次治療

シスプラチン＋エトポシドを4コース施行する化学療法が基本となる．70歳以下の若年者で，PS 0-2と良好であれば，エトポシドに替えてイリノテカンが推奨される．イリノテカンは，効果は高いものの下痢の頻度が多く，注意が必要である．75歳以上の高齢者や，PS 3の症例，シスプラチン一括投与ができない症例では，シスプラチンに替えてカルボプラチンを用いるか，シスプラチンを3日間に分割して投与する．限局型と違い，PS 4では化学療法は勧められない．放射線照射は行わない．完全奏功例に対する予防的全脳照射については議論があったが，現在は推奨されていない．奏効率は75％程度，生存期間中央値（MST）は10ヶ月前後である．

ii）二次治療

初回治療終了後から再発までの期間が長いほど再発後の化学療法の奏功割合が高く，60〜90日以上を感受性再発（sensitive relapse），それより短い場合を不応性再発（refractory relapse）と分類する．確立はされていないが，感受性再発に対してはノギテカン投与が標準的であり，エトポシド，イリノテカン，アムルビシン，カルボプラチン＋パクリタキセルなども

用いられる．初回化学療法と同じレジメンを再投与することもある．不応性再発に対しては，アムルビシンの投与を考慮する．

参考文献

1) Hanahan D, et al.：Hallmarks of cancer：the next generation. Cell. 2011；144：646-74.
2) 人口動態統計（厚生労働省大臣官房統計情報部編）
3) Hori M, et al.：Cancer incidence and incidence rates in Japan in 2009：a study of 32 population-based cancer registries for the Monitoring of Cancer Incidence in Japan（MCIJ）project. Jpn J Clin Oncol. 2015；45：884-91.
4) Sobue T, et al.：Cigarette smoking and subsequent risk of lung cancer by histologic type in middle-aged Japanese men and women：the JPHC study. Int J Cancer. 2002；99：245-51.
5) 日本肺癌学会（編）：臨床・病理肺癌取扱い規約（第8版）．金原出版，2017年．
6) Non-small Cell Lung Cancer Collaborative Group：Chemotherapy in non-small cell lung cancer：a meta-analysis using updated data on individual patients from 52 randomised clinical trials. BMJ. 1995；311：899-909.
7) Kubota K, et al.：Phase III randomized trial of docetaxel plus cisplatin versus vindesine plus cisplatin in patients with stage IV non-small-cell lung cancer. J Clin Oncol. 2004；22：254-61.
8) Mitsudomi T, et al.：Gefitinib versus cisplatin plus docetaxel in patients with non-small-cell lung cancer harbouring mutations of the epidermal growth factor receptor（WJTOG3405）：an open label, randomised phase 3 trial. Lancet Oncol. 2010；11：121-8.
9) Brahmer J, et al.：Nivolumab versus Docetaxel in Advanced Squamous-Cell Non-Small-Cell Lung Cancer. N Engl J Med. 2015；373：123-35.
10) Borghaei H, et al.：Nivolumab versus Docetaxel in Advanced Nonsquamous Non-Small-Cell Lung Cancer. N Engl J Med. 2015；373：1627-39.
11) Green RA, et al.：Alkylating agents in bronchogenic carcinoma. Am J Med. 1969；46：516-25.
12) Edmonson JH, et al.：Cyclophosphamide and CCNU in the treatment of inoperable small cell carcinoma and adenocarcinoma of the lung. Cancer Treat Rep. 1976；60：925-32.
13) Noda K, et al.：Irinotecan plus Cisplatin Compared with Etoposide plus Cisplatin for Extensive Small-Cell Lung Cancer. N Engl J Med. 2002；346：85-91.
14) 日本肺癌学会（編）：EBMの手法による肺癌診療ガイドライン2016年版 悪性胸膜中皮腫・胸腺腫瘍含む．金原出版，2016.
15) 日本肺癌学会（編）：肺癌診療ガイドライン2017年版 IV期非小細胞肺癌薬物療法. 金原出版, 2017.

（執筆者）田村智宏（筑波大学/茨城県立中央病院・茨城県地域がんセンター）

（取りまとめ）檜澤伸之（筑波大学）

❌ 薬物治療

1. 治療レジメン

1）非小細胞肺がんレジメン

①Stage IA，IB，IIA，IIB，IIIA（切除可能）

Stage IAは，手術療法単独が用いられる．

Stage IB，IIA，IIB，IIIA（切除可能）では，手術後に術後補助化学療法を行う．

i）Stage IB期（腺がんのみ）

術後補助化学療法としてテガフール・ウラシル配合錠（UFT®，ユーエフティ® カプセル）250 mg/m^2 を2年間連日内服する．UFT® を内服することにより，5年生存率で5〜10% 程度の改善が期待される[2]．

[レジメン]

Stage IB期（腺がんのみ）

UFT®（250 mg/m^2/day） 経口 連日投与（2年間）

ii）Stage II，IIIA（切除可能）期

術後補助化学療法としてシスプラチン（cisplatin：CDDP）ベースの化学療法の有効性が示されている．特に，ビノレルビン（vinorelbine：VNR）を組み合わせたシスプラチン＋ビノレルビン療法によるエビデンスが最も高く，5年生存率で4〜15% の上乗せが見込まれる[3]．

[レジメン]

NP療法

シスプラチン（100 mg/m^2） 静注 day 1*
ビノレルビン（30 mg/m^2） 静注 day 1, 8, 15, 22*
1クール 28 days
シスプラチン（50 mg/m^2） 静注 day 1, 8*
ビノレルビン（30 mg/m^2） 静注 day 1, 8, 15, 22*
1クール 28 days
シスプラチン（80 mg/m^2） 静注 day 1
ビノレルビン（25 mg/m^2） 静注 day 1, 8
1クール 21 days
* 日本の承認用量ではない．

②Stage IIIA（切除不能），IIIB（放射線照射可能）期

化学療法（白金製剤＋第二，三世代抗がん薬）と放射線治療（thoracic radiotherapy：TRT）60 Gy の同時併用療法が行われる．放射

線治療と併用されるレジメンは，マイトマイシンC＋ビンデジン＋シスプラチン（MVP）療法，シスプラチン＋ビノレルビン（NP）療法，シスプラチン＋ドセタキセル（DC）療法，カルボプラチン＋パクリタキセル（TC）療法が用いられる.

［レジメン］

MVP療法

マイトマイシンC（8 mg/m²）静注 day 1
ビンデジン（3 mg/m²）静注 day 1, 8
シスプラチン（80 mg/m²）静注 day 1
1クール 28 days

DC療法

シスプラチン（40 mg/m²）静注 day 1, 8
ドセタキセル（40 mg/m²）静注 day 1, 8
1クール 28 days

③Stage ⅢB（放射線照射不能），Ⅳ期

白金製剤（シスプラチン，カルボプラチン）＋第三世代抗がん薬（イリノテカン，ゲムシタビン，ビノレルビン，パクリタキセル，ドセタキセル）の組合せが標準治療であったが，近年になり，ペメトレキセド（pemetrexed），EGFRチロシンキナーゼ阻害薬（EGFR-TKI）であるゲフィチニブ（gefitinib），エルロチニブ（erlotinib），アファチニブ（afatinib），オシメルチニブ（osimertinib），血管新生阻害薬であるベバシズマブ（bevacizumab），ラムシルマブ（ramcirmab），ALK阻害薬であるクリゾチニブ（crizotinib），アレクチニブ（alectinib），セリチニブ（ceritinib）などの新しい抗がん薬が承認され使用されている.

主にStage ⅢB（放射線照射不能），Ⅳ期の一次治療に使用されるレジメンを以下に記す.

［レジメン］

TC療法

カルボプラチン（target AUC 6）静注 day 1
パクリタキセル（200 mg/m²）静注 day 1
1クール 21 days

GP療法

シスプラチン（80 mg/m²）静注 day 1
ゲムシタビン（1,000 mg/m²）静注 day 1, 8
1クール 21 days

NP療法

シスプラチン（80 mg/m²）静注 day 1
ビノレルビン（25 mg/m²）静注 day 1, 8
1クール 21 days

DC療法

シスプラチン（80 mg/m²）静注 day 1
ドセタキセル（60 mg/m²）静注 day 1
1クール 21 days

IP療法

シスプラチン（80 mg/m²）静注 day 1
イリノテカン（60 mg/m²）静注 day 1, 8, 15
1クール 28 days

AP療法（非扁平上皮がんのみ）

シスプラチン（75 mg/m²）静注 day 1
ペメトレキセド（500 mg/m²）静注 day 1
1クール 21 days

TC＋BV療法（非扁平上皮がんのみ）

カルボプラチン（target AUC 6）静注 day 1
パクリタキセル（200 mg/m²）静注 day 1
ベバシズマブ（15 mg/kg）静注 day 1
1クール 21 days

ゲフィチニブ療法（EGFR遺伝子変異陽性のみ）

ゲフィチニブ（250 mg/day）経口 連日投与

アファチニブ療法（EGFR遺伝子変異陽性のみ）

アファチニブ（40 mg/day）経口 連日投与

クリゾチニブ療法（ALK融合遺伝子陽性およびROSI融合遺伝子陽性）

クリゾチニブ（500 mg/day）経口 連日投与

エルロチニブ療法

エルロチニブ（150 mg/day）食間 経口 連日服用

アレクチニブ療法（ALK融合遺伝子陽性）

アレクチニブ（600 mg/day）食後 経口 連日服用

④再燃・再発症例

近年まで，二次化学療法としてドセタキセル（docetaxel：DOC），ペメトレキセド，クリゾチニブ，エルロチニブ，ゲフィチニブが使用されてきたが，最近では，DOC単剤療法と比較して有意に全生存期間を延ばしたDOC＋ramcirmab併用療法およびニボルマブ，クリゾチニブに抵抗性または不耐容のALK融合遺伝子陽性に使用するALK阻害剤であるセリチニブ（ceritinib）およびアレクチニブ（alectinib），EGFRチロシンキナーゼ阻害薬に抵抗性のEGFR T790M変異陽性に対しオシメルチニブ

（osimertinib）などが二次治療として使用される.

[レジメン]

ドセタキセル＋ラムシルマブ療法
ドセタキセル（60 mg/m²）静注 day 1
ラムシルマブ（10 mg/kg）静注 day 1
1クール 21 days

ニボルマブ療法
ニボルマブ（3 mg/kg）静注 day 1
1クール 14 days

ドセタキセル療法
ドセタキセル（60 mg/m²）静注 day 1
1クール 21 days

ペメトレキセド療法（非扁平上皮がんのみ）
ペメトレキセド（500 mg/m²）静注 day 1
1クール 21 days

エルロチニブ療法
エルロチニブ（150 mg/day）食間 経口 連日服用

ゲフィチニブ療法（EGFR 遺伝子変異陽性のみ）
ゲフィチニブ（250 mg/day）食後 経口 連日服用

クリゾチニブ療法（ALK 融合遺伝子陽性および ROSI 融合遺伝子陽性）
クリゾチニブ（500 mg/day）食後 経口 連日服用

セリチニブ療法（クリゾチニブに抵抗性または不耐容の ALK 融合遺伝子陽性のみ）
セリチニブ（750 mg/day）食間 経口 連日服用

アレクチニブ療法（ALK 融合遺伝子陽性）
アレクチニブ（600 mg/day）食後 経口 連日服用

オシメルチニブ療法（EGFR T790M 変異陽性のみ）
オシメルチニブ（80 mg/day）食後 経口 連日服用

2）小細胞肺がんレジメン

小細胞肺がん（SCLC）は，生物学的特性と治療法を考慮し，LD（限局型：limited disease），ED（進展型：extensive disease）分類という特殊な分類を用いて治療方針を決定していく.

LD：腫瘍が一側胸郭と同側肺門，両側縦隔，鎖骨上窩のリンパ節の範囲に限局したもの. 言い換えれば，放射線照射の範囲にあるもの.

ED：LD の範囲を越えて腫瘍が進展している症例. 遠隔転移，根治的放射線治療の範囲を越えた症例，悪性胸水貯留症例（＞1 cm）.

LD の場合は化学放射線療法，ED の場合は化学療法により治療が行われる.

① 限局型小細胞肺がん（LD-SCLC）

放射線療法と組み合わせて使用されるレジメンは，シスプラチン（cisplatin：CDDP）＋エトポシド（etoposide：ETP）療法である. 放射線療法では，1 回 1.5 Gy，1 日 2 回，総線量 45 Gy の加速分割照射（accelerated hyper fractionation：AHF）が行われる. 化学放射線療法で完全寛解（CR）となった症例に対して予防的全脳照射（PCI）を行う. 照射線量は，1 回 2.5 Gy の場合，総線量 25 Gy，1 回 2 Gy の場合，総線量 30 Gy が行われている.

[レジメン]

PE 療法
シスプラチン（80 mg/m²）静注 day 1
エトポシド（100 mg/m²）静注 day 1, 2, 3
1クール 21～28 days

② 進展型小細胞肺がん（ED-SCLC）

わが国での標準治療は，シスプラチン（CDDP）＋イリノテカン（irinotecan, CPT-11）療法である[8]. 欧米での標準治療は，シスプラチン＋エトポシド療法である. ただ，わが国においてもイリノテカンの投与ができない症例では，シスプラチン＋エトポシド療法が行われる. 高齢・PS 不良者に対しては，カルボプラチン＋エトポシド療法も選択肢の一つである.

[レジメン]

IP 療法
シスプラチン（60 mg/m²）静注 day 1
イリノテカン（60 mg/m²）静注 day 1, 8, 15
1クール 28 days

PE 療法
シスプラチン（80 mg/m²）静注 day 1
エトポシド（100 mg/m²）静注 day 1, 2, 3
1クール 21 days

461

CE 療法

カルボプラチン(target AUC5) 静注 day 1
エトポシド(80 mg/m^2) 静注 day 1, 2, 3
1 クール 21～28 days

③ 再燃・再発症例

再発小細胞肺がんに対する標準的な化学療法は存在しない．再発・再燃までの期間が，3ヶ月以上の場合には初回化学療法と同じ化学療法も選択肢としてあげられる．初回化学療法無効例，もしくは再発までの期間が 3ヶ月未満の症例に対してはほかの化学療法が適応となる．

[レジメン]

ノギテカン療法

ノギテカン(1.0～1.5 mg/m^2) 静注 day 1, 2, 3, 4, 5
1 クール 21 days

アムルビシン療法

アムルビシン (40(～45) mg/m^2) 静注 day 1, 2, 3
1 クール 21 days

イリノテカン療法

イリノテカン(100 mg/m^2) 静注 day 1, 8, 15
1 クール 28 days

2. 肺がん治療用薬物の概要

本項では肺がんに使用する薬剤についての詳細を述べる．副作用，重大な副作用については，各添付文書に従う．

1）シスプラチン（CDDP），カルボプラチン（CBDCA）

❖ 作用機序/標的分子

CDDP，CBDCA の薬効は，cell cycle phase non-specific なものだが，なかでも G1 期に最も感受性がある．作用機序は，求核性の高いグアニンヌクレオチドの N7 原子にシスプラチンが結合し構造をゆがめ，DNA の修復を妨げることによるものである．CDDP が，非常に脱離しやすい 2 つの塩素基を持つのと違い，CBDCA は，安定な 1,1-シクロブタンジカルボン酸の 2 官能基性キレート配位子を有するため，活性化反応（aquation）に関し，反応速度はシスプラチンの 1/112 倍である[9]．

❖ 化学構造

CDDP は，錯体の中心に金属の白金（Pt），配位子としてアンミン(-NH$_3$)と塩化物イオ

ン（-Cl）が cis に配位している．CBDCA は，CDDP の塩化物イオンの代わりに，1,1-シクロブタンジカルボン酸の 2 官能基性キレート配位子を有する．

シスプラチン　　　　カルボプラチン

[化学式/シスプラチン/カルボプラチン]

❖ 使用上の注意

〈禁忌〉

CDDP の用量制限毒性は腎毒性であることから，「重篤な腎障害のある患者」は禁忌である．一方，CBDCA の用量制限毒性は骨髄抑制であることから，「重篤な骨髄抑制のある患者」が禁忌である．

〈相互作用〉

CDDP は，クロールイオン濃度が低い輸液を用いる場合には，活性が低下するので必ず生理食塩液に混和する．加えて，アミノ酸輸液，乳酸ナトリウムを含有する輸液を用いると分解が起こるため使用を避ける．CBDCA は，イオウを含むアミノ酸（メチオニンおよびシスチン）輸液中で分解が起こるため，このような輸液は使用を避ける．両薬剤ともに，アルミニウムと反応して沈殿物を形成し，活性が低下するので，使用にあたってはアルミニウムを含む医療器具を用いない．

〈薬物代謝〉

両薬剤ともに，アルブミン，グロブリンと速やかに結合し失活する．主たる代謝経路は尿中である．

〈副作用〉

主な副作用は，嘔気・嘔吐，食欲不振，全身倦怠感，脱毛，白血球減少，貧血，血小板減少，BUN 上昇，クレアチニンクリアランス値低下，血清クレアチニン上昇などである．重篤な副作用は，急性腎不全，抗利尿ホルモン不適合分泌症候群などがある．

2）ペメトレキセド（PEM）

❖ 作用機序/標的分子

PEM は葉酸代謝酵素（チミジル酸シンターゼ（TS），ジヒドロ葉酸レダクターゼ（DHFR），グリシンアミドリボヌクレオチドホ

ルミルトランスフェラーゼ（GARFT））を阻害する．

❖ 化学構造

葉酸アナログであり，葉酸に類似の構造を持つ．

❖ 使用上の注意

〈投与方法〉

PEM の用量制限毒性である重篤な骨髄抑制を回避するため，初回投与の 7 日以上前から葉酸として 1 日 1 回 0.5 mg を連日経口投与し，PEM 最終投与日から 22 日目まで可能な限り葉酸を投与する．加えて，PEM 初回投与の少なくとも 7 日前に，ビタミン B_{12} として 1 回 1 mg を筋肉内投与する．その後，PEM 投与期間中および投与中止後 22 日目まで 9 週ごと（3 クールごと）に 1 回投与する．

〈相互作用〉

非ステロイド性抗炎症薬（NSAIDs）であるイブプロフェンとの相互作用が報告されている．PEM は，イブプロフェンとの併用で，クリアランスが 17% 低下し（AUC の 22% 増加），Cmax は 16% 上昇した．

〈薬物代謝〉

PEM は，主として尿中へ未変化体として排泄される．PEM の AUC は，クレアチニンクリアランス（Ccr）と逆相関する．腎障害症例（Ccr 45 mL/min 未満）では，副作用の出現に注意が必要である．

〈副作用〉

主な副作用は，AST（GOT）上昇，発疹，白血球減少，ALT（GPT）上昇，好中球減少，食欲不振（56.9%），ヘモグロビン減少，悪心，LDH 上昇，リンパ球減少である．重篤な副作用は，間質性肺炎などである．

3）ビノレルビン（VNR）

❖ 作用機序/標的分子

ビノレルビンは，有糸分裂微小管の構成タンパク質チュブリンに選択的に作用し，その重合を阻害することにより抗腫瘍効果を示す．

❖ 製剤などの特徴

マダガスカル島のニチニチソウの茎・葉・根から抽出された成分から半合成されたビンカアルカロイドである．

❖ 使用上の注意

〈禁忌〉

「骨髄機能低下の著しい患者」および「重篤な感染症を合併している患者」は禁忌であり，髄腔内投与は禁止されている．

〈副作用〉

主な副作用として，骨髄抑制，静脈炎，倦怠感がある．投与時間が短いほど静脈炎の発生が低い傾向が見られるため，本剤は 10 分以内に投与を終了することが望ましい．

〈薬物代謝〉

主として肝チトクローム P450（CYP3A4）により代謝される．軽度肝障害（ビリルビン＜1.5×ULN（基準値上限），AST/ALT 1.5〜2.5×ULN），および中等度肝障害（ビリルビン 1.5〜3×ULN）の症例では，特に減量は必要ない[10]．

4）ゲムシタビン（GEM）

❖ 作用機序/標的分子

ゲムシタビンは含フッ素ピリミジン系の化学療法薬であり，DNA 合成を直接的および間接的に阻害することにより殺細胞作用を示す．詳細は 5 節「肝・胆・膵がん」薬物治療の項を参照．

❖ 使用上の注意

〈副作用〉

主なものは，骨髄抑制（特に，白血球減少，好中球減少，リンパ球減少，赤血球減少，ヘモグロビン減少，および血小板減少），AST（GOT）上昇，ALT（GPT）上昇，倦怠感，脱毛，悪心，食欲不振，血管障害，関節痛，感覚鈍麻，味覚異常，筋痛である．

5）パクリタキセル（PTX），ドセタキセル（DOC）

❖ 作用機序/標的分子

パクリタキセル，ドセタキセルは，タキサン系化学療法薬であり，チュブリンに結合して微小管重合を促進・安定化することにより細胞分裂期における紡錘体の形成・機能に影響を及ぼし，その結果，細胞分裂を阻止することにより抗がん作用を発現する．

❖ 使用上の注意

〈副作用〉

パクリタキセルの主な副作用は，末梢神経障害，関節痛，筋肉痛，および悪心・嘔吐，脱

毛，発熱，白血球数減少，好中球数減少，ヘモグロビン減少，血小板数減少である．重篤な副作用は，ショック・アナフィラキシー様症状，筋梗塞，うっ血性心不全などがある．ドセタキセルの主な副作用は，食欲不振，脱毛，全身倦怠感，悪心・嘔吐，白血球減少，好中球減少，ヘモグロビン減少であった．重篤な副作用は，骨髄抑制，間質性肺炎などがある．

6）ゲフィチニブ（イレッサ®），エルロチニブ（タルセバ®）

❖ **作用機序/標的分子**

ゲフィチニブ，エルロチニブは，EGFR（上皮成長因子受容体：epidermal growth factor receptor）チロシンキナーゼ阻害剤である．

❖ **使用上の注意**

〈副作用〉

主な副作用は，発疹・痤瘡，下痢，皮膚乾燥などである．重篤な副作用として，急性肺障害，間質性肺炎が現れることがあるので注意が必要である．

〈薬物代謝〉

ゲフィチニブは，主に CYP3A4 により代謝が行われる．一方，エルロチニブは，CYP3A4 および CYP1A2 でも代謝されるため，喫煙による酵素誘導の影響を受ける[11]．

7）アファチニブ（ジオトリフ®）

❖ **作用機序/標的分子**

アファチニブは，EGFR および EGFR 変異のみではなく，ErbB 受容体ファミリーに属するほかの受容体 HER2（ErbB2）および ErbB4（HER4）のチロシンキナーゼ活性も不可逆的に阻害する．

❖ **使用上の注意**

〈副作用〉

主な副作用は，下痢，発疹，爪囲炎などである．アファチニブの重篤な副作用として，間質性肺疾患，下痢，皮膚障害などがあり，特に下痢には注意が必要である．

〈薬物代謝〉

アファチニブは in vivo において酵素を介する酸化的代謝は殆ど受けず，血漿中の主要な代謝物はタンパク質との共有結合付加体である．軽度（Child-Pugh 分類 A）または中等度（Child-Pugh 分類 B）の肝機能障害症例では，減量の必要はない．

8）クリゾチニブ（ザーコリ®）

❖ **作用機序/標的分子**

クリゾチニブは，ALK の発がん性変異体である ALK 融合タンパク質のチロシンキナーゼ活性を阻害する．

❖ **使用上の注意**

〈副作用〉

主な副作用は，視覚障害，悪心，下痢，嘔吐，浮腫である．重篤な副作用として，QT 間隔延長および徐脈，間質性肺疾患が報告されている．

〈薬物代謝〉

クリゾチニブは，主に CYP3A4/5 で代謝される．肝障害症例を対象とした研究はないが，主に肝臓で代謝を受けることから，肝障害症例への投与は注意が必要である．重度の腎障害症例では（Ccr 30 mL/min 未満），クリゾチニブの AUC が増加するため 1 日 1 回 250 mg 投与から慎重に投与することが勧められる[12]．

9）アレクチニブ（アレセンサ®）

❖ **作用機序/標的分子**

アレクチニブは，ALK に対する選択的なキナーゼ活性阻害（$IC_{50} = 1.9$ nmol/L）を示す．加えて，クリゾチニブ耐性変異 ALK L119M および C1156Y を有するがんに対しても有効である可能性が示された．

❖ **使用上の注意**

〈薬物代謝〉

主に CYP3A4 により代謝される．現在までに，腎機能障害・肝障害患者，小児，妊婦および授乳婦を対象とした試験は行われていない．アレクチニブを反復投与（1 日 2 回服用）した場合，空腹時および食直後の薬物動態パラメータは Tmax がやや遅い傾向にあったものの，Cmax，$AUC_{0-\infty}$ はほぼ同様に推移する．

〈副作用〉

主な副作用は，血中ビリルビン増加，味覚異常，発疹，AST（GOT）増加，血中クレアチニン増加などであり，重篤な副作用は，間質性肺疾患，肝機能障害，消化管穿孔，血栓塞栓症などである．

10）ベバシズマブ（アバスチン®）

❖ **作用機序/標的分子**

ベバシズマブは血管内皮増殖因子（VEGF-A）に対するヒト化 IgG1 モノクローナル抗体

であり，VEGF の生物活性を阻止することにより血管新生を抑制し，腫瘍の増殖を阻害する．

❖ 使用上の注意

〈副作用〉

主な副作用は，好中球減少，白血球減少，出血，高血圧，神経毒性，疲労・倦怠感，食欲減退，悪心，口内炎，脱毛症，血小板減少，尿タンパク陽性，感染症などである．重篤な副作用は，消化管穿孔，瘻孔，創傷治癒遅延，出血，血栓塞栓症，高血圧性脳症，高血圧クリーゼなどがある．

11) エトポシド（ベプシド®）

❖ 作用機序/標的分子

エトポシドはⅡ型トポイソメラーゼの活性を阻害する．殺細胞作用は作用濃度と作用時間の双方に依存して増強する．

❖ 使用上の注意

〈薬物代謝〉

エトポシド（ETP）は，その 70％が肝臓で代謝を受けるが，残りの 30％は未変化体のまま腎臓より排泄される．腎機能が低下した患者に対して減量が必要となり注意が必要である[13]．

〈副作用〉

主な副作用は，白血球減少，貧血（赤血球減少およびヘモグロビン減少），血小板減少，食欲不振，脱毛，嘔気・嘔吐，倦怠感，発熱，口内炎である．

12) イリノテカン（カンプト®，トポテシン®）

❖ 作用機序/標的分子

イリノテカンはⅠ型 DNA トポイソメラーゼ（Topo Ⅰ）阻害による DNA 合成阻害を作用機序とするカンプトシン骨格を有する化学療法薬である．

❖ 使用上の注意

〈薬物代謝〉

ヒトの肝および各組織において，本剤はカルボキシルエステラーゼにより活性代謝物（SN-38）に直接変換される．SN-38 は，主に肝の代謝酵素である UDP-グルクロン酸転移酵素（UGT）の一分子種である UGT1A1 によりグルクロン酸抱合され，SN-38 のグルクロン酸抱合体（SN-38G）となり，主に胆汁中に排泄される．UGT1A1 には UGT1A1*6，UGT1A1

*28 などの遺伝子多型が存在し，UGT1A1*6，もしくは UGT1A1*28 においては，これら遺伝子多型を持たない患者に比べてヘテロ接合体，ホモ接合体として持つ患者の順に SN-38G の生成能力が低下し，SN-38 の代謝が遅延する．日本人における UGT1A1*6，UGT1A1*28 のアレル頻度は 13.0～17.7％，8.6～13.0％との報告がある．

〈副作用〉

主な副作用に，下痢，悪心・嘔吐，食欲不振，骨髄抑制がある．重篤な副作用には，高度な骨髄機能抑制，高度な下痢，腸炎，腸管穿孔，消化管出血，腸閉塞，間質性肺炎，肝機能障害，黄疸などがある．特に，高度の下痢においては，脱水，電解質異常，ショック（循環不全：頻度不明）を併発し，死亡した例も報告されており注意が必要である．

13) オシメルチニブ（タグリッソ®）

❖ 作用機序

オシメルチニブは，活性化変異（EGFRm＋）または耐性変異（T790M＋）のある上皮成長因子受容体チロシンキナーゼを不可逆的に阻害する．

❖ 使用上の注意

〈副作用〉

オシメルチニブの重篤な副作用として，間質性肺疾患，QT 延長，下痢，胸水などがある．主な有害事象は，発疹，下痢，皮膚乾燥，瘙痒感，爪囲炎，肝機能障害および悪心である．

〈薬物代謝〉

オシメルチニブの第Ⅰ相薬物代謝を担う主な CYP 酵素は，CYP2C8 および CYP3A4 である．

14) セリチニブ（ジカディア®）

❖ 作用機序

セリチニブは，ALK 遺伝子の転座・逆位により発現する ALK 融合タンパクのチロシンキナーゼ活性を阻害する．

❖ 使用上の注意

〈副作用〉

主な副作用は，悪心，下痢，嘔吐，ALT（GPT）増加，食欲減退，AST（GOT）増加であり，重篤な副作用は，間質性肺炎，重度の下痢，肝機能障害，QT 延長，高血糖，膵炎である．

465

〈薬物代謝〉

セリチニブの代謝に関与する主な代謝酵素は CYP3A である.

15）ラムシルマブ（サイラムザ®）

❖ 作用機序

ラムシルマブは，ヒト VEGFR-2 に対する抗体であり，VEGF-A，VEGF-C および VEGF-D の VEGFR-2 への結合を阻害することにより，VEGFR-2 の活性化を阻害する.

❖ 使用上の注意

〈副作用〉

ドセタキセルの併用投与による国内第 2 相無作為化比較試験の主な副作用は，好中球減少症，口内炎，鼻出血，末梢性浮腫，発熱性好中球であった．重篤な副作用は，動脈血栓塞栓症，静脈血栓栓症，infusion reaction，消化管穿孔などである.

16）ニボルマブ（オプジーボ®）

❖ 作用機序

ニボルマブは，ヒト PD-1 に対する抗体であり，PD-1 とそのリガンドである PD-L1 および PD-L2 との結合を阻害し，がん抗原特異的な T 細胞の増殖・活性化および細胞傷害活性の増強などにより腫瘍増殖を抑制する.

❖ 使用上の注意

〈副作用〉

切除不能な進行・再発の非小細胞肺がんを対象とした国内第 2 相試験の主な副作用（10%以上）は，発熱，倦怠感，食欲減退および発疹であった．重篤な副作用は，間質性肺炎，重症筋無力症・筋炎，大腸炎，1 型糖尿病，甲状腺機能障害などがみとめられる.

参考文献

1) 国立がん研究センターがん対策情報センター（ganjoho.com）.

2) Kato H et al. : A randomized trial of adjuvant chemotherapy with uracil-tegafur for adenocarcinoma of the lung. N Engl J Med, 2004 ; 350 (17) : 1713-21.

3) Pignon JP et al. : Lung adjuvant cisplatin evaluation : a pooled analysis by the LACE Collaborative Group. J Clin Oncol 2008 ; 26 (21) : 3552-9.

4) Scagliotti GV et al. : Phase III study comparing cisplatin plus gemcitabine with cisplatin plus pemetrexed in chemotherapy-naive patients with advanced-stage non-small-cell lung cancer. J Clin Oncol 2008 ; 26 (21) : 3543-51.

5) Maemondo M et al. : Gefitinib or chemotherapy for non-small-cell lung cancer with mutated EGFR. N Engl J Med 2010 ; 362 (25) : 2380-8.

6) Mitsudomi T et al. : Gefitinib versus cisplatin plus docetaxel in patients with non-small-cell lung cancer harbouring mutations of the epidermal growth factor receptor (WJTOG3405) : an open label, randomised phase 3 trial. Lancet 2010 ; 11 (2) : 121-8.

7) Kwak EL et al. : Anaplastic lymphoma kinase inhibition in non-small-cell lung cancer. N Engl J Med 2010 ; 363 (18) : 1693-703.

8) Noda K et al. : Irinotecan plus cisplatin compared with etoposide plus cisplatin for extensive small-cell lung cancer. N Engl J Med 2002 ; 346 (2) : 85-91.

9) Knox RJ et al. : Mechanism of cytotoxicity of anticancer platinum drugs : evidence that cis-diamminedichloroplatinum (II) and cis-diammine-(1,1-cyclobutanedicarboxylato), platinum (II) differ only in the kinetics of their interaction with DNA. Cancer Res 1986 ; 46 (4) : 1972-9.

10) Kitzen JJ et al. : Mild to moderate liver dysfunction does not require dose reduction of oral or intravenous vinorelbine : results of a pharmacokinetic study. Eur J Cancer 2010 ; 46 (2) : 266-9.

11) Hamilton M et al. : Effects of smoking on the pharmacokinetics of erlotinib. Clin Cancer Res 2006 ; 12 (7) : 2166-71.

12) XALKORI-crizotinib capsule PRESCRIBING INFORMATION.

13) Joel SP et al. : Etoposide dosage and pharmacodynamics. Cancer Chemother Pharmacol 1994 ; 34 (Suppl) : S69-S75.

（執筆者）森田智子（国立がん研究センター東病院）

2 乳がん

▣ 病態生理

　乳がんは，女性において最もよくみられる悪性疾患である．乳がんが比較的早期から全身病であるという疾患の概念が広まるとともに，集学的治療が重要視されている．検診や画像診断の充実に伴う早期がん発見率の向上，手術手技は低侵襲化・整容性の向上，新規薬剤・治療法の開発，さらに放射線療法や薬物療法との補完的協調などにより，乳がんの治療成績は近年著しく向上している．

1. 病態生理

1) 解　剖

　乳腺は特殊な汗腺組織である．乳腺の解剖の基本となるのは，乳管-小葉系/乳腺葉（lobe, segment）といわれる構造単位である．一つの乳管-小葉系はほかと交わらず大きな導管から小さな乳管へと分岐し，徐々に細くなり，最も末梢では終末乳管から最終的に乳汁分泌を担う20〜40の小葉に達する．管腔構造は腺上皮と筋上皮の2種類の細胞層，およびそれを取り囲む基底膜から構成される．乳管-小葉系は膠原線維性の間質，さらに脂肪に囲まれている．乳頭にはおよそ15〜20の導管が開口しており，これらの腺葉は乳頭を中心として放射状に末広がりに扇状構造を示している．

　乳管-小葉系の構造は年齢や生理的な状態により変化する．幼年期までの乳房は未発達であり，思春期以降に成長ホルモン，エストロゲン，プロゲステロン，プロラクチン，インスリンなどのホルモンにより小葉や腺房が分化する．性成熟期には性周期により上皮や間質の形態も周期的に変化する．妊娠・授乳期には乳汁を分泌し，閉経をむかえると乳管や腺房は小型化，消失して膠原線維や脂肪に置換され萎縮する．成人男性の乳腺も女性と同様に乳管と膠原線維が見られるが，女性と異なり小葉の分化は見られない．乳房皮膚および乳腺のリンパ管は腋窩のリンパ節群，胸骨傍リンパ節群と連絡している．

2) 非浸潤がん

　日本乳癌学会による「臨床・病理乳癌取扱い規約」（以下「乳癌取扱い規約」）[1]では，非浸潤がんは非浸潤性乳管がん（ductal carcinoma in situ：DCIS）と非浸潤性小葉がん（lobular carcinoma in situ：LCIS）に亜分類される．近年の全国乳がん患者登録の集計では，非浸潤がんの全乳がんに対する割合は14.7%（DCIS 14.3%，LCIS 0.3%）であった[2]．

　非浸潤がんは基底膜で囲まれた乳管内における悪性細胞の増殖であり，周囲間質への浸潤増殖をみとめない．DCIS，LCISとも小葉内の上皮細胞に発生するが，DCISでは腫瘍の増殖によって小葉および細乳管は拡張・癒合・変形し，一つの腺葉系に沿った広がりを示す．LCISでは細胞接着性の低下した小型細胞が増殖し，時に多中心性，両側性の発生をすることが知られている．LCISは即時に治療が必要な「がん」というよりも「小葉新生物（lobular neoplasia）」として，将来乳がんが発生するリスクが高い病態であることが近年明らかとなっている．

3) 浸潤がん

　がん細胞が基底膜を超え，間質に浸潤しているものを浸潤がんという．浸潤がんでは局所のみならず，間質内の血管やリンパ管に腫瘍の浸潤が及ぶ可能性があり，がんが全身病となっている可能性を示唆する．乳癌取扱い規約では，浸潤がんは浸潤性乳管がん（invasive ductal carcinoma：IDC）と特殊型（special type）に分類される．わが国では，IDCの全乳がんに対する割合は74.0%，特殊型は11.0%であった[2]．日本乳癌学会の組織学的分類では，IDCを乳頭腺管がん，充実腺管がん，硬がんに分類しているが，この分類は日本独自である．

4) 病期分類

　日本の乳癌取扱い規約は1967年の初版作成後，現在2012年に刊行された第17版が最新となっている．臨床病期分類は，UICC（Union for International Cancer Control）が編纂し，各国で用いられているTNM（現在第7版）の

概念に準拠し作成されているが，組織学的分類などやや異なっている部分もあり，国際間のデータ相互比較に留意を要する．病期分類は腫瘍径と腫瘍の形態（T分類），リンパ節転移状況（N分類），遠隔転移状況（M分類）により，病期0期から4期までで腫瘍の進展度を表し，予後を反映する．しかし近年，乳がん領域では後述するように，バイオマーカーによる予後予測と，治療効果予測に基づく治療法の選択が臨床の現場においては主流であり，今後，病期分類にも変化が求められよう．

2. 症 状

乳がんは，早期の場合はほぼ無症状である．腫瘍の増大，がんの進行に伴い自覚症状として，乳房腫瘤触知，乳頭分泌物，皮膚変化，乳頭の牽引・陥凹，腋窩リンパ節腫大などがみとめられる．また，乳腺症などに伴う乳房痛や違和感での精密検査により無症状の乳がんが発見される場合もある．わが国では乳がん検診率は30～40％と報告されており，欧米の70％以上と比較して低い．2011年の報告では自己発見が55.7％，検診発見が34.3％であった[2]．

3. 検 査

1）画像診断

① マンモグラフィ

欧米を中心に1960年代後半から無作為化割付比較対照試験などの科学的根拠に基づく検証が多く実施され，現在，マンモグラフィ検診は世界の乳がん検診の基本となっている．マンモグラフィの撮影は診療においては内外斜位（MLO）方向および頭尾（CC）方向の2方向撮影が基本であり，現行のわが国のマンモグラフィ検診では40歳代では2方向，50歳以上はMLO撮影1方向が推奨されている．読影では腫瘤像の有無と性状，石灰化の有無と性状，その他，乳腺実質の対称性や構築のみだれ，皮膚やリンパ節所見などが評価される．

② 超音波

乳房超音波検査には体表検査専用の高周波探触子を用いる．超音波検査は被爆もなく低侵襲であるが，機材の性能および検者のスキルに依存する検査法でもある．わが国において40歳代の女性を対象に，乳がん検診としての有用性がJ-START試験で検証され，早期がんの検出に優れている可能性が示されたが，マンモグ

ラフィ検診と比較し，要精検率の上昇も報告されている．長期予後への影響も含め，さらなる検討が期待される[3]．精密検査においては腫瘍をはじめとする病変の有無および性状の評価，周囲組織との関係性評価に有用であり，画像ガイド下に細胞診や針生検などの病理学的検査の実施が可能となる．

③ MRI

MRIは高い空間分解能を有する検査であり，乳腺疾患の良悪性鑑別，乳がん症例の乳房内への広がりの評価，術前化学療法後の治療効果判定などに用いられる．一般的にはガドリニウム造影剤を使用して実施されるため，腎機能障害患者あるいは造影剤アレルギーなどには注意を要する．呼吸によるアーチファクトを軽減させるため腹臥位で実施し，また乳房の専用コイルを用いて検査を行う．

④ CT

コンピューター断層撮影（CT）はMRIに比較して撮影時間が短い，閉所恐怖症の患者にも対応しやすい，専用器具を要しない，手術と同じ仰臥位の実施が可能，撮像範囲が広く，リンパ節や肺・肝臓の転移検索が可能などの利点がある一方，組織コントラストが低い，放射線被曝があるなどのデメリットもある．病変の評価には造影剤の使用が必要である．

⑤ 遠隔転移診断（PET，骨シンチグラフィ）

PETとは陽電子放出核種を用いた核医学検査であり，がんの診断においてはブドウ糖類似物質である[18]F-FDGを使用する．FDGは糖代謝の更新した腫瘍細胞に集積するため，がんに対する感度および特異度の高さが期待されるが，非特異的に炎症細胞にも集積することもある．乳がんにおける臨床的有用性に関しては術前検査として腋窩リンパ節の転移状況，遠隔転移診断，術前化学療法の効果判定，また術後経過観察での転移巣検索などが検討されつつあるが，現時点ではルーチンな使用は推奨されていない．

骨シンチグラフィはリン酸化合物に99mTcを標識した製剤を用いて実施する核医学検査である．骨新生の盛んな部位に集積するため骨転移の診断に用いられる．集積は外傷や骨の変性，良性腫瘍など様々な要因で非特異的にみとめられることもある．

2）病理学的検査（細胞診，組織診）

乳がんの診断において，病理学的検査は最終確定診断として非常に重要である．日常臨床では穿刺吸引細胞診，組織診として12G～14Gの太い針を用いた針生検（組織診）もしくは吸引式組織生検が最もよく実施される．細胞診は22G程度の細い針を使用するため患者への侵襲は少ないが，組織診断に比較し偽陽性，偽陰性の頻度がやや高いこと，また悪性の場合には追加の免疫組織検査などによる評価も治療には重要なことから，近年は組織診による確定診断を行うことが主流になりつつある．組織診では病変の良悪性の判定，乳がんの場合には組織型診断，異型度評価，免疫染色によるエストロゲン受容体（ER），プロゲステロン受容体（PgR），ヒト上皮増殖因子受容体（HER）2型の発現状況，in situ hybridization法によるHER2遺伝子発現状況などの評価を行い，がん組織の性状を評価する．

3）腫瘍マーカー（CEA，CA15-3など）

腫瘍マーカーは血液検体で測定することが可能なバイオマーカーである．乳がんでは，CEA，CA15-3，NCC-ST-439，BCA225，HER2-ECDなどのうち2～3種類を組み合わせて使われる場合がある．しかし，感度，特異度ともに十分とはいえず，乳がんのスクリーニングや診断，再発の早期検出に関する有用性は十分なエビデンスはない．NCCNやESMOなどの国際的ガイドラインあるいはわが国の乳がん診療ガイドラインにおいてもスクリーニングやステージング，無症候の患者のフォローアップでの使用は勧めていない[4]～[6]．再発乳がん患者においては，腫瘍マーカーの測定は治療効果判定において，画像診断への補助的な意義が考慮される．

4. 治療概要

原発性乳がんの治療は局所療法と全身療法の2つに大別される．局所療法には手術，放射線治療があり，全身療法には化学療法（抗がん剤治療），ホルモン治療，抗HER2治療があげられる．非浸潤がんは原則的に局所治療のみで治癒可能であると考えられるが，浸潤がんは全身病として治療に当たるべきとされる．欧米においては1990年ごろより乳がん死亡率の減少が報告されており[7]，わが国においても今後同様

の効果が予測される．進行・再発乳がん治療では薬物療法を中心とする集学的アプローチにより延命，症状緩和，QOLの維持が期待される．

1）予後予測因子，治療効果予測因子，サブタイプ分類

浸潤がんに関しては比較的早期から全身病であるとの考え方が定着している．化学療法やホルモン療法といった周術期のアジュバント治療による有効性が高いエビデンスを持って証明され，それらをもとに今日の標準療法が確立されている．薬物療法における適切な症例選択と適切な薬剤選択のため，予後予測因子，治療効果予測因子の開発が行われてきた．

近年注目されている遺伝子の網羅的発現解析により，乳がんは遺伝子レベルで非常に多様性に富んだ疾患であることが明らかになっている．マイクロアレイでは乳がんの特性がLuminal A type，Luminal B type，Basal type，HER2-overexpression，unclassified/normal typeなどの"Intrinsic subtype"に分類され，この分類は予後や治療効果予測と密接な関係にあることが示唆されている[8]．

しかし，日常診療においてマイクロアレイによる解析は容易に行えるものではなく，より簡便な方法での分類が望まれる．その手法として従来の免疫染色にKi67などの増殖能の解析を付加することにより，分類を近似化することが試みられてきた[9]　▶表1．女性ホルモン受容体の発現状況をER，PgRの免疫染色状況，HER2の免疫染色もしくはFISH法による分類，Ki67（MIB1）標識率などによる病理学的なサブタイプ分類とマイクロアレイによるサブタイプ分類の相関性が明らかにされており，日常臨床においては病理学的評価により浸潤がんの治療方針を決定する．

遺伝子網羅的解析のIntrinsic subtypeと病理学的評価によるサブタイプ分類を明確化するため，免疫学的評価による分類では"Luminal A-like"，"Luminal B-like（HER2陰性，HER2陽性）"，"HER2陽性"，"Triple negative"などと表記される場合もある　▶表1．免疫染色による分類はquality controlやカットオフ値の設定が問題となる．また，上記のmRNA発現に基づく分類とは完全には一致しないことが報告されているが，乳がんの予後予

表1　乳がんのサブタイプ分類

Intrinsic subtype（遺伝子発現解析による分類）	臨床病理分類	病理学的特徴	コメント
Luminal A	"Luminal A-like"	ER and PgR 陽性（PgR 20% 以上など）HER2 陰性Ki67 低値（14% 未満など）	概念的には予後が良好であり，内分泌治療の感受性が高く化学療法の感受性の低い群と定義されるが，ER 陽性率などのカットオフ値の設定はされていない．Ki67 のカットオフ値"14%"は遺伝子発現解析による分類との相関性から設定されている．各施設での精度管理が重要．
Luminal B	"Luminal B-like（HER2 陰性）"	ER 陽性，HER2 陰性かつ以下の一つでも当てはまるPgR 陰性か低値多遺伝子発現解析で再発リスクが高いKi67 高値	"Luminal A ではない"ホルモン受容体陽性乳がんであり，内分泌治療の感受性が低い症例と考えられる．化学療法の適応を考慮する症例群．
	"Luminal B-like（HER2 陽性）"	ER 陽性HER2 陽性PgR，Ki67 標識率は問わない	内分泌治療および化学療法・抗 HER2 治療が適応となる．
ErbB2 overexpression	"HER2 陽性"	HER2 陽性ER and PgR 陰性	化学療法・抗 HER2 治療が適応となる．
Basal-like	Triple Negative（ductal）	ER，PgR，HER2 いずれも陰性	化学療法が適応となる．

(Goldhirsch A, Winer EP, Coates AS, Gelber RD et al.: Personalizing the treatment of women with early breast cancer: highlights of the St Gallen International Expert Consensus on the Primary Therapy of Early Breast Cancer 2013. Ann Oncol 2013; 24(9): 2206-23. より改変転載)

測因子，あるいは各薬物療法の治療効果予測因子として一定の評価が得られている．たとえば，Luminal A-like および Luminal B-like サブタイプ（HER2 陰性）は，共にホルモン受容体陽性であっても生物学的特性が大きく異なる ▶表1．概念的には周術期治療において Luminal A-like サブタイプでは予後良好，内分泌治療の感受性が高いため，化学療法の追加の意義が少ない群と考えられ，Luminal B-like サブタイプでは内分泌治療の感受性が不十分であり，化学療法の適応を検討すべき症例と分類される．

さらに近年，ある程度選択された多遺伝子発現解析手法は，再現性と客観性，標準化の利便性からも注目されている．米国で開発された OncotypeDx® は，ホルモン受容体陽性の乳がん患者の摘出組織より 21 の遺伝子の発現レベルを測定し，再発リスクをスコア化（RS）し，化学療法の治療効果があるか否かを評価する[10]．レトロスペクティブスタディーでは RS が腫瘍径など従来の予後因子よりも強力な予後予測因子であること，また化学療法や内分泌治療の治療効果予測因子であることが報告されている．

オランダで開発された Mammaprint は原発性乳がん組織の凍結標本から 70 遺伝子の発現を解析し，従来の臨床病理学的分類より精度高く，患者を再発高リスク群と低リスク群の 2 つに分けることができる[11]．本検査により化学療法を必要とする症例を 25% 減らすことが可能との報告がある．再発リスクおよび治療の効果予測をより正確に客観的に判断する指標として，こうした遺伝子発現解析のプラットフォームが近年，複数開発されている．これらの多遺伝子解析による検査法は，網羅的遺伝子解析に比較し効率が良いが依然高額であり，いずれもわが国では保険適応となってはいない．また症例ごとにみると，網羅的遺伝子解析，多遺伝子解析，免疫染色による分類の一致率は高くはないが，それぞれに予後予測および治療効果予測に関してある程度の意義が見出されている．

2）治療各論

① 局所治療（手術，放射線治療）

1891 年に Halsted が乳がんの根治手術とし

て，乳房と腋窩組織，大小胸筋を一塊として切除する術式を発表してから100年以上が経過した．この術式（Halsted手術，定型的乳房切除術）は20世紀前半には世界中に広まり，広く行われてきた．しかし，整容性の低下，患側上肢の浮腫や機能低下が患者のquolity of life（QOL）を著しく低下させる難点があった．1963年に大小胸筋をともに温存する術式が報告され，術後の整容性・機能性の改善および治療性成績の観点から乳房切除における標準術式となった[12]．さらに，1970年代より欧米で乳房温存療法の無作為比較臨床試験が行われるようになった[13],[14]．乳房温存療法とは原発腫瘍を周囲の乳腺組織とともに切除した後，残存乳房に放射線療法を行う集学的治療法であり，1990年には乳房温存療法はStage I，IIの乳がんの大多数に行われる最善の治療法であるとされた[15]．わが国においても，2003年に乳房温存手術が最も施行頻度の高い乳がん治療術式となった[16]．

センチネルリンパ節とは，がんが最初に転移をするリンパ節である．乳がん領域ではセンチネルリンパ節生検の有用性は1990年頃より検討され[17]，現在はセンチネルリンパ節の組織学的検討は従来の画像診断などに比較して腋窩リンパ節転移の有無を最も正確に診断する方法であること，センチネルリンパ節に転移がなければ腋窩リンパ節郭清が省略可能であるというコンセンサスが確立されている．

i）乳房再建

乳がん治療の前提として整容性の確保のために根治性が失われてはならないが，腫瘍径の大きい腫瘍や広範な非浸潤がんを伴う症例では，乳房温存手術により根治性を確保しようとすると切除範囲が大きくなり，整容性の確保が困難となる．わが国でも2006年の保険収載とともに根治性と整容性を兼ね備えた乳房再建法が広く行われるようになっている．乳房再建法には，手術時期により乳がん手術との同時（一次）手術と乳がん手術後時期を改めて行う手術（二次），素材によりインプラントなど人工物を使用する手術と自己組織を用いる手術，再建手術を1回で行う手術（1期）と組織拡張期なども用いて2回以上に分けて行う術式（2期）などの分類があり，形成外科医と十分なディス

カッションのうえ適応を慎重に検討する必要がある．

さらに，家族性乳がん・遺伝性乳がんなどの診療においては，手術術式の選択はより複雑となる．たとえば，BRCA1/BRCA2遺伝子のgerm line mutationを有する症例においては，病変が小さくても乳房温存療法よりも乳房切除が推奨される場合がある[18]．わが国においては保険適応が現在認められていないが，遺伝子変異保因者や乳がん発症症例の健側乳房に対する予防的乳房切除と積極的な再建術の導入の可能性などが課題となろう．

ii）乳房の術式と予後

乳がんの局所療法では整容性と根治性のバランスを考慮したうえでの術式選択が求められる．従来，乳がんの局所再発は再発後に適切な治療が行われた場合，生存率には影響を及ぼさないと考えられてきたが[13],[14]，乳房内再発は遠隔再発の有意の危険因子であることが報告されている[19]．2005年に発表されたEBCTCGのメタアナリシスでは，4例の局所再発減少は15年の期間で1例の乳がん死の減少と相関する可能性を示している[20]．また，術後の5年間のタモキシフェン投与によりホルモン受容体陽性乳がんでは局所再発率はほぼ半減し，術後の多剤併用化学療法はホルモン受容体発現と関連なしに約1/3の局所再発を抑制するなど，全身療法が局所制御に与える影響も大きい．原発性乳がんの初期治療において，集学的治療が前提となり，外科手術は縮小傾向にあるが，適切な症例検討および術式選択，病理学的検索，かつ適切な放射線治療により，局所再発率を最小限にとどめることは重要である．

② 非手術的治療法（non-surgical ablation）

乳がん手術は局所制御がその目的である．現在，非手術的に局所制御を目指す方法として凍結療法（cryotherapy），焦点式マイクロウェーブ温熱療法（focused microwave thermotherapy），高密度焦点式超音波療法（high intensity focused ultrasound therapy：HIFU，FUS），レーザー光凝固療法（interstitial laser photocoagulation therapy），高周波熱凝固療法（radiofrequency ablation therapy：RFA）などが試みられている．治療後に外科的手術を行い残存組織の病理学的検索を行った諸家の報告で

は腫瘍の完全消失率もばらつきがあり，また有害事象や局所再発率に関する長期データも蓄積中であることから，現時点では標準治療という位置付けではない[6]．

③ 薬物療法

原発性乳がん，特に浸潤がんに対する周術期の薬物療法の目的は再発抑制であり，最大限の治療効果が求められるが，その適応，時期（術前か術後か），薬剤の選択などに関して様々な議論があり，2年ごとに開催される St. Gallen コンセンサス会議の基準，NCCN や各地域の診療ガイドラインなどにより検討されている．一方，再発乳がん・遠隔転移を伴う症例の治療においては，根治の可能性は低く，生存期間の延長，QOL 維持が治療の目標となる．再発乳がんの予後はサブタイプや再発までの期間により異なり，Luminal type で比較的緩徐な進行を示す症例や HER2 type では再発後も長期間の生存が期待される．

④ 内分泌治療

ER もしくは PgR 陽性乳がんは全乳がんの約75% であり，このホルモン受容体陽性乳がんが内分泌治療の適応となる．ホルモン療法には以下の原則がある．

1) ホルモン療法の効果はホルモン受容体（ER/PgR）の発現状況に依存する．
2) 原発乳がんにおいてホルモン療法は有意に再発を抑制する．
3) 原発乳がんにおけるその効果は投与期間依存性である．
4) 原発乳がんにおけるホルモン療法は対側乳がんの発生を有意に抑制する．
5) ホルモン療法の QOL は化学療法のそれと比較して相対的に良好である．
6) 抗エストロゲン剤の長期投与は子宮体がんのリスクを高める．

内分泌治療に使用する薬剤と期間

閉経前ではタモキシフェン（tamoxifen）のみ，もしくはタモキシフェンと卵巣機能抑制の併用療法を再発リスクや年齢に応じて検討する．タモキシフェンは子宮体がんの発生リスクを有意に増加させることも明らかになっている．この子宮体がん発生リスクの増加は生存率に影響するものではなく，不利益が利益を上回ることはないとされる．卵巣機能抑制には卵巣摘出術，放射線による卵巣照射，LH-RH アゴニストによる薬剤性抑制があるが，わが国では侵襲性や可逆性などの観点より，LH-RH アゴニスト製剤（ゴセレリン（goserelin），リュープロレリン（leuprorelin））による卵巣機能抑制が最も汎用されている．閉経後では術後アジュバント治療においてアロマターゼ阻害薬もしくはタモキシフェン治療を検討する．

術後治療としての内分泌治療の至適期間は従来5年間とされてきたが，近年の臨床試験の結果からはタモキシフェン10年間，もしくはタモキシフェン5年-アロマターゼ阻害剤5年など，計10年間の治療期間の有用性が示されている[21),22)]．

閉経後の進行再発乳がんにおいては SERD（selective estrogen receptor downregulator）であるフルベストラント（fulvestrant）（Faslodex®），あるいは PI3K/AKT 経路においてアポトーシスと細胞増殖にかかわる因子である mTOR を標的とするエベロリムス（everolimus）がホルモン療法剤との併用で使用される．

⑤ 化学療法

化学療法における現在までのところ認められている臨床的評価には，

1) 原発乳がんにおいて多剤併用術後補助化学療法は有意に再発を抑制する
2) 原発乳がんにおけるその効果は年齢依存性である
3) TNBC や HER2 サブタイプにおいては術前治療における CR 例の予後は良好である
4) 再発乳がんにおける化学療法の効果予測は困難である

などがある．

また，術前の薬物療法は手術不能な局所進行乳がんに対して腫瘍の縮小を図り手術を可能にする，腫瘍径が大きい原発性乳がんに対して腫瘍の縮小を図り乳房温存療法を可能にする，腫瘍に対する化学療法の効果を直接確認する，治療前後の腫瘍組織の特性を分子生物学的な手法などを用いて解析することにより新規治療法の開発に役立てる（トランスレーショナルリサーチ），などの利点がある．

現在，周術期治療に用いる化学療法薬として

は，アントラサイクリンを含むレジメンとして AC，EC，FEC，CAF など，またタキサン（taxane）を含むレジメンとしてパクリタキセル，ドセタキセル，TC 療法（ドセタキセル＋シクロホスファミド），HER2 陽性乳がんに対して TCH 療法（ドセタキセル，カルボプラチン，トラスツズマブ）などが一般的に選択される．

再発乳がんに対し選択可能な化学療法剤は多く，原則的には臨床試験における使用ラインなどを考慮して使用するが，前述のように根治を目指すのではなく，palliation としての意味合いを有する．よって使い分けは，それぞれの薬剤の抗腫瘍効果，投与法と有害事象を考慮しつつケースバイケースで選択する[6]．

⑥ 抗 HER2 治療

抗 HER2 治療は，がん遺伝子 HER2 タンパクを分子標的とする分子標的療法である．HER2 過剰発現を有する乳がん（HER2 陽性乳がん）が対象となるが，その分布は全乳がんの 15％ 前後である．トラスツズマブ（ハーセプチン®）は HER2 細胞外ドメインの膜近傍のエピトープに結合し，HER2 のシグナル伝達を阻害するモノクローナル抗体である．HER2 陽性乳がんは従来予後不良と考えられてきたが，術前治療においてトラスツズマブを含む治療を実施した場合に CR 率は高度であること，また周術期の治療により著明な予後改善が示されている．HER2 陽性乳がんに対する周術期治療の基本は，化学療法と抗 HER2 療法の併用であり，わが国ではアントラサイクリン系（AC，EC，FEC），およびタキサン系（パクリタキセル，ドセタキセル）とトラスツズマブ併用あるいは TCH 療法（ドセタキセル，カルボプラチン，トラスツズマブ）に引き続き，トラスツズマブを計 1 年間使用するレジメンが再発予防を目的とする周術期治療の標準治療として広く行われてきた[6]．

再発治療においては HER2 の細胞外ドメインを標的とするが，結合部位が異なり HER2/HER3 のヘテロ二量体形成を阻害するペルツズマブ，細胞傷害性薬剤である DM1 をトラスツズマブに結合させたトラスツズマブエムタンシン（T-DM1）の有用性が報告されている．これらの薬剤は，現在周術期での臨床試験が実施されており，さらなる再発抑制効果が期待されている．また，HER2 受容体の細胞内チロシンキナーゼを阻害し，細胞内シグナル伝達を抑制するラパチニブもゼローダ®との併用で承認されている．

5. おわりに

科学的根拠に基づき効果・副作用を説明し，治療選択肢を推奨し，患者の価値観をふまえて治療法を慎重に選択する shared decision making の過程では，患者の意思決定を支える医療者の責任は大きい．治療が細分化され手技や管理も高度化されつつあるなか，放射線診断医，外科医，形成外科医，腫瘍内科医，放射線治療医，緩和治療医，地域医療者，看護師，薬剤師，その他，多くのメディカルスタッフによる適切なチーム医療が求められる．

参考文献

1) 日本乳癌学会：臨床・病理 乳癌取扱い規約（第 17 版）．金原出版，2012．
2) 日本乳癌学会：全国乳がん患者登録調査報告―確定版―第 42 号 2011 年次症例．
3) Ohuchi N, Suzuki A, Sobue T et al.：Sensitivity and specificity of mammography and adjunctive ultrasonography to screen for breast cancer in the Japan Strategic Anti-cancer Randomized Trial（J-START）：a randomised controlled trial. Lancet. 2016；387(10016)：341-8.
4) NCCN Clinical Practice Guidelines in Oncology, Breast Cacner Version 1. 2015.
5) Primary Breast Cancer：ESMO Clinical Practice Guidelines, F. Cardoso, S. Kyriakides, F. Penault-Llorca, P. Poortmans, E. Senkus, A. Thompson, S. Zackrisson. Ann Oncol 2013；24(Suppl 6)：vi7-vi23.
6) 日本乳癌学会（編）：科学的根拠に基づく乳癌診療ガイドライン 1 治療編，2 疫学・診断編（2013 年版）．金原出版.
7) Early Breast Cancer Trialists' Collaborative Group（EBCTCG）. Effects of chemotherapy and hormonal therapy for early breast cancer on recurrence and 15-year survival：an overview of the randomised trials. Lancet 2005；365：1687-717.
8) Perou CM, Sørlie T, Eisen MB et al.：Molecular portraits of human breast tumours. Nature 2000；406：747-52.
9) Goldhirsch A, Winer EP, Coates AS, Gelber RD et al.：Personalizing the treatment of women with early breast cancer：highlights of the St Gallen International Expert Consensus on the Primary Therapy of Early Breast Cancer 2013. Ann Oncol 2013；24(9)：2206-23.
10) Albain KS, Barlow WE, Shak S et al.：Prognostic and predictive value of the 21-gene recurrence score assay in postmenopausal women with node-positive, oestrogen-receptor-positive breast can-

cer on chemotherapy : a retrospective analysis of a randomised trial. Lancet Oncol. 2010 ; 11(1) : 55-65.

11) Knauer M, Mook S, Rutgers EJ et al.: The predictive value of the 70-gene signature for adjuvant chemotherapy in early breast cancer. Breast Cancer Res Treat. 2010 ; 120(3) : 655-61.

12) Auchincloss H. Significance of location and number of axillary metastasis in carcinoma of the breast. Ann Surg 1963 ; 158 : 37-46.

13) Veronesi U, Salvadori B, Luini A, et al.: Conservative treatment of early breast cancer. Long-term results of 1232 cases treated with quadrantectomy, axillary dissection, and radiotherapy. Ann Surg 1990 ; 211 : 250-9.

14) Fisher B, Redmond C, Poisson R et al.: Eight-year results of a randomized clinical trial comparing total mastectomy and lumpectomy with or without irradiation in the treatment of breast cancer. N Engl J Med. 1989 ; 320 : 822-8.

15) NIH Consensus Conference. Treatment of early breast cancer. JAMA 1991 ; 265 : 391-5.

16) Sono H and Fukuda M.: Results of Questionnaires Concerning Breast Cancer Surgery in Japan 1980-2003. Breast Cancer 2005 ; 12 : 1-2.

17) Krag DN, Weaver DL, Alex JC : Surgical resection and radiolocalization of the sentinel lymph node in breast cancer using a gamma probe. Surg Oncol. 1993 ; 2 : 335-9 ; discussion 340.

18) NCCN Clinical Practice Guidelines in Oncology, Genetic/Familial High-Risk Assessment : Breast and Ovarian Version 2. 2014

19) Lannin DR, Haffty BG. End results of salvage therapy after failure of breast-conservation surgery. Oncology 2004 ; 18 : 272-9.

20) Clarke M, Collins R, Darby S et al.: Effects of radiotherapy and of differences in the extent of surgery for early breast cancer on local recurrence and 15-year survival : an overview of the randomised trials. Lancet. 2005 ; 366 : 2087-106.

21) Al-Mubarak M, Tibau A, Templeton AJ, Cescon DW, Ocana A, Seruga B, Amir E.: Extended adjuvant tamoxifen for early breast cancer : a meta-analysis. PLoS One 2014 ; 9 (2) : e88238. doi : 10.1371/journal.pone.0088238. eCollection 2014.

22) Strasser-Weippl K1, Badovinac-Crnjevic T, Fan L, Goss PE. Extended adjuvant endocrine therapy in hormone-receptor positive breast cancer. Breast 2013 ; 22 Suppl 2 : S171-5. doi : 23)1016/j.breast.2013.07.033.

(執筆者)坂東裕子（筑波大学）
(取りまとめ)原　尚人（筑波大学）

⊠ 薬物治療

1. 治療レジメン

1）殺細胞性抗悪性腫瘍薬の治療レジメン

AC 療法

ドキソルビシン（60 mg/m^2）＋シクロホスファミド（600 mg/m^2）day 1
1 クール 21 days

CAF 療法

ドキソルビシン（50 mg/m^2）＋シクロホスファミド（500 mg/m^2）＋フルオロウラシル（500 mg/m^2）day 1
1 クール 21 days

TAC 療法

ドセタキセル（75 mg/m^2）＋ドキソルビシン（50 mg/m^2）＋シクロホスファミド（500 mg/m^2）day 1
1 クール 21 days

EC 療法

エピルビシン（90 mg/m^2）＋シクロホスファミド（600 mg/m^2）day 1
1 クール 21 days

FEC 療法

フルオロウラシル（500 mg/m^2）＋エピルビシン（100 mg/m^2）＋シクロホスファミド（500 mg/m^2）day 1
1 クール 21 days

DTX 療法

ドセタキセル（60 または 75 mg/m^2）day 1
1 クール 21 days

TC 療法

ドセタキセル（75 mg/m^2）＋シクロホスファミド（600 mg/m^2）day 1
1 クール 21 days

PTX 毎週療法

パクリタキセル（80 mg/m^2）day 1
1 クール 7 days

PTX＋BV 療法

パクリタキセル（90 mg/m^2 day 1, 8, 15）＋ベバシズマブ（10 mg/kg day 1, 15）
1 クール 28 days

パクリタキセル（アルブミン懸濁型）療法

パクリタキセル（アルブミン懸濁型）（260 mg/m^2）day 1
1 クール 21 days

ビノレルビン療法

ビノレルビン（25 mg/m²）day 1, 8

1 クール 21 days

エリブリン療法

エリブリン（1.4 mg/m²）day 1, 8

1 クール 21 days

カペシタビン療法

カペシタビン（2,500 mg/m²）分 2

14 日間服用 7 日間休薬

カペシタビン（1,670 mg/m²）分 2

21 日間服用 7 日間休薬

2）分子標的治療薬の治療レジメン

アンスラサイクリン系以外の殺細胞性抗がん薬と併用で用いられることが多い.

トラスツズマブ毎週投与療法

トラスツズマブ（初回 4 mg/kg 90 分, 2 回目以降 2 mg/kg 30 分）day 1

1 クール 7 days

トラスツズマブ 3 毎週投与療法

トラスツズマブ（初回 8 mg/kg 90 分, 2 回目以降 6 mg/kg 30 分）day 1

1 クール 21 days

トラスツズマブエムタンシン療法

トラスツズマブエムタンシン（3.6 mg/kg）day 1

1 クール 21 days

カペシタビン＋ラパチニブ療法

カペシタビン（2,000 mg/m² 分 2 14 日間服用 7 日間休）＋ラパチニブ（1,250 mg 分 1 連日内服）

ペルツズマブ＋トラスツズマブ＋ドセタキセル療法

ペルツズマブ（初回 840 mg 60 分, 2 回目以降 420 mg 30 分）day 1＋トラスツズマブ（初回 8 mg/kg 90 分, 2 回目以降 6 mg/kg 30 分）day 1＋ドセタキセル（75 mg/m²）day 1

1 クール 21 days

2. 殺細胞性抗悪性腫瘍薬

1）ドキソルビシン

❖ 作用機序/標的分子

ドキソルビシンは, 腫瘍細胞の DNA の塩基対間に挿入して, DNA ポリメラーゼ, RNA ポリメラーゼおよびトポイソメラーゼ II 反応を阻害し, DNA および RNA の合成を阻害する

ことにより抗腫瘍効果を示す. 細胞周期別では特に S 期の細胞が高い感受性を示す.

❖ 製剤などの特徴

アルカリ性製剤との混合により不溶性凝集物が発生するため配合は不可である.

❖ 使用上の注意

本剤の総投与量が 500 mg/m² を超えると重篤な心筋障害を起こすことが多くなるので注意する. 主な副作用としては, 心毒性（総投与量 500 mg/m² を超えると頻度が増加）, 骨髄抑制, 悪心, 嘔吐, 食欲不振, 口内炎, 脱毛, 静脈炎がある.

2）エピルビシン

❖ 作用機序/標的分子

エピルビシンはドキソルビシンの 4' 位の OH 基が反転した立体異性体（エピマー）である. 腫瘍細胞の DNA と complex を形成することにより, DNA, RNA ポリメラーゼ反応およびトポイソメラーゼ II 活性を阻害する. その結果, DNA, RNA の生合成を抑制して抗腫瘍効果を発現する.

❖ 製剤などの特徴

アルカリ性製剤との混合により不溶性凝集物が発生するため配合は不可である. ドキソルビシンと比較して, 心毒性が軽減されたアントラサイクリン系薬剤である.

❖ 使用上の注意

本剤の総投与量が 900 mg/m² を超えると重篤な心筋障害を起こすことが多くなるので注意する. 主な副作用としては, 心毒性（総投与量 900 mg/m² を超えると頻度が増加）, 骨髄抑制, 悪心, 嘔吐, 食欲不振, 口内炎, 脱毛, 静脈炎がある.

3）ドセタキセル

ドセタキセルは, ヨーロッパイチイの針葉抽出物から半合成された抗悪性腫瘍薬であり, チュブリンに作用し, 細胞の有糸分裂停止により抗腫瘍効果を発揮する. 詳細は 3 節「胃がん・食道がん」薬物治療の項を参照.

4）パクリタキセル

パクリタキセルは, タキサン系化学療法薬であり, チュブリンに結合して微小管重合を促進・安定化することにより細胞分裂期における紡錘体の形成・機能に影響を及ぼし, その結果, 細胞分裂を阻止することにより抗がん作用

475

を発現する．詳細は3節「胃がん・食道がん」薬物治療の項を参照．

5）パクリタキセル注射剤（アルブミン懸濁型）

本剤は，水に極めて難溶性のパクリタキセルを人血清アルブミンに結合させ，凍結乾燥製剤化したことにより，従来の有機溶媒の使用が回避され生理食塩液で懸濁して投与することが可能になっている．詳細は3節「胃がん・食道がん」薬物治療の項を参照．

6）シクロホスファミド

❖ 作用機序/標的分子

シクロホスファミドは，構造式内にアルキル基を持ち，主として DNA 塩基と共有結合（アルキル化）することによって，細胞周期非特異的に抗腫瘍効果を発揮する．DNA 鎖内，鎖間に架橋（cross-link）を形成することで DNA の複製を阻害する．

❖ 製剤などの特徴

揮発性が高いため，調製や投与には閉鎖式接続器具を使用することが望ましい．

❖ 使用上の注意

ペントスタチンを投与中の患者は禁忌（本剤との併用で錯乱，呼吸困難，低血圧，肺水腫などがみとめられ，心毒性により死亡したとの報告がある）．主な副作用としては，出血性膀胱炎（大量投与時はメスナ，補液を併用する），骨髄抑制，悪心・嘔吐，脱毛，不妊がある．

7）ビノレルビン

ビノレルビンは，半合成ビンカアルカロイドであり，有糸分裂微小管の構成タンパク質チュブリンに選択的に作用し，その重合を阻害することにより抗腫瘍効果を示す．その詳細は1節「肺がん」薬物治療の項を参照．

8）エリブリン

❖ 作用機序/標的分子

エリブリンは，チュブリンの重合を阻害して微小管の伸長を抑制することで正常な紡錘体形成を妨げ，細胞周期の第2間期/分裂期（G2/M 期）で細胞分裂を停止させてアポトーシスによる細胞死を誘導し，がん細胞の増殖を抑制する．

❖ 製剤などの特徴

1980 年代に，神奈川県三浦半島の油壺で採取された海綿動物のクロイソカイメンから単離，構造決定された Halichondrin B の合成誘導体である．

❖ 使用上の注意

妊婦または妊娠している可能性のある婦人には投与禁忌である（動物実験（ラット）で胚致死作用および催奇形作用が報告されている）．主な副作用としては，骨髄抑制，脱毛，倦怠感，肝機能障害，味覚障害がある．

9）カペシタビン

カペシタビンは，代謝酵素の分布に着目することで，腫瘍組織内において 5-FU 濃度を選択的に高めることを目的にデザインされたプロドラッグ化 5-FU 系経口抗悪性腫瘍剤である．詳細は3節「胃がん・食道がん」薬物治療の項を参照．

3. 分子標的薬

1）トラスツズマブ

トラスツズマブは，抗 HER2 ヒト化モノクローナル抗体であり，ナチュラルキラー細胞，単球を作用細胞とする抗体依存性細胞障害作用（ADCC），ならびに HER2 受容体のダウンレギュレーションによる細胞増殖シグナルの低減により，抗腫瘍効果を発揮する．詳細は3節「胃がん・食道がん」薬物治療の項を参照．

2）ラパチニブ

❖ 作用機序/標的分子

ラパチニブは，細胞増殖促進のシグナル伝達系を活性化する HER（ErbB 受容体）ファミリーの EGFR（ErbB1）と HER2（ErbB2）の両者に対して，強力かつ選択的な可逆的阻害作用を有するチロシンキナーゼ阻害剤である．

❖ 製剤などの特徴

食事の1時間以上前または食後1時間以降に経口投与する（脂肪食とともに投与するとラパチニブの AUC，最高血漿中濃度が増加した）．

❖ 使用上の注意

カペシタビンとの併用療法においてのみ承認されている．主な副作用としては，下痢，悪心，食欲不振，皮疹，疲労，心障害がある．

3）ペルツズマブ

❖ 作用機序/標的分子

ペルツズマブは，HER2 細胞外領域ドメインⅡ（HER2 ダイマー形成ドメイン）に特異的に結合し，HER2 シグナル伝達阻害を通じて腫瘍細胞増殖の抑制や，アポトーシスを誘導するとともに ADCC（antibody-dependent cellular cytotoxicity，抗体依存性細胞障害作用）活性を誘導するヒト化モノクローナル抗体である。ペルツズマブとトラスツズマブの併用（HP療法）により，包括的にHER2シグナルを遮断し，抗腫瘍作用を発揮する。

❖ 使用上の注意

トラスツズマブとほかの抗悪性腫瘍薬と併用して使用する。初回投与の忍容性が良好であれば，2回目以降の投与時間は30分間まで短縮できる。主な副作用としては，infusion reaction，下痢，皮疹がある。

4）トラスツズマブエムタンシン（T-DM1）

❖ 作用機序/標的分子

T-DM1はHER2陽性乳がん細胞に対して選択的に作用する。T-DM1はHER2と結合した後，細胞内に取り込まれることにより細胞内にDM1を送達する。細胞内に取り込まれたT-DM1はリソゾームによる分解を経てDM1を含む代謝物が遊離され，チュブリン重合阻害作用によりアポトーシスが誘導される。トラスツズマブ自体によるHER2シグナル伝達抑制，ADCC活性誘導作用も有する。

❖ 製剤などの特徴

抗HER2ヒト化モノクローナル抗体であるトラスツズマブに，チュブリン重合阻害作用を有するDM1を結合させた抗体薬物複合体である。

❖ 使用上の注意

0.2または0.22μmインラインフィルター（ポリエーテルスルホン性）を通して投与する。主な副作用としては，倦怠感，悪心，骨髄抑制，肝機能障害がある。

4. ホルモン療法薬

1）LH-RHアナログ（リュープロレリン，ゴセレリン）

❖ 作用機序/標的分子

LH-RHアゴニストとして下垂体LH-RH受容体に作用する。初期刺激時にはゴナドトロピン分泌能を増大させるが，継続的刺激により受容体のダウンレギュレーションを引き起こし，ゴナドトロピン分泌能を低下させ，その結果，精巣からのテストステロン分泌あるいは卵巣からのエストラジオール分泌を抑制する。この下垂体-性腺系機能抑制作用により抗腫瘍効果を発揮する。

❖ 使用上の注意

妊婦または妊娠している可能性のある婦人，授乳中の婦人は禁忌である。主な副作用としては，ホットフラッシュ，性欲減退，性機能低下，フレア現象がある。

2）タモキシフェン

❖ 作用機序/標的分子

タモキシフェンは，乳がん組織のエストロゲンレセプターと結合することにより抗腫瘍効果を発揮する。タモキシフェンはSERM（selective estrogen receptor modulator，選択的エストロゲン受容体モジュレーター）とも呼ばれ，臓器特異的にアゴニスト作用あるいはアンタゴニスト作用を有している。骨組織に対してアゴニスト作用を示すとともに乳腺組織に対してアンタゴニスト作用を示すものの，子宮に対して部分的なアゴニスト作用を有している。

❖ 製剤などの特徴

タモキシフェンはプロドラックであり，主にCYP2D6が関与して，活性代謝物の4-OH-タモキシフェン，エンドキシフェンに変換され抗腫瘍効果を示す。

❖ 使用上の注意

パロキセチンとの併用により，CYP2D6が阻害され活性代謝物の血漿中濃度が低下し，乳がんによる死亡リスクが増加した報告があるので注意する。主な副作用としては，ホットフラッシュ（ほてり，のぼせ），不正出血，月経異常，血栓塞栓症，抑うつ，子宮内膜がんがある。

3）フルベストラント

❖ 作用機序/標的分子

フルベストラントはエストロゲン作用を示さない抗エストロゲン剤であり，乳がん細胞においてエストロゲン受容体（ER）をダウンレギュレーションすることにより，抗腫瘍効果を発揮する。SERD（selective estrogen receptor destabilizer or downregulator，選択的エストロゲン受容体ダウンレギュレーター）とも呼ばれる。

❖ 製剤などの特徴

比較的薬液量が多いことから，左右別々の臀部に1筒ずつ投与する。1回の投与で本剤2筒を一側の臀部に投与しない。また，硬結に至ることがあるので，注射部位を毎回変更するなど

十分注意して投与する.

❖ 使用上の注意

妊婦または妊娠している可能性のある婦人,授乳中の婦人は禁忌である. 主な副作用としては, 注射部位反応 (疼痛, 硬結, 瘙痒感),ホットフラッシュ, 筋骨格痛がある.

4) アロマターゼ阻害薬 (アナストロゾール,レトロゾール, エキセメスタン)

❖ 作用機序/標的分子

アロマターゼはコレステロールからエストロゲンを生成する最終段階の律速酵素で, 閉経前女性では主に卵巣に, 閉経後女性では主に脂肪組織に存在している. 閉経後の乳がん患者においては, 乳がん組織もしくは腫瘍周辺組織内でアロマターゼ活性が高いことが知られており,アロマターゼに対する阻害作用は, 乳がんのようなエストロゲン依存性疾患の治療に有用である. アロマターゼの活性を阻害することにより, アンドロゲンからのエストロゲン生成を阻害し, 乳がんの増殖を抑制する.

❖ 製剤などの特徴

アナストロゾール, レトロゾールは非ステロイド系アロマターゼ阻害薬であり, エキセメスタンはステロイド系アロマターゼ阻害薬である. アナストロゾール, レトロゾール, エキセメスタンの効果は同等である.

❖ 使用上の注意

妊婦または妊娠している可能性のある婦人,授乳中の婦人は禁忌である. 主な副作用としては, ホットフラッシュ, 手のこわばり, 関節痛, 骨粗鬆症, 脂質代謝異常がある.

5) メドロキシプロゲステロン

❖ 作用機序/標的分子

合成黄体ホルモン剤メドロキシプロゲステロン酢酸エステル (MPA) は, DNA 合成抑制作用, 下垂体・副腎・性腺系への抑制作用, および抗エストロゲン作用などにより抗腫瘍効果を発現する.

❖ 使用上の注意

重篤な動・静脈血栓症が発現し, 死亡に至った報告があるため, 血栓症を起こす恐れの高い次の患者は禁忌である. 手術後1週間以内の患者, 血栓性疾患またはその既往歴のある患者,心疾患のある患者, ホルモン剤を投与されている患者, 妊婦または妊娠している可能性のある婦人, 授乳中の婦人は禁忌である. 主な副作用としては, 体重増加, 満月様顔貌 (ムーンフェイス), 不正出血, 月経異常, 血栓症がある.

参考文献

1) 各薬剤添付文書, インタビューフォーム.
2) 日本乳癌学会 (編):乳癌診療ガイドライン1治療編 (2013年版). 金原出版, 2013.
3) 日本臨床腫瘍学会 (編集):新臨床腫瘍学 (改定第3版). 南江堂, 2012.
4) 国立がん研究センター内科レジデント (編):がん診療レジデントマニュアル (第6版). 医学書院,2013.
5) 日本病院薬剤師会 (監修):抗がん剤薬調製マニュアル (第3版). じほう, 2014.

(執筆者) 龍島靖明 (国立埼玉病院)

3 胃がん・食道がん

✗ 病態生理

1. 胃がん

1) 胃がんの病態生理

① 疫　学

胃がんはわが国において頻度の高いがんの一つであり，最新の部位別がん罹患数では第2位，部位別がん死亡数では肺がんについて第3位である[1]．胃がんの罹患数は世界的にみると日本をはじめとするアジア，ユーラシア大陸に多く，北米，アフリカ，オセアニアなどでは少ないため，胃がん治療において日本は先進的な役割を果たしている．わが国における胃がんの男女比は約2：1で，好発年齢は50～60歳代である．

② 危険因子

胃がんの発生原因は未だ明らかでないが，食事においては高食塩摂取（10 g/day以上）が高危険因子であり，野菜類・果実類が抑制因子であることが知られている[2]．また，ヘリコバクター・ピロリの持続感染が胃がんの発生に重要な役割を果たすことが明らかとなっているため，ピロリ菌感染による慢性活動性胃炎に対するピロリ除菌治療は，胃がんの発生予防につながることが期待されている．

③ 組織型・分化度

胃がんは粘膜内の細胞ががん化して発生するため，その殆どは腺がんに分類される．がん細胞の形態（分化度）の違いにより，分化型と未分化型に大別され，同じ胃がんでも組織型や分化度によりがんの性質が異なるため，治療方針が異なってくる．一般に，未分化型がんはがん細胞の増殖が速い傾向にあり，比較的早期の段階からリンパ節転移や腹膜転移を伴うことがあり，予後が不良な傾向にある．

2) 胃がんの症状

① 自覚症状

胃がんによる特有の症状はない．近年，胃がん検診の普及により早期胃がんの発見頻度が高まり，約半数は無症状で発見されている．一般にがんの進行とともに下記のような症状がみられる．

a) 潰瘍やがんの浸潤による痛み：心窩部痛，胸やけ，背部痛など．
b) がんからの出血：貧血，黒色便，吐血など．
c) がんによる狭窄・通過障害：腹部膨満感，嘔吐，食欲不振，体重減少など．

② 他覚症状

早期がんではみられないが，進行がんが大きくなると上腹部に腫瘤を硬く触知することがあ

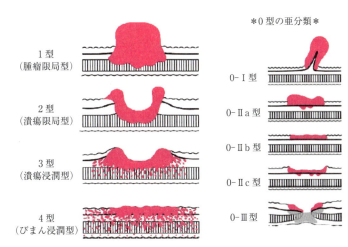

図1　胃がんの肉眼型分類
（日本胃癌学会（編）：胃癌取扱い規約（第14版）．金原出版，2010．より転載）

る．さらに進行すると，腹水貯留や直腸指診によるシュニッツラー（Schnitzler）転移，左頸部のウィルヒョウ（Virchow）リンパ節腫大などを触知する．

3）胃がんの肉眼型分類

胃がんは見た目のかたち（肉眼的所見）から，次のように分類される ▶図1．

a）**0型（表在型）**：病変の形態が，軽度の隆起や陥凹を示すもの．0型はさらにポリープ状の隆起を示すⅠ型，平坦でごく軽度の凹凸のみを示すⅡ型，陥凹を示すⅢ型に細分類され，最も頻度が高いのはⅡc型（平坦で表面が僅かに陥凹しているもの）である．

b）**1型（腫瘤限局型）**：明瞭に隆起した腫瘍で，周囲粘膜との境界が明瞭で限局しているもの．

c）**2型（潰瘍限局型）**：潰瘍を形成し，潰瘍の周囲辺縁が隆起して周堤を形成するもの．周堤と周囲粘膜との境界は明瞭．

d）**3型（潰瘍浸潤型）**：潰瘍を形成し，潰瘍周囲は周堤を形成するが，一部は浸潤傾向を示し，周囲粘膜との境界が不明瞭なもの．

e）**4型（びまん浸潤型）**：がん細胞が胃壁内にびまん性に浸潤するもの．明らかな潰瘍形成や周堤などがなく胃壁は硬化し，硬がん（スキルス胃がん）と呼ばれるものも多い．

f）**5型（分類不能型）**：上記の0～4型のいずれにも当てはまらないもの．

4）胃がんの進行度分類

胃がんの進行度は，①胃内での進展＝がんの深さ（深達度），②胃外への進展＝転移の有無，により決定される．

①壁深達度

胃がんは胃粘膜より発生するが，がんの浸潤が粘膜内あるいは粘膜下層に限局しているものは，「早期胃がん」と定義され，固有筋層よりも深く浸潤するものを「進行胃がん」と定義される．がんの大きさやリンパ節転移の有無は，早期胃がんの定義には関係しない．筋層を越えてさらに深く浸潤し外側の漿膜を越えると隣接臓器（膵臓や横行結腸，肝臓など）に直接浸潤

していく．

②転移形式

胃がんの転移には，以下にあげる3つの主要な転移経路が存在する．

a）**リンパ行性**：がん細胞がリンパ管に侵入して広がる状態．最も頻度の高い転移で，早期胃がんであっても胃周囲のリンパ節に転移を来すことがある．胃の周囲のリンパ節から遠隔のリンパ節へと段階的に広がることが多く，左鎖骨上リンパ節への転移を特にウィルヒョウ転移と呼ぶ．

b）**血行性**：がん細胞が血管に侵入して広がる状態．まず胃の静脈内から門脈へとがん細胞が入り込むため，肝臓に最も転移しやすい．さらに進行すると，全身の血中にがん細胞が入り込むため，肺，脳，骨，腎臓，皮膚，骨髄などに転移を来す．

c）**播種性**：主として胃の外側，漿膜を越えた浸潤を示すがんにおいて，腹腔内にがん細胞が散布されて腹膜へ転移する状態．がん細胞の「種」を播いたように広がるため，腹膜播種と呼ばれる．腹膜播種が広範囲に生じると，「がん性腹膜炎」の状態になり腹水貯留や腸閉塞の原因となる．播種は重力の関係から下腹部に生じやすく，ダグラス窩への播種は，直腸指診によって腫瘤を触知できることが古くから知られ，特にシュニッツラー転移と呼ぶ．同様に卵巣への播種性転移（稀に血行性もある）により生じた卵巣腫瘍をクルッケンベルグ（Krukenberg）腫瘍と呼ぶ．

以上の胃壁深達度，転移の有無により胃がんの進行度が決定される．わが国では，日本胃癌学会の定める「胃癌取扱い規約」によって進行度を定めることが多い ▶表1．以前の胃癌取扱い規約は国際標準であるUICC-TNM分類と相違する点が多く，国際的な議論の障壁となっていたが，現行の第14版からUICC分類にほぼ準拠するように大幅な改定が加えられたため，現在の「胃癌取扱い規約」による進行度分類は，グローバルな診断標準と同じと考えて差し支えない．

表1　胃がんの進行度分類

深さ（壁深速度）	リンパ節転移 転移リンパ節 なし	転移リンパ節 1～2個	転移リンパ節 3～6個	転移リンパ節 7個以上
粘膜/粘膜下層まで（T1a/T1b）	ⅠA	ⅠB	ⅡA	ⅡB
筋層まで（T2）	ⅠB	ⅡA	ⅡB	ⅢA
漿膜下組織まで（T3）	ⅡA	ⅡB	ⅢA	ⅢB
漿膜を越え外側へ露出（T4a）	ⅡB	ⅢA	ⅢB	ⅢC
胃の表面に出て他臓器へ浸潤（T4b）	ⅢB	ⅢB	ⅢC	ⅢC
遠隔臓器転移あり	Ⅳ			

（日本胃癌学会（編）：胃癌取扱い規約（第14版）．金原出版，2010．より改変転載）

5）胃がんの検査

① 血液検査

血液検査では一般的な全身状態を調べる検査項目に加えて腫瘍マーカーを計測する．胃がんではCEA，CA19-9が最も有用と考えられ，CA72-4，AFP，CA125などが上昇することもある．

② 上部消化管内視鏡検査

内視鏡検査は，口または鼻からファイバーを挿入して胃の内部を直接観察する検査である．がんが疑われる場所，病変の範囲，深達度などを調べ，がんを疑う病変があれば生検により組織を採取することが可能である．軽度の粘膜変化を示す早期がんの検出に優れ，近年の内視鏡検診の普及が胃がんの早期発見に大きく寄与している．

③ 胃X線造影検査

バリウムを飲んで胃の形や粘膜の状態などをX線で撮影する．古くから胃検診に用いられ，病変のスクリーニングや部位の確認に有用である．近年は内視鏡検査が中心となり，胃X線検査は省略される傾向にある．

④ 病理検査

内視鏡検査で採った組織を顕微鏡で観察し，がん細胞の有無，がんの分化度などを調べる．通常は病理検査でがん細胞が確認されて初めて胃がんの確定診断となる．

⑤ CT検査

CT検査はX線により体の断層撮影を行う検査である．胃がんの部位，周囲臓器への浸潤の有無，リンパ節や他臓器への転移の有無を調べることを目的に行われる．

6）胃がんの治療概要

胃がんの治療は進行度に応じて判断されるが，最も治療効果が高く，唯一治癒を見込める治療法は手術である．早期胃がんの一部は内視鏡治療の適応となる．また，遠隔転移を有する進行がんに対しては化学療法が行われる．日常臨床では，日本胃癌学会より発行されている「胃癌治療ガイドライン」が標準治療の指針として示されており，これを参考に治療方針が決定される．

① 手術（外科治療）

胃がんの手術方法は，胃の切除範囲とリンパ節郭清の範囲によって以下の3種類に分けられる．

ⅰ）定型手術

標準的な術式で胃がんの完全切除を目的として行われる．胃の2/3以上の切除，胃周囲および少し離れたリンパ節の切除（2群リンパ節郭清）を行う．術式としては幽門側胃切除と胃全摘の2つである．

ⅱ）縮小手術

定型手術よりも胃の切除範囲やリンパ節郭清の範囲を狭めた手術法である．主として術前診断でリンパ節転移のない早期胃がんが対象となる．術式としては噴門側胃切除，幽門保存胃切除などがある．近年増加している腹腔鏡手術は，早期胃がんに対する縮小手術の一つとして「胃癌治療ガイドライン」では位置付けられている．

ⅲ）拡大手術

進行胃がんに対して，定型手術に加えて胃の周囲臓器（膵臓，脾臓，横行結腸，肝臓など）の合併切除や，リンパ節郭清範囲を拡大して行う方法である．

② 内視鏡治療

内視鏡治療は早期胃がんのなかでリンパ節転

移の可能性が殆どない病変が適応となる．すなわち，病変が粘膜内にとどまり，分化型で大きさが2cm以下，潰瘍を伴わないものが絶対的な適応である．切除の方法には，内視鏡的粘膜切除術（endoscopic mucosal resection：EMR）と内視鏡的粘膜下層剥離術（endoscopic submucosal dissection：ESD）がある．内視鏡治療で胃がんが完全に切除されたかどうかは病理組織検査で確認し，リンパ節転移の危険性がある場合は追加で手術が必要なこともある．

③化学療法（抗がん薬治療）

胃がんの化学療法は以下の3種類に大別される．

i）切除不能進行・再発胃がんに対する全身化学療法

全身化学療法は，遠隔臓器への転移や，手術後の再発で，手術や内視鏡治療で切除することが難しい場合に選択される．現時点では，化学療法による完全治癒を期待することは困難で，国内外の臨床試験成績から生存期間中央値はおよそ6～13ヶ月である．よって，がんの進行を抑えて症状を軽減することが目的となる．わが国では臨床試験（SPIRITS試験）の結果，S-1＋シスプラチンの治療が第一選択として推奨される．二次治療としては，イリノテカンあるいはタキサン系薬剤が用いられる．また，胃がんにおいて発現頻度は20%前後であるが，HER2（ハーツー）と呼ばれる分子が発現した胃がんに対しては，これを標的とした分子標的薬（トラスツズマブ）が有効なため使用される．

ii）補助化学療法

補助化学療法は，手術でがんを完全に切除（治癒切除）できた場合に，肉眼的には認識できない細胞レベルでのがん遺残（微小転移）による再発を予防する目的で行われる．わが国の大規模臨床試験（ACTS-GC試験）の結果，Stage II，IIIの胃がん症例に対するS-1補助化学療法の有効性が明らかとなり，これらの病期の患者に対しては，手術後1年間のS-1による補助化学療法が標準治療となっている．

iii）術前補助化学療法

手術で切除しても再発の危険性が高い進行胃がんに対しては，手術の前に化学療法を行う方法（術前補助化学療法）の有効性が期待され，臨床試験が行われているが，その効果は現時点では明らかでない．

④緩和治療

がんが進行して別の臓器に転移を来している場合，がんに対する治療（抗がん薬治療など）に加えて，がんによる痛みや食事がとれないといった自覚症状を和らげることを目的として緩和治療が行われる．過去にはターミナルケアと呼ばれ，治療の施しようがない末期的な状況で行われる治療であったが，現在では患者・家族の身体，精神的苦痛を緩和して生活の質（quality of life：QOL）を改善するために，より早い段階からがんに対する治療と平行して実施される．

7）胃がんの予後

胃がん全体の5年相対生存率は71.9%であり，病期（stage）別生存率はI期97.6%，II期66.8%，III期45.0%，IV期7.3%である[3]．全体の生存率が比較的良好なのは，胃がん罹患者の約半数がI期の早期胃がんであることが大きく寄与している．つまり，早期胃がんは外科的切除によりほぼ根治を得ることが可能である．一方で転移（血行性転移，腹膜転移）を有する進行胃がんの治療成績は未だに不良であり，抗がん剤を含めた集学的治療や新たな治療法の開発が望まれる．

2. 食道がん

1）食道がんの病態生理

食道は，輪状軟骨の下端から始まり，心窩部のあたりで胃に移行する，長さ20～25cmの管状の臓器である．頚部・胸部・腹部の3つの領域に分けられ，背骨のすぐ前を通る．食道は重要な臓器に取り囲まれており，頚部では前に気管，後ろに頚椎，左右には頚部動静脈が，胸部の上半分では前に気管，後ろに胸椎，左右には肺が，胸部の下半分では前に心臓，後ろに胸椎および大動脈，左右には肺が，腹部では右側に肝臓がある．食道を切除しようとした場合，解剖学的な理由から頚・胸・腹部を切開する必要がある．

①疫　学

わが国における食道がんの現況は，日本食道学会の全国調査（2002）[4]によると，性別では男女比が約6：1と男性に多く，年齢は60代，70代に好発する．占拠部位は，胸部中部食道が51.6%と最も多く，次いで胸部下部食道

（24.2％），胸部上部食道（13.4％），腹部食道（4.5％），頚部食道（4.0％）である．組織型は，扁平上皮がんが92.9％，腺がんは2.4％と圧倒的に扁平上皮がんが多い．欧米で胃食道逆流症の発生とともに食道腺がんが増加していることが知られており[5]，わが国においても生活習慣の欧米化，ヘリコバクター・ピロリ感染症の減少に伴い食道腺がんが増加する可能性が論議されるが，現在のところ明らかにはなっていない[6]．また，食道がん症例の他臓器重複がんの頻度は多く，同時・異時性を含めて約20％にみとめられ，胃がん，咽頭がんの順で多い[7]．

② 危険因子

食道がんの危険因子は飲酒と喫煙である．わが国で90％以上と頻度の高い扁平上皮がんは，飲酒および喫煙が危険因子として重要であり，その両者の併用で発がんの危険性が増加することが知られている[8]．ほかに，ヒトパピローマウイルス感染や飲食物に含まれるニトロサミン類，また食道アカラシア，アルカリによる腐食性食道炎でも食道がん発生リスクが上昇する．

2）食道がんの症状

食道がんは初期には自覚症状はなく，健康診断などの上部消化管内視鏡検査で偶然発見されることが多い．がんの進行に伴い，しみるような感覚，胸骨後方の軽い痛み・不快感が出現し，さらに進行すると，食事摂取時の嚥下困難，体重減少，胸痛・背部痛が生じる．食道がんに特徴的な症状として嗄声がある．これは声帯を動かす神経の一つである反回神経にがんの浸潤・圧迫が及んでいる場合に出現する．

3）食道がんの病型分類

がん腫の壁深達度が肉眼的に粘膜下層までと推測される病変を表在型とし，固有筋層以深に及んでいると推測される病変を進行型とする ▶表2 ．表在型は0型とし，0-Ⅰ，0-Ⅱ，0-Ⅲに亜分類する．進行型は，1，2，3，4型の基本形のいずれかに分類する．0〜4型ないしその組合せで表現できない病変を5型とする．

4）食道がんの進行度分類

食道がんの発育進展は，上皮内がんが浸潤能を獲得し，粘膜から外膜に向かって浸潤していく．その過程で所属リンパ節や遠隔臓器に転移を来す．進行度は解剖学的な腫瘍の広がりで分類されており，壁深達度（T因子），リンパ節

表2　食道がんの病型分類

基本分類		
0型	表在型	0 superficial type
1型	隆起型	1 protruding type
2型	潰瘍限局型	2 ulcerative and localized type
3型	潰瘍浸潤型	3 ulcerative and infiltrative type
4型	びまん浸潤型	4 diffusely infiltrative type
5型	分類不能型	5 unclassified type
	5a 未治療	5a unclassified type without treatment
	5b 治療後	5b unclassified type after treatment

（日本食道学会（編）：臨床・病理　食道癌取扱い規約（第11版）．金原出版，2015．より転載）

転移（N因子），遠隔臓器転移（M因子）の3因子で規定されている．わが国では日本食道学会の定める「食道癌取扱い規約」の進行度分類を用いることが多い ▶表3 ， ▶表4 ．

5）食道がんの検査

① 血液検査

腫瘍マーカーを計測する．扁平上皮がんではSCCを，腺がんではCEA，CA19-9が有用とされている．

② 食道Ｘ線造影検査

食道がんに対するＸ線造影検査は，その占拠部位の同定に有用であり，また腫瘍型・深達度診断にも重要な検査である．ただし，他臓器浸潤の有無など進行がんに対する詳細な深達度診断は困難である．

③ 上部消化管内視鏡検査

胃の内視鏡と同様，がんの直接的な肉眼観察はもちろん，生検により組織学的に食道がんの確定診断を得ることができる．また，正常な食道粘膜はヨード染色によりグリコーゲンが茶色に染色されることを利用した色素内視鏡検査により，表在がんを不染帯として描出することが可能である ▶図2 ．

④ CT検査

がんの壁深達度，リンパ節転移，遠隔転移の評価に有用である．食道は漿膜を有さず，また気管や心臓，大動脈と近接しており，がんはそれらの臓器へ浸潤を来しやすいが，CTはそれらの臓器への浸潤の有無を評価することができる．

⑤ その他

表在がんでは，超音波内視鏡や拡大内視鏡，

表3 食道がんにおける進行度分類

壁深達度（T）		
TX		がん腫の壁深達度が判定不可能．
T0		原発巣としてのがん腫をみとめない．
T1a		がん腫が粘膜内にとどまる病変．
	T1a-EP	がん腫が粘膜上皮内にとどまる病変（Tis）．
	T1a-LPM	がん腫が粘膜固有層にとどまる病変．
	T1a-MM	がん腫が粘膜筋板に達する病変．
T1b		がん腫が粘膜下層にとどまる病変（SM）．
	T1b-SM1	粘膜下層を3等分し，上1/3にとどまる病変．
	T1b-SM2	粘膜下層を3等分し，中1/3にとどまる病変．
	T1b-SM3	粘膜下層を3等分し，下1/3に達する病変．
T2		がん腫が固有筋層にとどまる病変（MP）．
T3		がん腫が食道外膜に浸潤している病変（AD）．
T4		がん腫が食道周囲臓器に浸潤している病変（AI）．
リンパ節転移の程度（N）		
NX		リンパ節転移の程度が不明である．
N0		リンパ節転移をみとめない．
N1		第1群リンパ節のみに転移をみとめる．
N2		第2群リンパ節まで転移をみとめる．
N3		第3群リンパ節まで転移をみとめる．
N4		第3群リンパ節より遠位のリンパ節（第4群）に転移をみとめる．
遠隔臓器転移（M）		
MX		遠隔臓器転移の有無が不明である．
M0		遠隔臓器転移をみとめない．
M1		遠隔臓器転移をみとめる．

（日本食道学会（編）：臨床・病理　食道癌取扱い規約（第11版）．金原出版，2015．より転載）

表4　進行度分類

壁深達度＼転移	N0	N1	N2	N3	N4	M1
T0, T1a	0	II				
T1b	I	II				
T2	II	III				
T3		III		IVa	IVb	
T4a	III					
T4b	IVa					

（日本食道学会（編）：臨床・病理　食道癌取扱い規約（第11版）．金原出版，2015．より転載）

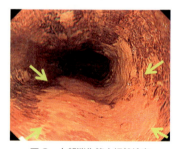

図2　上部消化管内視鏡検査

特殊光観察内視鏡などにより，より正確な深達度を評価する．高度進行がんで気管浸潤が疑われる場合には，気管支鏡検査を行うこともある．

6）食道がんの治療概要

「食道癌取扱い規約」の進行度別に，推奨される治療法が「食道癌診断・治療ガイドライン」（日本食道学会編）で規定されている（▶図3）．

①内視鏡的切除

内視鏡的切除は，食道を温存でき侵襲も比較的低い治療法であるが，食道がんは深達度が比較的浅いものでもリンパ節転移の可能性があるため，食道の表層にとどまる病変のみが適応である．ほかの消化管と同様に，粘膜切除術（EMR）や，より広範囲の病巣にも適応可能な粘膜下層剥離術（ESD）が行われる．

②手術

外科的切除は食道がん根治治療の中心を担っており，わが国では約5割強の患者が外科的切除によって治療されている．胸部食道がんに対する食道がん根治術として胸部食道から腹部食

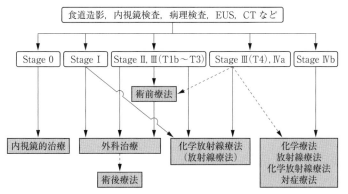

図3 食道がん治療方針
(日本食道学会(編):食道癌診断・治療ガイドライン (2017年版).金原出版,2017.より改変)

道を切除(食道亜全摘)し,3群までのリンパ節を郭清する術式が標準的に施行されている.非常に高度な侵襲を伴う治療であるため,心・肺・肝などの重要臓器機能が低下している症例には適応が制限される.頚部食道がんでは咽頭・喉頭と近接するため,咽頭・喉頭・食道切除術が行われる.

ほかの消化管手術と同様,食物の通過経路を作成する再建術が必要となる.胸部食道がんでは,再建臓器として胃が最も用いられ,結腸や空腸が用いられることもある.再建する経路は主に後縦隔経路,胸骨後経路,胸壁前経路の3つである.頚部食道がんでは咽頭・喉頭を切除するため,気管の再建も必要となり永久気管孔が作成される.

近年,切除可能な進行食道がん(Stage Ⅱ/Ⅲ)において,術前治療+外科的根治切除の有用性が証明され,標準治療となりつつある.術前治療には,わが国では化学療法が主に施行されている.

③ 化学療法・放射線療法

現在は,5-FUとシスプラチンを併用した化学療法が標準治療とされており,扁平上皮がんに対する奏効率は36%とされている.化学療法単独では根治させることはできないが,放射線療法を併用した根治的化学放射線療法(chemoradiotherapy:CRT)は手術をすることなく根治を期待することのできる治療である.ただし,手術と比較すると治療成績は劣る(Stage Ⅱ/Ⅲにおける5年生存率は術前治療+根治術で60%,CRTで37%).また,急性毒性も強く,治療関連死亡率が4%と決して低侵襲な治療とは言えず,外科切除可能な病変に対する治療としてはオプション的な位置付けである.

④ 姑息的治療

高度進行がんで根治治療が適応ではない場合,バイパス術や食道ステント(self-expanding metal stent)などが施行される.食道ステントは形状記憶合金を用いて作成され,食道狭窄部において食道内腔を確保するのに用いられる.

7) 食道がんの予後

食道がんではほかの消化器がんに比べて病状が早期の段階からリンパ節転移を来しやすく,がん腫の深達度が粘膜下層にとどまる段階(T1b)でも30〜40%の例でリンパ節転移をみとめる.日本食道疾患研究会が1988年から1994年までに全国で食道がんの手術を受けた9,000人余りを集計した結果では,食道がんで手術を受けた人の5年生存率は35.5%,進行度別ではStage 0で69.2%,Stage Ⅰで58.0%,Stage Ⅱで47.1%,Stage Ⅲで32.8%,Stage Ⅳで14.7%であり,ほかの消化器がんと比べると,食道がんは予後が悪いがんの一つである.

参考文献

1) 国立がん研究センターがん情報サービス,最新がん統計.2016.
2) World cancer research fund, American institute for cancer research. 1997.
3) 全国がんセンター協議会:生存率共同調査(2012年11月集計).
4) Ozawa S et al.: Comprehensive Registry of Esophageal Cancer in Japan, 2002. Esophagus 2010;7(1): 7-22.
5) Lagergren J et al.: Symptomatic gastroesophageal reflux as a risk factor for esophageal adenocarcino-

6) Shibata A et al.: Trend in incidence of adenocarcinoma of the esophagus in Japan, 1993-2001. Jpn J Clin Oncol 2008 ; 38(7) : 464-8.

7) The Japanese Society for Esophageal Diseases : Comprehensive Registry of Esophageal Cancer in Japan（1998, 1999）. 3rd ed. 2002.

8) Steevens J et al.: Alcohol consumption, cigarette smoking and risk of subtypes of oessophageal and gastric cancer : a prospective cohort study. Gut 2010 ; 59(1) : 39-48.

（執筆者）明石義正（筑波大学）
榎本剛史（筑波大学）
（取りまとめ）大河内信弘（筑波大学）

⊠ 薬物治療

1. 治療レジメン

1）胃がん

SP療法
シスプラチン（60 mg/m²）day 8
S-1（80 mg/m²/day）21 日間服用 14 日間休薬

XP＋トラスツズマブ療法
シスプラチン（80 mg/m²）day 1
カペシタビン（2,000 mg/m²/day）14 日間服用 7 日間休薬
トラスツズマブ day 1 に 1 回目 8 mg/kg, 2 回目 6 mg/kg

SOX療法
オキサリプラチン（100 mg/m²）day 1
S-1（80～120 mg/day）14 日間服用 7 日間休薬

［二次治療以降］
パクリタキセル＋ラムシルマブ療法
パクリタキセル（80 mg/m²）day 1, 8, 15
ラムシルマブ（8 mg/kg）day 1, 15 4 週間おき

ドセタキセル療法
ドセタキセル（60 mg/m²）3 週間おき

アブラキサン®療法
アブラキサン®（260 mg/m²）3 週間おき

ラムシルマブ療法
ラムシルマブ（8 mg/kg）day 1, 15 4 週間おき

2）食道がん

FP＋放射線併用療法（RTOGレジメン）
シスプラチン（75 mg/m²）day 1
フルオロウラシル療法（1,000 mg/m² day 1～4）
放射線 50.4 Gy

FP＋放射線併用療法（JCOGレジメン）
シスプラチン（70 mg/m²）day 1
フルオロウラシル療法（700 mg/m² day 1～4）
放射線 60 Gy

FP療法
シスプラチン（80 mg/m²）day 1
フルオロウラシル療法（800 mg/m² day 1～5）

［二次治療以降］
パクリタキセル療法
パクリタキセル（100 mg/m²）1 週投与 6 回投与 2 週休薬

ドセタキセル療法
ドセタキセル（70 mg/m²）3 週間おき

2. 胃がん・食道がん治療用薬物の概要

1）シスプラチン（CDDP）

❖ **作用機序/標的分子**

シスプラチンは細胞内に入ると塩素が脱離して水分子と置き換わり陽イオン化する．DNAの構成塩基であるグアニン，アデニンのN-7位に結合する．2つの塩素原子部位でDNAと結合するため，DNA鎖内に架橋が形成され，DNA鎖を安定化させ，DNAは複製することができずアポトーシスを起こす．細胞周期依存性で細胞周期のS期に作用する．

❖ **化学構造**

詳細は1節「肺がん」薬物治療の項を参照．

❖ **使用上の注意**

〈副作用〉

①悪心・嘔吐：シスプラチンは高度催吐性抗がん薬に分類され，制吐療法としてはアプレピタント，5-HT₃拮抗薬，デキサメタゾンの投与が推奨されている．

②腎毒性：腎毒性の軽減のため，投与前に1,000～2,000 mL の輸液を4時間以上かけて投与することが推奨されている．シスプラチンは500～1,000 mL の輸液に混和し，2時間以上かけて点滴静注する．投与終了

後，1,000〜2,000 mL の輸液を 4 時間以上かけて投与する．投与中は，尿量確保に注意し，必要に応じてフロセミドのような利尿薬を投与する．血清クレアチニン値からクレアチニンクリアランスを計算し，必要に応じて投与の減量を行う．

③聴力障害：1 回投与量 80 mg/m^2/day，総投与量 300 mg/m^2 を超えると発現しやすくなる．高音域聴力低下が起こると言われている．日常生活に支障がない程度と言われているが，総投与量が超えた場合には注意が必要である．

〈薬物代謝〉

主な代謝・排泄経路：腎排泄．

〈注意事項〉

①クロールイオンを含まない薬剤との配合は不可である．

②錯体化合物のため，ほかの抗がん剤との混合は避ける．

③光に不安定のため，直射日光を避け，点滴時間が 6 時間を超える場合は遮光して投与を行う．

2）フルオロウラシル（5-FU）

フルオロウラシルは含フッ素ピリミジン系化学療法薬であり，主としてその代謝物による DNA 前駆体合成阻害により抗がん効果を発現する．詳細は 4 節「大腸がん」薬物治療の項を参照．

3）ティーエスワン®（テガフール・ギメラシル・オテラシルカリウム配合剤：S-1）

テガフール・ギメラシル・オテラシルカリウムはバイオケミカルモジュレーションを利用した経口抗悪性腫瘍剤である．詳細は 5 節「肝・胆・膵がん」薬物治療の項を参照．

4）カペシタビン（ゼローダ®）

❖ 作用機序/標的分子

カペシタビンは，代謝酵素の分布に着目することで，腫瘍組織内において 5-FU 濃度を選択的に高めることを目的にデザインされた経口抗悪性腫瘍剤である．カペシタビンは消化管より未変化体のまま吸収され，肝臓でカルボキシルエステラーゼにより 5'-deoxy-5-fluorocytidine（5'-DFCR）に代謝される．次に，主として肝臓や腫瘍組織に存在するシチジンデアミナーゼにより 5'-deoxy-5-fluorouridine（5'-DFUR）

に変換される．さらに，腫瘍組織に高レベルで存在するチミジンホスホリラーゼ（TP）により活性体である 5-FU に変換され抗腫瘍効果を発揮する．5-FU は FdUMP に代謝され，チミジル酸合成酵素（TS）および 5,10-メチレンテトラヒドロ葉酸と不活性複合体を形成する．その結果，チミジル酸合成を抑制することにより，DNA 合成を阻害する．また，5-FU は FUTP に代謝され，UTP の代わりに RNA に取り込まれて F-RNA を生成し，リボソーム RNA およびメッセンジャー RNA の機能を障害すると考えられている．

骨髄細胞や消化管では活性体 5-FU への変換はなく，毒性の軽減につながっている．

❖ 使用上の注意

〈禁忌〉

①テガフール・ギメラシル・オテラシルカリウム配合剤投与中止後のギメラシルの作用消失までの期間を考慮し，テガフール・ギメラシル・オテラシルカリウム配合剤の投与中止後 7 日以内は本剤を投与禁忌とする．

②5'-DFUR と FBAL が，クレアチニンクリアランスの低下によって，AUC の増加がみとめられたため，中程度以上の腎機能障害がある患者に投与する際は，副作用の発現に十分注意する必要がある．重篤な腎障害のある（クレアチニンクリアランスが 30 mL/min 未満の）患者は投与禁忌とし，中程度（クレアチニンクリアランスが 30〜50 mL/min）の患者は 75% 用量（1 段階減量），軽度（クレアチニンクリアランスが 51〜80 mL/min）の患者は，減量不要を推奨する．

③妊婦または妊娠している可能性のある婦人は禁忌である（動物実験で胚致死作用および催奇形作用が報告されている）．

〈副作用〉

①主な副作用：手足症候群，悪心，嘔吐，下痢，口内炎，骨髄抑制，色素沈着．

②手足症候群：投与数日〜数週間後に発症し，持続静注にて頻度が高い．知覚異常（灼熱感・刺痛感・圧痛感）を伴う手掌，足底の皮膚紅斑，腫脹，皮疹，肥厚または菲薄化，落屑などの皮膚症状がみとめられ

るが，本剤の休薬・中止により回復する．
保湿剤など事前の予防投与が有効との報告
もある．また，発症後，痛みを伴う場合は
ベリーストロング以上のステロイド外用剤
を使用する．

〈相互作用〉

①本剤が肝チトクローム P450（CYP2C9）
の酵素タンパク合成系に影響し，酵素活性
を低下させている可能性があり，ワルファ
リンと併用する場合は，血液凝固能検査値
異常，出血の発現が報告されているため，
定期的に血液凝固能検査を行う．

②本剤が肝チトクローム P450（CYP2C9）
の酵素タンパク合成系に影響し，酵素活性
を低下させている可能性があり，フェニト
インの血中濃度を上昇させ，中毒症状の発
現の恐れがあるため，併用時はフェニトイ
ンの血中濃度をモニタリングする．

5）パクリタキセル（PTX）

❖ 作用機序/標的分子

微小管はチュブリンによって構成されてい
る．チュブリンは α，β の 2 つのサブユニット
があり，これらが円筒状に配列して中空のタン
パク線維を構成している．微小管は細胞内に
様々な構造で分布し，それぞれの機能を担って
いる．パクリタキセルはこの微小管重合を促
進・安定化する．その結果，細胞分裂期（M
期）において紡錘体（微小管からなる）の形成
や機能に影響を及ぼし，細胞周期を M 期に停
止させ細胞障害性を発揮すると考えられる．

❖ 化学構造，製剤などの特徴

可塑剤として DEHP（di-(2-ethylhexyl)
phthalate，フタル酸ジ-(2-エチルヘキシル)）
を含有しているものの使用を避ける．無水エタ
ノールを使用しているため，自動車の運転など
危険を伴う機械の操作に関しても注意が必要で
ある．

❖ 使用上の注意

〈副作用〉

①末梢神経障害：投与開始後約 3〜5 日後に
現れ，また使用が長期間にわたると発現頻
度が高くなる傾向にある．症状（しびれな
ど）が現れた場合には減量・休薬などの適
切な処置を行う．手にしびれが現れた場合
は刃物などの扱いに注意し，足にしびれが

現れた場合は滑りにくい履物の使用や歩く
ときは十分注意して歩くように説明する．

②筋肉痛・関節痛：現れた場合には鎮痛剤投
与などの適切な処置を行う．症状は一般
に，投与開始後 2〜3 日後に現れ，また早
期のコース（1〜3 コース目）より発現す
る傾向にある．

〈薬物代謝〉

PTX の主代謝物はタキサン環 6 位の水酸化
および 3' 位フェニル基の水酸化体で，これら
の代謝には CYP2C8，CYP3A4 が関与する．

〈注意事項〉

①0.22 ミクロン以下のメンブランフィルター
を用いたインラインフィルターを通して投
与する必要がある．

②輸液ポンプを使用して本剤を投与する場合
は，濾過網が組み込まれた輸液セットは使
用しない．

③目標に比べ投与速度が低下するので，滴数
を増加させて設定するなどの調整が必要で
ある．

④過敏症状の発現を防止するため，本剤投与
前に必ず，デキサメタゾン 16.5 mg，ジ
フェンヒドラミン塩酸塩 50 mg，ラニチジ
ン 50 mg またはファモチジン 20 mg の前
投薬を行う．

6）ドセタキセル（DOC）

❖ 作用機序/標的分子

ドセタキセルはチュブリンの重合を促進し，
安定な微小管を形成するとともに，その脱重合
を抑制する．また，細胞内においては形態的に
異常な微小管束を形成する．以上の作用により
細胞の有糸分裂を停止させる．

❖ 化学構造，製剤などの特徴

ヨーロッパイチイの針葉抽出物から半合成さ
れた抗悪性腫瘍剤である．主薬，専用溶解液と
バイアルが分かれているため，必ず溶解して投
与する．アルコールアレルギーがある場合は，
生食で主薬を溶解する．

❖ 使用上の注意

〈禁忌〉

①重篤な骨髄抑制のある患者．

②感染症を合併している患者．

③発熱を有し感染症の疑われる患者．

④本剤またはポリソルベート 80 含有製剤に

対し重篤な過敏症の既往歴のある患者.

⑤妊婦または妊娠している可能性のある患者.

〈副作用〉

①**主な副作用**：骨髄抑制，脱毛，倦怠感，末梢神経障害，皮疹，爪の変化，浮腫・体液貯留，アナフィラキシー.

②**皮膚障害**：投与後2週前後に皮膚剥離の症状が現れることがある．予防としては保湿剤を使用する．症状が悪化し痛みや腫れを伴う場合は副腎皮質ステロイドの軟膏も検討する必要がある．

③**浮腫**：浮腫の発現率および重篤度が高く，浮腫ならびに過敏症状の軽減を目的として，前投薬としてデキサメタゾン（16 mg/day，8 mg 1日2回）などを，本剤の投与前日から3日間，単独経口投与することが望ましいとされている．累積投与量（中央値）として前投薬投与時は818.9 mg/m^{2}以上，前投薬なしのときは489.7 mg/m^{2}以上で浮腫の発現率が高くなった．投与を中止すると，浮腫は徐々に軽快する．浮腫は下肢から発現し，3 kg以上の体重増加を伴う全身性のものになる場合があるが，急性の乏尿や低血圧は伴わない．稀に脱水症および肺水腫が報告されている．

〈相互作用〉

主として薬物代謝酵素CYP3A4で代謝されるので，CYP3A4の活性に影響を及ぼす薬剤と併用する場合には注意して投与する．

〈注意事項〉

①希釈・調製時に泡立ちやすいので混和時は特に注意する．

②アルコールに対して耐性があるか投与前に確認する．

③調製後は，室温散光下にて4時間まで安定である．

④製品により濃度が異なる場合がある（10 mg/mL，20 mg/mL）ため，調製時に注意する．

7）パクリタキセル（アルブミン懸濁型）（アブラキサン®）

❖ **作用機序/標的分子**

微小管はチュブリンによって構成されてい

る．チュブリンはα，βの2つのサブユニットがあり，これらが円筒状に配列して中空のタンパク線維を構成している．微小管は細胞内に様々な構造で分布し，それぞれの機能を担っている．パクリタキセルはこの微小管重合を促進・安定化する．その結果，細胞分裂期（M期）において紡錘体（微小管からなる）の形成や機能に影響を及ぼし，細胞周期をM期に停止させ細胞障害性を発揮すると考えられる．

❖ **化学構造，製剤などの特徴**

パクリタキセルは従来，ポリオキシエチレンヒマシ油およびエタノールなどの溶媒を使用する製剤であったが，本剤はパクリタキセルを人血清アルブミンと結合させて粒子径を130 nmに調整した製剤である．用時，生理食塩液で懸濁して用いる凍結乾燥注射剤である．凍結乾燥製剤化を実現したことにより，従来のパクリタキセル製剤の溶媒（ポリオキシエチレンヒマシ油および無水エタノール）を使用せず，生理食塩液で懸濁し投与することが可能となった．また，過敏症予防のためのステロイド剤や抗ヒスタミン剤の前投薬が必須ではなくなり，点滴時間の短縮，アルコール過敏症患者への投与が可能になった．

❖ **使用上の注意**

〈禁忌〉

妊婦または妊娠している可能性のある婦人は禁忌である．

〈副作用〉

①**主な副作用**：骨髄抑制，末梢神経障害，関節痛，筋肉痛，脱毛，皮疹，爪の変化，アナフィラキシー，間質性肺炎.

②**末梢神経障害**：投与開始後約3〜5日後に現れ，また，使用が長期間にわたると発現頻度が高くなる傾向にある．症状（しびれなど）が現れた場合には減量，休薬などの適切な処置を行う．手にしびれが現れた場合は刃物などの扱いに注意し，足にしびれが現れた場合は滑りにくい履物の使用や歩くときは十分注意して歩くように説明する．

③**筋肉痛・関節痛**：現れた場合には鎮痛剤投与などの適切な処置を行う．症状は一般に，投与開始後2〜3日後に現れ，また早期のクール（1〜3クール目）より発現す

る傾向にある.

〈注意事項〉

①アルブミンタンパクがフィルターに吸着し，目詰まりを起こす可能性があるため，インラインフィルターの付いたルートは使用しないこと.

②懸濁液は遮光保存して8時間以内に使用すること.

③溶解には必ず生理食塩水を使用し1バイアル当たり生理食塩水20 mL で溶解し，必要量を空の輸液バックへ充填すること.

④特定生物由来製品に該当することから，本剤を投与した場合は，医薬品名（販売名），その製造番号または製造記号（ロット番号），使用年月日，使用した患者の氏名，住所などを記録し，少なくとも20年間保存すること.

8）トラスツズマブ（ハーセプチン®）

❖ 作用機序/標的分子

ヒト上皮増殖因子受容体2型（human epidermal growth factor receptor type 2, 別称 c-erbB-2（以下，HER2））に特異的に結合した後，NK 細胞，単球を作用細胞とした抗体依存性細胞障害作用（ADCC）により抗腫瘍効果を発揮する. また，HER2 受容体数を低下させることにより細胞増殖シグナルが低減する. その結果，直接的に細胞増殖を抑制する.

❖ 化学構造，製剤などの特徴

マウスモノクローナル抗体（4D5）の抗原結合部位のアミノ酸配列を，ヒト IgG1 の相当部分に遺伝子工学的に置換したヒト化モノクローナル抗体である. マウスモノクローナル抗体（4D5）由来の部分はトラスツズマブの約5%で，残りの95%はヒト IgG1 に由来している.

ポリソルベートを含有しているので，泡立ちやすい. 他剤との混注をしない.

❖ 使用上の注意

〈副作用〉

①インフュージョンリアクション：症状として，発熱，悪寒，悪心，嘔吐，疼痛，頭痛，咳嗽，めまい，発疹，無力症などが約40%の患者において報告されている. 初回投与時に現れやすい. 患者の状態を十分に観察し異常がみとめられた場合には，適切な処置（解熱鎮痛剤，抗ヒスタミン剤の

投与など）を行うとともに症状が回復するまで患者の状態を十分に観察する. 重篤な場合は投与を中止し，再投与はしない.

②心毒性：同じく心毒性のあるアンスラサイクリン系薬剤の併用や，循環器系疾患の既往のある場合は重篤に至る場合があるので特に注意する. そのため，投与前に左室駆出率（LVEF）や心電図，血圧，心疾患の既往などで心機能を確認し，投与後も定期的にモニタリングを行う. LVEF 55% 未満はハイリスクとなる. 45% 未満またはベースから10% 以上低下した場合は休薬する.

〈注意事項〉

初回時にインフュージョンリアクションが起こりやすいため，アセトアミノフェンやジクロフェナックナトリウム坐薬の処方が出ていることを確認する.

9）ラムシルマブ（サイラムザ®）

❖ 作用機序/標的分子

ラムシルマブは血管内皮増殖因子受容体2（VEGFR-2）に対する遺伝子組換えヒト免疫グロブリン G1（IgG1）のヒト型モノクローナル抗体である. VEGF 誘導性血管新生において重要な働きを示す VEGFR-2 への VEGF リガンドの結合を阻害することで，VEGFR-2 の活性化を阻害し，内皮細胞の増殖，遊走および生存を阻害することにより，腫瘍血管新生を阻害すると考えられる.

❖ 使用上の注意

〈副作用〉

①疲労：投与開始後数日から現れる. 使用が長期間にわたると発現頻度が高くなる傾向がある.

②高血圧：投与を繰り返していくと，徐々に血圧が上がってくることがある. 定期的な測定を自宅で行うことを推奨する.

③重大な副作用：動脈血栓閉塞症，Infusion reaction，消化管穿孔，出血，うっ血性心不全などが報告されている.

〈注意事項〉

①調製時，本剤の調製には生理食塩水のみ使用する. ブドウ糖溶液との配合は避ける. 調製後は速やかに使用し，冷所保存では24時間以内，室温保存では12時間以内に

投与を開始する.

②投与時,投与速度を 25 mg/min を越えて投与することはなく,投与にあたってはタンパク質透過型のフィルター（0.2 または 0.22 ミクロン）を使用し,ほかの薬剤との配合は避ける.

（執筆者）野村久祥（国立がん研究センター東病院）

4 大腸がん

◆ 病態生理

1. 病態生理

1）疫　学

　大腸がんわが国では女性のがんの死因の1位を占め，男性は肺がん，胃がんに次いで3位である．現在，男女合わせたがん罹患数では1位である[1]．

2）危険因子

　大腸がんの家族歴がある場合，特に55歳以前の罹患やがんの多発の家族歴がある場合，大腸がん発症の危険因子となる．また，大腸がんのリスクは年齢とともに増加するため，40歳以上は定期的な健康診断が求められている．特殊な危険因子として大腸疾患がある．家族性大腸腺腫症（家族性大腸ポリポーシス）では全大腸切除を行わない場合，経過中にほぼ100％が大腸がんを発症する．また，潰瘍性大腸炎では長期罹患で症状がコントロールされていない症例に大腸がんの発症が多く，全大腸切除を施されない場合には発症後約25年でおよそ30％が大腸がんとなる．

3）組織型

　大腸がんで最も多く見られるものは腺がんで，全体の95％を占める．ほかに粘液がんや印環細胞がんなども存在する．

4）大腸がんの発症機序

　大腸がんの発生に関する機序については大きく以下の2つが論じられている．

　　a）adenoma carcinoma sequence 説：p53やAPC，K-rasなどの遺伝子異常によって腺腫（大腸ポリープ）からがんが発生し発展していくとする説である．

　　b）de novo cancer 説：腺腫を経ずに何らかの要因によって正常粘膜から直接がんが発生していくとする説である．

2. 症　状

　一般に早期大腸がんであれば自覚症状は殆どない．健康診断や人間ドックで便潜血を契機に発見されることが多く，全く症状が現れない場合も少なくない．進行大腸がんでも腸管環周率（大腸壁の全周に対してがんが占める割合）が25％以下ならば症状は殆どないが，50％を超えると腸内容の通過障害を起こす場合がある．便は右側結腸に比べ左側結腸でより硬くなる．そのため右側結腸では閉塞の症状は乏しく，貧血，体重減少，腫瘤触知などを契機に発見される．一方，がんが左側結腸に存在すると便通異常，腹痛，腹部膨満感などがあり，血便を伴うことがある．左側結腸の全周性病変になると排便困難，便秘，腸閉塞を発症することもある．日本人の大腸がんの発生率は，直腸が35％で最も多く，次いでS状結腸の34％，上行結腸11％，横行結腸9％，盲腸6％，下行結腸5％となっている．

3. 肉眼型分類

　大腸がんは肉眼的所見から ▶図1 のように分類される．

4. 進行度分類（病期分類）

　大腸がんの進行度分類は主に局所の深達度に加えて，リンパ節転移と遠隔転移の有無によって決定される．わが国では「大腸癌取扱い規約」[2]に基づく独自の進行度分類を用いている．「大腸癌取扱い規約（第9版）」による進行度分類を ▶表1 と ▶表2 に表す．この進行度をもとにして治療方針が決定される．国際的にはUICC-TNM分類 ▶表3 が使用される．

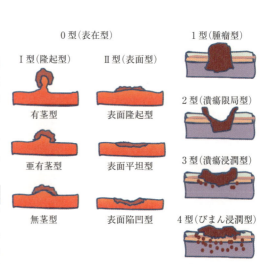

図1　大腸がんの肉眼型分類

表1 大腸がんの進行度分類（その1）

壁深達度		
TX		壁深達度の評価ができない．
T0		がんをみとめない．
Tis		がんが粘膜内（M）にとどまり，粘膜下層（SM）に及んでいない．
T1		がんが粘膜下層（SM）までにとどまり，固有筋層（MP）に及んでいない．
	T1a	がんが粘膜下層（SM）までにとどまり，浸潤距離が1,000 μm 未満である．
	T1b	がんが粘膜下層（SM）までにとどまり，浸潤距離が1,000 μm 以上であるが固有筋層（MP）に及んでいない．
T2		がんが固有筋層（MP）まで浸潤し，これを越えていない．
T3		がんが固有筋層を越えて浸潤している．
		漿膜を有する部位ではがんが漿膜下層（SS）にとどまる．
		漿膜を有しない部位ではがんが外膜（A）までにとどまる．
T4		がんが漿膜表面に接しているかまたは露出（SE），あるいは直接他臓器に浸潤している（SI/AI）．
T4a		がんが漿膜表面に接しているか，またはこれを破って腹腔に露出している（SE）．
T4b		がんが直接他臓器に浸潤している（SI/AI）．
リンパ節転移		
NX		リンパ節転移の程度が不明である．
N0		リンパ節転移をみとめない．
N1		腸管傍リンパ節と中間リンパ節の転移総数が3個以下．
	N1a	転移個数が1個．
	N1b	転移個数が2〜3個．
N2		腸管傍リンパ節と中間リンパ節の転移総数が4個以上．
	N2a	転移個数が4〜6個．
	N2b	転移個数が7個以上．
N3		主リンパ節に転移をみとめる．下部直腸がんでは主リンパ節および/または側方リンパ節に転移をみとめる．
遠隔転移		
M0		遠隔転移をみとめない．
M1		遠隔転移をみとめる．
	M1a	1臓器に遠隔転移をみとめる（腹膜転移は除く）．
	M1b	2臓器以上に遠隔転移をみとめる（腹膜転移は除く）．
	M1c	腹膜転移をみとめる．
	M1c1	腹膜転移のみをみとめる．
	M1c2	腹膜転移およびその他の遠隔転移をみとめる．

（大腸癌研究会（編）：大腸癌取扱い規約（第9版）．金原出版，2018．pp.10〜15より転載）

表2 大腸がんの進行度分類（その2）

T / N	N0	M0 N1 (N1a/N1b)	N2a	N2b/N3	M1 Any N M1a M1b M1c
Tis	0				
T1a・T1b	I	Ⅲa			Ⅳa Ⅳb Ⅳc
T2					
T3	Ⅱa	Ⅲb			
T4a	Ⅱb		Ⅲc		
T4b	Ⅱc				

（大腸癌研究会（編）：大腸癌取扱い規約（第9版）．金原出版，2018．p.19より転載）

ほかにデュークス分類 ▶表4 を使用する場合もある．

5. 検 査

　「有効性評価に基づく大腸がん検診ガイドライン」では，一次検診として便潜血反応検査が有意に死亡率を減少させる検査法として推奨されている．便潜血反応が陽性であった場合，二次検診として大腸内視鏡検査が推奨される．その他，貧血などの異常がある場合，大腸がんのハイリスク患者の場合は，がんをはじめとする大腸疾患の確定のため大腸内視鏡検査が行われる．

1）便潜血反応検査

　便潜血反応検査には便潜血検査化学法と便潜血検査免疫法がある．現在は便潜血検査免疫法が主流で，多くの大腸がん検診の一次検診とし

表3 UICC-TNM分類

壁深達度		
TX		原発腫瘍の評価が不可能.
T0		原発腫瘍をみとめない.
Tis		上皮内がん：粘膜固有層に浸潤.
T1		粘膜下層に浸潤する腫瘍.
T2		固有筋層に浸潤する腫瘍.
T3		漿膜下層または漿膜被膜のない結腸もしくは直腸の周囲組織に浸潤する腫瘍.
T4a		臓側腹膜を貫通する腫瘍.
T4b		他の臓器または組織に直接浸潤する腫瘍.
リンパ節転移		
NX		領域リンパ節の評価が不可能.
N0		領域リンパ節転移なし.
N1		1～3個の領域リンパ節転移.
	N1a	1個の領域リンパ節転移.
	N1b	2～3個の領域リンパ節転移.
	N1c	漿膜下層または腹膜被膜のない結腸もしくは直腸の周囲軟部組織内に腫瘍デポジッド（衛星結節）があるが，領域リンパ節転移なし.
N2		4個以上の領域リンパ節転移.
	N2a	4～6個の領域リンパ節転移.
	N2b	7個以上の領域リンパ節転移.
遠隔転移		
M0		遠隔転移なし.
M1		遠隔転移あり.
	M1a	1臓器に限局する転移で腹膜転移なし.
	M1b	2臓器以上.
	M1c	腹膜への転移.

表4 大腸がんの病期分類（デュークス分類）

A	がん浸潤の深さが大腸壁内（ただし，固有筋層まで）に限局している.
B	がん浸潤の深さが大腸壁内を貫通するが，リンパ節転移をみとめない.
C	がん浸潤の深さが大腸壁内を貫通し，さらにリンパ節転移をみとめる.
D	がんが肝・肺など遠くの臓器（遠隔臓器）へ転移を伴う.

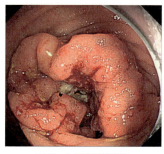

図2 大腸内視鏡検査

て広く行われている．

2）大腸内視鏡検査

　大腸内視鏡検査は肛門から内視鏡を挿入し，直腸から盲腸までの大腸全体の内部を詳細に調べる検査である．▶図2 は直腸に見られるほぼ全周性の2型の大腸がんである．がんやポリープなどの病変が見つかった場合には，インジゴカルミンやクリスタルバイオレットなどの色素を散布し，拡大内視鏡を用いて病変表面の模様を観察する．特に腫瘍性病変の腺口構造の詳細な観察により，ピットパターン分類による詳細な診断を行う．また，必要に応じて組織生検を行い，病理学的診断を行う．

3）注腸X線造影検査

　注腸X線造影検査は，肛門からバリウム溶液を注入し，次いで空気を注入し，大腸や直腸の形状をX線で撮像する．▶図3 は直腸に発生した2型腫瘍の注腸X線像である．

4）CT検査

　CT検査は，進行がんの周囲への浸潤，他臓器（特に肝臓）転移，リンパ節の転移の有無を調べることを目的に行われる．ヨード造影剤を血管内に注射してコントラストを高めて撮影する造影CTが一般的である．▶図4 において矢印で囲まれているのが大腸がんの肝転移巣で

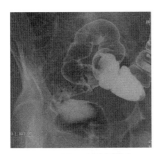

図3　注腸X線造影検査

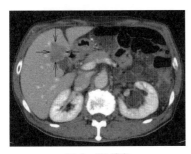

図4　CT検査

ある.

5）血液検査

貧血を主訴に進行大腸がんが発見されることがよくあり，貧血をみとめる患者では便潜血検査が勧められる．また，腫瘍マーカーを測定することで進行がんの存在を推定することができる．大腸がんの代表的な腫瘍マーカーはCEAであるが，これが上昇するのは進行がんであり，早期がんの発見には有用ではない．

6）その他の検査

転移病変の全身検索のためにポジトロン断層撮影（positron emission tomography : PET）や，直腸病変の周囲臓器浸潤の評価のためにMRI検査が行われることがある．

6. 治療概要

大腸がんの主な治療法は，手術・化学療法・放射線治療である．中心となる治療は，手術による外科的切除である．リンパ節転移のない早期病変に対しては内視鏡下に切除が行われる．最近の大腸がん治療の特徴は，近年，新たな薬剤が次々に承認されており，化学療法の成績が飛躍的に向上している点である．そのため，肝臓や肺などの遠隔臓器転移があっても，手術で完全に切除できれば治癒する可能性がある．また，腹腔鏡手術や内視鏡治療などの患者に負担の少ない低侵襲治療が開発され，日々進歩し続

けていることも特徴である．治療方針は，内視鏡検査・注腸造影検査・CT・MRIなどの術前検査から，病変の深達度・リンパ節転移・遠隔転移の有無を判断し，臨床病期を決定する▶表2．そして，患者の年齢，心・肺・肝・腎・耐糖能・凝固異常など全身状態や，社会的背景などを考慮し，十分なインフォームドコンセントのうえ，治療方針を決定する．

1）手術

大腸がん治療の中心となる治療法である．病巣が切除可能な場合は，手術による根治切除を第一に考慮する．切除範囲は，がんの壁深達度とリンパ節転移の程度によって決定される．がんの壁深達度が粘膜下層以深あるいは所属リンパ節転移が疑われる場合には，壁深達度とリンパ節の転移程度によって切除するリンパ節範囲を決定する．他臓器浸潤がんや肝臓や肺などの遠隔転移を有する場合でも，根治切除が可能な場合は切除を行う．

① リンパ節郭清

リンパ節郭清度は，領域リンパ節が郭清された場合をD3，傍腸管および中間リンパ節が郭清された場合をD2，傍腸管リンパ節が郭清された場合をD1，傍腸管リンパ節の郭清が不完全なものをD0と定義している[2]．がんの壁深達度によるリンパ節転移の割合は，粘膜膜内では転移がなく，粘膜下層9.3％，固有筋層23％，漿膜下層45％，漿膜面から露出すると64％，他臓器に浸潤すると57％程度である[3]．以上より，壁深達度によるリンパ節郭清範囲が決定される．がんの壁深達度が粘膜下層ではD2を，固有筋層以深ではD3郭清を行う．術前の画像診断または術中所見でリンパ節転移が陽性と診断された場合は，D3郭清を行う．腸管横軸方向であるが，結腸では口側，肛門側ともに腫瘍から10cm離して切離する．直腸ではRsとRaでは腫瘍下端から3cm，Rbでは2cmとする．

② 側方リンパ節

腹膜翻転部以下の直腸（Rb）は，内腸骨動脈から分枝する中直腸動脈から血流が供給されており，同領域のリンパ節は側方リンパ節と称される．下部直腸で壁深達度が固有筋層以深の腫瘍は側方リンパ節転移率が20％程度あるため，側方リンパ節郭清の対象となる[4]．

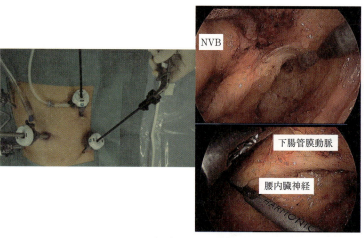

図5 腹腔鏡下大腸切除術

③ 術　式

　結腸がんに対しては，結腸（部分）切除術，結腸右半切除術，結腸左半切除術，S状結腸切除術などが行われる．直腸がんでは，切離した後の吻合部が，腹膜翻転部より腹側に位置する場合は高位前方切除術，肛門側の場合は低位前方切除術と呼ぶ．なかでも吻合部が肛門管直上の場合は超低位前方切除術と呼び，手術難易度も高く，縫合不全などの合併症も多い．肛門管直上あるいは肛門管内に腫瘍が存在する場合は，肛門温存ができないため，腹会陰式直腸切断術（マイルズ手術）を選択する．ハルトマン手術とは，S状結腸または直腸切除後，吻合せずに口側断端を人工肛門に，肛門側断端を盲端にする術式である．緊急手術時や，全身状態が悪いなどの理由から，吻合ができない場合に選択される．近年，内肛門括約筋切除術（intersphincteric resection：ISR）という，肛門に近い下部直腸がんに対し，人工肛門を回避する術式が行われるようになった．この術式は，外肛門括約筋を温存したまま内肛門括約筋を切除することで，がんから肛門側切離断端までの距離を確保し，かつ肛門を温存する方法である．

④ 姑息的手術

　根治切除が不能であり，大腸がんによる出血，狭窄，腸閉塞などの症状を緩和する目的で行う．原発巣の切除，バイパス手術，人工肛門造設術などがある．遠隔転移が切除不能であるが，原発巣切除が可能な無症状の大腸がんに対する姑息的手術の是非については議論の分かれるところである．症状や予後への影響を考慮し，手術の可否を決定する．

⑤ 低侵襲外科治療

　腹腔鏡下大腸切除術に代表される．腹壁に挿入された専用のポートから内視鏡や鉗子を挿入して手術を行うことで，体壁の損傷を最低限に抑える術式である▶図5．本術式は，開腹手術と比べて，傷が小さいことによる整容性のみならず，術後腸管蠕動の回復，在院期間の短縮など，短期成績の有用性は様々な臨床試験によって明らかにされている．在院期間の短縮は医療費削減に大きく貢献している．腹腔鏡による拡大視効果は精緻なリンパ節郭清や神経温存が可能となり，開腹手術では視野を確保することが難しい，狭い術野の手術で特に有用である．

2）内視鏡治療

　リンパ節転移の可能性が殆どなく，腫瘍が一括切除できる大きさであることが適応条件である．これまで一括切除可能な大きさは2cmとされていたが，手技の進歩により，制限はなくなった．「大腸癌治療ガイドライン」では，適応基準として粘膜内がんおよび粘膜下層への軽度浸潤がんで，大きさや肉眼型は問わない．

① ポリペクトミー，内視鏡的粘膜切除術
　　（endoscopic mucosal resection：EMR）

　ポリペクトミー，EMRは，大腸内視鏡を用い，スネアをかけて高周波電気メスで切離する方法である．有茎性ポリープには，基部に直接スネアをかけるポリペクトミーを，無茎または

亜有茎性病変に対しては，病変の粘膜下に生理食塩水を注入した後に切離するEMRが選択される．

② 内視鏡的粘膜下層剥離術（endoscopic submucosal dissection：ESD）

ESDは，EMRと同様に粘膜下に生理食塩水を注入して病変を挙上し，ITナイフなどの専用の器具を用いて切離していく治療である．2012年より保険収載となり，一括切除可能な腫瘍の大きさもEMRより大きくなっていることから，内視鏡治療の適応が拡大している．内視鏡治療後，病理組織学的所見で，粘膜下層浸潤1,000 μm以上，低分化または未分化がん，脈管侵襲陽性，腫瘍先進部の高度蔟出所見をみとめた場合は，リンパ節転移の可能性があるため，追加手術が考慮される．蔟出とは，がん先進部間質に存在する1～5個未満のがん胞巣をいう．

3）化学療法

大腸がんに対する化学療法は，切除不能進行がんを対象とした化学療法と，術後再発抑制を目的とした補助化学療法がある．近年の大腸がんに対する化学療法は目覚ましい進歩を遂げている．かつて切除不能大腸がんの生存期間中央値（median survival time：MST）は8.3ヶ月であった．しかし，現在はフルオロウラシル（fluorouracil：5-FU），オキサリプラチン（oxaliplatin：L-OHP），イリノテカン（irinotecan：CPT-11），分子標的薬の登場で大腸がんの化学療法が劇的に変化し，MSTは3年に到達しようとしている．

現在，化学療法だけで大腸がんを根治するまでには至っていないが，conversion therapyという新たな治療概念が生まれている．これまで切除不能と判定された大腸がんが化学療法後に縮小し，切除が可能となり，手術を行うという治療である．特に大腸がん肝転移において報告されている．

大腸がんに対する化学療法の目的は腫瘍の増殖を抑え，無増悪生存期間（progression-free survival）および全生存期間（overall survival）を延長することである．今後も続々と新たな抗がん剤が開発されており，大腸がん化学療法の選択肢が増え，複雑化している．臨床では患者の病態に応じた治療法の選択が迫られてい

る．術後再発抑制を目的とした補助化学療法では，通常，Stage Ⅲ結腸がんに対して術後6ヶ月間の化学療法が行われる．

4）放射線治療

放射線治療は，術前放射線治療と緩和的放射線治療がある．

① 術前放射線治療

直腸がある骨盤内は解剖学的に限られた空間であり，術野が狭いため手術が難しく，さらに腫瘍が大きくなるにつれ，手術時にがんと剥離面との距離の確保が困難となる．そのため，直腸がんには術後の局所再発が多いことが知られている．術前補助放射線療法は，腫瘍を縮小させ，術後再発率を低下させることが目的である．その利点は，腫瘍細胞の放射線感受性が高いこと，術後と比べて骨盤への小腸の癒着が少ないため放射線治療の有害事象が少ない点である．術前放射線治療に抗がん薬を併用することを術前化学放射線療法と呼ぶ．放射線治療単独に比べて治療成績が向上するとの報告が多く，病理組織学的に判定された奏功率が8～16%，5年局所再発率は6～15%と良好な成績が報告されている[5]．

② 緩和的放射線治療

大腸がんの骨転移に対しては疼痛軽減や病的骨折の予防を目的として，20～30 Gyの放射線を照射する．脳転移に対しては神経症状や頭蓋内圧亢進症状の緩和を目的に放射線治療が行われる場合がある．

参考文献

1) 国立がん研究センターがん情報サービス，最新がん統計．2016.

2) 大腸癌研究会（編）：大腸癌取扱い規約（第9版）．金原出版，2018.

3) 大腸癌研究会（編）：大腸癌治療ガイドライン．金原出版，2016. p.75資料表3.

4) Sugihara K et al.：Indication and benefit of pelvic sidewall dissection for rectal cancer. Dis Colon Rectum 2006；49(11)：1663-72.

5) 斉藤典男，他：下部直腸癌に対する周術期化学放射線療法の有用性．大腸癌 最近の研究動向，日本臨床，2011年増刊号，2011. pp.500-4.

（執筆者）村田聡一郎（横浜市立大学）
榎本剛史（筑波大学）
（取りまとめ）大河内信弘（筑波大学）

⊠ 薬物治療

1. 治療レジメン

大腸がんに対する標準化学療法として以下の併用療法があげられる.

FOLFOX 療法
オキサリプラチン($85\,mg/m^2$)
レボホリナート($200\,mg/m^2$)
5-FU 急速静注($400\,mg/m^2$)
5-FU 持続静注($2,400\,mg/m^2$)
1 クール 2 週間

XELOX 療法
ゼローダ®($2,000\,mg/m^2/day$) 14 日間内服
オキサリプラチン($130\,mg/m^2$) day 1
1 クール 3 週間

FOLFIRI 療法
イリノテカン($150\,mg/m^2$)
レボホリナート($200\,mg/m^2$)
5-FU 急速静注($400\,mg/m^2$)
5-FU 持続静注($2,400\,mg/m^2$)
1 クール 2 週間

ベバシズマブは治癒切除不能な進行・再発の大腸がんにおいて FOLFOX, FOLFIRI など 5-FU based の化学療法との併用で, また, ラムシルマブは, 二次治療における FOLFIRI 療法との併用で, 治療効果が示されている. なお, 大腸がんにおいてベバシズマブ単独では使用されない.

FOLFOX＋BV 療法
ベバシズマブ($5\,mg/kg$)
オキサリプラチン($85\,mg/m^2$)
レボホリナート($200\,mg/m^2$)
5-FU 急速静注($400\,mg/m^2$)
5-FU 持続静注($2,400\,mg/m^2$)
1 クール 2 週間

FOLFIRI＋ラムシルマブ療法
ラムシルマブ($8\,mg/kg$)
イリノテカン($150\,mg/m^2$)
レボホリナート($200\,mg/m^2$)
5-FU 急速静注($400\,mg/m^2$)
5-FU 持続静注($2,400\,mg/m^2$)
1 クール 2 週間

抗 EGFR 抗体薬とイリノテカンを同時併用することで, 前治療でイリノテカン不応となった患者に対しても抗腫瘍効果が期待できる. また, 抗 EGFR 抗体薬単独でも抗腫瘍効果を有するため, 患者の全身状態によってレジメン選択を行う.

イリノテカン＋セツキシマブ療法
セツキシマブ(初回 $400\,mg/m^2$, 2 回目以降 $250\,mg/m^2$) day 1, 8
イリノテカン($150\,mg/m^2$) day 1
1 クール 2 週間

パニツムマブ単剤
パニツムマブ($6\,mg/kg$) day 1
1 クール 2 週間

レゴラフェニブ単独療法(経口)
レゴラフェニブ 1 日 1 回 160 mg を食後に 3 週間連日経口投与し, その後 1 週間休薬する.

トリフルリジン・チビラシル塩酸塩単独療法(経口)
初回投与量（1 回量）を体表面積に合わせて次の基準量とし（トリフルリジンとして約 $35\,mg/m^2$/回）, 朝食後および夕食後の 1 日 2 回, 5 日間連続経口投与した後 2 日間休薬する. これを 2 回繰り返した後 14 日間休薬する.

2. 大腸がん治療用化学療法薬

1）オキサリプラチン（エルプラット®：L-OHP)

❖ 作用機序
オキサリプラチンは第三世代の白金錯体系抗悪性腫瘍剤である. 主な細胞内結合部位は DNA であり, 担体配位子としてモノアクオモノクロロ 1,2-ジアミノシクロヘキサン (DACH), 脱離基として oxalate を持つ白金二価錯体である. 腫瘍細胞内の DNA 鎖と共有結合することで DNA 鎖内および鎖間に白金-DNA 架橋を形成する. これらの架橋が DNA の複製および転写を阻害し, 細胞増殖抑制作用を発現すると考えられている. ほかの白金製剤と異なり大腸がんに対して有効性を示し, 特に 5-FU との相乗効果で高い有効性を示す.

❖ 化学構造

[化学式/オキサリプラチン]

❖ 使用上の注意

〈禁忌〉

①機能障害を伴う重度の感覚異常または知覚不全のある患者.

②本剤の成分またはほかの白金を含む薬剤に対し過敏症の既往歴のある患者.

〈相互作用〉

ほかの抗悪性腫瘍剤, 放射線照射との併用は注意する.

〈主な副作用とその対応〉

①**過敏症**:一般的に薬剤投与中から投与後数時間以内に生じることが多い. オキサリプラチン使用成績調査では発現頻度は8.9%(そのうちGrade Ⅲ以上は1.3%)と報告されている[1]. FOLFOXにおける発現クールの中央値は7.0クールであり, 繰り返し投与を行うことでアレルギー反応の頻度が増加するとされる. また, 前回投与から期間があいていても, その頻度は今までの累積回数に依存するとされる. そのため, オキサリプラチンを再導入する際にも注意を要する.

②**末梢神経障害**:末梢神経障害はオキサリプラチンの用量制限毒性であり, 数日以内に軽快する可逆性の急性神経毒性と蓄積性の慢性神経毒性に分けられる. 急性神経毒性は85〜95%の患者に発現する一過性の四肢末端, 口およびその周囲のしびれ感や感覚異常であり, 呼吸困難や嚥下障害を伴う咽頭喉頭感覚異常(絞扼感)などを伴うことがある. 寒冷刺激で誘発・増悪するため, 冷たい飲み物や氷の使用を避け, 低温時には皮膚を露出しないよう指導を行う. 一方, 慢性神経毒性は総投与量に依存して発症・増悪し, 総投与量が$850\,mg/m^2$に達すると, 日常生活への支障が生じるとされるGrade Ⅲ以上の神経障害が約10%の患者にみとめられる. 休薬により軽減・消失するとされている一方, 治療後4年時点で末梢神経障害が約15%(このうちGrade Ⅱ, Ⅲは3.5%)で残存するという報告もあり[2], 不可逆性に残存する可能性が示唆される.

2) イリノテカン(カンプト®, トポテシン®)

❖ 作用機序

イリノテカンは日本で開発されたカンプトシン骨格を有する抗悪性腫瘍剤である. 作用機序はⅠ型DNAトポイソメラーゼ(Topo Ⅰ)の阻害によるDNA合成阻害である. 主に肝臓や腸管に存在するカルボキシルエステラーゼにより側鎖が切り離され, 活性型であるSN-38に代謝され抗腫瘍効果を発揮する. 大部分のSN-38は肝臓に存在するUGT1A1によりグルクロン酸抱合を受け, 不活化され胆汁中に排出される. 排出された一部は腸管でβ-glucuronidaseにより脱抱合され再び活性型のSN-38となり, 一部は再吸収され腸管循環する.

❖ 使用上の注意

〈禁忌〉

①骨髄機能抑制のある患者.

②感染症を合併している患者.

③下痢(水様便)のある患者.

④腸管麻痺, 腸閉塞のある患者.

⑤間質性肺炎または肺線維症の患者.

⑥多量の腹水, 胸水のある患者.

⑦黄疸のある患者.

⑧アタザナビル硫酸塩を投与中の患者.

⑨本剤の成分に対し過敏症の既往歴のある患者.

〈相互作用〉

①アタザナビル硫酸塩とは併用禁忌. UGT阻害作用のあるアタザナビル硫酸塩との併用により, 代謝が遅延することが考えられる.

②ほかの抗悪性腫瘍剤, 放射線照射とは併用注意.

③末梢性筋弛緩剤とは併用注意.

④CYP3A4阻害剤とは併用注意. 本剤は, 主にカルボキシルエステラーゼにより活性代謝物(SN-38)に変換されるが, CYP3A4により一部無毒化される. CYP3A4を阻害する薬剤などとの併用により, CYP3A4による無毒化が阻害されるため, カルボキシルエステラーゼによるSN-38の生成がその分増加し, SN-38の全身曝露増加に伴う骨髄機能抑制, 下痢などの副作用が増強する恐れがある.【例】アゾール系抗真菌剤(ケトコナゾール, フルコナゾール,

イトラコナゾール，ミコナゾールなど），マクロライド系抗生剤（エリスロマイシン，クラリスロマイシンなど），リトナビル，ジルチアゼム塩酸塩，ニフェジピン，モザバプタン塩酸塩など，グレープフルーツジュース．

⑤CYP3A4誘導剤とは併用注意．本剤の活性代謝物（SN-38）の血中濃度が低下し，作用が減弱する恐れがある．【例】フェニトイン，カルバマゼピン，リファンピシン，フェノバルビタールなど，セイヨウオトギリソウ（St. John's Wort：セント・ジョーンズ・ワート）含有食品．

〈主な副作用とその対応〉

①骨髄抑制：骨髄抑制による重症感染症を併発し，致命的となることがある．頻回の臨床検査（血液検査，肝・腎機能検査など）を行い，投与予定日の白血球数 3,000/mm^3 未満または血小板数 10 万/mm^3 未満の場合には本剤の投与を中止または延期する．この条件を満たしていても，白血球数，血小板数の急激な減少傾向がある場合は中止もしくは延期が必要である．白血球減少（好中球減少）をみとめた場合は G-CSF の投与，また発熱を伴う場合には適切な抗生物質の投与など，感染症に対する処置が必要である．

②下痢：イリノテカンによる下痢には，（1）投与当日に起こるもの（早発性下痢），（2）数日～2 週間たってから起こるもの（遅発性下痢）がある．（1）は消化管副交感神経刺激性のコリン作動性のものであり，イリノテカン投与時にみられる．その際，流涙・流涎・発汗などのコリン症状を伴うことが多い．硫酸アトロピン投与により改善する．（2）は腸管粘膜の障害で，高度の下痢の持続により，脱水，電解質異常などを来すことがある．感染を併発することがあり，特に重篤な白血球・好中球減少を伴った場合には致命的な経過をたどることがあるので注意が必要である．水様便や腹痛を伴う高度の下痢，または排便回数の増加（4～9 回/日：Grade Ⅱ，Ⅲ）がみられた場合は，塩酸ロペラミドなどの止瀉剤を投与する．Grade Ⅲ，Ⅳの下痢が発現した場

合は入院の適応である．十分な補液を施行し，電解質バランスの確認を行う．

3）フルオロウラシルとその誘導体

大腸がんで使用されるフルオロウラシルとその誘導体の代表例として，注射剤であるフルオロウラシル，経口剤であるカペシタビン，UFT および S-1 があげられる．本項では大腸がん領域にて特に汎用されているフルオロウラシルとカペシタビンについて述べる．

① フルオロウラシル（5-FU）とレボホリナート（レボホリナートカルシウム：LV）

❖ 作用機序

フルオロウラシル（5-FU）は核酸構成成分ウラシルの 5 位の水素をフッ素（F）で置換したものである．大部分は肝臓に存在するジヒドロピリミジン脱水酵素（DPD：dihydropyrimidine dehydrogenase）による代謝を受けて排泄される．5-FU の抗腫瘍効果は主に DNA 前駆体の合成阻害に基づくとされている．腫瘍細胞内に取り込まれた 5-FU は，ピリミジン代謝経路により FdUMP（fluorodeoxyuridine-5′-monophosphate）に転換され，デオキシウリジン一リン酸（dUMP）と拮抗する．dUMP と拮抗することでチミジル酸合成酵素（TS）は不可逆的阻害を受け，結果として DNA 合成に必要なデオキシチミジン一リン酸（チミジル酸，dTMP）が欠乏し，DNA 合成阻害が起こる．一方，5-fluorouridine triphosphate（FUTP）を経て RNA に組み込まれることによる RNA の機能障害や，リボゾーム RNA の形成を阻害することも本剤の抗腫瘍効果発現に関与すると考えられている．

レボホリナート（LV）は細胞内で還元を受け，5,10-メチレンテトラヒドロ葉酸（5,10-CH2THF）となりチミジル酸の生成過程においてメチル基供与体として働く．5,10-CH2THF は FdUMP，TS と強固な共有結合三元複合体（covalent ternary complex）を形成し安定化する．その結果，TS の解離が遷延し，5-FU の抗腫瘍効果が増強するとされている．なお，LV は還元型葉酸であり，等量の diastereoisomers（d 体，l 体）よりなる合成葉酸誘導体である．生物学的活性を有するのは l 体であり，d 体は殆ど代謝を受けずに尿中に排泄される．

❖ 化学構造

[化学式/5-FU とレボホリナート]

5-FU　　　レボホリナート

❖ 使用上の注意

〈禁忌〉

①本剤の成分に対し重篤な過敏症の既往歴のある患者.

②テガフール・ギメラシル・オテラシルカリウム配合剤投与中の患者および投与中止後7日以内の患者.

〈相互作用〉

①テガフール・ギメラシル・オテラシルカリウム配合剤（ティーエスワン®）とは併用禁忌.ギメラシルがフルオロウラシルの異化代謝を阻害し,血中フルオロウラシル濃度が著しく上昇する.

②ワルファリンカリウムとは併用注意.ワルファリンカリウムの作用を増強させることがあるので,凝固能の変動に注意する.

③フェニトインとは併用注意.

④ほかの抗悪性腫瘍剤,放射線照射とは併用注意.

② カペシタビン（ゼローダ®）

カペシタビンは,代謝酵素の分布に着目することで,腫瘍組織内において 5-FU 濃度を選択的に高めることを目的にデザインされたプロドラッグ化 5-FU 系経口抗悪性腫瘍剤である.詳細は 3 節「胃がん・食道がん」薬物治療の項を参照.

3. 大腸がん治療用分子標的治療薬

1) ベバシズマブ（アバスチン®）

ベバシズマブは血管内皮増殖因子（VEGF-A）に対するヒト化 IgG1 モノクローナル抗体であり,VEGF の生物活性を阻止することにより,血管新生を抑制し,腫瘍の増殖を阻害する.詳細は 6 節「脳腫瘍」薬物治療の項を参照.

2) ラムシルマブ（サイラムザ®）

❖ 作用機序

ラムシルマブは血管内皮増殖因子受容体 2（VEGFR-2）に対する遺伝子組換えヒト免疫グロブリン G1（IgG1）のヒト型モノクローナル抗体であり,VEGF リガンド（VEGF-A,VEGF-C,VEGF-D）の VEGFR-2 への結合を阻害することで,VEGFR-2 の活性化を阻害する.VEGFR-2 活性化阻害により,内皮細胞の増殖,遊走および生存を阻害し,ベバシズマブと同様,腫瘍血管新生を阻害する.

❖ 主な副作用

高血圧,尿タンパク,出血,血栓・塞栓.

3) セツキシマブ（アービタックス®）,パニツムマブ（ベクティビックス®）（抗 EGFR 抗体薬）

❖ 作用機序

セツキシマブはヒト・マウスキメラ型,パニツムマブは完全ヒト型の抗 EGFR 抗体製剤である.両薬剤共に,がんの増殖,浸潤,転移などに関与するとされている EGFR（epidermal growth factor receptor,上皮成長因子受容体）に特異的に結合することで,EGF,TGF-α などの内因性 EGFR リガンドの EGFR への結合を阻害する.その結果,細胞増殖,細胞生存,細胞運動,腫瘍内血管新生および細胞浸潤など,腫瘍増殖・転移に関与する多くの細胞機能を抑制するとされる.また,細胞表面の EGFR のダウンレギュレーションを誘導し,受容体シグナルの減少をもたらす.

❖ 使用上の注意

〈禁忌〉

本剤の成分に対し重篤な過敏症の既往歴のある患者.

〈主な副作用とその対応〉

①皮膚症状：セツキシマブ,パニツムマブなどの抗 EGFR 抗体薬では,副作用として90% を超える患者で皮膚障害が発現する.主な皮膚障害として,にきびのような皮疹（痤瘡様皮疹）が特徴的である.皮疹に続き,次に乾燥症といわれる皮膚が乾燥した状態になり,さらに少し遅れて爪囲炎が起こる.主な薬物療法としては,テトラサイクリン系抗生剤,ステロイド外用剤の使用があげられる.テトラサイクリン系抗生剤は,抗菌作用以外に,白血球遊走抑制,活性酸素の抑制,炎症性サイトカインの抑制,T 細胞機能抑制といった抗炎症作用

を示す．また，抗EGFR抗体薬に伴う痤瘡様皮疹は，細菌感染を伴わない炎症性皮疹であるため，ステロイドの外用が有効であるとされている．皮膚の乾燥に対してはヘパリン類似物質などの保湿剤の使用が有効である．

②**インフュージョンリアクション（infusion reaction）**：インフュージョンリアクションは薬剤点滴中またはその直後に発現し，点滴終了より24時間以内に完全に回復するものである．キメラ型抗体であるセツキシマブでは約20％にインフュージョンリアクションが発現するため，抗ヒスタミン剤とステロイドによる前投薬を要する．一方，完全ヒト型抗体であるため，パニツムマブでのインフュージョンリアクションの発現頻度は約3％と非常に少なく，一般的に前投薬は不要とされる．インフュージョンリアクションが発現した場合，GradeⅠ，Ⅱのときは，まずは注入速度を半分に減速し，反応が良好の場合は減速した速度で投与を継続する．症状が改善しない場合，解熱鎮痛剤，抗ヒスタミン剤，ステロイドなどを投与し，反応が不良の場合は再投与せずに投与中止とする．GradeⅢ，Ⅳのインフュージョンリアクションが発現した場合，投与を直ちに中止し，それ以降の治療も中止する．症状に応じて酸素投与や薬剤投与などの適切な処置を行う．

〈RAS遺伝子変異〉

抗EGFR抗体薬の効果予測因子としてRAS遺伝子変異が知られている．RAS野生型（RAS遺伝子変異がない）においては抗EGFR抗体薬の投与により治療効果が期待されるが，RAS変異型においては投与による治療効果はみとめられないとされる．実臨床において治療前にRAS遺伝子変異を測定し，抗EGFR抗体薬の効果が期待できない患者を選別することは，医療経済的な観点や不必要な有害事象を避けるという観点から非常に重要である．

4）レゴラフェニブ（スチバーガ®）

❖ **作用機序**

レゴラフェニブはVEGFR-1, 2, 3，TIE-2，PDGFR-β，FGFR1，KIT，RET，RAF-1，BRAF（BRAF V600Eを含む）を主に阻害する．レゴラフェニブ，およびその代謝産物であるM2，M5が阻害活性を持つ．VFGFRにおいてはVEGFR-2に対する阻害活性が最も高く，類薬であるソラフェニブよりも高くなっている．KITについては，イマチニブなどの耐性の原因とされるATP-binding pocketのT670L，V654A変異や，activation-loopのD816G，N822K，Y832Dの変異に対しても阻害活性を持つ．また，RAFについてはBRAF野生型とBRAF V600E変異型両者において，in vitro，in vivoで同等の抗腫瘍効果を持つとされている．

❖ **使用上の注意**

〈禁忌〉

本剤の成分に対し過敏症の既往歴のある患者．

〈相互作用〉

in vitroにおいて，本剤はCYP3A4によって代謝され，また活性代謝物M2およびM5の生成にCYP3A4が関与していることが示されている．

①CYP3A4誘導薬とは併用注意．【例】リファンピシンなど．

②CYP3A4阻害薬とは併用注意．【例】ケトコナゾールなど．

③イリノテカンとは併用注意．

〈主な副作用とその対応〉

①**手足症候群**：手足症候群とは抗がん剤治療により生じる皮膚症状で，末端四肢，特に手掌・足底・爪に紅斑・腫脹，色素沈着，過角化・落屑，知覚過敏などの症状を呈する．CORRECT試験ではGradeⅢ以上が17％と高頻度でみとめた．特に1サイクル目（4週以内）に発症する頻度が高い．指尖，踵などの物理的刺激を受けやすい部位に起こりやすく，重症化すると水疱やびらん・潰瘍を形成し，強い疼痛を伴い日常生活に支障を来す．手足症候群は予防が重要であり，手足を安静にし，圧迫，熱，摩擦などの物理的な刺激を避ける．症状が出現した場合は適切な支持療法を行い，また症状に応じて減量・休薬を行う．

②**肝機能障害上昇**：レゴラフェニブの投与により重篤な肝障害の発症が報告されている．特に投与前に肝障害がある状態では肝

障害の重篤化が懸念されるため，症例選択は非常に重要となる．投与開始後には肝障害が投与開始初期に多くみとめられるため，投与開始2ヶ月間は少なくとも2週間おきに肝機能検査値（AST/ALT，T-Bil）をモニタリングすることが推奨されている．

5）トリフルリジン・チピラシル塩酸塩（ロンサーフ®：TAS-102）

❖ 作用機序

本剤はトリフルリジン（FTD）とチピラシル塩酸塩（TPI）を配合した経口のヌクレオシド系抗悪性腫瘍剤である．FTDはDNAの複製時にチミジンの代わりに直接DNA鎖に取り込まれ，DNAの機能障害を引き起こして抗腫瘍効果を発揮すると推測されている．TPIはFTDの分解に関与するチミジンホスホリラーゼを阻害し，FTDの血中濃度を維持する．

❖ 化学構造

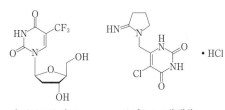

[化学式/トリフルリジン・チピラシル塩酸塩]

❖ 使用上の注意

〈禁忌〉

本剤の成分に対し重篤な過敏症の既往歴のある患者．

〈相互作用〉

①ほかの抗悪性腫瘍剤，放射線照射とは併用注意．

②フッ化ピリミジン系抗悪性腫瘍剤とは併用注意．チミジル酸合成酵素阻害作用を有するフッ化ピリミジン系抗悪性腫瘍剤などの併用により，トリフルリジン（FTD）のDNA取込みが増加する可能性がある．また，本剤中のチピラシル塩酸塩（TPI）がチミジンホスホリラーゼ（TPase）を阻害することにより，フッ化ピリミジン系抗悪性腫瘍剤などの代謝に影響を及ぼす可能性がある．

③抗真菌剤フルシトシンとは併用注意．

④葉酸代謝拮抗剤（メトトレキサート，ペメトレキセドナトリウム水和物）とは併用注意．

〈主な副作用とその対応〉

骨髄抑制：骨髄抑制は留意すべき副作用であり，好中球数1,500/mm³以上，血小板数7.5万/mm³以上，およびヘモグロビン8.0g/dL以上を目安に投与可否の判断を行う．投与開始3週目〜4週目で最も骨髄抑制が起こる可能性があることから，1クール目はday 22前後の臨床検査の実施が望ましいとされている．

参考文献

1) エルプラット® 使用成績調査 最終集計結果. ヤクルト本社, 2009.
2) André T et al.: Improved overall survival with oxaliplatin, fluorouracil, and leucovorin as adjuvant treatment in stage II or III colon cancer in the MOSAIC trial. J Clin Oncol 2009; 27(19): 3109-16.
3) Hurwitz H et al.: Bevacizumab plus irinotecan, fluorouracil, and leucovorin for metastatic colorectal cancer. N Engl J Med 2004; 350(23): 2335-42.
4) Kabbinavar FF et al.: Addition of bevacizumab to bolus fluorouracil and leucovorin in first-line metastatic colorectal cancer: results of a randomized phase II trial. J Clin Oncol 2005; 23(16): 3697-705.
5) Saltz LB et al.: Bevacizumab in combination with oxaliplatin-based chemotherapy as first-line therapy in metastatic colorectal cancer: a randomized phase III study. J Clin Oncol 2008; 26(12): 2013-9.
6) Hapani S et al.: Risk of gastrointestinal perforation in patients with cancer treated with bevacizumab: a meta-analysis. Lancet Oncol 2009; 10(6): 559-68.

（執筆者）板垣麻衣（前・国立がん研究センター東病院）

5 肝・胆・膵がん

❖ 病態生理

1. 肝がん

　肝がんは大きく分けて，肝臓を構成する細胞から発生する原発性肝がんと，肝臓以外の臓器のがんが肝臓に転移する転移性肝がんとに分類される．原発性肝がんはその由来する細胞から，肝細胞がん，肝内胆管がん，その他のがんに大別されるが，95％が肝細胞がんで，肝内胆管がんは4％に過ぎない．

1）肝細胞がん（hepatocellular carcinoma：HCC）

❖ 病態生理

　肝細胞がんは肝細胞類似の細胞からなる上皮性の悪性腫瘍である．多くが被膜を有し，膨張性発育を呈する．

① 疫学・危険因子

　わが国の肝細胞がん患者の80％以上が既往に慢性肝炎や肝硬変があり，約65％がHCV抗体陽性，約15％がHBs抗原陽性である．地域集積性が著しく，東南アジア，中国，アフリカ，日本で発症率が高い．また，肝線維化の程度にがんの発生率が左右され，線維化は進むとがんの発生が高率となる．

② 組織型

　肝細胞がんの肉眼分類は，小結節境界不明瞭型，単純結節型，単純結節周囲増殖型，多結節周囲増殖型，浸潤型の5型に分類される[1]．組織学的分化度は，高分化型，中分化型，低分化型，未分化型の4つに分類される．肝細胞がんの進行度を判定する項目は，腫瘍個数，腫瘍径，脈管および胆管侵襲の3項目からなる．早期肝細胞がんは腫瘍内にグリソン鞘の成分が遺残する小がん結節をいう．がん発生から早期の段階にある腫瘍であり，治療により根治が可能な病変である．

❖ 症　状

　肝臓は「沈黙の臓器」と呼ばれ，症状が出ないことが多い．肝細胞がん自体の症状はなく，全身倦怠感，食欲不振，発熱，黄疸，腹水などの慢性肝障害に伴うものが主体となる．時に肝細胞がんの自然破裂による腹腔内出血で発症することもある．稀ではあるが，肝細胞がんの産生するホルモン様物質により，低血糖，高コレステロール血症，高カルシウム血症，多血症などの腫瘍随伴症状の合併をみることがある．がんの進行により症状を呈する場合があり，胆管内への浸潤による黄疸，肝静脈への浸潤によるバッド-キアリ症候群などを呈するが，併存する慢性肝炎や肝硬変の症状との鑑別は難しい．

❖ 検　査

① 血液検査

　腫瘍マーカーとしては血清α-フェトプロテイン（AFP），PIVKA-Ⅱの上昇は肝細胞がんの約60％でみられ，診断に有用である．

② 画像検査

　超音波検査，CT，MRI，血管造影が有用であり，スクリーニングとしては超音波検査が簡便である．確定診断には造影CT，造影MRIが適している．最近ではガドキセト酸ナトリウム（EOB・プリモビスト®）を用いたMRIにより数mmの微小肝がんも診断可能となっている．

③ 肝予備能検査

　チャイルド-ピュー（Child-Pugh）分類は1973年に発表された古い分類であるが，現在でも用いられている．脳症，腹水，血清ビリルビン値，血清アルブミン値，プロトロンビン活性値の各項目別に重症度を点数化し，その合計点でA・B・Cの3度に分類する．肝障害度分類は「原発性肝癌取扱い規約」[1]に定められている．腹水，血清ビリルビン値，血清アルブミン値，ICG15分値，プロトロンビン活性値の各項目別に重症度を求め，肝障害度A・B・Cの3度に分類する．

❖ 治療概要と予後

　肝細胞がんに対する治療法として確立しているのは，①肝切除，②局所療法，③塞栓療法，④化学療法，⑤肝移植などである．肝切除は最も根治的な治療法であるが，肝細胞がんの多くは慢性肝炎や肝硬変を伴っており，治療法の選択においては，腫瘍個数，大きさなどの進行度と同時に背景肝の障害度を考慮する必要があ

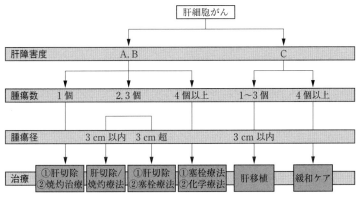

図1 肝細胞がん治療アルゴリズム

る.「2013年版肝癌診療ガイドライン」の肝細胞がん治療アルゴリズムを▶図1に示す.肝機能が良好(肝障害度AもしくはB)で腫瘍が3個以内であれば肝切除が推奨される.肝障害度Cの肝細胞がんでは,ミラノ基準(腫瘍が単発で5cm以内または3個以内で3cm以下)を満たせば肝移植が適応となる.局所療法にはラジオ波焼灼療法(RFA)や経皮的エタノール注入療法(PEIT)などがあり,3cm以内,3個以下の腫瘍が適応になる.肝動脈塞栓療法(TAE)は幅広い適応があるが,腫瘍濃染のある4個以上の多発例が第一選択である.化学療法では分子標的治療薬であるソラフェニブの有効性が証明され,切除不能肝細胞がんに対して2009年に保険適用となった.

2007年までの全国集計によると全体の累積5年生存率は44%であった.肝切除後の5年生存率は57%であり,これに対し,局所療法と肝動脈塞栓療法の成績は47%と26%であった.しかし,肝予備能,腫瘍条件などの背景が異なるため,全ての症例に対して肝切除が最も有効な治療とは言えない.ラジオ波焼灼療法の5年生存率は58%と良好な成績が報告されている.肝細胞がんの治療成績は,がんの進行度と肝予備能の両者に左右され,肝不全が死因であることもある.

2)肝内胆管がん(胆管細胞がん)(cholangiocellular carcinoma:CCC)

❖ 病態生理

肝内胆管がんは,原発性肝がんの約4%を占める.肝内胆管から発生する上皮性悪性腫瘍である.肝細胞がんとは異なり,慢性肝炎や肝硬変の合併が低率で,発症の危険因子が明確ではないため,早期発見が困難で進行してから診断されることが多い.肉眼型は,腫瘤形成型,胆管浸潤型,胆管内発育型の3型に分類される.組織学的には,高分化,中分化,低分化型腺がんに分類される.肝細胞がんに比較して,リンパ節転移や腹膜播種を来しやすい.

❖ 症 状

発生部位から末梢型,肝門型に分類され,末梢型では症状が出にくいが,肝門型ではしばしば閉塞性黄疸を来す.

❖ 検 査

① 血液検査

腫瘍マーカーとしてはCA19-9の陽性率が約80%と高く,肝細胞がんとの鑑別に有用である.CEAは約45%の陽性率と報告されている.肝門型の場合は,血清ビリルビンおよび胆道系酵素(γ-GTP,ALPなど)が上昇するが,末梢型でも限局性の胆道閉塞で胆道系酵素が上昇することが多い.

② 画像検査

超音波検査,CT,MRIなどが行われ,胆管浸潤型および胆管内発育型ではMRCPなどの直接胆道造影が有用なことがある.

❖ 治 療

肝切除が唯一の有効かつ根治的な治療であるが,肝切除による5年生存率は42%と肝細胞がんと比べて治療成績は劣る.特にリンパ節転移陽性例では5年生存率は21%と極めて悪い.進行例が多く,また肝予備能も良好な症例が多いため,しばしば広範囲切除が行われる.切除不能例に対する有効な化学療法は確立されてい

ないが，ゲムシタビンなどが試みられている．

2. 胆道がん（胆嚢がん，胆管がん，乳頭部がん）

1）胆嚢がん

❖ 病態生理

　胆嚢がん発症の危険因子として，胆嚢結石の関与が考えられている．また，膵胆管合流異常症に胆嚢がんの発生が多いことが知られている．さらに，胆嚢腺腫（胆嚢ポリープ）が悪性化し，胆嚢がんになる場合がある．90% 以上が腺がんである．胆嚢壁の構造は胆嚢内腔から順に粘膜（m），固有筋層（mp），漿膜下層（ss），漿膜（s）であり，m，mp がんは早期胆嚢がんとして扱われる．胆嚢がんの進展様式は直接浸潤，リンパ行性，血行性，神経行性，管腔内性（表層拡大あるいは壁内進展）が重要である．直接浸潤する臓器としては，肝臓，肝十二指腸間膜，その他の臓器（十二指腸，結腸，腹壁など）がある．胆嚢は胆嚢床（肝床部）と呼ばれる部位で肝臓に接しており，同部位では肝臓への直接浸潤を来しやすい．また，肝十二指腸間膜浸潤を来すと，肝動脈・門脈などの重要血管に浸潤することがある．リンパ行性には，肝十二指腸間膜リンパ節から上腸間膜動脈リンパ節や総肝動脈周囲リンパ節および腹腔動脈周囲に向かい，さらには大動脈周囲リンパ節へ転移を来す．胆嚢がんはしばしば肝転移を来すが，その経路としては血行性転移とリンパ行性転移が考えられている．

❖ 症　状

　併存する胆石症や胆嚢炎に由来する症状が現れることがあるが，初期において特有な症状はない．このため，進行した状態で発見されることが多い．進行すると，胆管浸潤に伴う黄疸や，神経浸潤に伴う疼痛，体重減少などの症状が起こる．

❖ 検　査

① 血液検査

　胆管浸潤による黄疸では胆道系酵素や血清ビリルビン値の上昇をみとめるが，胆嚢がんに特異的なものはない．腫瘍マーカーとしては CEA と CA19-9 が上昇するが，早期には低値であることが多い．

② 画像検査

　超音波検査，CT 検査，MRI 検査が行われる．胆嚢がんは腫瘤像，壁肥厚像として描出される．また，周囲組織への直接浸潤やリンパ節転移，肝転移の有無などを診断する．超音波内視鏡は胆嚢がんの深達度診断に有用である．胆道造影では胆管側の浸潤範囲を診断する．十二指腸や結腸への浸潤を疑う症例では消化管内視鏡検査やバリウム検査が必要となる．しかし，壁肥厚を伴う慢性胆嚢炎や黄色肉芽腫性胆嚢炎など，良悪性の鑑別が困難なことも少なくない．

❖ 治療概要

　手術以外に根治的治療法はない．術式はがんの進展範囲により決定され，胆嚢摘出に加え，胆管切除，肝切除，膵切除，結腸切除などを行う．切除不能胆嚢がんには，化学療法を施行することがある．閉塞性黄疸を発症した場合は胆道ドレナージを行う．

2）胆管がん

❖ 病態生理

　病因は不明であるが，膵胆管合流異常を伴う先天性胆道拡張症では，高率に胆管がんの発生をみる．95% 以上が腺がんである．胆管壁の構造は内腔から順に粘膜（m），線維筋層（fm），漿膜下層（ss），漿膜（s）である．胆管がんに特徴的な進展様式に，胆管内を這うように浸潤する表層拡大や壁内進展がある（表層進展，管腔内進展）．これを水平浸潤と呼び，胆管壁を漿膜方向に浸潤する垂直浸潤（直接浸潤）とともに治療法を決定するうえで重要な進展様式である．その他の進展様式ではリンパ行性，血行性，神経行性が重要である．

❖ 症　状

　初期は無症状であり，胆道狭窄による閉塞性黄疸が出現して発見されることが多い．胆管炎を併発すると発熱，疼痛などがみられる．

❖ 検　査

① 血液検査

　閉塞性黄疸に伴う血清ビリルビン値や胆道系酵素の上昇をみとめる．腫瘍マーカーは CEAや CA19-9 が上昇することがある．

② 画像検査

　超音波検査，CT 検査，MRI 検査では胆管壁肥厚と閉塞部位より肝側胆管の拡張が描出されるが，明らかな腫瘤像として描出できない症例が多い．正確な深達度診断と進展範囲の同定に

はMDCTによる構築画像が重要であるほか，胆道造影，胆管内超音波，胆道鏡検査などが有用である．特に，表層進展する胆管がんの浸潤範囲を正確に診断することは非常に困難である．胆汁細胞診や胆管壁の擦過細胞診・生検で確定診断を得られる．鑑別困難な良性胆道狭窄を来す疾患として，IgG関連硬化性胆管炎などがある．

❖ 治療概要

手術以外に根治的治療法はない．肝外胆管切除が基本術式であるが，上部や肝門部胆管などの肝側胆管方向への浸潤例では，肝切除の追加，中部から下部胆管がんでは膵頭十二指腸切除の追加が必要になる．広範囲胆管がんでは肝膵同時切除が必要となることもある．切除不能例では，胆道ドレナージ術や胆道内ステント留置などの姑息的な治療が行われる．化学療法や放射線療法が行われることがある．

3）乳頭部がん

❖ 病態生理

乳頭部がんの病因は不明である．腺がんが99%を占める．がんの深達度は粘膜（m）とOddi筋（od）に分類され，Oddi筋を超えるものに関しては，膵臓や十二指腸への直接浸潤として規定する．その他の進展様式は，血行性とリンパ行性がある．

❖ 症　状

乳頭部の胆道狭窄による黄疸が主症状であり，胆管炎を併発すると発熱，腹痛などがみられる．消化管出血による貧血や下血がみられることがある．

❖ 検　査

① 血液検査

胆管がんと同様に，腫瘍マーカーはCEAやCA19-9の上昇をみとめることがある．

② 画像検査

CT検査やMRI検査で腫瘍像が描出されることがある．閉塞性黄疸を伴う症例では，胆管拡張や胆嚢腫大をみとめる．また，膵管拡張をみとめることがあり，その場合，膵頭部がんや下部胆管がんとの鑑別が必要となる．本疾患は内視鏡検査が最も有用で，病変を直視することが可能であり，生検が容易である．

❖ 治療概要

早期の乳頭部がんに対しては内視鏡による粘膜切除や乳頭部切除が試みられているが，現状では，膵頭十二指腸切除が一般的な術式である．切除不能例では，消化管通過障害や出血に対するバイパス手術なども施行される．

4）胆道がんの化学療法

胆道がんに対する化学療法の適応は以下のとおりである．

① 切除不能進行胆道がん

胆道がんに対する有効な抗がん剤は乏しいが，近年，いくつかの薬剤が臨床応用されている．頻用される薬剤はゲムシタビン，S-1であり，共に奏効率は10～30%程度と報告されている．また，最近ではゲムシタビンとシスプラチンの併用療法の有用性が報告されている．

② 術後補助化学療法

切除後の再発予防を目的として，胆道がん切除後にS-1あるいはゲムシタビンが投与されることがある．現状では再発予防効果に対するエビデンスの報告はなく，今後の臨床試験による有効な術後補助化学療法の確立が待たれる．

3．膵がん

❖ 病態生理

膵がんは，がんと診断されてからの生存率（5年生存率）が約7%と全てのがんのなかで最も低い，難治がんの代表である．膵臓に発生する悪性腫瘍（広義の膵がん）には，ホルモン産生細胞に由来する膵内分泌がん，膵液産生細胞に由来する腺房細胞がんなども含まれるが，一般的に言う狭義の膵がんは膵管由来の浸潤性膵管がんを指す．日本人のがん患者の死亡数では，肺，胃，大腸，肝臓に続いて膵がんは5番目に多い．

病理組織学的には，散在するがん腺管の周囲を多量の間質組織（線維芽細胞とコラーゲンなどの線維成分）が取り囲む石のように固いがんで，周囲への局所浸潤能が極めて強いという特徴がある．特に，神経に親和性が高く，解剖的にすぐ近くに存在する腹腔神経叢，上腸間膜神経叢などへの神経叢浸潤は膵がんに特異的な性質である．また，リンパ節転移も高頻度に来し，腹腔全体へのがんの広がり（腹膜播種）を容易に起こす．それに加えて，血行性の転移も高率にみとめられ，腫瘍血管に入ったがん細胞はすぐさま門脈に流れ込むため，肝臓が代表的な転移を来す臓器となる．このように，がんの

進展様式全て（局所浸潤能，リンパ節転移能，播種性転移能，血行性転移能）を兼ね備えた，最もたちが悪いがんである．

❖ 症　状

膵頭部がんにおいては，胆管を巻き込むことによる閉塞性黄疸が初発症状になることが多いが，膵体尾部がんにおいては特異的な症状が出にくい．突然の糖尿病の発生や，持病の糖尿病の悪化，非特異的な腹痛，背部痛，食欲不振といった症状が発見の契機になることもある．膵がんは症状が出たときには根治治療が難しく手遅れの状態であることが多いため「silent killer（静かなる刺客）」とも呼ばれる．背部痛は膵がんが進んだ患者が比較的多く訴える症状で，腹腔神経へのがんの直接浸潤や，膵管を閉塞することによる閉塞性膵炎が原因である．また，病変が十二指腸に浸潤すると，十二指腸狭窄による食事摂取不良や，腫瘍が内腔に露出することによる腸管内出血が見られることもある．腹膜播種，がん性腹膜炎による腹水貯留，腹部膨満や激しい肝転移による肝不全症状は，膵がんによるがん死の最終段階で起きる症状である．

❖ 検　査

① 血液検査

CA19-9，CEA が代表的な腫瘍マーカーである．この 2 つが陽性にならない症例においては，DUPAN-Ⅱ，SPAN-Ⅰといったマーカーを参考にする．閉塞性黄疸に伴う血清ビリルビン値や胆道系酵素の上昇，閉塞性膵炎に伴った血清アミラーゼ，エラスターゼの上昇などもしばしば見られる．

② 画像検査

造影 CT 検査が最も汎用的で情報の多い検査である．膵がんは血管が少ない乏血性の腫瘍であり，低吸収領域，すなわち黒く描出される領域として認識される．膵がんは周囲組織への浸潤が強いため，腫瘍の境界は曖昧で，判然としないことも多い．そのような場合，膵管の閉塞による末梢側の主膵管の拡張が間接所見として参考になる．治療法を選択するうえで必須の情報として，周囲血管（特に門脈と肝動脈，上腸間膜動脈）への進展，リンパ節転移の有無，肝転移の有無などに注意して読影する．専門施設においては MRI 検査も行われ，総胆管の拡張，主膵管の拡張は MRCP により分かりやすく描出される．

健康診断などでは腹部超音波検査によるスクリーニングが一般的である．総胆管の拡張，主膵管の拡張をみとめた場合，その中枢側に腫瘍が低エコー領域として観察されることがある．膵体尾部は胃に隠れて観察しにくく，腫瘍を検出することはしばしば困難である．

❖ 治療概要

膵がんの治療戦略は病期進展を膵内限局膵がん，膵外の局所に進展（局所進行）している膵がん，遠隔転移を伴う膵がんの 3 つに分けて考える．

① 膵内限局膵がん

膵がん全体の 20～30％ の患者が該当する．まず切除を行い，その後，術後補助化学療法を行う．膵頭部がんを摘出するためには，膵頭部，十二指腸，胆管，胆嚢を切除する膵頭十二指腸切除が基本術式となる．一時期，日本を中心として積極的に試みられた拡大リンパ節郭清＋拡大神経叢郭清は高い合併症率に見合う治療効果が得られず，むしろ生存期間を短くしてしまうことが判明したため，現在は行われていない．郭清を無理のない範囲にとどめた標準郭清手術でも約 6～8 時間の手術時間を要する高難度手術の代表で，未だに 3％ 程度の手術関連死亡を伴う．再建すべき部位が 3 箇所（膵，胆管，胃）あり，術後合併症である膵液漏は未だに克服されておらず，10～30％ の患者に発生する．術後は通常 3～4 週間で退院し，術後 8 週間以内に S-1（もしくはゲムシタビン）単剤による補助化学療法を外来で行うのが一般的である．生存期間中央値は 2 年半～3 年程度である．

② 局所進行膵がん（locally advanced：LA）

現在，治療方針が世界の施設でもまちまちで，一定の見解が得られていない．広義の局所進行膵がんのなかには肉眼的には切除可能であるが，顕微鏡的にがん細胞が局所遺残してしまう可能性が高い borderline resectable（BR 膵がん）と，上腸管脈動脈，総肝動脈などを巻き込み切除がそもそもできない unresectable LA（LA 膵がん）が含まれる．BR 膵がんに対してはまず切除を行い，術後補助化学療法を行うという施設と，まず化学放射線療法を行い 3 ヶ月後に切除を行う，という 2 つの方針があり，どちらが優れているかは証明されていない．後者

においても，術後補助化学療法は不可欠である．LA 膵がんに対しては，まず化学放射線療法を行い，3ヶ月後に再度 CT 検査などで切除の可能性を検討する．しかし，化学放射線療法で腫瘍進展が制御され，手術が可能となることは少ない．生存期間中央値は1〜2年程度である．

③ 遠隔転移を伴う膵がん

複数の抗がん薬を組み合わせた全身化学療法が基本である．S-1＋ゲムシタビンや FOLFIR-INOX 療法が試みられているが，レジメンの複雑さに見合う効果がはっきりせず，S-1 単剤やゲムシタビン単剤による治療を行うことも多い．また，全身状態が悪く，化学療法そのものを行うことができず，診断時から緩和医療が中心的になることも少なくない．生存期間中央値は6ヶ月〜1年程度である．

参考文献

1) 日本肝癌研究会編：原発性肝癌取扱い規約（第5版補訂版）．金原出版，2009．

（執筆者）髙野恵輔（筑波大学）
榎本剛史（筑波大学）
（取りまとめ）大河内信弘（筑波大学）

⊠ 薬物治療

1. 治療レジメン

肝・胆・膵がんの代表的治療レジメンとして以下があげられる．

【肝細胞がん】

ソラフェニブ療法

通常，成人にはソラフェニブとして1回 400 mg を1日2回経口投与する．なお，患者の状態により適宜減量する．

【胆道がん】

ゲムシタビン（GEM）＋シスプラチン（CDDP）療法

GEM（1,000 mg/m²/回 30 分点滴静注：day 1, 8），CDDP（25 mg/m²/回 1 時間点滴静注：day 1, 8）
21 日ごと

【膵がん】

GEM＋アルブミン懸濁型パクリタキセル（アブラキサン®）療法

GEM（1,000 mg/m²/回 30 分点滴静注：day 1, 8, 15：28 日ごと），

アブラキサン®（125 mg/m²/回 30〜40 分点滴静注：day 1, 8, 15：28 日ごと）

GEM＋エルロチニブ療法

GEM（1,000 mg/m²/回 30 分点滴静注：day 1, 8, 15：28 日ごと），エルロチニブ（100 mg/day 連日内服）

高脂肪，高カロリーの食後に本剤を投与した場合，AUC が増加するとの報告がある．食事の影響を避けるため食事の1時間前から食後2時間までの間の服用は避ける．

FOLFIRINOX 療法

オキサリプラチン（85 mg/m²/回 2 時間点滴），レボホリナート（200 mg/m²/回 2 時間点滴），イリノテカン（150 mg/m²/回 90 分点滴），フルオロウラシル（400 mg/m²/回 急速点滴），フルオロウラシル（2,400 mg/m²/回 48 時間持続点滴）
2 週ごと

その他，薬物の用法用量は以下のとおりである．

GEM 療法

［膵がん，胆道がん］1 回 1,000 mg/m² を 30 分かけて点滴静注し，週1回投与を3週連続し，4週目は休薬する．これを1コースとして投与を繰り返す．（膵がんの場合，エルロチニブ 100 mg，1 日 1 回連日内服を併用する場合がある．）

テガフール・ギメラシル・オテラシルカリウム（ティーエスワン®）療法

［膵がん，胆道がん］体表面積に合わせた初回投与量 ▶表1 を，朝食後および夕食後の1日2回，28 日間連日経口投与し，その後14 日間休薬する．これを1クールとして投与を繰り返す．

スニチニブ療法

［膵神経内分泌腫瘍］通常，成人にはスニチニブとして1日1回 37.5 mg を経口投与

表1　初回投与量基準

体表面積	初回投与量（テガフール相当量）
1.25 m² 未満	40 mg/回
1.25 m² 以上〜1.5 m² 未満	50 mg/回
1.5 m² 以上	60 mg/回

する.

なお,患者の状態により適宜増減するが,1日1回50mgまで増量できる.

エベロリムス療法

[膵神経内分泌腫瘍] 通常,成人にはエベロリムスとして1日1回10mgを経口投与する.なお,患者の状態により適宜減量する.食後に本剤を投与した場合,CmaxおよびAUCが低下するとの報告がある.本剤の投与時期は,臨床試験における設定内容に準じて選択し,食後または空腹時のいずれか一定の条件で投与する.

ストレプトゾシン療法

[膵神経内分泌腫瘍] 1.5日間連日投与法:通常,成人にはストレプトゾシンとして1回500 mg/m^2(体表面積)を1日1回5日間連日,点滴静脈内投与し,37日間休薬する.これを1サイクルとして投与を繰り返す.2.1週間間隔投与法:通常,成人にはストレプトゾシンとして1回1,000 mg/m^2(体表面積)を1週間ごとに1日1回,点滴静脈内投与する.なお,患者の状態により適宜増減するが,1回の投与量は1,500 mg/m^2(体表面積)を超えないこと.

2. 肝・胆・膵がん治療用薬物の概要

1) ソラフェニブ

❖ 作用機序/標的分子

ソラフェニブは細胞増殖にかかわるシグナル伝達経路であるRaf/MEK/ERK経路を構成するC-RafおよびB-Rafのセリン・スレオニンキナーゼ活性の阻害,ならびにFLT-3,c-KIT,RETなどの受容体チロシンキナーゼ活性を阻害する.さらに,腫瘍血管新生に関与する血管内皮増殖因子(VEGF)受容体,血小板由来成長因子(PDGF)受容体などのチロシンキナーゼ活性を阻害することによって血管新生を抑制する▶図2.また,肝細胞がん細胞株を用いた担がんマウスにおいて,腫瘍細胞のERKリン酸化を抑制し,アポトーシスを誘導したとの報告がある.

❖ 化学構造

[化学式/ソラフェニブ]

❖ 使用上の注意

〈慎重投与〉

重度の肝機能障害のある患者,高血圧症のある患者,血栓塞栓症の既往のある患者,脳転移のある患者,高齢者.

〈薬物代謝〉

肝代謝薬剤.主としてCYP3A4による酸化的代謝とUGT1A9によるグルクロン酸抱合反

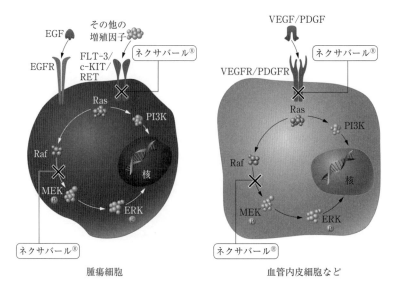

図2 ソラフェニブ(ネクサバール®)の作用機序

応の2経路により代謝される.

〈相互作用〉

本剤は薬物代謝酵素チトクローム P450 3A4（CYP3A4）による酸化的代謝とグルクロン酸転移酵素（UGT1A9）によるグルクロン酸抱合により代謝されることが示されているため，本酵素の活性に影響を及ぼす薬剤と併用する場合には注意が必要である．UGT1A1，UGT1A9，CYP2B6，CYP2C9，および CYP2C8 に対する阻害活性が示されており，これらの酵素により代謝されるほかの薬剤の血中濃度を上昇させる可能性がある．また，本剤は CYP3A4 で代謝されるため，CYP3A4 誘導薬（リファンピシン，フェノバルビタール，フェニトイン，カルバマゼピン，デキサメタゾンなど）およびセイヨウオトギリソウ（セント・ジョーンズ・ワート）などとの併用により本剤の血中濃度が低下する可能性がある．ワルファリンとの併用により，出血またはプロトロンビン時間の延長（INR 値の上昇）が報告されているため，本剤とワルファリンを併用する場合には，定期的にプロトロンビン時間または INR のモニタリングを行い，必要に応じてワルファリンの用量を調節する必要がある．高脂肪食（約 900〜1,000 kcal，脂肪含量 50〜60%）の食後に本剤を投与した場合，血漿中濃度が 29% 低下したとの報告があるため，高脂肪食摂取時には食事の1時間前から食後2時間までの間を避けて服用することとなっている．

〈副作用〉

重篤な副作用と初期症状は以下のとおり.

①手足皮膚反応（hand foot skin reaction：HFSR），剥奪性皮膚炎：発赤，手足の疼痛，表皮剥離など.

②中毒性表皮壊死融解症（toxic epidermal necrolysis：TEN），皮膚粘膜眼症候群（Stevens-Johnson 症候群），多形紅斑：全身発赤など.

③出血（消化管出血，気道出血，脳出血，口腔内出血，鼻出血，爪床出血，血腫，腫瘍出血）

④劇症肝炎，肝機能障害・黄疸，肝不全，肝性脳症：白目や尿が黄色いなど.

⑤急性肺障害，間質性肺炎：息切れ，発熱など.

⑥高血圧クリーゼ：急激な血圧上昇，激しい頭痛，眼底出血など.

⑦可逆性後白質脳症

⑧心筋虚血・心筋梗塞

⑨うっ血性心不全：むくみなど.

⑩消化管穿孔，消化管潰瘍：痛みなど.

⑪白血球減少，好中球減少，リンパ球減少，血小板減少，貧血

⑫膵炎：腹痛など.

⑬腎不全：尿量低下など.

⑭ネフローゼ症候群，タンパク尿

⑮低ナトリウム血症：倦怠感など.

⑯ショック，アナフィラキシー

⑰横紋筋融解症：倦怠感など.

⑱低カルシウム血症：手足・唇の痺れなど.

〈注意事項〉

HFSR については，症状の度合いにより減量・休薬基準が設けられている．HFSR は患者の生活に影響を及ぼすため，適切なマネージメントを要する．対策としては，保湿，刺激除去，角質処理が重要と考えられており，治療の開始前より保湿剤などで皮膚の状態を整えておくことが推奨される．症状が出現した場合は，ステロイド外用剤を用いる.

10% 以上で高血圧がみとめられるため，血圧のモニタリングが推奨され，適宜降圧剤を併用していく.

2）ゲムシタビン

❖ 作用機序/標的分子

ゲムシタビンは主に S 期の細胞に対し特異的な作用を示すと考えられている．細胞内で代謝されて活性型のヌクレオチドである二リン酸化物（dFdCDP）および三リン酸化物（dFdCTP）となり，これらが DNA 合成を直接的および間接的に阻害することにより殺細胞作用を示す．直接的には，dFdCTP がデオキシシチジン三リン酸（dCTP）と競合しながら DNA ポリメラーゼにより DNA 鎖に取り込まれた後，細胞死（アポトーシス）を誘発する．また，dFdCDP はリボヌクレオチドレダクターゼを阻害することにより，細胞内の dCTP 濃度を低下させるため，間接的に DNA 合成阻害が増強される.

❖ 化学構造

[化学式/ゲムシタビン]

❖ 使用上の注意

〈禁忌など〉

併用禁忌：胸部放射線照射（基礎試験で本剤は濃度依存的に放射線照射の効果を増強し，本剤による放射線感受性増加がみとめられている）

併用注意：腹部放射線照射（基礎試験で本剤は濃度依存的に放射線照射の効果を増強し，本剤による放射線感受性増加がみとめられている）

〈副作用〉

重大な副作用：間質性肺炎（1.0%）が現れることがあるので，臨床症状（呼吸状態，咳および発熱などの有無）を十分に観察し，定期的に胸部 X 線検査を行う．また，必要に応じて胸部 CT 検査，動脈血酸素分圧（PaO_2），肺胞気動脈血酸素分圧較差（$A\text{-}aDO_2$），肺拡散能力（DLco）などの検査を行い，異常がみとめられた場合には，減量，休薬などの適切な処置を行う．間質性肺炎などの肺毒性の発症あるいは急性増悪が疑われた場合には，直ちに本剤による治療を中止し，ステロイド治療などの適切な処置を行う．

ほかに，発疹・瘙痒感，発熱の副作用がある．

〈薬物代謝〉

シチジンデアミナーゼにより，その殆どが活性を持たないウラシル体（dFdU）に速やかに代謝される．尿中には，未変化体および dFdU として排泄される．なお，血漿クリアランスの大きさから，シチジンデアミナーゼが存在する肝，血液，その他多くの組織において代謝されると考えられる．

肝障害症例（ビリルビン 1.6 mg/dL 以上）の場合および腎障害症例（血清クレアチニン（Scr）1.6 mg/dL 以上）の場合は減量が推奨されるが，至適用量については不明である．

〈注意事項〉

週 1 回投与を 30 分間点滴静注により行う（外国の臨床試験において，週 2 回以上あるいは 1 回の点滴を 60 分以上かけて行うと，副作用が増強した例が報告されている）．

注射部位反応（血管痛）を起こす場合があるため，注射部位の経過観察を要す．点滴中に疼痛が出現した場合は，腕を温めると症状が和らぐ可能性がある．

3）シスプラチン

シスプラチンは白金錯体であり，DNA 鎖内に架橋を形成することで DNA 複製を阻害し，アポトーシスを惹起し抗がん作用を示す．詳細は 1 節「肺がん」薬物治療の項を参照．

4）テガフール・ギメラシル・オテラシルカリウム配合剤 TS-1（ティーエスワン®）

❖ 作用機序/標的分子

テガフール・ギメラシル・オテラシルカリウムはバイオケミカルモジュレーションを利用した経口抗悪性腫瘍剤である．ギメラシル（CDHP）は 5-FU の分解経路における律速酵素の可逆的な拮抗阻害薬であり，オテラシルカリウム（Oxo）は消化管に高濃度に分布し，5-FU のリン酸化酵素を可逆的に拮抗阻害して消化器毒性を抑制する．本剤は，5-FU のプロドラッグであるテガフール（FT）に，これら 2 つのモジュレーターをモル比で FT：CDHP：Oxo＝1：0.4：1 にて配合した経口抗悪性腫瘍剤である．

❖ 化学構造

[化学式/テガフール・ギメラシル・オテラシル]

❖ 使用上の注意

〈禁忌〉

併用禁忌：フッ化ピリミジン系抗悪性腫瘍剤，フッ化ピリミジン系抗真菌剤．本剤投与中止後，ほかのフッ化ピリミジン系抗悪性腫瘍剤あるいは抗真菌剤フルシトシンの投与を行う場合は，少なくとも 7 日間以上の間隔をあける（ギメラシルの血中からの消失，ジヒドロピリミジンデヒドロゲナーゼへの影響，骨髄抑制の回復に要する期間を考慮）．

〈副作用〉

骨髄抑制，悪心，嘔吐，下痢，口内炎，発疹，流涙，手足症候群．

〈注意事項〉

①本剤は従来の経口フルオロウラシル系薬剤とは投与制限毒性（dose limiting toxicity：DLT）が骨髄抑制という点で異なり，特に臨床検査値に十分注意する必要がある．頻回に臨床検査を実施する．

②ほかのフッ化ピリミジン系抗悪性腫瘍剤，これらの薬剤との併用療法（ホリナート・テガフール・ウラシル療法など），あるいは抗真菌剤フルシトシンとの併用により，重篤な血液障害などの副作用が発現する恐れがあるので，併用を行わない．

③腎障害のある患者は，フルオロウラシルの異化代謝酵素阻害剤ギメラシルの腎排泄が低下し，血中フルオロウラシル濃度が上昇し，骨髄抑制などの副作用が強く現れるため，腎機能に準じた投与設定を行う必要がある．クレアチニンクリアランスが80 mL/min 以上であれば初回基準量で投与を行う．60〜80 mL/min の場合は，初回基準量で投与するが，必要に応じて1段階減量も考慮する．30〜60 mL/min の場合は1段階以上減量を行うことを推奨している．また，30〜40 mL/min の場合は2段階減量が望ましいとされている．30 mL/min 未満の場合は投与禁忌である．

④ワルファリンカリウムと併用した場合，ワルファリンカリウムの作用を増強することがあるので，凝固能の変動に注意すること．

5）アルブミン懸濁型パクリタキセル（アブラキサン®）

❖ 作用機序/標的分子

本剤の有効成分であるパクリタキセルは，微小管タンパク重合を促進し脱重合を防ぐことで抗腫瘍効果を発揮する．

❖ 化学構造，製剤の臨床上の影響

［化学式/アルブミン懸濁型パクリタキセル］

本剤は水に極めて難溶性のパクリタキセルを人血清アルブミンに結合させ，凍結乾燥製剤化を実現したことにより，従来のパクリタキセル製剤の溶媒（ポリオキシエチレンヒマシ油およびエタノール）を使用せず，生理食塩液で懸濁し投与することが可能となった．その結果，溶媒に対する過敏症予防のためのステロイド剤や抗ヒスタミン剤の前投薬が必須ではなくなり，点滴時間の短縮，アルコール過敏症患者への投与が可能となった．

❖ 使用上の注意

①特定生物由来製品（ロット管理が必要など通常の薬剤とは異なる管理方法）

②添加物としてヒト血液由来成分を含有しており，原料となった血液を採取する際には，問診，感染症関連の検査を実施するとともに，製造工程における一定の不活化・除去処理などを実施し，感染症に対する安全対策を講じているが，ヒト血液を原料としていることによる感染症伝播のリスクを完全に排除することができないため，疾病の治療上の必要性を十分に検討のうえ，必要最小限の使用にとどめること．

〈禁忌〉

①重篤な骨髄抑制のある患者（骨髄抑制は用量制限毒性であり，感染症を伴い，重篤化する可能性がある）

②感染症を合併している患者（骨髄抑制により，感染症を増悪させる恐れがある）

③本剤またはパクリタキセル，アルブミンに対し過敏症の既往歴のある患者

④妊婦または妊娠している可能性のある婦人（動物実験（ラット）で催奇形性作用が報告されている）

〈薬物代謝〉

主に CYP2C8，CYP3A4 により代謝される．

〈相互作用〉

①**シスプラチン**：併用時，本剤をシスプラチンの後に投与した場合，本剤のクリアランスが低下し，本剤の血中濃度が上昇するため，逆の順序で投与した場合より骨髄抑制が増強する恐れがある．

②**ドキソルビシン**：併用時，本剤をドキソルビシンの前に投与した場合，ドキソルビシンのクリアランスが低下し，ドキソルビシンの血中濃度が上昇するため，逆の順序で

投与した場合より骨髄抑制が増強する恐れがある.

〈副作用〉

脱毛, 末梢神経障害, 白血球減少, 好中球減少, 関節痛, 筋肉痛, 発疹, 食欲不振, 貧血, リンパ球減少, 悪心, ALT 上昇, AST 上昇, 口内炎.

重大な副作用:骨髄抑制, 感染症, 末梢神経傷害・麻痺, 脳神経麻痺, ショック・アナフィラキシー (呼吸困難・胸痛・低血圧・頻脈・徐脈・潮紅・血管浮腫・発汗など), 間質性肺炎・肺線維症 (発熱・咳嗽・呼吸困難など), 急性呼吸窮迫症候群 (急速に進行する呼吸困難・低酸素症など), 心筋梗塞・うっ血性心不全, 脳卒中, 肺塞栓, 肺水腫, 血栓性静脈炎, 難聴・耳鳴, 消化管壊死・消化管穿孔・消化管出血・消化管潰瘍, 腸炎, 腸管閉塞・腸管麻痺 (食欲不振, 悪心・嘔吐, 著しい便秘, 腹痛, 腹部膨満, 腹部弛緩および腸内容物のうっ滞など), 肝機能障害・黄疸, 膵炎, 急性腎不全, 中毒性表皮壊死融解症, 皮膚粘膜眼症候群, 播種性血管内凝固症候群.

〈注意事項〉

①懸濁液の調製に当たっては, 必ず生理食塩液を使用する.

②懸濁液は調製後速やかに使用するか, または箱に戻し, 冷蔵庫 (2〜8℃) に遮光保存して8時間以内に使用する.

6) エルロチニブ

❖ 作用機序/標的分子

上皮増殖因子受容体チロシンキナーゼ (EGFR-TK) を選択的に阻害し, EGFR チロシンリン酸化の阻害を介し, 細胞増殖の抑制およびアポトーシスの誘導に基づき腫瘍増殖を抑制する.

❖ 化学構造

[化学式/エルロチニブ]

❖ 使用上の注意

〈相互作用〉

肝チトクローム P450 (主に CYP3A4,

CYP1A2) によって代謝される. また, in vitro 試験において UDP-グルクロン酸転移酵素 (UGT) 1A1 の阻害がみとめられたため, 消失過程で主に UGT1A1 によるグルクロン酸抱合を受ける薬物との相互作用の可能性がある.

併用注意:CYP3A4 阻害剤・誘導剤, プロトンポンプ阻害剤・H₂受容体拮抗剤 (胃内 pH の上昇により, 本剤の溶解度が低下し吸収が低下する可能性がある), ワルファリン, 喫煙 (喫煙による CYP1A2 の誘導により, 本剤の代謝が亢進し血漿中濃度が低下する可能性がある).

〈副作用〉

①**間質性肺疾患**:初期症状 (息切れ, 呼吸困難, 咳嗽, 発熱など) がみとめられた場合, あるいは胸部 X 線検査などにより間質性肺疾患が疑われる異常所見がみとめられた場合は, 直ちに本剤を休薬する. また, 胸部 CT 検査, 動脈血酸素分圧 (PaO₂), 動脈血酸素飽和度 (SpO₂), 肺胞気動脈血酸素分圧較差(A-aDO₂),肺拡散能力(DLco) などの検査を行ったうえで, 間質性肺疾患と診断された場合はステロイド治療などの適切な処置を行う.

②**重度の下痢**:ロペラミドなどの止瀉薬の投与, 補液による処置を実施するとともに, 本剤の減量, あるいは休薬を検討する.

③**重度の皮膚障害** (痤瘡様皮疹, 爪囲炎, 皮膚乾燥・皮膚亀裂など):症状出現時にはストロング以上のステロイド外用剤の使用が推奨される. 抗炎症作用を目的としたミノサイクリンの内服も推奨される.

7) フルオロウラシル

フルオロウラシルは含フッ素ピリミジン系化学療法薬であり, 主として, その代謝物による DNA 前駆体合成阻害により抗がん効果を発現する. 詳細は4節「大腸がん」薬物治療の項を参照.

8) オキサリプラチン

❖ 作用機序

DNA の複製・転写を阻害する. 詳細は4節「大腸がん」薬物治療の項を参照.

❖ 化学構造・製剤

化学構造は4節「大腸がん」薬物治療の項を参照.

配合変化：

①錯化合物であるので，ほかの抗悪性腫瘍剤とは混合調製しない．

②塩化物含有溶液により分解するため，生理食塩液などの塩化物を含む輸液との配合を避ける．

③塩基性溶液により分解するため，塩基性溶液との混和あるいは同じ点滴ラインを用いた同時投与は行わない．

④アルミニウムとの接触により分解することが報告されているため，本剤の調製時あるいは投与時にアルミニウムが用いられている機器（注射針など）は使用しない．

❖ 使用上の注意

副作用の詳細は4節「大腸がん」薬物治療の項を参照．

9）イリノテカン

イリノテカンはⅠ型 DNA トポイソメラーゼ（Topo Ⅰ）阻害による DNA 合成阻害を作用機序とするカンプトシン骨格を有する化学療法薬である．詳細は4節「大腸がん」薬物治療の項を参照．

10）エベロリムス

❖ 作用機序/標的分子

エベロリムスは細胞内イムノフィリンである FKBP（FK506 binding protein）12 に結合し，その複合体がセリン・スレオニンキナーゼである mTOR を選択的に阻害することで，腫瘍細胞のシグナル伝達を阻害し，腫瘍細胞の増殖を抑制する．また，腫瘍細胞からの血管内皮増殖因子（vascular endothelial growth factor：VEGF）の産生と VEGF による血管内皮細胞の増殖を抑制し，血管新生を抑制する間接的作用により抗腫瘍効果を発揮する．

❖ 化学構造

[化学式/エベロリムス]

❖ 使用上の注意

〈禁忌〉

併用禁忌：生ワクチン（免疫抑制下で生ワクチンを接種すると増殖し，病原性を現す可能性がある）．

〈相互作用〉

主として肝代謝酵素 CYP3A4 によって代謝され，腸管に存在する CYP3A4 によっても代謝される．また，本剤は P 糖タンパク（Pgp）の基質でもあるため，本剤経口投与後の吸収と消失は，CYP3A4 または Pgp に影響を及ぼす薬剤により影響を受けると考えられるため，CYP3A4 を誘導または阻害をする薬剤・食品は併用注意である．

〈副作用〉

①間質性肺疾患：初期症状として咳嗽，呼吸困難，発熱などがあげられる．投与開始前の胸部 CT および臨床症状の有無の確認と投与中・投与後は定期的な胸部 CT および臨床症状の確認を行う．

②感染症：本剤は免疫抑制作用を有するため，易感染性，日和見感染，感染症増悪のリスクが示唆される．B 型肝炎ウイルスの再活性化により死亡した症例が報告されており，投与開始前には HBs 抗原検査が必須である．本剤投与中は，B 型肝炎ウイルスキャリアの患者および感染歴のある患者（HBs 抗原陰性で HBc 抗体陽性または HBs 抗体陽性の患者）では，定期的に肝炎ウイルスマーカーや肝機能検査を行うなど，肝炎ウイルスの再活性化の徴候や症状の発現に注意する（「B 型肝炎ガイドライン」を参照のこと）．

③口内炎：約 60％ に口内炎，口腔粘膜炎，口腔内潰瘍などが出現する（投与開始1ヶ月以内に出現することが多い）．Grade Ⅱ以上の場合は減量・休薬基準に基づき適切な処置を行う．アルコール，過酸化水素，ヨードを含有する薬剤は口腔内潰瘍を悪化させる傾向があるため，これらの薬剤の使用は避けることが推奨されている．

④高血糖，脂質異常：高血糖の発現，糖尿病の発症・増悪，高コレステロール血症，高トリグリセリド血症などが出現することがある．出現時には減量・休薬基準に基づき

適切な処置を行う.

11）スニチニブ

❖ **作用機序/標的分子**

特定の受容体チロシンキナーゼ（RTK）のシグナル伝達経路を遮断する.スニチニブは,ATP 結合部位を競合的に阻害することにより,腫瘍の増殖,生存,転移ならびに血管新生に関与する特定の受容体型チロシンキナーゼ（血管内皮増殖因子受容体（VEGFR-1,VEGFR-2,VEGFR-3),血小板由来増殖因子受容体（PDGFR-α,PDGFR-β),幹細胞因子受容体（KIT),マクロファージコロニー刺激因子受容体（CSF-1R),Fms 様チロシンキナーゼ3受容体（FLT-3）および ret 前がん遺伝子（RET))のチロシンキナーゼ活性を選択的に阻害し,腫瘍血管新生と腫瘍細胞の増殖抑制によって抗腫瘍効果を発揮する.

❖ **化学構造**

[化学式/スニチニブ]

❖ **使用上の注意**

〈禁忌〉

原則禁忌：QT 間隔延長またはその既往歴のある患者.QT 間隔延長の副作用が知られている薬剤は併用注意である.

女性への投与：動物実験で,胚・胎児死亡および奇形の発生がみとめられているため,妊婦または妊娠している可能性のある女性には禁忌である.また,乳汁へ移行するため,授乳中の婦人には,本剤投与中は授乳を避けるよう指導する.

〈相互作用〉

肝代謝酵素 CYP3A4 によって代謝されるため,CYP3A4 を誘導または阻害をする薬剤・食品は併用注意である.

〈副作用〉

①**心不全,左室駆出率低下**：投与前には必ず心機能検査を行い,投与中も適宜検査を行う.心不全の症状（動悸,息切れなど）が

みとめられる場合は,投与を中止し,ACE阻害剤,利尿薬などの心不全治療薬の投与など,適切な処置を行う.

②**QT 間隔延長,心室性不整脈**（torsade de pointes を含む）：前駆症状として,めまい,動悸,心窩部痛がみられることがある.突然意識を消失し,痙攣に至ることもある.QT 間隔延長を起こすことが知られている薬剤や抗不整脈薬と併用している場合は特に注意を要す.

③**高血圧**：血圧測定の必要性を説明し,自己血圧測定の指導を行う.血圧が上昇した場合は,降圧剤の投与など適切な処置を行う.

④**甲状腺機能障害**：甲状腺機能低下症の症状として,疲労,食欲低下,浮腫,寒がりなどがあげられる.投与前および最初の4サイクルは,各サイクルの投与開始前に甲状腺機能を検査することが推奨される.FT4および TSH 値の測定が有用である.

⑤**手足皮膚反応**：手掌,足底など,圧力のかかりやすい部分に発現することが多いとされている.一般的な症状の進行は,知覚過敏,発疹,水疱,角化,亀裂と進行し,激しい痛みを伴う.重症化を防ぐために,発赤が現れたら,休薬して経過観察することも考慮する.休薬により回復する傾向がある.手足に圧のかからないような生活の工夫について指導を行う.また,予防的な保湿剤の使用が推奨される.

12）ストレプトゾシン

❖ **作用機序/標的分子**

ストレプトゾシンはニトロソウレア系薬剤であり,グルコーストランスポーターを介し細胞に取り込まれた後,DNA をアルキル化し,DNA の合成を阻害することにより,腫瘍増殖を抑制する.

❖ **化学構造/製剤**

および C*位エピマー

[化学式/ストレプトゾシン]

本剤は下記薬剤との混合後，配合変化を起こすことが確認されているので，同じ静注ラインにより同時注入は避ける．

1) 注射用プレドニゾロンコハク酸エステルナトリウム，フロセミド注射液と混注すると沈殿が起こることがある．
2) フルオロウラシル注射液と混注すると，本剤の活性低下を来すことがある．

❖ 使用上の注意

〈禁忌〉

妊婦または妊娠している可能性のある婦人（本剤を妊娠動物（ウサギ，ラット）に投与した場合，流産促進作用や催奇形性が，雌雄ラットに投与した場合，生殖機能への影響が報告されている）．

〈代謝経路・相互作用〉

代謝経路は不明である．主に腎臓から排泄される．静脈内投与量の約80%が投与後24時間までに，主に代謝物として尿中に排泄されたというデータがある．

相互作用については，ステロイド剤との併用で高血糖が出現する（機序不明）．また，フェニトインとの併用で本剤の細胞毒性が減弱するという報告がある（機序不明）．

〈副作用〉

血管障害（血管痛），悪心10例，便秘，γ-GTP増加，倦怠感，味覚異常，尿中ブドウ糖陽性．

重大な副作用：腎障害，骨髄抑制，耐糖能異常，肝障害．

（執筆者）宇田川涼子（国立がん研究センター中央病院）

6 脳腫瘍

■病態生理

1. 病態生理

　脳腫瘍は，良性，悪性ともに多種多様で，原発性脳腫瘍と，転移性脳腫瘍に大別される．わが国における原発性脳腫瘍の疫学的動向は「日本脳腫瘍統計」[1)]および「脳腫瘍取扱い規約」[2)]に詳細が記されている ▶図1．

　原発性脳腫瘍の有病率は，人口10万人当たり8〜10人であり，他臓器原発の悪性腫瘍と比較して稀であるといえる．小児悪性新生物のなかでは，脳腫瘍の割合が多く，白血病（約40％）に次いで全体の約20％を占める．脳腫瘍の病理組織学的分類では，150余りの病理診断名を数えるが，統計によれば，神経膠腫，髄膜腫，神経鞘腫，下垂体腺腫でその大部分を占める ▶図1．小児では，髄芽種，胚細胞腫など成人とは異なる腫瘍型がみられる ▶図2．組織ごとに，WHOによる脳腫瘍グレード（grade）分類[2)]が示されており，予後を示すとともに，治療方針についても病理組織診断およびWHOグレードをもとに検討され

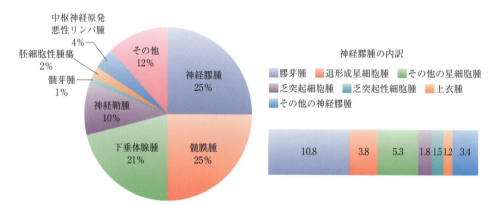

図1　組織型別頻度（2001〜2004年登録症例）

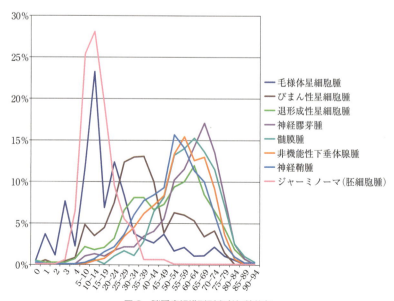

図2　脳腫瘍組織型別患者年齢分布

Grade I	限局性 ゆっくり増殖する 細胞はほぼ正常な形態 長期生存が見込まれる 成人には稀	毛様体星細胞腫 神経鞘腫 髄膜腫 血管芽腫 頭蓋咽頭腫
Grade II	相対的にゆっくり増殖 しばしば正常組織に浸潤し，再発する 細胞はやや異常な形態を示す 悪性転化を伴うこともある	びまん性星細胞腫 乏突起細胞種 上衣腫
Grade III	悪性 異常細胞の活発な増殖 腫瘍は正常組織に浸潤する 細胞は異常な形態を示す 高悪性度として再発する	退形成性星細胞腫 退形成性乏突起細胞腫 退形成性上衣腫
Grade IV	最も悪性 増殖が速い 正常組織に容易に浸潤する 細胞は明らかに異常形態を示す 血管新生を伴う 壊死巣を伴う	膠芽腫 髄芽腫

図3 脳腫瘍グレード分類

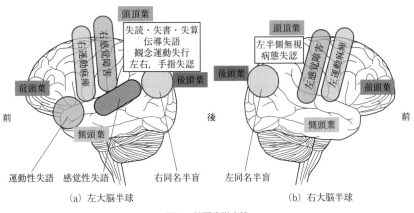

図4 脳腫瘍巣症状

る 図3．WHO Grade I および WHO Grade II の脳腫瘍については，外科的摘出による腫瘍制御がまず試みられることが多いが，症例によっては放射線治療および後述のように化学療法が併用されることもある．一般に，他臓器の良性腫瘍や早期がんと異なり，浸潤性で局所再発を来しやすいが，遠隔転移は稀である．また，再発や悪性転化を生じる．悪性度の高いGrade III，IVにおいては，手術，放射線に化学療法を組み合わせることが多い．様々な治療にかかわらず生命予後不良な疾患である．

2. 症状

1）巣症状

大脳では，皮質の部位によって機能分化があり，言語中枢，運動野，感覚野，視覚野などによって処理がされるため，障害された部分に応じた症状が出現する 図4．頭頂葉では，情報の統合処理が行われる．この部分が障害されると身体失認や空間認識に障害がでる．

2）頭蓋内圧亢進症状

頭蓋内圧亢進により，頭痛，嘔気・嘔吐などを生じる．また，視力障害を訴えることもある．小児の場合には，嘔吐，頭痛などでは注意

519

を要する．頭痛，嘔気，うっ血乳頭を頭蓋内圧症状の3徴候としている．

脳ヘルニアは，頭蓋内圧によって，硬膜，大脳鎌，小脳テントなどの間隙から圧迫を受けた脳が押し出される状態をいう．意識障害を呈することが多く，速やかな処置を行わないと生命にかかわる ▶図5．徐脈，高血圧，呼吸数低下が生じるクッシング徴候を呈する．

3）症候性てんかん

大脳半球皮質に病変を有する場合，病変，あるいは病変周囲が焦点となって様々な痙攣発作を生じる．

4）内分泌症状

間脳下垂体の腫瘍ではその性質や圧迫によって下垂体関連ホルモンの分泌異常が生じる．代表的なものとして

a）**プロラクチン産生腫瘍**：無月経，乳汁分泌，不妊．

b）**成長ホルモン産生腫瘍**：先端巨大症，巨人症を来す．頭痛，視野障害，視力障害，性欲低下，無月経，乳汁分泌，糖尿病などを合併する．

c）**副腎皮質ホルモン産生腫瘍**：中心性肥満，満月様顔貌，水牛様脂肪沈着，皮膚線条，多毛症，高血圧，糖尿病，無月経，性欲低下，筋力低下，精神症状など．

d）**胚細胞腫，視床下部過誤腫**：性腺刺激ホルモン分泌異常，二次成長の早期発現など．

3. 検 査

1）MRI

MRIは脳腫瘍の組織診断，局在診断に不可欠な検査である．ガドリニウム造影効果のパターンは良性・悪性の鑑別に有用であり頻用される．手術にあたっては，運動繊維である錐体路，言語機能に必要な弓状束を描出するtractography，言語野や運動野の描出のためのfunctional MRI，摘出の確認のため手術室に備えられた術中MRIなどが利用される．

2）CT

CTは脳腫瘍の領域では，石灰化の有無，手術アプローチの検討，術後合併症の有無の検索などに用いられることが多い．転移性腫瘍の原

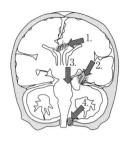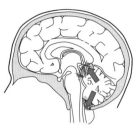

1. 大脳鎌ヘルニア（帯状回ヘルニアともいう）
2. 鉤ヘルニア
3. 中心性テント切痕ヘルニア（中脳が圧迫される．意識障害）
4. 小脳扁桃ヘルニア（延髄＝呼吸中枢が圧迫，閉塞性水頭症）
5. 上行性ヘルニア（テント下病変によって生じる）

図5 脳腫瘍の頭蓋内亢進症状

発評価や，悪性リンパ腫の全身検索などで併せて体幹の検索に用いられることもある．

3）positron emission tomography (PET)/single photon emission computed tomography (SPECT)

フルオロデオキシグルコース（FDG）を用いるPET検査では，脳のブドウ糖代謝のため，小病変はマスクされて区別し難いことが多い．高集積の悪性リンパ腫などは，判別可能な場合もある．一部の施設では^{11}C-メチオニンや（^{18}F-フルオロ）コリンなどが臨床研究として利用されている．SPECTではタリウム（TI-201）が用いられる．

4）血管造影

術前検査，腫瘍塞栓にカテーテルを用いた脳血管造影検査が行われることがある．血管造影用の造影剤が使用されるとともに，腫瘍の塞栓は，術中の出血を減じるために髄膜腫や血管芽腫などで用いられることがある．栄養血管に対するプラチナコイルおよび腫瘍内への塞栓を狙って，液状塞栓物質のシアノアクリレート系のNBCA（N-butyl-2-cianoacrylate）が用いられる．

5）血液生化学検査，内分泌ホルモン検査

胚細胞腫では，血液中，髄液中のAFP，βhCGが高値となり，悪性度判定や治療経過観察に用いられることがある．また，下垂体疾患，頭蓋咽頭腫などでは，汎下垂体機能低下症や，尿崩症の診断，治療効果判定，経過観察のため，視床下部，下垂体関連のホルモン検査が行われる．

4. 治療概要

悪性腫瘍の場合には，化学療法単独ということは少なく，手術療法，放射線治療に併せて化学療法が用いられる．小児脳腫瘍のうち髄芽腫やジャーミノーマ，成人脳腫瘍のうち感受性の高い腫瘍型（リンパ腫など）では，放射線による晩期障害をさけるため，化学療法が重視される傾向にある．

化学療法の副作用に伴う治療はほかの臓器と同様であるが，脳浮腫に対してはステロイド薬（デキサメタゾン）や抗脳浮腫薬（グリセオール，マンニトール，イソバイド®など）が用いられる．症候性てんかんについては抗痙攣薬が用いられるが，術直後には経口摂取ができないため，ホスフェニトイン（またはフェニトイン）静注，フェノバルビタール静注，最近ではレベチラセタム静注などが用いられる．術後予防的投与については，発作を有する症例には発作型に応じて抗痙攣薬が用いられることが多い．抗痙攣薬は一般の医薬品のなかでは，薬疹，白血球減少などの副作用頻度が高く，導入にあたって定期的血液検査などが必要である．制吐剤などは他臓器の治療と同様に用いられる．また，クッシング徴候（徐脈，高血圧，呼吸数低下）を生じるような高度な脳圧亢進を呈する場合では，生体は高度なストレス侵襲にさらされ，特に術後，胃粘膜障害，上部消化管出血が高頻度に生じるため，手術前後には H_2 ブロッカーないしプロトンポンプインヒビターが3〜7日程度，用いられることが多い．

1) 悪性神経膠腫

悪性神経膠腫の好発年齢は60〜70代である．頭蓋内圧亢進症状，巣症状で発見されることが多い．発見時には既に正常脳に浸潤している▶図6．

治療は，まず画像上造影領域を可及的に摘出することであり，このため術中蛍光診断薬として5-アミノレブリン酸が上市されている．この薬剤はプロトポルフィリンIXの前駆物質で，代謝の違いから腫瘍組織に蓄積し，波長 405 nm の光で励起され赤色光を発する．開頭腫瘍摘出中に利用するため，麻酔導入の3時間前に内服する．

放射線治療としては，エックス線 60 Gy を用いた分割照射が標準的に用いられている．化学療法としては，主に Grade IV については，テモゾロミド[4]，ベバシズマブ，カルムスチンウェハーが有効とされ，わが国でも上市されている．特にテモゾロミドの開発は，近年の神経膠腫治療において重要である．現在ではほぼ標準治療として，放射線・テモゾロミド併用療法が用いられている．

テモゾロミドの内服用量

1 放射線併用

体表面積当たり 75 mg/m² 連日投与．空腹時の内服．

42〜49日間（放射線開始日より終了日まで）

2 初期治療終了後の維持療法

体表面積当たり 150 mg/m²，2回目以降 200 mg に用量増加が可能である．5日間連日投与，23日間休薬の4週間サイクルを繰り返す．欧米では6コースで使用されてきたが，わが国では，一概に規定されていない．

カルムスチンウェハーは術中に留置される局所徐放製剤であり，使用にあたっては，初発手術時は術中の迅速病理診断が必須である．薬効成分としては抗腫瘍効果にカルムスチン，徐放化のためのポリマーとしてポリフェプロサン 20 が含有されている．手術中の留置で使用する剤形であることから，使用にあたっては緊急時に対応できる医療機関，十分な知識・経験を持つ医師のもとで使用するべきであるとの警告文が示されている．

悪性神経膠腫に関しては放射線+テモゾロミ

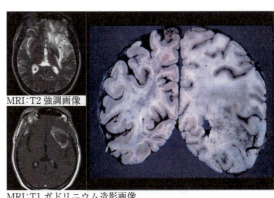

MRI:T2強調画像

MRI:T1ガドリニウム造影画像

図6 神経膠芽腫

ドが標準治療であるため，使用は一部に限られるが，ビンクリスチン，プロカルバジン，ニムスチン，インターフェロンが保険診療として認可されている．さらに，わが国では光線力学治療が2013年に承認されている．タラポルフィンナトリウムが治療用薬剤として用いられる．PDT 半導体レーザーについては，国内メーカーより販売されており，使用にあたっては認定制度の仕組みがある．

2) 毛様細胞性星細胞腫

毛様細胞性星細胞腫の好発年齢は10代である．小脳，脳幹に嚢胞を伴ってみとめられることが多い．一般に手術治療が先行されるが，小児で白金製剤が用いられることもある．

3) びまん性星細胞腫

びまん性星細胞腫の好発年齢は20代から40代に幅広く分布する．痙攣発作，巣症状で発見されることが多い．手術による可及的摘出および経過観察（＋放射線）が第一選択であるが，部分摘出症例には放射線治療，化学療法を導入することがある．

4) 上衣腫

上衣腫の好発年齢は10歳以下と50〜60代に二峰性のピークを持つ．上衣細胞に発生する腫瘍である．テント下（脳幹部の周囲）に多く，約半数は退形成性上衣腫である．化学療法に抵抗性を示す．

5) 髄芽腫

髄芽腫の好発年齢は5〜9歳である．小脳虫部に好発する小児悪性腫瘍である．術後放射線化学療法で近年，生存率の向上がみとめられている．シクロホスファミド，シスプラチン，ビンクリスチンが用いられることが多い．

6) 髄膜腫

髄膜腫の好発年齢は40〜60代であり女性に多い．巣症状，痙攣で発症する場合が多い．無症候性は原則的には経過観察する．治療の適応があれば手術が進められる．深部残存などには放射線治療が試みられる．

7) 胚細胞腫

胚細胞腫の好発年齢は10代である．松果体部，間脳下垂体部分に多く生じるため，閉塞性水頭症，ホルモン症状で発症する場合が多い．ジャーミノーマ，奇形腫（成熟奇形腫と未分化奇形腫），卵黄嚢腫瘍，絨毛がん，胎児性がん，混合性胚細胞腫瘍などが含まれる．白金製剤を中心としたレジメンが有効とされる．CARE（カルボプラチンとエトポシド），ICE（イホスファミド，シスプラチン，エトポシド），ブレオマイシンなどを含んだレジメンが用いられる．

8) 中枢神経原発悪性リンパ腫

中枢神経原発悪性リンパ腫の好発年齢は60〜70代である．比較的急速に進行する高次機能障害で発見されることが多い．他臓器のリンパ腫治療と同様で，高用量メトトレキサート静注療法を中心とする化学療法が中心である．組織診断前に脳浮腫に対してステロイド剤を用いると，組織診断が困難となるので注意が必要である．

9) 下垂体腺腫

下垂体腺腫は，非機能性では50〜60代が好発年齢であるが，プロラクチン産生腫瘍などは20代がピークである．非機能性のものは視野障害（両耳側半盲）や頭痛で発見されることが多い ▶図7．術後の機能低下症に対して，ホルモン補充療法として用いられる薬剤と，腫瘍増殖抑制のための製剤に分類される．補充療法では，後葉ホルモンの分泌障害は中枢性尿崩症を呈するが，水溶性ピトレシン®の皮下注，デスモプレシンの経鼻投与，または内服製剤も利用される．

下垂体前葉から分泌される ACTH，TSH，GH，LH，FSH の単独ないし複数の分泌障害に対しては，補充療法が行われるが，下垂体ホルモンはペプチドホルモンないし糖タンパクホルモンであるため，経口投与が無効であり，末梢ホルモンを投与する．すなわち，ACTH に

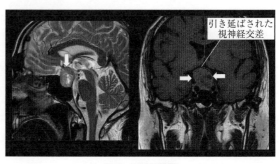

図7　下垂体腺腫

対してはヒドロコルチゾン，TSH に対しては甲状腺ホルモン，GH では小児では早期より GH 注射製剤，成人では血中 IGF-I を目安として維持量を投与する．LH，FSH に対しては男性ではテストステロンデポー注の補充，女性では無月経の程度によりプロゲストーゲン，エストロゲン剤などの補充を行う．挙児希望であれば排卵誘発療法を行う．ヒドロコルチゾンはストレス時には相対的副腎不全を予防するための増量が必要であり，患者への服薬指導が重要である．

機能性下垂体腺腫に使用する薬剤を以下にあげる．

a）**プロラクチン産生腫瘍**：薬剤としては，ブロモクリプチン，テルグリド，カベルゴリン，ペグビソマントがあげられる．

b）**成長ホルモン産生腫瘍**：手術が困難な症例あるいは手術後残存腫瘍（GH のコントロール不良例）に対しては，ブロモクリプチンとオクトレオチド（徐放性製剤を含む），ペグビソマントなどの薬剤があげられる．

c）**甲状腺ホルモン産生腫瘍**：薬剤としてはオクトレオチドが用いられることが多い．

d）**副腎皮質ホルモン産生腫瘍**：メチラポン，ミトタン，トリロスタン，カベルゴリン，ブロモクリプチンなどが手術残存例などに行われる．また，新規のソマトスタチンアナログが近年使用可能となった．

10）転移性脳腫瘍

がん患者の生命予後向上に伴って，転移性脳腫瘍は増加傾向にある．原発臓器は，肺がん（45.6%），乳がん（12.8%），次いで大腸がん（5.7%），腎がん（5.2%）である．好発年齢は，乳がんは 50 代，肺・大腸・腎原発では 60 代が多い．初発症状は巣症状が最も多い．単発で発見されることが 51%，2～4 個が 32% である．

放射線療法（全脳ないし定位放射線治療）が標準的であるが，原発臓器に適応があり，かつ脳血液関門を通過しやすい化学療法・分子標的療法については，しばしば併用され，特に大腸・肺・乳がん，腎がん，前立腺を原発とする場合にしばしば使用される．

参考文献

1) Reports of brain tumor registry of Japan（2001-2004）13th edition. Neurologia medico-chirurgica 54（2014）Supp. 1.
2) 日本脳神経外科学会・日本病理学会（編）：臨床・病理 脳腫瘍取扱い規約 臨床と病理カラーアトラス（第 3 版）．金原出版，2010.
3) Louis DN, Ohogaki H, Wiestler OD, Cavenee WK（Eds.）: World Health Organization classification of tumours of the central nervous system. Reviced 4th edition. IARC, 2016.
4) Stupp R, et al.: Radiotherapy plus concomitant and adjuvant temozolomide for glioblastoma. N Engl J Med 2005；352：987-96.

（執筆者）中井 啓（筑波大学/茨城県立医療大学）
山本哲哉（横浜市立大学）
（取りまとめ）松村 明（筑波大学）

❌ 薬物治療

1. 治療レジメン

1）脳腫瘍治療に単独療法で治療効果が得られる薬剤 ▶表 1

① ベバシズマブ療法

適応は悪性神経膠腫．海外では初発悪性神経膠腫の治療法に，ベバシズマブとテモゾロミド併用療法がある．通常，成人にはベバシズマブとして 1 回 10 mg/kg（体重）を 2 週間間隔，または 1 回 15 mg/kg（体重）を 3 週間間隔で点滴静脈内注射する．

② カルムスチン療法

適応は悪性神経膠腫．半減期が約 15 分と短いカルムスチンの局所高濃度投与が可能となり，全身循環への曝露量は全身投与時の 1/600 以下となり全身性の副作用も軽減された．米国では初発の神経膠腫に対して，本剤留置後の放射線療法，テモゾロミドを含む化学療法を実施することが推奨されている．通常，成人には，腫瘍切除腔の大きさや形状に応じて，本剤 8 枚（カルムスチンとして 61.6 mg）または適宜減じた枚数を，脳腫瘍切除術時の切除面を被覆するように留置する．

③ テモゾロミド療法

適応は悪性神経膠腫．テモゾロミドは，悪性神経膠腫の治療において生存期間を延長させ，重篤な副作用の発現が少なく高齢者にも使いやすい．

a）**初発の場合**：放射線照射との併用にて，

表 1　脳腫瘍治療薬の単剤療法

一般名（規制区分）	分　類	構造（分子量）	治療対象	貯　法
ベバシズマブ（生物由来製品，劇薬）	抗 VEGF* モノクローナル抗体	アミノ酸 214 個の軽鎖 2 分子とアミノ酸 453 個の重鎖 2 分子（約 149,000）	悪性神経膠腫	遮光，2〜8℃保存
カルムスチン（劇薬）	ニトロソウレア系アルキル化薬	$C_5H_9Cl_2N_3O_2$（214.05）	悪性神経膠腫	遮光，−15℃以下保存
テモゾロミド（毒薬）	イミダゾテトラジン系アルキル化薬	$C_6H_6N_6O_2$（194.15）	悪性神経膠腫	室温保存
メトトレキサート（劇薬）	葉酸代謝拮抗剤	$C_{20}H_{21}CaN_7O_7$（511.50）	中枢性悪性リンパ腫	室温保存
タラポルフィンナトリウム（劇薬）	光線力学的療法用剤	$C_{38}H_{37}N_5Na_4O_9$（799.69）	悪性神経膠腫	冷所保存

* VEGF（vascular endothelial growth factor，血管内皮増殖因子）

表 2　脳腫瘍治療薬併用療法

一般名（規制区分）	分　類	構造（分子量）	治療対象	貯　法
ビンクリスチン硫酸塩（劇薬）	ビンカルカロイド系	$C_{46}H_{56}N_4O_{10}\cdot H_2SO_4$（923.04）	悪性神経膠腫，中枢性悪性リンパ腫	冷所保存
ニムスチン塩酸塩（劇薬）	ニトロソウレア系アルキル化薬	$C_9H_{13}ClN_6O_2\cdot HCl$（309.15）	悪性神経膠腫	遮光，室温保存
プロカルバジン塩酸塩（劇薬）	メチルヒドラジン系アルキル化薬	$C_{12}H_{19}N_{30}\cdot HCl$（257.76）	悪性神経膠腫，中枢性悪性リンパ腫	遮光，室温保存

通常，成人ではテモゾロミドとして 1 回 75 mg/m² （体表面積）を 1 日 1 回連日 42 日間経口投与し，4 週間休薬する．その後，本剤単独にて，テモゾロミドとして 1 回 150 mg/m² を 1 日 1 回連日 5 日間，経口投与し，23 日間休薬する（1 クール 28 日間）．次クールより 1 回 200 mg/m² に増量することができる．

b）**再発の場合**：通常，成人ではテモゾロミドとして 1 回 150 mg/m²（体表面積）を 1 日 1 回連日 5 日間，経口投与し，23 日間休薬する．次クールで 1 回 200 mg/m² に増量することができる．

④ メトトレキサート療法

　適応は悪性リンパ腫の中枢神経系への浸潤に対する寛解（メトトレキサート・ロイコボリン救援療法）．通常，1 週間に 1 回 30〜100 mg/kg（有効なメトトレキサート脳脊髄液濃度を得るには，メトトレキサートとして 30 mg/kg 以上を要する）を約 6 時間で点滴静脈内注射する．その後，ロイコボリンの投与を行う．メトトレキサートの投与間隔は 1〜4 週間とする．

⑤ タラポルフィンナトリウム療法

　適応は原発性悪性脳腫瘍（腫瘍摘出手術を施行する場合に限る）．通常，成人にはタラポルフィンナトリウムとして 40 mg/m² を 1 回静脈内注射し，22〜26 時間後にレーザー光を病巣部位に照射する．レーザー光照射は，PDT 半導体レーザーを使用する（波長 664 nm ± 2 nm，照射パワー密度 150 mW/cm²（照射エネルギー密度：27 J/cm²））．手術により腫瘍を最大限に摘出したうえで，残存が疑われる部位にレーザー光を照射する．

2）併用療法で治療効果が得られる薬剤
▶表2

　医薬品添付文書に「悪性星細胞腫，乏突起膠腫成分を有する神経膠腫に対する他の抗悪性腫瘍剤との併用療法（プロカルバジン塩酸塩，ニムスチン塩酸塩，ビンクリスチン硫酸塩）においては，併用薬剤の添付文書及び関連文献を熟読すること」と記載のある薬剤について紹介する．

① ビンクリスチン療法

　適応は悪性星細胞腫，乏突起膠腫成分を有す

る神経膠腫．ビンクリスチン硫酸塩として 1.4 mg/m² （体表面積）を 2 回静脈注射する．1 回目の投与の 3 週間後に 2 回目の投与を行い，6〜8 週を 1 クールとし，投与を繰り返す．ただし，1 回量 2 mg を超えない．

② ニムスチン療法

適応は脳腫瘍の自覚的ならびに他覚的症状の寛解．

1) ニムスチン塩酸塩として 2〜3 mg/kg を 1 回投与し，4〜6 週間休薬する．
2) ニムスチン塩酸塩として 1 回 2 mg/kg を 1 週間隔で 2〜3 週投与し，4〜6 週間休薬する．

③ プロカルバジン療法

適応は悪性星細胞腫，乏突起膠腫成分を有する神経膠腫．プロカルバジンとして 1 日量 60〜75 mg/m² を 14 日間経口投与し，これを 6〜8 週ごとに繰り返す．

2. 脳腫瘍治療用薬物の概要

1) ベバシズマブ（bevacizumab (genetical recombination)，遺伝子組換え アバスチン® 点滴静注用）

❖ 作用機序

血管新生に重要な血管内皮増殖因子（vascular endothelial growth factor：VEGF）を阻害することで細胞の増殖を抑制する．また，がん細胞周辺の異常血管を修復して，併用抗がん薬の効果を高める．悪性神経膠腫は VEGF 発現が極めて高く，2013 年に悪性神経膠腫に対して効能効果が承認された．薬物動態を ▶図8 に示す．

❖ 化学構造

ヒト化 IgG1 モノクローナル抗体である．

❖ 使用上の注意

〈禁忌など〉

本剤成分に過敏症の既往歴，喀血（2.5 mL 以上の鮮血の喀出）の既往のある患者．消化管穿孔，肺出血，動脈血栓塞栓症，高血圧性脳症などによる死亡例が報告されている．

〈副作用〉

重大な副作用としては，ショック，アナフィラキシー，infusion reaction（蕁麻疹，呼吸困難，口唇浮腫，咽頭浮腫など）や，可逆性後白

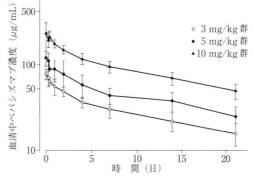

図8 ベバシズマブの薬物動態

日本人 18 例にベバシズマブ 3, 5, 10 mg/kg を静脈内単回投与したときの血清中濃度．ベバシズマブの消失は緩やかで，AUC は投与量に比例して増加した．

※注）本剤の悪性神経膠腫に対する承認用量は 1 回 10 mg/kg および 15 mg/kg である．

（アバスチン® 点滴静注用・添付文書より転載）

質脳症症候群，ネフローゼ症候群，間質性肺炎などにも注意する．頻度の多い副作用として高血圧と尿タンパクがある．副作用 Grade Ⅲ 以上の高血圧では本剤投与を休薬し，その後もコントロール不良である場合には中止を検討する．創傷治癒遅延による合併症を防ぐため，手術後の術創状態を確認，および本剤投与後には手術まで十分な期間をおく．

〈注意事項〉

①高齢者への投与：65 歳以上では，脳血管発作，心筋梗塞などの動脈血栓塞栓症の発現率の上昇がみとめられた（海外臨床試験成績より）．

②妊婦，産婦，授乳婦などへの投与：妊婦または妊娠している可能性のある患者には有益性がある場合にのみ投与する．妊娠する可能性がある患者は，本剤投与中および投与終了後も最低 6 ヶ月間は適切な避妊法を用いることが望ましい．授乳婦に投与する場合には授乳を中止させること（ヒト IgG は乳汁中に移行するので，本剤は乳児の成長に影響を及ぼす可能性がある）．

③小児などへの投与：低出生体重児，新生

児，乳児，幼児または小児に対する安全性は確立していない．

④画像判定：ベバシズマブ投与時には，造影剤による病巣部描出と浮腫範囲の縮小が高頻度でみられるため（見せかけの腫瘍縮小），画像による効果判定は慎重に行う必要がある．

2）カルムスチンウェハー（carmustine，ギリアデル®脳内留置用剤 7.7 mg）

❖ 作用機序

カルムスチンウェハーはニトロソウレア系アルキル化薬のカルムスチンを生体内分解性のポリマー基剤に含んだ脳内留置用の徐放製剤である．基剤は水分の多い環境で表面から徐々に崩壊しカルムスチンを放出する▶図9．日本人患者6例に，本剤を平均7.3枚（5～8枚）留置して全血中カルムスチン濃度を測定した結果，留置後約3時間に6.5～19.4 ng/mLの濃度が得られたが，24時間またはそれ以降では定量下限（2.0 ng/mL）未満であった[4]．カルムスチンは，DNAをアルキル化し，核酸合成を阻害することで，細胞周期の停止およびアポトーシスを誘導すると考えられている．

❖ 使用上の注意

〈禁忌〉

本剤成分に対し過敏症の既往歴のある患者，妊婦または妊娠している可能性のある婦人．

〈副作用〉

重大な副作用として，痙攣，脳浮腫，頭蓋内圧上昇，創傷治癒不良，感染症，血栓塞栓症（脳梗塞，深部静脈血栓症，肺塞栓症），血栓塞栓症（深部静脈血栓症，肺塞栓症など），出血などが報告されている．

〈注意事項〉

①妊婦，産婦，授乳婦などへの投与：妊婦または妊娠している可能性のある婦人には留置しない．妊娠可能な婦人には，本剤留置後最低2週間は適切な避妊法を用いるよう指導する．パートナーが妊娠する可能性のある男性についても最低3ヶ月間は適切な避妊法を用いるよう指導する．授乳中の婦人に留置する場合は，授乳を中止させる．

②小児などへの投与：小児に対する安全性は確立していない．

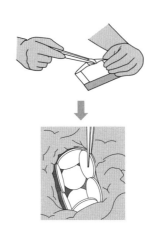

図9 ギリアデル®脳内留置用剤の脳内留置方法
本剤を内袋からゆっくりと滅菌済のピンセットで取り出し，腫瘍切除腔へ留置する．腫瘍切除面を被覆するように留置し，組織表面と接しない切除腔に充填しないこと．（ギリアデル®脳内留置用剤 7.7 mg・添付文書より一部抜粋・改変）

[化学式/カルムスチン]

3）テモゾロミド（temozolomide，テモダール®（カプセル剤，点滴注射用剤））

❖ 作用機序

テモゾロミドはアルカリ条件下（pH 7以上）で加水分解されて活性代謝物に変換し，DNAのグアニン塩基をアルキル化することにより殺腫瘍細胞効果を発揮する．MGMT遺伝子プロモーター部位のメチル化は，テモゾロミドによってアルキル化されたグアニン基を修復・正常化する機能が抑制され，高い抗腫瘍効果が期待できることから，治療効果の規定因子と考えられている．

❖ 使用上の注意

〈禁忌〉

本剤またはダカルバジンに対し過敏症の既往歴のある患者，妊婦または妊娠している可能性のある婦人．

〈体内動態・薬物代謝〉

テモゾロミドは，経口投与での吸収は良好で，血液脳関門の透過性が高い．半減期は1.8時間だが，代謝活性は肝チトクロームP450（CYP）を経由しないため薬物間相互作用が少ない．薬物動態を▶図10に示す．

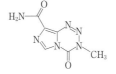
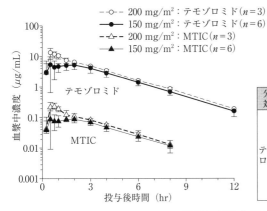

図10 テモゾロミドの薬物動態

悪性神経膠腫の再発患者（6名）に本剤の150または200 mg/m² を空腹時に1日1回5日間反復経口投与したときの投与1日目の血漿中未変化体および代謝物 5-[(1Z)-3-methyltriaz-1-en-1-yl]-1H-imidazole-4-carboxamide（MTIC）濃度の推移.

血漿中未変化体濃度は投与後約1時間にTmaxを示した後，一相性に減衰し，$t_{1/2}\lambda z$ は約2時間であった．また，未変化体およびMTICともに反復投与による蓄積性はみとめられなかった．

（テモダール® カプセル添付文書より転載）

〈副作用〉

放射線照射時，重篤な副作用や合併症が発現する可能性がある．投与後にニューモシスチス肺炎が発生することがあり，鑑別診断（β-Dグルカンの測定など）を考慮に入れ，適切な処置を行う．骨髄機能抑制，感染症，間質性肺炎，脳出血，アナフィラキシー，肝機能障害などに注意する．

〈注意事項〉

①高齢者への投与：70歳以上では，好中球減少および血小板減少の発現が増加することがみとめられている（海外臨床試験成績より）．

②妊婦，産婦，授乳婦などへの投与：妊婦または妊娠している可能性のある婦人には投与しない．妊娠する可能性のある婦人には，妊娠を避けるよう指導する．授乳中の婦人には授乳を避けさせる．

③小児などへの投与：低出生体重児，新生児，乳児，幼児または小児における有効性および安全性は確立していない．

④本剤は食事の影響を受けるため，空腹時に内服するよう服薬説明する．

⑤B型肝炎ウイルス保持者では，B型肝炎の再燃があるため，定期的に血液検査を実施（B型肝炎ウイルスの抗原，抗体およびDNA定量）する．

4）メトトレキサート（methotrexate，メソトレキセート® 点滴静注液）

❖ 作用機序

メトトレキサートは葉酸を核酸合成に必要な活性型葉酸に還元させる酵素の働きを阻止し，チミジル酸合成およびプリン合成系を阻害して，細胞増殖を抑制する．

❖ 使用上の注意

〈禁忌〉

本剤成分に重篤な過敏症の既往歴のある患者，肝・腎障害のある患者，胸水・腹水などのある患者．

〈副作用〉

重大な副作用として，ショック，アナフィラキシー，骨髄抑制，感染症，劇症肝炎，肝不全，急性腎不全，尿細管壊死，重症ネフロパチー，間質性肺炎などが報告されている．また，B型またはC型肝炎ウイルスキャリアの患者に対する本剤の投与により，重篤な肝炎や肝障害の発現報告，死亡例がみとめられている．

〈相互作用〉

①非ステロイド性抗炎症剤：腎におけるプロスタグランジン合成阻害作用による腎血流量の低下，およびナトリウム，水分貯留傾向のため，メトトレキサートの排泄が遅延する．

②スルホンアミド系薬剤，テトラサイクリン，クロラムフェニコール，フェニトイン，バルビツール酸誘導体：血漿タンパクと結合しているメトトレキサートを競合的に置換遊離し，メトトレキサートの濃度を上昇させる．

③ペニシリン（ピペラシリンナトリウムなど），プロベネシド：メトトレキサートの腎排泄を競合的に阻害すると考えられている．

④トリメトプリム（スルファメトキサゾール・トリメトプリム配合剤）：2水素葉酸還元酵素を用いたメトトレキサート濃度の測定で見かけ上，高値を呈することがある．

〈注意事項〉

①高齢者への投与：腎機能検査値に十分注意し，患者の状態を観察しながら慎重に投与する．

②妊婦，産婦，授乳婦などへの投与：妊婦または妊娠している可能性のある婦人には投与しないことが望ましい．授乳中の婦人には投与しない．

③小児などへの投与：低出生体重児，新生児，乳児に対する安全性は確立していない．

④メトトレキサートの血中濃度測定：投与開始後24時間のメトトレキサートの濃度が$1×10^{-5}$モル濃度，48時間の濃度が$1×10^{-6}$モル濃度，72時間の濃度が$1×10^{-7}$モル濃度以上のとき，重篤な副作用が発現する危険性が高いので，ロイコボリン®の増量投与・ロイコボリン®救援投与の延長などの処置を行う．

5）タラポルフィンナトリウム（talaporfin sodium，注射用レザフィリン®）

❖ 作用機序

タラポルフィンナトリウムにレーザー光を照射することにより一重項酸素が生じる．この一重項酸素が腫瘍細胞に直接障害あるいは腫瘍血管に障害を与えることにより，抗腫瘍効果を示すと考えられる．薬物動態を▶図11に示す．

❖ 使用上の注意

〈禁忌〉

本剤の成分に対し過敏症の既往歴のある患者，ポルフィリン症の患者．

〈相互作用〉

①光線過敏症を発現することがある薬剤（テトラサイクリン系薬，スルホンアミド系薬，ニューキノロン系薬，非ステロイド系消炎鎮痛薬など），および食品（クロレラ加工品など）は，光感受性を高める作用があるので注意する．

②術中蛍光診断薬，およびカルムスチン脳内留置用剤との併用について，有効性および安全性は確立していない．

〈注意事項〉

①高齢者への投与：慎重に投与する．

②妊婦，産婦，授乳婦などへの投与：妊婦または妊娠している可能性のある婦人には，治療上の有益性が上回ると判断される場合にのみ投与する．授乳中の婦人に投与することを避け，授乳を中止させる．

③小児などへの投与：低出生体重児，新生児，乳児，幼児または小児に対する安全性は確立していない．

④光線過敏症を起こすことがあるので，本剤投与後2週間は，直射日光を避けさせ，照度500ルクス以下に調整した室内で過ごさせる．また，投与後3日間はサングラスを

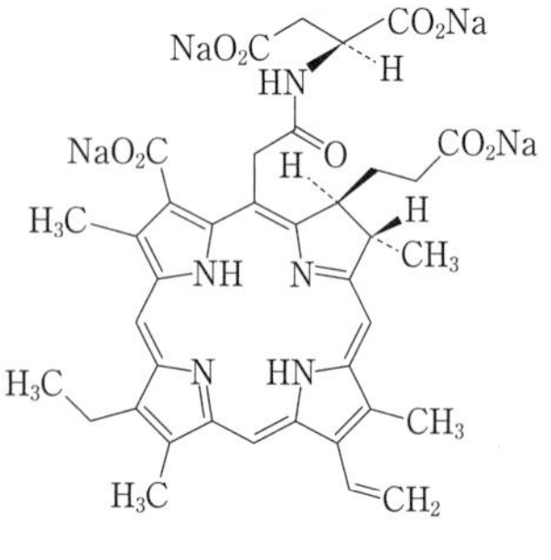

$T_{1/2\alpha}$ (hr)	$T_{1/2\beta}$ (hr)	CLtot (mL/hr/m²)	Vdss (L/m²)
14.6 ± 2.96	138 ± 21.4	19.0 ± 3.8	3.26 ± 0.51

Mean ± S. D.

図11　タラポルフィンナトリウムの薬物動態

早期肺がん患者（$n=9$）に本剤40 mg/m²を静脈内投与したときの血漿中濃度は，4～6時間後に約20 µg/mLであった．
（注射用レザフィリン®・添付文書より転載）

かけさせる．本剤投与2週間経過後に指，手掌背部を直射日光で5分間曝露させたとき，紅斑，水疱などの光線過敏反応を示した場合には，さらに1週間直射日光を避けさせる．

6) ビンクリスチン硫酸塩（vincristine sulfate，オンコビン®注射用）

❖ 作用機序

ビンクリスチン硫酸塩は，紡錘体を形成している微小管のチュブリンに結合することにより，細胞周期を分裂中期で停止させると考えられている．

❖ 使用上の注意

〈禁忌〉

本剤成分に重篤な過敏症の既往歴のある患者，脱髄性シャルコー・マリー・トゥース病の患者．なお，髄腔内には投与しない．

〈副作用〉

重大な副作用として，末梢神経障害（神経麻痺，筋麻痺，痙攣など），骨髄抑制，錯乱，イレウス，腸管麻痺，消化管出血，消化管穿孔，抗利尿ホルモン不適合分泌症候群，アナフィラキシー様症状，心筋虚血，脳梗塞などが報告されている．

〈相互作用〉

①アゾール系抗真菌剤：本剤は肝チトクローム P450 3A（CYP3A）により代謝される．CYP3A を阻害するアゾール系抗真菌剤の併用では副作用が増強することがある．

②フェニトイン：本剤は，フェニトインの吸収を減少させる，あるいは代謝を亢進させ，フェニトインの血中濃度が低下し，痙攣が増悪したとの報告がある．

③白金含有の抗悪性腫瘍剤など：神経系副作用が増強することがある．

〈注意事項〉

①高齢者への投与：副作用が現れやすいので，用量ならびに投与間隔に留意する．

②妊婦，産婦，授乳婦などへの投与：妊婦または妊娠している可能性のある婦人には投与しないことが望ましい．授乳中の婦人に投与することを避け，やむを得ず投与する場合には，授乳を中止させる．

③小児などへの投与：副作用の発現に特に注意し，慎重に投与する．

④神経毒性が用量規制因子であり，用量依存的に重篤な末梢神経障害および筋障害を呈する．骨髄抑制に起因する感染症や出血傾向に十分注意する．

⑤治療時に腫瘍崩壊症候群を伴うことがあり，治療開始後3～4週間は，血清尿酸値上昇を避けるため補液による尿量確保や尿のアルカリ化を促す．

7) ニムスチン塩酸塩（nimustine hydrochloride，ニドラン®注射用）

❖ 作用機序

ニトロソ尿素誘導体が DNA のアルキル化による低分子化および合成阻害が主な作用機序と考えられている．

❖ 使用上の注意

〈禁忌〉

骨髄機能抑制のある患者．

〈注意事項〉

①高齢者への投与：減量するなど注意する．

②妊婦，産婦，授乳婦などへの投与：妊婦または妊娠している可能性のある婦人には投与しないことが望ましい．授乳婦に投与する場合には授乳を中止させる．

③小児などへの投与：低出生体重児，新生児，乳児，幼児または小児に投与する場合には観察を十分に行い，慎重に投与する．

④遅延性の骨髄機能抑制に注意する．本剤の長期投与例に骨髄異形成症候群（MDS），急性白血病などの二次発がんの発生報告がある．ほかの抗悪性腫瘍剤，放射線照射との併用は，骨髄機能抑制などの作用が増強することがあり，患者の状態を十分に観察する．

8) プロカルバジン塩酸塩（procarbazine hydrochloride，塩酸プロカルバジンカプセル）

❖ 作用機序

プロカルバジン塩酸塩は，染色体異常，核酸およびタンパク合成の抑制，および transfer-RNA のメチル化に及ぼす影響が考えられている．

❖ 使用上の注意

〈禁忌〉

本剤成分に重篤な過敏症の既往歴のある患者．また，本剤はジスルフィラム様作用があ

り，治療中は禁酒させる．

〈副作用〉

重大な副作用として，痙攣発作，間質性肺炎が報告されている．

〈相互作用〉

プロカルバジン塩酸塩を大量投与した場合，フェノチアジン誘導体，バルビツール酸誘導体，三環系抗うつ剤，交感神経興奮剤の作用を増強する恐れがあり注意する．

〈注意事項〉

①高齢者への投与：慎重に投与する．

②妊婦，産婦，授乳婦などへの投与：動物実験で催奇形が報告されており，妊婦または妊娠している可能性のある婦人には投与しないことが望ましい．授乳婦に投与する場合には，授乳を避けさせる．

③小児などへの投与：低出生体重児，新生児，乳児，幼児または小児に対する安全性は確立していない．

参考文献

1) アバスチン点滴静注用・添付文書．中外製薬，2016年改訂第17版．

2) アバスチン点滴静注用・インタビューフォーム．中外製薬，2016年改訂第16版．

3) Olivier L, Wolfgang W, Warren M, Roger H, Frank S, Ryo N, Antoine C, Khe Ho, Petr K, Dana C, Alba B, Magalie H, Lauren A and Timothy C : Bevacizumab plus Radiotherapy Temozolomide for Newly Diagnosed Glioblastoma. N Engl J Med. 2014 ; 370 (8)：709-22.

4) ギリアデル脳内留置剤・添付文書．エーザイ，2016年改訂第9版．

5) ギリアデル脳内留置剤・インタビューフォーム．エーザイ，2016年改訂第8版．

6) テモダール・添付文書．MSD，2015年改訂第9版．

7) テモダール・インタビューフォーム．MSD，2015年改訂第11版．

8) Jai G, Caryl D and Yung W : Fatal Reactivation of Hepatitis B with Temozolomide. N Engl J Med. 2007 ; 356(15)：1591-2.

9) Monika H, Annie-Claire D, Thierry G, Marie-France H, Nicolas de T, Michael W, Johan K, Johannes H, Warren M, Luigi M, Jacoline B, Peter H, Rene M, Gregory C, Robert J and Roger S : MGMT Gene Silencing and Benefit from Temozolomide in Glioblastoma. N Engl J Med. 2005 ; 352 (10)：997-1003.

10) メトトレキサート点滴静注液・添付文書．ファイザー，2016年改訂第15版．

11) メトトレキサート点滴静注液・インタビューフォーム．ファイザー，2016年改訂第17版．

12) 注射用レザフィリン・添付文書．Meiji Seika ファルマ，2016年改訂第8版．

13) 注射用レザフィリン・インタビューフォーム．Meiji Seika ファルマ，2016年改訂第10版．

14) オンコビン注射用・添付文書．日本化薬，2015年改訂第8版．

15) オンコビン注射用・インタビューフォーム．日本化薬，2015年改訂第10版．

16) ニドラン注射用・添付文書．第一三共，2009年改訂第7版．

17) ニドラン注射用・インタビューフォーム．第一三共，2017年改訂第7版．

18) 塩酸プロカルバジンカプセル・添付文書．中外製薬，2015年改訂第11版．

19) 塩酸プロカルバジンカプセル・インタビューフォーム．中外製薬，2015年改訂第3版．

（執筆者）清水久範（昭和大学病院）

7 悪性リンパ腫・白血病

病態生理

1. リンパ腫

❖ 病態生理

リンパ腫はリンパ組織に発生するリンパ系細胞の悪性腫瘍の総称である．全ての臓器に発症しうる疾患で，非ホジキンリンパ腫の約半数はリンパ節外性である．多数の病理組織型があるため正確な病理診断が不可欠である．組織型により臨床的な悪性度に差があるため，治療方針決定には個々の病理組織型の特徴を理解する必要がある．病期診断が治療方針決定に重要である．リンパ腫は一般的に化学療法や放射線治療に感受性が高く，近年さらに分子標的治療薬の進歩により治療選択性が増加している．2005年のわが国におけるリンパ腫は13.3人/10万人であり，やや男性に多い．

発症機序としては染色体異常が腫瘍化に重要な役割を持っている．濾胞性リンパ腫のt(14；18)転座によるBCL2，マントル細胞リンパ腫のt(11；14)転座によるCyclinD1・BCL1，未分化大細胞リンパ腫のt(2；5)転座によるALKの異常などは，疾患特異性が高い．特定の病原体との関連として，EBウイルスと節外性NK/T細胞リンパ腫・鼻型，移植後リンパ腫，Burkittリンパ腫があり，ピロリ菌と胃MALTリンパ腫，HTLV-1と成人T細胞白血病・リンパ腫などがある．

❖ 病型分類

WHO分類では，リンパ系腫瘍をホジキン（Hodgkin）リンパ腫（HL），B細胞リンパ腫，T/NK細胞リンパ腫の3種に大別している．HL以外のリンパ腫は非ホジキンリンパ腫（NHL）といわれている．わが国ではNHLの頻度が高く，悪性リンパ腫の90％以上を占めている．WHO分類では疾患単位は約70と非常に多いので，臨床的には悪性度に基づき3段階に分類している．

①**低悪性度**（経過が年単位）：濾胞性リンパ腫，粘膜関連リンパ組織（MALT）リンパ腫など．

②**中悪性度**（経過が月単位）：びまん性大細胞型B細胞リンパ腫（diffuse large cell lymphoma（DLBCL）），末梢性T細胞リンパ腫，マントル細胞リンパ腫など．

③**高悪性度**（経過が週単位）：Burkittリンパ腫，リンパ芽球リンパ腫，成人T細胞性白血病（急性型・リンパ腫型）．

❖ 検 査

①**病理組織診断**

組織診断に必要な充分量の検体を採取する必要がある．針生検では低悪性度リンパ腫や良性疾患との境界病変の鑑別診断などが困難な場合がある．正確な診断のため，形態診断に加えて，免疫染色，表面マーカー，染色体検査，遺伝子解析が必要である．リンパ節など生検材料を全てホルマリン固定するのではなく，生材料として提出することが必要である．免疫学的検索ではB細胞性はCD20，T細胞性はCD3，NK細胞はCD56，マントル細胞リンパ腫はCD5やBCL1，濾胞性リンパ腫はCD10やBCL2が診断に役立つ．

②**病期診断**

HLはリンパ節を主病変とし連続的に進展する．一方，NHLの過半数は節外臓器に発生する．病歴で発熱，盗汗，体重減少のB症状の有無を確認，身体所見では表在リンパ節の腫大，肝脾腫，皮膚や精巣の異常，神経症状などを確認，画像検査（CTもしくはPET・CT），消化管内視鏡，骨髄検査，および髄液検査を必要に応じて行う．病期分類はAnn Arbor分類—Cotswolds分類修正案が用いられる ▶表1．

❖ 治 療

中高悪性度リンパ腫は放射線治療や化学療法もしくはそれらの併用により治癒が望めるが，濾胞性リンパ腫などの低悪性度リンパ腫で進行期のものは化学療法に反応するが，再発が多く，現在の化学療法のみでは治癒は困難である．

代表的なリンパ腫としてびまん性大細胞型B細胞リンパ腫の治療を示す．限局期（Ⅰ期，

表 1　悪性リンパ腫病期分類

病期	病　変	節外病変（E）
Ⅰ期	1つまたは近接する節性病変	リンパ節病変を欠く単独限局性病変（IE）
Ⅱ期	横隔膜の同側にある2つ以上の節性領域の病変	Ⅰ期またはⅡ期に相当するリンパ節病変があり，そこから連続する限局した節外領域への浸潤（IIE）
Ⅱ bulky	Ⅱ期相当だが，bulky病変あり	（適用しない）
Ⅲ期	横隔膜の両側にある節性病変 横隔膜上の節性病変＋脾浸潤（FDG-avid：FDG＋の脾病変あり．Non-avid：CTで，脾長径＞13 cmや，腫瘤・結節がある場合）	（適用しない）
Ⅳ期	非連続性の節外病変（1つの節外臓器でびまん性や播種性の病変あり，を含む）	（適用しない）

2014 Lugano 分類で修正（Cheson BD, et al.：J Clin Oncol 2014；32（27）：3059）.
「節性」の組織，器官，臓器：リンパ節，扁桃，Waldeyer輪，脾臓
節外病変：節性病変以外の病変
限局期（limited stage）：Ⅰ期とⅡ期
進行期（advanced stage）：Ⅲ，Ⅳ期
bulky disease：単一の節性病変が10 cm以上（またはCTで最大胸郭径の1/3以上の大きさ）.
【AおよびB分類（症状）】
B症状あり，なし（A, absence）によってIEA期やIVB期のように記載.
B症状の定義
1）発熱：38℃より高い理由不明の発熱.
2）寝汗：寝具（マットレス以外の掛け布団，シーツなどを含む，寝間着は含まない）を変えなければならない程のずぶ濡れになる汗.
3）体重減少：診断前の6ヶ月以内に通常体重の10％を超す原因不明の体重減少.

および連続病変を有するⅡ期）化学療法後，放射線治療が標準的な治療であり，R-CHOP（リツキシマブ，シクロホスファミド，ドキソルビシン，ビンクリスチン，プレドニゾロン）を3コースの後，放射線治療が行われる．進行期はR-CHOP療法により約50％が治癒可能である．6〜8コースが標準的な治療である．

予後予測モデルとして，IPI（International Prognostic Index）が確立されており，治療方針決定に利用される．

抗がん剤感受性の高い，中高悪性度リンパ腫は治療時に腫瘍崩壊症候群を併発することがある．化学療法後の好中球減少に伴う敗血症，肺炎，免疫不全によるニューモシスチス肺炎，帯状疱疹，真菌感染とともに，リツキシマブによるB型肝炎ウイルス再活性化に伴う劇症肝炎に注意が必要である．

2. 白血病

1）概　要

造血細胞（血液細胞）には白血球，赤血球，血小板があるが，白血病とはこれらの血液細胞が骨髄内で作られる過程で無秩序に増加する疾患であり，「血液がん」の一つである．がん化した細胞（白血病細胞）は骨髄内で増殖し，骨髄を占拠する．そのため，正常な血液細胞が減少し，易感染性，貧血，出血傾向，脾腫などの症状をみとめる．白血病は，がん化した細胞のタイプから「骨髄性白血病」と「リンパ性白血病」に大別され，さらに病気の進行パターンや症状から，無治療の場合に週の単位で急速に増悪する「急性白血病」と，年の単位で緩徐に進行する「慢性白血病」に分けられる．つまり，急性骨髄性白血病（AML：acute myeloid leukemia），急性リンパ（芽球）性白血病（ALL：acute lymphoblastic leukemia），慢性骨髄性白血病（CML：chronic myeloid leukemia），慢性リンパ性白血病（CLL：chronic lymphocytic leukemia）の4つに大別される．

急性白血病では増加している白血病細胞は幼若な血液細胞（芽球）に形態は似てはいるが，正常な分化・成熟能を失っている．慢性白血病では血液細胞が異常な増殖をするが，白血病細胞は分化能を失っておらず，幼若な血液細胞（芽球）から成熟した細胞まで広範な細胞増殖を見せる．白血病細胞は白血球系幼若細胞に現れている特徴と共通点が多いことが殆どだが，なかには赤血球や血小板の幼若細胞の特徴が発現した白血病細胞が現れるものもあり，それら

も白血病である．腫瘍化する細胞の分化段階から考えると CML は造血幹細胞から，AML，ALL はそれよりやや分化した造血前駆細胞の腫瘍であり，いずれも未熟な細胞の腫瘍である．それに対し，CLL はリンパ球へ分化した成熟 B リンパ球の腫瘍である．わが国では白血病の年間発生率は 7〜10 人/10 万人であり，男性の方が女性より若干多く，加齢に伴い増加する．発症年齢中央値は 60 歳である．AML が白血病全体の約 50%，ALL，CML がそれぞれお 20〜25% を占める．CLL は 5% と以下と日本では少ない．

2）急性白血病（AML と ALL）

❖ 病態生理

急性白血病は，造血細胞の分化を障害する遺伝子異常と無秩序な増殖を促す遺伝子異常の 2 種の遺伝子異常により発症すると考えられている．そのため，幼弱な血液細胞（芽球）が骨髄内で増殖する．

❖ 症　状

急性白血病の臨床症状は，白血病の増殖に伴う症状（発熱，肝脾腫，リンパ節腫脹，歯肉出血，骨痛など）と骨髄において白血病細胞が増加するために生じる正常造血の抑制による症状（好中球減少症に伴う感染，貧血，血小板減少，出血傾向）がある．

❖ 検　査

診断は，血液検査や骨髄液を吸引する骨髄穿刺，骨髄の組織を採取する骨髄検査などの結果に基づいて行われる．骨髄は全ての骨の中に存在するが，骨髄穿刺は一般的に腸骨（骨盤の骨）から採取するのが一般的であり，時には胸骨（胸の正面にある平らな骨）から採取することもある．末梢血あるいは骨髄中の芽球の割合や細胞の構造，細胞表面マーカー，および遺伝子異常に基づき急性白血病は診断されるが，AML の場合は芽球が 20% 以上，ALL の場合は 25% 以上とすることが一般的である．芽球の形質の判定にはペルオキシダーゼ染色や細胞表面マーカーが有用である．芽球の 3% 以上がペルオキシダーゼ染色陽性であれば AML と診断する．3% 未満の場合には細胞表面マーカーや特殊染色を参考に AML と ALL を鑑別する．

❖ 治　療

急性白血病患者の体内には，約 10^{12} 個相当の白血病細胞が存在していると考えられている．まず複数の抗がん剤を併用する寛解導入療法を行い，腫瘍細胞の減少を図る．抗がん剤を投与すると白血病細胞だけでなく，正常の造血細胞も障害される．しかし，大多数の症例で白血病細胞の再増殖スピードより正常造血の増殖スピードが速いため，休薬期間中に正常造血が回復する．この状態で，骨髄を顕微鏡で観察すると白血病細胞が検出されず，寛解と呼ばれる．しかし，この状態では未だ体内に 10^9〜10^{10} 個の白血病細胞が残存しており，時間の経過とともに白血病細胞が増加し，骨髄内に再び観察されるようになる．そのため，寛解導入療法後，早期に残存した白血病細胞の根絶を図る地固め療法と呼ばれる化学療法を行う必要がある．これらの化学療法に伴う骨髄抑制は高度であり，重篤な感染症，貧血，出血傾向に対する支持療法が重要となってくる．

治療方針は，患者側要因（年齢，全身状態，主要臓器機能）と腫瘍細胞側の要因（染色体異常，遺伝子異常）を考慮して決定される．以下，AML，AML のうち t(15；17) 染色体転座による PML-RARA の形成が原因の急性前骨髄球性白血病（APL：acute promyelocytic leukemia），ALL および ALL のうち t(9；22) 染色体転座による BCR-ABL の形成が原因のフィラデルフィア染色体（Ph）陽性 ALL（Ph＋ALL）のそれぞれの治療について簡潔に述べる．

① AML（APL を除く）

AML の寛解導入療法はアントラサイクリン系薬（イダルビシン（IDA）またはダウノルビシン（DXR））とシタラビン（Ara-C）の併用である．地固め療法では Ara-C 大量療法を 3 コース，もしくはアントラサイクリン系薬剤と Ara-C の併用を 4 コース施行する．65 歳未満の AML では完全寛解率 70%，5 年生存率が 30〜50% であり，AML は化学療法により治癒が期待できる悪性腫瘍といえる．

② APL

t(15；17) の染色体転座による PML-RARA が形成されるとレチノイン酸受容体（RAR）α を介する骨髄球の分化が障害され，APL の原因となる．トレチノイン（ATRA：all-trans-retinoic acid）はこの分化障害を解除し，白血

病細胞の分化を誘導する．ATRA＋アントラサイクリン系薬，または ATRA＋アントラサイクリン系薬＋Ara-C が標準療法であり，90％以上の完全寛解率を得ることができる．地固め療法はアントラサイクリン系薬＋Ara-C，亜ヒ酸（ATO），抗 CD33 モノクローナル抗体（GO：gematuzumab ozogamicin）を使用し，4 コースの治療を行う．APL は診断時に高率に播種性血管内凝固症候群（DIC）を合併しており，極めて予後不良な白血病であったが，ATRA による分化誘導療法により，その治療成績は著しく向上し，現在では寛解率 90％以上，長期生存率 70％以上と最も予後良好な急性白血病となっている．

③ ALL（Ph＋ALL 以外）

寛解導入療法は，プレドニゾロン（PSL），ビンクリスチン（VCR），アントラサイクリン系薬（ドキソルビシン（DXR）もしくは DNR）を中心にシクロホスファミド（CPA），L-アスパラギナーゼ（L-ASP）などを加えた多剤併用療法である．地固め療法は Ara-C とメトトレキサート（MTX）の大量療法が一般的である．ALL では地固め療法終了後に MTX，6-メルカプトプリン（6-MP），VCR，PSL などを用いた維持療法を 2 年間程度行うことが多い．ALL は中枢神経系に浸潤をみとめることが多く，治療と予防のため MTX，Ara-C，PSL の髄腔内投与を行う．ALL の予後不良因子として，30 歳以上，白血球数 30,000/μL 以上，LDH 高値があり，特に年齢は最も強力な予後不良因子である．同種造血幹細胞移植は成人 ALL に対する根治的治療法であるため，予後不良因子を有する場合は早期の移植を考慮する．

④ Ph＋ALL

フィラデルフィア（Philadelphia）染色体（Ph）は 9 番染色体と 22 番染色体の相互転座により生じる染色体異常であり，22 番染色体にある BCR と 9 番染色体にある ABL が融合し BCR-ABL の形成がみられる．チロシンキナーゼである ABL は BCR とキメラタンパクを形成することにより高い増殖能を示し，白血病の原因となる．BCR-ABL は ALL だけでなく，CML の原因遺伝子でもある．

Ph＋ALL は成人 ALL の 30％を占め，特効薬であるチロシンキナーゼ阻害薬（TKI）が開発されるまでは 5 年生存率が 10％未満と治癒困難な白血病であった．ところが，チロシンキナーゼ阻害薬と PSL を併用することにより，寛解率は 90％以上を超えるようになった．チロシンキナーゼ阻害薬は BCR-ABL の ATP 結合部位に競合的に結合し，基質のチロシンがリン酸化されることを阻害する．それにより下流シグナルの伝達をブロックする分子標的薬である．薬物療法のみによる長期予後は現時点では不明であり，適切なドナーが得られれば早期に造血幹細胞移植を行うのが一般的である．

3）慢性骨髄性白血病（CML）

❖ 病態生理

CML は Ph 染色体による造血幹細胞の腫瘍である．無治療の場合，3〜5 年の慢性期を得て，急性白血病の病態を示すようになる（急性転化）．慢性期と急性期の間は移行期と呼ばれる．BCR-ABL は細胞増殖を促す遺伝子異常であり，分化能は障害しない．そのため，CML は最終分化段階である好中球にまで分化可能であり，慢性期では様々な分化段階の骨髄球系細胞が増殖していく．急性転化すると分化能が障害され，急性白血病と同様に未熟な芽球の増加を呈する．

❖ 症　状

CML の殆どの症例が慢性期に診断される．慢性期の特徴的な所見は巨大脾腫やそれに伴う腹部膨満感であるが，近年では健康診断の血液検査異常をきっかけに診断される例が増え，無症状であることが多い．

❖ 治　療

CML の慢性期の第一選択薬は ABL チロシンキナーゼ阻害薬（TKI）である．イマチニブ，ダサチニブ，ニロチニブのいずれかであり，90％以上の症例に長期生存が期待できる．現時点では寛解を得られた際には TKI の内服を継続することが必要となっているが，現在進行している臨床研究では内服を中止しても寛解が保たれるグループが存在しており，今後ある一定の条件を満たせば，内服を中止できる可能性が示唆されている．移行期・急性転化期には，ダサチニブ，ニロチニブを投与するが，薬物療法による長期生存は困難なため，早期に同種造血幹細胞移植を考慮する．

4）慢性リンパ性白血病（CLL）

❖ 病態生理

CLLは末梢血，骨髄およびリンパ組織において成熟Bリンパ球が増殖する疾患である．高齢者に多く，欧米では全白血病の約30％を占めるが，わが国では5％以下と少ない．CLLは化学療法による治癒は困難であるものの，慢性的な経過をたどる．進行が緩慢で無治療でも寿命を全うすることができる患者も多い．

❖ 症　状

リンパ球の増加のみで症状がなく安定している場合は，治療によって全生存期間の延長が期待できないため無治療で経過観察を行い，病期が進み，リンパ節腫脹や脾肝腫，貧血，血小板減少などが現れてくると治療の対象になる．

❖ 治　療

フルダラビン（Flu），CPA，リツキシマブを併用する化学療法もしくはFlu＋CPAを4週ごとに6コース施行する．ただし，治癒は望めず治療の目的は病勢のコントロールと生存期間の延長を図ることである．

5）造血幹細胞移植

化学療法のみで長期生存が期待できない造血器腫瘍に対しては，化学療法や放射線治療による移植前治療に引き続き，造血幹細胞を輸注する造血幹細胞移植という治療法がある．

造血幹細胞は，白血球，赤血球，血小板の全ての造血細胞に分化できる能力（多分化能）と自己複製能を有する細胞である．通常は骨髄内にごく少数存在するが，化学療法後の骨髄回復期，顆粒球コロニー刺激因子投与後の末梢血や臍帯血中にも存在する．そのため，輸注する幹細胞の種類により造血幹細胞移植は，骨髄移植，末梢血幹細胞移植，臍帯血移植に分類される．さらに，他者（ドナー）から造血幹細胞の提供を受ける同種移植と，化学療法時にあらかじめ採取しておいた患者自身の造血幹細胞を使用する自家移植に分かれる．

白血病の治療には同種骨髄移植，末梢血幹細胞移植，臍帯血移植が主に行われている．同種移植においてドナー由来の造血幹細胞が造血を担当する．造血幹細胞から分化するTリンパ球をはじめとする免疫担当細胞は，白血病細胞を異物（非自己）とみなし攻撃するため，抗腫瘍効果（移植片対白血病効果：graft versus leukemia（GVL））を発揮する．白血病の移植はGVL効果を期待して同種移植が行われる．しかし，同時にレシピエント（宿主）の臓器を異物（非自己）と認識すると，移植片対宿主病（graft versus host disease：GVHD）が生じる．急性GVHDの好発臓器は皮膚，肝臓，消化管であり，発赤，黄疸，下痢がみとめられる．

自己と非自己を認識するために，最も重要な抗原がヒト白血球抗原（HLA）である．ドナーとレシピエントの間にHLA型の不一致があると，GVHDの頻度や程度が増加する．GVHDを抑制する目的で移植後には免疫抑制剤を使用する．造血幹細胞移植において重要なHLAはA座，B座，DR座（1座につき2個，合計6個）であり，6番染色体短腕上に近接して存在する．HLA型は両親から各座半分ずつを受け継ぐため，兄弟姉妹の同胞間では1/4の確率でHLA型が一致する．同胞間でドナーが得られない場合は，骨髄バンクや臍帯血バンクを介した非血縁者間移植を行う．最近になりHLA型が半分一致している際に安全に移植（HLA半合致移植）を行うことが可能となってきており，これまでドナーが見つからないために移植を受けられなかった患者に対し，移植医療を受ける機会を新たに提供できる可能性が出てきている．

3. 薬物治療

悪性リンパ腫・白血病の薬物治療は，ほかの抗がん剤治療同様にいくつかの作用機序を組み合わせた多剤併用療法が多く，また内容の異なる複数のレジメンを組み合わせて行う治療方法もある．これはGoldie-Coldmanの仮説が臨床においても立証されている例であり，Skipperモデルによるtotal cell killの概念に従う，いわゆる「治癒を目指せる」数少ない悪性腫瘍である．患者の負担を最小限にしながら，どれだけ強力に治療を行えるかが予後に直接影響するため，支持療法を含めたTotal Managementが重要になる．

（執筆者）加藤貴康（筑波大学）
（取りまとめ）千葉　滋（筑波大学）

✖ 薬物治療

1. 悪性リンパ腫治療用薬物の適応と治療レジメン

1）分子標的薬（抗体医薬）

① リツキシマブ

❖ 適応症

「CD20 陽性の B 細胞性非ホジキンリンパ腫」および「イブリツモマブチウキセタン（遺伝子組換え）注射液投与の前投与」が適応である．適応によって投与量が異なるので注意が必要である．B 細胞性非ホジキンリンパ腫に対して用いる際には，CD20 抗原陽性であることを免疫組織染色あるいはフローサイトメトリーにて確認しなければならない．単独療法の場合は毎週投与が原則であるが，「R-レジメン」と呼ばれる化学療法併用では，化学療法レジメンの投与に合わせて 3 週ごと，4 週ごとの投与となる場合がある．

❖ 化学療法との併用

リツキシマブそのものには細胞障害性が殆どないので，「R-レジメン」では，リツキシマブ投与日が厳格に規定されてなくても安全上は問題ない．既存の化学療法レジメンに対してリツキシマブを加えることによる上乗せ効果がみとめられていることから，CD20 抗原陽性であれば，原則として併用するべきである．

② ブレンツキシマブベドチン

❖ 適応症

現在認められているのは，再発または難治性の CD30 陽性のホジキンリンパ腫および未分化大細胞リンパ腫（anaplastic large cell lymphoma：ALCL）のみである．初発時の一次治療には用いられない．また，ほかの抗がん剤との併用は認められておらず，ホジキンリンパ腫の標準治療である ABVD 療法との併用においては重篤な肺障害の発現率が高かったことから，ブレオマイシンとの併用が禁忌となっている．

2）化学療法薬

悪性リンパ腫に対する化学療法は，現在も治療の中心である ▶表2 ，▶表3 ．副作用予防をはじめとする支持療法の発展に伴い，現在は多くの患者が外来で通院治療できるようになってきている．このことは，在宅療養における患者自身のセルフアセスメントやセルフメディケーションの実践が重要であり，薬剤師の担う役割が大きくなってきている．

① ABVD 療法（アドリアマイシン，ブレオマイシン，ビンブラスチン，ダカルバジン）

ホジキンリンパ腫に対する化学療法の基本は ABVD 療法である[5),6)]．ABVD 療法は「制吐療法診療ガイドライン」において高度催吐リスクに分類されているダカルバジンを含むうえ，ステロイドの併用もないことから，アプレピタントを併用するなど悪心嘔吐に対する予防策を万全に行う．

ABVD 療法に含まれるブレオマイシンは，重篤な肺障害を引き起こす可能性があり，抗がん剤投与後の発熱や咳嗽には，肺障害の可能性を常に念頭に置いて対応する必要がある．

ホジキンリンパ腫は，治癒が望める疾患であることから，可能な限り相対用量強度（relative dose intensity：RDI）を保つことが重要となる．一方で，若年での発症例が多いことから，臨床試験などで証明されている ABVD 療法の忍容性もまた若年症例が中心であった可能性が高い．したがって，高齢の症例に投与する場合には，臓器機能や全身状態などを十分に考慮して投与量を検討する．

② CHOP 療法（シクロホスファミド，ドキソルビシン，ビンクリスチン，プレドニゾロン），R-CHOP 療法（上記薬物＋リツキシマブ）

非ホジキンリンパ腫の化学療法は，悪性度に

表2 悪性リンパ腫治療に用いる主な薬剤

ホジキンリンパ腫	非ホジキンリンパ腫	
〈アルキル化薬〉	〈アルキル化薬〉	〈代謝拮抗薬〉
ダカルバジン	シクロホスファミド	メトトレキサート
〈アントラサイクリン〉	イホスファミド	シタラビン
ドキソルビシン	ベンダムスチン	ゲムシタビン
〈ビンカアルカロイド〉	プロカルバジン（経口）	ネララビン
ビンブラスチン	ラニムスチン	ペントスタチン
〈その他（抗生物質）〉	〈アントラサイクリン〉	フルダラビン
ブレオマイシン	ドキソルビシン	クラドリビン
〈分子標的薬（抗体）〉	〈ビンカアルカロイド〉	〈分子標的薬（抗体）〉
ブレンツキシマブ	ビンクリスチン	リツキシマブ
		イブリツモマブ

表3 悪性リンパ腫の治療に用いられる主なレジメン

ホジキンリンパ腫の治療に用いる主な治療レジメン

ABVD 療法[5),6)]

ドキソルビシン	25 mg/m^2		点滴静注	day 1, 15	
ブレオマイシン	10 mg/m^2	(Max 10 mg/body)	点滴静注	day 1, 15	
ビンブラスチン	6 mg/m^2	(Max 15 mg/body)	静注	day 1, 15	4 週ごと
ダカルバジン	375 mg/m^2		点滴静注	day 1, 15	

ブレンツキシマブ単独療法[7)]

ブレンツキシマブベドチン	1.8 mg/kg	点滴静注	day 1	3 週ごと

非ホジキンリンパ腫の治療に用いる主な治療レジメン

R-CHOP 療法[8),9)]

リツキシマブ	375 mg/m^2		点滴静注	day-2～1 のいずれかで1回	
シクロホスファミド	750 mg/m^2		点滴静注	day 1	
ドキソルビシン	50 mg/m^2		点滴静注	day 1	3 週ごと
ビンクリスチン	1.4 mg/m^2	(Max 2.0 mg/body)	静注	day 1	
プレドニゾロン	100 mg/body		内服	day 1, 2, 3, 4, 5	

R-B 療法[10)]

リツキシマブ	375 mg/m^2	点滴静注	day-2～1 のいずれかで1回	
ベンダムスチン	90 mg/m^2	点滴静注	day 1, 2	3 週ごと

リツキシマブ単独療法

リツキシマブ	375 mg/m^2	点滴静注	day 1, 8, 15, 22	4 週ごと

DHAP 療法[11)]

シスプラチン	100 mg/m^2		持続点滴静注	day 1	
シタラビン	4 g/m^2	(2 g/m^2×2 回)	点滴静注	day 2	3 週ごと
デキサメタゾン	40 mg/m^2		点滴静注	day 1, 2, 3, 4	

ESHAP 療法[12)]

エトポシド	60 mg/m^2	点滴静注	day 1, 2, 3, 4	
シスプラチン	25 mg/m^2	持続点滴静注	day 1, 2, 3, 4	
メチルプレドニゾロン	500 mg/body	点滴静注	day 1, 2, 3, 4, 5	3 週ごと
シタラビン	2 g/m^2	点滴静注	day 5	

GDP 療法[13),14)]

ゲムシタビン	1,000 mg/m^2	点滴静注	day1, 8
デキサメタゾン	40 mg/body		day 1, 2, 3, 4
シスプラチン	75 mg/m^2		day 1, 8

CHASE[15)]

エトポシド	100 mg/m^2	点滴静注	
デキサメタゾン	40 mg/body	内服	
シクロホスファミド	1,200 mg/m^2		
シタラビン	2 g/m^2	点滴静注	

dose modified CODOX-M 療法[16),17)]

シクロホスファミド	800 mg/m^2		点滴静注	day 1	
	200 mg/m^2		点滴静注	day 2, 3, 4, 5	
ビンクリスチン	1.5 mg/m^2	(Max 2.0 mg/body)	静注	day 1, 8	
ドキソルビシン	40 mg/m^2		点滴静注	day 1	
シタラビン	70 mg/body		髄注	day 1, 3	
メトトレキサート				day 10	3～4 週ごと
〈65 歳以下〉	300 mg/m^2		点滴静注		
	2,700 mg/m^2		持続点滴静注		
〈65 歳超〉	100 mg/m^2		点滴静注		
	900 mg/m^2		持続点滴静注		
メトトレキサート	15 mg/body		髄注	day 15	

表3 悪性リンパ腫の治療に用いられる主なレジメン（続き）

IVAC 療法[16),17)]			
エトポシド	60 mg/m^2	点滴静注	day 1, 2, 3, 4, 5
イホスファミド			
〈65歳以下〉	1.5 g/m^2	点滴静注	day 1, 2, 3, 4, 5

よって治療方針が決定されるが，抗がん剤治療は多くの場合でCHOP療法が基本となる．CD20抗原が陽性であれば，リツキシマブを併用したR-CHOP療法となる[8),9)]．このCHOP療法をはじめ，抗腫瘍効果を目的とした高用量ステロイド投与が含まれるのが，悪性リンパ腫に対する抗がん剤治療の特徴の一つである．CHOP療法ではプレドニゾロン100 mg/day（50 mg×2回）が5日間投与されるため，ステロイド離脱症候群や一時的な耐糖能異常，高血糖の発現に注意を要し，速やかに対症療法を導入できるよう準備しておく．また，感染症対策においてもニューモシスチス肺炎（カリニ肺炎）の発症リスクを抱えることになるため，スルファメトキサゾール・トリメトプリム（ST）合剤の予防投与も適宜追加される．

ビンクリスチンは1回投与量の上限が体表面積に関係なく2 mgとなる．副作用としては末梢神経障害が重要であり，投与後～翌日にかけて出現する亜急性の症状と，繰り返し投与に伴う蓄積性の症状がある．亜急性の症状は「痺れ」よりも「痛み」など，ほかの症状として訴えることも多い．また，腸管運動が抑制され重症の便秘，さらには麻痺性イレウスにまでつながる可能性があり，排便コントロールはCHOP療法を完遂するために重要な要素となる．痺れを中心とした蓄積性の末梢神経障害が生活に支障を来す場合（CTCAE v4.0 Grade Ⅲ相当）には，ビンクリスチンのみを休薬し，治療は継続する．

ドキソルビシンは累積投与量が500 mg/m^{2}を超えると重篤な心機能障害発症リスクが高くなる．CHOP療法は最大8クールを行うため，過去にアントラサイクリン系薬の投与歴がないかどうかを確認すると同時に治療開始前に心機能の評価を行い，ドキソルビシンの投与量，投与期間などを検討する．

③ modified CODOX-M/IVAC 併用療法（シクロホスファミド，ビンクリスチン，ドキソルビシン，メトトレキサート，イホスファミド，エトポシド，シタラビン）

高悪性度のバーキットリンパ腫では，より抗がん剤強度を上げたmodified CODOX-M/IVAC併用療法の有用性が認められてきており[16),17)]，CHOP療法に代わって行われることが多い．

④ ベンダムスチン療法

現在，再発または難治性の低悪性度B細胞性非ホジキンリンパ腫，マントル細胞リンパ腫のみに認められているベンダムスチンは，現在様々な臨床試験が行われており，今後，適応疾患が増える可能性もある．

化学療法薬の二次治療以降は，悪性度と予後リスクに応じて治療方針が決定されるが，複数の治療レジメンが有効であると認められているため，施設によって治療法が異なることがある．

2. 悪性リンパ腫治療用薬物の概要

1）リツキシマブ

❖ 作用機序/標的分子

リツキシマブはB細胞表面のCD20を標的とするモノクローナル抗体薬である[1] ▶図1．CD20抗原は，殆ど全ての正常および腫瘍化したBリンパ球に発現している分化抗原であり，Bリンパ球以外の細胞には発現していない．CD20抗原は血液中に遊離することがなく，また抗体などが結合しても細胞膜表面から消失したり内在化したりしないという，抗体治療の標的として優れた特長を有している．

リツキシマブは，補体依存細胞傷害反応（complement-dependent cytotoxicity：CDC）や抗体依存性細胞傷害反応（antibody-dependent cellular cytotoxicity：ADCC），およびアポトーシス誘導などによってCD20陽性細胞を傷害する[2] ▶図2．治療前にCD20発現を確認することが必須である．

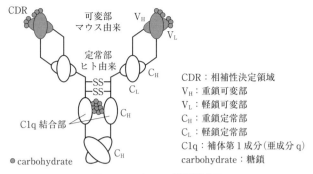

図1 リツキシマブ構造模式図
(リツキサン医薬品インタビューフォーム(第18版).より転載)

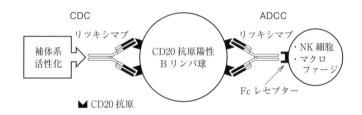

補体依存性細胞傷害作用(complement-dependent cytotoxicity:CDC)
CD20抗原への結合後,リツキシマブの定常部領域(Fc部分)に補体成分C1qが付着し,ほかの補体成分を活性化させる.この結果,補体の最終複合体である膜侵襲複合体がCD20抗原発現細胞の膜上に挿入され,細胞溶解に至る.
抗体依存性細胞介在性細胞傷害作用(antibody-dependent cell-mediated cytotoxicity:ADCC)
CD20抗原への結合後,リツキシマブの定常部領域(Fc部分)が,Fcレセプターを発現しているエフェクター細胞(マクロファージやナチュラルキラー細胞)と結合する.この結果,エフェクター細胞がCD20抗原発現細胞を破壊する.

図2 リツキシマブ作用機序
(リツキサン医薬品インタビューフォーム(第18版).より一部抜粋・改変)

❖ **化学構造**

マウス・ヒトキメラ型モノクローナル抗体薬である.

❖ **使用上の注意**

リツキシマブの副作用で重要なのは「インフュージョンリアクション(IF)」である.IFは,分子標的治療薬の投与中または投与開始後24時間以内に現れる分子標的治療薬特有の症状(発熱や悪寒が出現しても,時間経過に伴って症状が軽快する)の総称として,過敏症とは区別されている.IFの発生機序は明確ではないが,サイトカインが一過性の炎症やアレルギー様の反応を引き起こすことなどが推測されている.

IFの特徴としては,①投与開始後30分〜2時間以内に発現しやすい,②注入速度を上げた直後の発現が多い,③重篤なIFの約80%が初回投与時に発現[3] ▶図3 があげられる.

このため,投与30分前にIFを予防,症状の軽減を目的として抗ヒスタミン薬・解熱鎮痛薬を前投薬する.また,IFの初期症状として尿意・便意を訴えてトイレに入り,意識消失してしまうようなこともあるので,投与開始前に済ませるか,投与開始2時間以内は付き添いを行うなどの対応も考慮するべきである.

2) ブレンツキシマブベドチン(抗CD30 IgG1型キメラ抗体/モノメチルアウリスタチンE(MMAE))

❖ **作用機序/標的分子**

ブレンツキシマブベドチンは,CD30発現細胞にADCが結合し,ADC-CD30複合体として細胞内に取り込まれた後,タンパク質分解反応によってMMAEが遊離することによって抗腫瘍効果を発揮する.遊離したMMAEがチュブリンに結合することにより,微小管形成が阻害され,細胞周期の停止とアポトーシスが誘導

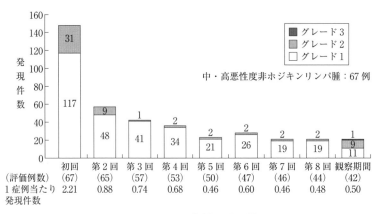

図3　リツキシマブ副作用発現時期
（リツキサン医薬品インタビューフォーム（第18版）．より転載）

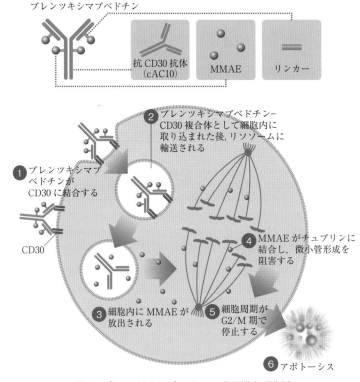

図4　ブレンツキシマブベドチンの作用機序（推定）
（アドセトリス点滴静注用医薬品インタビューフォーム（第3版）．より転載）

される．細胞内での作用機序は，細胞障害性抗がん薬のビンカアルカロイド系（ビンクリスチンなど）あるいはタキサン系（パクリタキセルなど）に近いものと考えられる[4]．▶図4．

❖ **化学構造/製剤**

ブレンツキシマブベドチンは，細胞障害活性を有するモノメチルアウリスタチンE（MMAE）と抗CD30 IgG1型キメラ抗体を結合させた抗体薬物複合体（antibody-drug conjugate：ADC）である．

❖ **使用上の注意**

〈禁忌〉

ホジキンリンパ腫の標準治療であるABVD療法との併用においては重篤な肺障害の発現率が高かったことから，ブレオマイシンとの併用が禁忌となっている．なお，禁忌となっているABVD療法（併用禁忌はブレオマイシン）との併用については機序不明である．

〈相互作用〉

抗腫瘍効果を担う MMAE は CYP3A4 により代謝されることが分かっており，ケトコナゾールとの併用によって MMAE の AUC，Cmax が上昇した例が報告されている．これまでの使用経験からは併用を回避あるいは減量を考慮するような併用は明らかではないが，CYP3A4 による代謝を受ける薬剤が多く併用されているような場合には要注意である．

〈副作用〉

ブレンツキシマブベドチンは，インフュージョンリアクション（IF）の頻度（11%），重症度ともリツキシマブほどみとめられていない．国内臨床試験で高頻度にみとめられた副作用としては，好中球減少（65%），末梢性ニューロパチー（60%）などがあり，抗体医薬としての特徴よりもビンカアルカロイド系あるいはタキサン系の副作用プロフィールに近いものとして考えるべきであろう．

3. 白血病治療用薬物の適応と治療レジメン

白血病治療用薬物の適応を ▶表4 に，急性白血病の治療に用いられる主なレジメンを ▶表5 に示す．

1）チロシンキナーゼ阻害薬
① イマチニブ療法

イマチニブは，Bcr-Abl チロシンキナーゼ活性を阻害し，CML，Ph + ALL に対する効果を発揮する．イマチニブの登場により，慢性骨

髄性白血病の治療成績は劇的に向上しているが，その治療成績と服薬コンプライアンスに関連性があることが分かっており[19]，特定治療薬剤管理料（TDM）の対象薬剤となっている．服薬コンプライアンス（compliance）の確保が極めて重要であり，そのためには家族や介助者を含めた治療への参加姿勢（アドヒアランス；adherence）の向上と継続が大きな鍵となる．患者それぞれを取り巻く環境要因も考慮し，患者ごとに必要とされる情報を，患者ごとに必要とされる形に加工して提供することが求められる．

② ニロチニブ療法

ニロチニブは，CML に対してのみ保険適用が認められている（2014 年 10 月現在）．

③ ダサチニブ療法

ダサチニブは，CML，および既存の治療に抵抗性または不耐容の Ph + ALL の治療に用いられる．

2）分化誘導薬
① トレチノイン（ATRA）療法

分化誘導薬は急性前骨髄球性白血病（APL）に対してのみ有効な薬剤である．

② タミバロテン療法

タミバロテンは，トレチノインよりも数倍強い分化誘導能を有すると言われているが，使用実績が少なく，現時点においてはトレチノインの効果が乏しい場合や臨床試験での投与などに限定されている．

表4 白血病治療に用いる主な薬剤

	骨髄系		リンパ系	
	急性骨髄性白血病	急性前骨髄球性白血病	急性リンパ系白血病	
急性	〈アントラサイクリン〉 　イダルビシン 　ダウノルビシン 　ミトキサントロン 　アクラルビシン 〈代謝拮抗薬〉 　シタラビン 〈分子標的薬（抗体）〉 　ゲムツズマブオゾガマイシン	〈分子標的薬（小分子）〉 　トレチノイン（ATRA） 　タミバロテン 〈その他〉 　三酸化ヒ素（亜ヒ酸）	〈アルキル化薬〉 　シクロホスファミド 〈アントラサイクリン〉 　ドキソルビシン 〈ビンカアルカロイド〉 　ビンクリスチン 　ビンデシン	〈代謝拮抗薬〉 　メトトレキサート 　ネララビン 　L-アスパラギナーゼ 〈分子標的薬（小分子）〉 　イマチニブ 　ダサチニブ
	慢性骨髄性白血病		慢性リンパ系白血病	
慢性	〈分子標的薬（小分子）〉 　イマチニブ 　ニロチニブ 　ダサチニブ		〈代謝拮抗薬〉 　ペントスタチン 　フルダラビン 　クラドリビン	〈分子標的薬〉 　アレムツズマブ

表5　急性白血病の治療に用いられる主なレジメン（一部のみ）

急性骨髄性白血病（AML）

IDA＋Ara-C（3＋7）療法[22]				
イダルビシン	12 mg/m²		点滴静注	day 1, 2, 3
シタラビン	100 g/m²		持続点滴静注	day 1, 2, 3, 4, 5, 6, 7

DNR＋Ara-C（5＋7）療法[22]				
ダウノルビシン	50 mg/m²		点滴静注	day 1, 2, 3, 4, 5
シタラビン	100 g/m²		持続点滴静注	day 1, 2, 3, 4, 5, 6, 7

大量シタラビン（HDAC）療法[23]					
シタラビン	4～6 g/m²（2～3 g/m²×2回）		点滴静注	day 1, 3, 5	4週ごと

急性前骨髄球性白血病（APL）

ATRA＋DNR＋Ara-C[24]				
トレチノイン	45 mg/m²（1日3回に分服）		経口	day 1～連日
ダウノルビシン	60 mg/m²		点滴静注	day 3, 4, 5
シタラビン	200 mg/m²		点滴静注	day 3, 4, 5, 6, 7, 8, 9

三酸化ヒ素（亜ヒ酸）単独療法				
三酸化ヒ素	0.15 mg/kg		点滴静注	day 1～連日（最長day 60まで）

急性リンパ性白血病（ALL）

JALSG Ph（＋）ALL202-O 寛解導入療法[25]					
シクロホスファミド	1,200 mg/m²		点滴静注	day 1	
ダウノルビシン	60 mg/m²		持続点滴静注	day 1, 2, 3	
ビンクリスチン	1.3 mg/m²（Max 2.0 mg/body）			day 1, 8, 15, 22	
プレドニゾロン	60 mg/m²		点滴静注	day 1～21	
イマチニブ	600 mg		持続点滴静注	day 8～63	
メトトレキサート	15 mg				
シタラビン	40 mg		髄注	day 29	
デキサメタゾン	4 mg				

JALSG Ph（＋）ALL202-O 強化療法（C1）[25]					
メトトレキサート	1 g/m²		持続点滴静注	day 1	
シタラビン	4 g/m²（2 g/m²×2回）		点滴静注	day 2, 3	
メチルプレドニゾロン	100 mg（50 mg×2回）		点滴静注	day 1, 2, 3	4週ごと
メトトレキサート	15 mg				
シタラビン	40 mg		髄注	day 1	
デキサメタゾン	4 mg				

JALSG Ph（＋）ALL202-O 強化療法（C2）[25]					
イマチニブ	600 mg		経口	day 1～28	
メトトレキサート	15 mg				4週ごと
シタラビン	40 mg		髄注	day 1	
デキサメタゾン	4 mg				

3）三酸化ヒ素（亜ヒ酸）療法

　三酸化ヒ素（亜ヒ酸）療法は，中国の民間療法による白血病の治療報告が始まりで，米国の多施設共同試験にて再発APLの85%に完全寛解を導入する結果が得られた[21]ことから，再発APLに対する有効な治療として用いられるようになっている．

4）化学療法薬

　白血病の化学療法はtotal cell killの概念に従って化学療法を行う．寛解導入療法によって末梢血中の芽球（白血病細胞）が消失した後も，寛解後療法（地固め療法）を数回追加するのが一般的である．また，骨髄性白血病とリンパ性白血病で用いる抗がん剤の組み合わせ（レジメン）が異なる．

① 急性骨髄性白血病（AML）
アントラサイクリン系薬剤＋シタラビン2剤併用療法，大量シタラビン療法

寛解導入療法としては，アントラサイクリン系薬とシタラビンとの2剤併用療法が標準である[22]．アントラサイクリン系薬としてはイダルビシンもしくはダウノルビシンが主に用いられるが，この2薬剤は投与量だけでなく投与日数も異なる（イダルビシンは3日間連続，ダウノルビシンは5日間連続）ので，治療計画は慎重に行う．副作用として悪心・嘔吐などの消化器症状があるため，5-HT$_3$受容体拮抗薬の併用が必須である．

寛解が得られた場合には，寛解後療法として大量シタラビン療法が行われる[23]．大量シタラビン療法にも幾つかの投与法が存在するので，原著を参考に1回投与量，1日の投与回数，投与日をよく確認する必要がある．大量シタラビン療法では，発熱，皮疹，眼結膜炎などを主症状とする「シタラビン症候群」と呼ばれる副作用が比較的高率に発症する．眼粘膜障害予防のために，定期的（1日4回）ステロイド点眼を行い，発熱・皮疹に対してはメチルプレドニゾロンの全身投与を併用するなどして，症状の発症予防に努める．あらゆる予防手段によっても重症化してしまった場合に限ってシタラビンの減量を考慮する．

② 急性前骨髄球性白血病（APL）
アントラサイクリン系薬＋シタラビン2剤併用療法

使用される抗がん剤は前項の急性骨髄性白血病（AML）と同様，アントラサイクリン系薬とシタラビンであるが，トレチノインの有効性がみとめられているので治療の中心はあくまでトレチノインであり，重症度や予後リスクなどによって化学療法を併用する[24]．

③ 急性リンパ性白血病（ALL）

現時点において，急性リンパ性白血病に対する標準的な抗がん剤療法の組み合わせは定まっていない．これまでの臨床試験で行われてきたレジメンを参考に治療を行うことになる．寛解導入療法では，シクロホスファミド，ドキソルビシン，ビンクリスチン，プレドニゾロンにL-アスパラギナーゼを加えた治療が行われることが多い[25]．

寛解後療法は「強化療法」と称されることも多く，上記抗がん剤のほかにメルカプトプリンや大量シタラビン（2 g/m^2），大量メトトレキサート（1 g/m^2）などを組み合わせて行われる．

また，フィラデルフィア染色体陽性（Ph＋）例では，チロシンキナーゼ阻害薬（イマチニブ，ダサチニブ）が併用される．2014年10月現在，ニロチニブには急性リンパ性白血病の保険適用は認められていない．

4．白血病治療用薬物の概要

1）チロシンキナーゼ阻害薬
① イマチニブ
❖ **作用機序/標的分子**

慢性骨髄性白血病（CML）や，急性リンパ

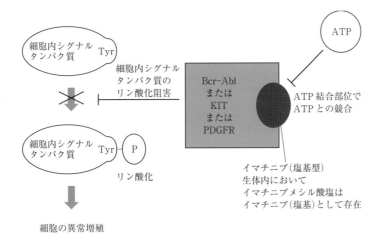

図5　イマチニブ作用機序
（グリベック錠医薬品インタビューフォーム（第12版）．より転載）

性白血病の一部（Ph＋ALL）では，第9番染色体と第22番染色体が相互転座したBcr-Abl遺伝子を持つ異常染色体（フィラデルフィア染色体）が形成されている．このフィラデルフィア染色体によりチロシンキナーゼ活性が亢進されたBcr-Abl融合タンパクが生成され，細胞増殖のシグナル伝達に異常が起こり，過剰な細胞増殖が引き起こされる．イマチニブはBcr-Abl チロシンキナーゼ活性を阻害し，CML，Ph＋ALLに対する効果を発揮する[18]．▶図5．

❖ 使用上の注意

〈薬物代謝〉

イマチニブは肝代謝によって薬理活性を消失する．代謝過程における主要な代謝酵素はCYP3A4といわれており，多くの薬剤との相互作用が危惧される．しかしながら，併用初期からイマチニブを減量する必要がある薬剤，あるいは併用を回避するべき薬剤が現時点ではあげられていない．症例ごとに副作用の発現状況や血中濃度の推移を慎重にモニタリングしながら，適宜対応する．

〈副作用〉

発現頻度が高いとされているのが悪心・嘔吐や下痢などの消化管障害であり，軽度ではあるが殆どの症例で経験する．発現頻度の高い副作用としては，悪心嘔吐，下痢，浮腫（むくみ），発疹・皮膚炎，貧血，発熱などがある．浮腫には利尿薬を，悪心には制吐薬を併用するといった対処を行うことで，イマチニブの副作用はある程度軽減することができる．こうした対処によって，殆どの症例で治療継続が可能になる．

一方，低頻度ではあるが重篤な副作用として，骨髄抑制，出血傾向，胸水，腹水，重篤な皮膚症状（皮膚粘膜眼症候群（Stevens-Johnson症候群），中毒性表皮壊死症（Lyell症候群），剥脱性皮膚炎など）などがあるため，常に丁寧な観察とアセスメントが重要となる．

② ニロチニブ

❖ 作用機序/標的分子

イマチニブの作用機序と同様である．ニロチニブは野生型BCR-ABLに対してイマチニブの20～50倍の阻害活性を有する．ABLキナーゼのATP結合部位ポケットに対してイマチニブよりもより適した構造を有し，イマチニブ抵抗性BCR-ABL変異体発現細胞株33種のうちT315Iを除く32種に対して細胞増殖を抑制する．

③ ダサチニブ

❖ 作用機序/標的分子

ダサチニブはイマチニブ，ニロチニブとは異なる構造のチロシンキナーゼ阻害剤であり，がん細胞の増殖に関与する5種類のチロシンキナーゼ/キナーゼファミリー（BCR-ABL，SRCファミリーキナーゼ，c-KIT，Eph（エフリン）A_2受容体およびPDGF（血小板由来増殖因子）受容体）に対するATPの結合を競合的に阻止して抗腫瘍効果を発揮する．

2) 分化誘導薬

① トレチノイン（ATRA）

❖ 作用機序

トレチノインは活性型ビタミンAでありATRA（all-trans retinoic acid）と呼ばれる．APLにおいてはPML-RARαと呼ばれるキメラ遺伝子が原因とされ，このPML-RARαキメラ遺伝子産物が分化誘導作用をブロックすることにより，前骨髄球以降に分化するのを阻止しているが，ここに大量のトレチノインが作用すると，キメラ遺伝子の抑制機構が崩れ，前骨髄球からの正常な分化が起こると考えられている[20]．▶図6．

❖ 使用上の注意

トレチノインの副作用として，血液中に白血病細胞が多量にある場合，それらが一斉に分化することにより成熟した末梢血中の成熟白血病

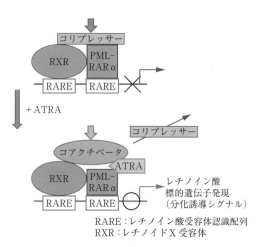

図6 レチノイド（ATRA）作用機序
(李 政樹，上田龍三：白血病．コンセンサス癌治療．へるす出版，2009．pp.96-100より転載)

細胞が肺に浸潤し，その血管内皮細胞などに障害を起こし，低酸素血症，心不全などで死に至る可能性がある．これらの症状はレチノイン酸症候群と呼ばれ，治療開始時には特に注意が必要で，経験のある医師とともに肺炎との鑑別を早期にあたる必要がある．必要に応じて速やかにステロイドパルス療法などを行う．

② タミバロテン

❖ 作用機序

タミバロテンは，トレチノインよりも数倍強い分化誘導能を有するといわれているが，使用実績が少なく，現時点においてはトレチノインの効果が乏しい場合や臨床試験での投与などに限定されている．

③ 三酸化ヒ素（亜ヒ酸）

❖ 作用機序

三酸化ヒ素は通常の医薬品開発とは異なる経緯で導入されたことから，明らかとなっている作用機序はない．In vitro 試験では，レチノイン酸と同様な分化誘導能とアポトーシスの誘導機序ほか，複数の作用機序が示唆されている．それを裏づけるようにレチノイン酸症候群と類似の症状が発生することがあり，レチノイン症候群と区別して APL 分化症候群と呼ばれている．

❖ 使用上の注意

APL 分化症候群に対してはレチノイン酸症候群と同様の対応が必要である．また，三酸化ヒ素の特徴として，心毒性（QT 延長）があり，致命的となりうる torsade de pointes（TdP）タイプの心室性不整脈を引き起こすことがあることから，循環器専門医のコンサルトも得ながら厳重な監視を行う必要がある．引き金となる低カリウム，低マグネシウムを回避するように積極的に補充を行うべきである．

参考文献

1) リツキサン医薬品インタビューフォーム（第18版）．全薬工業/中外製薬，2017．p. 4.
2) リツキサン医薬品インタビューフォーム（第18版）．全薬工業/中外製薬，2017．p. 26.
3) リツキサン医薬品インタビューフォーム（第18版）．全薬工業/中外製薬，2017．p. 15.
4) アドセトリス点滴静注用医薬品インタビューフォーム（第3版）．武田薬品工業，2016．p. 17.
5) Straus DJ, Portlock CS, Qin J, Myers J, Zelenetz AD, Moskowitz C, Noy A, Goy A, Yahalom J : Results of a prospective randomized clinical trial of doxorubicin, bleomycin, vinblastine, and dacarbazine（ABVD）followed by radiation therapy（RT）versus ABVD alone for stages I, II, and IIIA nonbulky Hodgkin disease. Blood 2004 ; 104 (12) : 3483-9.
6) Duggan DB, Petroni GR, Johnson JL, Glick JH, Fisher RI, Connors JM, Canellos GP, Peterson BA : Randomized comparison of ABVD and MOPP/ABV hybrid for the treatment of advanced Hodgkin's disease : report of an intergroup trial. J Clin Oncol 2003 ; 21 (4) : 607-14.
7) Younes A, Gopal AK, Smith SE, Ansell SM, Rosenblatt JD, Savage KJ, Ramchandren R, Bartlett NL, Cheson BD, de Vos S, Forero-Torres A, Moskowitz CH, Connors JM, Engert A, Larsen EK, Kennedy DA, Sievers EL, Chen R : Results of a Pivotal Phase II Study of Brentuximab Vedotin for Patients With Relapsed or Refractory Hodgkin's Lymphoma. J Clin Oncol 2012 ; 30 (18) : 2183-9.
8) Hiddemann W, Kneba M, Dreyling M, Schmitz N, Lengfelder E, Schmits R, Reiser M, Metzner B, Harder H, Hegewisch-Becker S, Fischer T, Kropff M, Reis HE, Freund M, Wörmann B, Fuchs R, Planker M, Schimke J, Eimermacher H, Trümper L, Aldaoud A, Parwaresch R, Unterhalt M : Frontline therapy with rituximab added to the combination of cyclophosphamide, doxorubicin, vincristine, and prednisone（CHOP）significantly improves the outcome for patients with advanced-stage follicular lymphoma compared with therapy with CHOP alone : results of a prospective randomized study of the German Low-Grade Lymphoma Study Group. Blood 2005 ; 106 (12) : 3725-32.
9) Czuczman MS, Weaver R, Alkuzweny B, Berlfein J, Grillo-López AJ : Prolonged clinical and molecular remission in patients with low-grade or follicular non-Hodgkin's lymphoma treated with rituximab plus CHOP chemotherapy : 9-year follow-up. J Clin Oncol 2004 ; 22 (23) : 4711-6.
10) Rummel MJ, Niederle N, Maschmeyer G, Banat GA, von Grünhagen U, Losem C, Kofahl-Krause D, Heil G, Welslau M, Balser C, Kaiser U, Weidmann E, Dürk H, Ballo H, Stauch M, Roller F, Barth J, Hoelzer D, Hinke A, Brugger W : Bendamustine plus rituximab versus CHOP plus rituximab as first-line treatment for patients with indolent and mantle-cell lymphomas : an open-label, multi-centre, randomised, phase 3 non-inferiority trial. Lancet 2013 ; 381 (9873) : 1203-10.
11) Velasquez WS, Cabanillas F, Salvador P, McLaughlin P, Fridrik M, Tucker S, Jagannath S, Hagemeister FB, Redman JR, Swan F : Effective salvage therapy for lymphoma with cisplatin in combination with high-dose Ara-C and dexamethasone（DHAP）. Blood 1988 ; 71 (1) : 117-22.
12) Martín A, Conde E, Arnan M, Canales MA, Deben G, Sancho JM, Andreu R, Salar A, García-Sanchez P, Vázquez L, Nistal S, Requena MJ, Donato EM, González JA, León A, Ruiz C, Grande C, González-

Barca E, Caballero MD ; Grupo Español de Linfomas/Trasplante Autólogo de Médula Osea (GEL/TAMO Cooperative Group) : R-ESHAP as salvage therapy for patients with relapsed or refractory diffuse large B-cell lymphoma : the influence of prior exposure to rituximab on outcome. A GEL/TAMO study. haematologica 2008 ; 93 (12) : 1829-36.

13) Crump M, Baetz T, Couban S, Belch A, Marcellus D, Howson-Jan K, Imrie K, Myers R, Adams G, Ding K, Paul N, Shepherd L, Iglesias J, Meyer R : Gemcitabine, dexamethasone, and cisplatin in patients with recurrent or refractory aggressive histology B-cell non-Hodgkin lymphoma : a Phase II study by the National Cancer Institute of Canada Clinical Trials Group (NCIC-CTG). Cancer 2004 ; 101 (8) : 1835-42.

14) Michael C, John K, Stephen C, David M, Vishal K, C. Tom Kouroukis, Ralph M. Meyer, Morel Rubinger, Rena Buckstein, Kevin R, Massimo F, Nicola DR, Kang HJ, Tara B, Leonard K, Michael V, Harold J. Olney, A. Robert Turner, Jonathan S, Annette EH, Marina D, Bingshu EC, Lois S : Gemcitabine, Dexamethasone, Cisplatin (GDP) Compared to Dexamethasone, Cytarabine, Cisplatin (DHAP) Chemotherapy Prior to Autologous Stem Cell Transplantation for Relapsed and Refractory Aggressive Lymphomas : Final Results of the Randomized Phase III NCIC CTG Study LY12. Blood 120 : Abstract 745, 2012.

15) Oki Y, Ogura M, Kato H, Kikuchi A, Taji H, Kagami Y, Oshiro A, Tsujimura A, Yamamoto K, Morishima Y : Phase II study of a salvage regimen using cyclophosphamide, high-dose cytarabine, dexamethasone, etoposide, and rituximab in patients with relapsed or refractory B-cell non-Hodgkin's lymphoma. Cancer science 2008 ; 99 (1) : 179-84.

16) Mead GM, Barrans SL, Qian W, Walewski J, Radford JA, Wolf M, Clawson SM, Stenning SP, Yule CL, Jack AS : A prospective clinicopathologic study of dose-modified CODOX-M/IVAC in patients with sporadic Burkitt lymphoma defined using cytogenetic and immunophenotypic criteria (MRC/NCRI LY10 trial). Blood 2008 ; 112 (6) : 2248-60.

17) Maruyama D, Watanabe T, Maeshima AM, Nomoto J, Taniguchi H, Azuma T, Mori M, Munakata W, Kim SW, Kobayashi Y, Matsuno Y, Tobinai K : Modified cyclophosphamide, vincristine, doxorubicin, and methotrexate (CODOX-M)/ifosfamide, etoposide, and cytarabine (IVAC) therapy with or without rituximab in Japanese adult patients with Burkitt lymphoma (BL) and B cell lymphoma, unclassifiable, with features intermediate between diffuse large B cell lymphoma and BL. Int J Hematol 2010 ; 92 (5) : 732-43.

18) グリベック錠医薬品インタビューフォーム（第12版）．ノバルティスファーマ，2017．p. 22.

19) Larson RA, Druker BJ, Guilhot F, et al. : Imatinib pharmacokinetics and its correlation with response and safety in chronic-phase chronic myeloid leukemia : a subanalysis of the IRIS study. Blood 2008 ; 111 (8) : 4022-8.

20) 李　政樹，上田龍三：白血病．コンセンサス癌治療 2009 ; 8 (2) : 96-100.

21) Soignet SL, Frankel SR, Douer D, Tallman MS, Kantarjian H, Calleja E, Stone RM, Kalaycio M, Scheinberg DA, Steinherz P, Sievers EL, Coutré S, Dahlberg S, Ellison R, Warrell RP Jr : United States multicenter study of arsenic trioxide in relapsed acute promyelocytic leukemia. J Clin Oncol 2001 ; 19 (18) : 3852-60.

22) Miyawaki S, Ohtake S, Fujisawa S, Kiyoi H, Shinagawa K, Usui N, Sakura T, Miyamura K, Nakaseko C, Miyazaki Y, Fujieda A, Nagai T, Yamane T, Taniwaki M, Takahashi M, Yagasaki F, Kimura Y, Asou N, Sakamaki H, Handa H, Honda S, Ohnishi K, Naoe T, Ohno R : A randomized comparison of 4 courses of standard-dose multiagent chemotherapy versus 3 courses of high-dose cytarabine alone in postremission therapy for acute myeloid leukemia in adults : the JALSG AML201 Study. Blood 2011 ; 117 (8) : 2366-72.

23) Moore JO, George SL, Dodge RK, Amrein PC, Powell BL, Kolitz JE, Baer MR, Davey FR, Bloomfield CD, Larson RA, Schiffer CA : Sequential multiagent chemotherapy is not superior to high-dose cytarabine alone as postremission intensification therapy for acute myeloid leukemia in adults under 60 years of age : Cancer and Leukemia Group B Study 9222. Blood 2005 ; 105 (9) : 3420-7.

24) Fenaux P, Chastang C, Chevret S, Sanz M, Dombret H, Archimbaud E, Fey M, Rayon C, Huguet F, Sotto JJ, Gardin C, Makhoul PC, Travade P, Solary E, Fegueux N, Bordessoule D, Miguel JS, Link H, Desablens B, Stamatoullas A, Deconinck E, Maloisel F, Castaigne S, Preudhomme C, Degos L : Randomized Comparison of All Transretinoic Acid (ATRA) Followed by Chemotherapy and ATRA Plus Chemotherapy and the Role of Maintenance Therapy in Newly Diagnosed Acute Promyelocytic Leukemia. Blood 1999 ; 94 (4) : 1192-200.

25) Yanada M, Takeuchi J, Sugiura I, Akiyama H, Usui N, Yagasaki F, Kobayashi T, Ueda Y, Takeuchi M, Miyawaki S, Maruta A, Emi N, Miyazaki Y, Ohtake S, Jinnai I, Matsuo K, Naoe T, Ohno R : High complete remission rate and promising outcome by combination of imatinib and chemotherapy for newly diagnosed BCR-ABL-positive acute lymphoblastic leukemia : a phase II study by the Japan Adult Leukemia Study Group. J Clin Oncol 2006 ; 24 (3) : 460-6.

（執筆者）小井土啓一（国立がん研究センター中央病院）

8 前立腺がん

✖ 病態生理

1. 病態生理

1) 疫 学

前立腺がんの年齢調整罹患率は2008年に10万人当たり28.5人（世界人口基準）で，全てのがんのなかで第2位であり，先進国で高く発展途上国で低い．わが国では，2008年の年齢調整罹患率（昭和60年人口モデル）は10万人当たり46.1人で，胃，大腸，肺に次いで第4位である．また，2012年の年齢調整死亡率（昭和60年人口モデル）は第7位である．将来推計では，罹患数は早ければ2020年に第1位になると推定される[1]．

50歳以下では殆ど前立腺がんはみられないが，年齢とともにその罹患率は急激に増加する．好発年齢の重なる前立腺肥大症とは，加齢に伴う罹患率の上昇やアンドロゲン依存性などの共通点はあるが，それぞれの発生における関与については不明である．発生の決定的因子は未だ不明であるが，遺伝的要因が確実な危険因子と考えられている．1親等以内の血族に罹患者が存在することや，その発症年齢が若年であることによって発症リスクが高まるとされている．発症にかかわる単一の遺伝子は同定されていないが，8q24領域に存在する遺伝子多型と発症リスクの関連が報告されている．食生活では機能性食品（大豆，緑茶，セレン，ビタミンE，リコピンなど）や，魚，コーヒー，野菜などの成分がリスクを低下させ，また運動もリスクを低下させる可能性が報告されている．一方，乳製品，カルシウムや脂肪，肉の摂取や喫煙がリスクを上昇させる可能性が報告されている．

2) 病 理

前立腺がんは約70%が辺縁領域に，約20%が移行領域に発生する．前立腺がんの殆どは腺がんである．腺がん以外の腫瘍としては尿路上皮がん，扁平上皮がん，小細胞がん，非上皮性の肉腫などが発生することもあるが，これらはいずれも非常に稀である．

前立腺がんの組織学的悪性度の指標として，Gleason分類が用いられる．前立腺がんを組織学的形態と浸潤増殖様式から1～5のパターンに分類し，病巣内の最も多いものを第1パターン，次いで多くみられるものを第2パターンとして，その合計によってGleasonスコアを算出する．スコア5, 6は低悪性度群，スコア7は中間群，スコア8～10は高悪性度群に相当し，後述するリスク分類に用いられ，治療方法の選択の指標になる．

2. 症 状

早期がんでは，特に臨床症状はみとめないことが多い．がんが尿道や膀胱へ浸潤すると，排尿障害や血尿，頻尿などの膀胱刺激症状が出現する．がんが尿管下端に浸潤すると水腎症を来し，患側の腎部に叩打痛が出現する場合がある．両側尿管への浸潤により両側水腎症に至ると，腎不全になり尿毒症症状が出現する．骨転移の初期は無症状であるが，進行すると転移部位の疼痛が出現する．全身性の骨転移を来すと，播種性血管内凝固症候群（DIC）を起こす場合がある．

3. 検 査

前述のように，早期がんでは臨床症状がないために，検診や人間ドックなどでのPSAの上昇によって精査を受けて診断される場合が殆どである．PSAの上昇や直腸診によってがんが疑われた場合，超音波ガイドの針生検による病理診断にて確定する．その後，画像診断により臨床病期を決定する ▶図1．

1) 直腸診

前立腺がんの好発部位は直腸に近接している辺縁領域であるため，直腸診により触知可能な場合がある．直腸診によって前立腺表面を触診し，前立腺全体の大きさや硬さ，腫瘍を触知した場合には，その大きさや硬さを評価する．

2) 前立腺特異抗原（prostate specific antigen：PSA）

PSAは前立腺がんの優れた腫瘍マーカーである．前立腺の腺上皮細胞から分泌される糖タンパクであり，前立腺がん細胞もPSAを分泌

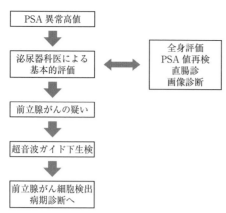

図1 前立腺がん診療のアルゴリズム

表1 前立腺がんTNM分類

T-原発腫瘍		
TX		原発腫瘍の評価が不可能.
T0		原発腫瘍なし.
T1		触知不能, 画像では診断不可能.
	T1a	切除組織の5%以下.
	T1b	切除組織の5%を超える.
	T1c	PSA値の上昇などのため, 針生検で確認される腫瘍.
T2		前立腺に限局する腫瘍.
	T2a	片葉の1/2以内.
	T2b	片葉の1/2を越えて広がるが, 両葉には及ばない.
	T2c	両葉へ進展.
T3		前立腺被膜を越えて進展する腫瘍.
	T3a	被膜外へ進展, 顕微鏡的な膀胱頸部浸潤
	T3b	精嚢浸潤.
T4		精嚢以外の隣接臓器に固定または浸潤.
N-所属リンパ節		
NX		所属リンパ節の評価が不可能.
N0		所属リンパ節転移なし.
N1		所属リンパ節転移あり.
M-遠隔転移		
M0		遠隔転移なし.
M1		遠隔転移あり.
	M1a	所属リンパ節以外のリンパ節転移.
	M1b	骨転移.
	M1c	リンパ節, 骨以外の転移.

するため, がんの進行とともに血液中のPSA値は高値となる. PSAを用いて前立腺がんをスクリーニングする場合, PSAの値が高くなるに従って, 前立腺がんと診断される確率は高くなり, 一般的に基準値として用いられている4 ng/mL前後では約30%にがんが発見される. PSAは前立腺肥大症や前立腺炎などの良性疾患でも上昇するため, 直腸診やほかの画像検査を参考にして, 前立腺生検の施行を検討する. また, 治療経過の追跡にも有効であり, 治療によって低下したPSAが再上昇した場合には, がんの再発を疑い, 画像検査などを行う.

3) 超音波検査

前立腺を超音波検査で描出する場合, 経直腸的断層法と経腹的断層法がある. 前立腺がんのスクリーニングには経直腸的断層法を用いて観察する. 前立腺の横断面における形状や内部エコー像, 被膜エコー像の変化によって前立腺がんの診断を行う. がんは一般的に低エコー像として描出される. 確定診断のために施行される前立腺生検にも用いられる.

4) MRI検査

正常前立腺の辺縁領域は一般的にT2強調画像にて高信号となるが, 前立腺がんは低信号として描出される. 拡散強調画像では高信号に描出され, T2強調画像と組み合わせることにより, 高い診断能を得ることができる. がんの局在や被膜浸潤の有無などの評価に有用である.

5) CT検査

CTは前立腺内の病変の検索には適していない. 前立腺がんと診断された後において, 骨盤内リンパ節転移, 骨転移などの遠隔転移の検索や評価に有用である.

6) 骨シンチグラフィ

前立腺がんは進行すると骨転移の頻度が高いため, 骨シンチグラフィは進行がんの転移の検索には必須の検査となる. 全身の骨の検索ができる一方で, 集積所見だけで良性・悪性の診断が困難であり, X線, CT, MRIによる質的診断が必要となる.

7) 前立腺生検

前立腺がんの確定診断は, 前立腺生検による病理学的診断にて行う. PSAや直腸診, ほかの画像検査にて前立腺がんが疑われた場合には, 経直腸的超音波を用いて前立腺を観察しながら, 針生検にて組織を採取する.

8) 病期診断・リスク分類

前立腺がんと診断された場合には, がんの局在や浸潤, 他臓器転移の有無を検索する必要がある. がんの広がりはTNM分類を用いて記載する ▶表1 . 原発巣の評価（T分類）は直腸診とMRIにより行う. リンパ節転移（N分

類）はCTやMRIにて，遠隔転移（M分類）はCTや骨シンチグラフィが有用である．

治療前に前立腺がん再発の可能性や生命予後を推測する方法として，T分類，PSA値，Gleasonスコアなどの複数の因子を組み合わせることにより患者の予後を群分けするリスク分類が考案されており，患者の治療方法の選択に用いられる ▶表2．

4. 治療概要

主な治療法として，①手術療法，②放射線療法，③内分泌療法，④化学療法があげられる．限局性前立腺がんに対する根治治療としては，手術療法あるいは放射線療法を行う．局所進行がんでは，内分泌療法を併用した放射線療法や手術療法が行われることが一般的である．転移がんにおいては，内分泌療法が行われるが，内分泌療法に抵抗性になった場合には，化学療法や新規内分泌療法が行われる．「NCCNガイドライン」[2]における標準的な治療法を ▶図2 に示す．

限局性前立腺がんは，一般的にがん死する可能性が低く，長期の生存が可能である．したがって，治療の選択には，患者の年齢や身体活動度（PS），合併症の有無，生活の質を考慮することが必要である．さらに，前立腺がんのリスク分類を用いて総合的に判断する．

1）手術療法

限局性前立腺がんに対する根治的治療として，前立腺全摘術が行われる．期待余命が10年以上，低リスクまたは中リスク前立腺がんの患者に推奨される．がん細胞を除去するには最も確実であり，病理学的な病期診断が可能になる．通常の開放手術のほかに，腹腔鏡下前立腺全摘術やロボット支援前立腺全摘術など低侵襲の術式が普及している．

合併症として，尿失禁，勃起障害，直腸損傷などがある．早期がんであれば，勃起神経を温存する神経温存前立腺全摘術も施行される．

2）放射線療法

放射線療法は手術療法と同様に，前立腺に限局するがんに対する根治的治療として行われる．また，局所進行型のがんに対しては，内分泌療法を併用した放射線療法が標準的治療として行われている．骨転移症例において，転移巣が多発でなく，疼痛部位が比較的限局しているときには，骨痛緩和のための放射線療法は極めて有効である．

3）内分泌療法

前立腺がんはアンドロゲン依存性に増殖することから，がん細胞からアンドロゲンを除去することが治療の中心となる．これには外科的去勢（両側精巣摘除術）と内科的去勢（LH-RHアゴニストまたはアンタゴニスト）がある．これらの去勢により精巣由来のアンドロゲンは抑制可能であるが，副腎由来のアンドロ

表2 前立腺がんのリスク分類

D'Amicoリスク分類	
低リスク	PSA≦10 and GS≦6 and T1〜T2a
中間リスク	10<PSA≦20 and/or GS 7 and/or T2b
高リスク	PSA>20 or GS≧8 or T2c
NCCNリスク分類	
超低リスク	T1c，GS≦6，PSA≦10 生検陽性コア3本未満 陽性コア占拠率50％以下 PSA density <0.15 ng/mL/g
低リスク	PSA≦10 and GS≦6 and T1〜T2a
中間リスク	10<PSA≦20 or GS 7 or T2b〜T2c
高リスク	PSA>20 or GS≧8 or T3a
超高リスク	T3b〜T4

GS：Gleason score

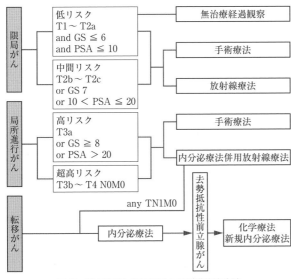

図2 前立腺がんの病期による標準的治療法

ゲンも存在するため，抗アンドロゲン薬の併用により双方からのアンドロゲンを遮断するcombined androgen blockade（CAB療法）の有用性が示されており，標準的に行われている．

内分泌療法は転移を有する場合に適応になるが，局所進行がんにおいても放射線療法と併用で用いられる．また，高齢者や合併症などで手術療法や放射線療法の適応でない場合にも治療の対象となる．

内分泌療法の有害事象として，ホットフラッシュ，発汗，性欲減退，骨塩量の低下，体脂肪の増加などがある．

進行がんの多く（90％以上）は，初期は内分泌療法が有効であるが，殆どの症例においてテストステロンが去勢域に低下しているにもかかわらず治療に抵抗性を示す（去勢抵抗性前立腺がん）．去勢抵抗性となる機序として，がん細胞におけるアンドロゲン感受性の増強の獲得やがん細胞内でのアンドロゲン合成の亢進などが明らかとなり，これらを標的とした新規内分泌療法薬（エンザルタミド，アビラテロン）が開発され，その有用性が示されている．

4）化学療法

去勢抵抗性前立腺がんにおいては，タキサン系の抗がん薬であるドセタキセル，カバジタキセルが有効である．転移による痛みなど症状を有する患者への使用が推奨されている．

5）骨転移に対する治療

前立腺がんの骨転移は，痛みの原因になるばかりでなく，病的骨折，脊髄圧迫など患者のQOLを低下させる．ゾレドロン酸やデノスマブは，去勢抵抗性前立腺がんの骨関連事象（病的骨折，脊髄圧迫，骨に対する手術または放射線治療）を予防することが示されている．多発骨転移による痛みに対しては，ストロンチウム89（^{89}Sr）を使用する．

参考文献

1) 祖父江友孝（監修）：がん・統計白書2012—データに基づくがん対策のために—. 篠原出版新社, 2012.
2) NCCNガイドライン Ver 4, 2013.［http://www.tri-kobe.org/nccn/guideline/index.html］

（執筆者）小島崇宏（筑波大学）
（取りまとめ）西山博之（筑波大学）

⊠ 薬物治療

1. 前立腺がん治療薬の適応・治療レジメン

1）内分泌療法薬

① 性腺刺激ホルモン放出ホルモン：ゴセレリン，リュープロレリン，デガレリクス

抗アンドロゲン薬との併用により，精巣と副腎から分泌される男性ホルモンの影響を最大限抑え治療効果を高めることを目的とした，CAB（combined androgen blockade）療法とし臨床では用いられる．

② 抗アンドロゲン薬

i）フルタミド，ビカルタミド，クロルマジノン

性腺刺激ホルモン放出ホルモン製剤との併用により，精巣と副腎から分泌される男性ホルモンの影響を最大限抑え治療効果を高めることを目的とした，CAB療法とし臨床では用いられる．

CAB療法中にPSA値が上昇し，再燃した場合には抗アンドロゲン薬を中止することにより一時的にPSA値が低下する抗アンドロゲン薬除去症候群（anti-androgen withdrawal syndrome：AWS）が確認されている．AWS後に再度PSA値の上昇をみとめた場合は，抗アンドロゲン薬を変更する．

AWSとは，アンドロゲン受容体の遺伝子変異が機序の一つとして考えられている．Codon 877などの点突然変異によりアンドロゲン受容体のリガンドの特異性に変化が起こり，アンドロゲンや，ステロイドホルモン，抗アンドロゲン薬により活性化が起こり，細胞増殖刺激が起こると考えられている．

ii）アビラテロン，エンザルタミド

血清中テストステロン濃度が去勢レベルにあるにもかかわらず，病勢の増悪がみとめられるような状態を去勢抵抗性前立腺がん（CRPC：castration-resistant prostate cancer）と定義される．CRPCにおいても，多くの場合，前立腺腫瘍細胞の増殖および生存はアンドロゲンによるアンドロゲン受容体活性化に依存しており，アンドロゲンの供給源としては，副腎または腫瘍内などの性腺外で合成されるアンドロゲンが重要であることが示唆されている．CYP17の選択的阻害作用を介して，精巣，副腎および前

立腺腫瘍組織内におけるアンドロゲン合成を阻害することにより，CRPC に対して抗腫瘍効果を示すと考えられている．CYP17 阻害作用により，糖質コルチコイドであるコルチゾールの合成が減少するとフィードバック作用が働き，視床下部-下垂体-副腎系の亢進が起こり，ACTH 濃度が上昇し，鉱質コルチコイドであるプロゲステロンやコルチコステロンの濃度が上昇し，高血圧，低カリウム血症，体液貯留などの症状が現れる（鉱質コルチコイド過剰状態）．鉱質コルチコイド過剰に伴う症状を予防・緩和するために糖質コルチコイドの併用が必須とされている．

③エストロゲン薬：エチニルエストラジオール

抗アンドロゲン薬により再燃した場合に選択肢となりうる．

④副腎皮質ステロイド：デキサメタゾン

去勢抵抗性前立腺がんに適応される．投与量については 0.5〜2.25 mg の範囲での報告があるが，一般的には 1〜2 mg が使用される．デキサメタゾンの使用により，食欲改善，疼痛軽減など QOL の向上に寄与するため高齢者や QOL の低下した患者には有用である．

2）化学療法薬

ⅰ）ドセタキセル

去勢抵抗性前立腺がんに対して，プレドニゾロンとの併用にて適応される．レジメンは，ドセタキセル 75 mg/m^2 3 週ごと，プレドニゾロン 1 回 5 mg 1 日 2 回連日投与である．

ⅱ）カバジタキセル

カバジタキセルは，有効な治療法が存在しないドセタキセル治療後の前立腺がん患者に対して生存時間の延長を示した薬剤であり，海外のガイドラインにおいて，ドセタキセルを含む前治療歴のある去勢抵抗性前立腺がんに用いることが推奨されている．投与時の過敏反応を軽減させるために，カバジタキセル投与の 30 分前までに，抗ヒスタミン薬，副腎皮質ホルモン薬，H$_2$ 受容体拮抗薬などの前投与を行うこととされている．

---

2. 前立腺がん治療用薬物の概要

1）内分泌療法薬

①性腺刺激ホルモン放出ホルモン（gonadotropin releasing hormone：GnRH）

ⅰ）ゴセレリン

❖ 作用機序/標的分子

ゴセレリンは LH-RH アゴニストとして下垂体 LH-RH 受容体に作用する．初期刺激時にはゴナドトロピン分泌能を増大させるが，継続的刺激により受容体のダウンレギュレーションを引き起こし，ゴナドトロピン分泌能を低下させ，精巣からのテストステロン分泌を抑制する．

❖ 製　剤

皮下埋込用注射剤であり，3.6 mg 製剤（月 1 回投与）と 10.8 mg 製剤（年 4 回投与）の製剤がある．

❖ 使用上の注意

脊髄圧迫または尿路閉塞による腎障害を呈している患者に投与した場合，開始初期に血清中テストステロン濃度の一過性の上昇がみとめられ，その結果，フレアーアップ（血清中テストステロン濃度の一過性上昇に伴う前立腺がん随伴症状の増悪）として脊髄圧迫による異常感覚および疼痛，骨痛，尿閉，排尿困難などが増悪することがある．副作用としてほかに，性欲減退，ED，女性化乳房，乳腺腫脹・圧痛，熱感，発汗，顔面潮紅，めまい，頭痛，骨密度低下，血栓塞栓症がある．

ⅱ）リュープロレリン

❖ 作用機序/標的分子

ゴセレリンと同様である．

❖ 製　剤

マイクロカプセル型徐放性製剤であり，3.75 mg 製剤（月 1 回投与）と 11.25 mg 製剤（年 4 回投与）の製剤がある．

❖ 使用上の注意

ゴセレリンと同様の副作用がある．

ⅲ）デガレリクス

❖ 作用機序/標的分子

デガレリクスは，下垂体前葉にある GnRH 受容体を直接的に阻害することにより，下垂体からの黄体形成ホルモン（LH）の分泌を直ちに抑制する．アンタゴニストであるため，投与初期にテストステロン濃度の一過性の上昇はみられない．

❖ 製　剤

皮下投与することにより，投与部位で形成されたゲル状のデポからデガレリクス塩酸塩が持続的に放出されることにより作用時間が長期間持続する．

② 抗アンドロゲン薬

ⅰ）フルタミド

❖ 作用機序/標的分子

血中に分泌されるアンドロゲンの95％は精巣で合成されるテストステロンで，5％は副腎由来のアンドロゲンである．副腎由来のアンドロゲンは非活性で，末梢組織や前立腺組織でテストステロンに変換される．前立腺組織に到達したテストステロンは，前立腺細胞内の5α-還元酵素により強力なアンドロゲン活性を持つジヒドロテストステロン（DHT）に変換される．DHTは前立腺細胞内のアンドロゲン受容体に結合し，前立腺細胞を増殖させる．フルタミドは非ステロイド性の抗アンドロゲン作用を有し，DHTとアンドロゲン受容体との結合を競合的に阻害することにより抗アンドロゲン作用を発揮し，抗腫瘍効果を示す．

❖ 使用上の注意

フルタミドは体内で速やかに代謝されOH-フルタミドとなり，抗アンドロゲン作用を示す．

副作用として女性化乳房，AST上昇，ALT上昇がある．

ⅱ）ビカルタミド

❖ 作用機序/標的分子

フルタミドと同様である．

❖ 使用上の注意

ワルファリンは，ビカルタミドの血漿タンパク質結合率は高く，タンパク結合部位においてワルファリンと置換する報告がある．このため，遊離のワルファリンが増加し，抗凝血作用を増強させる可能性がある．副作用として，女性化乳房，AST上昇，ALT上昇がある．

ⅲ）クロルマジノン

❖ 作用機序/標的分子

抗アンドロゲン作用と血中テストステロン低下作用を有するステロイド性の抗アンドロゲン薬である．抗アンドロゲン作用は，テストステロンの前立腺への選択的取込み阻害作用と，5α-DHTと受容体との結合阻害作用による．血中テストステロン低下作用は，視床下部-下垂体系の抑制作用と，精巣におけるテストステロン生合成抑制作用による．

❖ 使用上の注意

副作用として，女性化乳房がある．

ⅳ）アビラテロン

❖ 作用機序/標的分子

アビラテロン酢酸エステルは生体内で速やかにアビラテロンへ加水分解され，17α-hydroxylase/C17, 20-lyase（CYP17）活性を不可逆的かつ選択的に阻害する．CYP17は，プレグネノロンおよびプロゲステロンからテストステロンの前駆体であるデヒドロエピアンドロステロン（DHEA）およびアンドロステンジオンをそれぞれ産生する酵素である．アビラテロンはCYP17活性を阻害し，アンドロゲンであるテストステロンおよびアンドロステンジオンの合成を阻害する．

❖ 使用上の注意

重度の肝機能障害患者（Child-PughスコアC）には禁忌である．食事の影響によりCmaxおよびAUCが上昇するため，食事の1時間前から食後2時間までの間の服用は避ける．

副作用として，AST上昇，ALT上昇，低カリウム血症，疲労，ほてり，悪心，末梢性浮腫，高血圧がある．

ⅴ）エンザルタミド

❖ 作用機序/標的分子

エンザルタミドはアンドロゲン受容体（AR）のシグナル伝達阻害作用を有する新規抗アンドロゲン薬である．去勢抵抗性前立腺がん細胞において，エンザルタミドはARのシグナル伝達を複数の段階で阻害することが確認されている．まず，細胞質内においてARと結合し，アンドロゲンの結合を阻害する．また，ARと結合することにより，ARの核内移行を阻害する．さらに核内では，ARとDNAの結合を阻害することから，AR標的遺伝子の転写を抑制すると考えられている．加えて，エンザルタミドはARとコアクチベーターとの結合を促進しないことが確認されている．ARはDNAとの結合阻害ならびにコアクチベーターとの結合を促進しない作用から，転写が抑制されていると考えられる．ARのシグナル伝達を阻害された去勢抵抗性前立腺がん細胞は増殖することができず，腫瘍は縮小・退縮していく．

❖ 使用上の注意

副作用として，高血圧，便秘，疲労，食欲減退，体重減少，心電図QT延長，ほてり，痙攣がある．痙攣発作は，エンザルタミドがGABA開口性クロライドチャネル（中枢神経系に存在するGABA受容体に内蔵されたクロライドイオンを通過させるチャネルで，神経の興奮抑制に働く）に結合することにより，クロライドイオンの流入が阻害され，神経細胞活動の異常興奮が生じ痙攣を誘発すると考えられている．

③ エストロゲン薬

ⅰ）エチニルエストラジオール

❖ 作用機序/標的分子

エチニルエストラジオールは前立腺および精嚢質量を減少させ，血中テストステロン値を低下させる．

❖ 使用上の注意

血栓性静脈炎，肺閉塞症またはその既往のある患者には禁忌である．副作用として，血栓症，心不全，狭心症がある．

ⅱ）エストラムスチンリン酸エステルナトリウム水和物

❖ 作用機序/標的分子

エストラムスチンリン酸エステルナトリウム水和物は，卵胞ホルモン剤のエストラジオールとアルキル化薬のナイトロジェンマスタードをカルバメート結合させた化合物である．主要代謝物であるエストラムスチンは，前立腺がん細胞中に多く存在するestramustine binding proteinに結合してがん組織に集積され，マイクロチューブルの重合を阻害することにより殺細胞作用を発揮する．また，代謝物であるエストラジオールは，性腺刺激ホルモン（LH），テストステロンの生合成および5α-リダクターゼを阻害し，抗アンドロゲン作用を示す．

❖ 使用上の注意

血栓性静脈炎，脳血栓，肺塞栓などの血栓塞栓性障害，虚血などの重篤な冠血管疾患，またはその既往歴のある患者には禁忌である．副作用として，女性化乳房，食欲不振，浮腫，血栓症がある．

④ 副腎皮質ステロイド：デキサメタゾン

❖ 作用機序/標的分子

デキサメタゾンの視床下部や下垂体へのネガティブフィードバックにより，ACTH（副腎皮質刺激ホルモン）の分泌を抑制し，副腎由来のアンドロゲンの生産を抑制する．

2）化学療法薬

① ドセタキセル

ドセタキセルは，ヨーロッパイチイの針葉抽出物から半合成された抗悪性腫瘍薬であり，チュブリンに作用し，細胞の有糸分裂停止により抗腫瘍効果を発揮する．詳細は1節「肺がん」薬物治療の項を参照．

② カバジタキセル

❖ 作用機序/標的分子

カバジタキセルは，チュブリンの重合を促進し，微小管を安定化することにより細胞分裂を阻害する．

❖ 使用上の注意

ポリソルベート80含有製剤に対し重篤な過敏症の既往歴のある患者には禁忌である．主として薬物代謝酵素CYP3A4で代謝されるので，CYP3A4の活性に影響を及ぼす薬剤と併用する場合には注意して投与する．

副作用として，骨髄抑制（好中球数減少，血小板数減少，ヘモグロビン減少），疲労，悪心，下痢，味覚異常，過敏反応がある．海外第Ⅲ相臨床試験において，65歳以上の患者では，それ以外の患者に比べ疲労，好中球減少症，無力症，発熱，浮動性めまい，尿路感染，脱水などの副作用が，またGrade Ⅲ以上では好中球減少症および発熱性好中球減少症などの副作用が多くみとめられた．

参考文献

1) ゾラデックス・インタビューフォーム．アストラゼネカ，2017年改訂第8版．
2) リュープリン・インタビューフォーム．武田薬品工業，2016年改訂第8版．
3) ゴナックス・インタビューフォーム．アステラス製薬，2016年改訂第7版．
4) オダイン・インタビューフォーム．日本化薬，2014年改訂第6版．
5) カソデックス・インタビューフォーム．科研製薬，2015年改訂第5版．
6) プロスタール・インタビューフォーム．あすか製薬，2010年改訂第5版．
7) ザイティガ・インタビューフォーム．ヤンセンファーマ，2017年改訂第6版．
8) イクスタンジ・インタビューフォーム．アステラス製薬，2015年改訂第6版．
9) プロセキソール・インタビューフォーム．あすか製薬，2017年改訂第11版．

10) エストラサイト・インタビューフォーム．日本新薬，2010 年改訂第 2 版．
11) タキソテール・インタビューフォーム．サノフィ，2016 年改訂第 13 版．
12) ジェブタナ・インタビューフォーム．サノフィ，2016 年改訂第 5 版．

（執筆者）安室　修（亀田総合病院）

9 子宮体がん

◆病態生理

1. 病態生理

1) 疫　学

わが国での子宮体がんの罹患率は近年増加傾向が続いており，1977 年に 10 万人当たり 2.0 人であったのが，2010 年には 17.9 人と約 9 倍にも増加している（地域がん登録全国推計によるがん罹患データ http://ganjoho.jp/public/index.html）．子宮頸がんおよび子宮体がん全体に占める子宮体がんの割合も 1970 年代には 10% 程度であったが，2012 年度に日本産科婦人科学会に登録された治療患者数では子宮頸がん（上皮内がんを除く）7,028 人に対して子宮体がん 8,217 人（子宮内膜増殖症を除く）と 50% を越えている[1]．一方で，米国での子宮体がんの罹患率は 2011 年では 10 万人当たり 26.5 人で，子宮頸がんおよび体がん全体の 80% に迫りつつある（Surveillance, Epidemiology and End Results [SEER] Program. http://seer.cancer.gov/index.html）．この罹患率の差は，米国に移住した日本人の調査から後天的ファクターによるとされ[2]，生活習慣病や肥満の影響が考えられる．また，国内での近年の罹患数の増加は，食生活の欧米化に加え，少子化・晩婚化といった女性のライフサイクルの変化が大きく関与していると考えられる．今後，生活習慣の欧米化が進むことで，国内罹患数の更なる増加が懸念される．

2) 病　理

子宮体がんは，臨床病理学的特徴からエストロゲン依存性の Type Ⅰ とエストロゲン非依存性の Type Ⅱ に分類される[3]．Type Ⅰ の大半を占める類内膜腺がんは，組織学的分化度により Grade 1～3 に分けられる ▶表1 ．子宮体がん全体の約 8 割を占める Type Ⅰ は，比較的若年の更年期女性に発生し，子宮内膜異型増殖症を前がん病変とし，組織型は高分化型の類内膜腺がん（Grade 1）が多く，子宮筋層浸潤は浅く，一般に予後良好である．一方，Type Ⅱ は比較的高齢で痩せ型の閉経後女性に発生し，

表1　子宮体がんの組織学的分化度（類内膜腺がんと診断されたものに適応）

分化度	説　明
Grade 1	充実性増殖の占める割合が腺がん成分の 5% 以下であるもの．
Grade 2	充実性増殖の占める割合が腺がん成分の 6～50% のもの． あるいは充実性増殖の割合が 5% 以下でも細胞異型の著しく強いもの．
Grade 3	充実性増殖の占める割合が腺がん成分の 50% を超えるもの． あるいは充実性増殖の割合が 6～50% でも細胞異型の著しく強いもの．

・漿液性腺がん，明細胞腺がん，扁平上皮がんは核異型により Grade を判定．
・扁平上皮への分化を伴う腺がんの Grade は腺がん成分によって判定．
（日本婦人科腫瘍学会（編）：子宮体がん治療ガイドライン（2013 年版）．金原出版，2013．より転載）

萎縮内膜から de novo に発生し，組織型は漿液性腺がんや明細胞腺がんなどの低分化な非類内膜腺がんで，筋層浸潤は深く，一般に予後不良である．

Type Ⅰ 子宮体がんの前がん病変である子宮内膜増殖症は，細胞異型および構造異型の有無により，単純型増殖症，複雑型増殖症，単純型異型増殖症，複雑型異型増殖症に分類される．Kurman らの報告によれば，子宮体がんの発生率はそれぞれ 1%，3%，8%，29% とされる．また，異型増殖症の 25～43% に高分化型体がんを合併すると報告されている．

Type Ⅰ の子宮体がんは，内因性または外因性の unopposed estrogen が主な病因である．エストロゲンは細胞増殖を促進し，プロゲステロンはそれに対し拮抗作用を持つ．正常な月経周期では，まず卵巣から分泌されるエストロゲンの作用により子宮内膜は増殖期となり，次に排卵すると卵巣に形成される黄体から分泌されるプロゲステロンの作用により，子宮内膜は脱落膜化の後，消退出血により剥脱する．エストロゲンにより子宮内膜の増殖が促進されると，細胞が遺伝子変異を獲得する確率が増加し，またエストロゲンの代謝産物は DNA と結合し遺

伝子変異を誘発する[4]. 正常な子宮内膜細胞においても増殖の過程で一定の率で遺伝子変異が発生するが[5], 月経時の剥脱によりキャンセルされ, がん化を免れている. 子宮内膜がプロゲステロンの作用を受けずに持続的にエストロゲンに曝露される状態を unopposed estrogen と呼ぶ.

子宮体がんの殆どは散発性であり, がん遺伝子, がん抑制遺伝子における体細胞性変異が原因である. Type I と Type II では変異遺伝子の種類と頻度にも相違があり, 前者ではPTEN, PIK3CA, β-catenin, K-ras などの遺伝子変異が多く, type II では p53 の変異が高頻度である. 一方, 子宮体がんの約 5% は遺伝性素因を有するとされ, 最も関連する家族性腫瘍は Lynch 症候群である. Lynch 症候群患者における生涯発がんリスクは, 男性では結腸直腸がんが 80% と最多であるが, 女性では結腸直腸がんは 40% で, 子宮体がんが 43～60% と最も高頻度である. Lynch 症候群家系ではMLH1, MSH2, MSH6, PMS2 遺伝子などのDNA ミスマッチ修復（DNA mismatch repair: MMR）遺伝子に生殖細胞系列の変異を有する.

3）危険因子
① 経妊・経産回数
国内の case-control study によると, 妊娠回数 1 以下は独立した子宮体がんのリスク因子であり[6], 経産回数が多くなるにつれてリスクは低くなる[7]. ノルウェーの大規模な cohort study によると, 最終分娩から 10 年以内の罹患率は, 未産婦を 1 とすると 1～2 回経産婦は約 0.25, 3 回以上経産婦は約 0.1, その後 5 年ごとに約 20% ずつ増加する[8]. 機序としては, 妊娠中に大量に分泌されるエストリオールによる抗エストラジオール作用, 胎盤から分泌されるプロゲステロンの作用, また分娩による子宮内膜の機械的剥脱によるとされる.

② 排卵障害・多嚢胞性卵巣症候群（PCOS）
多くの報告で, 若年性子宮体がん患者は高率に多嚢胞性卵巣および無月経または希発月経を伴うとされる[9],[10]. 不妊患者のレビューによれば, 慢性的な無排卵にある女性での子宮体がん発生の相対危険度（RR）は 1.05～10.3 とされる[11]. 排卵障害は, 持続的エストロゲン曝露と

プロゲステロン分泌不全による unopposed estrogen の状態をもたらす.

③ 肥満
メタアナリシスによれば, BMI の増加は子宮体がんと強い相関をみとめている[12]. 脂肪組織内ではアロマターゼにより, 副腎および卵巣由来のアンドロステンジオンがエストロンに, 卵巣由来のテストステロンがエストラジオールに変換される. また, 肥満女性では血清中のsex hormone-binding globulin（SHBG）が減少しており, 生物活性を示すエストロゲンが相対的に増加する. さらに, 脂肪細胞特異的な分泌タンパクアディポネクチンはインシュリン増感作用を有し, 肥満者ではアディポネクチンの発現低下により高インシュリン血症をもたらす[13].

④ 糖尿病
国内の case-control study によると, 糖尿病は子宮体がんの独立したリスク因子であり, またメタアナリシスによれば糖尿病（主に 2 型）は子宮体がんのリスク上昇と有意に相関する[14]. 高インシュリン血症は 2 型糖尿病に特徴的で, インシュリンは受容体を介して子宮内膜間質細胞に直接的な mitogenic effect を有する[15].

⑤ メタボリックシンドローム
メタボリックシンドロームとがんのリスクに関するメタアナリシスによれば, 子宮体がんに関して欧州での 3 件の研究（コホート 2 件, nested case-control 1 件）, 1,221 人に関するメタアナリシスにおいて RR 1.61 と報告されている[16].

⑥ タモキシフェン
タモキシフェンは, 乳腺に対してアンタゴニストとして作用するが, 子宮内膜に対しては弱いアゴニストとして作用し, 高用量（30～40 mg）, 長期間投与（5 年以上）により, 子宮体がんのリスクを増加させる[17],[18]. ランダム化比較試験（RCT）では子宮体がん発生の RR は40 mg, 2 年間の投与で 6.4[19], 20 mg, 5 年間の投与で 7.5[20] および 2.5[21] と報告され, case-control study では 5 年以上の投与でリスクは4～10 倍と報告されている[22]～[24]. これらの結果から, 乳がんの治療および予防には 5 年間のタモキシフェン投与が推奨されている.

⑦ エストロゲン産生卵巣腫瘍

卵巣の顆粒膜細胞腫や莢膜細胞腫からのエストロゲン産生により，Type I の子宮体がんを合併しやすいことが知られており，エストロゲン産生卵巣腫瘍の患者における子宮体がんの発生率は6〜21%と報告されている[25]．

2. 症　状

最も多い症状は不正性器出血，すなわち月経以外の性器出血である．ただし，更年期の月経不順との区別が困難であるため，自己判断により受診が遅れることもある．がんが進行すれば，このほかに下腹痛が出現し，腫瘍からの出血が貯留すると子宮留血症となり，感染を併発すれば子宮留膿症となる．

3. 検　査

子宮内膜の細胞診・組織診を行うが，内膜細胞診の偽陰性率は13%と高く，検査のゴールドスタンダードは組織診である．外来で十分な組織診ができない場合や，前がん病変をみとめた場合には，全身麻酔下に子宮内膜全面搔爬術を行う．経腟超音波検査では肥厚した子宮内膜が描出される．画像検査として MRI は主に子宮筋層への浸潤の深さを評価し，CT では主にリンパ節転移・遠隔転移を評価する．内視鏡（子宮鏡）で直接子宮内腔を観察する場合もある．隣接臓器への浸潤の可能性がある場合には，膀胱鏡，直腸鏡，大腸内視鏡などを行う．

4. 治療概要

1) 手　術

子宮体がんの治療の第一選択は手術である．単純子宮全摘術＋両側付属器摘出術が行われ，病巣が子宮頸部間質にまで浸潤している可能性があれば広汎子宮全摘術または準広汎子宮全摘術を行う．また，リンパ節転移の可能性がある場合には，骨盤（および傍大動脈）リンパ節郭清術を同時に行う．開腹手術だけでなく，最近では患者の身体的負担を軽減するために腹腔鏡手術やロボット手術も行われている．摘出検体の病理検査により手術進行期 ▶表2 を決定し，その再発リスク ▶表3 に応じて術後補助療法として化学療法や放射線療法を追加する．

2) 化学療法

化学療法は術後に追加する補助療法として行われることが多く，手術検体の病理組織診断に

表2　子宮体がんの手術進行期分類（日産婦 2011，FIGO 2008）

I 期
がんが子宮体部に限局するもの． 　I A 期：がんが子宮筋層 1/2 未満のもの． 　I B 期：がんが子宮筋層 1/2 以上のもの．

II 期
がんが頸部間質に浸潤するが，子宮を越えていないもの．

III 期
がんが小骨盤を越えない子宮外に広がるか，所属リンパ節転移あり． 　III A 期：子宮漿膜ならびに/あるいは付属器を侵す． 　III B 期：腟ならびに/あるいは子宮傍組織に広がる． 　III C 期：骨盤リンパ節ならびに/あるいは傍大動脈リンパ節転移あり． 　　　III C1 期：骨盤リンパ節転移． 　　　III C2 期：骨盤リンパ節転移の有無を問わない傍大動脈リンパ節転移．

IV 期
小骨盤腔を越えるか，膀胱ならびに/あるいは腸粘膜浸潤，遠隔転移． 　IV A 期：膀胱ならびに/あるいは腸粘膜浸潤． 　IV B 期：腹腔内ならびに/あるいは鼠径リンパ節転移を含む遠隔転移．

表3　子宮体がんの術後再発リスク分類

低リスク群	類内膜腺がん G1 あるいは G2 で筋層浸潤 1/2 以内 頸部浸潤なし 腹腔細胞診陰性 脈管侵襲なし 遠隔転移なし
中間リスク群	類内膜腺がん G3 で筋層浸潤 1/2 以内 類内膜腺がんで筋層浸潤 1/2 を超える 頸部浸潤あり 腹腔細胞診陽性 脈管侵襲あり 漿液性腺がん・明細胞腺がんあるいは未分化がん 遠隔転移なし
高リスク群	付属器・漿膜・基靭帯進展あり 腟壁浸潤あり 骨盤あるいは傍大動脈リンパ節転移あり 膀胱・直腸浸潤あり 腹腔内播種あり 遠隔転移あり

（日本婦人科腫瘍学会（編）：子宮体がん治療ガイドライン（2013年版）．金原出版，2013．より転載）

より病巣が子宮外に進展していた場合に追加される．使用される主なレジメンは，パクリタキセル・カルボプラチン療法，アドリアマイシ

ン・シスプラチン療法などである．手術の適応
とならない進行がんには初回治療として行われ
る．化学療法に対する感受性は卵巣がんほど高
くはないが，進行がんに対して術前化学療法と
して投与し腫瘍の縮小化を図った後，手術を行
う場合もある．

3）放射線療法

放射線療法は術後補助療法として追加される
ことが多く，病巣が子宮筋層に深く浸潤してい
たり，リンパ節転移をみとめた場合に追加され
る．放射線療法に対する感受性は子宮頸がんほ
ど高くはないが，合併症により手術不能な早期
がんに対しては，初回治療として行われる．

4）ホルモン療法

若年性の初期子宮体がんの高分化型類内膜腺
がんに対し，妊孕性温存治療として高用量黄体
ホルモン療法が行われる．国内で施行された
40歳未満の子宮体がんIA期相当の高分化型類
内膜腺がん（Grade 1）28例および子宮内膜異
型増殖症17例に対する高用量メドロキシプロ
ゲステロン酢酸エステル（MPA）投与による
妊孕性温存療法の第2相試験によれば[26]，子宮
体がんで55%，異型増殖症で82%の完全奏効
率が得られている．12例の妊娠と7例の正常
分娩が得られたが，子宮体がんで57%，異型
増殖症で38%の再発をみとめている．このよ
うに再発リスクが高く，十分なインフォームド
コンセントと厳重な管理が必須である．血栓・
塞栓症のリスクが増加するため，低用量アスピ
リンを併用する．

参考文献

1）　婦人科腫瘍委員会報告．日産婦誌 2014；66：995-
1038.

2）　Haenszel W, Kurihara M：Studies of Japanese
migrants. I. Mortality from cancer and other
disease among Japanese in the United States. J Nat
Cancer Inst 1968；40：43-68.

3）　Rose PG：Endometrial carcinoma. N Engl J Med
1996；335：640-9.

4）　Cavalieri EL, Stack DE, Devanesan PD, et al.：
Molecular origin of cancer；Catechol estrogen-3, 4-
quinones as endogenous tumor initiators. ProcNat-
lAcadSci USA 1997；94：10937-42.

5）　Mutter GL, Lin MC, Fitzgerald JT, et al.：Altered
PTEN expression as a diagnostic marker for the
earliest endometrial precancers. J Natl Cancer Inst
2000；92：924-30.

6）　森　満，工藤隆一，水内英充，他：過去10年間に
入院した症例に基づいた子宮内膜がんの症例対照

研究．癌の臨床 1993；39：1458-64.

7）　Inoue M, Okayama A, Fujita M. et al.：A case-
control study on risk factor for uterine endometrial
cancer in Japan. Jpn J Cancer Res 1994；85：346-50.

8）　Albreksten G, Heuch I, Tretli S, et al.：Is the risk of
cancer of the corpus uteri reduced by a recent
pregnancy? A prospective study of 765756 Norwe-
gian women. Int J Cancer 1995；61：485-90.

9）　DockertyMB, et al.：Carcinoma of the corpus uteri
in young women. Am J ObstetGynecol 1951；61：
966-81.

10）　FarhiDC, et al.：Endometrial adenocarcinoma in
women under 25 years of age. ObstetGynecol 1986；
68：741-5.

11）　Meirow D, Schenker JG：The link between female
infertility and cancer；epidemiology and possible
aetiologies. Hum Reprod Update 1996；2：63-75.

12）　Renehan AG, Tyson M, Egger M, et al.：Body-mass
index and incidence of cancer：a systematic review
and meta-analysis of prospective observational
studies. Lancet 2008；371：569-78.

13）　Steffes MW, Gross MD, Schreiner PJ, et al.：Serum
adiponectin in young adults-interactions with
central adiposity, circulating levels of glucose, and
insulin resistance：the CARDIA study. Ann Epide-
miol 2004；14：492-8.

14）　FribergE, Orsini N, Mantzoros CS, et al.：Diabetes
mellitus and risk of endometrial cancer：a meta-
analysis. Diabetologia 2007；50：1365-74.

15）　Nagamani M, Stuart CA：Specific binding and
growth-promoting activity of insulin in endome-
trial cancer cells in culture. Am J ObstetGynecol
1998；179：6-12.

16）　Esposito K, Chiodini P, Colao A, et al.：Metabolic
syndrome and risk of cancer：a systematic review
and meta-analysis. Diabetes Care. 2012；35：2402-
11.

17）　Satyaswaroop PG, Zaino RJ, Mortel R：Estrogen-
like effects of tamoxifen on human endometrial
carcinoma transplanted into nude mice. Cancer Res
1984；44：4006-10.

18）　Gorodeski GI, Beery R, Lunenfeld B, et al.：Tamoxi-
fen increases plasma estrogen-binding equivalents
and has an estradiol agonistic effect on histologi-
cally normal premenopausal and postmenopausal
endometrium. FertilSteril 1992；57：320-7.

19）　Fisher B, Costantino JP, Redmond CK, et al.：
Endometrial cancer in tamoxifen-treated breast
cancer patients：findings from the National Surgi-
cal Adjuvant Breast and Bowel Project（NSABP）
B-14. J Natl Cancer Inst 1994；86：527-37.

20）　Fornander T, Rutqvist LE, Cedermark B, et al.：
Adjuvant tamoxifen in early breast cancer：occur-
rence of new primary cancers. Lancet 1989；1：
117-20.

21）　Fisher B, Costantino JP, Wickerham DL, et al.：
Tamoxifen for prevention of breast cancer：report
of the National Surgical Adjuvant Breast and
Bowel Project P-1 Study. J Natl Cancer Inst 1998；

22) Bernstein L, Deapen D, Cerhan JR, et al. : Tamoxifen therapy for breast cancer and endometrial cancer risk. J Natl Cancer Inst 1999 ; 91 : 1654-62.

23) Bergman L, Beelen ML, Gallee MP, et al. : Risk and prognosis of endometrial cancer after tamoxifen for breast cancer. Comprehensive Cancer Centres' ALERT Group. Assessment of Liver and Endometrial cancer Risk following Tamoxifen. Lancet 2000 ; 356 : 881-7.

24) Pukkala E, Kyyrönen P, Sankila R, et al. : Tamoxifen and toremifene treatment of breast cancer and risk of subsequent endometrial cancer : a population-based case-control study. Int J Cancer 2002 ; 100 : 337-41.

25) Cook LS, et al. : Endometrial cancer. Cancer Epidemiology and Prevention (Schottenfeld D, Fraumeni JF, Jr., eds), 3rd ed. Oxford University Press, New York, 2006, 1027-43.

26) Ushijima K, Yahata H, Yoshikawa H, et al. : Multicenter phase II study of fertility-sparing treatment with medroxyprogesterone acetate for endometrial carcinoma and atypical hyperplasia in young women. J ClinOncol. 2007 ; 25 : 2798-803.

（執筆者）水口剛雄（筑波大学）
（取りまとめ）吉川裕之（筑波大学/茨城県立中央病院・茨城県地域がんセンター）

⊠ 薬物治療

1. 治療レジメン

1）術後化学療法

再発リスクが高リスクであるⅢ/Ⅳ期で術後残存腫瘍径 2 cm 以下の症例を対象とした RCT（GOG122）試験において，AP 療法は全腹部放射線照射と比較して PFS，OS 共に有意に優れていたことが報告され，AP 療法が標準治療と位置付けられた（AP 療法 8 コースでは治療関連死が約 4% にみとめられたことから，標準治療は 6 コースとなっている）[1]．また，GOG209 試験において，中間解析ではあるが，TC 療法の TAP 療法に対する非劣性が示され，高リスク群に対する標準治療のオプションと考えられる．中リスク群に関しては，コンセンサスが確立されておらず，化学療法の有用性については現在，わが国で検証中である．低リスク群については適応外（5 年生存率 90% 以上）である.

AP（ADM/CDDP）療法

ADM（60 mg/m^2）静注 day 1
CDDP（50 mg/m^2）静注 day 1
1 クール 3 週間 投与総コース 6 クール

2）再発に対する薬物療法

① 内分泌療法

ER および/または PgR 陽性，Grade Ⅰ，初回初診日から進行・再発までの期間が長いものは適応があると考えられ，治療選択肢の一つとなる．奏効率は 15〜20%，PFS は 2〜3ヶ月である．

MPA 療法

MPA（メドロキシプロゲステロン酢酸エステル）200 mg/day 経口（連日）

② 化学療法

再発症例に対しては，子宮頸がんと同様に生存率の改善は明らかでない．GOG107 試験において ADM 単剤と AP 療法が比較され，OS には差がみられなかったが，PFS と奏効率で AP 療法が有意に優れていた[2]．安全性に大きな問題はなく，EORTC でも試験が行われ，同様の結果が得られたため，AP 療法が標準治療とされた．その後，GOG177 試験において TAP 療法と AP 療法が比較され，TAP 療法が OS，PFS，RR 共に有意に延長したが，安全性が問題視（骨髄抑制が強く，G-CSF の併用が必要，治療関連死 3.7%）された[3]．また，再発例も対象となっていた GOG209 試験の結果から，TC 療法は効果も高く毒性も軽度であるため，標準治療として期待されている．わが国では AP 療法に対する TC 療法や DP 療法の優越性試験（JGOG2043）が進行中であり，結果が待たれる.

AP（ADM/CDDP）療法

ADM（40〜60 mg/m^2）静注 day 1
CDDP（50 mg/m^2）静注 day 1
1 クール 3 週間 投与総コース 6 クール

TAP（PTX/ADM/CDDP）療法

ADM（45 mg/m^2）静注 day 1
CDDP（50 mg/m^2）静注 day 1
PTX（160 mg/m^2）3 時間点滴 day 2
G-CSF（5 µg/kg）皮下注 day 3〜12
1 クール 3 週間 投与総コース 7 クール

TC（PTX/CBDCA）療法

PTX（175 mg/m^2）3 時間点滴 day 1
CBDCA（AUC 5〜7）1 時間点滴 day 1
1 クール 4 週間 投与総コース 6 クール

2. 子宮体がん治療用薬物の概要

ドキソルビシン（ADM，DXR，ADR）

❖ 作用機序

ドキソルビシンは，トポイソメラーゼによって切断されたDNAの再結合阻害作用に加えて，DNAへ直接結合（インターカレーション）してDNA合成を阻害する.

❖ 化学構造/製剤

アンスラサイクリン系トポイソメラーゼⅡ阻害薬

❖ 使用上の注意

〈体内動態・薬物代謝〉

代謝・排泄経路：肝代謝，胆汁・腎排泄.

〈副作用〉

>10%：骨髄抑制，悪心・嘔吐，食欲不振，口内炎，脱毛.

1～10%：心毒性（心筋障害によるうっ血性心不全）. 不可逆性蓄積毒性であり，総投与量450～500 mg/m^{2}を超えると頻度が増加する（ただし，低用量でも起こりうる）.

〈注意事項〉

心毒性に対する対策として，心疾患の既往や高血圧などの合併症，胸部照射の既往，高齢などのリスクファクターに留意するとともに，総投与量が500 mg/m^{2}を超えないようにする.

ベースラインおよび定期的な心エコーが勧められる.

シスプラチン（CDDP），パクリタキセル（PTX，PAC），カルボプラチン（CBDCA）は，10節「子宮頸がん」薬物治療の項を参照.

参考文献

1) Randall ME, Filiaci VL, Muss H, Spirtos NM, Mannel RS, Fowler J, Thigpen JT, Benda JA : Gynecologic Oncology Group Study : Randomized phase III trial of whole-abdominal irradiation versus doxorubicin and cisplatin chemotherapy in advanced endometrial carcinoma : a Gynecologic Oncology Group Study. J Clin Oncol 2006 ; 24 : 36-44.

2) Thigpen JT, Brady MF, Homesley HD, Malfetano J, DuBeshter B, Burger RA, Liao S : Phase III trial of doxorubicin with or without cisplatin in advanced endometrial carcinoma : a gynecologic oncology group study. J Clin Oncol 2004 ; 22 : 3902-8.

3) Fleming GF, Brunetto VL, Cella D, Look KY, Reid GC, Munkarah AR, Kline R, Burger RA, Goodman A, Burks RT : Phase III trial of doxorubicin plus cisplatin with or without paclitaxel plus filgrastim in advanced endometrial carcinoma : a Gynecologic Oncology Group Study. J Clin Oncol 2004 ; 22 : 2159-66.

（執筆者）輪湖哲也（日本医科大学付属病院）

10 子宮頸がん

病態生理

1. 病態生理

日本産婦人科学会の報告（2008年）では，子宮頸がんの組織分布は扁平上皮がん83.6%，腺扁平上皮がんを含む腺がん11.0%，その他5.4%であった．扁平上皮がんの前がん病変には異形成（軽度，中等度，高度）があり，その20%程度が上皮内がんへと進行する．基底膜が保たれている異形成と上皮内がんを総括して，子宮部上皮内腫瘍（cervical intreapithelial neoplasia：CIN）と呼び，これらを3つに分類したものをCIN分類（CIN 1, 2, 3）という．子宮頸がんの大部分を占める扁平上皮がんは，CINを経て発生する．頸部腺がんでは，内頸部型腺がん，類内膜型腺がん，明細胞腺がん，腺様嚢胞がんがあり，多くは内頸部型腺がんである．

子宮頸がんの発症には，ヒトパピローマウイルス（human papillomavirus：HPV）の持続感染が大きく関与しており，子宮頸がん患者の90%以上からHPV-DNAが検出されている．HPVは現在100種類以上の型が確認されているが，そのなかでも発がん性が高いと考えられている「高リスク型」のHPV 16型と18型が，子宮頸がんの主な原因であることが分かっている．発がんにはHPV感染が必要条件と考えられるが，リスクを修飾する可能性がある因子として喫煙，多産，経口避妊薬の使用，クラミジア感染があげられる．健常成人女性においてもHPVは約10%に検出され，20歳代では20〜30%が陽性である．すなわち，HPV感染は特殊な集団にみられるものではなく，一般にみられる感染症として捉える必要がある．

予後に関しては，日本産科婦人科学会婦人科腫瘍委員会の報告（2013）によると，子宮頸がんの5年生存率はⅠ期91.3%，Ⅱ期77.8%，Ⅲ期56.9%，Ⅳ期30.1%とされている．臨床進行期が進めば進むほど予後不良であるため，早期発見が重要である．初期は自覚症状が殆どなく，気づいたときには既に進行している場合も少なくない．正常から異形成を経てがんとなるまでには5〜10年かかると言われており，前がん病変（異形成・上皮内がん）の段階で発見し，適切な治療を行うことが重要となる．

2. 症状

症状としては不正性器出血，特に接触出血が特徴的であるが，初期には無症状のことも多く，検診が重要な意味を示す．進行がんでは，水腎症による腰痛や膀胱，直腸への浸潤による血尿，血便がみられることもある．

3. 検査

検査としては，まず検診における「細胞診」と呼ばれる検査で，綿棒などを用いて子宮頸部をこすって細胞の一部を取り，がん細胞の有無を観察する．この細胞診の異常例に対し，コルポスコピー（腟拡大鏡）を用いて，細胞だけでなく子宮頸部の組織の一部を2〜5 mm程度の塊として採取し，組織生検を行い診断する．ただし，上皮内がん，微小浸潤がんの診断は組織レベルで行うため，円錐切除による確定診断が必要なこともある．

4. 治療概要

治療はがんの進行度によって異なる．子宮頸がんの進行度は，Ⅰ〜Ⅳ期までの4段階に分けられ，わが国においては日本婦人科腫瘍学会が中心に作成した「子宮頸癌治療ガイドライン」[1]により，臨床進行期に合わせて治療方針が推奨されている．臨床進行期分類は現在，「子宮頸癌取扱い規約」[2]に従った分類が用いられており，術前に行われる．わが国においては2011年に「国際産科婦人科連合（International Federation of Gynecology and Obstetrics：FIGO）2008年の分類」▶表1 を採用して臨床進行期分類が改訂され，0期が削除されたが，治療方針は0期（上皮内がん）から示されている．

子宮頸がんに対する治療法は，欧米とわが国との間に差異がみられる．米国「NCCNガイドライン」[3]では，広汎子宮全摘術の適応は臨床進行期ⅠA2期からⅡA期症例であるのに対して，わが国では一般にⅡB期までを手術療法

表 1 子宮頸がんの臨床進行期分類 (FIGO 2008)

Ⅰ期
頸部に限局したもの 　ⅠA期：間質への浸潤の深さが5mmまでで，浸潤の幅は7mmを超えないもの. 　　ⅠA1期：間質浸潤の深さが3mm以内，幅が7mmを超えないもの. 　　ⅠA2期：間質浸潤の深さが3mmを超えるが5mm以内で，幅が7mmを超えないもの. 　ⅠB期：臨床的に認識できる病変で頸部に限局しているものの，あるいは臨床的に明らかではないがⅠA期を超えるもの. 　　ⅠB1期：病巣が4cm以内のもの. 　　ⅠB2期：病巣が4cmを超えるもの.

Ⅱ期
がんが頸部を越えて広がったものであり，まだ骨盤壁までは達していないもの. がんが膣まで広がっているが，膣の下1/3までは及んでいないもの. 　ⅡA期：明らかな子宮傍結合織浸潤をみとめず，膣への浸潤があるが下1/3まで及ばないもの. 　　ⅡA1期：病巣が4cm以内のもの. 　　ⅡA2期：病巣が4cmを超えるもの. 　ⅡB期：明らかな子宮傍結合織浸潤があるが，骨盤壁までは達していないもの.

Ⅲ期
がんが膣の下1/3までは及ぶが，がんが骨盤壁にまで及び直腸診にて腫瘍で骨盤壁の間にがんが存在しない間隙をみとめないもの. 水腎症あるいは無機能腎を伴う場合は，ほかの明らかな原因がない限り，Ⅲ期とする. 　ⅢA期：骨盤壁にまでは達していないもの，膣の1/3にまでは及ぶ. 　ⅢB期：骨盤壁にまで達するもの，あるいは水腎症あるいは無機能腎を伴うもの.

Ⅳ期
小骨盤腔を越えて広がっているか，あるいは膀胱または直腸粘膜を侵すもの. 　ⅣA期：骨盤内の隣接臓器にまで及んだもの. 　ⅣB期：遠隔臓器にまで広がったもの.

表2 子宮頸がんの臨床進行期別の治療概要

臨床進行期	治　　療
Stage 0	円錐切除術または単純子宮全摘出術
Stage ⅠA1	単純子宮摘出術または円錐切除術（断端陰性時のみ）
Stage ⅠA2	準広汎もしくは広汎子宮全摘出術または放射線療法
Stage ⅠB～ⅡA	広汎子宮全摘出術±術後放射線（同時併用化学）療法
Stage ⅡB	広汎子宮全摘出術±術後放射線（同時併用化学）療法または放射線同時併用化学療法
Stage Ⅲ	放射線同時併用化学療法
Stage ⅣA	放射線同時併用化学療法
Stage ⅣB	緩和療法または全身化学療法
再発期	緩和療法または全身化学療法（局所再発であれば手術または放射線療法も考慮）

としている．放射線療法に関しても，欧米の照射法は低線量率で中央遮蔽を行わないのに対して，わが国では高線量率での中央遮蔽を行う．したがって，欧米のエビデンスをそのままわが国に持ち込むことは困難であることには注意が必要である．

　わが国における臨床進行期別の治療概要を ▶表2 を示す．

　0期（上皮内がん）は子宮頸部円錐切除術により子宮温存が可能である．ただし，術後の断端陽性症例や高齢者には単純子宮全摘術を考慮する．ⅠA1期では単純子宮全摘術を行う．強く妊孕性温存を希望する症例や子宮全摘術が困難な症例に対しては，円錐切除術と頸管内掻爬を行い，切除断端が陰性で脈管侵襲がなければ，子宮温存が可能である．ⅠA2期では，リンパ節転移や脈管侵襲がⅠA1期に比較して明らかに高頻度であることから，骨盤リンパ節郭清術を含む準広汎子宮全摘術を行う．妊孕性温存を希望する症例では広汎子宮頸部摘出術

表3　子宮頸がんの術後再発危険因子

低リスク	以下の全ての項目を満たすもの. 1. 小さな頸部腫瘍径 2. 骨盤リンパ節転移陰性 3. 子宮傍（結合）組織浸潤陰性 4. 浅い頸部間質浸潤 5. 脈管侵襲陰性
中リスク	骨盤リンパ節転移陰性および子宮傍（結合）組織浸潤陰性で, 以下のいずれの項目を満たすもの. 1. 大きな頸部腫瘍径 2. 深い頸部間質浸潤 3. 脈管侵襲陽性
高リスク	以下のいずれかの項目を満たすもの. 1. 骨盤リンパ節転移陽性 2. 子宮傍（結合）組織浸潤陽性

(日本婦人科腫瘍学会（編）：子宮頸癌治療ガイドライン（2017年版）. 金原出版, 2017. より転載)

(radical trachelectomy）も考慮されるが, 標準的ではない.

欧米のガイドラインなどではⅡB期に対して手術という選択肢は示されていないが, わが国においては, 一般にⅠB～ⅡB期までを広汎子宮全摘術の適応としており, 日本産科婦人科学会婦人科腫瘍委員会の報告では, ⅡB期でも48%に手術が施行されている. 術後再発危険因子 ▶表3 を有する場合には, 術後補助化学療法を行う. 再発高リスク群には同時化学放射線療法（concurrent chemoradiotherapy：CCRT）が, 中リスク群には放射線療法が推奨されるが, 危険因子の数・程度によってはCCRTも考慮される. 腫瘍径の大きいⅠB2期, ⅡA2期, ⅡB期に対して, 予後改善を目的に術前化学療法（neoadjuvant chemotherapy：NAC）を行うこともある. しかしながら, NACが予後を改善するという明確なエビデンスはなく, その適応や有用性に関しては今後の検討課題である.

欧米においては, 複数のランダム化比較試験（RCT）の結果から, Ⅲ～ⅣA期に対してCCRTを標準治療としている. 一方で, わが国においては, 欧米との差異（線量の違い, 中央遮蔽の有無）などからCCRTの有効性や忍容性・毒性について不明であったが, Ⅲ～ⅣA期の局所進行子宮頸がん患者を対象としたCCRT（放射線療法（骨盤照射＋高線量率腔内照射）＋シスプラチン単剤の同時併用）に関する多施設共同第2相試験において, その有効性

と安全性が示された結果などから, わが国においてもCCRTが標準治療として考えられている.

遠隔転移を示す症例の長期生存は望めず, 予後不良である. ⅣB期症例に対する治療は症状の緩和やQOLの向上が目標となる. 全身状態が良好でかつ臓器機能が保たれているのであれば, 全身薬物療法が考慮される. また, 遠隔転移巣が切除可能な肺転移もしくはリンパ節転移だけである場合には, 手術, 放射線療法（薬物療法）, もしくはそれらの併用療法も選択される. 再発病巣であっても, 手術療法や放射線療法により病巣の制御が十分可能ならば, 長期生存も得られる可能性があり, それらの局所療法が推奨される. しかし, 局所治療にて病巣の完全制御が期待できない多発性あるいは多臓器に遠隔転移巣を有する再発や放射線療法の既照射範囲内の局所再発例では, 病巣を制御しうる治療として全身治療である薬物療法が用いられる.

再発がんに対する薬物療法の目的は, 症状緩和とQOL向上である. 毒性によるQOL低下には注意すべきであり, その点も考慮した薬剤選択が必要となる.

参考文献

1) 日本婦人科腫瘍学会（編）：子宮頸癌治療ガイドライン. 金原出版, 2017.
2) 日本産科婦人科学会・日本病理学会・日本医学放射線学会・日本放射線腫瘍学会（編）：子宮頸癌取扱い規約（第3版）. 金原出版, 2012.
3) NCCN Clinical Practice Guideline in Oncology. http://www.nccn.org/default.aspx

(執筆者) 輪湖哲也（日本医科大学付属病院）

❎ 薬物治療

1. 治療レジメン

1) 放射線同時併用化学療法（CCRT）

2001年に報告されたメタアナリシスで, CDDP含有レジメンを用いたCCRTが放射線単独と比較し有意に生存期間を延長することが示された[1]. さらに2008年に報告されたメタアナリシスにおいて, ⅠB～ⅣA期のいずれにおいてもCCRTは放射線単独療法と比べ全生存期間, 無増悪生存期間ともに有意に延長させ, その有用性が確認されている[2].

CDDP 単剤療法

CDDP（40 mg/m²）静注　day 1, 8, 15, 22, 29, 36

　放射線照射：全骨盤照射 45～50.4 Gy（1 回 1.8～2.0 Gy）

　　　　　　　腔内照射（高線量率）12～24 Gy（2～4 回分割）

FP（5-FU/CDDP）療法

CDDP（50 mg/m²）静注　day 1, 29

5-FU（1,000 mg/m²）持続静注　day 1～4, 29～33

　放射線照射：全骨盤照射 45～50.4 Gy（1 回 1.8～2.0 Gy）

　　　　　　　腔内照射（高線量率）12～24 Gy（2～4 回分割）

2）化学療法

　化学療法の対象となるのは，遠隔転移を有する進行例（ⅣB 期）および再発症例である．CDDP を含む併用化学療法は奏効率が 20～60% で，主に腫瘍縮小による症状改善を目的に投与を行う．TP 療法は CDDP 単剤との比較試験（GOG169）においての結果から，全生存期間に有意な差はなかったものの，奏効率および無増悪生存期間で有意な結果を示した[3]．また，その後のほかの CDDP 併用レジメンとの比較試験においても TP 療法に勝るものはなく，TP 療法を標準治療と位置付けるようになった．しかしながら，進行・再発例では水腎症や水尿管症を伴う場合も少なくなく，腎後性腎不全により CDDP 投与が困難な場合も多い．そのような背景のもと，わが国において TC 療法と TP 療法の非劣性試験（JCOG 0505）が行われ，主要評価項目である全生存期間において TC 療法の TP 療法に対する非劣性が証明され，TC 療法は実地臨床で適応しやすい標準治療のオプションの一つと考えられるようになった[4]．また，GOG179 試験において，CDDP と TOP（トポテカン）の併用療法（CT 療法）は CDDP 単剤と比べて優位な生存期間の延長をみとめ，2006 年に FDA から認可されており，わが国でも 2015 年に適応追加となっている[5]．さらに，GOG 240 試験においてはベバシズマブの追加効果も示されており，TP＋ベバシズマブ（もしくは PLD＋ベバシズマブ）も選択肢の一つとなる[6]．

TP（PTX/CDDP）療法

PTX（135 mg/m²）24 時間持続点滴　day 1

CDDP（50 mg/m²）1～2 時間点滴　day 1

1 クール　3 週間　投与総コース　6 クール

TC（PTX/CBDCA）療法

PTX（175 mg/m²）3 時間持続点滴　day 1

CBDCA（AUC5）1 時間点滴　day 1

1 クール　3 週間　投与総コース　6 クール

CT（CDDP/TOP）療法

CDDP 50 mg/m² 1～2 時間点滴　day 1

TOP 0.75 mg/m² 30 分点滴　day 1～3

1 クール　3 週間　投与総コース　6 クール

2．子宮頸がん治療用薬物の概要 ■

1）シスプラチン（CDDP）

　シスプラチンは白金錯体であり，DNA 鎖内に架橋を形成することで DNA 複製を阻害し，アポトーシスを惹起し抗がん作用を示す．詳細は 1 節「肺がん」薬物治療の項を参照．

2）フルオロウラシル（5-FU）

　フルオロウラシルは含フッ素ピリミジン系化学療法薬であり，主として，その代謝物による DNA 前駆体合成阻害により抗がん効果を発現する．詳細は 4 節「大腸がん」薬物治療の項を参照．

3）パクリタキセル（PTX, PAC）

　パクリタキセルはタキサン系化学療法薬であり，チュブリンに結合して微小管重合を促進・安定化することにより細胞分裂期における紡錘体の形成・機能に影響を及ぼし，その結果，細胞分裂を阻止することにより抗がん作用を発現する．詳細は 3 節「胃がん・食道がん」薬物治療の項を参照．

4）カルボプラチン（CBDCA）

❖ **作用機序**

　カルボプラチンは DNA 鎖と結合し，DNA 合成およびがん細胞の分裂を阻害する．

❖ **化学構造・製剤**

　白金製剤．

❖ **使用上の注意**

〈体内動態・薬物代謝〉

主な代謝・排泄経路：腎排泄．

〈副作用〉

＞10%：骨髄抑制（特に血小板減少），悪心・嘔吐，食欲不振，倦怠感，電解質異常，アレルギー反応．

＜1%：アナフィラキシー，間質性肺炎.

〈注意事項〉

カルボプラチンの AUC は奏効率，血液毒性（血小板減少）と相関し，AUC は 7 を上回ると奏効率が頭打ちとなる．過敏反応は投与初回ではなく，長期治療後（中央値 8 回目，範囲 6〜21 回）に発症するため注意が必要である．

参考文献

1) Green JA, Kirwan JM, Tierney JF, Symonds P, Fresco L, Collingwood M, Williams CJ : Survival and recurrence after concomitant chemotherapy and radiotherapy for cancer of the uterine cervix : a systematic review and meta-analysis. Lancet 2001 ; 358 : 781-6.

2) Chemoradiotherapyfor Cervical Cancer Meta-Analysis Collaboration : Reducing uncertainties about the effects of chemoradiotherapy for cervical cancer : a systematic review and meta-analysis of individual patient data from 18 randomized trials. JClinOncol 2008 ; 26 : 5802-12.

3) Moore DH, Blessing JA, McQuellon RP, Thaler HT, Cella D, Benda J, Miller DS, Olt G, King S, Boggess JF, Rocereto TF : Phase III study of cisplatin with or without paclitaxel in stage IVB, recurrent, or persistent squamous cell carcinoma of the cervix : a gynecologic oncology group study. J ClinOncol 2004 ; 22 : 3113-9.

4) Kitagawa R, Katsumata N, Shibata T, Nakanishi T, Nishimura S, Ushijima K, Takano M, Satoh T, Yoshikawa H, Kamura T, Japan Clinical Oncology Group : A randomized, phase III trial of paclitaxel plus carboplatin （TC） versus paclitaxel plus cis-platin （TP） in stage IVb, persistent or recurrent cervical cancer : Japan Clinical Oncology Group study （JCOG0505）. J ClinOncol 30, 2012 （suppl ; abstr 5006）

5) Long HJ 3rd, Bundy BN, Grendys EC Jr, Benda JA, McMeekin DS, Sorosky J, Miller DS, Eaton LA, Fiorica JV ; Gynecologic Oncology Group Study : Randomized phase III trial of cisplatin with or without topotecan in carcinoma of the uterine cervix : a Gynecologic Oncology Group Study. J Clin oncol 2005 ; 23 : 4626-33

6) Tewari KS, Sill MW, Long HJ 3rd, Penson RT, Huang H, Ramondetta LM, Landrum LM, Oaknin A, Reid TJ, Leitao MM, Michael HE, Monk BJ : Improved survival with bevacizumab in advanced cervical cancer. N Engl J Med 2014 ; 370 : 734-43

（執筆者）輪湖哲也（日本医科大学付属病院）

抗がん剤一覧

大分類	小分類	一般名	節	略号	販売名（商品名）	標的分子/作用機序	適応症
ホルモン療法薬	アロマターゼ阻害薬	アナストロゾール	2	ANA	アナストロゾール アリミデックス®	アロマターゼ阻害	閉経後乳がん
		エキセメスタン	2	EXE	アロマシン®	アロマターゼ阻害	閉経後乳がん
		レトロゾール	2		フェマーラ®	アロマターゼ阻害	閉経後乳がん
	抗エストロゲン薬	タモキシフェンクエン酸塩	2	TAM	ノルバデックス® タスオミン®	エストロゲン受容体拮抗	乳がん
		フルベストラント	2		フェソロデックス®	選択的エストロゲン受容体抑制	閉経後乳がん
	合成黄体ホルモン薬	メドロキシプロゲステロン酢酸エステル	2	MPA	ヒスロン®	抗エストロゲン作用	乳がん，子宮体がん（内膜がん）
	抗アンドロゲン薬	アビラテロン酢酸エステル	8		ザイティガ®	CYP17A1阻害	遠隔転移を有する去勢抵抗性前立腺がん
		エンザルタミド	8		イクスタンジ®	アンドロゲン受容体拮抗	去勢抵抗性前立腺がん
		ビカルタミド	8		カソデックス®	アンドロゲン受容体拮抗	前立腺がん
		フルタミド	8	FLU FLT	フルタミド オダイン®	アンドロゲン受容体拮抗	前立腺がん
		クロルマジノン酢酸エステル	8		プロスタール® アプタコール® クロキナン プラクサン	抗アンドロゲン作用	前立腺がん
	合成エストロゲン薬	エチニルエストラジオール	8		エチニルエストラジオール プロセキソール®	抗アンドロゲン作用	前立腺がん，閉経後末期乳がん
	エストロゲン/アルキル化薬	エストラムスチンリン酸エステルナトリウム水和物	8	EP	エストラサイト® ビアセチル®	抗アンドロゲン作用，DNA複製阻害	前立腺がん
	GnRH製剤	ゴセレリン酢酸塩	2 8	ZOL	ゾラデックス®	GnRH受容体アゴニスト	前立腺がん，閉経前乳がん
		リュープロレリン酢酸塩	2 8	LEU	リュープロレリン	GnRH受容体アゴニスト	閉経前乳がん，前立腺がん
		デガレリクス酢酸塩	8		ゴナックス®	GnRH受容体アンタゴニスト	前立腺がん
	副腎皮質ステロイド薬	デキサメタゾン	8		オルガドロン® セルフチゾン® デカドロン® デキサママレット® デキサート® デキサメサゾンなど	グルココルチコイド受容体アゴニスト	急性白血病，急性転化慢性骨髄性白血病，慢性リンパ性白血病，多発性骨髄腫，悪性リンパ腫，乳がん再発転移，他治療法無効前立腺がん
化学療法薬	アルキル化薬	テモゾロミド	6		テモダール®	DNA複製阻害	悪性神経膠腫
		ニムスチン塩酸塩	6	ACNU	ニドラン®	DNA複製阻害	脳腫瘍，消化器がん（胃がん，肝臓がん，結腸がん・直腸がん），肺がん，悪性リンパ腫，慢性白血病

抗がん剤一覧（続き）

大分類	小分類	一般名	節	略号	販売名（商品名）	標的分子/作用機序	適応症
化学療法薬	アルキル化薬	プロカルバジン塩酸塩	6	PCZ	塩酸プロカルバジン	DNA 複製阻害	悪性リンパ腫 他抗悪性腫瘍剤併用療法：悪性星細胞腫，乏突起膠腫成分を有する神経膠腫
		カルムスチン	6		ギリアデル®	DNA 複製阻害	悪性神経膠腫
		シクロホスファミド水和物	2	CPA	エンドキサン®	DNA 複製阻害	多発性骨髄腫，悪性リンパ腫，肺がん，乳がん，急性白血病，真性多血症，子宮頸がん，子宮体がん，卵巣がん，神経腫瘍，骨腫瘍 他抗悪性腫瘍剤併用療法：慢性リンパ性白血病，慢性骨髄性白血病，咽頭がん，胃がん，膵がん，肝がん，結腸がん，睾丸腫瘍，絨毛性疾患，横紋筋肉腫，悪性黒色腫
		ストレプトゾシン	5	STZ	ザノサー®	DNA 複製阻害	膵・消化管神経内分泌腫瘍
	アントラサイクリン系薬	エピルビシン塩酸塩	2	EPI	エピルビシンファルモルビシン®	DNA 複製，転写阻害	急性白血病，悪性リンパ腫，乳がん，卵巣がん，胃がん，肝がん，尿路上皮がん（膀胱がん，腎盂・尿管腫瘍）
		ドキソルビシン	2 9	ADM DXR ADR	アドリアシン®	DNA 複製，転写阻害	悪性リンパ腫，肺がん，消化器がん（胃がん，胆嚢・胆管がん，膵がん，肝がん，結腸・直腸がんなど），乳がん，膀胱腫瘍，骨肉腫
	タキサン系薬	カバジタキセルアセトン付加物	8		ジェブタナ®	微小管阻害	前立腺がん
		ドセタキセル	1 2 3 8	DOC	タキソテール®	微小管阻害	乳がん，非小細胞肺がん，胃がん，頭頸部がん，卵巣がん，食道がん，子宮体がん，前立腺がん
		パクリタキセル	1 2 3 10	PTX PAC	タキソール®	微小管阻害	卵巣がん，非小細胞肺がん，乳がん，胃がん，子宮体がん，再発・遠隔転移頭頸部がん，再発・遠隔転移食道がん，血管肉腫，進行・再発子宮頸がん，再発・難治性胚細胞腫瘍，治癒切除不能膵がん
		パクリタキセル（アルブミン懸濁型）	2 3		アブラキサン®	微小管阻害	乳がん，胃がん，非小細胞肺がん，治癒切除不能膵がん

抗がん剤一覧（続き）

大分類	小分類	一般名	節	略号	販売名（商品名）	標的分子/作用機序	適応症
化学療法薬	ビンカアルカロイド系薬	ビノレルビン酒石酸塩	1 2	VNR	ナベルビン®	微小管阻害	手術不能・再発乳がん，非小細胞肺がん
		ビンクリスチン硫酸塩	6	VCR	オンコビン®	微小管阻害	白血病，悪性リンパ腫，小児腫瘍（神経芽腫，ウィルムス腫瘍，横紋筋肉腫，睾丸胎児性がん，血管肉腫など），褐色細胞腫， 他抗悪性腫瘍剤併用療法：多発性骨髄腫，悪性星細胞腫，乏突起膠腫成分を有する神経膠腫
	大環状ケトン合成誘導体	エリブリンメシル酸塩	2		ハラヴェン®	微小管阻害	手術不能または再発乳がん
	トポイソメラーゼI阻害薬	イリノテカン塩酸塩水和物	1 4 5	CPT-11	カンプト® トポテシン®	トポイソメラーゼI阻害	小細胞肺がん，非小細胞肺がん，子宮頸がん，卵巣がん，有棘細胞がん，悪性リンパ腫（非ホジキンリンパ腫），胃がん，大腸がん，乳がん
		エトポシド	1	ETP	ベプシド® ラステット®	トポイソメラーゼI阻害	肺小細胞がん，悪性リンパ腫，急性白血病，睾丸腫瘍，膀胱がん，絨毛性疾患，胚細胞腫瘍（精巣腫瘍，卵巣腫瘍，性腺外腫瘍），小児悪性固形腫瘍（他の抗がん剤との併用）
	ヌクレオシド系薬	ゲムシタビン塩酸塩	1 5	GEM	ジェムザール®	DNA合成阻害	非小細胞肺がん，膵がん，胆道がん，膀胱がん，乳がん，卵巣がん
		トリフルリジン・チピラシル塩酸塩	4		ロンサーフ®	DNA合成阻害	治癒切除不能・進行・再発結腸・直腸がん
		テガフール・ギメラシル・オテラシルカリウム	3 5	S-1	ティーエスワン®	核酸合成阻害	胃がん，結腸・直腸がん，頭頸部がん，非小細胞肺がん，手術不能・再発乳がん，膵がん，胆道がん，胆管がん
		カペシタビン	2 3 4		ゼローダ®	核酸合成阻害	手術不能・再発乳がん，結腸がん，治癒切除不能進行・再発結腸・直腸がん，治癒切除不能・進行・再発胃がん
		フルオロウラシル	3 4 5 10	5-FU	5-FU カルゾナール® ベントン ルナコール® ルナポン®	核酸合成阻害	胃がん，肝がん，結腸・直腸がん，乳がん，膵がん，子宮頸がん，子宮体がん，卵巣がん 他抗がん剤・放射線療法併用：食道がん，肺がん，頭頸部腫瘍 他抗悪性腫瘍剤併用療法：頭頸部がん

抗がん剤一覧（続き）

大分類	小分類	一般名	節	略号	販売名（商品名）	標的分子/作用機序	適応症
化学療法薬	白金錯体	オキサリプラチン	4 5	L-OHP	エルプラット®	DNA 複製, 転写阻害	治癒切除不能な進行・再発の結腸・直腸がん（大腸がん），結腸がんにおける術後補助化学療法，治癒切除不能な膵がん，治癒切除不能な進行・再発の胃がん
	白金錯体	カルボプラチン	10	CBD-CA	パラプラチン® カルボプラチン カルボメルク	DNA 複製, 転写阻害	頭頸部がん，肺小細胞がん，睾丸腫瘍，卵巣がん，子宮頸がん，悪性リンパ腫，非小細胞肺がん， 他抗悪性腫瘍剤併用療法：小児悪性固形腫瘍（神経芽腫，網膜芽腫，肝芽腫，中枢神経系胚細胞腫瘍，再発または難治性のユーイング肉腫ファミリー腫瘍・腎芽腫）
	白金錯体	シスプラチン	1 3 5 10	CDDP	ブリプラチン® ランダ®	DNA 複製, 転写阻害	睾丸腫瘍，膀胱がん，腎盂・尿管腫瘍，前立腺がん，卵巣がん，頭頸部がん，非小細胞肺がん，食道がん，子宮頸がん，神経芽細胞腫，胃がん，小細胞肺がん，骨肉腫，胚細胞腫瘍（精巣腫瘍，卵巣腫瘍，性腺外腫瘍） 併用療法：悪性胸膜中皮腫，悪性骨腫瘍，子宮体がん（術後補助化学療法，転移・再発時化学療法，再発・難治性悪性リンパ腫， 小児悪性固形腫瘍（横紋筋肉腫，神経芽腫，肝芽腫その他肝原発悪性腫瘍，髄芽腫など），尿路上皮がん
	葉酸代謝拮抗薬	ペメトレキセドナトリウム水和物	1	PEM	アリムタ®	葉酸代謝酵素阻害	悪性胸膜中皮腫
	葉酸代謝拮抗薬	メトトレキサート	6	MTX	メソトレキセート®	葉酸代謝酵素阻害	肉腫(骨肉腫，軟部肉腫など)，急性白血病，悪性リンパ腫
	活性型葉酸製剤	レボホリナートカルシウム	4	LV	レボホリナート アイソボリン®	5-FU チミジル酸シンターゼ阻害作用増強	手術不能・再発胃がんおよび結腸・直腸がんに対するフルオロウラシルの抗腫瘍効果の増強
	光線力学療法	タラポルフィンナトリウム	6		レザフィリン®	レーザー光照射誘導一重項酸素生成	早期肺がん
		三酸化ヒ素（亜ヒ酸）	7		トリセノックス®	アポトーシス誘導	再発・難治性急性前骨髄球性白血病

抗がん剤一覧（続き）

大分類	小分類	一般名	節	略号	販売名（商品名）	標的分子/作用機序	適応症
分子標的薬	キナーゼ阻害薬	アレクチニブ塩酸塩	1		アレセンサ®	ALK-I 阻害	ALK 融合遺伝子陽性の切除不能な進行・再発非小細胞肺がん
		クリゾチニブ	1		ザーコリ®	ALK-I 阻害	ALK 融合遺伝子陽性の切除不能な進行・再発非小細胞肺がん
		セリチニブ	1		ジカディア®	ALK-1 阻害	クリゾチニブに抵抗性または不耐容の ALK 融合遺伝子陽性の切除不能な進行・再発の非小細胞肺がん
		イマチニブメシル酸塩	7	GLI	グリベック®	BCR-ABL 阻害	慢性骨髄性白血病，フィラデルフィア染色体陽性急性リンパ性白血病，KIT 陽性消化管間質腫瘍
		ダサチニブ水和物	7		スプリセル®	BCR-ABL 阻害	慢性骨髄性白血病，既存治療抵抗性・不耐容フィラデルフィア染色体陽性急性リンパ性白血病
		ニロチニブ塩酸塩水和物	7		タシグナ®	BCR-ABL 阻害	慢性期・移行期慢性骨髄性白血病
		アファチニブマレイン酸塩	1		ジオトリフ®	EGFR/HER2 キナーゼ阻害	EGFR 遺伝子変異陽性の手術不能・再発非小細胞肺がん
		ラパチニブトシル酸塩水和物	2		タイケルブ®	EGFR/HER2 キナーゼ阻害	HER2 過剰発現が確認された手術不能・再発乳がん
		エルロチニブ塩酸塩	1 5		タルセバ®	EGFR キナーゼ阻害	切除不能・再発非小細胞肺がん，同膵がん
		ゲフィチニブ	1		イレッサ®	EGFR キナーゼ阻害	手術不能・再発非小細胞肺がん
		オシメルチニブメシル酸塩	1		タグリッソ®	EGFR キナーゼ阻害	EGFR キナーゼ阻害薬に抵抗性の EGFR T790M 変異陽性の手術不能または再発非小細胞肺がん
		スニチニブリンゴ酸塩	5		スーテント®	マルチキナーゼ阻害	根治切除不能または転移性の腎細胞がん，イマチニブ抵抗性の消化管間質腫瘍，膵神経内分泌腫
		ソラフェニブトシル酸塩	5	NEX	ネクサバール®	マルチキナーゼ阻害	根治切除不能または転移性の腎細胞がん，切除不能な肝細胞がん，分化型甲状腺がん
		レゴラフェニブ水和物	4		スチバーガ®	マルチキナーゼ阻害	治癒切除不能な進行・再発結腸・直腸がん
	シグナル伝達修飾薬	エベロリムス	5		アフィニトール®	mTORC1 阻害	腎細胞がん
		タミバロテン	7		アムノレイク®	PML-RARα 抑制機構解除	再発・難治性急性前骨髄球性白血病
		トレチノイン	7	ATRA	ベサノイド®	PML-RARα 抑制機構解除	急性前骨髄性白血病

抗がん剤一覧（続き）

大分類	小分類	一般名	節	略号	販売名（商品名）	標的分子/作用機序	適応症
分子標的薬	モノクローナル抗体	セツキシマブ（遺伝子組換え）	4		アービタックス®	抗 EGFR キメラ型 IgG1 抗体	EGFR 陽性の治癒切除不能な進行・再発の結腸・直腸がん，頭頸部がん
		パニツムマブ（遺伝子組換え）	4		ベクティビックス®	抗 EGFR 完全ヒト型 IgG2 抗体	EGFR 陽性・K-ras 遺伝子野生型の治癒切除不能な進行・再発結腸・直腸がん
		トラスツズマブ（遺伝子組換え）	2 3		ハーセプチン®	抗 HER2 ヒト化抗体	HER2 過剰発現乳がん，治癒切除不能な HER2 過剰発現進行・再発胃がん
		ペルツズマブ（遺伝子組換え）	2		パージェタ®	抗 HER2 ヒト化抗体	HER2 陽性の手術不能・再発乳がん
		トラスツズマブ エムタンシン（遺伝子組換え）	2	T-DM1	カドサイラ®	抗 HER2 ヒト化抗体＋微小管阻害	HER2 陽性の手術不能・再発乳がん
		ベバシズマブ（遺伝子組換え）	4 6	BV	アバスチン®	抗 VEGF ヒト化 IgG1 抗体	治癒切除不能な進行・再発の結腸・直腸がん，初発の悪性神経膠腫（グレード 3, 4）を含む悪性神経膠腫
		ラムシルマブ（遺伝子組換え）	3	RAM	サイラムザ®	抗 VEGFR-2 完全ヒト型 IgG1 抗体	治癒切除不能な進行・再発の胃がん，結腸・直腸がん，切除不能な進行・再発の非小細胞肺がん
		リツキシマブ（遺伝子組換え）	7		リツキサン®	抗ヒト CD20 キメラ抗体	CD20 陽性非ホジキンリンパ腫，免疫抑制状態下の CD20 陽性 B 細胞性リンパ増殖性疾患，多発血管炎性肉芽腫症
		ブレンツキシマブ ベドチン（遺伝子組換え）	7		アドセトリス®	抗 CD30 IgG1 型キメラ抗体＋微小管阻害	CD30 陽性の再発・難治性ホジキンリンパ腫，未分化大細胞型リンパ腫
		ニボルマブ（遺伝子組換え）	1		オプジーボ®	抗 PD-1 ヒト型 IgG4 抗体	根治切除不能な悪性黒色腫，切除不能な進行・再発の非小細胞肺がん，根治切除不能または転移性の腎細胞がん，再発または難治性の古典的ホジキンリンパ腫，再発または遠隔転移を有する頭頸部がん

第 II 編

臨床検査

第 1 章　総　論
第 2 章　代表的な臨床検査
第 3 章　臨床検査の基準値

第1章 総論

1 臨床検査の意義・目的

1. 疾患の診断

患者や家族などへの問診（医療面接）によって得られる症状，既往歴などの情報や，視診，触診，聴診，打診など（医師の行為は狭義に診察と呼ばれる）により得られた身体所見に，必要な検査の結果が加味され，様々な疾患が診断される．問診や診察からの情報と比べ，検査の大きな特徴はその客観性である．一般にこれらの三者は正しい診断に欠かせないが，個々の診断における検査の重要性はケースにより異なる．

上気道炎（いわゆる風邪）や胃腸炎では，問診，診察だけで特別な検査もなく外来診療が終わることも多い．最近息切れが強くなってきたという60歳の男性を診察し，絶対性不整脈（脈が全く不規則），脈拍欠損（第2章12「バイタルサイン」の項参照）があり，拡張期雑音を聴取，胸部打診で心肥大をみとめた場合には，心電図，心音図，胸部エコー検査などの検査結果を待つまでもなく，心房細動，僧帽弁狭窄症の予測がつく．さらに詳細・客観的な情報を得るためこれらの検査が実施される．問診と診察だけでかなりの程度疾患を絞り込むことが可能なケースである．同様に息切れを訴える60歳代の女性において，頻脈，顔色，眼瞼結膜が貧血様ということ以外に身体所見の異常はみとめられない．貧血の鑑別診断は血液検査に大きく依存することになる．最も頻度が高い鉄欠乏性貧血では，原因疾患，特に消化器系，産婦人科領域の腫瘍などのチェックも重要である．貧血の種類によっては骨髄穿刺など，さらに専門的な検査も必要となる．

検査のあり方は患者の状態によっても影響される．たとえば救急患者では病勢の進行は早く，検査の時間は限られる．問診や診察結果から，エコー検査など診断に直結し，その場で実施できるか，迅速に結果が得られる検査が厳選，実施される．対極をなすものが健康診断での検査である．HDLコレステロール，ヘモグロビンA1c（HbA1c）などの検査結果だけで食事・運動療法などの指導が可能である
▶図1．

2. 病態の把握，治療方針の決定，およびこれらの再評価

検査の目的は，狭義の診断（いわゆる"病名"の確定）にとどまらず，病態，特に重症度，緊急度を把握することである．胸痛が主訴である場合，心筋梗塞という病名は心電図所見の変化，血中CK-MB値，心筋トロポニンT値の上昇で，ほぼ確定できる．心筋梗塞治療のポイントの一つは壊死に陥った心筋組織および全体の心機能が安定するまでの間，循環系を維持することである．これには，スワンガンツカテーテル検査による血行動態や心エコー検査による心筋壁運動の評価が欠かせない．血行動態が悪い場合には機械による循環補助も必要となる．

細菌性肺炎という病名は，問診，診察のほか，胸部X線検査，白血球数，好中球分画検査，CRP値（C-reactive protein, C反応性タンパク）の結果で，ほぼ確定する．喀痰の細菌学的検査によって起炎菌および抗生物質感受性も確定する．

他方，対症療法とはいえ，適切な酸素療法や人工呼吸管理も転帰を左右する重要な治療内容である．動脈血血液ガスなどによる"呼吸不全"という病態の重症度評価が，各種呼吸療法を選択する基準となる．検査によって，病態の評価および治療方針が正しいか否か経時的に追

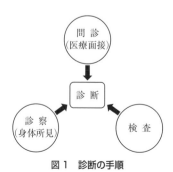

図1　診断の手順

跡される.

3. 病原微生物の確認と治療法の選択

　細菌，ウイルスなど各種病原微生物の同定は，治療に直結する重要な検査である．喀痰，膿，滲出液，脳脊髄液，胸水，便，尿などを検体とする．今日，咽頭・鼻腔ぬぐい液（swab）検査により，インフルエンザ，A群β溶血連鎖球菌感染ほかが迅速に確認できる（第2章7「感染時・炎症時の臨床検査」表1．感染症の迅速検査参照）．

4. 予後の推定

　予後（prognosis）とは，診療の初期段階での患者の評価から予測される転帰（outcome）のことである．たとえば，CT検査などの画像診断による病巣の広がりについての情報，組織生検による腫瘍の組織学的所見によって，悪性腫瘍患者の予後が推定できる．

5. 基礎疾患の把握と検査

　基礎疾患（underlying diseases）を把握するためのルチーン検査，スクリーニング検査は，特に高齢の救急患者において重要である．高齢者では高血圧，糖尿病，慢性閉塞性肺疾患（COPD：chronic obstructive pulmonary disease），慢性腎臓病（CKD：chronic kidney disease）など様々な基礎疾患（いわゆる持病）をコントロールしながら日常生活を送っている場合が多い．また，脳梗塞や心筋梗塞の治療後で抗凝固療法や抗血小板療法中の場合も少なくない．自身の持病，また服薬内容などもうまく説明できない場合，さらに，家族も把握していないケースにも遭遇する．こういった場合，情報収集は検査に頼るほかはない．感染症，外傷，熱傷，手術などの侵襲によって基礎疾患も悪化することが多い．経口糖尿病薬で良好に管理されていた糖尿病患者でも入院後はインスリン投与が必要となる．腎機能障害があればその程度に応じて，投与薬剤量の調節も必要となる．

6. 疾病の予防と早期診断

　健康診断において自覚症状がない状態で行われる様々な検査である．X線検査，内視鏡検査，各種腫瘍マーカー測定，耐糖能異常，脂質異常症ほかのメタボリックシンドロームのチェックなどがこれにあたる．

7. 術前の耐術性評価

　手術を行いうるか否かは，手術という侵襲（insult, injury）の大きさと患者が手術に耐え得るか（耐術性）のバランスから判断される．手術侵襲は，手術の種類ごとに手術時間，出血量，術後の尿中窒素排泄量，エネルギー消費量，尿中カテコラミン排泄量などで評価されてきた．高齢化が進む今日，開胸，開腹，開頭などによる従来のメスやハサミの手術ではなく，新しい手術デバイスによる低侵襲手術（minimally invasive surgery）が増加している．とはいえ，検査による耐術性の評価は重要である．年齢，心，肺，肝，腎および出血・凝固系の機能，糖尿病合併の有無，栄養状態の良否などが様々な検査により耐術性が評価され，手術方針が決定される．

8. 栄養評価（nutritional assessment）

　栄養状態と生体防御能，免疫能は強く関連し，栄養状態の改善が原疾患の治癒を促進する．たとえば，食事もままならない消耗した肺炎患者に感受性のある抗生物質を大量に投与しても効果は少ない．積極的な栄養治療の実施により抗生物質の効果に期待がもてるようになる．病院では医師，看護師，薬剤師，管理栄養士，臨床検査技師ほかからなるNST（nutritional support team）が組織され，栄養評価が行われる．すなわち，身長，体重，クレアチニン/身長比，上腕筋周囲長（arm muscle circumference：AMC），上腕三頭筋皮下脂肪厚（triceps skin fold：TSF），血清アルブミン値，プレアルブミン（トランスサイレチン）値，レチノール結合タンパク（retinol binding protein：RBP）値，トランスフェリン値，総リンパ球数など，多くの栄養指標（nutritional parameter）により総合的に評価される．

9. 薬剤投与量の適正化と副作用のチェック

　たとえば，腎機能の低下した患者では腎排泄性薬剤の投与量を減らす必要がある．第2章2「腎機能検査」の項で述べる推定糸球体濾過量（eGFR）は，しばしば投与量を決める際の基準とされる．投与量が適正か否かの評価のためフェニトイン（抗痙攣薬），テオフィリン（気管支拡張薬），ジゴキシン（強心薬）など薬物の血中濃度もしばしば測定される．

　頻度に大小はあるが，殆どの薬剤において肝機能障害，腎機能障害，消化器症状など様々な副作用がある．たとえば，無顆粒球症は抗甲状

腺薬の重大な副作用である．脳梗塞の予防目的で抗凝固療法中の患者では脳出血などの併発を防ぐことが重要であり，定期的に出血凝固系検査が行われる．

2 臨床検査の種類

臨床検査医学（labolatory medicine）が対象とする臨床検査は，様々な検体を検査室（labolatory）に集めて分析するというその名称の由来からも狭義には検体検査を指す．広義には心電図検査，呼吸機能検査などのいわゆる生理機能検査，さらには超音波検査など，形態的・機能的情報を得る様々な画像診断も臨床検査である．医師ほかがベッドサイドで実施する聴・打診，触診，運動麻痺や対光反射，深部腱反射のチェックなども広義には臨床検査である．本節では基本的な検体検査を中心に概要を述べる．なお，実際の臨床では，ここでは詳しく取り上げないほかの検査領域も少なからず存在する．たとえば，血液型など輸血関連検査，遺伝子検査などである．また，随時さらに詳細，専門的な検査が行われる ▶表1 ，▶表2 ．

（執筆者）吉川恵次（新潟医療技術専門学校）

表1　広義の臨床検査

検体検査		生理学的検査と並んで臨床検査医学（labolatory medicine）の主な対象である．
生理学的検査	ベッドサイド検査―バイタルサインなどの身体所見	呼吸，血圧，意識，体温，顔色，対光反射，深部腱反射，筋力，腹部圧痛など：視診，聴診，打診，触診などによるものから簡単な医療機器を使用するものまで幅広い．
	呼吸機能検査	スパイロメトリ，フローボリューム曲線，パルスオキシメータ検査，呼気終末二酸化炭素濃度検査，血液ガス検査，終夜睡眠時ポリソムノグラフィほか
	循環器系機能検査	心電図，ホルター心電図，負荷心電図，心音図，心エコー検査スワンガンツカテーテルによる血行動態検査ほか
	脳・神経・骨格筋系検査	脳波検査，誘発電位検査（ABR, SEP ほか），筋電図，誘発筋電図 PET, SPECT，テンシロンテストほか
	消化器系機能検査	各種の消化吸収試験（D-キシロース，ビタミン B_{12}, BT-PABA 試験ほか）各種の消化管内圧測定検査ほか
	内分泌・代謝疾患検査	各種のホルモン分泌についての負荷試験，75g OGTT，基礎代謝測定ほか
	その他	腎・泌尿器科，産婦人科，耳鼻科，眼科領域の検査
画像診断	単純 X 線検査	胸部，腹部，頭部，骨ほか
	CT 検査	胸部，腹部，頭部ほか
	血管造影検査	TAE, PCI など interventional radiology を含む．
	MRI, MRA	胸部，腹部，頭部，骨，脊椎，脊髄，椎間板など
	核医学検査	心筋シンチグラフィ，肺血流シンチグラフィ，甲状腺シンチグラフィ腫瘍マーカーを使ったがんの核医学検査ほか
	超音波検査（エコー検査）	心カラードップラーエコー検査，腹部エコー検査ほか
内視鏡検査	上部消化管ファイバースコープ検査，大腸ファイバースコープ検査，気管支ファイバースコープ検査，腹腔鏡，関節鏡ほか，およびこれらの内視鏡検査を介した組織生検，検体採取，各種の治療（EMR など）	

（注）ABR（auditory brain stem response，聴性脳幹反応），SEP（somato-sensory evoked potential，体性感覚誘発電位），PET（positron emission tomography），SPECT（single photon emission computed tomography），BT-PABA（N-benzoyl-L-tyrosyl-para-aminobenzoic acid）試験，OGTT（oral glucose tolerance test，経口ブドウ糖負荷試験），CT（computed tomography），TAE（transcatheter arterial embolization，経カテーテル動脈塞栓術），PCI（percutaneous coronary intervention，経皮的冠動脈形成術），MRI（magnetic resonance imaging，磁気共鳴画像検査），MRA（MR angiography，MR 血管撮影），EMR（endoscopic mucosal resection，内視鏡的粘膜切除術）．

表2 代表的な検体検査

検体検査の種類	検査名	対応する疾患・病態	測定項目（一般的なもの）	主な検査法
血液	血液一般検査	貧血，血液疾患	RBC, Hb, Ht およびほかの演算値，WBC，白血球分画，PLT	形態学的検査法 自動分析法ほか
	輸血用検査	出血，出血性疾患	血液型，交叉試験，クームス試験ほか	免疫学的検査法
	生化学検査	肝疾患，腎疾患，心疾患，内分泌・代謝疾患，アレルギー疾患，膠原病，感染症，低酸素，酸塩基平衡異常ほか	ALT, AST, LDH, ALP, γ-GT, LAP, T-Bil, T-Chol, HDL-Chol, LDL-Chol, TG, PL, UN, Cre, Alb, グロブリン，A/G 比，CRP, Amy, UA, Na, K, Cl, Ca, IP, 血糖値，HbA1c, BNP, CK, CK-MB, 心筋トロポニン T, 各種ビタミンおよびホルモン，薬剤，毒物，PaO_2, $PaCO_2$, BE, pH, 各酵素のアイソザイムほか	生化学的検査法 免疫学的検査法
	血液疾患検査	貧血，血液疾患	異型細胞，白血病細胞	形態学的検査法
	出血・凝固系検査	出血性疾患・病態	出血時間，PT, APTT, FDP ほか	生化学的検査
	アレルギー・免疫，感染検査	アレルギー疾患，膠原病	IgE, 特異的 IgE 抗体，各種ウイルス抗体，各種自己抗体ほか	免疫学的検査法 形態学的検査法
骨髄液	骨髄穿刺検査	貧血，血液疾患	赤血球系，白血球系幼弱細胞，巨核球，異型細胞，白血病細胞ほか	形態学的検査法
尿	一般尿検査	腎疾患，肝疾患，代謝疾患，尿路感染症ほか	糖，タンパク，赤血球，白血球，ビリルビン，ウロビリノーゲン，細菌，各種円柱，結晶ほか	生化学的検査法 形態学的検査法 微生物学的検査法 免疫学的検査法
便	便検査	各種腸疾患ほか	便潜血検査，寄生虫および虫卵検査，細菌，ウイルス検査ほか	
脳脊髄液	脳脊髄液検査	髄膜炎，くも膜下出血，Guillain-Barré 症候群，多発性硬化症など	細胞数，赤血球，好中球，細菌，リンパ球，糖，タンパク，ADA, キサントクロミー，ほか	形態学的検査法 微生物学的検査法
喀痰，BALF, 鼻腔・咽頭ぬぐい液 (swab)	喀痰検査，気管支洗浄液検査，ぬぐい液検査	肺炎，インフルエンザほか呼吸器感染症	細菌，抗生物質感受性検査，ウイルス，好酸球，結晶ほか	微生物学的検査法 遺伝子学的検査 免疫学的検査法
胸水，腹水，膿，滲出液ほか	胸水検査，腹水検査ほか	胸膜炎，腹膜炎，膵炎，肝膿瘍など	赤血球，白血球，腫瘍細胞，細菌，抗生物質感受性，アミラーゼほか	
気管支壁，子宮頸部，甲状腺腫，乳腺腫瘤，尿ほか	細胞診，擦過細胞診，吸引細胞診	各種の悪性腫瘍	腫瘍細胞，異型細胞	形態学的検査法
腫瘍，組織，リンパ節ほか	組織生検，内視鏡的組織生検ほか	各種の悪性腫瘍ほか	腫瘍組織，病的組織（アミロイド沈着，各種の肉芽腫など）	

（注）　LAP（leucine aminopeptidase），BALF（bronchoalveolar lavage fluid, 気管支洗浄液），ADA（adenosine deaminase），ほかの略語は第 3 章「臨床検査の基準値」表 A 参照.

第2章 代表的な臨床検査

1 肝機能検査

　肝機能検査には，肝血流量，肝細胞の異物摂取機能などを評価するインドシアニングリーン試験（indocyanine green test：ICG 試験）など，文字どおり肝臓の機能を評価する，狭義の肝機能検査のほか，広義には肝逸脱酵素など肝細胞の障害を評価する検査，各種の肝炎ウイルス抗原・抗体，抗平滑筋抗体，抗ミトコンドリア抗体など肝疾患の病態解明のための検査など多くが含まれる．さらに，肝機能だけでなくほかの疾患・病態の検査としても役立つ検査も多い．すなわち，肝機能検査といわれる検査には，同時に広くほかの臓器・臓器系疾患の検査として役立つものも多い．

　多くの凝固因子は肝で合成されるため，プロトロンビン時間（PT：prothrombin time）は肝のタンパク質合成能を知る検査であると同時に，血液疾患における代表的な出血・凝固系機能検査の一つである．アルブミンはもっぱら肝で合成されるため，肝におけるタンパク質合成の指標であるが，腎疾患であるネフローゼ症候群の診断にも欠かせない．以下に主な肝機能検査を概説する．

1．ビリルビン（bilirubin：Bil，黄疸色素）

　約120日の寿命を迎えた赤血球は脾臓で破壊され，ここでヘモグロビンからビリルビン（黄疸色素，bilirubin：Bil）が産生される．このビリルビンは間接ビリルビン（非抱合型ビリルビン，indirect-Bil：I-Bil）と呼ばれ，水に溶けず，アルブミンと結合して血中を肝まで運搬される．肝細胞でグルクロン酸抱合をうけ，水溶性の直接ビリルビン（抱合型ビリルビン，direct-Bil：D-Bil）となって，肝細胞から胆汁成分の一つとして肝内細胆管内に分泌される．両者を合わせたものが総ビリルビン（total bilirubin：T-Bil）である．ビリルビンの産生から腸管内への分泌の過程によって，肝細胞性黄疸，溶血性黄疸，閉塞性黄疸，体質性黄疸の各種類がある▶表1．

表1　黄疸の鑑別

黄疸の種類	黄疸の発生機序	原因疾患
間接ビリルビン（非抱合型ビリルビン）優位の高ビリルビン血症	1．ビリルビン産生過剰	a．溶血性疾患（溶血性黄疸） b．早期ビリルビン増加（原発性・続発性シャント高ビリルビン血症）
	2．ビリルビンの抱合障害	Gilbert 症候群，Crigler-Najjar 症候群（体質性黄疸），新生児黄疸
直接ビリルビン（抱合型ビリルビン）優位の高ビリルビン血症	1．肝ビリルビン排泄異常	Dubin-Johnson 症候群，Rotor 症候群（体質性黄疸）
	2．肝細胞障害（肝細胞性黄疸：摂取，抱合，排泄障害，胆汁うっ滞）	肝炎（ウイルス性，アルコール性，自己免疫性，薬物性），肝硬変，肝がん，寄生虫性肝障害，感染性肝障害
	3．胆汁排泄障害	a．肝内胆汁うっ滞 　急性：ウイルス性，薬剤性 　慢性：原発性胆汁性肝硬変，原発性硬化性胆管炎，慢性薬剤起因性 　反復性：良性反復性，妊娠反復性 b．肝外胆汁うっ滞（閉塞性黄疸） 　総胆管結石症，胆管がん，膵頭部がんなど
	4．その他（敗血症など）	

（滝川　一，相磯光彦：最新　臨床検査のABC．日本医師会雑誌 2006，第135巻特別号(2)，p.S197より一部改変転載）

2. 酵 素

　肝細胞障害によって肝細胞内の酵素が血中に漏出してくる. これを逸脱酵素と呼ぶ.

1) AST (アスパラギン酸アミノトランスフェラーゼ：aspartate aminotransferase) および ALT (アラニンアミノトランスフェラーゼ：alanine aminotransferase)

　AST (アスパラギン酸アミノトランスフェラーゼ), ALT (アラニンアミノトランスフェラーゼ) ともアミノ基転移酵素である. 以前は, AST, ALT はそれぞれ GOT (glutamic oxaloacetic transaminase), GPT (glutamic pyruvic transaminase) と呼ばれていた. AST は肝臓のほか, 心臓, 腎臓, 肺, 脳, 筋, 赤血球にも含まれ, 肝特異性は低い. 心筋梗塞, 肺梗塞, 筋炎, 溶血性疾患などでも上昇する. 一方, ALT は肝臓の細胞質に多く含まれ, ほかの臓器・組織に含まれる量は少ないため, AST より肝特異性は高い. 肝障害時の AST, ALT 上昇はその時点で破壊されつつある肝細胞の量を反映するため, 病理組織学的には散在性肝細胞壊死 (spotty necrosis) を呈する急性肝炎で著しい上昇がみられる一方, 病理組織学的にも肉眼的にも肝細胞が広範に壊死に陥っているような劇症肝炎の進行例 (急性黄色肝壊死) では, 逸脱する酵素の絶対量が減少するため, むしろ低値を示す. 典型的な A 型急性肝炎の経過を ▶図1 に示す. 発熱, 倦怠感, 食思不振などの前駆症状の時期に ALT が著明に上昇, 黄疸出現時, ALT は既に低下傾向にある. IgM-HA 抗体, 続いて IgG-HA 抗体が上昇, 次第に低下, 治癒に至る. AST と ALT の異常を来す疾患を ▶表2 に示す.

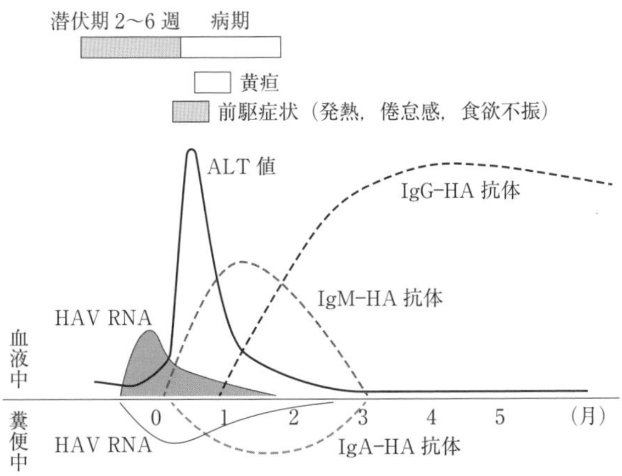

2) 乳酸脱水素酵素, 乳酸デヒドロゲナーゼ (LD または LDH：lactic acid dehydrogenase)

　LD (乳酸脱水素酵素) は解糖系から TCA 回路に入る前のピルビン酸と乳酸との変換を触媒する酵素で, 肝臓, 心臓, 腎臓, 肺, 脳, 筋,

図1　A 型急性肝炎の臨床経過

(矢﨑義雄 (総編集)：内科学 (第 10 版), Ⅱ. 朝倉書店, 2013. p.1110 より転載)

表2　AST, ALT に異常を来す疾患の鑑別

疾　患		AST　　　ALT	備考, その他の検査
肝疾患	急性肝炎	↑↑↑ < ↑↑↑	ごく初期には AST>ALT
	慢性肝炎	↑～↑↑ < ↑～↑↑	急性増悪期には AST>ALT
	肝硬変	↑～↑↑ > ↑～↑↑	γ-グロブリン↑, A/G 比↓, TTT↑, ZTT↑
	肝がん	↑～↑↑ > ↑～↑↑	AFP↑, PIVKA-Ⅱ↑
	脂肪肝 (非アルコール性)	↑～↑↑ < ↑～↑↑	ChE↑, LDL-Chol↑ HDL-Chol↓
	アルコール性肝障害	↑～↑↑↑↑ > ↑～↑↑	γ-GT↑
心疾患	心筋梗塞	↑～↑↑ > →～↑	CK (CK-MB)↑, 心筋トロポニン T↑
筋疾患	多発性筋炎, 筋ジストロフィー	↑～↑↑ > →	CK (CK-MM)↑, アルドラーゼ↑
溶血性疾患		↑～↑↑ > →	LD↑ (LD$_1$, LD$_2$)

(注)　AFP, PIVKA-Ⅱ：9 節 1 「腫瘍マーカー検査」p.603, 表 1 参照.

(奈良信雄：臨床検査学講座：臨床医学総論/臨床検査医学総論 (第 3 版). 医歯薬出版, 2014, p.323 より一部加筆改変転載)

赤血球など，広く臓器・組織の主に細胞質に存在している．また，悪性腫瘍細胞によっても産生される．LDはアミノ酸構成が異なるH鎖（心筋型）とM鎖（骨格筋型）の2種類のサブユニットからなる4量体で，組み合わせにより5つのタイプが存在する．すなわち，HHHH，HHHM，HHMM，HMMM，およびMMMMの5タイプで，それぞれ，アイソザイムLD$_1$，LD$_2$，LD$_3$，LD$_4$，LD$_5$である．LD$_1$，LD$_2$は心臓，腎臓，赤血球，平滑筋，骨格筋（赤筋）に多く含まれ，LD$_2$，LD$_3$，LD$_4$は白血球，リンパ球，肺，腫瘍，LD$_5$は肝臓，骨格筋（白筋）に多く含まれる．LDアイソザイムの臓器特異性は高いとは言えず，臨床現場では特異性の高いほかの検査項目や腫瘍マーカーが用いられる傾向となっている．

3）アルカリホスファターゼ（ALP：alkaline phosphatase）

ALP（アルカリホスファターゼ）は肝，胆管系，骨，甲状腺，胎盤，腎，小腸などに分布する有機リン酸エステルを加水分解する酵素である．閉塞性黄疸や胆汁うっ滞の指標として，また肝内占拠性病変の存在を示唆する指標となる．次に述べるγ-GT，LAP（leucine aminopeptidase）と並んで，胆汁の流出障害を反映するので，"胆道系酵素"とも呼ばれる．6種類のALPアイソザイム（ALP$_1$〜ALP$_6$）がある．ALP$_1$（高分子ALP）は肝細胞，胆管細胞膜に結合したもの，ALP$_2$（肝性ALP）は毛細胆管膜，胆管細胞膜に局在，成人のALPの主体である．ALP$_3$（骨性または骨型ALP）は小児ALPの主体，ALP$_4$は胎盤性ALP，ALP$_5$は小腸性ALP，ALP$_6$は免疫グロブリン（主としてIgG）結合ALPである．小児のALPは成人より高値で，成人ALPは，ALP$_2$≧ALP$_3$，小児ALPはALP$_2$≪ALP$_3$である．

4）γ-グルタミルトランスフェラーゼ（γ-glutamyl transferase：γ-GT）

γ-GT（γ-グルタミルトランスフェラーゼ）は，以前γ-glutamyl transpeptidase（γ-GTP）と呼ばれていた．γ-GTはγ-グルタチオンのようなγ-グルタミルペプチドを加水分解すると同時に，γ-グルタミル基をほかのアミノ酸やペプチドに転換する酵素である．肝と腎に分布するが，血清γ-GTは肝由来である．一部は胆汁中に分泌されるため，肝細胞機能障害時のほか，上記のALP，LAPと並んで胆道系酵素として胆汁うっ滞も反映する．アルコール性肝障害の指標としても有用である．

5）コリンエステラーゼ（cholinesterase：ChE）

ChE（コリンエステラーゼ）は肝細胞で産生され，血中に分泌される酵素でコリンエステルをコリンと有機酸に加水分解する．高分子量タンパク質（36万）で，肝のタンパク質合成能を酵素活性として鋭敏に反映する．逸脱酵素ではない．アルブミンと類似の血中動態を示し，肝硬変や高度の栄養障害では低下する．一方，アルブミン尿を示すネフローゼ症候群では，高分子量のため糸球体から濾過されず，血中ChE活性は上昇する．ChEは過栄養による脂肪肝でも上昇する．有機リン中毒，サリン中毒でのChE活性低下もよく知られている．

3. 脂質，血清胆汁酸およびその分画

総コレステロール，トリグリセリドなど血中脂質も肝機能を反映しその指標となるが，説明は6節「内分泌・代謝疾患の検査」に譲る．ほかにも，たとえば血清総胆汁酸は肝硬変の重症度や予後の判定に役立つ．血清胆汁酸については項目の紹介にとどめたい．

4. タンパク質および膠質反応検査

肝はアルブミンをはじめ，種々の血漿タンパク質を合成している．血中総タンパク値（TP），アルブミン値（Alb），A/G比，タンパク分画が一般的な指標である．肝硬変，進行肝がんなどによるタンパク質合成障害や低栄養によって，総タンパク値，アルブミン値が低下する．慢性肝炎や肝硬変では，慢性炎症の持続によって多クローン性にγ-グロブリンの産生が亢進，A/G比が低下する（6節2「3）タンパク質代謝」参照）．

γ-グロブリンの異常などを反映する肝機能検査として膠質反応検査（TTT，ZTTの測定）が実施される．膠質反応検査は，血清に試薬を加えて生ずる混濁度を調べるもので，チモール混濁試験（TTT：thymol turbidity test）はリポタンパク質や免疫グロブリン，特にIgMの増減と高い相関を示すとされる．一方，硫酸亜鉛混濁試験（ZTT：zinc sulfate turbidity test）はγ-グロブリン，特にIgGと相関する．Mタ

表3 肝炎ウイルスマーカーとその評価

抗原・抗体		臨床的意義
IgM-HA 抗体		HAV 感染中（急性期）
IgG-HA 抗体		過去の HAV 感染，防御抗体
HBs 抗原		HBV 感染中
HBV-DNA		B 型肝炎感染活動中，HBV 増殖のマーカー
HBs 抗体		HBV 感染の既往（治癒期），防御抗体，ワクチン接種後
HBe 抗原		HBV 感染活動中
HBe 抗体		HBV 感染の鎮静化
HBc 抗体	高抗体価	HBV の活動化（ほとんどの場合，HBs 抗原陽性）
	低抗体価	HBV の鎮静期および既往（多くの場合，HBs 抗体陽性）
HCV 抗体		HCV の感染（現在および過去），無症候性キャリア
HCV-RNA		HCV 感染中

（注）　HAV，HBV，HCV：それぞれ，A，B，C 型肝炎ウイルス

ンパク血症など様々な病態で高値を示す．最近は直接タンパク分画を検査する傾向となっているが，スクリーニングとしては便利である．

慢性的な肝線維化の指標としてプロコラーゲンⅢペプチド（P-Ⅲ-P），Ⅳ型コラーゲンなど新しい検査も登場している．

5. アンモニア（NH₃），血液アミノグラム，PT，APTT など

アンモニア（NH₃），血液アミノグラム，PT，APTT などは，劇症肝炎，非代償性肝硬変末期の肝不全時の検査項目である．肝不全では，尿素サイクルの機能低下による血中アンモニア（NH₃）の上昇や血中アミノ酸インバランス（分岐鎖アミノ酸，BCAA（branched-chain amino acid：ロイシン，イソロイシン，バリン）の低下と芳香族アミノ酸 AAA（aromatic amino acid：チロシン，フェニルアラニン，メチオニン）の上昇）がみられる．これらは肝性脳症と呼ばれる意識障害の原因となる．ちなみに，肝性脳症では 3 相波という特有の脳波所見も観察される．肝で産生される凝固因子の減少により，プロトロンビン時間（PT），活性化部分トロンボプラスチン時間（APTT）の異常（これらについては 5 節 2「血液凝固検査」参照）もみられる．

6. 免疫学的検査：ウイルス抗原・抗体，自己抗体，その他の血中マーカー

肝炎ウイルスの抗原・抗体のほか，原発性胆汁性肝硬変（PBC：primary biliary cirrhosis）で上昇する抗平滑筋抗体などが原因究明，病態

把握の目的で調べられる．各種の肝炎ウイルスの抗原・抗体とその評価を ▶表3 に示す．原発性肝がんの腫瘍マーカーについては 9 節「悪性腫瘍に関する臨床検査」に譲る．

7. 尿検査

1）尿ウロビリノゲン（urobilinogen）

胆汁中に排出された直接ビリルビン（抱合型ビリルビン）は，腸内細菌により代謝されウロビリノゲンとなって，その 10～15％ が腸から吸収される（腸肝循環）．多くの肝疾患で増加し，閉塞性黄疸で陰性化する．尿ウロビリノゲンの基準は（±）で，（＋）は肝障害，（－）は閉塞性黄疸の存在を示唆し，スクリーニング検査として役立つ．

2）尿ビリルビン（bilirubin）

急性肝炎，閉塞性黄疸など直接ビリルビンが上昇する疾患・病態で尿ビリルビンが陽性となる．間接ビリルビンはアルブミンと結合しており，腎糸球体を通過しないため，溶血性黄疸では尿ビリルビンはみられない．

8. 画像診断

腹部超音波検査（エコー検査），CT 検査，MRI 検査，腹腔動脈造影法（CAG：celiac angiography）など多くの画像診断は，肝疾患の診断に，経カテーテル動脈塞栓術（TAE：transcatheter arterial embolization）などは治療に欠かせない．詳細はほかに譲りたい．

9. 胆道系，膵疾患の検査

胆道系，膵疾患は "common disease" でもあり，この項で追加説明したい．

1）胆石症，胆嚢炎

胆嚢結石症の発作時には，逸脱酵素（ALT，AST など）および胆道系酵素（ALP，γ-GT）が軽度～中等度に上昇，さらに総ビリルビン値（T-Bil）の軽度上昇もみられることが多い．胆嚢炎が合併すると白血球増多，好中球増多，好中球核の左方移動，CRP 値の上昇がさらに著明になる．総胆管結石症による胆管炎では，黄疸（T-Bil の上昇）や感染所見がさらに高度なものになり，重症例では出血凝固異常も併発する．次の膵炎と同様に画像診断は欠かせない．

2）急性膵炎

血中アミラーゼ（P-アミラーゼ，膵由来アイソザイム），尿中アミラーゼのほか，リパーゼ，トリプシン，エラスターゼ I などの膵酵素が上昇する．これらの値は比較的早期に低下し，臨床経過を必ずしも反映しない．重症度は血糖値上昇，Ca 値の低下，低酸素血症，酸塩基平衡異常などによって判定する．CRP は臨床経過をよく反映する．

2 腎機能検査

腎臓には大きな予備能があり，たとえば粉砕型腎損傷で片腎が摘出された場合でも，その後の腎機能は正常である．様々な腎疾患によって腎機能障害が惹起されるが，糖尿病性腎症，慢性糸球体腎炎などによる機能障害は数年～10数年の長い時間をかけ次第に進行する．

一方，各種のショックによって数時間のうちに血液透析を要するほどの腎不全に陥る場合もあり，腎機能障害までの経過は多様である．腎疾患の検査にも腎機能そのものを評価する検査のほか，原疾患や病態を特定する検査がある．

1．腎機能検査

1）尿検査

尿タンパク，尿潜血，尿比重などにより腎疾患ほかのスクリーニングが可能である．尿 pH は脱水，発熱，アシドーシスで酸性に傾く．尿比重は脱水，糖尿病で高値を呈し，尿崩症で低値となる．尿浸透圧と血液浸透圧から，レニン-アンジオテンシン-アルドステロン系が作動して乏尿を来している状態の急性腎前性腎不全と，器質的傷害を来した急性腎性腎不全（狭義の急性腎不全）との鑑別が可能である ▶表1．

表1 尿比重・浸透圧による急性腎不全の鑑別

	腎前性急性腎不全	腎性急性腎不全
尿比重	高い（>1,020）	低い（<1,012）
尿浸透圧（mOsm/kg）	高い（>500）	低い（<350）＊
尿・血漿（血清）浸透圧比（Uosm/Posm）	>1.5	<1.1

＊ 尿濃縮能の障害により尿浸透圧は血液浸透圧（正常値：285±5 mOsm/kg）に近づき，等張尿となる．

表2 血清クレアチニン異常と病態

高値となる病態	糸球体濾過量（GFR）の低下（糸球体腎炎，腎不全ほか），血液濃縮（脱水，熱中症など），筋肉量の増加（巨人症など）
低値となる病態	筋萎縮（筋ジストロフィなど）

10 節「尿・便を用いた臨床検査」も参照されたい．

2）血液生化学検査

① 血液尿素窒素（UN, BUN：blood urea nitrogen）

肝で合成された尿素は腎糸球体から濾過されるが，一部は尿細管から再吸収されて血中に入る．血液尿素窒素（UN）は次の血清クレアチニン値（Cre）と並ぶ代表的な腎機能の指標である．UN は消化管出血や身体の消耗によっても上昇するが，この場合は Cre の上昇を伴わないので腎機能障害と区別できる．

② クレアチニン（Creatinine：Cre）

クレアチニン（Cre）は筋肉内の高エネルギーリン酸化合物であるクレアチンの非酵素的脱水反応により産生される．腎機能障害により血中 Cre は上昇する．Cre は腎糸球体から自由に濾過され，尿細管での再吸収や分泌が少ない．このため，糸球体濾過量（GFR：glomerular filtration rate）を反映する近似値として，次に述べるクレアチニンクリアランスが利用される．他方，尿中クレアチニン排泄量は筋肉量を反映するため，クレアチニン/身長比は栄養指標の一つとなっている．血清クレアチニンが高値を呈する場合は腎障害のほか，巨人症，先端肥大症（筋肉量の増加），低値を示すものには進行性筋ジストロフィ（筋萎縮による）がある ▶表2．

③ クレアチニンクリアランス（Ccr：creatinine clearance）

クレアチニンクリアランス（Ccr）は1日の尿中クレアチニン排泄量を測定，血清クレアチニン値から，Ccr＝尿中クレアチニン濃度（mg/dL）×尿量（mL/min）/血清クレアチニン（mg/dL）の式で算出する．外来患者では蓄尿できないことなどにより，血清クレアチニン値から性別，年齢などを考慮して算出する推定糸球体濾過量（eGFR：estimated GFR）も算出される．

④ 電解質，その他

腎機能障害が進行すると，血中 K，IP（inorganic phosphate，無機リン）の上昇，Ca の低下などの電解質異常がみられるようになる．高カリウム血症はテント状 T 波などの心電図所見にも反映され，進行すると致死性不整脈に至る．腎障害により尿酸（UA），アミラーゼ（Amy）なども上昇する．

⑤ 尿中 NAG（N-アセチル-β-D-グルコサミニダーゼ）活性，尿中 β₂-ミクログロブリン（β_2MG），尿中 α₁-ミクログロブリン（α_1MG）

尿中 NAG（N-アセチル-β-D-グルコサミニダーゼ），β_2MG（β_2-ミクログロブリン），および α_1MG（α_1-ミクログロブリン）は，いずれも腎尿細管障害によって尿中に増加する．NAG は主に近位尿細管にある酵素で，生理的には殆ど尿中に出現しない．β_2MG は，分子量約1万のタンパク質で，糸球体でいったん濾過され，近位尿細管で99％再吸収される．糸球体腎炎では血中 β_2MG が上昇するが，尿中排泄は正常である．"急性尿細管壊死"タイプの急性腎不全では，血中 β_2MG は正常，尿中 β_2MG が上昇する．α_1MG は分子量約3万の低分子量タンパク質で糸球体から自由に濾過された後，尿細管で再吸収，異化され，通常は尿中に現れない．尿細管障害があると再吸収が低下し，尿中に出現する．

⑥ PSP 試験（フェノールスルホフタレイン試験），フィシュバーグ濃縮試験など

PSP 試験（フェノールスルフォフタレイン試験）は，PSP 試薬の静脈注射後の尿中排泄量を測定し，主として近位尿細管機能を判定する検査である．フィシュバーグ濃縮試験は12時間の飲水制限後，尿比重，尿浸透圧の変化をみるもので，尿細管，特に遠位尿細管の濃縮能をみる．

⑦ ASO（anti-streptolysin-O），補体など

急性糸球体腎炎の約80〜90％が A 群 β 溶血連鎖球菌（溶連菌）による急性扁桃腺炎，咽頭炎に続発する．このため，ASO（anti-streptolysin-O）が上昇，抗原抗体反応の結果，血中補体（C3，C4，CH50）が低下する．このため，これらの項目が検査対象となる．また，尿検査では血尿，タンパク尿が，尿沈渣では赤血球円柱，硝子円柱などがみられる．ネフローゼ症候群は，①尿タンパク質量3.5 g/日以上，②血清総タンパク値6.0 g/dL 以下または血清アルブミン値3.0 g/dL 以下，③脂質異常症（高LDL コレステロール血症），④浮腫の存在，を基準として診断され，リポタンパク質（VLDL，LDL，IDL），リン脂質，中性脂肪（トリグリセリド）の上昇もみられ，これらも測定項目となる．

⑧ 腎生検による病理組織学的検査

病態を詳細に把握するため，（超音波ガイド下）腎生検が行われる．光学顕微鏡，蛍光抗体法（immunofluorescence：IF 法），電子顕微鏡検査などによる病理組織学的検査所見が検討される．

⑨ 画像診断

CT，エコー，MRI などは萎縮，多発性嚢胞，腫瘍など腎の形態学的な情報を与える．

3 呼吸機能検査

呼吸機能検査は肝機能検査などとは異なり，一般に狭義の機能検査を意味する．呼吸器疾患自体の診断に必要な微生物学的検査，血液・生化学検査，免疫学的検査，画像診断などは，呼吸機能検査に含めない．

1. 肺活量測定，スパイロメトリ（spirometry）

スパイロメーターで以下の項目を測定する．測定された曲線をスパイログラムという．

1）肺活量（vital capacity：VC）

スパイロメトリーによるスパイログラムを ▶図1 に示す．最大吸気位から最大呼気位までが肺活量である．性別，身長で補正した％

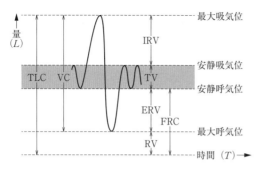

TLC（total lung capacity，全肺気量）：気道と肺内の全容量
VC（vital capacity，肺活量）：最大吸気位から最大呼気位まで呼出できる量
IRV（inspiratory reserve volume，予備吸気量）：安静吸気位から最大吸気位まで吸入できる量
TV（tidal volume，1回換気量）：安静呼吸1回の呼気量，概ね10 mL/kg体重
ERV（expiratory reserve volume，予備呼気量）：安静呼気位から最大呼気位まで呼出できる量
RV（residual volume，残気量）：最大呼気位でなお肺内に残る空気量
FRC（functional residual capacity，機能的残気量）：安静呼吸時に肺および気道に残る空気量

図1　スパイログラムと肺気量分画

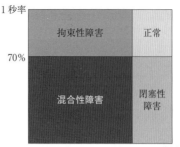

図2　スパイロメトリによる呼吸機能障害の分類

表1　呼吸機能障害と主な疾患

閉塞性障害	拘束性障害
気管支喘息，肺気腫，慢性気管支炎，COPDほか	肺炎，肺水腫，肺結核，肺がん，気胸，胸水ほか

（注）　実際は両者の基準を満たす混合性障害も多い．COPD（chronic obstructive pulmonary disease, 慢性閉塞性肺疾患）

肺活量（%VC）を用い，その80%以上を基準範囲とする．%VCの減少は有効に換気にあずかる肺容積の減少，すなわち拘束性障害を示す．

2）努力肺活量（forced vital capacity：FVC）

勢いをつけて残気量位まで完全に呼気を呼出させる．全体の肺活量のうち1秒以内に呼出できる呼気容量の割合を1秒率（FEV$_{1.0}$%）と呼び，70%以上を基準値とする．1秒率の低下を閉塞性障害と呼ぶ．閉塞性障害は，気道の狭窄，気管支平滑筋の収縮，肺の弾力性の低下による．%肺活量と1秒率による呼吸機能障害の分類を　▶図2　に，肺機能障害の種類と対応する疾患を　▶表1　に示す．

3）フローボリューム曲線（flow-volume curve）

努力肺活量測定のデータから，縦軸に呼出速度（気流速度：L/秒），横軸に対応する肺気量（ボリューム：L）を示し，両者の関係をフローボリューム曲線として表すものである　▶図3　．曲線の形状から肺機能の視覚的把握が容易である．V_{50}，V_{25}，すなわち努力肺活量の50%および25%のときの呼出速度は呼気努力とは無関係のため，細気道病変を反映する．

2．機能的残気量（FRV：functional residual capacity）

機能的残気量（FRV）は，スパイロメトリで測定できない肺気量分画で，ヘリウムガスによるガス希釈法などで測定する．機能的残気量（FRV）により，主に肺気腫などにおける肺の過膨張を評価する．

3．拡散能力（DLco）

肺胞と毛細血管の間の酸素（O_2）と二酸化炭素（CO_2）のガス交換が拡散（diffusion）である．DLcoは4種類の混合ガス（0.3%一酸化炭素，10%ヘリウム，20%酸素，70%窒素）を吸入させた後の呼気の分析によって測定される．間質性肺炎，肺線維症などで拡散能力（DLco）が低下する．

4．パルスオキシメータによるヘモグロビン酸素飽和度（SpO$_2$），呼気終末二酸化炭素分圧（ETCO$_2$）の測定および動脈血液ガス分析

動脈血中の酸素の大部分は赤血球内のヘモグロビン（Hb）と結合して運搬され，物理的に血漿中に溶けている酸素（溶存酸素，溶解酸素）の割合は，酸素運搬能の観点からはごく僅かで無視できる．大気圧1気圧における肺胞気の酸素分圧（P$_A$O$_2$：p-pressure（圧），A-alveolus（肺胞））は約105 mmHgで，毛細血管

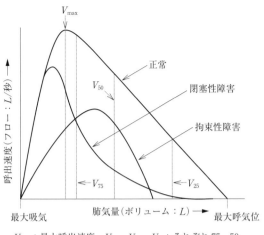

V_{max}：最大呼出速度，V_{75}，V_{50}，V_{25}：それぞれ 75，50 および 25% 肺気量位の呼出速度

図3　フローボリューム曲線

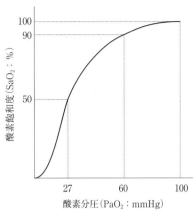

図4　ヘモグロビン酸素解離曲線

内に拡散後の動脈血酸素分圧（PaO_2：a-artery（動脈））は約 100 mmHg となり，赤血球のほぼ全てのヘモグロビンに酸素が結合する．すなわち，動脈血ヘモグロビン酸素飽和度（SaO_2：s-saturation）は 100% となる．

動脈血中酸素分圧とヘモグロビン酸素飽和度との関係は ▶図4 のようになる．パルスオキシメータで測定されたヘモグロビン酸素飽和度（SpO_2：p-pulse oximeter）は SaO_2 に近似し，動脈血を採取することなく，測定器を皮膚に装着して測定できるので，外来患者や在宅酸素療法患者などでも頻用される．ただし，末梢循環不全のほか，SpO_2 値が正確な値を示さない場合があることに注意を要する．血液ガス（O_2，CO_2）の肺胞間質を介した肺胞と肺毛細血管の間の拡散能力については，CO_2 の能力が O_2 のそれに比べ非常に大きく（CO_2：O_2 = 20：1），動脈血中 CO_2 分圧（$PaCO_2$）は肺胞気 CO_2 分圧（P_ACO_2）と近似する．このことから，$PaCO_2$ 値は換気量（呼吸量）の大小で規定されることなる．すなわち，$PaCO_2$ 値は換気不足で上昇，過換気で低下し，呼吸運動の優れた指標となる．CO_2 の拡散能力が大きいことから，呼気終末二酸化炭素分圧（$ETCO_2$：end tidal CO_2）は $PaCO_2$ 値と近似し，動脈血採取によらない持続的な換気モニタリングを可能にする．これらの検査は呼吸器系のみならず循環器系疾患においても重要な検査である．血液ガス分析については 11 節「動脈血ガス分析

の検査」の 1「動脈血 pH」〜6「電解質，その他」でさらに説明する．

5. 終夜睡眠ポリグラフィ検査（ポリソムノグラフィ：polysomnography）

終夜睡眠ポリグラフィ検査（ポリソムノグラフィ：polysomnography）は，換気運動（1 回換気量），SpO_2，脳波，眼電図，頤筋筋電図，心電図を同時に連続記録し，睡眠時無呼吸症候群（sleep apnea syndrome：SAS）の診断と病態解明をはかるものである．

6. その他

広義の呼吸機能検査には含まれない多くの検査が呼吸器系疾患の診断には欠かせない．

①胸部の単純 X 線検査，CT，肺シンチグラム，肺動脈造影法などの画像診断
②肺炎，肺結核，マイコプラズマ肺炎，真菌感染症など，呼吸器感染症に関する検査
③気管支喘息における IgE 抗体，特異的 IgE 抗体，肺気腫での $α_1$-アンチトリプシン，サルコイドーシスでのアンジオテンシン変換酵素など，病態解明のための検査
④気管支ファイバースコピー，胸腔鏡検査，縦隔鏡検査とこれらによる採取検体の検査（病理組織，微生物），気管支洗浄液（bronchoalveolar lavage fluid：BALF）検査（微生物）
⑤肺がんなど悪性腫瘍に対する腫瘍マーカー検査，病理組織学的検査

など，ほかにも多くの検査がある．7 節「感染時・炎症時の臨床検査」，9 節「悪性腫瘍に関

する臨床検査」を参照されたい．

4 心機能検査

1. 血圧測定（blood pressure：BP）

血圧（BP）は心機能評価の基本の一つである．間接血圧測定法と直接（観血的）血圧測定法とがある．詳細は12節「バイタルサイン」に譲る．

2. 心電図（electrocardiogram：ECG）検査

心電図（ECG）検査は，心筋運動を引き起こしている刺激伝導系や心筋の電気的興奮を体表から記録するもので，基本的な心機能検査である．虚血性心疾患（狭心症，心筋梗塞），心臓弁膜症，先天性心疾患などの器質的疾患，およびこれらに伴う不整脈，明らかな器質的心疾患を伴わない不整脈，さらに，K，Caなどの電解質異常などの診断に役立つ．一般の12誘導心電図検査のほか，主に不整脈患者を対象に日常生活を継続したまま長時間（通常24時間）・持続的に記録するホルター（Holter）心電図検査がある．また，トレッドミル（電動式ベルト上を歩く），エルゴメーター（自転車ペダルをこぐ），マスター2階段昇降によって運動負荷をかける負荷心電図検査があり，狭心症のスクリーニングに役立つ．

3. 心音図（phonocardiogram：PCG）検査

聴診器では通常，房室弁（僧房弁，三尖弁）が閉鎖する際に生ずるI音と，動脈弁（大動脈弁，肺動脈弁）の閉鎖で生ずるII音が心音として聴取される．I音とII音間が両心室内の血液が駆出される収縮期，II音と次のI音間が両心房の血液が心室内に流入する拡張期である．

I-II音間がII-I音間より短い．その他，III，IV音が僅かに聞こえる場合もある．通常では存在しない音が聴こえる場合，これを心雑音と呼ぶ．心音図（phonocardiogram：PCG）検査は体表面にマイクロフォンを当て，アンプで増幅し心音を記録するものである．各種の弁膜症や，先天性心疾患における弁の機能不全（狭窄，逆流（閉鎖不全））や，心臓内や動脈間の短絡（シャント（shunt），心室中隔欠損，動脈管開存など）によって，心雑音がある場合などで有効である．▶図1 に心音図（模式図）を示す．

4. 心超音波検査（心エコー検査：echocardiography）

断層心エコー法（Bモード法），Mモード心エコー法，カラードップラー法のほか様々なエコー検査法がある．心エコー検査によって，心臓のポンプ機能（駆出率など），心臓壁の状態（肥大，薄泊化，壊死など），弁の形態や機能（逆流，狭窄），心内短絡（シャント）の有無，血栓や心臓内腫瘤の有無など，広く心臓の機能的，形態的，定量的な情報が得られる．カラードップラーエコー法では，さらに明瞭な血流状態の把握が可能である．

5. スワンガンツカテーテル（Swan-Ganzサーモダイリューションカテーテル：SGカテーテル）による血行動態検査

スワンガンツカテーテル（SGカテーテル）を内頚静脈，鎖骨下静脈などから挿入，右心房，右心室，肺動脈へと圧波形やX線透視で確認しつつ先端を進め，右房圧，右心室圧，肺動脈圧を測定する．熱希釈法により心拍出量（cardiac output：CO（約5 L/min））が測定される．肺動脈内にカテーテルが入ったところで先端のバルーンに1.5 mLほどの空気を入れ，これを膨らませると，バルーンが血流に乗って進み，先端が肺動脈末端にはまり込んだ（楔入した）ところで

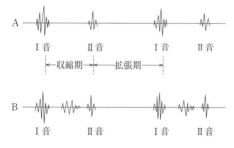

聴診器で聴取する心音を客観的に記録する．
A：正常心音図：I音とII音間が収縮期，II音とI音間が拡張期．収縮期が拡張期よりも短い．頻脈時には拡張期が短縮する．
B：大動脈弁狭窄症の心音図．I音とII音間の雑音，すなわち収縮期雑音がみられる．疾患により雑音をとらえやすい胸壁の部位が異なる．

図1　心音図検査（模式図）

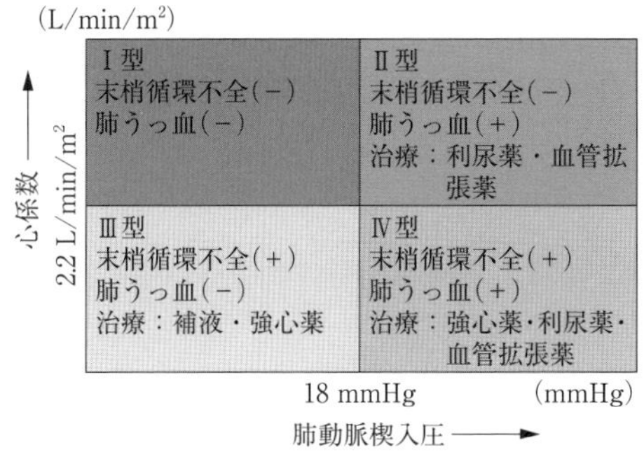

図2　フォレスター分類

（矢﨑義雄（総編集）：内科学（第10版），I．朝倉書店，2013．より転載）

波形の変化を確かめながら肺動脈楔入圧（PCWP：pulmonary capillary wedged pressure（mmHg））を測定する．PCWPは左心室拡張末期圧，左房圧に近似し，左心系前負荷の指標であり，この上昇は左心不全を示す．一方，右房圧は右心系前負荷の指標として，この上昇は右心不全，すなわち大循環系のうっ血を示す．低下は脱水や出血による循環血液量の減少を示す．波形の解析や各部位からの採血による血液ガス分析により，短絡の評価など，ほかにも様々な情報が得られる．最も繁用されるのは，心係数とPCWPによる心機能評価である．

▶図2　にフォレスター分類を示す．縦軸が心係数（CI：cardiac index，心拍出量を体表面積で除したもの），横軸が肺うっ血の指標としてのPCWPである．当初は急性心筋梗塞時の血行動態と予後との関係を示したものであるが，広く血行動態の評価に用いられている．Ⅳ型（subset Ⅳ）が肺うっ血を伴う末梢循環不全で，心原性ショック状態，最重症である．この図には区分（subset）ごとの治療法も示されている．

6. 冠動脈造影検査（coronary angiography：CAG）

体表面の動脈から逆行性に上行大動脈まで進めたカテーテルを冠動脈に挿入し，造影剤を注入，冠動脈の閉塞，狭窄などを評価・診断するもので，虚血性心疾患（狭心症，心筋梗塞）の診断に必須の検査である．冠動脈形成術（percutaneous coronary intervention：PCI）は冠動脈バイパス手術（coronary artery bypass graft：CABG）と並んで虚血性心疾患の治療手段であり，CAGから生まれたものである．

7. 胸部X線検査，CT検査，MRI検査（magnetic resonance imaging検査），MRA検査（MR angiography検査），核医学検査（心筋血流シンチグラフィー）

たとえば，心不全時の胸水，心嚢貯留液，肺水腫の診断に胸部CT検査は欠かせない．紙面の都合でこれらの画像診断検査については説明を省略する．

8. 生化学検査

虚血性心疾患のうち，特に急性心筋梗塞の診断，経過観察において重要である．高齢者や糖尿病患者では胸痛を訴えない場合もあり，その意義は大きい．

1）クレアチンキナーゼ（creatine kinase：CK）

クレアチンキナーゼ（CK）は，急性心筋梗塞の発症後4時間から上昇しはじめ，24時間で最大値となり，その後基準値以下に復する．CKはB型（脳型），M型（骨格筋型）のサブユニットからなる2量体で，CK-BB，CK-MB，CK-MMと3つのアイソザイムが存在し，ほかにミトコンドリア型のCKがある．通常，血中では大半が骨格筋型のCK-MMであり，脳型のCK-BBは殆どみとめられず，CK-MBはごく僅かに検出されるに過ぎない．CK-MBは心筋特異性が高いので上昇時の診断的意義は大きい．しかし，総CKに比べ上昇の程度が小さく，最近は次の心筋トロポニンTがより重視される．急性心筋梗塞時には白血球数，LD，ASTも上昇し，これらのアイソザイム検索も可能であるが，診断的意義は大きくない．

2）心筋トロポニンT（troponin T：TnT）

心筋トロポニンT，トロポニンIとも心筋特異性が高い．正常では末梢血中に存在せず，心筋障害により血中濃度が大きく上昇するため，心筋梗塞の有用なマーカーである．心筋トロポニンTは心筋梗塞発症後3〜6時間後に上昇，8〜18時間で最高値となり，その後有意な上昇は2〜3週間続く．CK-MB，トロポニンTの血中濃度変化の違いを勘案して病態を把握する．腎機能障害でも値が上昇することに留意する．

3）脳性ナトリウム利尿ペプチド（brain natriuretic peptide：BNP）

脳性ナトリウム利尿ペプチド（BNP）は当初，豚の脳からナトリウム利尿因子として発見されたため，この名称がある．その後，BNPは脳よりも心臓，特に心室から分泌され，体液や血圧の調節に重要な役割を担っていることが明らかになった．血漿BNPは急性心筋梗塞でも上昇するが，心筋の負荷によって慢性心不全の進行と並行してその濃度が上昇するため，主として心不全の経過を追跡する指標として用いられる．脳性ナトリウム利尿ペプチド前駆体N端フラグメント（NT-proBNP）はBNPと同じ意味を持つが，より安定で，採血後の処理も容易である．

4）その他

冠動脈疾患では背景因子となる動脈硬化や糖尿病に関する検査，総コレステロール値，LDLコレステロール値，HDLコレステロール値，血糖値，HbA1c値も重要な検査項目となる．心不全による肺うっ血患者では，動脈血ガス分析，血液電解質のチェック，細菌性心内膜炎では白血球，CRPなどの感染指標や血液培養・抗生物質感受性検査など，個々の心疾患や病態においてチェックされる検査項目はほかにも少なくない．

5 血液・血液凝固検査

1. 血液検査

1）赤血球系の検査

① 赤血球数（red blood cell：RBC），ヘモグロビン値（hemoglobin：Hb），ヘマトクリット（hematocrit：Ht），および演算値（平均赤血球容積など）

ヘモグロビン（Hb）は赤血球内の酸素運搬体である．ヘマトクリット（Ht）は遠心分離によって全血液容積に占める血球成分の割合を測定したものである．赤血球数（RBC）は白血球数，血小板数に比べ極めて大きいので，Ht値は実質的に赤血球の数や大きさにより規定される．各種貧血や白血病その他の血液疾患，悪性腫瘍およびその他の消耗性疾患では，一般に赤血球数，Hb，Htは低値となる．一方，真性多血症や，慢性的な低酸素状態におかれる慢性心肺疾患患者や高地馴化者などでは，二次性多血症の結果，これらの値は高値となる．貧血には，鉄欠乏性貧血，巨赤芽球性貧血，再生不良性貧血，溶血性貧血その他がある．最も多い鉄欠乏性貧血では，赤血球が小さくなり，赤血球容積当たりのHb含有量も少なくなる（小球性低色素性貧血）．一方，ビタミンB$_{12}$や葉酸の欠乏による巨赤芽球性貧血では，赤血球が大きくなる．赤血球のサイズとHb含有量に基づく平均赤血球指数からも貧血の分類が可能である（ ▶表1 参照）．

② 血清鉄，総鉄結合能，不飽和鉄結合能，フェリチン

体内鉄（Fe）の総量は3〜5gで，内訳は①赤血球内のヘモグロビン鉄が約70%，②貯蔵鉄（肝臓，脾臓のフェリチン，ヘモジデリン）が約30%，ほか，③少量の運搬鉄（トランスフェリンと結合しているFe）があり，さらに種々の酵素にも鉄が僅かに存在する．消化管から吸収された鉄はトランスフェリン（Tf：transferrin）と結合して血中を移動，骨髄の赤芽球のトランスフェリン受容体を介して，細胞内に運ばれ，ヘム（heme）となり，さらにグロビン（タンパク質）が結合，ヘモグロビンが合成される．赤芽球は赤血球に成長する．血清鉄（Fe）は鉄欠乏性貧血で低値を示す．再生不良性貧血ではFeが利用されないため高値となる．

表1　平均赤血球指数による貧血の分類

貧血のタイプ	MCV（fl）	MCHC（%）	主な貧血
小球性低色素性貧血	80以下	31以下	鉄欠乏性貧血，鉄芽球性貧血，サラセミア，慢性炎症性疾患
正球性正色素性貧血	80〜100	32〜36	溶血性貧血，再生不良性貧血，白血病，腎性貧血，急性出血
大球性正色素性貧血	101以上	32〜36	巨赤芽球性貧血（ビタミンB$_{12}$欠乏症，葉酸欠乏症）

（注）　MCV：mean corpuscular volume（平均赤血球容積）＝Ht（%）/RBC（百万/μL）×10 fl
　　　　fl（femtoliter：10^{-10}）
　　　　MCHC（平均赤血球ヘモグロビン量）＝Hb（g/dL）/Ht（%）×100%
（奈良信雄：臨床検査学講座：臨床医学総論/臨床検査医学総論（第3版）．医歯薬出版，2014．p.345より転載）

総鉄結合能（TIBC：total iron binding capacity）は血清中の Tf が結合しうる鉄の総量（能力）を示し，不飽和鉄結合能（UIBC：unsaturated iron binding capacity）は不飽和のTf が結合しうる Fe 量を示す．理論上は TIBC＝UIBC＋血清鉄となる．通常は TIBC の約2/3 が UIBC である．鉄結合能は，①鉄の欠乏（鉄欠乏性貧血）や②造血の亢進状態（真性多血症，妊娠）で上昇し，肝硬変，ネフローゼ症候群など Tr が低下する場合に低値となる．

血清フェリチン（ferritin）は貯蔵鉄を反映し，鉄欠乏性貧血で低値，ヘモクロマトーシスで高値を呈する．

③ 網赤血球（reticulocyte：Ret）

網赤血球は，成熟赤血球の前段階の細胞で，細胞質にリボ核酸が残っているものである．造血活動の亢進によって血中 Ret が増加するため，赤血球系の造血状態の指標となる．溶血性貧血や鉄欠乏性貧血の治療開始後などで上昇し，再生不良性貧血，骨髄線維症などで低値を示す．

④ 溶血に関する検査

溶血性貧血は，赤血球寿命が短縮し，脾臓などでの赤血球の崩壊が亢進，貧血となる疾患である．先天的な赤血球膜の異常，赤血球酵素の異常，後天的な免疫異常によるものなどがある．血清ハプトグロビン（haptoglobin）は肝で合成され，血中の遊離ヘモグロビンと結合するタンパク質で，溶血時に低下する．

クームス試験（Coombs test）は血中の自己赤血球に対する抗体の有無を調べる．ハム（Ham）試験は赤血球を弱酸性環境での赤血球膜の脆弱性をチェックする検査である．

⑤ 赤血球の形態異常

鉄欠乏性貧血では赤血球が小さいことのほか，大小不同などの異常もみられる．遺伝性球状赤血球症（溶血性貧血を来す）でみられる扁平ではなく球状の球状赤血球のほか，楕円赤血球，標的赤血球，涙滴赤血球，有棘赤血球などの形態異常，各種の赤血球内封入体を持つ赤血球など，様々な疾患において観察される．

2）白血球系の検査

① 白血球数（white blood cell：WBC）

白血球数（WBC）は，急性感染症，外傷，熱傷，急性心筋梗塞，白血病などで増加，無顆粒球症，再生不良性貧血，骨髄異形成症候群（MDS：myelodysplastic syndrome），白血病などの血液疾患，肝硬変，膠原病，後天性免疫不全症候群（AIDS：aquired immunodeficiency syndrome）などで低下する．

② 白血球分画

白血球（leukocyte）は，好中球（neutrophil），好酸球（eosinophil），好塩基球（basophil）の 3 者からなる顆粒球（granulocyte）と，リンパ球（lymphocyte）と単球（monocyte）からなる無顆粒球（agranulocyte）に分類される．白血球数が増加する状態は白血球増多症（leukocytosis）と呼ばれ，その最大の原因は感染症である．通常でも好中球の分画（全白血球における割合：%）が最大であるが，特に細菌感染症では好中球がさらに多くを占めるようになり，好中球増多症（neutrophilia）の状態となる．骨髄から血中に供給される好中球の核は成長するにつれ核の分葉が進み ▶図1 に示すような形態変化を示すが，感染症においては，桿状核球などの幼若好中球の割合が増え，これは核の左方移動と呼ばれる．高齢者などでは感染症があっても白血球数自体は増えない場合もある．この場合でも好中球増多，核の左方移動がみられるため，分画のチェックは重要である．重症感染症では本来は骨髄にとどまる幼若白血球が末梢血内に現れることがあり，類白血病反応（leukemoid reaction）と呼ばれる．次に多い分画はリンパ球である．リンパ球分画はウイルス感染などで増加する．好酸球，好塩基球の割合はごく少なく，アレルギー性疾患，寄生虫症などで増加する．白血病などの血液疾患において異型白血球，白血病細胞の分画が増加する．

③ ほかの血球検査

血液疾患においては白血病細胞のほか，各種の異型細胞の生化学的検査なども実施される．ペルオキシダーゼ反応によって白血病細胞が骨髄球性か，リンパ球性かが評価される．慢性骨髄性白血病でみられるフィラデルフィア染色体のほか，多くの白血病細胞において染色体異常が知られており，染色体や遺伝子の検査は詳細な病態の把握と治療に活かされる．

3）血小板数（platelet：PLT）

血小板数（PLT）は，特発性血小板減少性

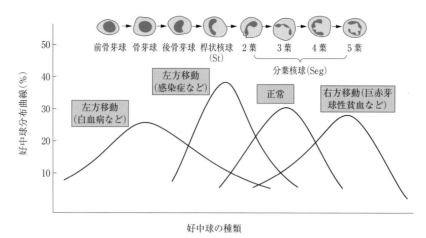

図1　好中球の分化（種類）とその分布度

紫斑病（ITP：idiopathic thrombocytopenic purpura），再生不良性貧血，白血病をはじめとする血液疾患のほか，肝硬変，播種性血管内凝固（DIC：disseminated intravascular coagulation），全身性エリテマトーデス（SLE：systemic lupus erythematosus）などの全身疾患でも減少する．脾摘術後患者などで血小板数の増多がみられるが，稀である．

4）免疫グロブリン検査

多発性骨髄腫（multiple myeloma），原発性マクログロブリン血症（Waldenström macroglobulinemia）は，それぞれ，形質細胞，Bリンパ球の腫瘍化によるもので，単クローン性（monoclonal）のγ-グロブリン，すなわちMタンパクの増加がみられる．この場合，さらに免疫電気泳動法によって抗体の詳細が検索される．

5）骨髄検査

各種の貧血，白血病，多発性骨髄腫，骨髄異形成症候群（MDS）などの血液疾患で実施され，有核細胞数，巨赤芽球や白血病細胞などの異常細胞，骨髄線維化の有無などが評価される．

2．血液凝固検査

出血凝固異常を示す疾患の症状や徴候は画一的ではない．血小板や血管壁の異常による疾患では皮下出血（紫斑）や歯肉出血が特徴的である．これに対し，1つの凝固因子が欠乏する血友病では筋肉内出血，関節内出血などが目立つ．出血凝固異常を示す疾患の診断や病態の理解に血液凝固検査は欠かせない．

1）出血時間（bleeding time：Duke法など）

出血時間は，皮膚（通常耳朶）に小さな傷をつけた後，止血するまでの時間である．血小板数の減少のほか，血小板機能の異常，さらに毛細血管壁の異常によって延長する．これらの鑑別にはさらに詳細な検査が行われる．

2）活性化部分トロンボプラスチン時間（APTT：activated partial thromboplastin time）

活性化部分トロンボプラスチン時間（APTT）は，内因性および共通因子凝固活性の指標である．前記の出血時間，次のPTとともに出血性素因が疑われる患者のスクリーニングに用いられる．Von Willebrand病，血友病A（Ⅷ），血友病B（Ⅸ），プロトロンビン欠乏症，凝固因子Ⅴ，Ⅹ，Ⅺ，Ⅻ因子欠乏症，無フィブリノーゲン血症，DIC，重症肝障害，ループス・アンチコアグラント（抗リン脂質抗体症候群）の存在，ビタミンK欠乏症により延長する．

3）PT（プロトロンビン時間：prothrombin time）

プロトロンビン時間（PT）は外因性凝固系活性を総合的に判定するスクリーニング検査である．第Ⅶ因子と共通因子系（フィブリノーゲン（Ⅰ），プロトロンビン（Ⅱ），Ⅴ，Ⅹ因子）の活性が総合的に反映される．凝固因子Ⅴ，Ⅶ，Ⅹ欠乏症，プロトロンビン欠乏症，無フィブリノーゲン血症，ワルファリン（抗凝薬）

第2章 ▼ 代表的な臨床検査 ▼ 内分泌・代謝疾患の検査

表2 スクリーニング検査の異常と鑑別診断

血小板数	出血時間	プロトロンビン時間（PT）	活性化部分トロンボプラスチン時間（APTT）	フィブリノーゲン	考えやすい疾患	備　考
↓（減少）	↑（延長）	N（正常）	N	N	特発性血小板減少性紫斑病（ITP），白血病，再生不良性貧血	
N	↑	N	N	N	血小板機能異常症	
N	↑	N	↑	N	Von Willebrand病	リストセチン凝集試験
N	N	N	↑	N	血友病	Ⅷ，Ⅸ因子
N	N	↑	↑（N）	N（↓）	肝疾患，ビタミンK欠乏症，先天性Ⅱ，Ⅴ，Ⅶ，Ⅹ因子欠乏症	
↓	↑	↑	↑	↓	播種性血管内凝固（DIC）	FDP，Dダイマー，アンチトロンビンⅢ
N	N（↑）	↑	↑	↓	無フィブリノーゲン血症	

（注）　N（normal，正常），↑（延長または増加），↓（短縮または減少）

の投与，ビタミンK欠乏症，DIC，重症肝不全で延長する．ちなみに，最近はPTの測定値が試薬により異なるなどの問題を除くため，PTをWHOが提唱したPT国際標準化比（PT-INR：PT-international normalized ratio）で表すことが多い．出血・凝固異常を示す疾患のスクリーニング検査と鑑別診断を ▶表2 に示す．

6 内分泌・代謝疾患の検査

1. 内分泌系の検査

　消化管ホルモンを除く内分泌器官から分泌されるホルモンのうち，下垂体前葉から分泌される6種のホルモンと，上位の視床下部および下位の内分泌器官である甲状腺，副腎などから分泌されるホルモンとの間にはフィードバック機構による制御がある．毛細血管内に分泌されたホルモンは，標的器官（target organ）細胞の受容体（receptor）と結合することによってその作用を発揮する．

1）下垂体疾患の検査

① 成長ホルモン（growth hormone：GH）

　成長ホルモン（GH）は肝臓で産生されるIGF-Ⅰ（insulin-like growth factor-Ⅰ（インスリン様成長因子）＝somatomedin-C）を介して骨端線軟骨の増殖を促進，骨の長軸方向への成長を促す．また，結合組織，骨格筋組織の成長を促す．低血糖，インスリン，運動，絶食，特定のアミノ酸（アルギニンなど）がGHの分泌促進因子であり，高血糖，コルチゾールなどは分泌を低下させる．これらの刺激因子や抑制因子は各種の負荷試験に応用される．血中GH値は先端肥大症，巨人症で高値を，下垂体性小人症で低値を示す．

② 副腎皮質刺激ホルモン（adrenocorticotropic hormone：ACTH）

　副腎皮質刺激ホルモン（ACTH）は副腎に作用して副腎皮質ホルモン（コルチゾール，アルドステロンなど）の分泌を刺激する．下垂体のACTH産生腫瘍（腺腫，過形成）によるクッシング（Cusing）病ではACTHは高値を示す．一方，下垂体前葉機能低下症（シーハン（Sheehen）症候群など）では低値を示す．ACTH分泌と副腎皮質ホルモン分泌の亢進および低下は共通する症候を呈するが，背景のホルモンの態度は異なる．たとえば，下垂体性のクッシング病ではACTH，コルチゾール両者の分泌が亢進するが，副腎のコルチゾール産生腫瘍によるクッシング症候群では，コルチゾール分泌が亢進する一方，フィードバック機構によりACTH分泌は減少する．メトピロン（メチラポン）試験やデキサメサゾン試験はこのフィードバック機構を利用して，下垂体性（クッシング病）か，副腎性（クッシング症候群）か，その他の原因によるものかを鑑別する

ものである．最近は画像診断の進歩もあり，その意義は少なくなっている．

③甲状腺刺激ホルモン（thyroid stimulating hormone：TSH）

甲状腺刺激ホルモン（TSH）は甲状腺ホルモン（T_3，T_4）の分泌を促進する下垂体前葉ホルモンである．TSHとT_3，T_4の間には負のフィードバック機構が働く．

④卵胞刺激ホルモン（follicle-stimulating hormone：FSH），黄体化ホルモン（luteinizing hormone：LH），およびプロラクチン（prolactin：PRL）

卵胞刺激ホルモン（FSH），黄体化ホルモン（LH）を合わせて性腺刺激ホルモン（gonadotropic hormone）と呼ぶ．FSHは女性では卵胞の発育促進，卵胞ホルモン（エストロゲン）産生を刺激，男性では精子の産生を促進する．LHは女性では排卵誘発，黄体形成を促進し，黄体ホルモン（プロゲステロン）の産生を促進，男性では精巣間細胞（ライディッヒ細胞）からの男性ホルモンの分泌を促す．PRLは出産後に乳汁の分泌を促すホルモンである．これらの測定が必要となる内分泌疾患は，ほかの下垂体前葉ホルモンに比べ稀であり，説明は省略する．

以上，GH，ACTH，TSH，FSH，LH，PRLの6種が下垂体前葉から分泌され，後葉からは次に述べる抗利尿ホルモン（ADH）と子宮を収縮させるオキシトシン（oxytocin）の2種が分泌される．

⑤抗利尿ホルモン（ADH（antidiuretic hormone），バソプレシン（vasopressin））

抗利尿ホルモン（ADH）は腎尿細管の主に集合管に作用し，水の再吸収を促進，血液浸透圧，Na値を維持している．浸透圧の上昇（高Na血症の場合が多い）のほか，出血，外傷，手術などの侵襲も分泌の刺激因子となる．ADH分泌が低下する尿崩症は，口渇，多尿，多飲を来す疾患で，血中ADH値の低下のほか高Na血症，血液浸透圧上昇，および尿浸透圧低下（低張尿）がみられる．ADHの分泌能をみるため，高張食塩水試験，水制限試験も実施される．ADH分泌が亢進するADH不適合分泌症候群（SIADH：syndrome of inappropriate secretion of ADH）では，低Na血症，低浸透圧

血症にもかかわらず血中ADH値は高い．

2）甲状腺疾患の検査

①甲状腺ホルモン：トリヨードサイロニン（3,5,3'-triiodothyronine：T_3），サイロキシン（thyroxine：3,5,3',5'-tetraiodothyronine：T_4），およびカルシトニン（Calcitonin）

トリヨードサイロニン（T_3），サイロキシン（T_4）は，脂溶性で水に溶けず，大部分はサイログロブリンと結合している．タンパク質から遊離して活性を持つ．T_3，T_4の作用は，①熱産生，基礎代謝の亢進，②成長，成熟の促進などである．サイログロブリンと結合した総トリヨードサイロニン（T_3），遊離型トリヨードサイロニン（free T_3），総サイロキシン（T_4），遊離型サイロキシン（free T_4）は，甲状腺機能亢進症（バセドウ病など）で高値となる．先天性の機能低下症であるクレチン症（cretinism）や成人の機能低下症である"粘液水腫"（myxoedema：慢性甲状腺炎（橋本病：Hashimoto disease）に伴うものも多い）では低値を示す．このほか，甲状腺からは，カルシトニンも甲状腺の傍濾胞細胞（C細胞）から分泌され，骨へのCaの沈着を促し，血中Caを低下させる．カルシトニンはC細胞由来の比較的稀な甲状腺髄様がんの診断に腫瘍マーカーとして測定される．

②TSH（thyroid stimulating hormone：甲状腺刺激ホルモン）

甲状腺機能亢進症では甲状腺ホルモン（T_3，T_4）の上昇を受け，フィードバック（negative feedback）の結果，下垂体前葉から分泌される甲状腺刺激ホルモン（TSH）値が低下する．甲状腺機能低下症では逆にTSH値が上昇する．

③甲状腺自己抗体

甲状腺機能亢進症（バセドウ病など）や橋本病は自己免疫疾患であり，抗サイログロブリン抗体，抗ミクロソーム抗体が陽性化する．また，バセドウ病ではその発生に関与するTSHに対する感受性を高めるタイプの抗TSH受容体抗体が陽性となる（8節4「自己抗体検査」参照）．

3）副甲状腺疾患の検査

① 副甲状腺ホルモン（パラソルモン，PTH（parathormone））

副甲状腺は甲状腺の裏面に張り付いている小豆粒大の内分泌器官で，通常4個存在する．副甲状腺ホルモン（パラソルモン，PTH）は骨からのCaの放出促進などによって，血中Ca濃度を上昇させる．PTH値は，副甲状腺腫瘍（腺腫，過形成）などによる原発性副甲状腺機能亢進症などでは上昇，副甲状腺機能低下症（甲状腺手術の術後に多い）では低下する．

② 血清Ca値，無機リン（IP）値

PTHとの関連では，血中Ca値とIP値の積は一定となる．したがって，高Ca血症を呈する副甲状腺機能亢進症では低リン血症がみられ，低Ca血症を呈する副甲状腺機能低下症における血清IP値は高値を示す．

4）副腎疾患の検査

副腎皮質ホルモンは分子構造内に"ステロイド核"を持つ「ステロイドホルモン」で，以下の3群からなる．①糖質コルチコイド（glucocorticoid）は，抗炎症作用，抗ショック作用，糖代謝のほか3大栄養素の代謝調節作用にあずかるもので，コルチゾール（cortisol）がその代表である．②鉱質コルチコイド（mineralocorticoid）は，水分・電解質代謝に関与する副腎皮質ホルモンで，アルドステロン（aldosterone）と呼ばれる．レニン-アンジオテンシン-アルドステロン系制御の中で，遠位尿細管におけるNa^+，水の再吸収とK^+，水素イオン（H^+）の分泌を促進する．③男性ホルモン（アンドロゲン，androgen）は，男性の第二次性徴を促す．3群のホルモンと下垂体のACTHとの間にはフィードバック機構が存在する．一方，副腎髄質ホルモンは分子構造内に"カテコール核"を持つためカテコールアミン（またはカテコラミン：cathecholamine）と呼ばれる．アドレナリンが主体で，ほかにノルアドレナリン，さらにドパミンも僅かに分泌される．

① 副腎皮質機能検査

ⅰ）血中コルチゾール（cortisol）

血中コルチゾールは，慢性副腎皮質機能低下症であるアジソン病（Addison disease）や二次性副腎機能低下症（下垂体機能低下症による）で低値となり，クッシング病，クッシング症候群で高値を示す．下垂体と副腎皮質間のフィードバック機構を利用したメチラポン試験，デキサメサゾン抑制試験については先述した．

ⅱ）血中アルドステロン，その他

血中アルドステロンは，アルドステロン産生副腎腫瘍（腺腫，過形成）による原発性アルドステロン症（primary aldosteronism）やネフローゼ症候群，肝硬変，うっ血性心不全などでみられる続発性アルドステロン症において高値となる．原発性および二次性副腎皮質機能低下症では低値となる．これらの疾患では，アルドステロンの変化に対応して血中Na，K，レニン値，酸塩基平衡異常がみられ，様々な症状・徴候の原因となる．デヒドロエピアンドロステロン，アンドロステンジオンなどの副腎性男性ホルモンも測定される．

ⅲ）尿中ステロイド

コルチゾールなど血中副腎皮質ホルモン値には日内変動がみられるため，蓄尿によって1日の尿中ステロイド排泄量から全体の分泌状態を把握する．尿中17-ヒドロキシコルチコイド（17-OHCS：17-hydroxycorticosteroid）はC-17位に水酸基を持つステロイドを意味し，コルチゾールおよび複数の代謝産物を一括して測定したもので，糖質コルチコイドの分泌状態を反映する．他方，尿中17-ケトステロイド（17-KS：17-ketosteroid）はC-17位にケト基を持つC-19ステロイドを意味し，副腎，性腺のアンドロゲンの複数の代謝産物からなる．男性ホルモンの分泌状態を反映する．

② 副腎髄質機能検査

ⅰ）尿中・血中カテコールアミン

アドレナリン，ノルアドレナリン，ドパミンの血中濃度の変動が大きいため，主に蓄尿による1日排泄量で評価される．副腎髄質のカテコラミン産生腫瘍である褐色細胞腫や主な小児悪性固形腫瘍である神経芽細胞腫で高値を示し，起立性低血圧症，下垂体機能低下症などで低値となる．

ⅱ）尿中バニリルマンデル酸（vanillylmandelic acid：VMA）

カテコラミンの最終代謝産物であるバニリルマンデル酸（VMA）は，カテコラミン分泌状態を示す．尿中VMA測定は神経芽細胞腫の

マススクリーニング検査としても実施される.

5）性腺機能検査

テストステロン，エストロゲン，プロゲステロン，17-KSなどがターナー（Turner）症候群，クラインフェルター（Klinefelter）症候群などで測定される．ヒト絨毛性ゴナドトロピン（human chorionic gonadotropin：hCG）は胎盤の絨毛組織から分泌されるホルモンで，尿中・血中hCGは妊娠の早期診断，経過観察に用いられるほか，胞状奇胎や絨毛上皮腫（絨毛がん）などの絨毛性疾患の診断に用いられる.

6）血中インスリン，C-ペプタイド，グルカゴン，ソマトスタチン

血中インスリン，C-ペプタイド，グルカゴン，ソマトスタチンは，膵臓のランゲルハンス島から（ソマトスタチンは視床下部など他組織からも）分泌されるホルモンおよびホルモン由来物質で，代謝疾患として扱われる糖尿病などで扱われることが多く，次項に譲る.

2. 代謝疾患の検査

1）糖代謝

① 血糖値（Glu：glucose, blood sugar level）

血糖はその全てがブドウ糖（glucose）であり，血糖値（Glu）は血中ブドウ糖値である．インスリンはブドウ糖の細胞内への取り込みを促進し，血糖値を下げる．これに対し，アドレナリン，グルカゴン，コルチゾールなどはインスリン拮抗ホルモンと呼ばれ，血糖値を上げる働きをする．これらのホルモンは糖尿病のほか，膵疾患，肝疾患，内分泌疾患，腫瘍など糖代謝にも関係する多くの疾患で異常値を示すが，血糖値の異常を呈する疾患の代表は糖尿病である.

② 尿 糖

糖尿病のほか，腎性糖尿，食後一過性高血糖（胃切除術後など）など様々な病態で尿糖が出現する．定性，定量試験があり，定性試験は糖尿病のスクリーニング検査として実施される．蓄尿により1日尿糖排泄量が算出できるが，これは糖尿病患者へのインスリン投与量の指標の一つとなる.

③ ヘモグロビンA1c（HbA1c），フルクトサミンなどの糖化タンパク質

血液中のタンパク質の一部はブドウ糖と非酵素的に結合し，糖化タンパク質を形成している．また，糖化タンパク質の産生はブドウ糖濃度が高いほど多くなる．糖化ヘモグロビンはHbA1で，αサブユニット，βサブユニット，2つずつからなる4量体で，HbA1にはHbA1a，HbA1b，HbA1cの亜分画があり，その主体はヘモグロビンA1c（HbA1c）である．ヘモグロビン寿命は約120日であるため，HbA1c値は過去1〜3ヶ月の平均血糖値を反映し，糖尿病のコントロールの指標として重視される．赤血球寿命が短縮する溶血性疾患では低値を示す．フルクトサミン（fructosamine）はアルブミンやグロブリンなどのタンパク質が糖化しケトアミンとなった糖化タンパク質である．フルクトサミンの主体となるアルブミンの半減期との関係で，過去1〜2週間の平均血糖値の高低を反映すると考えられ，HbA1cよりも近い過去の状態を把握することになる.

④ 経口ブドウ糖負荷試験（oral glucose tolerance test：OGTT）

経口ブドウ糖負荷試験（OGTT）はブドウ糖を75g飲用し，血糖値の時間経過から耐糖能を評価する．日本糖尿病学会基準（2010年）では早朝空腹時血糖126mg/dL以上，75gOGTTの2時間値または随時血糖値が200mg/dL以上，HbA1c（JDS値）6.1％以上のいずれかが確認された場合，また，この値を満たさない場合でも，糖尿病症状との組み合わせにより糖尿病が診断される．境界型と判定される場合もある.

⑤ インスリン（insulin），C-ペプタイド（C-peptide）

インスリンは糖代謝だけでなく，アミノ酸代謝，脂肪代謝にも関与する代表的な同化ホルモンである．インスリンがランゲルハンス島のβ細胞（B細胞）においてプロインスリンを経て合成される際に，C-ペプタイドがプロインスリンから切り離されて生じる．このため，内因性インスリンとC-ペプタイドの動態は並行する．両者はインスリノーマ（insulinoma），肥満，肥満を伴う2型糖尿病，肝疾患，先端肥大症などで高値を呈し，1型糖尿病，低栄養状態，褐色細胞腫，原発性アルドステロン症で低値となる.

⑥ グルカゴン (glucagon)，乳酸 (lactic acid)，ケトン体 (ketone body)

グルカゴンはグルカゴノーマ (glucagonoma) で高値となり，その診断に役立つ．糖尿病性ケトアシドーシス，クッシング症候群，先端肥大症などで高値となり，慢性膵炎，下垂体機能低下症などで低値となる．乳酸は解糖系最終代謝産物であるピルビン酸から乳酸脱水素酵素 (LD) によって産生される．通常は乳酸/ピルビン酸比は 10：1 に保たれる．乳酸は循環不全，ショック，貧血，糖尿病などで高値を示す．ケトン体はアセト酢酸 (acetoacetic acid：AcAc)，β-ヒドロキシ酪酸 (β-hydroxy butyric acid：β-OHBA) およびアセトン (acetone) をいうが，血中ケトン体は前 2 者を測定したものである．ケトン体が上昇する病態は，糖尿病性ケトアシドーシス，下痢，嘔吐，脱水によるアシドーシス，飢餓，発熱による消耗状態などである．

2) 脂質代謝

血中の脂質は水に溶けないため，アポタンパク質 (apoprotein：A I，A II，A IV，B100，B48，C I，C II，C III，D，E がある) と結合し，リポタンパク質 (lipoprotein) の形で存在している．血中遊離脂肪酸はアルブミンに結合している．通常，総コレステロール，HDL コレステロール，LDL コレステロール，トリグリセリドが測定され，さらに詳しい病態解明が必要な場合，リポタンパク質，リン脂質，遊離脂肪酸などが測定される．▶図1 にリポタンパク質の組成を示した．総コレステロール値 (T-Chol) ≧220 mg/dL，トリグリセリド値 (TG) ≧150 mg/dL のいずれか，または両者を満たす場合，脂質異常症 (dyslipidemia) または高脂血症 (hyperlipidemia) と定義される．

① 総コレステロール (total cholesterol：T-Chol)

血中コレステロールのうち食物由来のものは少なく，大半は肝臓で産生されたもので，約 70% が脂肪酸と結合したエステル型である．ステロイドホルモンや胆汁酸の材料，細胞膜の構成成分として重要であるが，高過ぎる場合，動脈硬化の危険因子となり，わが国では主としてこの観点で評価されることが多い．総コレステロール (T-Chol) が高値を示す病態は，家族性高コレステロール血症，リポタンパクリパーゼ欠損症などの原発性高コレステロール血症，および，糖尿病，甲状腺機能低下症，ネフローゼ症候群，胆汁うっ滞性肝障害，閉塞性黄疸などに続発する続発性高コレステロール血症である．低値を示す病態は，リポタンパク欠損症などによる一次性低コレステロール血症，および甲状腺機能亢進症，肝細胞障害などによる二次性低コレステロール血症である．

② トリグリセリド (triglyceride：TG)

トリグリセリド (TG) はグリセロールに 3 分子の脂肪酸が結合したもので，中性脂肪の約 90% を占める．食事に由来しカイロミクロン (Chylomicron) に含まれるものと，体内で合成され超低比重リポタンパク質 (VLDL：very low density lipoprotein) に含まれるものが多い ▶図1 ．▶表1 に示す原発性高脂血症 (I，II b，III，IV，V 型) のほか，肥満，糖尿病，甲状腺機能低下症，クッシング症候群，ネフローゼ症候群などで TG は高い値を示す．TG の高値は虚血性心疾患の危険因子の一つである．無 β リポタンパク血症などの原発性脂質代謝異常のほか，甲状腺機能亢進症，肝硬変，副腎皮質機能低下症などで続発性低トリグリセリド血症がみられる．

③ HDL コレステロール (high-density lipoprotein cholesterol：HDL-C)

HDL コレステロール (HDL-C) は高比重リポタンパク質 (high-density lipoprotein：HDL) の中にあるコレステロールである．いわゆる "善玉コレステロール" であり，HDL コレステロールの低値は冠動脈硬化の危険因子である．HDL-Chol は有酸素運動によって値が上昇するほか，原発性高コレステロール血症 (CETP (cholesterol ester transfer protein) 欠損症など) や原発性胆汁性肝硬変などの胆汁うっ滞を来す疾患で高値となる．糖尿病，肥満，原発性低コレステロール血症 (家族性 LCAT (lecithin-cholesterol acyltransferase) 欠損症，Tangier 病など) で低値となる．

④ LDL コレステロール (low-density lipoprotein cholesterol：LDL-C)

LDL コレステロール (LDL-C) は低比重リポタンパク質 (low-density lipoprotein：LDL) の中にあるコレステロールである．上記の HDL-

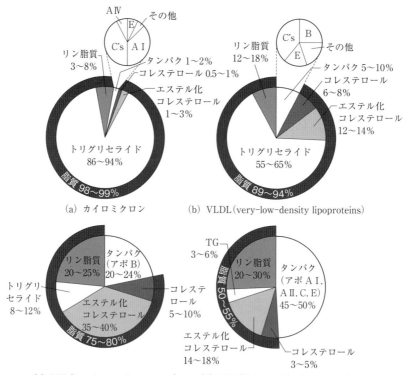

図1 リポタンパク質の組成
(Assmon G: Lipid metabolism and atherosclerosis. Schattauer. より転載)

表1 脂質異常症（高脂血症）の表現型分類

表現型	I	IIa	IIb	III	IV	V
増加する リポタンパク分画	カイロミクロン	LDL	VLDL LDL	レムナント	VLDL	カイロミクロン VLDL
コレステロール	→または↑	↑～↑↑↑	↑～↑↑	↑↑	→または↑	↑
トリグリセリド	↑↑↑	→	↑↑	↑↑	↑↑	↑↑↑

(矢﨑義雄（総編集）：内科学（第10版），III．朝倉書店，2013. p.1830より転載)

Cが末梢から肝へのコレステロールの転送の形であるのに対し，LDL-Cは逆に肝から末梢への供給形であるため，"悪玉コレステロール"とされる．動脈硬化を促進し，LDL-C値の高値と虚血性心疾患や脳梗塞の発生との間に正の相関が存在する．原発性高コレステロール血症のほか，糖尿病，肥満など総コレステロール値が上昇する病態でLDLコレステロールが高値を示す．

⑤ **リン脂質（phospholipid：PL），遊離脂肪酸（free fatty acid：FFA），リポタンパク質（lipoprotein）**

リン脂質には，レシチン（lecithin），スフィンゴミエリン（sphingomyelin），リゾレシチン（lysolecithin）などがあり，脂質代謝異常症のほか肝・胆道疾患の病態評価の指標である．遊離脂肪酸は，脂肪組織に蓄積された脂肪がホルモン感受性リパーゼの作用を受け分解され，アルブミンと結合しているものである．脂質代謝のほか糖質代謝の指標としても測定される．リポタンパク質は，超遠心法によってカイロミクロン，VLDL，LDL，HDLに分けられる．既述のように脂質異常症の病態把握のために測定される．

3）タンパク質代謝

血漿タンパク質には約100種類以上の成分が

ある．アルブミン（Alb），免疫グロブリン，リポタンパク質，糖タンパク質，補体，凝固因子などが主なもので，その他，酵素，ホルモンなどの微量タンパク質がある．量的に最も多いアルブミンは，膠質浸透圧の維持，ホルモン，遊離脂肪酸，カルシウムなど各種物質の運搬を担っている．その他の血漿タンパク質も，生体防御，免疫反応，血液凝固，物質代謝・運搬など多くの役割を演じている．免疫グロブリンは骨髄などの組織の免疫細胞で合成されるが，アルブミンをはじめその他の血漿タンパク質の殆どが肝臓で合成される．

① 血清総タンパク値（TP：total protein）

血清タンパク質は電気泳動法によりアルブミンとグロブリンの2分画に大きく分けることができる．血清総タンパク値（TP）はこの両者の動きによって増減する．アルブミン値が肝での合成量，腎や胃腸管からの喪失，様々な滲出液や分泌液での排出などで変動する．他方，グロブリンは免疫反応の活性で変動する．TPが低い場合はAlb値の低下によることが多く，TPが高い場合はグロブリン値の上昇や脱水による血液濃縮によることが多い．TPが低値を示す病態は，低栄養，肝硬変など肝のタンパク合成量，特にアルブミン合成量が減少する場合とネフローゼ症候群，タンパク漏出性胃腸症，広範熱傷など，タンパク質を喪失する場合である．TPが高値を示す病態は，多クローン性高γグロブリン血症（慢性肝炎，肝硬変，自己免疫疾患，慢性感染症），単クローン性γグロブリン血症（多発性骨髄腫，原発性マクログロブリン血症など），さらに下痢，嘔吐，熱中症などによる脱水である．

② 血清アルブミン（Alb：albumin）

血清アルブミン（Alb）は血清タンパク質中で最大の分画である．TPと同様に低栄養，肝硬変などで肝のタンパク質合成量が減少した場合やネフローゼ症候群，タンパク漏出性胃腸症などで，タンパク質を喪失した場合に低値となる．また，うっ血性心不全や腎不全時には体内水分貯留による希釈もAlb値低下の一因となる．Alb値が2.5 g/dL以下で浮腫や腹水が明らかとなる．Albが高値を呈する場合は稀である．

③ 血清タンパク分画およびA/G比

血清タンパク質は電気泳動法によって移動度の高い順に，アルブミン，α_1-，α_2-，β-，γ-グロブリンの5つに分画される（血清タンパク分画）．A/G比はアルブミンとそれ以外を一括したグロブリン総量比をみたものである．慢性肝炎，肝硬変やほかの慢性炎症性疾患ではAlbが低下，多クローン性にγ-グロブリンが増加する．Mタンパク血症では単クローン性にγ-グロブリンが増加する．これらの場合，A/G比は低下するため，簡便な病態評価に役立つ．グロブリンの異常，特にMタンパク血症が疑われる場合には，免疫電気泳動法（IgG，IgA，IgM，κ鎖，γ鎖など）による詳細な病態解明が行われる．A/G比が高値となる場合は稀であり，無～低γグロブリン血症においてγ-グロブリンの低下，A/G比の上昇がみられる．

4) 尿酸（UA：uric acid）

尿酸（UA）は肝においてプリン体から合成される．プリン体は細胞核に由来するアデニン，グアニンなど構造にプリン骨格を持つ物質の総称で，尿酸の材料となる．UAの血中濃度は肝での産生，腎からの排泄により規定される．高尿酸血症は痛風（gout）の原因となる．腎障害によってもUA値は上昇する．

5) ビタミン（vitamin）

わが国では，ビタミン欠乏症は少なく，抗生物質，抗がん剤などの薬物治療中や長期にわたる在宅中心静脈栄養法患者などで稀にみられる程度である．むしろ，サプリメントの過多による脂溶性ビタミンの過剰症が懸念される．各種ビタミン濃度が測定される．

6) その他の代謝疾患の検査項目

全身臓器に鉄（Fe）が沈着するヘモクロマトーシスでは血清鉄（Fe），フェリチン値，不飽和鉄結合能（UIBC）が，肝のセルロプラスミンの合成障害と銅の胆汁中への排泄障害によるウイルソン病（Wilson disease）では血清銅（Cu），セルロプラスミンが，ヘム（heme）合成酵素の欠損により，ヘム合成系の前駆物質であるプロトポルフィリンが過剰となって様々な症状を呈するポルフィリン症（porphylia）では各種のポルフィリンが測定される．フェニルケトン尿症（phenylketonuria），ホモシスチン尿症（homocystinuria），メープルシロップ尿

症（maple syrup urine disease）などの先天性アミノ酸代謝異常症では，アミノ酸および対応するケト酸が測定される．その他，糖原病，アミロイドーシス，リン脂質代謝異常疾患など多くの代謝性疾患の検査がある．詳細はほかに譲りたい．

7 感染時・炎症時の臨床検査

発熱，頻脈，白血球増多などで評価される全身の反応，すなわち，全身性炎症反応症候群（SIRS：systemic inflammatory response syndrome，▶図1）は，細菌やウイルスなど病原微生物の感染のほか，重度外傷，広範熱傷，膵炎などによっても引き起こされる．異なる侵襲に対し共通の反応がみられる背景としてインターロイキン-1（IL-1：interleukin-1），インターロイキン-6（IL-6），腫瘍壊死因子（TNF：tumor necrosis factor）などのサイトカインが重視されている．感染時・炎症時の臨床検査は，感染症や炎症反応の強さを把握する検査と病原微生物など，感染症，炎症の原因究明のための検査に分けられる．

1. 感染，炎症全般についての臨床検査

1）白血球系の検査

白血球増多症，好中球増多症，核の左方移動など，白血球系の検査所見は感染症の存在，重症度を示す最も一般的な所見である．これについては，5節1「2）白血球系の検査」を参照されたい．

2）赤血球沈降速度（赤沈，erythrocyte sedimentation rate：ESR）

赤沈（ESR）はクエン酸加血液内の赤血球が重力によって1時間後に沈降した距離（mm）で，古くから炎症疾患などのスクリーニング検査として実施されている．血液成分の異常による変化をみると，①グロブリン濃度ではMタンパク質も含めグロブリンが高いほど促進する，②フィブリノーゲンでは，炎症時のように高いときに促進，DIC時のように低いときは遅延する，③赤血球数は少ない（貧血）ほど促進し，増多症では遅延する．実際はこれらの要素が複合的に働き，病態ごとの赤沈の態度が決まる．重症感染症（敗血症，肺炎など）のほか，多発性骨髄腫，マクログロブリン血症，膠原病（SLE，関節リウマチなど）で著明に促進する．各種の急性・慢性感染症，組織崩壊（進行悪性腫瘍，心筋梗塞），各種の貧血（鉄欠乏性貧血，巨赤芽球性貧血など），急性白血病，ネフローゼ症候群，妊娠などで軽度に促進，反対に赤血球増多症，低～無フィブリノーゲン血症では赤沈は遅延する．炎症反応の指標としては，以下のCRP，血清アミロイドAが炎症との関連，特異度が高く，赤沈に代わってこれらが測定される傾向にある．

3）C-反応性タンパク（C-reactive protein：CRP）など

C-反応性タンパク（CRP）は肺炎球菌の細胞壁にあるC多糖体と沈降反応を起こすことによって発見された血清タンパク質である．CRPは，細菌・ウイルス感染症，関節リウマチ，熱傷，外傷，膵炎などで上昇する．各病態の重症度や経過をみる指標として重視される．外傷，熱傷，手術，重症感染症などの侵襲によってIL-6などのサイトカインの上昇を受け肝細胞で

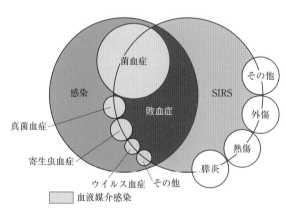

図1　SIRS（systemic inflammatory response syndrome，全身性炎症反応症候群）の概念
下記の①～④のうち2項目以上該当する場合をSIRSとする．
①体温：38℃以上，または36℃以下
②心拍数：90/分以上
③呼吸数：20/分以上，または $PaCO_2$（動脈血二酸化炭素分圧）：32 mmHg 以下
④白血球数：12,000/mm³ 以上または 4,000/mm³ 以下，または幼若白血球10%以上
（Critical Care Medicine, 1992；20(6)：864-74, American College of Chest Physicions/Society of Critical Care Medicine より転載）

の合成が亢進するタンパク質（多くは糖タンパク質）は急性相（反応）タンパク（acute phase reactants（proteins））として一括されるが，CRP は代表的な急性相タンパクの一つである．CRP のほか，血清アミロイド A（SAA：serum amyloid A protein），フィブリノーゲン，ハプトグロビン，α_1-アンチトリプシン，セルロプラスミンがこれにあたる．

2. 病原微生物検査，その他

1）形態学的・生化学的検査

① 細菌の塗抹検査

細菌の塗抹検査は，喀痰，尿，髄液など様々な検体をスライドガラス上に展開し，細菌をグラム染色，抗酸菌染色などの染色法で処理，観察する検査法で，染色性，菌数のほか，白血球による貪食，さらには菌の属，種の推定が可能な場合もある．喀痰中の結核菌のガフキー（Gaffkey）号数はこのようにして決定される．

② 細菌培養検査および鑑別・同定，および抗生物質感受性検査

細菌の培養検査は，血液寒天培地，チョコレート寒天培地など様々な培地を用い，好気培養，炭酸ガス培養，嫌気培養などの培養法によって細菌や真菌を培養する．培養した菌に対してはコアグラーゼテスト，オキシダーゼテスト，インドールテストなどの生化学的検査や血清学的検査などによって細菌が同定され，抗生物質感受性検査も実施される．薬剤感受性は最小発育阻止濃度（minimum inhibitory concentration：MIC）などで表現される．

2）免疫学的検査

免疫学的検査は，免疫・血清反応を用い微生物の抗原やこれに対する抗体によって起炎微生物の検出を行うものである．

① 細菌など

抗ストレプトリジン O 抗体（ASO：anti-streptolysin-O）は腎疾患の項でも述べたが，A 群 β 溶血連鎖球菌（溶連菌）が産生する外毒素（ストレプトリジン O）に対する抗体で，溶連菌感染において上昇する．ヴィダール（Widal）反応はチフス菌，パラチフス菌に対する抗体を検出する．ワイルフェリックス（Weil-Felix）反応はリケッチャ感染において血中に変形菌に対する凝集素ができることを応用した検査で，ツツガムシ病の診断に役立つ．

マイコプラズマ感染症の診断には寒冷凝集反応のほかマイコプラズマ抗原および抗体の検出がある（表 1 感染症の迅速検査参照）．

② ウイルス

ウイルス感染の診断には各ウイルスに対する特異抗体の測定が行われる．抗体価は，補体結合反応，赤血球凝集抑制反応，中和試験など様々な方法で検出する．通常は急性期と発症後 2 週間以上経過後の回復期の 2 つの血清（ペア血清）を比較し，4 倍以上の抗体価上昇をもって診断する．ただし，免疫不全状態の患者では感染していても抗体価が上昇しないなどの問題がある．最近は，特異抗体を用いた蛍光抗体法，酵素免疫法，化学発光免疫法，ラテックス凝集法などで検体中のウイルス抗原を直接検出する方法が広く用いられるようになっている．A 型，B 型，および C 型肝炎ウイルスの抗原，抗体については 1 節「肝機能検査」表 3 で述べた．

③ エイズウイルスの検査

エイズウイルス（HIV：human immunodeficiency virus）感染によるエイズ（後天性免疫不全症候群，AIDS）では，化学発光免疫測定法などによる HIV 抗体が測定されるほか，CD（cluster of differentiation）分類による CD4 リンパ球（ヘルパーリンパ球）および CD4/CD8 比が減少し，感染の指標となる．8 節 5「細胞表面抗原検査」を参照されたい．

④ 梅 毒

梅毒血清反応である Wassermann 反応，STS（serological test for syphilis）のほか，TPHA（treponema pallidum hemagglutination test，血球凝集反応），FTA-ABS（梅毒トレポネーマ蛍光抗体吸収テスト，fluorescent treponemal antibody absorption test）がある．

3）微生物の遺伝子学的検査

多くの病原微生物の遺伝子構造が明らかになり，病原体の遺伝子を特異的にハイブリダイズする DNA プローブを用いた DNA プローブ法や，微生物に特異的な DNA 断片を短時間で増幅して検出する遺伝子増幅法（PCR 法：polymerase chain reaction），また両者を組み合わせた方法などによって，ウイルスのほか，増殖の遅い結核菌，培養困難なクラミジア，リケッチャの検出が可能になっている．

表1 感染症の迅速検査

対象微生物	検体
インフルエンザウイルス A, B	鼻腔拭い液, 咽頭拭い液, 鼻汁
アデノウイルス	咽頭拭い液, 角膜拭い液
RSウイルス	鼻腔拭い液, 鼻汁
A群β溶血連鎖球菌	咽頭拭い液
レジオネラ抗原	尿
肺炎球菌抗原	尿
マイコプラズマ抗体	血漿
マイコプラズマ抗原	鼻腔拭い液, 痰
O-157抗原	便
ロタウイルス	便
ノロウイルス	便

測定法：ICA (immunochromatographic assay, イムノクロマト), ELISA (enzyme linked immunosorbent assay, 酵素免疫吸着測定法) ほか

4) 病原体の迅速診断

病原体由来抗原検出法であるイムノクロマト法（immunochromatographic assay：ICA）や酵素免疫吸着測定法（ELISA：enzyme linked immunosorbent assay），さらに上述した遺伝子学的検査法などによって様々な病原体の迅速診断が可能になっており，外来診療でも実施されている．代表的な迅速診断を ▶表1 に示す．

8 アレルギー疾患・膠原病の検査

抗原抗体反応は，本来は生体防御機構（host defense mechanism）の一つで，合目的，生体に有利な反応である．特定の物質を抗原とする過剰な抗原抗体反応が生体に不利に働き，症状が現れる場合をアレルギー（allergy）と呼ぶ．抗原への曝露から数秒〜数分で重篤化する場合を特にアナフィラキシー（anaphylaxis），これによるショックをアナフィラキシーショック（anaphylactic shock）と呼ぶ．狭義のアレルギーは，アレルギー性鼻炎，結膜炎（花粉症が多い），アレルギー性気管支喘息，ソバアレルギーなどのⅠ型アレルギーでみられる反応をいう ▶表1 ．広義には同表に掲げるように，様々な疾患を引き起こす多様な広い反応を含む．膠原病（collagen disease）とは全身の臓器，組織（特に結合組織や血管壁）の膠原線維（collagen fiber）にフィブリノイド変性（fibrinoid degeneration）を来す慢性炎症性疾患の総

称である．発熱，体重減少など，共通した全身症状のほか各疾患に特徴的な症候がある．発生機序からは自己免疫疾患と考えられている．

1. アレルギー検査

IgEが関与するⅠ型アレルギーに関する検査である．

1) 生体内検査

皮内反応は，室内塵（ハウスダスト），ダニ，花粉（スギ，ブタクサ，ヨモギなど），真菌（アルテリナリア，カンジダなど），動物上皮，食品（牛乳，鶏卵，カニ，エビ，ソバ，大豆など）など様々な原因抗原（アレルゲン）を含む検査液を皮内に注射し，一定時間後の膨疹または紅斑の状態でアレルゲンか否かを判断するものである．掻爬試験（スクラッチテスト：scratch test）は，皮膚の小さな傷にアレルゲン検査液を滴下し，反応をみる．検査中の万一のアナフィラキシーショックへの備えが大切である．

2) 免疫グロブリンE（immunoglobulin E：IgE）検査および特異的 IgE抗体検査

IgEはⅠ型アレルギーの主役を演じる抗体で，Ⅰ型アレルギー疾患（アレルギー性気管支喘息，アレルギー性鼻炎，蕁麻疹，食物アレルギー），肝疾患（急性・慢性肝炎，肝硬変），膠原病などで高値を呈する．サルコイドーシス，慢性リンパ性白血病などで低値となる．特異的IgE抗体は個々のアレルゲンに特異的なIgE抗体で，アレルギー物質の確認に役立つ．

2. 免疫血清検査

6節2「3）タンパク質代謝」で述べたように，電気泳動法によって血清タンパク質は大きくアルブミン分画とグロブリン分画に2分される．このうち免疫グロブリン（immunoglobulin）はγ-グロブリン分画に含まれ，さらにIgG，IgA，IgM，IgD，IgEの5種類に区分される．それぞれの機能，分子量，胎盤通過性などは異なるが，基本構造である1対のH鎖（heavy chain）と1対のL鎖（light chain）がS-S結合した構造は共通している．感染に罹患するとまずIgM抗体が，続いてIgG，IgA，IgE抗体が産生される．多クローン性の免疫グロブリンの増加は各種の慢性感染症，肝疾患，自己免疫疾患でみられ，多発性骨髄腫や原発性マクログロブリン血症などで単クローン性の増

表1 アレルギーの種類，特徴と代表的疾患

分類	反応機序	関与因子				反応時間	代表的疾患
		抗体	細胞	補体	その他のメディエーター		
Ⅰ型アレルギー（アナフィラキシー型）（即時型）	肥満細胞，好塩基球に結合したIgEが抗原と結合し，ケミカルメディエーターを遊離	IgE	肥満細胞好塩基球好酸球	なし	ヒスタミンロイコトリエンプロスタグランジンD_2プロスタグランジンD_3	15〜30分	気管支喘息蕁麻疹アレルギー性鼻炎アトピー性皮膚炎
Ⅱ型アレルギー（細胞障害型）	細胞膜または細胞表面抗原が抗体と反応して補体を活性化し，細胞を溶解	IgGIgM	マクロファージ好中球リンパ球	補体系		数分〜数時間または不定	不適合輸血自己免疫性溶血性貧血特発性血小板減少性紫斑病（ITP）顆粒球減少症
Ⅲ型アレルギー（免疫複合体型）	抗原-抗体が結合した可溶性の免疫複合体が組織に沈着，補体を活性化して組織を障害	IgGIgMIgA	マクロファージ好中球	補体系	リソソーム酵素	不定	溶連菌性糸球体腎炎関節リウマチ（RA）全身性エリテマトーデス（SLE）血清病過敏性肺臓炎
Ⅳ型アレルギー（遅延型）（ツベルクリン型）	抗原と感作リンパ球との反応により，サイトカインが放出され，細胞が浸潤		感作T細胞細胞障害性T細胞NK細胞マクロファージ	なし	サイトカイン（IL-2，IFN-γなど）	24〜48時間	結核，ツベルクリン反応移植後拒絶反応移植片対宿主病（GVHD）接触性皮膚炎
Ⅴ型アレルギー（抗レセプター型）	受容体に対する抗体が産生され，受容体に結合	IgGIgMIgA	Tリンパ球など	なし		不定	バセドウ病重症筋無力症

（注）　IL-2：interleukin-2，IFN-γ：interferon-γ

加がみられる．各種の免疫不全症，タンパク漏出性胃腸症などで低値となる．

　多発性骨髄腫や原発性マクログロブリン血症では，さらに免疫電気泳動法による免疫グロブリンの分析が行われる（5節1「4）免疫グロブリン検査」および6節2「3）タンパク質代謝」参照）．

3. 補体（complement）

　補体は血清中に存在する一群のタンパク質で，微生物の侵入に際して抗体とともに働き，溶菌，貪食，白血球の遊走などに関与する．血漿中には11種類の補体成分（C1q，C1r，C1s，C2〜9）が不活性な前駆体として存在する．補体が活性化されると，次々に分解産物が産生され活性を持つ．

　C3a，C4a，C5aは白血球の遊走を高め，C3b，C4bは白血球の貪食作用を増強する．補体価（CH50）は補体成分全体の量・機能を調べるものである．一般的に，検査項目としてはCH50，C3，C4が測定される．

4. 自己抗体検査

　古典的な膠原病は，全身性エリテマトーデス（systemic lupus erythematosus：SLE），関節リウマチ（rheumatoid arthritis：RA），強皮症（scleroderma），多発筋炎（polymyositis：PM），多発動脈炎（polyarteritis：PA），リウマチ熱（rheumatic fever）の6つで，ベーチェット病（Behçet's disease），シェーグレン症候群（Sjögren syndrome）などの膠原病近縁疾患がある．膠原病は，自己の組織に対する自己抗体が産生され病因となる自己免疫疾患の代表であるが，▶表2に示すように膠原病以外にも自

表 2　主な自己抗体と関連する疾患

自己抗体	関連する主な疾患
抗核抗体	SLE，混合結合組織病（MCTD），Sjögren 症候群
リウマトイド因子	関節リウマチ
抗甲状腺抗体 　抗サイログロブリン抗体 　抗ミクロソーム抗体	 バセドウ病，橋本病 バセドウ病，橋本病
抗レセプター抗体 　抗 TSH レセプター抗体 　抗アセチルコリンレセプター抗体 　抗インスリンレセプター抗体	 バセドウ病 重症筋無力症 糖尿病
抗内因子抗体	悪性貧血
抗壁細胞抗体	悪性貧血，萎縮性胃炎
抗赤血球抗体	自己免疫性溶血性貧血
抗血小板抗体	特発性血小板減少性紫斑病
抗ミトコンドリア抗体	原発性胆汁性肝硬変
抗平滑筋抗体	慢性活動性肝炎
抗副腎皮質抗体	特発性アジソン病

（奈良信雄：臨床検査学講座：臨床医学総論/臨床検査医学総論（第 3 版）．医歯薬出版，2014. p. 397 より転載）

己抗体が病因となる多くの疾患がある．以下に膠原病における自己抗体検査を概説する．

1）リウマトイド因子（rheumatoid factor：RF）

リウマトイド因子（RF）は変性 IgG の Fc 部分に対する自己抗体で，関節リウマチで最も陽性率が高い．SLE やほかの膠原病，肝硬変，慢性肝炎などでも一定の割合で高値を呈する．

2）抗核抗体（antinuclear antibody：ANA）

抗核抗体は，上咽頭がん由来の HEp-2 細胞（培養細胞）などを用い，蛍光抗体法などで確認される抗体で，様々な細胞核成分と反応する自己抗体の総称である．

3）個別の抗核抗体など

SLE に特異度が高い抗 dsDNA 抗体（抗 2 本鎖（double stranded）DNA 抗体）や抗 Sm 抗体（Sm は Smith という SLE 患者名に由来），強皮症に特異度が高い抗 Scl-70 抗体（Scl は scleroderma の略），シェーグレン症候群で出現する抗 SS-A 抗体，抗 SS-B 抗体（SS は Sjögren syndrome の略語）のほか，膠原病の診断には多くの抗体が測定される．

5．細胞表面抗原検査

リンパ球には，主に細胞免疫をつかさどる T リンパ球と，抗体産生による液性免疫を担当する B 細胞があり，さらに T 細胞はヘルパー T 細胞，サプレッサー T 細胞などのサブセットに分類される．リンパ球だけでなく，顆粒球や血小板などほかの細胞にも特徴の目印となる細胞表面抗原が存在する．細胞表面抗原はモノクローナル抗体を用いたフローサイトメトリで解析するが，この抗体には CD（cluster of differentiation）番号が与えられており，CD 番号で細胞が呼称される．B リンパ球のマーカーは CD10，CD19 など，T リンパ球マーカーは CD3，CD4，CD5，CD8 などである．先述のとおり CD4T リンパ球の減少，CD4/CD8 比の低下はエイズの特徴である．造血系腫瘍細胞についても表面抗原の検査が行われる．

❾ 悪性腫瘍に関する臨床検査

1．腫瘍マーカー検査

腫瘍マーカー（tumor marker）とは，腫瘍細胞に特有な成分や腫瘍細胞に反応して生体が産生する物質で，腫瘍の診断や経過観察に役立つものをいう．通常はモノクローナル抗体を用いて検査する．腫瘍マーカーと腫瘍との特異度には差がみられ，たとえば PSA は前立腺がん

表1　代表的な腫瘍マーカー

腫瘍マーカー	対象腫瘍
CEA	大腸がん，食道がん，胃がん，肺がん，膵がん，胆管がん，胆嚢がん，卵巣がん，乳がんほか
CA19-9	膵がん，肺がん，食道がん，胃がん，大腸がん，胆嚢がん，卵巣がんほか
AFP	肝細胞がん，肝芽腫，ヨークサック腫瘍
PIVKA-Ⅱ	肝細胞がん
SCC	扁平上皮がん（肺がん，食道がん，子宮頸がんほか）
SLX	肺腺がん，膵がん，卵巣がんほか
NSE	肺小細胞がん
PSA	前立腺がん
CA125	卵巣がん（特に漿液性嚢胞腺がん）
CA15-3	乳がん
hCG	絨毛がん（絨毛上皮腫）
カルシトニン	甲状腺髄様がん

との特異度が高い．一方，CEA は，大腸がんのほか胆管がん，膵がん，肺がんなど，多くのがんで高値を呈する．また，PSA はがん発生の早期から上昇するのに対し，血中 CEA はがんが一定程度進行しないと上昇しない．腫瘍の診断には，画像診断，内視鏡，病理学的検査など総合的な検査が必要である．代表的な腫瘍マーカー ▶表1 について以下に概説する．

1）CEA（carcino-embryonic antigen：がん胎児性抗原）

CEA は大腸がんとの関連で有名であるが，早期には上昇しない．大腸がんのほか，進行した肺腺がん，胃がん，胆管がん，乳がんなどでも上昇する．

2）CA19-9（carbohydrate antigen 19-9：糖鎖抗原 19-9）

CA19-9 は膵がんの 90％ が陽性で，その診断に期待されている．胆道系がんでも陽性率が高い．その他の消化器がん，卵巣がん，子宮がんでも陽性となる．

3）AFP（α-fetoprotein：α-フェトプロテイン）

AFP は肝細胞がん発生の早期から上昇する．肝硬変患者における肝細胞がん併発のチェックに役立つ．

4）PIVKA-Ⅱ（protein induced by vitamin K absence or antagonist-Ⅱ）

PIVKA-Ⅱは AFP と並んで，慢性肝疾患者における肝細胞がんの早期発見，肝細胞がんの経過観察に役立つ．AFP 陰性肝がんの発見のきっかけとなる．

5）SCC 抗原（squamous cell carcinoma antigen）

SCC は子宮頸部扁平上皮がんの肝転移巣から分離・精製された腫瘍抗原で，分子量 45,000 のタンパク質である．子宮頸がん，肺がん，食道がん，皮膚がんなど扁平上皮がんで高値を呈する．

6）SLX（sialyl lewis x-i antigen：シアリルLe^x-i抗原）

シアリル Le^x-i 抗原（SLX）は，胎児性抗原 SSEA-1（stage specific embryonic antigen-1）の糖鎖末端にシアル酸を付加した高分子糖タンパク質で，モノクローナル抗体 FH-6 により認識される．肺腺がんのほか，卵巣がん，膵がん，肝細胞がん，胆道がん，大腸がんで高値を示す．

7）NSE（neuron specific enolase：神経特異性エノラーゼ）

NSE は，解糖系酵素エノラーゼのうち，神経細胞などが産生するγサブユニットを含むγγ型またはαγ型アイソザイムである．肺小細胞がん，小児の神経芽細胞腫，神経内分泌腫瘍の診断と経過観察に有用な腫瘍マーカーとして用いられる．

8）PSA（prostate specific antigen：前立腺特異抗原）

血中 PSA は前立腺がん患者で著明に増加し，また病勢をよく反映して変動するので，前立腺がんで診断，経過の観察の指標となっている．早期発見にも有効である．

9）CA125（carbohydrate antigen 125：糖鎖抗原 125）

CA125 は，卵巣漿液性嚢胞腺がんの腹水培養細胞をもとに作成されたモノクローナル抗体 OC125 により認識される抗原である．卵巣がんで高値を示す腫瘍マーカーである．

10）CA15-3（carbohydrate antigen 15-3）

CA15-3 は，乳がん肝転移細胞を抗原として

作成されたモノクローナル抗体DF3によって認識される乳がん関連ムチン抗原である．進行乳がん，乳がんの多臓器への転移で上昇する．

11）hCG（human chorionic gonadotropin：ヒト絨毛性ゴナドトロピン）

hCG は，胎盤の絨毛組織から分泌される性腺刺激ホルモンである．妊娠，異所性妊娠（子宮外妊娠ほか）の診断のほか，胞状奇胎，絨毛上皮腫（絨毛がん）の診断と経過観察に有用である．

12）カルシトニン（calcitonin）

甲状腺髄様がんは甲状腺のカルシトニン産生細胞である C 細胞（傍濾胞細胞）が腫瘍化したものでカルシトニンを産生する．カルシトニンはこのタイプの甲状腺がんの診断に役立つ．ただし，甲状腺がんは組織型では乳頭がん，濾胞がんが多く，髄様がんは少ない．また，肺小細胞がん，カルチノイド症候群などの異所性カルシトニン産生腫瘍でも高値を示す．

２．細胞診検査

細胞診（cytological examination）は検体中の腫瘍細胞，異形細胞を調べ診断するものである．細胞診の材料としては，喀痰，胸水，腹水，尿などの液体，乳腺，甲状腺の穿刺液，気管支粘膜や子宮粘膜の擦過材料などである．検体の塗抹標本を作製し，細胞を正常細胞，異形細胞（軽度〜高度），悪性細胞と段階的に評価する．

３．病理組織学的検査

病理組織学的検査（pathohistological examination）は，検体の組織（tissue）を顕微鏡で観察し，細胞だけでなく組織全体の構造異形なども含め，総合的に評価するものである．悪性腫瘍の診断においては細胞診の上位に位置する．検体は各種内視鏡による組織生検（バイオプシー：biopsy）で得られたものが多い．このほか，手術中に得られた病変の検体から迅速に凍結標本（frozen section）を作成し，診断の確定，病変の広がり（リンパ節転移など）の把握，手術方針の決定に役立てる迅速病理検査がある．もちろん，後に摘出標本の病理組織検査も実施される．

🔟 尿・便を用いた臨床検査

１．尿を用いた臨床検査

1）尿一般検査

尿糖，尿タンパク，尿比重，pH，ウロビリノゲン，ビリルビン，尿潜血，ケトン体が糖尿病，腎炎，ネフローゼなどの腎疾患，肝疾患，膀胱がん，腎がんなど多くの疾患のスクリーニング検査としての役割を持つ．▶表1 に一般検尿の異常と対応疾患を示す（1 節 7「尿検査」参照）．

2）尿中代謝物質の検査

尿糖，尿タンパクなどについては，蓄尿による定量検査も実施される．Na，K，Cl などの電解質濃度も心，肝，腎，代謝・内分泌疾患などにおける水分・電解質異常の把握を目的として測定される．アミラーゼをはじめ各種の酵素，カテコラミン，コルチゾール，妊娠，絨毛性疾患の診断に役立つ hCG などのホルモンのほか，17-OHCS，17-KS，VMA など，測定物質には枚挙にいとまがない．ミオグロビンは，様々な筋疾患，クラッシュ症候群など横紋筋融解症を来す病態で尿中に出現する．尿中クレアチニン濃度はクレアチニンクリアランスの算出に必要である．尿中 N-アセチル-β-D-グルコサミニダーゼ活性（NAG），尿中 β_2-ミクログロブリン（β_2MG），尿中 α_1-ミクログロブリン（α_1MG）のほか，尿中の微量アルブミンは慢性腎疾患（CKD：chronic kidney disease）の早期発見と経過観察における役割が期待されている．これらについては 2 節「腎機能検査」で述べた．

3）尿沈渣

尿沈渣は尿を遠心分離して得られた沈査の形態学的検査である．赤血球，白血球，異形細胞，腫瘍細胞，細菌，各種の円柱や結晶の有無が検討され，尿路結石症，膀胱炎などの尿路感染症，糸球体腎炎，尿路系腫瘍の診断に役立つ．

２．便の検査

便の検査は，寄生虫，原虫，細菌，ウイルスなどの腸管感染症および消化管出血の検査が主体である．

表1 一般検尿の異常と対応疾患

	基準値		対応疾患	
尿タンパク	定性：(−)	腎前性タンパク	発熱，溶血性貧血（ヘモグロビン），多発性骨髄腫（Mタンパク），原発性マクログロブリン血症（Mタンパク）ほか	
		腎性タンパク	糸球体腎炎，ネフローゼ症候群，糖尿病性腎症など	
		腎後性タンパク	尿路系，生殖系の炎症，尿路結石症など	
尿潜血反応	定性：(−)	血尿（沈査で赤血球を認める場合）	全身性疾患	出血性素因，白血病など
			腎疾患	糸球体腎炎，糖尿病性腎症，ループス腎炎，腎結石，腎腫瘍，特発性腎出血，ナットクラッカー症候群ほか
			尿路疾患	膀胱炎，前立腺炎，尿路結石，尿管腫瘍，前立腺腫瘍など
		ヘモグロビン尿	各種溶血性貧血，溶血性尿毒症症候群（HUS），重度熱傷，異型輸血など	
		ミオグロビン尿	横紋筋融解症，クラッシュ症候群，熱中症など	
尿糖	定性：(−)	高血糖を伴う場合	糖尿病，食後高血糖（胃切除術後患者など），クッシング症候群，褐色細胞腫など	
		血糖値は正常の場合	腎性糖尿（腎障害），妊娠，Fanconi症候群など	
ケトン体	定性：(−)	糖質の利用障害	糖尿病（コントロール不良例），糖尿病性ケトアシドーシス性昏睡，糖原病など	
		糖の摂取不足	飢餓・絶食，発熱，消耗性疾患，高脂肪食	
ウロビリノゲン	定性（±）：陽性，陰性ともに病的	肝での処理能低下	肝実質細胞障害；急性肝炎など（陽性）	
		材料（ビリルビン）の増加	溶血性疾患（陽性）	
		胆道閉塞	閉塞性黄疸（陰性）	
ビリルビン	定性（−）	血中直接ビリルビンの増加	急性・慢性肝障害，閉塞性黄疸	

1) 寄生虫検査

寄生虫検査は，線虫類（回虫，鉤虫，蟯虫など），吸虫類（肝吸虫，横川吸虫など），条虫類（広節裂頭条虫，無鉤条虫など）の虫体，虫卵が対象となる．

2) 原虫，細菌，ウイルス

原虫，細菌，ウイルスの検査では，顕微鏡による形態学的検査法のほか遺伝子学的方法による検査が行われる．原虫には赤痢アメーバ，ランブル鞭毛虫など，細菌では赤痢菌，チフス菌，パラチフス菌，病原性大腸菌，MRSA（MRSA腸炎），*Clostridium difficile*（薬剤起因性腸炎などの病原体の一つ）などが対象となる．輸入感染症の病原体も少なくない．病原性大腸菌O-157，ロタウイルス，ノロウイルでは迅速診断も行われる（7節2「4）病原体の迅速診断」表1参照）．

3) 便潜血検査（fecal occult blood：FOB）
① 化学的便潜血検査

化学的便潜血検査はヘモグロビンを化学変化させた後の発色反応に基づくものである．食事や薬剤による疑陽性の問題がある．主に上部消化管出血のスクリーニングに役立つ．

② 免疫学的便潜血検査

免疫学的便潜血検査は抗ヒトヘモグロビン抗体により便中のヒトヘモグロビンを特異的に検出する方法である．免疫学的便潜血検査はヒトヘモグロビンとの特異度が高く，食事などによる疑陽性もない．上部消化管出血への感度は低く，下部消化管出血の判定に適する．大腸ポリープや早期大腸がんのスクリーニングに用いられる．

11 動脈血ガス分析の検査

　生命活動は無数の生化学反応により支えられている．一つの細胞内には約500の基本的な生化学反応が存在するといわれる．多くは酵素反応であり，至適pHと至適温度を持つ．動脈血のpHは7.35〜7.45の極めて狭い範囲に維持され，これによって円滑な生命活動が可能となる．血液のpHを一定に保とうとする仕組み，すなわち，pHとpHに影響する因子についての量的な表現を酸塩基平衡（acid base balance）というが，動脈血ガス分析（blood gas analysis）は酸塩基平衡の把握を目的に行われる．

1. 動脈血pH

　pHの維持には，重炭酸緩衝系，タンパク質緩衝系，リン酸緩衝系，肺からの二酸化炭素の排泄など多くの因子が関与する．このうち，肺からの二酸化炭素の排泄量は数分単位の短時間でpHを変化させる（呼吸性因子）．体液中の水素イオン濃度は，その高い活性に比べ濃度は低く，ほかの陽イオン（Na^+イオン：140 mEq/L）と同じ単位で表現すると0.000035 mEq/Lとなり，調節幅は0.00001 mEq/L程度となる．そのため，$pH = log 1/[H^+]$で表現する．ヘンダーソン-ハッセルバルヒ（Henderson-Hasselbalch）式が全体の理解に便利である．$pH = 6.10 + log[HCO_3^-]/[H_2CO_3] = 6.1 + log[HCO_3^-]/0.03 \times PaCO_2$，ここで分母$[H_2CO_3] = 0.03 \times PaCO_2$は呼吸性因子，分子$[HCO_3^-]$は代謝性因子である．たとえば，呼吸不全による換気量の低下は，$PaCO_2$値を上げ，pHの低下をもたらす．過換気症候群では$PaCO_2$値は低下，pH値は上昇する．各種ショック時に増加する乳酸や糖尿病性ケトアシドーシス時のケトン体から由来する水素イオン（H^+）の増加によって，重炭酸イオン（または炭酸水素イオン，HCO_3^-）は減少，pHは低下する．胃液の嘔吐などによるH^+の減少は，HCO_3^-を増加させpH値を上げる．pHの代謝性の変化は重炭酸イオンの変化で把握できる．

2. アシドーシス（acidosis）とアルカローシス（alkalosis）

　動脈血pHの基準値は7.35〜7.45である．

pH 7.35以下をアシドーシス（acidosis）というが厳密には身体が体液を酸性にしようとする傾向のことをいい，pHが基準値より低いこと自体は酸血症（acidemia：アシデミア）というが，酸血症をアシドーシスとすることが多い．アルカローシス（alkalosis）とアルカレミア（アルカリ血症：alkalemia）の関係も同じである．両者それぞれに呼吸性，代謝性がある．上記のヘンダーソン-ハッセルバルヒ式で考えやすい．繰り返しになるが，たとえば換気（呼吸運動）不全では肺胞からの二酸化炭素の排泄が減少し$PaCO_2$が上昇，この式からpHは低下することがわかる（呼吸性アシドーシス）．逆に過換気症候群では，肺胞からの二酸化炭素が過剰に排泄され$PaCO_2$値が低下，アルカローシス（呼吸性アルカローシス）がみられる．

3. PaO_2（動脈血酸素分圧：mmHg），$PaCO_2$（動脈血二酸化炭素分圧：mmHg）

　動脈血酸素分圧（PaO_2）とヘモグロビン酸素飽和度との関係などについては3節4「パルスオキシメータによるヘモグロビン酸素飽和度（SpO_2），呼気終末二酸化炭素分圧（$ETCO_2$）の測定および動脈血血液ガス分析」で述べた．動脈血二酸化炭素分圧（$PaCO_2$）は換気（呼吸運動）の指標となる．同項で述べたように間質を挟んだ肺胞と肺毛細血管との間のガス拡散能力は，$CO_2：O_2 = 20：1$で，酸素に比べて二酸化炭素がはるかに容易に拡散できる．したがって，肺炎や肺水腫による低酸素血症下にあっても代償性に過換気となれば，PaO_2と$PaCO_2$の両者が低値を示す場合も少なくない．

4. 重炭酸イオン濃度（HCO_3^-）およびベースエクセス（base excess：BE，過剰塩基）

　重炭酸イオン濃度（HCO_3^-）およびベースエクセス（BE）はpHを規定する代謝性因子の指標である．たとえば，糖尿病ケトアシドーシスではケトン体（アセト酢酸，β-ヒドロキシ酪酸）からの水素イオンが増加，$H^+ + HCO_3^- \rightarrow H_2CO_3$反応が右に進み$HCO_3^-$は減少する．胃液の嘔吐などで$H^+$の喪失が多いと$HCO_3^-$値は高値となる．重炭酸イオン濃度の基準値は22〜26（22±2）mEq/Lである．ベースエクセス（BE）は標準状態（37℃，

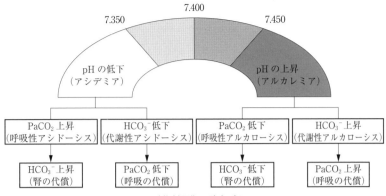

図1　酸塩基平衡の障害パターン
pHの異常が第一義的に呼吸性の変化によるか，代謝性のものかは総合的に評価する．
(東條尚子：最新 臨床検査のABC．日本医師会雑誌 2006，第135巻特別号(2)，p.S214より転載)

$PaCO_2$ 40 mmHg）でpHを7.4に戻すために必要な酸または塩基の量を示すもので，赤血球緩衝系も考慮して以下の式で計算される．BE ＝$(1-0.014×Hb)×[HCO_3^- -24+(9.5+1.63×Hb)×(pH-7.4)]$．基準値－2～＋2の範囲内では代謝性の異常がないと判定される．

5. 呼吸性代償，腎性代償

糖尿病性ケトアシドーシスでのケトン体や腎不全時の様々な有機酸貯留など，代謝異常によって血中の水素イオン（H^+）が増加すると，生体は換気量を増大させCO_2排泄を増やし，$H^+ + HCO_3^- \rightarrow H_2CO_3 \rightarrow H_2O + CO_2$反応を右に進め$H^+$を処理，pHを正常化させようとする．これを代謝性アシドーシスに対する呼吸性代償という．呼吸性代償は速やかな反応である．これに対し，慢性的な呼吸運動（換気量）低下状態（肺気腫，COPDなど）では，呼吸性アシドーシス（$PaCO_2 \uparrow$，$pH \downarrow$）に対し，腎の尿細管（主として近位尿細管）が重炭酸イオン（HCO_3^-）の再吸収を促進，これによって水素イオン（H^+）を中和，pHを上げるような調整が起こる．これを腎性代償（代謝性代償）という．これには数時間から数日を要する．pH，$PaCO_2$，HCO_3^-，BEの値と患者の病態から第一義的な変化が呼吸性か，代謝性かを判断する．図1に酸塩基平衡障害パターンを示す．

6. 電解質，その他

動脈内カテーテルの留置によって観血的動脈圧測定が実施されている重症患者では，カテーテルからの動脈血採血によりほかの項目もチェックされる．Na，K，Cl，イオン化Ca値などの電解質のうち，特にK値とpHとの関連は大きい．高カリウム血症では細胞内のH^+が細胞外に移動するためアシドーシス，低K血症では細胞外のH^+が細胞内に移行するためアルカローシスとなる．逆に，アシドーシス，アルカローシスがK値に同じ方向で作用する．その他，血糖値，乳酸値，Hb，Ht，必要に応じて一酸化炭素Hb濃度（COHb）などが測定される．

12 バイタルサイン

1. バイタルサインとは

バイタルサイン（vital sign）とは，人間が生きていることを示す"生命徴候"で，一般的には脈拍，呼吸，血圧，体温の4者をいう．実際には意識レベル，さらに，瞳孔，顔貌，尿量，皮膚温，皮膚の色調なども広義にバイタルサインに加える．

2. 脈拍 (pulse)

脈拍の触知には通常橈骨動脈が用いられる（乳幼児では上腕動脈）．血圧低下時には大腿動脈，総頸動脈を用いる．

1) 脈拍数 (pulse rate)

示指，中指，環指（薬指）の指尖を橈骨動脈上にのせ拍動を触知する．脈拍が微弱の場合，自分自身の脈拍を患者のものと間違えることがあり注意を要する．脈拍数は30秒測定して2

倍，緊急の場合は15秒測定4倍して求める．成人の脈拍数は60～80/分，新生児で最も早く，年齢とともに遅くなる．

① 頻脈（tachycardia）

頻脈は100/分以上（成人）をいう．洞性頻脈は運動後などのいわば生理的頻脈を含み，洞結節の興奮頻度の増加による．ほかの原因に発熱，大量出血，甲状腺機能亢進症などがある．その他，発作性上室性頻拍など様々なタイプの頻脈性不整脈による頻脈がある．

② 徐脈（bradycardia）

徐脈は60/分以下（成人）をいい，原因には洞機能不全症候群，房室ブロック，甲状腺機能低下症，脊髄損傷などがある．

2）調律（rhythm）

整脈（regular rhythm）か不整脈（arrhythmia）かを判定する．不整脈や脈拍欠損の評価には1分間測定する．心電図上の様々な不整脈が触診での不整脈の原因となる．脈拍欠損（pulse deficit）とは，心拍数（聴診による心音または心電図のQRS数から判断）と脈拍数の差をいい，当該心拍による心拍出量が不十分であるため，末梢動脈に脈波が伝わらない現象，すなわち心臓の"空うち"によるもので，殆どが心房細動（Af）による．

3）脈の大きさ（size of pulse）

脈の大きさとは動脈の拍動の振幅をいい，血管壁を通して血流が指尖を押し上げる力で判断する．脈の大きさは，1回心拍出量の目安である脈圧（pulse pressure＝収縮期血圧－拡張期血圧）を反映する．大脈（大きい脈）は頭蓋内圧亢進症，発熱時，甲状腺機能亢進症などで，小脈（小さい脈）はショック，低血圧で観察される．

4）脈の緊張（度）（tension of pulse）

脈の緊張（度）は，示指，中指，環指のうち中枢側の指尖に力を加え，末梢側の指に脈拍が触れなくなるまでにどれくらいの力を要するかで評価する．脈の緊張から最高血圧（収縮期血圧）や動脈硬化を推定できる．高血圧や動脈硬化で緊張は強く，ショック，低血圧で弱い．実際は，脈の大きさと脈の緊張との区別は必ずしも明瞭でなく，まとめて「緊張は良好です」，「不良です」などと表現されることが多い．

3. 呼吸（respiration）

1）呼吸数（respiratory rate）

成人の呼吸数は14～20/分である．心拍数の約1/4で男性より女性がやや多めである．新生児で最も多く（45/分），年齢とともに減少する．20/分以上を頻呼吸，10/分以下を徐呼吸と呼ぶ．▶表1に呼吸数の異常と原因疾患を示す．

2）呼吸の型，左右差

① 正常の呼吸運動

成人安静時の吸息運動においては，その70％を横隔膜の収縮が担い，残りの30％を外側肋間筋が担っている．これらの呼吸筋の弛緩が呼息運動である．一般に，成人男性は胸腹式呼吸，成人女性は胸式呼吸，肋間筋の発達が未熟な新生児，幼児では腹式呼吸，肋骨の硬化によって，高齢者では腹式呼吸がみられる．

② 呼吸運動の異常

腹水や空気嚥下などによる腹部膨隆時には横隔膜の運動制限による胸式呼吸がみられ，気胸，血胸，胸水などでは胸郭運動の左右差がみられる．

3）呼吸様式，異常呼吸

舌根沈下，気道異物，喉頭浮腫などによる上気道狭窄では，正常呼吸とは逆に吸気時に胸郭上部が陥凹，腹部が膨隆し，呼気時には胸郭が膨隆，腹部が陥凹するシーソー呼吸がみられ

表1　呼吸数の異常と原因

	呼吸数	1回換気量 （呼吸の深さ）	原　因
頻呼吸	↑	→↑	恐怖，興奮，発熱，過換気症候群（hyperventilation syndrome），心不全，肺炎ほか
浅い頻呼吸	↑	↓	急性肺炎，胸膜炎，肋骨骨折ほか
徐呼吸	↓	→↓	モルヒネ中毒，（脳腫瘍などによる）頭蓋内圧亢進ほか
過呼吸	→	↑	甲状腺機能亢進症，貧血ほか

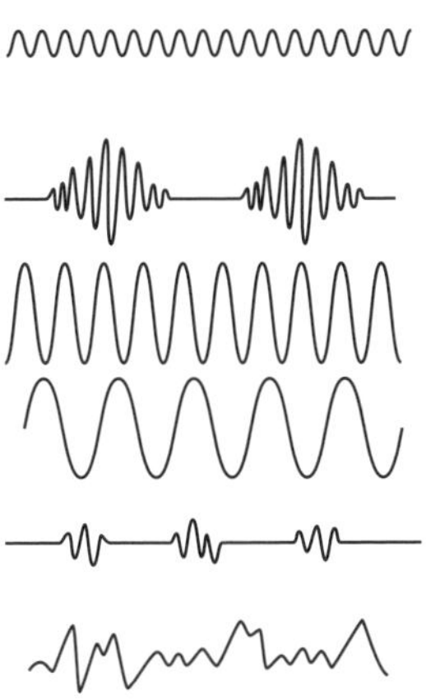

呼吸パターン	名　称	疾患・病態
（波形）	浅表性呼吸	腹腔内出血による出血性ショック，多発肋骨骨折，血胸，気胸，間質性肺炎，肺線維症
（波形）	チェーン-ストークス呼吸	脳血管障害，脳炎，脳虚血，頭蓋内圧亢進，重症うっ血性心不全
（波形）	中枢性過換気	橋出血
（波形）	クスマウル呼吸	糖尿病性ケトアシドーシス，尿毒症
（波形）	ビオー呼吸	中枢神経系の高度な障害
（波形）	失調性呼吸	脳幹損傷，脳幹梗塞

図1　呼吸パターンの異常と原因疾患・病態

(救急救命士標準テキスト編集委員会（編集）：改訂第8版 救急救命士標準テキスト. 2巻，へるす出版，2012. p.54 より転載)

る．吸気時には鎖骨上窩，肋間の陥没所見もみられ，陥没呼吸と呼ばれる．いびき呼吸は舌根沈下による．起坐呼吸（orthopnea）は上半身を起こした呼吸で，うっ血性心不全，急性左心不全，気管支喘息でみられる．口すぼめ呼吸は，肺気腫，慢性閉塞性肺疾患（COPD）など呼気が延長する患者でみられる．チェーン-ストークス呼吸（Cheyne-Stokes）は小さい呼吸から次第に呼吸が大きくなり，再び小さくなってしばらく呼吸を休む周期性呼吸で，脳障害などでみられる．子供や高齢者の睡眠中には正常者でもみられることがある．クスマウル大呼吸（Kussmaul breathing）は糖尿病性昏睡，尿毒症でみられる深く，ゆっくりした大きな呼吸で，代謝性アシドーシスに対する呼吸性代償の結果である．延髄の呼吸中枢が障害されると失調性呼吸と呼ばれる無秩序な呼吸パターンとなり，呼吸停止が懸念される状態である．鼻翼呼吸は，吸気時に鼻腔を広げ，呼気時に狭めるために，鼻翼が広がったり縮んだりして見える呼吸で，強い呼吸困難を意味する．下顎呼吸（1回ごとに口を大きく開き，下顎先端を突き出すような動き）やあえぎ呼吸は，いずれも有効な換気運動（呼吸運動）は殆どない状態で速やかな補助呼吸を要する危険な呼吸パターンである．呼吸パターンの異常と原因疾患，病態を ▶図1 にまとめる．

3．血圧（blood pressure：BP）

1）血圧とは

血圧＝心拍出量×全身血管抵抗の関係にあり，測定血管の断面にかかる圧である．収縮期血圧（systolic pressure：SP，最高血圧ともいう）と拡張期血圧（diastolic pressure：DP，最低血圧ともいう）を実測，これらから，1回拍出量を反映する脈圧（pulse pressure）＝収縮期血圧－拡張期血圧および組織灌流の指標となる平均血圧（mean arterial pressure：MAP）＝脈圧×1/3＋拡張期血圧が算出される．

2）血圧測定（manometory）

間接血圧測定法は，水銀式血圧計，アネロイド型血圧計および自動血圧計の圧迫帯（マンシェット，manchette）で上腕を緊縛，空気を送り上腕動脈の血流を止め，その後の解放時に動脈内に生ずる乱流音（コロトコフ（Korotkoff）音）を直接聴取または記録するものである．通常は上腕動脈で測定する．直接測定法は，動脈カテーテルを橈骨動脈など，動脈内に挿入，留置，圧トランスデューサーを介してアンプ内蔵モニターに接続するものである．血圧のほか動脈圧波形も記録され，波形からも循環系の評価が可能である．さらに，3方活栓から随時採血も可能で，動脈血ガス分析，電解質，血糖値などのチェックが可能である．直接測定法はICUでの重症患者管理に必須である．

3）血圧の基準値

血圧の基準値にはいくつかあるが，簡便な概算式として収縮期血圧＝90＋年齢（mmHg）がある．収縮期血圧 140 mmHg 以上，拡張期血圧 90 mmHg 以上を高血圧と呼ぶ．

■ 4. 体温（body temperature：BT）■

1）体温に関する一般的事項

体温は，視床下部にある体温調節中枢によって自律神経系を介して調節される．日内変動があり，午前 2〜4 時頃最低となり，以後次第に上昇，午後 2〜6 時頃最高となる．閉経前の女性では月経周期と体温が連動しており，基礎体温は低温期と高温期を繰り返す．

2）体温の測定

水銀体温計，電子体温計，鼓膜体温計によって腋窩温，鼓膜温，直腸温，食道温，膀胱温を測定する．食道温，直腸温，膀胱温，鼓膜温は "核温度"（core temperature＝深部温度）であり，体腔内温度や血液温度に近似する．腋窩温は "外殻温度"（shell temperature＝体表（面）温度）である．

3）体温の上昇

① 発 熱

発熱は外因性，内因性の発熱物質その他を原因として，体温調節中枢に変調が起こり，通常

以上に目標温度レベルがセットされることによる．37.0℃ から 37.9℃ を微熱，38.0℃ から 38.9℃ を中等熱，39.0℃ 以上を高熱と呼ぶ．

表2　JCS（Japan Coma Scale）による意識障害の評価

Ⅰ	刺激をしなくても覚醒している状態（1桁の点数で表現） 1：意識清明とは言えない． 2：見当識障害がある． 3：自分の名前，生年月日が言えない．
Ⅱ	刺激をすると覚醒する状態（2桁の点数で表現） 10：普通の呼びかけで容易に開眼する． 20：大きな声または体を揺さぶることにより開眼する． 30：痛み刺激を加えつつ，呼びかけを繰り返すと辛うじて開眼する．
Ⅲ	刺激をしても覚醒しない状態（3桁の点数で表現） 100：痛み刺激に対し，払いのけるような動作をする． 200：痛み刺激で少し手足を動かしたり顔をしかめる． 300：痛み刺激に全く反応しない．

（注）　1）随時 R，I，A を付記する．例：10R，200I R（restlessness：不穏），I（incontinence：糞便，尿の失禁），A（apallic state or akinetic mutism：失外套症候群または無動無言症），
2）意識清明は "0" と表現できる．
3）除皮質硬直，除脳硬直は 200 となる．

表3　GCS による意識障害の評価

開眼（E：eye opening）	自ら開眼している	4
	呼びかけに応じて開眼する	3
	疼痛刺激によって開眼する	2
	全く開眼しない	1
発語（V：verbal response）	見当識（オリエンテーション）よし	5
	混乱した会話	4
	まとまりのない言葉	3
	（言葉にならない）発音のみ	2
	なし	1
最良運動機能（M：best motor response）	命令に応じた動き	6
	局所的な動作	5
	疼痛刺激に対する逃避運動	4
	異常な屈曲運動	3
	疼痛刺激に対する伸展運動（反射）	2
	全く動かず	1

（注）　1）E（点数）＋V（点数）＋M（点数）で意識レベルを表す．
2）意識清明は 15 点（最高点）となる．深昏睡は 3 点（最低点）となる．
3）GCS3（E1，V1，M1），GCS15（E4，V5，M6）と表現する．
4）除皮質硬直では M 項＝3 点，除脳硬直では M 項＝2 点．

② うつ熱

うつ熱とは体表からの熱の放散が障害されて体温が上昇する場合をいう．熱中症がこれにあたる．

4）体温の低下

寒冷環境では，寒さが皮膚の冷感受容体で感知され，その信号は視床下部の体温調節中枢に送られる．体温調節中枢は交感神経系の緊張を増し，アドレナリン分泌が促進され，熱産生が促される．それにもかかわらず体温（直腸温）が低下する状態を低体温症といい，直腸温が35.0℃以下となった場合と定義される．海，山岳での遭難者，屋外に寝てしまった泥酔者，溺水者などでみられる．特に高齢者や小児では熱中症や低体温症への注意が必要である．

5. 意識（consciousness）

1）意識とは

意識とは「自分を正しく認識でき，かつ周囲の状況に適切に反応できる状態」と定義され，その異常状態が意識障害である．一般に脳幹網様体（reticular formation）が"意識の中枢"といわれ，脳幹網様体を含む末梢からの知覚神経路は"上行性網様体賦活系"として，活動電位を大脳皮質に送り続けて大脳の活動水準（意識）を保っている．主に上行性網様体賦活系が"狭義の"意識である覚醒機能（意識の明瞭度）を担当，認知機能（意識の内容）は大脳皮質が担当する．一定程度以上覚醒していないと意識の認知機能の評価は困難である．

2）意識障害の原因

脳血管障害や髄膜炎・脳炎など脳自体の一次性（原発性）脳病変による意識障害のほか，重症肺炎による低酸素症，電解質異常，肝不全，尿毒症，中毒など脳組織の環境悪化を来す全身性の因子による意識障害，すなわち二次性（続発性）脳病変による意識障害がある．

3）意識障害の一般的表現法

清明から意識障害の弱い順に，傾眠，嗜眠，昏迷，半昏睡，昏睡，深昏睡などの用語が使われるが，客観性に欠ける点がしばしば問題となる．

4）意識障害の客観的表現法

覚醒機能については，呼びかけ，痛み刺激に対する反応で，認知機能については「時，場所，人」について質問し，見当識（orientation），すなわち，自分自身と周囲の関係を把握する能力をもって評価する．3-3-9度方式（JCS：Japan Coma Scale：　▶表2　）およびグラスゴー・コーマ・スケール（Glasgow Coma Scale：GCS：　▶表3　）による評価が普及している．

（執筆者）吉川恵次（新潟医療技術専門学校）

第3章 臨床検査の基準値

　第2章でとりあげた検査項目は医療機関の臨床検査部門や臨床検査センターで測定される一般的な検体検査が中心であり，分野ごとに検査項目と異常値の発生機序や意義，原因疾患などについて概説した．ここでは，血液の項目に限定して基本的な検査項目の基準値を▶表Aに，異常値とその臨床的意義を▶表Bにまとめた．血液中の血球，タンパク質，酵素など血中測定項目の値は，産生・合成，代謝・分解の亢進と低下，障害細胞からの逸脱，腎，肝，腸管からの排泄や漏出の有無，増減，血液の濃縮や希釈など，様々な要因による結果であり，実際は複数の検査項目データからの総合的な解釈が必要である．

表A　代表的な検査項目と基準値（成人）

項　目	略語	基準値
アスパラギン酸アミノトランスフェラーゼ	AST（GOT）	11〜33 IU/l
アラニンアミノトランスフェラーゼ	ALT（GPT）	♂8〜42，♀6〜27 IU/L
アルカリホスファターゼ	ALP	115〜359 IU/L
乳酸デヒドロゲナーゼ	LD	119〜229 IU/L
γ-グルタミルトランスフェラーゼ	γ-GT	10〜47 IU/L
コリンエステラーゼ	ChE	♂224〜506，♀195〜441 IU/L
チモール混濁試験	TTT	4.0 U 以下
硫酸亜鉛混濁試験	ZTT	2.0〜12.0 U
アミラーゼ	Amy	39〜108 IU/L
膵由来アミラーゼ	P-Amy	19〜61 IU/L
クレアチンキナーゼ	CK	♂62〜287，♀45〜163 IU/L
クレアチンキナーゼ MB	CK-MB	25 IU/L 以下
総ビリルビン	T-Bil	♂0.3〜1.1，♀0.3〜0.9 mg/dL
直接ビリルビン	D-Bil	0〜0.2 mg/dL
間接ビリルビン	I-Bil	♂0.2〜0.8，♀0.2〜0.7 mg/dL
総コレステロール	T-C	♂141〜219，♀133〜219 mg/dL
HDL コレステロール	HDL-C	♂33〜91，♀44〜96 mg/dL
LDL コレステロール	LDL-C	50〜139 mg/dL
中性脂肪（トリグリセリド）	TG	♂48〜220，♀32〜170 mg/dL
リン脂質	PL	♂156〜255，♀156〜224 mg/dL
クレアチニン	Cre	♂0.6〜1.1，♀0.5〜0.8 mg/dL
尿酸	UA	♂3.7〜7.5，♀2.9〜5.2 mg/dL
尿素窒素	UN	8〜20 mg/dL
アンモニア	NH_3	36 μg/dL 以下
総タンパク	TP	6.6〜8.0 g/dL
アルブミン	Alb	4.1〜5.0 g/dL
A/G		1.34〜2.02
タンパク分画（電気泳動法）	Alb	62.5〜71%
$α_1$-グロブリン	$α_1$	1.9〜3.0%
$α_2$-グロブリン	$α_2$	5.9〜8.8%
β-グロブリン	β	6.7〜10.1%
γ-グロブリン	γ	11.5〜20.8%
血糖（空腹時）	Glu	70〜109 mg/dL
ヘモグロビン A1c	HbA1c	4.6〜6.2%（NGSP）
赤血球沈降速度（赤沈）	ESR	♂2〜10，♀3〜15 mm　1時間値
C-反応性タンパク	CRP	0.3 mg/dL 以下
リウマチ因子	RF	15 IU/mL 以下（カットオフ値）
心筋トロポニンT	TnT	（−），0.114 ng/mL 以下
脳性ナトリウム利尿ペプチド	BNP	18.4 pg/mL 以下

表 A　代表的な検査項目と基準値（成人）（続き）

項　目	略語	基準値
赤血球	RBC	♂400〜552, ♀378〜499×10⁴/μL
ヘモグロビン	Hb	♂13.2〜17.2, ♀10.8〜14.9 g/dL
ヘマトクリット	Ht	♂40.4〜51.1, ♀35.6〜45.4%
網赤血球	Ret	♂6.7〜19.2, ♀5.9〜20.7‰
白血球	WBC	♂3,590〜9,640, ♀3,040〜8,540/μL
白血球（5分類）		
好中球	Neu	♂41〜75, ♀38〜71%
好酸球	Eos	♂0.2〜8.4, ♀0.2〜7.3%
好塩基球	Bas	♂0.2〜1.8, ♀0.2〜2.0%
リンパ球	Lym	♂21〜51, ♀21〜50%
単球	Mon	♂3〜8, ♀3〜8%
異型リンパ球ほか	A-Lym	なし
血小板	PLT	♂14.8〜33.9, ♀15.0〜36.1×10⁴/μL
出血時間（Duke法）		1〜5分
プロトロンビン時間	PT	81.0〜131.6%
PT国際標準化比	PT-INR	1.0
活性化部分トロンボプラスチン時間	APTT	26.9〜40.9秒
フィブリノーゲン	Fbg	160.0〜400.0 mg/dL
アンチトロンビンⅢ	AT	80〜130%
プロテインC	PC	70〜140%
フィブリン/フィブリノーゲン分解産物	FDP	5μg/mL以下
Dダイマー	DD	1.0μg/mL未満
ナトリウム	Na	138〜146 mEq/L
カリウム	K	3.6〜4.9 mEq/L
クロール	Cl	99〜109 mEq/L
マグネシウム	Mg	1.8〜2.4 mg/L
カルシウム	Ca	8.7〜10.0 mg/L
イオン化カルシウム	Ca⁺⁺	1.23〜1.39 mmol/L
無機リン	IP	2.5〜4.6 mg/L
鉄	Fe	♂90〜180, ♀70〜160μg/dL
不飽和鉄結合能	UIBC	191〜269μg/dL
血液ガス（動脈）		
pH	pH	7.35〜7.45
二酸化炭素分圧	$PaCO_2$	35〜45 mmHg
酸素分圧	PaO_2	80 mmHg以上
酸素飽和度	SaO_2	95〜98%
O₂ヘモグロビン	O_2Hb	90〜95%
COヘモグロビン	COHb	0.5〜1.5%　非喫煙者
乳酸	LAC	1.12〜1.32 mmol/L

基準値は主に「新潟大学医歯学総合病院検査部手帳―基準範囲―」2014.4.1による.

表 B　検査値の異常と対応する主な疾患，病態

検査項目	略語	高　値	低　値
アスパラギン酸アミノトランスフェラーゼ	AST (GOT)	ウイルス性肝炎，肝硬変，肝がん，脂肪肝，アルコール性肝障害，心筋梗塞，多発筋炎	臨床的意義は少ない
アラニンアミノトランスフェラーゼ	ALT (GPT)	ウイルス性肝炎，肝硬変，肝がん，脂肪肝，アルコール性肝障害	臨床的意義は少ない
アルカリホスファターゼ	ALP	肝疾患（肝炎，肝硬変，肝がん），胆道系疾患（胆石症ほか），骨疾患，妊娠	臨床的意義は少ない
乳酸デヒドロゲナーゼ	LD	肝疾患（肝炎，肝硬変，肝がん），心疾患（心筋梗塞ほか），血液疾患（溶血性貧血ほか），悪性腫瘍	臨床的意義は少ない
γ-グルタミルトランスフェラーゼ	γ-GT	アルコール性肝障害，ウイルス性肝炎，肝内胆汁うっ滞，胆道系疾患，（過栄養性）脂肪肝	臨床的意義は少ない
コリンエステラーゼ	ChE	肥満，（過栄養性）脂肪肝，低タンパク血症に対する代償性合成亢進（ネフローゼ症候群など）	肝硬変，低栄養，有機リン中毒，サリン中毒
チモール混濁試験	TTT	慢性肝炎，肝硬変，脂質異常症，膠原病（関節リウマチなど）	臨床的意義は少ない
硫酸亜鉛混濁試験	ZTT	慢性肝炎，肝硬変，M タンパク症，自己免疫疾患	臨床的意義は少ない
アミラーゼ	Amy	急性膵炎，慢性膵炎急性増悪，膵がん，マクロアミラーゼ血症，腎不全，腹膜炎，唾液腺炎	膵切除後，慢性膵炎（高度線維化）
膵由来アミラーゼ	P-Amy	急性膵炎，慢性膵炎急性増悪，膵がん，腎不全，腹膜炎	膵切除後，慢性膵炎（高度線維化）
クレアチンキナーゼ	CK	急性心筋梗塞，心筋炎，外傷（骨格筋損傷），多発筋炎，筋ジストロフィ，運動ニューロン疾患	甲状腺機能亢進症，SLE，関節リウマチ
クレアチンキナーゼ MB	CK-MB	急性心筋梗塞，心筋炎，心膜炎，心筋挫傷（外傷）	臨床的意義は少ない
総ビリルビン	T-Bil	肝細胞障害（肝炎，肝硬変，肝がんほか），肝内胆汁うっ滞（急性肝内胆汁うっ滞，胆汁性肝硬変ほか），肝外胆汁うっ滞（総胆管結石症，膵頭部がん，肝外胆管がんほか），各種溶血性疾患，体質性黄疸	臨床的意義は少ない
直接ビリルビン	D-Bil	肝細胞障害，肝内・肝外胆汁うっ滞，Dubin-Johnson 症候群，Roter 症候群	臨床的意義は少ない
間接ビリルビン	I-Bil	溶血性疾患（遺伝性球状赤血球症，HUS など），Gilbert 症候群，Crigler-Najar 症候群，新生児黄疸	臨床的意義は少ない
総コレステロール	T-C	原発性高コレステロール血症，続発性高コレステロール血症（肥満，糖尿病，甲状腺機能低下症，クッシング症候群，ネフローゼ症候群，原発性胆汁性肝硬変など）	原発性低コレステロール血症，続発性低コレステロール血症（甲状腺機能亢進症，低栄養，肝硬変ほか）
HDL コレステロール	HDL-C	有酸素運動，CETP 欠損症，原発性胆汁性肝硬変	肥満，喫煙，高コレステロール血症，Tangier 病，LCAT 欠損症
LDL コレステロール	LDL-C	肥満，糖尿病，家族性高コレステロール血症ほか	Tangier 病，LCAT 欠損症
中性脂肪（トリグリセリド）	TG	家族性高コレステロール症候群，LCAT 欠損症，続発性高コレステロール血症（肥満，糖尿病，甲状腺機能低下症ほか）	低（無）β リポタンパク血症
リン脂質	PL	高脂血症（Ⅱa，Ⅱb，Ⅲ，Ⅳ），肝内・肝外胆汁うっ滞，甲状腺機能低下症，ネフローゼ症候群ほか	Tangier 病，劇症肝炎，甲状腺機能亢進症
クレアチニン	Cre	糸球体濾過量の低下（糸球体腎炎，腎不全，心不全），筋細胞由来（先端肥大症，巨人症），脱水ほか	尿崩症，筋萎縮（筋ジストロフィなど）
尿酸	UA	一次性高尿酸血症（過食・過飲），痛風，二次性（腎疾患，腎不全，白血病ほか血液腫瘍ほか）	尿酸降下薬の過量投与

表 B 検査値の異常と対応する主な疾患，病態（続き）

検査項目	略語	高　値	低　値
尿素窒素	UN	急性・慢性腎不全，消化管出血，飢餓，発熱，組織崩壊，重症慢性消耗性疾患ほか	低タンパク食，妊娠，SIADH
アンモニア	NH₃	重度肝障害および門脈―体循環シャント（劇症肝炎，肝硬変非代償期，Reye 症候群など）	臨床的意義は少ない
総タンパク	TP	γ-グロブリンの産生亢進［慢性感染症，膠原病，（単クローン性）骨髄腫ほか］，血液濃縮（脱水）	重症肝機能障害，低栄養，吸収不良症候群，ネフローゼ症候群，タンパク漏出性胃腸症，悪性腫瘍，慢性消耗性疾患，血液希釈（妊娠，過剰輸液ほか）
アルブミン	Alb	脱水	ネフローゼ症候群，炎症疾患，低栄養ほか
A/G		無 γ グロブリン血症，A/G 比増加の臨床的意義は少ない	グロブリン分画の増加によるものが多い
タンパク分画（電気泳動法）			
アルブミン	Alb	脱水	低栄養，ネフローゼ症候群，肝硬変，炎症疾患
α₁-グロブリン	α₁	急性・慢性炎症	α₁-アンチトリプシン欠損症，肝障害
α₂-グロブリン	α₂	ネフローゼ症候群，膠原病，急性・慢性炎症，悪性腫瘍	肝障害，溶血性貧血
β-グロブリン	β	β-リポタンパク血症，多発性骨髄腫	肝障害，低栄養，無トランスフェリン血症
γ-グロブリン	γ	慢性肝炎，肝硬変，慢性炎症，膠原病，多発性骨髄腫，悪性リンパ腫	AIDS，無 γ グロブリン血症，タンパク漏出性胃腸症
血糖（空腹時）	Glu	糖尿病，膵疾患，内分泌疾患（Cushing 症候群，褐色細胞腫，先端巨大症など），感染症	糖尿病治療薬の副作用，インスリノーマほか
ヘモグロビン A1c	HbA1c	糖尿病，腎不全，慢性アルコール中毒	インスリノーマ，赤血球寿命の短縮（溶血性疾患）
赤血球沈降速度（赤沈）	ESR	（促進）感染症，貧血，組織崩壊（心筋梗塞，悪性腫瘍など），血漿タンパク異常（肝硬変，骨髄腫など）	（遅延）多血症，低フィブリノーゲン血症（先天性，DIC）
C-反応性タンパク	CRP	細菌・ウイルス感染症，関節リウマチ，外傷（手術）後，悪性リンパ腫，悪性腫瘍	臨床的意義は少ない
リウマチ因子	RF	関節リウマチ，SLE，シェーグレン症候群，肝硬変	臨床的意義は少ない
心筋トロポニン T	TnT	心筋梗塞，心筋炎	臨床的意義は少ない
脳性ナトリウム利尿ペプチド	BNP	うっ血性心不全，急性心筋梗塞	臨床的意義は少ない
赤血球 ヘモグロビン ヘマトクリット	RBC Hb Ht	真性多血症，二次性多血症（慢性心肺疾患，高地居住），脱水	貧血（鉄欠乏性，再生不良性，巨赤芽球性，溶血性ほか），白血病，骨髄腫その他の血液疾患，悪性腫瘍ほか消耗性疾患，膠原病，肝硬変
網（状）赤血球	Ret	溶血性貧血，出血，貧血からの回復期	再生不良性貧血，鉄，ビタミン B₁₂，葉酸の欠乏，慢性腎不全，甲状腺機能低下症
白血球	WBC	急性感染症，外傷，急性心筋梗塞，急性出血，白血病	無顆粒球症，再生不良性貧血，膠原病，肝硬変
（5 分類） 　好中球	Neu	急性細菌感染症，外傷，急性心筋梗塞，慢性骨髄性白血病	ウイルス感染症，再生不良性貧血，急性白血病

表 B　検査値の異常と対応する主な疾患，病態（続き）

項　目	略語	高　値	低　値
好酸球	Eos	アレルギー性疾患，寄生虫症	重症感染症，急性感染症初期，再生不良性貧血
好塩基球	Bas	アレルギー性疾患，慢性骨髄性白血病	臨床的意義は少ない
リンパ球	Lym	ウイルス感染症，慢性リンパ性白血病，マクログロブリン血症	急性感染症初期，悪性リンパ腫，SLE，AIDS
単球	Mon	感染症，単球性白血病	臨床的な意義は少ない
異型リンパ球ほか	A-Lym	伝染性単核球症，その他のウイルス感染症	
血小板	PLT	一次性血小板増多症	再生不良性貧血，急性白血病，骨髄異形成症候群，特発性血小板減少性紫斑病，肝硬変，DIC，SLE
出血時間（Duke 法）		（延長）アレルギー性紫斑病，特発性血小板減少性紫斑病	（短縮）臨床的意義は少ない
プロトロンビン時間 PT 国際標準化比	PT PT-INR	（延長）重症肝障害，DIC，ビタミン K 欠乏症，抗凝固薬投与，Ⅱ，Ⅴ，Ⅶ，Ⅹ因子欠乏症，無フィブリノーゲン血症	（短縮）血栓性静脈炎
活性化部分トロンボプラスチン時間	APTT	（延長）血友病 A，B，Von Willebrand 病，Ⅱ，Ⅴ，Ⅹ，ⅩⅠ，ⅩⅡ因子欠乏症，無フィブリノーゲン血症，肝障害，DIC	（短縮）臨床的意義は少ない
フィブリノーゲン	Fbg	感染症，妊娠	重度肝障害，無フィブリノーゲン血症，DIC
アンチトロンビンⅢ	AT	臨床的意義は少ない	DIC，敗血症，重度肝障害，悪性腫瘍ほか
プロテイン C	PC	臨床的意義は少ない	ビタミン K 摂取，利用障害，血栓症（先天的欠損症）
フィブリン/フィブリノーゲン分解産物	FDP	一次および二次線溶の亢進，DIC，悪性腫瘍	臨床的意義は少ない
D ダイマー	DD	二次線溶の亢進，DIC，静脈血栓症ほか	臨床的意義は少ない
ナトリウム	Na	水分喪失（発汗，浸透圧利尿，尿崩症），Na 過剰（輸液など）	Na 喪失（下痢，嘔吐など），水過剰（腎不全，心不全，SIADH）
カリウム	K	アシドーシス，横紋筋融解症，腎不全，アジソン病	アルカローシス，下痢，原発性・続発性アルドステロン症
クロール	Cl	高 Na 血症に伴うもの，下痢，高 Cl 性アミノ酸輸液	低 Na 血症に伴うもの，糖尿病性ケトアシドーシス
マグネシウム	Mg	急性・慢性腎不全，過剰負荷（緩下剤など）ほか	飢餓，栄養不良，偏食，慢性アルコール中毒ほか
カルシウム	Ca	原発性副甲状腺機能亢進症，ビタミン D 過剰症，腫瘍の骨転移（乳がん，骨髄腫など）	副甲状腺機能低下症，ビタミン D 欠乏症，吸収不良症候群
イオン化カルシウム	Ca^{++}		※低タンパク血症による見かけの低 Ca 血症が除外される．
無機リン	IP	副甲状腺機能低下症，腎不全，腫瘍の骨転移	副甲状腺機能亢進症，ビタミン D 欠乏症，吸収不良症候群
鉄	Fe	再生不良性貧血，溶血性貧血，ヘモクロマトーシス	鉄欠乏性貧血（偏食，慢性出血，妊娠），感染，悪性腫瘍
不飽和鉄結合能	UIBC	鉄欠乏性貧血，真正多血症，妊娠	肝硬変，ネフローゼ症候群，無トランスフェリン血症

表 B　検査値の異常と対応する主な疾患，病態（続き）

項　目	略語	高　値	低　値
血液ガス（動脈）			
pH	pH	過換気症候群，原発性アルドステロン症，胃液の嘔吐，利尿薬などによる低 K 血症ほか	COPD，肺気腫，神経筋疾患，胸水，気胸，モルヒネ副作用，ショック，糖尿病性ケトアシドーシス，腎不全ほか
二酸化炭素分圧	$PaCO_2$	肺炎，肺気腫，重症喘息，COPD，神経筋疾患（筋萎縮性側索硬化症，重症筋無力症など），モルヒネ副作用，フグ中毒	脳炎，髄膜炎，疼痛，肺炎，サリチル酸中毒ほかによる過換気，心因性の過換気症候群
酸素分圧 　酸素飽和度 　O_2 ヘモグロビン	PaO_2 SaO_2 O_2Hb		肺炎，間質性肺炎，肺水腫，肺気腫，COPD，気管支喘息発作時，肺動脈塞栓症，ARDS，神経筋疾患（筋萎縮性側索硬化症など），吸入酸素濃度の減少（高地，機内）
CO ヘモグロビン 　乳酸	COHb LAC	一酸化炭素中毒，喫煙 ショック，心不全，貧血，一酸化炭素中毒，シアン中毒，ビタミン B_1 欠乏症，経口糖尿病薬の副作用	 臨床的意義は少ない

(注)　HUS（溶血性尿毒症症候群），CETP（cholesterol ester transfer protein）欠損症，LCAT（lecithin-cholesterol acyltransferase）欠損症，SIADH（ADH 不適合分泌症候群），SLE（全身性エリテマトーデス），AIDS（後天性免疫不全症候群），DIC（播種性血管内凝固），COPD（慢性閉塞性肺疾患），ARDS（急性呼吸窮迫症候群）

第Ⅱ編　参考文献

1) 奈良信雄：臨床検査学講座：臨床医学総論/臨床検査医学総論（第 3 版）．医歯薬出版，2014.
2) 矢﨑義雄（総編集）：内科学（第 10 版），Ⅰ～Ⅳ．朝倉書店，2013.
3) 橋本信也（監修・編集）：最新臨床検査の ABC．日本医師会雑誌，第 135 号特別号(2)，2006.
4) 石井裕正，工藤翔二，矢﨑義雄（監修）：生体・機能検査の ABC．日本医師会雑誌，第 120 巻特別号(8)，1998.

（執筆者）吉川恵次（新潟医療技術専門学校）

付　録

付録1　医学・薬学関連の略語一覧
付録2　一般名一覧
付録3　販売名（商品名）一覧

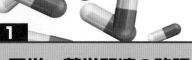
1 医学・薬学関連の略語一覧

付表 1　医学・薬学関連の略語一覧

略語	英語全表記	日本語表記
3D-CTA	3D-computed tomography angiography	三次元脳血管造影
5,10-CH2THF	5,10-methylenetetrahydrofolate	5,10-メチレンテトラヒドロ葉酸
5-ASA	5-aminosalicylic acid	5-アミノサリチル酸
5'-DFCR	5'-deoxy-5-fluorocytidine	5'-デオキシ-5-フルオロシチジン
5-FdUMP	5-fluorodeoxyuridine monophosphate	フルオロデオキシウリジン一リン酸
5-FU	5-fluorouracil	5-フルオロウラシル
5-FUTP	5-fluorouridine triphosphate	フルオロウリジン三リン酸
5-HT$_3$	5-hydroxytryptamine type 3 receptor	セロトニン 5-HT$_3$ 受容体
5-HT$_4$	5-hydroxytryptamine type 4 receptor	セロトニン 5-HT$_4$ 受容体
6-MP	6-mercaptopurine	6-メルカプトプリン
17-KS	17-ketosteroid	17-ケトステロイド
17-OHCS	17-hydroxycorticosteroid	17-ヒドロキシコルチコイド
A$_{2A}$	A2A adenosine receptor	アデノシン A$_{2A}$ 受容体
A-aDO$_2$	alveolar-arterial oxygen difference	肺胞気動脈血酸素分圧較差
ABC	antibiotics, bronchodilators, corticosteroids	抗菌薬，気管支拡張薬，ステロイド薬
ABCG2	ATP-binding cassette transporter G2	尿酸排出トランスポーター ABCG2
ABI	ankle brachial index	足関節上腕血圧比
ABL	catheter ablation	カテーテルアブレーション
ABLB	alternate binaural loudness balance test	両耳バランス検査
ABPM	ambulatory blood pressure monitoring	24 時間自由行動下血圧測定
ABVD	treatment with doxorubicin, bleomycin, vinblastine, and dacarbazine	ABVD 療法
AC	doxorubicin plus cyclophosphamide combination	ドキソルビシン＋シクロホスファミド併用療法
AcAc	acetoacetic acid	アセト酢酸
ACE	angiotensin converting enzyme	アンジオテンシン変換酵素
ACEI	angiotensin converting enzyme inhibitor	ACE 阻害薬
ACh	acetylcholine	アセチルコリン
ACPA	anti-citrullinated peptide antibody	抗シトルリン化ペプチド抗体
ACR	American College of Rheumatology	米国リウマチ学会
ACS	acute coronary syndrome	急性冠症候群
ACTH	adrenocorticotropic hormone	副腎皮質刺激ホルモン
ACTS-GC	Adjuvant Chemotherapy Trial of TS-1 for Gastric Cancer	胃がん術後 TS-1 使用補助化学療法比較試験
AD	Alzheimer's disease	アルツハイマー型認知症
ADAMTS13	a disintegrin-like and metalloproteinase with thrombospondin type 1 motifs 13	von Willebrand 因子切断酵素

付表 1　医学・薬学関連の略語一覧（続き）

略語	英語全表記	日本語表記
ADC	antibody-drug conjugate	抗体薬物複合体
ADC	apparent diffusion coefficient	見かけの拡散係数
ADCC	antibody-dependent cellular cytotoxicity	抗体依存性細胞傷害作用（反応）
ADH	antidiuretic hormone	抗利尿ホルモン（バソプレシン）
ADL	activities of daily living	日常生活動作
ADP	adenosine diphosphate	アデノシン二リン酸
A-DROP	community associated pneumonia severity index（age, dehydration, respiration, disorientation, and blood pressure）	市中肺炎重症度分類
AFP	alpha-fetoprotein	α-フェトプロテイン
AGML	acute gastrtic mucosal lesion	急性胃粘膜病変
AGN	acute glomerulonephritis	急性糸球体腎炎
AHF	accelerated hyper fractionation	加速分割照射
AICAR	5-aminoimidazole-4-carboxamide-1-β-D-ribofuranoidc	5-アミノイミダゾール-4-カルボキシアミド-1-β-D-リボフラノシド
AIDS	acquired immunodeficiency syndrome	後天性免疫不全症候群
AIHA	autoimmune hemolytic anemia	自己免疫性溶血性貧血
AIP	autoimmune pancreatitis	自己免疫性膵炎
AKI	acute kidney injury	急性腎障害
AKT	serine/threonine protein kinase Akt	セリン/スレオニンキナーゼ Akt
Alb	serum albumin level	血清アルブミン量
ALCL	anaplastic large cell lymphoma	未分化大細胞リンパ腫
ALK	anaplastic lymphoma kinase	未分化リンパ腫キナーゼ
ALL	acute lymphoblastic leukemia	急性リンパ（芽球）性白血病
ALP	alkaline phosphatase	アルカリホスファターゼ
ALT	alanine aminotransferase	アラニンアミノトランスフェラーゼ
AMC	arm muscle circumference	上腕筋周囲長
AML	acute myeloid leukemia	急性骨髄性白血病
AMP	adenosine monophosphate	アデノシン一リン酸
AMPA	α-amino-3-hydroxy-5-methyl-4-isoxazole-propionic acid（receptor）	AMPA 型グルタミン酸受容体
AMPK	AMP-activated protein kinase	AMP 活性化プロテインキナーゼ
Amy	amylase	アミラーゼ
ANA	antinuclear antibody	抗核抗体
ANCA	anti-neutrophil cytoplasmic antibody	抗好中球細胞質抗体
Ang Ⅰ	angiotensin Ⅰ	アンジオテンシンⅠ
Ang Ⅱ	angiotensin Ⅱ	アンジオテンシンⅡ
AP	pemetrexed plus cisplatin combination	ペメトレキセド＋シスプラチン併用療法
AP-1	activator protein-1	転写因子 AP-1
APC	adenomatous polyposis coli（gene）	（家族性大腸ポリポーシス原因）APC 遺伝子
APL	acute promyelocytic leukemia	急性前骨髄球性白血病
APOE-ε4	ε4 allele of apolipoprotein E	アポリポタンパク質 E-ε4 アリル
APP	amyloid precursor protein	アミロイド β 前駆体タンパク質

付表 1　医学・薬学関連の略語一覧（続き）

略語	英語全表記	日本語表記
APRT	adenine phosphoribosyltransferase	アデニンホスホリボシルトランスフェラーゼ
APTT	activated partial thromboplastin time	活性化部分トロンボプラスチン時間
AR	androgen receptor	アンドロゲン受容体
ARB	angiotensin II receptor blocker	アンジオテンシン受容体拮抗薬
ART	antiretroviral therapy	抗レトロウイルス療法（HIV 感染症に対する多剤併用療法）
ARVC	arrhythmogenic right ventricular cardiomyopathy	不整脈原性右室心筋症
ASO	anti-streptolysin-O antibody	抗ストレプトリジン O 抗体
AST	aspartate aminotransferase	アスパラギン酸アミノトランスフェラーゼ
AT	antithrombin	アンチトロンビン
AT_1	angiotensin II receptor type 1	アンジオテンシン II タイプ 1 受容体
AT_2	angiotensin II receptor type 2	アンジオテンシン II タイプ 2 受容体
ATG	antithymocyte globulin	抗ヒト胸腺細胞免疫グロブリン
ATO	arsenic trioxide	亜ヒ酸
ATP	adenosine triphosphate	アデノシン三リン酸
ATS	American Thoracic Society	米国胸部学会
AUC	area under the blood concentration-time curve	血中濃度-時間曲線下面積
AWS	anti-androgen withdrawal syndrome	抗アンドロゲン薬除去症候群
$A\beta$	amyloid β protein	アミロイド β タンパク質
$A\beta42$	42-residue amyloid β protein	アミロイド $\beta42$ タンパク質
BAD	branch atheromatous disease	分枝粥腫型梗塞
BAFF	B-cell activating factor	B 細胞活性化因子
BALF	bronchoalveolar lavage fluid	気管支洗浄液
BAP	bone specific alkaline phosphatase	骨型アルカリホスファターゼ
BCA225	breast carcinoma-associated antigen 225	腫瘍マーカー BCA225
BCAA	branched-chain amino acid	分岐鎖アミノ酸
BCL1	B-cell leukemia lymphoma 1	11q3 転座関連遺伝子 BCL1
BCL2	B-cell leukemia lymphoma 2	18q21 転座関連遺伝子 BCL2
BCR-ABL	breakpoint cluster region gene/Abelson murine leukemia viral oncogene homolog fusion gene	BCR-ABL 融合遺伝子
BDI	Beck Depression Inventory	ベック抑うつ評価尺度
bDMARDs	biological DMARDs	生物学的製剤 DMARDs
BDNF	brain-derived neurotrophic factor	脳由来神経栄養因子
BE	base excess	過剰塩基
Bil	bilirubin	ビリルビン（黄疸色素）
BMI	body mass index	肥満度指数
BMS	bare metal stent	金属ステント
BNP	brain natriuretic peptide	脳性ナトリウム利尿ペプチド
BOLD	Burden of Obstructive Lung Disease	BOLD（大規模 COPD 疫学調査）
BOT	basal supported oral therapy	持効型基礎インスリン及び経口血糖降下薬併用療法
BP	bisphosphonate	ビスホスホネート製剤

付表 1　医学・薬学関連の略語一覧（続き）

略語	英語全表記	日本語表記
BP	blood pressure	血圧
BPH	benign prostatic hyperplasia	前立腺肥大症
BPSD	behavioral and psychological symptoms of dementia	認知症行動・心理症状
BR	borderline resectable	切除可能境界型膵がん
BRAF	B1 isoform of the raf kinase	BRAF セリン/スレオニンキナーゼ
BRCA1/BRCA2	breast cancer susceptibility gene 1/2	乳がん感受性遺伝子 BRCA1/BRCA2
BS	biosimilar	バイオシミラー
BSA	body surface area	体表面積
BT	body temperature	体温
BT-PABA	N-benzoyl-L-tyrosyl-p-aminobenzoic acid test	BT-PABA 試験
BTR	branched-chain amino acids to tyrosine ratio	総分岐鎖アミノ酸/チロシンモル比
BUN	blood urea nitrogen	血中尿素窒素
C1q	complement component C1q	補体成分 C1q
C_2	concentration 2 hours post-dose	服用後 2 時間血中濃度
C3	complement component 3	補体第 3 成分
C4	complement component 4	補体第 4 成分
CA15-3	carbohydrate antigen 15-3	糖鎖抗原 15-3
CA19-9	carbohydrate antigen19-9	糖鎖抗原 19-9
CA72-4	carbohydrate antigen 72-4	糖鎖抗原 72-4
CA125	carbohydrate antigen 125	糖鎖抗原 125
CAB	combined androgen blockade	複合アンドロゲン阻害療法
CABG	coronary artery bypass graft	冠動脈バイパス手術
CADASIL	cerebral autosomal dominant arteriopathy with subcortical infarcts and leukoencephalopathy	皮質下梗塞と白質脳症を伴う常染色体優性脳動脈症
CAF	cyclophosphamide, doxorubicin plus fluorouracil combination	ドキソルビシン＋シクロホスファミド＋フルオロウラシル併用療法
CAG	celiac angiography	腹腔動脈造影法
CAG	coronary angiography	冠動脈造影検査
Cag A	cytotoxin-associated gene A	細胞毒関連遺伝子 A
cAMP	cyclic AMP	サイクリック AMP
CAP	compound action potential	蝸牛神経複合活動電位
CARASIL	cerebral autosomal recessive arteriopathy with subcortical infarcts and leukoencephalopathy	皮質下梗塞と白質脳症を伴う常染色体劣性脳動脈症
CAT	COPD assessment test	慢性閉塞性肺疾患評価テスト
CC	cranio-caudal	頭尾方向
CCC	cholangiocellular carcinoma	肝内胆管がん（胆管細胞がん）
CCK	cholecystokinin	コレシストキニン
CCK_2	cholecystokinin 2 receptor	CCK_2 受容体
CCP	cyclic citrullinated peptide	環状シトルリン化ペプチド
Ccr, CCr	creatinine clearance	クレアチニンクリアランス
CCR5	C-C chemokine receptor type 5	C-C ケモカイン受容体 5
CCRT	concurrent chemoradio therapy	放射線同時併用化学療法

付表 1　医学・薬学関連の略語一覧（続き）

略語	英語全表記	日本語表記
CD	*Clostridium difficile*	クロストリジウムディフィシル
CD3	cluster of differentiation 3	細胞表面抗原 CD3
CD5	cluster of differentiation 5	細胞表面抗原 CD5
CD10	cluster of differentiation 10	細胞表面抗原 CD10
CD20	cluster of differentiation 20	細胞表面抗原 CD20
CD28	cluster of differentiation 28	細胞表面抗原 CD28
CD30	cluster of differentiation 30	細胞表面抗原 CD30
CD56	cluster of differentiation 56	細胞表面抗原 CD56
CD80	cluster of differentiation 80	細胞表面抗原 CD80
CD86	cluster of differentiation 86	細胞表面抗原 CD86
CDAI	clinical disease activity index	関節リウマチ疾患活動性評価法 CDAI
CDAI	Crohn's disease activity index	クローン病活動指数
CDC	complement-dependent cytotoxicity	補体依存細胞傷害反応
CE	carboplatin plus etoposide combination	カルボプラチン＋エトポシド併用療法
CEA	carcino-embryonic antigen	がん胎児性抗原
CETP	cholesteryl ester transfer protein	コレステリルエステル転送タンパク質
CGA	classification based on cause, GFR and albuminuria	CGA 分類
cGMP	cyclic GMP	サイクリック GMP
CGN	chronic glomerulonephritis	慢性糸球体腎炎
CH50	50% haemolytic complement（activity）	血清補体価
CHDF	continuous hemodiafiltration	持続的血液濾過透析
ChE	cholinesterase	コリンエステラーゼ
ChEI	cholinesterase inhibitor	コリンエステラーゼ阻害薬
CHOP	treatment with cyclophosphamide, hydroxy-daunorubicin (doxorubicin), vincristine (oncovin) and prednisone	CHOP 療法
CIN	cervical intraepithelial neoplasia	子宮部上皮内腫瘍
CIPO	chronic intestinal pseudo-obstruction	偽性腸管閉塞
CK	creatine kinase	クレアチンキナーゼ
CKD	chronic kidney disease	慢性腎臓病
CKD-MBD	CKD-mineral and bone disorder	慢性腎臓病に伴う骨ミネラル代謝異常
CK-MB	creatine kinase MB	心筋型クレアチンキナーゼ
CLL	chronic lymphocytic leukemia	慢性リンパ性白血病
Cmax	maximum serum concentration	最大血中濃度
CML	chronic myeloid leukemia	慢性骨髄性白血病
CMV	cytomegalovirus	サイトメガロウイルス
CO	cardiac output	心拍出量
COMT	catechol-*O*-methyltransferase	カテコール-*O*-メチル基転移酵素
COPD	chronic obstructive pulmonary disease	慢性閉塞性肺疾患
COX	cyclooxygenase	シクロオキシゲナーゼ
COX-2	cyclooxygenase-2	シクロオキシゲナーゼ-2
CPA	cyclophosphamide	シクロホスファミド

付表 1　医学・薬学関連の略語一覧（続き）

略語	英語全表記	日本語表記
CPK	creatine phosphokinase	クレアチンホスフォキナーゼ
CR	complete response	完全奏功
Cre, Cr	creatinine（level）	クレアチニン（濃度）
CrGN	crescentic glomerulonephritis	半月体形成性糸球体腎炎
CRP	C-reactive protein	C-反応性タンパク
CRPC	castration-resistant prostate cancer	去勢抵抗性前立腺がん
CRT	cardiac resynchronized therapy	心臓再同期療法
CRT	chemoradiotherapy	化学放射線療法
CRTH$_2$	chemoattractant receptor-homologous molecule expressed on Th2 cells	PGD$_2$ 受容体 CRTH$_2$
CS	coronary sinus	冠静脈洞
csDMARDs	conventional synthetic DMARDs	合成 DMARDs
CSF	cerebrospinal fluid	脳脊髄液
CSF-1R	colony stimulating factor 1 receptor	マクロファージコロニー刺激因子受容体
CT	computed tomography	コンピューター断層撮影
CTA	computed tomography angiography	コンピューター断層撮影血管造影法
CTCAE	Common Terminology Criteria for Adverse Events	有害事象共通用語規準
CTLA4	cytotoxic T-lymphocyte-associated protein 4	補助刺激受容体 CTLA4
CTX	collagen type 1 cross-linked C-telopeptide	I 型コラーゲン架橋 C-テロペプチド
CTZ	chemoreceptor trigger zone	化学受容器引金帯
CURB-65	CURB-65 score（confusion, urea, respiratory rate, blood pressure & age 65）	CURB-65 スコア
CVD	cardiovascular disease	心血管病
CXCR4	C-X-C motif chemokine receptor 4	CXC ケモカイン受容体 4
CYP	cytochrome P450	チトクローム P450
CYP1A2	cytochrome P450 1A2	チトクローム P450 1A2
CYP1B1	cytochrome P450 1B1	チトクローム P450 1B1
CYP2B6	cytochrome P450 2B6	チトクローム P450 2B6
CYP2C8	cytochrome P450 2C8	チトクローム P450 2C8
CYP2C9	cytochrome P450 2C9	チトクローム P450 2C9
CYP2D6	cytochrome P450 2D6	チトクローム P450 2D6
CYP3A4	cytochrome P450 3A4	チトクローム P450 3A4
CYP17	17α-hydroxylase/C17,20-lyase	ステロイド 17α 水酸化酵素
CysLT$_1$	cysteinyl leukotriene receptor 1	CysLT$_1$ 受容体
D$_1$	dopamine D$_1$ receptor	ドパミン D$_1$ 受容体
D$_2$	dopamine D$_2$ receptor	ドパミン D$_2$ 受容体
DAA	direct-acting antiviral agents	直接作用型抗ウイルス薬
DACH	1,2-diaminocyclohexane	1,2-ジアミノシクロヘキサン
DAS28	disease activity score 28	関節リウマチ疾患活動性スコア 28
DAT-SPECT	dopamine transporter single photon emission computed tomography	ドパミントランスポーター単一光子放射断層撮影法
D-Bil	direct-bilirubin	直接ビリルビン（抱合型ビリルビン）

625

付表 1　医学・薬学関連の略語一覧（続き）

略語	英語全表記	日本語表記
DC	docetaxel plus cisplatin combination	シスプラチン＋ドセタキセル併用療法
DCF	docetaxel, cisplatin plus fluorouracil combination	ドセタキセル＋シスプラチン＋フルオロウラシル併用療法
DCIS	ductal carcinoma in situ	非浸潤性乳管がん
DCM	dilated cardiomyopathy	拡張型心筋症
dCTP	deoxycytidine triphosphate	デオキシシチジン三リン酸
DEHP	di (2-ethylhexyl) phthalate	フタル酸ジ（2-エチルヘキシル）
DES	drug eluting stent	薬剤溶出性ステント
dFdCDP	gemcitabine diphosphate	ゲムシタビン二リン酸化物
dFdCTP	gemcitabine triphosphate	ゲムシタビン三リン酸化物
dFdU	2',2'-difluorodeoxyuridine	ゲムシタビンウラシル体
DHEA	dehydroepiandrosterone	デヒドロエピアンドロステロン
DHFR	dihydrofolate reductase	ジヒドロ葉酸レダクターゼ
DHT	dihydrotestosterone	ジヒドロテストステロン
DIC	disseminated intravascular coagulation	播種性血管内凝固症候群
DISC1	disrupted-in-schizophrenia 1	DISC1 遺伝子
DLBCL	diffuse large cell lymphoma	びまん性大細胞型 B 細胞リンパ腫
DLco	diffusing capacity for carbon monoxide	一酸化炭素肺拡散能力
DLQI	dermatology life quality index	DLQI 指標（皮膚疾患特異的 QOL 評価指標）
DLT	dose limiting toxicity	用量制限毒性
DMARDs	disease modifying anti-rheumatic drugs	疾患修飾性抗リウマチ薬
DNA	deoxyribonucleic acid	デオキシリボ核酸
DP	diastolic pressure	拡張期血圧（最低血圧）
DP	docetaxel plus cisplatin combination	ドセタキセル＋プレドニゾロン併用療法
DPD	dihydropyrimidine dehydrogenase	ジヒドロピリミジン脱水素酵素
DPP-4	dipeptidyl peptidase-4	ジペプチジルペプチダーゼ-4
DRI	direct renin inhibitor	直接的レニン阻害薬
DRPLA	dentatorubral-pallidoluysian atrophy	歯状核赤核淡蒼球ルイ体萎縮症
DSM-5	Diagnostic and Statistical Manual of Mental Disorders-5	（米国精神医学会編）精神疾患診断・統計マニュアル改訂第 5 版
DSS	dopamine system stabilizer	ドパミンシステムスタビライザー
dTMP	thymidine monophosphate	チミジン一リン酸
dUMP	deoxyuridine monophosphate	デオキシウリジン一リン酸
DUPAN-Ⅱ	DUPAN-Ⅱ pancreatic cancer-associated antigen	膵がん関連糖タンパク抗原 DUPAN-Ⅱ
DVT	deep vein thrombosis	深部静脈血栓症
DWI	diffusion weighted image	拡散強調画像
DXA	dual energy X-ray absorptiometry	二重エネルギー X 線吸収測定法
E_1	prostaglandin E_1 receptor	プロスタグランジン E_1 受容体
EA	early antigen	早期抗原
EBNA	EBV-associated nuclear antigen	EBV 核内抗原
EBV	Epstein-Barr virus	エプスタイン・バーウイルス
EC	epirubicin plus cyclophosphamide combination	エピルビシン＋シクロホスファミド併用療法

626

付表 1　医学・薬学関連の略語一覧（続き）

略語	英語全表記	日本語表記
ECG	electrocardiogram	心電図
ECL	enterochromaffin-like	腸クロム親和性細胞様細胞
ECOG	Eastern Cooperative Oncology Group	米国東海岸がん臨床試験グループ
ED	erectile dysfunction	勃起不全
ED	extensive disease	進展型
EGF	epidermal growth factor	上皮成長因子
EGFR	epidermal growth factor receptor	上皮成長因子受容体
eGFR	estimated glomerular filtration rate	推算糸球体濾過量
EGFR-TKI	EGFR tyrosine kinase inhibitors	EGFR チロシンキナーゼ阻害薬
EHEC	enterohemorrhagic *E. coli*	腸管出血性大腸菌
EIA	enzyme immunoassay	酵素免疫測定法
ELISA	enzyme-linked immunosorbent assay	酵素結合免疫吸着法
EM	extensive metabolizer	高代謝群
EMR	endoscopic mucosal resection	内視鏡的粘膜切除術
ENBD	endoscopic nasobiliary drainage	内視鏡的経鼻胆管ドレナージ
EORTC	European Organisation for Research and Treatment of Cancer	欧州がん研究・治療機構
EP	prostanoid EP receptor	プロスタノイド EP 受容体
EPA	eicosapentaenoic acid	エイコサペンタエン酸
EPBD	endoscopic papillary balloon dilation	内視鏡的乳頭バルーン拡張術
EphA$_2$	ephrin A$_2$ receptor	エフリン A$_2$ 受容体
EPO	erythropoietin	エリスロポエチン
EPS	epigastric pain syndrome	心窩部痛症候群
ER	estrogen receptor	エストロゲン受容体
ErbB	erythroblastic leukemia viral oncogene homologs	ErbB 受容体チロシンキナーゼ
ErbB2	erythroblastic leukemia viral oncogene homolog 2（HER2）	ErbB2 チロシンキナーゼ
ErbB4	erythroblastic leukemia viral oncogene homolog 4（HER4）	ErbB4 チロシンキナーゼ
ERBD	endoscopic retrograde biliary drainage	内視鏡的逆行性胆管ドレナージ
ERC	endoscopic retrograde cholangiography	内視鏡的逆行性胆管造影
ERCP	endoscopic retrograde cholangiopancreatography	内視鏡的逆行性胆管膵管造影
ERK	extracellular signal-regulated kinase	MAP キナーゼ ERK
ESA	erythropoiesis stimulating agents	赤血球生成刺激製剤
ESBL	extended spectrum beta-lactamase	基質拡張型 β ラクタマーゼ
ESD	endoscopic submucosal dissection	内視鏡的粘膜下層剝離術
ESMO	European Society for Medical Oncology（Guidelines）	欧州臨床腫瘍学会（指針）
ESPEN	European Society of Parenteral and Enteral Nutrition（Guidelines）	欧州静脈経腸栄養学会（指針）
ESR	erythrocyte sedimentation rate	赤血球沈降速度
EST	endoscopic sphincterotomy	内視鏡的乳頭切開術

付表 1 医学・薬学関連の略語一覧（続き）

略語	英語全表記	日本語表記
ESWL	extracorporeal shock wave lithotripsy	体外衝撃波膵石破砕療法
$ETCO_2$	end tidal CO_2	呼気終末二酸化炭素分圧
ETEC	enterotoxigenic *E. coli*	腸管毒素原性大腸菌
EULAR	The European League Against Rheumatism	欧州リウマチ学会
FACS	Four-Arm Cooperative Study	進行非小細胞肺癌多施設共同第Ⅲ相比較試験
FBAL	fluoro-β-alanine	α-フルオロ-β-アラニン
Fc	fragment, crystallizable	抗体 Fc 領域
FD	functional dyspepsia	機能性ディスペプシア（胃腸症）
FDA	Food and Drug Administration	アメリカ食品医薬品局
FDG-PET	[18F]-fluoro-D-glucose positron emission tomography	^{18}F-フルオロデオキシグルコース使用ポジトロン断層撮影
FDG-PET/CT	positron emission tomography with 2-deoxy-2-[fluorine-18] fluoro-D-glucose integrated with computed tomography	^{18}F-FDG 使用ポジトロン断層・コンピューター断層複合撮影
FDP	fibrin and fibrinogen degradation product	フィブリン/フィブリノーゲン分解産物
FdUMP	5-fluorodeoxyuridine monophosphate	5-フルオロデオキシウリジン一リン酸
FEC	fluorouracil, epirubicin plus cyclophosphamide combination	フルオロウラシル＋エピルビシン＋シクロホスファミド併用療法
FENa	fractional excretion of sodium	ナトリウム部分排泄率
FeNO	fractional exhaled nitric oxide levels	呼気 NO 濃度
FEV_1	forced expiratory volume in one second	努力呼気 1 秒量
$FEV_1\%$	forced expiratory volume 1.0（sec）%	努力肺活量 1 秒率
FEV_1/FVC	forced expiratory volume in 1 second/forced vital capacity	スパイロメトリー 1 秒率
FFA	free fatty acid	遊離脂肪酸
FGF23	fibroblast growth factor 23	線維芽細胞増殖因子 23
FGFR1	fibroblast growth factor receptor 1	線維芽細胞増殖因子受容体 1
FIGO	International Federation of Gynecology and Obstetrics	国際産科婦人科連合
FISH	fluorescence in situ hybridization	蛍光 in situ ハイブリダイゼーション
FKBP12	FK506 binding protein 12	イムノフィリン FKBP12
FLAIR	fluid attenuated inversion recovery	脳脊髄液信号抑制反転回復撮影法
FLT-3	FMS-like tyrosine kinase 3	FMS 様チロシンキナーゼ 3
fm	fibromuscular coat	線維筋層
FN	febrile neutropenia	発熱性好中球減少症
FOB	fecal occult blood	便潜血検査
FOLFIRI	folinic acid, fluorouracil plus irinotecan complex	レボホリナート＋フルオロウラシル＋イリノテカン併用療法
FOLFIRINOX	folinic acid, fluorouracil, irinotecan plus oxaliplatin complex	オキサリプラチン＋イリノテカン＋フルオロウラシル＋レボホリナート併用療法
FOLFOX	folinic acid, fluorouracil plus oxaliplatin complex	レボホリナート＋フルオロウラシル＋オキサリプラチン併用療法
FP	cisplatin plus fluorouracil combination	シスプラチン＋フルオロウラシル併用療法
FRAX®	fracture risk assessment tool	骨折リスク評価手法
FRV	functional residual capacity	機能的残気量

付表 1　医学・薬学関連の略語一覧（続き）

略語	英語全表記	日本語表記
FSH	follicle-stimulating hormone	卵胞刺激ホルモン
FT4	free thyroxine	遊離型甲状腺ホルモン FT4
FTA-ABS	fluorescent treponemal antibody absorption test	梅毒トレポネーマ蛍光抗体吸収テスト
FTD	trifluridine	トリフルリジン
FTDP-17	frontotemporal dementia and parkinsonism linked to chromosome 17	第 17 番染色体に連鎖しパーキンソニズムを伴う家族性前頭側頭型認知症
FTU	finger-tip unit	外用剤指先分必要塗布量
FUTP	fluorouridine triphosphate	5-フルオロウリジン三リン酸
FVC	forced vital capacity	努力肺活量
Fyn	Fgr/Yes related novel protein	チロシンキナーゼ Fyn
GABA	gamma amino butyric acid	γ-アミノ酪酸
GABA$_A$	GABA$_A$ receptor	GABA$_A$ 受容体
GAD	glutamic acid decarboxylase	グルタミン酸脱炭酸酵素
GARFT	glycinamide ribonucleotide formyl transferase	グリシンアミドリボヌクレオチドホルミルトランスフェラーゼ
GBM	glomerular basement membrane	糸球体基底膜
GCAP	granulocytapheresis	顆粒球除去療法
GCS	Glasgow coma scale	GCS 意識障害評価分類スケール
G-CSF	granulocyte-colony stimulating factor	顆粒球コロニー刺激因子
GEL	granulocytic epithelial lesion	好中球上皮病変
GERD	gastroesophageal reflux disease	食道逆流症
GFR	glomerular filtration rate	糸球体濾過量
GH	growth hormone	成長ホルモン
GIP	glucose-dependent insulinotropic polypeptide	グルコース依存性インスリン分泌刺激ポリペプチド
GLP-1	glucagon-like peptide-1	グルカゴン様ペプチド-1
GnRH	gonadotropin releasing hormone	性腺刺激ホルモン放出ホルモン
GnRHa	gonadotropin-releasing hormone agonist	GnRH アゴニスト
GOG	Gynecologic Oncology Group Study	米国婦人科がん研究グループ臨床試験
GOM	granular osmiophilic material	オスミウム好性顆粒状物質
GOT	glutamic oxaloacetic transaminase	グルタミン酸オキサロ酢酸トランスアミナーゼ
GP	cisplatin plus gemcitabine combination	シスプラチン＋ゲムシタビン併用療法
GP I b/IX	glycoprotein I b-IX	糖タンパク質 I b-IX 複合体
GP II b/III a	glycoprotein II b-III a	糖タンパク質 II b-III a 複合体
GPT	glutamic pyruvic transaminase	グルタミン酸ピルビン酸トランスアミナーゼ
GR	glucocorticoid receptor	糖質コルチコイド受容体
GRE	glucocorticoid-response element	糖質コルチコイド応答配列
Gs	stimulatory GTP-binding regulatory protein	促進性 GTP 調節タンパク質
GTP	guanosine triphosphate	グアノシン三リン酸
GVHD	graft versus host disease	移植片対宿主病
GVL	graft versus leukemia	移植片対白血病効果
H$_1$	histamine H$_1$ receptor	ヒスタミン H$_1$ 受容体

付表 1　医学・薬学関連の略語一覧（続き）

略語	英語全表記	日本語表記
H₂	histamine H₂ receptor	ヒスタミン H₂ 受容体
H2RA	histamine 2 receptor antagonist	ヒスタミン 2 受容体拮抗薬
HA	hemagglutinin	赤血球凝集素（ヘムアグルチニン）
HAM-D	Hamilton's Rating Scale for Depression	ハミルトンうつ病評価尺度
hANP	human atrial natriuretic peptide	ヒト心房性ナトリウム利尿ペプチド
Hb	hemoglobin	ヘモグロビン（値）
HbA1c	hemoglobin A1c	ヘモグロビン A1c
HBc	hepatitis B virus core antigen	HBc 抗原
HBe	hepatitis B virus envelope antigen	HBe 抗原
HBs	hepatitis B virus surface antigen	HBs 抗原
HBV	hepatitis B virus	B 型肝炎ウイルス
HCC	hepatocellular carcinoma	肝細胞がん
hCG	human chorionic gonadotropin	ヒト絨毛性ゴナドトロピン
HCM	hypertrophic cardiomyopathy	肥大型心筋症
HCV	hepatitis C virus	C 型肝炎ウイルス
HDL	high-density lipoprotein	高比重リポタンパク質
HDL-C, HDL-Chol	high-density lipoprotein cholesterol	高比重リポタンパク質-コレステロール
HEM	heterozygous extensive metabolizer	ヘテロ型高代謝群
HER	human epidermal growth factor receptor	ヒト上皮増殖因子受容体
HER2	human epidermal growth factor receptor 2	ヒト上皮増殖因子受容体 2
HER2-ECD	extracellular domain of HER2/neu receptor	腫瘍マーカー HER2-ECD
HER3	human epidermal growth factor receptor 3	ヒト上皮増殖因子受容体 3
H-FABP	heart type fatty acid-binding protein	心臓型脂肪酸結合タンパク質
HFSR	hand foot skin reaction	手足皮膚反応
HGPRT	hypoxanthine-guanine phosphoribosyltransferase	ヒポキサンチン-グアニンホスホリボシルトランスフェラーゼ
HHV	human herpesvirus	ヒトヘルペスウイルス
Hib	Haemophilus influenzae type b	インフルエンザ菌 b 型
HIFU	high intensity focused ultrasound therapy	高密度焦点式超音波療法
HIV	human immunodeficiency virus	ヒト免疫不全ウイルス
HL	Hodgkin's lymphoma	ホジキンリンパ腫
HLA	human leukocyte antigen	ヒト白血球型抗原
HLA-DRB1	human leukocyte antigen, DRB1beta chain	ヒト白血球型抗原 DRB1
HMG-CoA	3-hydroxy-3-methylglutaryl coenzyme A	ヒドロキシメチルグルタリル CoA
HNF-4α	hepatocyte nuclear factor-4α	核内受容体肝細胞核因子 4α
HoLEP	holmium laser enuculation of the prostate	ホルミウムレーザー前立腺核出術
HOMA-IR	homeostasis model assessment-insulin resistance	インスリン抵抗性指数
HOT	home oxygen therapy	在宅酸素療法
HPV	human papillomavirus	ヒトパピローマウイルス
HRA	high right atrium	高位右房
HRCT	high resolution CT	高分解能 CT

付表 1　医学・薬学関連の略語一覧（続き）

略語	英語全表記	日本語表記
HRT	Heidelberg Retina Tomograph	視神経乳頭解析装置
HRT	hormone replacement therapy	ホルモン補充療法
HSP	heat shock protein	熱ショックタンパク質
HSP90	heat shock protein 90	熱ショックタンパク質 90
HSV	herpes simplex virus	単純ヘルペスウイルス
Ht	hematocrit	ヘマトクリット
HTLV-1	human T-cell leukemia virus type 1	ヒト T 細胞白血病ウイルス 1 型
HTRA1	high-temperature requirement A serine pepti-dase 1	HtrA セリンプロテアーゼ 1
HUS	hemolytic uremic syndrome	溶血性尿毒症症候群
IA-2	insulinoma-associated protein-2	膵内分泌腫瘍関連タンパク質 2
IAA	ileoanal anastomosis	回腸嚢肛門吻合術
IACA	ileoanal canal anastomosis	回腸嚢肛門管吻合術
I-Bil	indirect-bilirubin	間接ビリルビン（非抱合型ビリルビン）
IBS	irritable bowel syndrome	過敏性腸症候群
ICA	immunochromatographic assay	イムノクロマト法
ICA	islet cell autoantibody	膵島細胞自己抗体
ICD	implantable cardioverter defibrillator	植込み型除細動器
ICG（test）	indocyanine green test	インドシアニングリーン試験
ICG15	indocyanine green retention at 15 min	ICG15 肝機能検査
ICS	inhaled corticosteroid	吸入ステロイド薬
ICTP	carboxyterminal telopeptide of type I collagen	I 型コラーゲン C 末端テロペプチド
ICU	intensive care unit	集中治療室
IDC	invasive ductal carcinoma	浸潤性乳管がん
IDCP	idiopathic ductcentric chronic pancreatitis	特発性膵管破壊性慢性膵炎
IDL	intermediate-density lipoprotein	中間比重リポタンパク質
IDSA	Infectious Diseases Society of America	米国感染症学会
IDSA/ATS	IDSA/ATS guidelines	IDSA/ATS 成人市中肺炎ガイドライン
IF	immunofluorescence	免疫蛍光染色
IF	infusion reaction	輸注反応
IFIS	intraoperative floppy iris syndrome	術中虹彩緊張低下症候群
IFN	interferon	インターフェロン
IFN-γ	interferon-gamma	インターフェロン-γ
IgA	immunoglobulin A	免疫グロブリン A
IgA-HE	anti-hepatitis E virus IgA	抗 E 型肝炎ウイルス IgA 抗体
IgE	immunoglobulin E	免疫グロブリン E
IGF-I	insulin-like growth factor-I	インスリン様成長因子 I
IgG	immunoglobulin G	免疫グロブリン G
IL-1	interleukin-1	インターロイキン-1
IL-2	interleukin-2	インターロイキン-2
IL-4	interleukin-4	インターロイキン-4
IL-5	interleukin-5	インターロイキン-5
IL-6	Interleukin-6	インターロイキン-6

付表 1　医学・薬学関連の略語一覧（続き）

略語	英語全表記	日本語表記
IL-7	Interleukin-7	インターロイキン-7
IL-8	interleukin-8	インターロイキン-8
IL-12	interleukin-12	インターロイキン-12
IL-13	interleukin-13	インターロイキン-13
IL-18	interleukin-18	インターロイキン-18
IL-22	interleukin-22	インターロイキン-22
IL-23	interleukin-23	インターロイキン-23
IL-28	interleukin-28	インターロイキン-28
IMP	inosine monophosphate	イノシン一リン酸
IMZ-SPECT	[^{123}I] iomazenil single photon emission computed tomography	イオマゼニル単一光子放射断層撮影
INR（PT-INR）	prothrombin time-international normalized ratio	プロトロンビン時間国際標準化比
INSTI	integrase inhibitor	インテグラーゼ阻害薬
IOIBD	International Organisation for the study of Inflammatory Bowel Disease	IOIBD 指数
IP	inorganic phosphate	無機リン
IP	irinotecan plus cisplatin combination	イリノテカン＋シスプラチン併用療法
IPI	International Prognostic Index	IPI 非ホジキンリンパ腫予後予測モデル
iPS	induced pluripotent stem cell	人工多能性幹細胞
IPSS	International Prostate Symptom Score	国際前立腺症状スコア
ISA	intrinsic sympathomimetic activity	内因性交感神経刺激作用
ISN/RPS	International Society of Nephrology/Renal Pathology Society	ISN/RPS（ループス腎炎分類）
ISR	intersphincteric resection	内肛門括約筋切除術
ISTH	International Society on Thrombosis and Haemostasis	国際血栓止血学会（基準）
ITP	idiopathic thrombocytopenic purpura	特発性血小板減少性紫斑病
IV rt-PA	intravenous recombinant tissue plasminogen activator	アルテプラーゼ静注療法
IVCY	intravenous cyclophosphamide	シクロホスファミド間歇静注療法
JAK	Janus kinase	チロシンキナーゼ JAK
JCOG	Japan Clinical Oncology Group	日本臨床腫瘍研究グループ
JCS	Japan Coma Scale	JCS 意識障害評価分類スケール
JNC	Joint National Committee	米国合同委員会
JSH	The Japanese Society of Hypertension	日本高血圧学会
KDIGO	Kidney Disease : Improving Global Outcomes	国際的腎臓病ガイドライン機構
Ki67	Ki-67 nuclear antigen（labeling index）	Ki67（標識率）
KIM-1	kidney injury molecule-1	腎障害分子 1
KIT	kit receptor tyrosine kinase	幹細胞因子受容体
K-ras	Kirsten rat sarcoma viral oncogene	K-ras がん原遺伝子
LA	locally advanced	局所進行膵がん
LAA	low attenuation area	低吸収領域
LABA	long-acting β_2 agonist	長時間作用性 β_2 刺激薬

付表 1　医学・薬学関連の略語一覧（続き）

略語	英語全表記	日本語表記
LAMA	long-acting muscarinic antagonist	長時間作用性抗コリン薬
LAP	leucine aminopeptidase（test）	ロイシンアミノペプチターゼ（検査）
LCAP	leukocytapheresis	白血球除去療法
LCAT	lecithin-cholesterol acyltransferase	レシチンコレステロールアシル転移酵素
LCIS	lobular carcinoma in situ	非浸潤性小葉がん
LD	limited disease	限局型
LDH（LD）	lactate dehydrogenase	乳酸脱水素酵素
LDL	low-density lipoprotein	低比重リポタンパク質
LDL-C, LDL-Chol	low-density lipoprotein cholesterol	低比重リポタンパク質コレステロール
LD-SCLC	limited disease-small cell lung cancer	限局型小細胞肺がん
LEP	low dose estrogen progestin	低用量エストロゲン・プロゲスチン製剤
LES	lower esophageal sphincter	下部食道括約筋
L-FABP	liver-type fatty acid binding protein	L 型脂肪酸結合タンパク質
LH	luteinizing hormone	黄体形成ホルモン，黄体化ホルモン
LH-RH	luteinizing hormone-releasing hormone	黄体形成ホルモン放出ホルモン
Lp(a)	lipoprotein(a)	リポタンパク質(a)
LPL	lipoprotein lipase	リポプロテインリパーゼ
LPSP	lymphoplasmacytic sclerosing pancreatitis	1 型自己免疫性膵炎
LR +	positive likelihood ratio	陽性尤度比
LT	heat-labile enterotoxin	易熱性エンテロトキシン
LT	leucotriene	ロイコトリエン
LTB_4	leucotriene B_4	ロイコトリエン B_4
LTC_4	leucotriene C_4	ロイコトリエン C_4
LTD_4	leucotriene D_4	ロイコトリエン D_4
LTE_4	leucotriene E_4	ロイコトリエン E_4
LTOT	long-term oxygen therapy	長期酸素療法
LTRA	leucotriene receptor antagonist	ロイコトリエン受容体拮抗薬
LUTS	lower urinary tract symptoms	下部尿路症状
LVEF	left ventricular ejection fraction	左室駆出率
M	metastasis	転移
m	mucosa	粘膜
M3	M3 muscarinic acetylcholine receptor	M3 ムスカリン性アセチルコリン受容体
M5	M5 muscarinic acetylcholine receptor	M5 ムスカリン性アセチルコリン受容体
MALT	mucosa associated lymphoid tissue	粘膜関連リンパ組織
MAO	monoamine oxidases	モノアミン酸化酵素
MAO-B	monoamine oxidase B	モノアミン酸化酵素 B
MAP	mean arterial pressure	平均血圧
MARTA	multi-acting-receptor-targeted-antipsychotics	多元受容体標的化抗精神病薬
MAST	multiple-antigen simultaneous test	マストイムノシステムズ
MCI	mild cognitive impairment	軽度認知機能障害
MCP	metacarpophalangeal joint	中手指節関節

付表 1 医学・薬学関連の略語一覧（続き）

略語	英語全表記	日本語表記
M-CSF	macrophage colony stimulating factor	マクロファージコロニー刺激因子
MCV	mean corpuscular volume	平均赤血球容積
MD	microdensitometry	ミクロデンシトメトリー
MDS	myelodysplastic syndrome	骨髄異形成症候群
MEK	MAPK/ERK kinase	MAPK/ERK キナーゼ
MIBG	3（meta）-iodobenzylguanidine	メタヨードベンジルグアニジン
MIC	minimum inhibitory concentration	最小発育阻止濃度
MLCP	myosin light chain phosphatase	ミオシン軽鎖脱リン酸化酵素
MLH1	mutL homolog 1 gene	ミスマッチ修復遺伝子 MLH1
MLO	mediolateral oblique	内外斜位
MMAE	monomethyl auristatin E	モノメチルアウリスタチン E
MMP	matrix metalloproteinase	マトリックスメタロプロテアーゼ
MMR	DNA mismatch repair	DNA ミスマッチ修復
MMSE	Mini-Mental State Examination	ミニメンタルステート検査
MODY	maturity onset diabetes of the young	若年発症成人型糖尿病
MP, mp	muscularis propria	固有筋層
MPO	myeloperoxidase	ミエロペルオキシダーゼ
MRA	magnetic resonance angiography	磁気共鳴血管造影
MRA	malignant rheumatoid arthritis	悪性関節リウマチ
MRC	Medical Reseach Council	英国医学研究審議会
MRCP	magnetic resonance cholangiopancreatography	磁気共鳴膵胆道撮像
MRI	magnetic resonance imaging	磁気共鳴画像法
MRSA	methicillin-resistant Staphylococcus aureus	メチシリン耐性黄色ブドウ球菌
MSA	membrane stabilizing activity	膜安定化作用（局所麻酔作用）
MSH2	mismatch repair 2 gene	ミスマッチ遺伝子 MSH2
MSH6	mismatch repair 6 gene	ミスマッチ遺伝子 MSH6
MSSA	methicillin-sensitive Staphylococcus aureus	メチシリン感受性黄色ブドウ球菌
MST	median survival time	生存期間中央値
mTOR	mammalian target of rapamycin	mTOR セリン/スレオニンキナーゼ
MVP	mitomycin C, vinblastine plus cisplatin combination	マイトマイシン C＋ビンデジン＋シスプラチン併用療法
N	lymph node status	所属リンパ節転移有無・範囲
NA	neuraminidase	ノイラミニダーゼ
NAC	neoadjuvant chemotherapy	術前化学療法
NADH	nicotinamide adenine dinucleotide	ニコチンアミドアデニンジヌクレオチド
NAG	N-acetyl-β-D-glucosaminidase	N-アセチル-β-D-グルコサミニダーゼ
NAI	neuraminidase inhibitor	ノイラミニダーゼ阻害薬
NASH	non-alcoholic steatohepatitis	非アルコール性脂肪性肝炎
NaSSA	noradrenergic and specific serotonergic antidepressant	ノルアドレナリン作動性・特異的セロトニン作動性抗うつ薬
NBCA	N-butyl-2-cianoacrylate	エンブクリレート
NCCN	National Comprehensive Cancer Network	全米総合がん情報ネットワーク
NCC-ST-439	Nation Cancer Center-Stomach-439	腫瘍マーカー NCC-ST-439

付表 1　医学・薬学関連の略語一覧（続き）

略語	英語全表記	日本語表記
NERD	non-erosive reflux disease	非びらん性胃食道逆流症
NF-AT	nuclear factor of activated T cells	活性化 T 細胞核内因子
NF-κB	nuclear factor-kappa B	転写因子 NF-κB
NGAL	neutrophil gelatinase-associated lipocalin	好中球ゲラチナーゼ結合リポカリン
NGSP	National Glycohemoglobin Standardization Program	全米グリコヘモグロビン標準化プログラム
NHL	non-Hodgkin lymphoma	非ホジキンリンパ腫
NICE	Nippon COPD Epidemiology Study	NICE 大規模 COPD 疫学調査
NINDSⅢ	National Institute of Neurological Disorders and Stroke Committie Classfication of cerebro-vascular disease Ⅲ	NINDS-Ⅲ による脳血管障害臨床病型
NINDS-AIREN	NINDS (National Institute of Neurological Disorders and Stroke)-AIREN (Association Internationale pour la Recherché et l' Enseigne-ment en Neurosciences) criteria	NINDS-AIREN 血管性認知症診断基準
NK	natural killer cell	ナチュラルキラー細胞
NMDA	N-methyl-D-aspartate	N-メチル-D-アスパラギン酸
NNRTI	non-nucleoside reverse transcriptase inhibitor	非ヌクレオシド系逆転写酵素阻害薬
NO	nitric oxide	一酸化窒素
NOAC	noveloralanticoagulants	新規経口抗凝固薬
NP	vinorelbine plus cisplatin combination	シスプラチン＋ビノレルビン併用療法
NPC1L1	Niemann-pick C1 like 1	トランスポーター NPC1L1
NPI	Neuropsychiatric Inventory	神経精神症状評価
NPPV	noninvasive positive pressure ventilation	非侵襲的陽圧換気療法
NPSLE	neuropsychiatric SLE	中枢神経ループス
NRG1	neuregulin-1	ニューレグリン 1
NRTI	nucleoside reverse transcriptase inhibitor	ヌクレオシド系逆転写酵素阻害薬
NSAIDs	non-steroidal anti-inflammatory drugs	非ステロイド性抗炎症薬
NSE	neuron specific enolase	神経特異性エノラーゼ
NTI	non-thyroidal illness	非甲状腺疾患（低 T3 症候群）
NT-proBNP	N terminal-pro BNP	脳性ナトリウム利尿ペプチド前駆体 N 端フラグメント
NTX	collagen type 1 cross-linked N-telopeptide	Ⅰ型コラーゲン架橋 N 末端テロペプチド
NYHA	New York Heart Association	ニューヨーク心臓協会
OAB	overactive bladder	過活動膀胱
OABSS	overactive bladder syndrome score	過活動膀胱症状質問票
OC	oral contraceptives	低用量経口避妊薬
OC	osteocalcin	オステオカルシン
od	Oddi's sphincter	Oddi 筋
OGTT	oral glucose tolerance test	経口ブドウ糖負荷試験
OS	overall survival	全生存期間
OTC	over the counter drug	一般用医薬品
P(a)CO$_2$	partial pressure of arterial carbon dioxide	動脈血二酸化炭素分圧
P(a)O$_2$	partial pressure of arterial oxygen	動脈血酸素分圧

付表 1　医学・薬学関連の略語一覧（続き）

略語	英語全表記	日本語表記
P2Y$_{12}$	ADP P2Y$_{12}$ receptor	ADP 受容体 P2Y$_{12}$
P-Ⅲ-P	type Ⅲ procollagen-N-peptide	プロコラーゲンⅢペプチド
PA	polyarteritis	多発動脈炎
PAD4	peptidyl arginine deiminase type 4	シトルリン化酵素 PAD4
PAI	plasminogen activator inhibitor	プラスミノーゲン活性化抑制因子
PAIgG	platelet-associated IgG	血小板関連 IgG
PAM	pcriodic acid methenamin silver stain	メセナミン銀染色
P$_A$O$_2$	partial pressure of oxygen in the alveoli	肺胞気酸素分圧
PAS	periodic acid-Schiff stain	PAS 染色
PASI	psoriasis area and severity index	PASI 乾癬重症度指標
PBC	primary biliary cirrhosis	原発性胆汁性肝硬変
PC20	provocative concentration of a substance causing 20% fall in FEV$_1$	FEV$_1$ 20% 低下薬物濃度
P-CAB	potassium-competitive acid blocker	カリウムイオン競合型酸分泌抑制薬
PCG	phonocardiogram	心音図
PCI	percutaneous coronary intervention	経皮的冠動脈形成術
PCI	prophylactic cranial irradiation	予防的全脳照射
PCOS	polycystic ovary syndrome	多嚢胞性卵巣症候群
PCP	Pneumocystis carinii pneumonia	カリニ肺炎
PCR	polymerase chain reaction	ポリメラーゼ連鎖反応遺伝子増幅法
PCWP	pulmonary capillary wedged pressure	肺動脈楔入圧
PD	progression disease	進行型
PD-1	programmed cell death 1	抑制性免疫補助受容体 PD-1
PD20	provocative dose of a substance causing 20% fall in FEV$_1$	FEV$_1$ 20% 低下薬物累積濃度
PDE	phosphodiesterase	ホスホジエステラーゼ
PDE3	phosphodiesterase 3	ホスホジエステラーゼ 3
PDE5	phosphodiesterase 5	ホスホジエステラーゼ 5
PDGF	platelet-derived growth factor	血小板由来増殖因子
PDGFR-α	platelet-derived growth factor receptor-α	血小板由来増殖因子受容体-α
PDGFR-β	platelet-derived growth factor receptor-β	血小板由来増殖因子受容体-β
PD-L1	programmed death-ligand 1	PD-1 リガンド 1
PD-L2	programmed death-ligand 2	PD-1 リガンド 2
PDS	postprandial distress syndrome	食後愁訴症候群
PDT	photo dynamic therapy	光線力学的療法
PE	cisplatin plus etoposide combination	シスプラチン＋エトポシド併用療法
PEF	peak expiratory flow	ピークフロー，最大呼気流量
PEG	polyethylene glycol	ポリエチレングリコール
Peg-IFN	pegylated interferon	ペグインターフェロン
PEIT	percutaneous ethanol injection therapy	経皮的エタノール注入療法
PET	positron emission tomography	ポジトロン断層撮影
PFD	pancreatic functioning diagnostant（test）	PFD 膵外分泌機能検査
PFS	progression-free survival	無増悪生存期間

付表 1　医学・薬学関連の略語一覧（続き）

略語	英語全表記	日本語表記
PG	pepsinogen	血清ペプシノゲン
PG	prostaglandin	プロスタグランジン
pGC	particulate guanylyl cyclase	膜結合性グアニル酸シクラーゼ
PGD_2	prostaglandin D_2	プロスタグランジン D_2
PGI_2	prostaglandin I_2, prostacyclin	プロスタサイクリン
Pgp	P-glycoprotein	P 糖タンパク質
PgR	progesterone receptor	プロゲステロン受容体
Ph＋ALL	Philadelphia chromosome-positive acute lymphoblastic leukemia	フィラデルフィア染色体陽性急性リンパ性白血病
PHF	paired helical filament	対らせん状細線維
PI	protease inhibior	プロテアーゼ阻害薬
PI3K	phosphatidylinositol 3-kinase	ホスファチジルイノシトール 3-キナーゼ
PIB-PET	Pittsburgh compound B positron emission tomography	アミロイド PET 検査
PIC	plasmin-α2 plasmin inhibitor complex	プラスミン-α_2 プラスミンインヒビター複合体
PICP	procollagen type Ⅰ C-terminal propeptide	Ⅰ型プロコラーゲン-C 末端プロペプチド
PIK3CA	phosphatidylinositol 3-kinase catalytic alpha	PIK3CA がん原遺伝子
PINP	procollagen type Ⅰ N-terminal propeptide	Ⅰ型プロコラーゲン-N 末端プロペプチド
PIP	proximal interphalangeal joint	近位指節間関節
PIVKA-Ⅱ	protein induced by vitamin K absence or antagonist-Ⅱ	腫瘍マーカー PIVKA-Ⅱ
PK-PD	pharmacokinetics-pharmacodynamics	薬物動態-薬物動力学
PLA_2	phospholipase A_2	ホスホリパーゼ A_2
PLATINO	Latin-American Pulmonary Obstruction Investigation Project	PLATINO 大規模 COPD 疫学調査
PLT	number of platelets	血小板数
PM	polymyositis	多発筋炎
PM	poor metabolizer	不全代謝群
PML	progressive multifocal leukoencephalopathy	多発性白質脳症（進行性多巣性白質脳症）
PML-RARA	promyelocytic leukemia/retinoic acid receptor alpha fusion gene	PML-RARA 融合遺伝子
PMS2	postmeiotic segregation increased 2 gene	ミスマッチ遺伝子 PMS2
PPARα	peroxisome proliferator-activated receptor α	ペルオキシソーム増殖因子活性化受容体 α
PPARγ	peroxisome proliferator-activated receptor γ	ペルオキシソーム増殖因子活性化受容体 γ
PPI	proton pump inhibitor	プロトンポンプ阻害薬
PR3	proteinase 3	プロテイナーゼ 3
PRL	prolactin	プロラクチン
PRPP	phosphoribosyl diphosphate	ホスホリボシル二リン酸
PR	progesterone receptor	プロゲステロン受容体
PS	performance status	パフォーマンスステータス，活動度
PSA	prostate specific antigen	血清前立腺特異抗原
PSD	poststroke depression	脳卒中後うつ病
PSD-95	postsynaptic density protein 95	シナプス後肥厚部タンパク質
PSGN	poststreptococcal glomerulonephritis	溶連菌感染後糸球体腎炎

付表 1 医学・薬学関連の略語一覧（続き）

略語	英語全表記	日本語表記
PSI	pneumonia severity index	肺炎重症度
PSL	prednisolone	プレドニゾロン
PSP	phenolsulfonphthalein（test）	フェノールスルホフタレイン（試験）
PT	prothrombin time	プロトロンビン時間
PTC	percutaneos transhepatic cholangiography	経皮経肝胆道造影
PTCD	percutaneous transhepatic cholangio-drainage	経皮経肝胆道ドレナージ
PTCD	percutaneous transhepatic cholangiography drainage	経皮経肝胆嚢ドレナージ
PTCSL	percutaneous transhepatic cholangioscopic lithotomy	経皮経肝胆道鏡下砕石
PTE	pulmonary thromboembolism	肺血栓塞栓症
PTEN	phosphatase and tensin homolog deleted on chromosome ten	がん抑制遺伝子 PTEN
PTGBA	percutaneous transhepatic gallbladder aspiration	経皮経肝胆嚢吸引
PTH	parathyroid hormone	副甲状腺ホルモン
PTHrP	parathyroid hormone-related protein	副甲状腺ホルモン関連タンパク質
PT-INR	prothrombin time-international normalized ratio	プロトロンビン時間国際標準比
PUVA	psoralen（P）and ultraviolet A（UVA）therapy	PUVA 療法
PWV	pulse wave velocity	脈波伝播速度
QOL	quality of life	生活の質
QUS	quantitative ultrasound	定量的超音波法
Ra	rectum above the peritoneal reflection	上部直腸
RA	renin-angiotensin system	レニン-アンジオテンシン系
RA	rheumatoid arthritis	関節リウマチ
RAA	renin-angiotensin-aldosterone system	レニン-アンジオテンシン-アルドステロン系
RAF-1	raf-1 serine/threonine-protein kinase	raf-1 セリン/スレオニンキナーゼ
R-AFS	revised American Fertility Society（score）	改訂米国不妊学会分類スコア
RANKL	receptor activator of NF-κB ligand	RANK リガンド
RARα	retinoic acid receptor α	レチノイン酸受容体 α
RAS	ras（onco）gene	RAS（がん）遺伝子
RAS	renin-angiotensin system	レニン-アンジオテンシン系
R-ASRM	revised ASRM（American Society for Reproductive Medicine）classification	米国生殖医学会分類改訂版
Rb	rectum below the peritoneal reflection	下部直腸
RBC	red blood cell	赤血球（数）
RBP	retinol binding protein	レチノール結合タンパク
R-CHOP	R-CHOP（rituximab, cyclophosphamide, doxorubicin, vincristine, prednisone）therapy	R-CHOP 療法
RCM	restrictive cardiomyopathy	拘束型心筋症
RCT	randomized controlled trial	ランダム化比較試験
RDI	relative dose intensity	相対用量強度

付表 1　医学・薬学関連の略語一覧（続き）

略語	英語全表記	日本語表記
RE	reflux esophagitis	逆流性食道炎
REM	rapid eye movement（sleep）	レム（睡眠）
RET	ret receptor tyrosine kinase	ret チロシンキナーゼ
Ret	reticulocyte	網赤血球
RF	rheumatoid factor	リウマトイド因子
RFA	radiofrequency ablation therapy	高周波熱凝固療法，ラジオ波焼灼療法
RNA	ribonucleic acid	リボ核酸
RNP	（anti-）ribonucleoprotein（antibody）	（抗）リボ核タンパク質（抗体）
ROME Ⅲ	Rome Ⅲ Diagnostic Criteria	（機能性消化管障害）Rome Ⅲ診断基準
RPGN	rapidly progressive glomerulonephritis	急速進行性糸球体腎炎
RR	relative risk	相対危険度
Rs	rectosigmoid	直腸 S 状部
RTK	receptor tyrosine kinase	受容体チロシンキナーゼ
RTOG	Radiation Therapy Oncology Group	腫瘍放射線治療グループ
rt-PA	recombinant tissue plasminogen activator	アルテプラーゼ（遺伝子組換え）
RT-PCR	reverse transcription-polymerase chain reaction	逆転写ポリメラーゼ連鎖反応
RVA	right ventricular apex	右室心尖部
s	serosa	漿膜
SAA	serum amyloid A protein	血清アミロイド A
SABA	short-acting β_2 agonist	短時間作用性 β_2 刺激薬
SAH	subarachnoid hemorrhage	くも膜下出血
SAMA	short-acting muscarinic antagonist	短時間作用性抗コリン薬
SaO₂	arterial oxygen saturation	動脈血ヘモグロビン酸素飽和度
SAS	sleep apnea syndrome	睡眠時無呼吸症候群
SASS	Social Adaptation Self-evaluation Scale	自記式社会適応度評価尺度
SCC	squamous cell carcinoma antigen	SCC 抗原
SCLC	small cell lung cancer	小細胞肺がん
SCU	stroke care unit	脳卒中集中治療室
SDA	serotonin-dopamine antagonist	セロトニン・ドパミン遮断薬
SDAI	simplified disease activity index	SDAI 慢性関節リウマチ疾患活動性評価法
SDS	self-rating depression scale	うつ性自己評価尺度
SE	status epilepticus	てんかん重積状態
SEER	surveillance, epidemiology and end results program	SEER 癌登録システム
SERD	selective estrogen receptor downregulator	選択的エストロゲン受容体抑制薬
SERM	selective estrogen receptor modulator	選択的エストロゲン受容体調節薬
sFLT	Soluble fms-like tyrosine kinase-1	可溶性 fms 様チロシンキナーゼ1
sGC	soluble guanylyl cyclase	可溶性グアニル酸シクラーゼ
SGLT2	sodium-glucose transporter 2	ナトリウム・グルコース共輸送体2
SHBG	sex hormone-binding globulin	性ホルモン結合グロブリン
SI	selectivity index	選択指数

付表 1　医学・薬学関連の略語一覧（続き）

略語	英語全表記	日本語表記
SIADH	syndrome of inappropriate secretion of antidiuretic hormone	抗利尿ホルモン不適合分泌症候群
SIRS	systemic inflammatory response syndrome	全身性炎症反応症候群
SIV	simian immunodeficiency virus	サル免疫不全ウイルス
SLE	systemic lupus erythematosus	全身性エリテマトーデス
SLICC	Systemic Lupus International Collaborating Clinics	全身性エリテマトーデス国際共同臨床委員会
SLX	sialyl Lewis X-i antigen	シアリル Le^x-i 抗原
SMART	symbicort maintenance and reliever therapy	SMART 療法
SNARE	soluble NSF-attachment protein receptor	可溶性 NSF 付加タンパク質受容体
SNRI	serotonin-noradrenaline reuptake inhibitor	セロトニン・ノルアドレナリン再取り込み阻害薬
SOX	TS-1 plus oxaliplatin combination	TS-1＋オキサリプラチン併用療法
SP	summating potential	加重電位
SP	systolic pressure	収縮期血圧（最高血圧）
SP	TS-1 plus cisplatin combination	TS-1＋シスプラチン併用療法
SPAN-I	SPAN-I pancreatic cancer-associated antigen	膵がん関連糖タンパク抗原 SPAN-I
SPECT	single photon emission computed tomography	単一光子放射断層撮影
SPIRITS	Standard Protocol Items : Recommendations for Interventional Trials	臨床試験プロトコール作成ガイドライン
SpO$_2$	saturation of peripheral oxygen	動脈血酸素飽和度
SR	sarcoplasmic reticulum	筋小胞体
SRC	sarcoma-family kinases	非受容体型チロシンプロテインキナーゼ Src
ss	subserosa	漿膜下層
SS-A	Sjögren syndrome antigen A	シェーグレン症候群 A 抗原
SS-B	Sjögren syndrome antigen B	シェーグレン症候群 B 抗原
SSRI	selective serotonin reuptake inhibitor	選択的セロトニン再取り込み阻害薬
SST	social skills training	社会生活技能訓練
ST	heat-stable enetrotoxin	耐熱性エンテロトキシン
STAT	signal transducers and activator of transcription	シグナル伝達兼転写活性化因子
STS	serological test for syphilis	梅毒血清試験（梅毒脂質抗体検出法）
SU	sulfonylurea	スルホニル尿素系薬
SVR	sustained virological response	ウイルス持続陰性化
T	tumor status	原発腫瘍進展度
T2	T2（-weighted image）	T2（強調画像）
T2T	treat to target recommendations	関節リウマチ治療戦略
T$_3$	triiodothyronin	甲状腺ホルモン T$_3$（トリヨードサイロニン）
T$_4$	thyroxin	甲状腺ホルモン T$_4$（サイロキシン）
TAC	docetaxel, doxorubicin plus cyclophosphamide combination	ドセタキセル＋ドキソルビシン＋シクロホスファミド併用療法
TAE	transcatheter arterial embolization	経カテーテル動脈塞栓術

付表 1　医学・薬学関連の略語一覧（続き）

略語	英語全表記	日本語表記
TAP	paclitaxel, doxorubicin plus cisplatin combination	パクリタキセル＋ドキソルビシン＋シスプラチン併用療法
TARC	thymus and activation-regulated chemokine	Th2 ケモカイン TARC
TAT	thrombin-antithrombin complex	トロンビン・アンチトロンビン複合体
TBB	transbronchial biopsy	経気管支生検
TBG	thyroxine binding globulin	サイロキシン結合グロブリン
T-Bil	total bilirubin	総ビリルビン
TC	docetaxel plus cyclophosphamide combination	ドセタキセル＋シクロホスファミド併用療法
TC	paclitaxel plus carboplatin combination	パクリタキセル＋カルボプラチン併用療法
TCH	taxotere, carboplatin and herceptin combination	ドセタキセル＋カルボプラチン＋トラスツズマブ併用療法
T-C，T-Chol	total cholesterol level	総コレステロール値
TDM	therapeutic drug monitoring	治療薬物モニタリング
TdP	torsade de pointes	倒錯型心室頻拍（トルサードドポアンツ）
TEN	toxic epidermal necrolysis	中毒性表皮壊死融解症
Tf	transferrin	トランスフェリン
TG	triglyceride	トリグリセリド
TGF-α	transforming growth factor-α	腫瘍細胞増殖因子 α
TGF-β	transforming growth factor-β	腫瘍細胞増殖因子 β
Th1	type 1 helper T cells	1 型ヘルパー-T 細胞
Th2	type 2 helper T cells	2 型ヘルパー-T 細胞
Th17	type 17 helper T cells	17 型ヘルパー T 細胞
TIA	transient ischemic attack	一過性脳虚血発作
TIBC	total iron binding capacity	総鉄結合能
TIE-2	tyrosine kinase with Ig-like loops and epidermal growth factor homology domains-2	TIE-2 チロシンキナーゼ
TKI	tyrosine kinase inhibitor	チロシンキナーゼ阻害剤
TLESR	transient LES relaxation	一過性 LES 弛緩
TLR7	Toll-like receptor 7	Toll 様受容体 7
TLR9	Toll-like receptor 9	Toll 様受容体 9
TMA	thrombotic microangiopathy	血栓性微小血管障害症
TNF-α	tumor necrosis factor-α	腫瘍壊死因子-α
TNM	tumor-node-metastasis classification	TNM 分類
TnT	troponin T	心筋トロポニン T
Topo 1	type 1 DNA topoisomerase	I 型 DNA トポイソメラーゼ
TP	(serum) total protein level	（血清）総タンパク濃度
TP	paclitaxel plus cisplatin combination	パクリタキセル＋シスプラチン併用療法
TP	thymidine phosphorylase	チミジンホスホリラーゼ
t-PA	tissue-plasminogen activator	組織型プラスミノーゲン活性化因子
TPHA	treponema pallidum hemagglutination test	梅毒トレポネーマ赤血球凝集試験
TPMT	thiopurine S-methyltransferase	チオプリン S-メチルトランスフェラーゼ
TPO	thrombopoietin	トロンボポエチン
TPO	thyroid peroxidase	甲状腺ペルオキシダーゼ

付表 1 医学・薬学関連の略語一覧（続き）

略語	英語全表記	日本語表記
TRAb	anti-thyrotropin receptor antibody	抗 TSH 受容体抗体
TRACP-5b	tartrate-resistant acid phosphatase 5b	（破骨細胞由来）酒石酸抵抗性酸ホスファターゼ 5b
TRH	thyrotropin-releasing hormone	甲状腺刺激ホルモン放出ホルモン
TRT	thoracic radiotherapy	胸部放射線治療
TS	thymidylate synthase	チミジル酸合成酵素
TSAT	transferrin saturation	トランスフェリン飽和度（鉄飽和度）
tsDMARDs	targeted synthetic DMARDs	分子標的型 DMARDs
TSF	triceps skinfold	上腕三頭筋皮下脂肪厚
TSH	thyroid stimulating hormone	甲状腺刺激ホルモン
TTP	thrombotic thrombocytopenic purpura	血栓性血小板減少性紫斑病
TTT	thymol turbidity test	チモール混濁試験（血清膠質反応）
TTW	therapeutic time window	治療可能時間域
TUR-P	transurethral resection of the prostate	経尿道的前立腺切除術
TX	thromboxane	トロンボキサン
TXA_2	thromboxane A_2	トロンボキサン A_2
UA	uric acid	尿酸
UDCA	ursodeoxycholic acid	ウルソデオキシコール酸
UGT	uridine diphosphate (UDP) glucuronosyl-transferase	UDP-グルクロン酸転移酵素
UGT1A1	uridine diphosphate glucuronosyltransferase 1A1	UDP-グルクロン酸転移酵素 1A1
UGT1A9	uridine diphosphate glucuronosyltransferase 1A9	UDP-グルクロン酸転移酵素 1A9
UIBC	unsaturated iron binding capacity	不飽和鉄結合能
UICC	Union for International Cancer Control	国際対がん連合
ULN	upper limit of normal.	基準値上限
URAT1	uratetransporter 1	尿酸トランスポーター 1
US/EUS	ultrasonography/endoscopic ultrasonography	体外式超音波検査/超音波内視鏡検査
UVA	ultraviolet A	長波長紫外線
UVB	ultraviolet B	中波長紫外線
V_2	V_2 vasopressin receptor	バソプレッシン V_2 受容体
V_{25}	flow at 25% forced vital capacity	25% 肺気量位での呼気流量
Vac A	vacuolating toxin A	細胞空胞化毒素 A
VC	vital capacity	肺活量
VCA	viral capsid antigen	カプシド抗原
VEGF	vascular endothelial growth factor	血管内皮細胞増殖因子
VEGF-A	vascular endothelial growth factor-A	血管内皮細胞増殖因子 A
VEGF-C	vascular endothelial growth factor-C	血管内皮細胞増殖因子 C
VEGF-D	vascular endothelial growth factor-D	血管内皮細胞増殖因子 D
VEGFR-1	vascular endothelial growth factor receptor-1	血管内皮細胞増殖因子受容体 1
VEGFR-2	vascular endothelial growth factor receptor-2	血管内皮細胞増殖因子受容体 2
VEGFR-3	vascular endothelial growth factor receptor-3	血管内皮細胞増殖因子受容体 3

付表 1　医学・薬学関連の略語一覧（続き）

略語	英語全表記	日本語表記
VLDL	very-low-density lipoprotein	超低密度リポタンパク質
VMA	vanillylmandelic acid	バニリルマンデル酸
VT	verotoxin	ベロ毒素
VTE	venous thromboembolism	静脈血栓塞栓症
VUR	vesicoureteral reflux	膀胱尿管逆流
VZV	varicella-zoster virus	水痘・帯状疱疹ウイルス
WBC	white blood cell	白血球数
WHO	World Health Organization	世界保健機構
XELOX	oxaliplatin plus capecitabine combination	オキサリプラチン＋カペシタビン併用療法
XO	xanthine oxidase	キサンチンオキシダーゼ
XOR	xanthine oxidoreductase	キサンチン酸化還元酵素
XP	cisplatin plus capecitabine combination	シスプラチン＋カペシタビン併用療法
YAM	young adult mean	若年成人平均値
YMRS	Young Mania Rating Scale	ヤング躁病評価尺度
ZTT	zinc sulfate turbidity test	硫酸亜鉛混濁試験（血清膠質反応）
α_1	α_1 adrenergic receptor	α_1 アドレナリン受容体
α_{1A}	α_{1A} adrenergic receptor	α_{1A} アドレナリン受容体
α_{1B}	α_{1B} adrenergic receptor	α_{1B} アドレナリン受容体
α_{1D}	α_{1D} adrenergic receptor	α_{1D} アドレナリン受容体
α_1MG	α_1-microglobulin	α_1-ミクログロブリン
α_2	α_2 adrenergic receptor	α_2 アドレナリン受容体
α_7	α_7 nicotinic acetylcholine receptor	α_7 ニコチン性アセチルコリン受容体
α-GI	α-glucosidase inhibitor	α-グルコシダーゼ阻害薬
β_1	β_1 adrenergic receptor	β_1 アドレナリン受容体
β_2	β_2 adrenergic receptor	β_2 アドレナリン受容体
β_2MG	β_2-microglobulin	β_2-ミクログロブリン
βhCG	beta-human chorionic gonadotropin	腫瘍マーカー βhCG
β-OHBA	β-hydroxy butyric acid	β-ヒドロキシ酪酸
γ-GT	γ-glutamyltransferase	γ-グルタミルトランスフェラーゼ
γ-GTP	γ-glutamyl transpeptidase	γ-グルタミルトランスペプチダーゼ

2 一般名一覧

あ

アカルボース	204
アクタリット	253
アクリジニウム臭化物	68
アコチアミド塩酸塩水和物	89
アザチオプリン	100, 145, 170
アシクロビル	429
アジスロマイシン水和物	414
亜硝酸アミル	33
アジルサルタン	46
アズトレオナム	413
アスナプレビル	111
アスピリン	183, 270, 286
アセタゾラミド	300, 355, 401
アセタゾラミドナトリウム	401
アセトヘキサミド	203
アセブトロール塩酸塩	25, 33, 45
アゼラスチン	363
アゼラスチン塩酸塩	60, 364, 378
アゼルニジピン	47, 137
アゾセミド	17
アタザナビル硫酸塩	435
アダリムマブ（遺伝子組換え）	100, 254, 386
アデノシン三リン酸二ナトリウム水和物	17, 286, 350, 355
アテノロール	25, 33, 45
アデホビルピボキシル	110
アトルバスタチンカルシウム水和物	156, 214
アドレナリン	15
アナグリプチン	204
アナストロゾール	566
アバカビル・ラミブジン	434
アバカビル硫酸塩	434
アバタセプト（遺伝子組換え）	254
アピキサバン	184, 287
亜ヒ酸	569
アビラテロン酢酸エステル	566
アファチニブマレイン酸塩	570
アプラクロニジン塩酸塩	401
アプリンジン塩酸塩	23
アプレミラスト	386
アポモルヒネ塩酸塩水和物	308
アマンタジン塩酸塩	52, 286, 308, 323
アミオダロン塩酸塩	25
アミカシン	414
アミトリプチリン塩酸塩	161, 340, 341
アミノフィリン水和物	16
アムシノニド	377
アムホテリシンB	452
アムホテリシンBリポソーム製剤	452
アムロジピンベシル酸塩	34, 47
アモキサピン	340, 341
アモキシシリン水和物	413
アモスラロール塩酸塩	45
アラセプリル	46
アラニジピン	47
アリスキレンフマル酸塩	46
アリピプラゾール	330, 331
アリメマジン酒石酸塩	378
アリルエストレノール	261
アルガトロバン水和物	183, 286
アルクロメタゾンプロピオン酸エステル	377
アルテプラーゼ（遺伝子組換え）	183, 285
アルファカルシドール	138, 234
アルプレノロール塩酸塩	25, 33
アルベカシン硫酸塩	414
アレクチニブ塩酸塩	570
アレンドロン酸ナトリウム水和物	234
アログリプチン安息香酸塩	204
アロチノロール塩酸塩	25, 33, 45
アロプリノール	222
安息香酸ベンジル	392
アンピシリン水和物	413
アンブロキソール塩酸塩	69
アンレキサノクス	60, 364

い

イオウ（沈降硫黄）	392
イキセキズマブ（遺伝子組換え）	386
イコサペント酸エチル	214
イストラデフィリン	309
イセパマイシン硫酸塩	414
イソクスプリン塩酸塩	270
イソソルビド	355, 402
イソニアジド	415
イソプロピルウノプロストン	401
一硝酸イソソルビド	33
イトプリド塩酸塩	89
イトラコナゾール	452
イバンドロン酸ナトリウム水和物	234
イフェンプロジル酒石酸塩	285, 322
イブジラスト	285, 322, 350, 355
イブプロフェン	270
イプラグリフロジン L-プロリン	205
イプラトロピウム臭化物水和物	68

644

イベルメクチン……………………………392
イマチニブメシル酸塩…………………570
イミダフェナシン……………………161,262
イミダプリル塩酸塩………………………46
イミプラミン塩酸塩………………161,340,341
イミペネム水和物・シラスタチンナトリウム
……………………………………118,413
イリノテカン塩酸塩水和物……………568
イルソグラジンマレイン酸塩……………87
イルベサルタン……………………………46
インジナビル硫酸塩エタノール付加物…435
インスリン　アスパルト（遺伝子組換え）……205
インスリン　グラルギン（遺伝子組換え）……205
インスリン　グルリジン（遺伝子組換え）……205
インスリン　デグルデク（遺伝子組換え）……205
インスリン　デテミル（遺伝子組換え）……205
インスリン　ヒト（遺伝子組換え）……205
インスリン　リスプロ（遺伝子組換え）……205
インターフェロン　アルファ-2b（遺伝子組換え）
……………………………………………110
インターフェロン　アルファ（NAMALWA）
……………………………………………110
インターフェロン　ベータ……………110
インダカテロールマレイン酸塩…………68
インダパミド………………………………44
インドメタシン……………………124,221
インフリキシマブ（遺伝子組換え）…100,254,386

う

ウステキヌマブ（遺伝子組換え）………386
ウメクリジニウム臭化物…………………68
ウラピジル……………………45,161,261
ウリナスタチン…………………………123
ウルソデオキシコール酸………………111,118
ウロキナーゼ……………………………285

え

エカベトナトリウム水和物………………87
エキセナチド……………………………204
エキセメスタン…………………………566
エスシタロプラムシュウ酸塩…………340,341
エストラジオール………………………235
エストラムスチンリン酸エステルナトリウム水和物
……………………………………………566
エストリオール…………………………235
エスモロール塩酸塩………………………25
エゼチミブ………………………………214
エソメプラゾールマグネシウム水和物…73
エタネルセプト（遺伝子組換え）………254
エダラボン…………………………183,287
エタンブトール塩酸塩…………………415
エチドロン酸二ナトリウム……………234
エチニルエストラジオール……………566
エドキサバントシル酸塩水和物………184
エトスクシミド…………………………299

エトポシド………………………………568
エトラビリン……………………………435
エトレチナート…………………………386
エナラプリルマレイン酸塩…16,46,145,156
エノキサパリンナトリウム……………185
エバスチン……………………363,365,378
エピナスチン……………………………363
エピナスチン塩酸塩……………60,365,378
エピルビシン塩酸塩……………………567
エファビレンツ…………………………435
エフィナコナゾール……………………452
エプレレノン………………………………45
エベロリムス……………………………570
エポエチン　アルファ（遺伝子組換え）……171
エポエチン　カッパ（遺伝子組換え）……171
エポエチン　ベータ（遺伝子組換え）……171
エポエチン　ベータペゴル（遺伝子組換え）
……………………………………137,171
エホニジピン塩酸塩エタノール付加物………34,47
エムトリシタビン………………………434
エムトリシタビン・テノホビル………434
エメダスチン……………………………363
エメダスチンフマル酸塩………………378
エリスロマイシン………………………414
エリブリンメシル酸塩…………………568
エルカトニン……………………………235
エルデカルシトール……………………234
エルビテグラビル………………………435
エルロチニブ塩酸塩……………………570
エンザルタミド…………………………566
塩酸エホニジピン………………………137
塩酸シプロフロキサシン………………413
塩酸セルトラリン………………………340,341
塩酸デュロキセチン……………………340,341
塩酸ペルフェナジン……………………354
塩酸ロメフロキサシン…………………413
エンタカポン……………………………309
エンテカビル水和物……………………110
エンパグリフロジン……………………205

お

オオウメガサソウエキス・ハコヤナギエキス・
　セイヨウオキナグサエキス・スギナエキス・
　精製小麦胚芽油…………………………262
オキサトミド……………………60,363,364,378
オキサプロジン…………………………222
オキサリプラチン………………………569
オキシトロピウム臭化物…………………68
オキシブチニン塩酸塩…………………161,262
オザグレル塩酸塩水和物…………………61
オザグレルナトリウム…………………183,286
オシメルチニブメシル酸塩……………570
オセルタミビルリン酸塩…………………52
オフロキサシン…………………………413

645

オマリズマブ（遺伝子組換え）…………60
オメガ-3脂肪酸エチルエステル………214
オメプラゾール……………………73
オランザピン………………330,331
オルプリノン塩酸塩水和物…………15
オルメサルタンメドキソミル…………46
オロパタジン………………363
オロパタジン塩酸塩………365,378

か

カスポファンギン酢酸塩…………452
果糖……………402
カナグリフロジン水和物…………205
カバジタキセル　アセトン付加物…567
ガバペンチン…………299
ガバペンチンエナカルビル…………309
カプトプリル…………46
ガベキサートメシル酸塩…………123
カペシタビン…………568
カベルゴリン…………308
カモスタットメシル酸塩…………124
ガランタミン臭化水素酸塩…………317
カルシトリオール………138,234
カルシポトリオール…………385
カルシポトリオール水和物・ベタメタゾン
　ジプロピオン酸エステル…………386
カルテオロール塩酸塩……25,33,45,401
カルバマゼピン………299,340
カルビドパ水和物…………308
カルベジロール………16,33,45
カルペリチド（遺伝子組換え）………16
カルボシステイン…………69
カルボプラチン…………569
カルムスチン…………567
ガンシクロビル…………429
乾燥硫酸鉄（硫酸鉄水和物）…………170
カンデサルタンシレキセチル……16,46,145
含糖酸化鉄…………170
ガンマ-アミノ酪酸…………286
ガンマ-オリザノール…………214

き

キナプリル塩酸塩…………46
キニジン硫酸塩水和物…………23
キヌプリスチン・ダルホプリスチン…414
球形吸着炭…………137
金チオリンゴ酸ナトリウム…………253

く

グアナベンズ酢酸塩…………45
クエチアピンフマル酸塩………330,331
クエン酸カリウム・クエン酸ナトリウム……222
クエン酸第一鉄ナトリウム…………170
クエン酸第二鉄…………138
クラブラン酸カリウム・アモキシシリン水和物
　…………413

クラリスロマイシン…………414
グリクラジド…………203
グリクロピラミド…………203
グリコピロニウム臭化物…………68
クリゾチニブ…………570
グリチルリチン酸―アンモニウム・グリシン・
　DL-メチオニン…………111
グリチルリチン酸―アンモニウム・グリシン・
　アミノ酢酸・DL-メチオニン…………111
クリノフィブラート…………214
グリベンクラミド…………203
グリメピリド…………203
クリンダマイシン塩酸塩…………414
クレマスチンフマル酸塩…………378
クレンブテロール塩酸塩………69,161
クロザピン………330,331
クロタミトン…………392
クロチアゼパム………350,355
クロトリマゾール…………452
クロナゼパム…………299
クロニジン塩酸塩…………45
クロバザム…………299
クロピドグレル硫酸塩………183,286
クロフィブラート…………214
クロベタゾールプロピオン酸エステル…377
クロベタゾン酪酸エステル…………377
クロミプラミン塩酸塩………340,341
クロモグリク酸ナトリウム……60,364,378
クロラムフェニコール…………414
クロルフェニラミンマレイン酸塩…………378
クロルプロパミド…………203
クロルプロマジン塩酸塩………330,331
クロルマジノン酢酸エステル………261,272,566
クロルマジノン酢酸エステル（2 mg）・
　メストラノール（0.05 mg）…………273

け

ゲストノロンカプロン酸エステル…………261
ケトチフェン…………363
ケトチフェンフマル酸塩………60,364,378
ケノデオキシコール酸…………118
ゲファルナート…………87
ゲフィチニブ…………570
ゲムシタビン塩酸塩…………568
ゲンタマイシン硫酸塩…………414

こ

抗ヒト胸腺細胞ウサギ免疫グロブリン…………170
牛車腎気丸…………262
ゴセレリン酢酸塩………273,566
コハク酸ソリフェナシン………161,262
コバマミド…………171
ゴリムマブ（遺伝子組換え）…………254
五淋散…………262
コルヒチン…………221

コルホルシンダロパート塩酸塩‥‥‥‥‥‥‥15
コレスチミド‥‥‥‥‥‥‥‥‥‥‥‥‥‥214
コレスチラミン‥‥‥‥‥‥‥‥‥‥‥‥‥214

さ

サキサグリプチン水和物‥‥‥‥‥‥‥‥‥204
サキナビル‥‥‥‥‥‥‥‥‥‥‥‥‥‥‥435
酢酸ナファレリン‥‥‥‥‥‥‥‥‥‥‥‥273
酢酸ノルエチステロン（2.70 mg）・
　エストラジオール（0.62 mg）‥‥‥‥‥273
サケカルシトニン‥‥‥‥‥‥‥‥‥‥‥‥235
ザナミビル水和物‥‥‥‥‥‥‥‥‥‥‥‥52
サニルブジン‥‥‥‥‥‥‥‥‥‥‥‥‥‥434
サラゾスルファピリジン‥‥‥‥‥‥100,253
サルブタモール硫酸塩‥‥‥‥‥‥‥‥61,69
サルメテロールキシナホ酸塩‥‥‥‥‥59,68
サルメテロールキシナホ酸塩・
　フルチカゾンプロピオン酸エステル‥‥59,69
酸化マグネシウム‥‥‥‥‥‥‥‥‥‥‥100
三酸化ヒ素‥‥‥‥‥‥‥‥‥‥‥‥‥‥569

し

ジアゼパム‥‥‥‥‥‥‥‥‥‥‥‥‥‥299
シアノコバラミン‥‥‥‥‥‥‥‥‥‥‥171
ジエノゲスト‥‥‥‥‥‥‥‥‥‥‥‥‥272
シクレソニド‥‥‥‥‥‥‥‥‥‥‥‥‥59
シクロスポリン‥‥‥‥100,145,156,170,243,378,386
ジクロフェナク‥‥‥‥‥‥‥‥‥‥‥‥124
ジクロフェナクナトリウム‥‥‥‥‥‥‥270
シクロホスファミド水和物‥‥145,156,170,243,567
ジゴキシン‥‥‥‥‥‥‥‥‥‥‥‥‥‥16
ジスチグミン臭化物‥‥‥‥‥‥161,262,401
シスプラチン‥‥‥‥‥‥‥‥‥‥‥‥‥569
ジソピラミド‥‥‥‥‥‥‥‥‥‥‥‥‥23
ジソピラミドリン酸塩‥‥‥‥‥‥‥‥‥23
シタグリプチンリン酸塩水和物‥‥‥‥‥204
ジダノシン‥‥‥‥‥‥‥‥‥‥‥‥‥‥434
シタフロキサシン水和物‥‥‥‥‥‥‥‥413
シチコリン‥‥‥‥‥‥‥‥‥‥‥‥‥‥286
シデフェロン‥‥‥‥‥‥‥‥‥‥‥‥‥170
ジドブジン‥‥‥‥‥‥‥‥‥‥‥‥‥‥434
ジドブジン・ラミブジン‥‥‥‥‥‥‥‥434
ジドロゲステロン‥‥‥‥‥‥‥‥‥‥‥272
シナカルセト塩酸塩‥‥‥‥‥‥‥‥‥‥138
ジヒドロエルゴトキシンメシル酸塩‥‥‥286
ジピベフリン塩酸塩‥‥‥‥‥‥‥‥‥‥401
ジピリダモール‥‥‥‥‥‥‥‥17,34,145
ジフェニドール塩酸塩‥‥‥‥‥‥‥350,355
ジフェニルピラリン塩酸塩‥‥‥‥‥‥‥378
ジフェンヒドラミン塩酸塩‥‥‥‥‥‥‥378
ジフェンヒドラミン塩酸塩・ジプロフィリン
　‥‥‥‥‥‥‥‥‥‥‥‥‥‥‥349,354
ジフルコルトロン吉草酸エステル‥‥‥‥377
ジフルプレドナート‥‥‥‥‥‥‥‥‥‥377
ジプロフィリン‥‥‥‥‥‥‥‥‥‥‥‥16

シプロフロキサシン‥‥‥‥‥‥‥‥‥‥118
シプロヘプタジン塩酸塩水和物‥‥‥‥‥378
ジフロラゾン酢酸エステル‥‥‥‥‥‥‥377
シベンゾリンコハク酸塩‥‥‥‥‥‥‥‥23
シメチジン‥‥‥‥‥‥‥‥‥‥‥‥‥‥73
シメプレビルナトリウム‥‥‥‥‥‥‥‥111
ジメンヒドリナート‥‥‥‥‥‥‥349,354
酒石酸トルテロジン‥‥‥‥‥‥‥161,262
小柴胡湯‥‥‥‥‥‥‥‥‥‥‥‥‥‥‥111
硝酸イソソルビド‥‥‥‥‥‥‥‥‥16,33
シラザプリル水和物‥‥‥‥‥‥‥‥‥‥46
ジラゼプ塩酸塩水和物‥‥‥‥‥‥‥‥‥145
ジルチアゼム塩酸塩‥‥‥‥‥‥‥26,34,47
シルニジピン‥‥‥‥‥‥‥‥‥‥‥47,137
シロスタゾール‥‥‥‥‥‥‥184,286,322
シロドシン‥‥‥‥‥‥‥‥‥‥‥161,261
シンバスタチン‥‥‥‥‥‥‥‥‥‥‥‥214

す

スクラルファート水和物‥‥‥‥‥‥‥‥87
スチリペントール‥‥‥‥‥‥‥‥‥‥‥300
ストレプトゾシン‥‥‥‥‥‥‥‥‥‥‥567
ストレプトマイシン硫酸塩‥‥‥‥‥‥‥415
スニチニブリンゴ酸塩‥‥‥‥‥‥‥‥‥570
スパルフロキサシン‥‥‥‥‥‥‥‥‥‥413
スピロノラクトン‥‥‥‥‥‥‥‥‥17,45
スプラタストトシル酸塩‥‥‥‥‥61,365,378
スルチアム‥‥‥‥‥‥‥‥‥‥‥‥‥‥300
スルバクタムナトリウム・アンピシリン水和物
　‥‥‥‥‥‥‥‥‥‥‥‥‥‥‥‥‥413
スルバクタムナトリウム・セフォペラゾン
　ナトリウム‥‥‥‥‥‥‥‥‥‥118,413
スルファメトキサゾール・トリメトプリム‥‥415

せ

生合成ヒト二相性イソフェンインスリン水性
　懸濁注射液‥‥‥‥‥‥‥‥‥‥‥‥205
清心蓮子飲‥‥‥‥‥‥‥‥‥‥‥‥‥‥262
セクキヌマブ（遺伝子組換え）‥‥‥‥‥386
セチプチリンマレイン酸塩‥‥‥‥‥‥‥340
セチリジン‥‥‥‥‥‥‥‥‥‥‥‥‥‥363
セチリジン塩酸塩‥‥‥‥‥‥‥‥365,378
セツキシマブ（遺伝子組換え）‥‥‥‥‥571
セトラキサート塩酸塩‥‥‥‥‥‥‥‥‥87
セファゾリンナトリウム水和物‥‥‥‥‥413
セフェピム塩酸塩水和物‥‥‥‥‥‥‥‥413
セフォゾプラン塩酸塩‥‥‥‥‥‥‥‥‥413
セフォタキシムナトリウム‥‥‥‥‥‥‥413
セフォチアム　ヘキセチル塩酸塩‥‥‥‥413
セフジニル‥‥‥‥‥‥‥‥‥‥‥‥‥‥413
セフタジジム水和物‥‥‥‥‥‥‥‥‥‥413
セフチゾキシムナトリウム‥‥‥‥‥‥‥413
セフトリアキソンナトリウム水和物‥‥‥413
セフメタゾールナトリウム‥‥‥‥‥‥‥413
セベラマー塩酸塩‥‥‥‥‥‥‥‥‥‥‥138

セラトロダスト………………………………61
セリチニブ………………………………570
セリプロロール塩酸塩………………33,45
セルトリズマブ ペゴル（遺伝子組換え）……254
セルニチンポーレンエキス………………262
セレギリン塩酸塩………………………309

そ

ソタロール塩酸塩………………………25
ゾニサミド………………………299,309
ソホスブビル……………………………111
ソラフェニブトシル酸塩………………570

た

タウリン……………………………………17
タカルシトール水和物…………………385
ダクラタスビル塩酸塩…………………111
ダクラタスビル塩酸塩・アスナプレビル・
　ベクラブビル塩酸塩…………………111
タクロリムス水和物……156,243,253,378
ダサチニブ水和物………………………570
タゾバクタム・ピペラシリンナトリウム………413
タダラフィル……………………………262
ダナゾール………………………………273
ダパグリフロジンプロピレングリコール水和物
　………………………………………205
ダビガトランエテキシラートメタンスルホン酸塩
　………………………………184,287
ダプトマイシン…………………………414
タフルプロスト…………………………401
タフルプロスト・チモロールマレイン酸塩……402
タミバロテン……………………………570
タムスロシン塩酸塩………………161,261
タモキシフェンクエン酸塩……………566
タラポルフィンナトリウム……………569
タリペキソール塩酸塩…………………308
ダルナビル エタノール付加物…………435
ダルベポエチン アルファ（遺伝子組換え）
　………………………………137,171
炭酸カルシウム…………………………138
炭酸水素ナトリウム………………350,354
炭酸ランタン……………………………138
炭酸リチウム……………………………340

ち

チアプリド塩酸塩…………………286,323
チアマゾール（MMI）…………………195
チオトロピウム臭化物水和物……………68
チオペンタールナトリウム……………299
チクロピジン塩酸塩………………184,286
チモロールマレイン酸塩………………401
猪苓湯合四物湯…………………………262

つ

ツロブテロール……………………59,68
ツロブテロール塩酸塩……………59,68

て

テイコプラニン…………………………414
テオフィリン………………………60,69
テガフール・ギメラシル・オテラシルカリウム
　………………………………………568
デガレリクス酢酸塩……………………566
デキサメタゾン……………243,354,566
デキサメタゾン吉草酸エステル………377
デキサメタゾンプロピオン酸エステル………377
デキサメタゾンリン酸エステルナトリウム……366
デキストラン硫酸エステルナトリウムイオウ…214
デスラノシド………………………………16
テネリグリプチン臭化水素酸塩水和物………204
デノスマブ（遺伝子組換え）……………234
デノパミン…………………………………16
テノホビルジソプロキシルフマル酸塩……110,434
デヒドロコール酸………………………118
テプレノン…………………………………87
デプロドンプロピオン酸エステル………377
テモカプリル塩酸塩………………………46
テモゾロミド……………………………566
デュタステリド…………………………261
デュロキセチン…………………………161
テラゾシン塩酸塩水和物…………45,161,261
デラプリル塩酸塩…………………………46
テラプレビル……………………………111
テリスロマイシン………………………414
テリパラチド（遺伝子組換え）…………234
テリパラチド酢酸塩……………………234
テルビナフィン塩酸塩…………………452
テルミサルタン……………………………46

と

ドカルパミン………………………………16
ドキサゾシンメシル酸塩…………………45
ドキソルビシン…………………………567
トシリズマブ（遺伝子組換え）…………254
トスフロキサシントシル酸塩水和物………413
ドスレピン塩酸塩………………………340
ドセタキセル……………………………567
ドネペジル塩酸塩………………………317
ドパミン塩酸塩……………………………15
トピラマート……………………………299
トピロキソスタット……………………222
トファシチニブクエン酸塩……………254
トブラマイシン…………………………414
トホグリフロジン水和物………………205
トラスツズマブ（遺伝子組換え）………571
トラスツズマブ エムタンシン（遺伝子組換え）
　………………………………………571
トラセミド…………………………………17
トラゾドン塩酸塩…………………340,341
トラニラスト………………………60,378
トラネキサム酸…………………………286

トラボプロスト………………………401
トラボプロスト・チモロールマレイン酸塩……402
トランドラプリル………………………46
トリアムシノロン………………………243
トリアムシノロンアセトニド……………377
トリアムテレン…………………………17,45
トリクロルメチアジド…………17,44,137
トリパミド………………………………44
トリフルリジン・チピラシル塩酸塩………568
トリプロリジン塩酸塩水和物……………378
トリヘキシフェニジル塩酸塩……………309
トリミプラミンマレイン酸塩……………340
トリメトキノール塩酸塩…………………61
トリメブチンマレイン酸塩…………89,100
ドルゾラミド塩酸塩………………………401
ドルゾラミド塩酸塩・チモロールマレイン酸塩
………………………………………402
ドルテグラビルナトリウム………………435
トルバプタン……………………………17
トルブタミド……………………………203
トレチノイン……………………………570
トレピブトン……………………………118
トレラグリプチンコハク酸塩……………204
ドロキシドパ……………………………309
ドロスピレノン（3 mg）・エチニルエストラ
ジオール（0.02 mg）……………………273
ドンペリドン…………………………89,350

な

ナテグリニド……………………………204
ナドロール…………………………25,33,45
ナファモスタットメシル酸塩……………123
ナフトピジル………………………161,261
ナプロキセン………………………221,270
ナリジクス酸……………………………413

に

ニカルジピン塩酸塩………………………47
ニコモール………………………………214
ニコランジル……………………………34
ニザチジン………………………………73
ニセリトロール…………………………214
ニセルゴリン………………………285,322
ニソルジピン…………………………34,47
ニトラゼパム……………………………299
ニトレンジピン………………………34,47
ニトログリセリン……………………16,33
ニフェカラント塩酸塩……………………25
ニフェジピン…………………………34,47
ニプラジロール……………………33,45,401
ニボルマブ（遺伝子組換え）……………571
ニムスチン塩酸塩………………………566
ニルバジピン……………………………47
ニロチニブ塩酸塩水和物…………………570

ね

ネビラピン………………………………435
ネルフィナビルメシル酸塩………………435

の

濃グリセリン・果糖…………………286,402
ノルアドレナリン…………………………15
ノルエチステロン………………………273
ノルエチステロン・エチニルエストラジオール
………………………………………272
ノルエチステロン（1 mg）・メストラノール
（0.05 mg）………………………………273
ノルエチステロン（2 mg）・メストラノール
（0.1 mg）………………………………273
ノルトリプチリン塩酸塩……………340,341
ノルフロキサシン…………………………413

は

パクリタキセル…………………………567
パクリタキセル（アルブミン懸濁型）……567
バゼドキシフェン酢酸塩…………………234
八味地黄丸………………………………262
パニツムマブ（遺伝子組換え）…………571
バニプレビル……………………………111
バラシクロビル塩酸塩……………………429
バルガンシクロビル塩酸塩………………429
バルサルタン……………………………46
バルニジピン塩酸塩………………………47
バルプロ酸ナトリウム………………299,340
パロキセチン塩酸塩水和物…………340,341
ハロペリドール……………………330,331
パンクレアチン…………………………124
パンクレリパーゼ………………………124
バンコマイシン塩酸塩……………………414

ひ

ビアペネム………………………………413
ピオグリタゾン塩酸塩……………………204
ビガバトリン……………………………300
ビカルタミド……………………………566
ビキサロマー……………………………138
ビソプロロールフマル酸塩……16,25,33,45
ピタバスタチンカルシウム………………214
ビダラビン………………………………429
ヒトイソフェンインスリン水性懸濁注射液……205
ヒドロキシジン塩酸塩……………………378
ヒドロキシジンパモ酸塩…………………378
ヒドロキシプロゲステロンカプロン酸エステル
………………………………………272
ヒドロキシプロゲステロンカプロン酸エステル
（125 mg）・エストラジオール安息香酸
エステル（10 mg）………………………273
ヒドロキシプロゲステロンカプロン酸エステル
（50 mg）・エストラジオールプロピオン酸
エステル（1 mg）………………………273
ヒドロキソコバラミン酢酸塩……………171

付録

付 1
付 2
付 3

649

ヒドロクロロチアジド……………………17,44,137
ヒドロコルチゾン酪酸エステル…………………377
ビノレルビン酒石酸塩………………………………568
ピペミド酸水和物……………………………………413
ピペラシリンナトリウム……………………………413
ビペリデン塩酸塩……………………………………309
ビペリドレート塩酸塩………………………………118
ビマトプロスト………………………………………401
ピモベンダン……………………………………15,16
ピラジナミド…………………………………………415
ビランテロールトリフェニル酢酸塩・
　フルチカゾンフランカルボン酸エステル………59
ピルシカイニド塩酸塩水和物………………………23
ビルダグリプチン……………………………………204
ピルメノール塩酸塩水和物…………………………23
ピレタニド……………………………………………17
ピロカルピン塩酸塩…………………………………401
ピロヘプチン塩酸塩…………………………………309
ビンクリスチン硫酸塩………………………………568
ピンドロール…………………………………25,33,45

ふ

ファスジル塩酸塩水和物……………………………286
ファビピラビル………………………………………52
ファムシクロビル……………………………………429
ファモチジン……………………………………73,124
フェキソフェナジン…………………………………363
フェキソフェナジン塩酸塩…………………365,378
フェキソフェナジン塩酸塩・塩酸プソイド
　エフェドリン………………………………………365
フェニトイン…………………………………………299
フェノテロール臭化水素酸塩…………………61,69
フェノトリン…………………………………………392
フェノバルビタール…………………………………299
フェノフィブラート…………………………………214
フェブキソスタット…………………………………222
フェロジピン…………………………………………47
フォンダパリヌクスナトリウム……………………185
ブクラデシンナトリウム……………………………15
ブコローム……………………………………………222
ブシラミン……………………………………………253
ブセレリン酢酸塩……………………………………273
ブチルスコポラミン臭化物……………………118,124
ブデソニド……………………………………………59
ブデソニド・ホルモテロールフマル酸塩水和物
　…………………………………………………59,69
フドステイン…………………………………………69
ブトロピウム臭化物…………………………………118
ブナゾシン塩酸塩………………………………45,401
ブフェトロール塩酸塩…………………………25,33
ブホルミン塩酸塩……………………………………204
フマル酸第一鉄………………………………………170
ブメタニド……………………………………………17
プラゾシン塩酸塩…………………………………161,261

プラノプロフェン……………………………………222
プラバスタチンナトリウム…………………………214
フラボキサート塩酸塩………………………………161
プラミペキソール塩酸塩水和物……………………308
プランルカスト水和物……………………………60,365
プリミドン……………………………………………299
ブリモニジン酒石酸塩………………………………401
ブリンゾラミド………………………………………401
ブリンゾラミド・チモロールマレイン酸塩………402
フルオシノニド………………………………………377
フルオシノロンアセトニド…………………………377
フルオロウラシル……………………………………568
フルシトシン…………………………………………452
フルタミド……………………………………………566
フルチカゾンプロピオン酸エステル…………59,366
フルチカゾンプロピオン酸エステル・
　ホルモテロールフマル酸塩水和物………………59
フルバスタチンナトリウム…………………………214
フルベストラント……………………………………566
フルボキサミンマレイン酸塩……………………340,341
プルリフロキサシン…………………………………413
フレカイニド酢酸塩…………………………………23
プレドニゾロン
　…………………100,144,156,170,222,243,354,377
プレドニゾロン吉草酸エステル酢酸エステル……377
ブレンツキシマブ　ベドチン（遺伝子組換え）…571
プロカインアミド塩酸塩……………………………23
プロカテロール塩酸塩水和物………………61,68,69
プロカルバジン塩酸塩………………………………567
プロキシフィリン……………………………………16
プロゲステロン………………………………………272
フロセミド…………………………………17,44,137,156
ブロダルマブ（遺伝子組換え）……………………386
プロチレリン酒石酸塩水和物………………………286
ブロナンセリン……………………………………330,331
プロパフェノン塩酸塩………………………………23
プロパンテリン臭化物………………………………161
プロピベリン塩酸塩………………………………161,262
プロピルチオウラシル………………………………195
プロフェナミン塩酸塩………………………………309
プロブコール…………………………………………214
プロプラノロール塩酸塩……………………25,33,45
フロプロピオン…………………………………118,124
プロベネシド…………………………………………222
プロポフォール………………………………………299
プロメタジン塩酸塩………………………………349,378
フロモキセフナトリウム……………………………413
ブロモクリプチンメシル酸塩………………………308

へ

ペグインターフェロン　アルファ-2a
（遺伝子組換え）…………………………………110
ペグインターフェロン　アルファ-2b
（遺伝子組換え）…………………………………110

ベクロメタゾンプロピオン酸エステル…59,366,377
ベザフィブラート………………………………214
ベシル酸アムロジピン……………………………137
ベタキソロール塩酸塩………………33,45,401
ベタネコール塩化物…………………161,262
ベタヒスチンメシル酸塩……………350,355
ベタメタゾン………………………100,243,354
ベタメタゾン吉草酸エステル……………………377
ベタメタゾンジプロピオン酸エステル…………377
ベタメタゾン酪酸エステルプロピオン酸エステル
………………………………………………377
ベナゼプリル塩酸塩………………………………46
ベニジピン塩酸塩………………………34,47
ベバシズマブ（遺伝子組換え）………………571
ヘパリンナトリウム………………185,287
ベバントロール塩酸塩……………………………45
ベプリジル塩酸塩水和物………………26,34
ベポタスチン…………………………………363
ベポタスチンベシル酸塩……………365,378
ペミロラストカリウム……………………………60
ペメトレキセドナトリウム水和物……………569
ベラパミル塩酸塩………………………26,34
ペラミビル水和物…………………………………52
ペランパネル…………………………………300
ペリンドプリルエルブミン………………………46
ペルゴリドメシル酸塩…………………………308
ペルツズマブ（遺伝子組換え）………………571
ペルフェナジン………………………………354
ペルフェナジンフェンジゾ酸塩………………354
ペルフェナジンマレイン酸塩…………………354
ペロスピロン塩酸塩水和物…………330,331
ベンジルペニシリンカリウム…………………413
ベンズブロマロン……………………………222
ベンセラジド…………………………………308
ペンタゾシン…………………………118,124
ベンチルヒドロクロロチアジド………17,44

ほ

ボグリボース…………………………………204
ホスアンプレナビルカルシウム水和物………435
ホスカルネットナトリウム水和物……………429
ホスフェニトインナトリウム水和物…………299
ホスフルコナゾール…………………………452
ホスホマイシンカルシウム水和物……………414
ボノプラザンフマル酸塩…………………………73
ホモクロルシクリジン塩酸塩…………………378
ポラプレジンク………………………………87
ポリカルボフィルカルシウム…………………100
ボリコナゾール………………………………452
ポリスチレンスルホン酸カルシウム…………137
ポリスチレンスルホン酸ナトリウム…………137
ホルモテロールフマル酸塩水和物………59,68

ま

マキサカルシトール…………………………385

マキサカルシトール・ベタメタゾン
　酪酸エステルプロピオン酸エステル…………386
マザチコール塩酸塩水和物……………………309
マニジピン塩酸塩………………………………47
マプロチリン塩酸塩…………………340,341
マラビロク……………………………………435

み

ミアンセリン塩酸塩…………………340,341
ミカファンギン………………………………452
ミグリトール…………………………………204
ミコナゾール…………………………………452
ミコフェノール酸モフェチル………145,156
ミソプロストール………………………………89
ミゾリビン…………………………145,156,253
ミダゾラム……………………………………299
ミチグリニドカルシウム水和物………………204
ミノサイクリン塩酸塩…………………………414
ミノドロン酸水和物…………………………234
ミラベグロン…………………………161,262
ミルタザピン…………………………340,341
ミルナシプラン塩酸塩………………340,341
ミルリノン……………………………………15

め

メキシレチン塩酸塩……………………………23
メキタジン………………………60,363,364,378
メクロフェノキサート塩酸塩…………………286
メコバラミン…………………………………171
メサラジン……………………………………100
メシル酸ガレノキサシン水和物………………413
メチクラン………………………………………44
メチルジゴキシン………………………………16
メチルドパ水和物………………………………45
メチルプレドニゾロン……………144,156,243
メチルメチオニンスルホニウムクロリド………87
メテノロンエナント酸エステル………………170
メテノロン酢酸エステル………………………170
メトクロプラミド………………………89,350
メトトレキサート……………253,386,569
メトプロロール酒石酸塩……………25,33,45
メトホルミン塩酸塩…………………………204
メドロキシプロゲステロン酢酸エステル…273,566
メトロニダゾール……………………………415
メナテトレノン………………………………235
メフェナム酸…………………………………270
メフルシド………………………………17,44
メペンゾラート………………………………100
メマンチン塩酸塩……………………………318
メルカプトプリン水和物………………………100
メロペネム水和物……………………………413

も

モキシフロキサシン塩酸塩……………………413
モサプリドクエン酸塩水和物…………89,100
モメタゾンフランカルボン酸エステル…59,377

モメタゾンフランカルボン酸エステル水和物 …… 366	リン酸水素カルシウム ……………………… 234
モンテルカストナトリウム ……………… 60,365	**る**
ゆ	ルセオグリフロジン水和物 ……………… 205
ユビデカレノン …………………………… 17	ルフィナミド ……………………………… 300
よ	**れ**
ヨウ化カリウム …………………………… 195	レゴラフェニブ水和物 …………………… 570
ヨウ化ナトリウム ………………………… 195	レジパスビル・ソホスブビル配合剤 …… 111
溶性ピロリン酸第二鉄 …………………… 170	レセルピン ………………………………… 45
ら	レトロゾール ……………………………… 566
酪酸プロピオン酸ヒドロコルチゾン …… 377	レパグリニド ……………………………… 204
ラコサミド ………………………………… 300	レバミピド ………………………………… 87
ラスブリカーゼ（遺伝子組換え） ……… 222	レフルノミド ……………………………… 253
ラタノプロスト …………………………… 401	レベチラセタム …………………………… 299
ラタノプロスト・チモロールマレイン酸塩 … 402	レボカバスチン塩酸塩 …………………… 365
ラニチジン塩酸塩 ………………………… 73	レボセチリジン …………………………… 363
ラニナミビルオクタン酸エステル水和物 … 52	レボセチリジン塩酸塩 ……………… 365,378
ラパチニブトシル酸塩水和物 ………… 570	レボチロキシンナトリウム水和物
ラフチジン ………………………………… 73	（合成 T$_4$ 製剤） ……………… 195
ラベタロール塩酸塩 ……………………… 45	レボドパ …………………………………… 308
ラベプラゾール …………………………… 73	レボノルゲストレル ……………………… 272
ラマトロバン ……………………………… 365	レボノルゲストレル（0.04 mg）・
ラミブジン …………………………… 110,434	エストラジオール（0.05 mg） ……… 273
ラムシルマブ（遺伝子組換え） ……… 571	レボブノロール塩酸塩 …………………… 401
ラモセトロン塩酸塩 ……………………… 100	レボフロキサシン水和物 ………………… 413
ラモトリギン ……………………………… 299	レボホリナートカルシウム ……………… 569
ラルテグラビルカリウム ………………… 435	レボメプロマジン塩酸塩 ………………… 330
ラロキシフェン塩酸塩 …………………… 234	レボメプロマジンマレイン酸塩 ………… 331
ランジオロール塩酸塩 …………………… 25	**ろ**
ランソプラゾール ………………………… 73	ロキサチジン酢酸エステル塩酸塩 ……… 73
り	六味丸 ……………………………………… 262
リオチロニンナトリウム（合成 T$_3$ 製剤） …… 195	ロサルタンカリウム ……………………… 46
リキシセナチド …………………………… 204	ロスバスタチンカルシウム ……………… 214
リシノプリル水和物 …………………… 16,46	ロチゴチン ………………………………… 308
リスペリドン ………………………… 330,331	ロピナビル ………………………………… 435
リセドロン酸ナトリウム水和物 ………… 234	ロピニロール塩酸塩 ……………………… 308
リツキシマブ（遺伝子組換え） …… 156,571	ロフェプラミン塩酸塩 …………………… 340
リドカイン塩酸塩 ………………………… 23	ロラタジン …………………… 363,365,378
リトナビル ………………………………… 435	**わ**
リナグリプチン …………………………… 204	ワルファリンカリウム ………… 184,185,287
リネゾリド ………………………………… 414	**英字**
リバーロキサバン …………………… 184,287	D-マンニトール …………………………… 402
リパスジル塩酸塩水和物 ………………… 402	d-クロルフェニラミンマレイン酸塩 …… 378
リバスチグミン …………………………… 318	dl-イソプレナリン塩酸塩 …………… 350,355
リバビリン ………………………………… 111	
リファンピシン …………………………… 415	L-アスパラギン酸カルシウム水和物 …… 234
リュープロレリン酢酸塩 …………… 273,566	L-グルタミン酸・L-アラニン・グリシン … 262
リラグルチド（遺伝子組換え） ……… 204	l-イソプレナリン塩酸塩 ………………… 15
リルピビリン塩酸塩 ……………………… 435	

3 販売名（商品名）一覧

付録

付1
付2
付3

あ

アーチスト®	16, 33, 45
アーテン®	309
アービタックス®	571
アイオピジン®	401
アイセントレス®	435
アイソボリン®	569
アイトロール®	33
アイピーディ®	61, 365, 378
アイファガン®	401
アイロミール®	61, 69
アカルディ®	15, 16
アキネトン®	309
アクチバシン®	183, 285
アクテムラ®	254
アクトシン®	15
アクトス®	204
アクトネル®	234
アコファイド®	89
アザクタム®	413
アサコール®	100
アザニン®	100, 170
アザルフィジン®	253
アシノン®	73
亜硝酸アミル	33
アジルバ®	46
アスパラ®	234
アスピリン	270
アスペノン®	23
アズマネックス®	59, 377
アセタノール®	25, 33, 45
アゼプチン®	60, 364, 378
アゾルガ®	402
アダラート®	34, 47
アタラックス®	378
アデール®	15
アデカット®	46
アデホス®	17, 350, 355
アテレック®	47, 137
アドエア®	59, 69
アドセトリス®	571
アドビオール®	33
アドリアシン®	567
アトロベント®	68
アナストロゾール	566
アナフラニール®	340
アバスチン®	571

アバプロ®	46
アビガン®	52
アピドラ®	205
アフィニトール®	570
アプタコール®	566
アブラキサン®	567
アプルウェイ®	205
アベマイド	203
アベロックス®	413
アポカイン®	308
アポプロン®	45
アボルブ®	261
アマリール®	203
アミサリン®	23
アミトリプチリン塩酸塩	340
アムノレイク®	570
アムビゾーム®	452
アムロジン®	34, 47, 137
アモキサン®	340
アラセナ-A®	429
アラバ®	253
アリクストラ®	185
アリセプト®	317
アリミデックス®	566
アリムタ®	569
アリメジン®	378
アルサルミン®	87
アルダクトン®	17, 45
アルタット®	73
アルドメット®	45
アルファロール®	138, 234
アルボ®	222
アルメタ®	377
アレギサール®	60
アレグラ®	365, 378
アレジオン®	60, 365, 378
アレステン®	44
アレセンサ®	570
アレビアチン®	299
アレリックス®	17
アレロック®	365, 378
アロチノロール塩酸塩	25, 33, 45
アロマシン®	566
アンカロン®	25
アンコチル®	452
アンテベート®	377
アンプリット®	340

653

い

イーケプラ®	299
イーシー・ドパール®	308
イオウ	392
イグザレルト®	184,287
イクスタンジ®	566
イクセロン®	318
イスコチン®	415
イセパシン®	414
イソソルビド	355,402
イソバイド®	355,402
イソメニール®	350,355
イトリゾール®	452
イナビル®	52
イノバン®	15
イノベロン®	300
イノリン®	61
イミドール®	161,340
イムラン®	100,145,170
イリボー®	100
イルベタン®	46
イレッサ®	570
インクレミン®	170
インタール®	60,364,378
インテバン® SP	221
インデラル®	25,33,45
インテレンス®	435
イントロン®	110
インヒベース®	46
インビラーゼ®	435

う

ヴァイデックス EC®	434
ウインタミン®	331
ウイントマイロン®	413
ウェールナラ®	273
ウブレチド®	161,262,401
ウラリット®	222
ウリアデック®	222
ウリトス®	161,262
ウルソ®	111,118
ウロナーゼ	285

え

エイゾプト®	401
エースコール®	46
エクア®	204
エクセグラン®	299
エクラー®	377
エクリラ®	68
エジュラント®	435
エストラーナ®	235
エストラサイト®	566
エストリール®	235
エスポー®	171

エチニルエストラジオール	566
エディロール®	234
エバステル®	365,378
エパデール®	214
エビスタ®	234
エピビル®	434
エビプロスタット®	262
エビリファイ®	331
エピルビシン	567
エピレオプチマル®	299
エフオーワイ®	123
エブジコム®	434
エブトール®	415
エフピー®	309
エブランチル®	45,161,261
エポエチンアルファ BS	171
エポジン®	171
エポセリン®	413
エムトリバ®	434
エリキュース®	184,287
エリザス®	366
エリスロシン®	414
エリル®	286
エルシトニン®	235
エルプラット®	569
エンクラッセ®	68
塩酸プロカルバジン	567
エンドキサン®	145,156,170,243,567
エンブレル®	254
エンペシド®	452

お

オイグルコン®	203
オイテンシン®	44
オイラックス®	392
オーキシス®	59,68
オーグメンチン®	413
オークル®	253
オーソ® 777-21	272
オオホルミンルテウムデポー®	272
オキサロール®	385
オスポロット®	300
オゼックス®	413
オダイン®	566
オテズラ®	386
オドリック®	46
オノアクト®	25
オノン®	60,365
オプジーボ®	571
オメガシン®	413
オメプラール®	73
オメプラゾン®	73
オルガドロン®	566
オルベスコ®	59

オルメテック® ……………………46	クラフォラン® ……………………413
オレンシア® ……………………254	グラマリール® ……………286,323
オングリザ® ……………………204	クラリシッド® ……………………414
オンコビン® ……………………568	クラリス® ……………………414
オンブレス® ……………………68	クラリチン® ……………365,378

か

ガスター® ……………………73,124	クリアナール® ……………………69
ガストローム® ……………………87	クリキシバン® ……………………435
ガスモチン® ……………………89,100	グリコラン® ……………………204
ガスロンN® ……………………87	グリセオール® ……………………402
カソデックス® ……………………566	グリセリン ……………………286
カタクロット® ……………183,286	グリベック® ……………………570
カタプレス® ……………………45	グリミクロン® ……………………203
カドサイラ® ……………………571	グルコバイ® ……………………204
カナグル® ……………………205	グルトパ® ……………183,285
ガナトン® ……………………89	グルファスト® ……………………204
カバサール® ……………………308	グレースビット® ……………………413
ガバペン® ……………299,309	クレキサン® ……………………185
カプトリル® ……………………46	クレストール® ……………………214
カリメート® ……………………137	クレナフィン® ……………………452
カルグート® ……………………16	クレメジン® ……………………137
カルシトラン® ……………………235	クロキナン ……………………566
カルスロット® ……………………47	クロザリル® ……………………331
カルゾナール® ……………………568	クロピドグレル ……………183,286
カルタン® ……………………138	クロロマイセチン® ……………………414
カルデナリン® ……………………45	

け

カルバン® ……………………45	ケイキサレート® ……………………137
カルビスケン® ……………25,33,45	ケタス® ……………285,322,350,355
カルブロック® ……………………47,137	ケテック® ……………………414
カルボプラチン ……………………569	ケナコルト® ……………………377
カルボメルク ……………………569	ゲファルナート ……………………87
カレトラ® ……………………435	ケルロング® ……………………45
カンサイダス® ……………………452	ゲンタシン® ……………………414
カンプト® ……………………568	

こ

ガンマロン® ……………………286	コアテック® ……………………15
	牛車腎気丸 ……………………262

き

キサラタン® ……………………401	コスパノン® ……………118,124
キサンボン® ……………183,286	コセンティクス® ……………………386
キシロカイン® ……………………23	コソプト® ……………………402
キックリン® ……………………138	ゴナックス® ……………………566
キプレス® ……………………60,365	コナン® ……………………46
キャベジン® ……………………87	コニール® ……………………34,47
キュバール® ……………………59	コバシル® ……………………46
キュビシン® ……………………414	コペガス® ……………………111
強力ネオミノファーゲンシー® ……………111	コムタン® ……………………309
ギリアデル® ……………………567	コメリアン® ……………………145
キンダベート® ……………………377	コリオパン® ……………………118

く

クエストラン® ……………………214	五淋散 ……………………262
グラクティブ® ……………………204	コルヒチン ……………………221
グラケー® ……………………235	コレキサミン® ……………………214
グラナテック® ……………………402	コレバイン® ……………………214
クラビット® ……………………413	コロネル® ……………………100
	コントミン® ……………………331
	コンビビル® ……………………434

655

さ

ザーコリ®	570
サアミオン®	285,322
ザイアジェン®	434
ザイザル®	365,378
ザイティガ®	566
サイトテック®	89
ザイボックス®	414
サイモグロブリン®	170
サイラムザ®	571
ザイロリック®	222
サインバルタ®	161,340
ザジテン®	60,364,378
ザノサー®	567
ザファテック®	204
サブリル®	300
サプレスタ®	47
サムスカ®	17
ザラカム®	402
サラゾピリン®	100
サルタノール®	61,69
ザルックス®	377
ザルティア®	262
ザロンチン®	299
サワシリン®	413
酸化マグネシウム	100
ザンタック®	73
サンディミュン®	100,145,156,170,243,386
サンピロ®	401
サンリズム®	23

し

シアノコバラミン	171
シーエルセントリ®	435
シーブリ®	68
ジウテレン	17,45
ジェイゾロフト®	340
ジェニナック®	413
ジェブタナ®	567
ジェムザール®	568
シオゾール®	253
ジオトリフ®	570
ジカディア®	570
ジギラノゲン®	16
シグマート®	34
ジゴキシン	16
ジゴシン®	16
ジスロマック®	414
シナシッド®	414
ジフラール®	377
ジプレキサ®	331
シプロキサン®	118,413
ジプロフィリン	16
ジベトス®	204

（右列）

シベノール®	23
シムジア®	254
シムビコート®	59,69
ジメリン®	203
ジメンシー	111
ジャディアンス®	205
ジャヌビア®	204
シュアポスト®	204
ジュリナ®	235
小柴胡湯	111
ジルテック®	365,378
シングレア®	60
シンビット®	25
シンポニー®	254
シンメトレル®	52,286,308,323
シンレスタール®	214

す

スイニー®	204
スーグラ®	205
スーテント®	570
スオード®	413
スカジロール	25,33
スターシス®	204
スタリビルド®	435
スチバーガ®	570
ステーブラ®	161,262
ステラーラ®	386
ストックリン®	435
ストロメクトール®	392
スパカール®	118
スパラ®	413
スピリーバ®	68
スピロペント®	69,161
ズファジラン®	270
スプリセル®	570
スプレキュア®	273
スプレンジール®	47
スペリア®	69
スミスリン®	392
スミフェロン®	110
スルペラゾン®	118,413
スルモンチール®	340
スロービッド®	60,69
スロンノン®	183,286
スンベプラ®	111

せ

清心蓮子飲	262
セイブル®	204
ゼストリル®	16,46
ゼスラン®	60,364,378
セタプリル®	46
ゼチーア®	214
セドリーナ®	309

セパミット®	34
セファドール®	350, 355
セファメジン®	413
ゼフィックス®	110
セフゾン®	413
セフメタゾン®	413
セララ®	45
ゼリット®	434
セルシン®	299
セルセプト®	145, 156
セルテクト®	60, 364, 378
セルニルトン®	262
セルフチゾン®	566
セルベックス®	87
ゼルヤンツ®	254
セレキノン®	89, 100
セレクトール®	33, 45
セレニカ®	299, 340
セレネース®	331
セレベント®	59, 68
ゼローダ®	568
セロクエル®	331
セロクラール®	285, 322
セロケン®	33, 45

そ

ゾシン®	413
ソセゴン®	118
ソタコール®	25
ソバルディ®	111
ゾビラックス®	429
ソフィアA	273
ソフィアC	273
ソブリアード®	111
ゾラデックス®	273, 566
ソルファ®	60, 364
ゾレア®	60

た

ダイアート®	17
ダイアコート®	377
ダイアモックス®	300, 355, 401
タイケルブ®	570
ダイドロネル®	234
タウリン	17
ダオニール®	203
タオン®	452
タガメット®	73
タキソール®	567
タキソテール®	567
ダクチル	118
タグリッソ®	570
ダクルインザ®	111
タケキャブ®	73
タケプロン®	73

タゴシッド®	414
タシグナ®	570
タスオミン®	566
タナドーパ®	16
タナトリル®	46
タプコム®	402
タプロス®	401
タベジール®	378
タミフル®	52
ダラシン®	414
タリオン®	365, 378
タリビッド®	413
タルセバ®	570
ダレン®	378
タンボコール®	23

ち

チウラジール®	195
チエナム®	118, 413
チガソン®	386
チノ®	118
チバセン®	46
チモプトール®	401
猪苓湯合四物湯	262
チラーヂン®	195
チロナミン®	195

つ

ツルバダ®	434

て

デアメリン®	203
ディアコミット®	300
ティーエスワン®	568
ディオバン®	46
ディナゲスト®	272
ディプリバン®	299
ディレグラ®	365
テオドール®	60, 69
テオロング®	69
デカドロン®	243, 354, 566
デキサート®	566
デキサママレット®	566
デキサメサゾン®	566
テクスメテン®	377
テグレトール®	299, 340
テシプール®	340
デジレル®	340
デタントール®	45, 401
テトラミド®	340
デトルシトール®	161, 262
テナキシル®	44
テネリア®	204
テノーミン®	25, 33, 45
デノシン®	429
テノゼット®	110

デパケン®	299,340	ナドロール	33
テビケイ®	435	ナベルビン®	568
デヒドロコール酸	118		

に

デプロメール®	340	ニコリン®	286
デベルザ®	205	ニドラン®	566
デポスタット®	261	ニトロール®	16,33
テモダール®	566	ニトログリセリン	33
デュオドーパ®	308	ニバジール®	47
デュオトラバ®	402	ニプラノール®	401
デュファストン®	272	ニフラン®	222
テラビック®	111	ニポラジン®	60,364,378
テリボン®	234	ニュープロ®	308
テルシガン®	68	ニューロタン®	46
デルモベート®	377		

ね

と

トスパリール	118	ネオーラル®	145,156,170,378,386
ドパゾール®	308	ネオキシ®	161,262
トピナ®	299	ネオドパストン®	308
トプシム®	377	ネオドパゾール®	308
ドプス®	309	ネオファーゲン®	111
トブラシン®	414	ネオフィリン®	16
トフラニール®	161,340	ネオレスタミン®	378
トポテシン®	568	ネキシウム®	73
ドボネックス®	385	ネクサバール®	570
ドボベット®	386	ネシーナ®	204
ドミン®	308	ネスプ®	137,171
ドメナン®	61	ネリゾナ®	377
トライコア	214	ネルボン®	299

の

トラゼンタ®	204	ノアルテン®	273
トラバタンズ®	401	ノイエル®	87
トラベルミン®	349,354	ノイキノン®	17
ドラマミン®	349,354	ノウリアスト®	309
トランコロン®	100	ノービア®	435
トランサミン®	286	ノバスタン®	183,286
トランデート®	45	ノボ・ヘパリン®	185
トリセノックス®	569	ノボラピッド®	205
トリテレン®	45	ノボリン®	205
トリプタノール®	161	ノリトレン®	340
トリモール®	309	ノルアドリナリン®	15
トリラホン®	354	ノルバスク®	34,47
ドルコール®	413	ノルバデックス®	566
トルソプト®	401	ノルモナール®	44

は

トルツ®	386	パーキン®	309
ドルミカム®	299	パージェタ®	571
トレシーバ®	205	ハーセプチン®	571
トレドミン®	340	パーセリン®	261
トレリーフ®	309	ハーボニー®	111

な

		パーロデル®	308
ナイキサン®	221,270	バイアスピリン®	183,286
ナウゼリン®	89,350	バイエッタ®	204
ナサニール®	273	バイカロン®	17,44
ナゾネックス®	366	ハイコバール®	171
ナディック®	25,45		

ハイスタミン®	378
ハイゼット®	214
ハイトラシン®	45, 161, 261
バイナス®	365
ハイパジール®	33, 45, 401
バイミカード®	34, 47
バイロテンシン®	34, 47
パキシル®	340
バクシダール®	413
バクタ®	415
バクトラミン®	415
パセトシン®	413
バソメット®	45, 161, 261
八味地黄丸	262
バップフォー®	161, 262
パナルジン®	184, 286
バニヘップ®	111
ハベカシン®	414
ハラヴェン®	568
バラクルード®	110
パラプラチン®	569
パラプロスト®	262
パラミヂン®	222
パリエット®	73
バリキサ®	429
バルトレックス®	429
ハルナール®	161, 261
パルミコート®	59
バレオン®	413
パンクレアチン	124
バンコマイシン	414
パンスポリン®	413
パンデル®	377
ハンプ®	16

ひ	
ビアセチル®	566
ピーゼットシー®	354
ビクシリン®	413
ビクトーザ®	204
ビクリン	414
ビ・シフロール®	308
ビスダーム®	377
ヒスロン®	273, 566
ビデュリオン®	204
ヒデルギン®	286
ヒドロクロロチアジド	17, 44, 137
ビノグラック	214
ピバレフリン®	401
ビビアント®	234
ヒベルナ®	349, 378
ヒポカ®	47
ビムパット®	300
ピメノール®	23

ヒューマリン®	205
ヒューマログ®	205
ヒュミラ®	100, 254, 386
ビラセプト®	435
ピラマイド®	415
ビラミューン®	435
ビリアード®	434
ヒルトニン®	286
ヒルナミン®	331
ピレチア®	349

ふ	
ファーストシン®	413
ファスティック®	204
ファムビル®	429
ファルモルビシン®	567
ファンガード®	452
ファンギゾン®	452
フィコンパ®	300
ブイフェンド®	452
フェジン®	170
フェソロデックス®	566
フェノバルビタール	299
フェブリク®	222
フェマーラ®	566
フェリコン®	170
フェルム®	170
フェロ・グラデュメット®	170
フェロミア®	170
フエロン®	110
フオイパン®	124
フォサマック®	234
フォシーガ®	205
フォスブロック®	138
フォルテオ®	234
フサン®	123
ブスコパン®	118, 124
プラクサン	566
プラザキサ®	184, 287
フラジール®	415
ブラダロン®	161
プラビックス®	183, 286
プラリア®	234
プリジスタ®	435
フリバス®	161, 261
ブリプラチン®	569
プリミドン	299
プリモボラン®	170
プリンペラン®	89, 350
フルイトラン®	17, 44, 137
フルコート®	377
フルタイド®	59
フルタミド	566
フルティフォーム®	59

659

フルナーゼ®	366
ブルフェン®	270
フルマリン®	413
フルメタ®	377
フレスミン®	171
プレタール®	184,286,322
ブレディニン®	145,156,253
プレドニゾロン	100,170,222,243,354,377
プレドニン®	144,156
ブレビブロック®	25
プレラン®	46
プローバンサイン®	161
プログラフ®	156,243,253
プロゲデポー®	272
プロゲホルモン®	272
プロジフ®	452
プロスタール®	261,272,566
プロセキソール®	566
プロタノール®	15
プロチアデン®	340
プロテカジン®	73
プロトピック®	378
ブロニカ®	61
プロノン®	23
プロパジール®	195
プロパデルム®	377
ブロプレス®	16,46,145
プロベラ®	273
プロマック®	87
フロリード®	452

へ

ベイスン®	204
ベガ®	61
ペガシス®	110
ヘキストラスチノン®	203
ペグイントロン®	110
ベクティビックス®	571
ベサコリン®	161,262
ベザトール®	214
ベサノイド®	570
ベザリップ	214
ベシケア®	161,262
ベタキソロール	33
ベタニス®	161,262
ベトネベート®	377
ベトプティック®	33,401
ベナ®	378
ペニシリンG	413
ベネシッド®	222
ベネット®	234
ベネトリン®	61,69
ベネン®	378
ベハイド®	17,44

ヘパリンナトリウム	287
ベプシド®	568
ヘプセラ®	110
ベプリコール®	26,34
ペミラストン®	60
ベラチン®	59,68
ペリアクチン®	378
ペリシット®	214
ペルサンチン®	17,34,145
ペルジピン®	47
ヘルベッサー®	26,34,47
ペルマックス®	308
ベロテック®	61,69
ベンザリン®	299
ペンタサ®	100
ペンタジン®	124
ペントシリン®	413
ペントナ®	309
ベントン	568

ほ

ボアラ®	377
ホーリン®	235
ホクナリン®	59,68
ホスカビル®	429
ホストイン®	299
ホスミシン®	414
ボスミン®	15
ホスレノール®	138
ボナロン®	234
ボノテオ®	234
ホモクロミン®	378
ポラキス®	161,262
ポララミン®	378
ポリフル®	100
ボルタレン®	270
ボンアルファ®	385
ボンゾール®	273
ポンタール®	270
ボンビバ®	234

ま

マーデュオックス®	386
マイザー®	377
マイスタン®	299
マキシピーム®	413
マスブロン®	171
マドパー®	308
マンニットール®	402

み

ミカルディス®	46
ミケラン®	25,33,45,401
ミダフレッサ®	299
ミニプレス®	161,261
ミノマイシン®	414

ミラクリッド® ……………… 123	ラボナール® ……………… 299
ミラペックス® ……………… 308	ラミクタール® ……………… 299
ミリスロール® ……………… 16	ラミシール® ……………… 452
ミルセラ® ……………… 137,171	ランダ® ……………… 569
ミルリーラ® ……………… 15	ラントス® ……………… 205
ミレーナ® ……………… 272	ランデル® ……………… 34,47,137
ミロル® ……………… 401	ランドセン® ……………… 299

む

ムコサール® ……………… 69
ムコスタ® ……………… 87
ムコソルバン® ……………… 69
ムコダイン® ……………… 69
ムノバール® ……………… 47

り

リーゼ® ……………… 350,355
リーマス® ……………… 340
リウマトレックス® ……………… 253,386
リオナ® ……………… 138
リカルボン® ……………… 234

め

メイロン® ……………… 350,354
メインテート® ……………… 16,25,33,45
メキシチール® ……………… 23
メサデルム® ……………… 377
メソトレキセート® ……………… 569
メチコバール® ……………… 171
メチルジゴキシン ……………… 16
メトグルコ® ……………… 204
メドロール® ……………… 144,156,243
メネシット® ……………… 308
メノエイド® ……………… 273
メバロチン® ……………… 214
メプチン® ……………… 61,68,69
メマリー® ……………… 318
メリスロン® ……………… 350,355
メルカゾール® ……………… 195
メロペン® ……………… 413

リキスミア® ……………… 204
リクシアナ® ……………… 184
リザベン® ……………… 60,378
リスパダール® ……………… 331
リスモダン® ……………… 23
リツキサン® ……………… 156,571
リドメックス® ……………… 377
リノコート® ……………… 366
リパクレオン® ……………… 124
リバスタッチ® ……………… 318
リバロ® ……………… 214
リピトール® ……………… 156,214
リファジン® ……………… 415
リフレックス® ……………… 340
リポクリン® ……………… 214
リボスチン® ……………… 365
リボトリール® ……………… 299
リポバス® ……………… 214
リマクタン® ……………… 415
リマチル® ……………… 253

も

モーバー® ……………… 253
モダシン® ……………… 413
モノフィリン® ……………… 16

硫酸キニジン ……………… 23
硫酸ストレプトマイシン ……………… 415
リュープリン® ……………… 273
リュープロレリン ……………… 566
リレンザ® ……………… 52
リン酸水素カルシウム ……………… 234
リンデロン® ……………… 100,243,354,377

や

ヤーズ® ……………… 273

ゆ

ユナシン® ……………… 413
ユニフィル® ……………… 69
ユリーフ® ……………… 161,261
ユリノーム® ……………… 222

る

ルーラン® ……………… 331
ルジオミール® ……………… 340
ルシドリール® ……………… 286
ルセフィ® ……………… 205
ルテウム® ……………… 272
ルテジオン® ……………… 273
ルテスデポー ……………… 273
ルトラール® ……………… 272
ルナコール® ……………… 568
ルナポン® ……………… 568
ルネトロン® ……………… 17
ルプラック® ……………… 17

よ

ヨウ化カリウム ……………… 195
ヨウ化ナトリウム ……………… 195

ら

ラジカット® ……………… 183,287
ラシックス® ……………… 17,137,156
ラジレス® ……………… 46
ラステット® ……………… 568
ラスリテック® ……………… 222
ラニラピッド® ……………… 16
ラピアクタ® ……………… 52

661

ルボックス® ……………………… 340	レルベア® …………………………… 59
ルミガン® ……………………… 401	**ろ**
ルミセフ® ……………………… 386	ロイケリン® ………………………… 100
れ	ローガン® …………………………… 45
レイアタッツ® ………………… 435	ローコール® ……………………… 214
レキップ® ……………………… 308	ロカルトロール® ……………… 138,234
レクサプロ® …………………… 340	六味丸 ……………………………… 262
レクシヴァ® …………………… 435	ロコイド® ………………………… 377
レグパラ® ……………………… 138	ロセフィン® ……………………… 413
レザフィリン® ………………… 569	ロトリガ® ………………………… 214
レスキュラ® …………………… 401	ロナセン® ………………………… 331
レスタミン® …………………… 378	ロプレソール® ……………… 25,33,45
レスリン® ……………………… 340	ロレルコ® ………………………… 214
レダコート® ………………… 243,377	ロンゲス® ……………………… 16,46
レトロビル® …………………… 434	ロンサーフ® ……………………… 568
レナジェル® …………………… 138	**わ**
レニベース® ……… 16,46,145,156	ワーファリン ……………… 184,185,287
レベトール® …………………… 111	ワイテンス® ………………………… 45
レベミル® ……………………… 205	ワソラン® ……………………… 26,34
レボチロキシン Na 錠 ………… 195	ワンアルファ® ………………… 138,234
レボトミン® …………………… 331	**英数字**
レボホリナート ………………… 569	ATP ……………………………… 17,286
レミカット® …………………… 378	E.P. ホルモン® …………………… 273
レミケード® ………… 100,254,386	MDS® …………………………… 214
レミニール® …………………… 317	
レメロン® ……………………… 340	5-FU ……………………………… 568

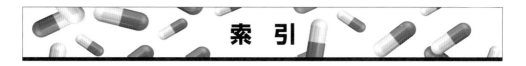

索引

あ

アイソザイム	400
アウスピッツ現象	380
あえぎ呼吸	609
アカシジア	331
アカルボース	201
亜急性甲状腺炎	186, 187, 189
アキレス腱肥厚	207
悪性関節リウマチ	245, 250
悪性神経膠腫	521
悪性貧血	165
悪玉コレステロール	206, 596
アクチベーション症候群	336, 339
アコチアミド	84, 88
アザチオプリン	92, 93, 96, 98, 107, 144, 153, 169
アシクロビル	424
アジスロマイシン	419
アジソン病	593
アシデミア	606
アシドーシス	606
アスナプレビル	103, 108
アスパラギン酸アミノトランスフェラーゼ	579
アスピリン	30, 179, 282, 284
アスピリン過敏症	53
アスピリン喘息患者	56
アスペルギルス	446
アスペルギルス症	445
アスペルギローマ	446
アズレン	86
アセタゾラミド	296, 354, 400
アセチルコリン	88, 99, 157, 159, 316
アセチルコリンエステラーゼ	316, 399
アセチルコリンエステラーゼ阻害薬	317
アセトアミノフェン	51
アセト酢酸	595
アセトン	595
アゼラスチン	58, 364
アゼルニジピン	133
アゾール系薬	447, 449
アダリムマブ	92, 96, 98, 250, 252, 383, 384
圧受容器反射	44
圧平式眼圧計	394
アディポネクチン	556
アデニル酸シクラーゼ	11
アデニル酸シクラーゼ活性化薬	11
アデニンホスホリボシルトランスフェラーゼ欠損症	215
アデノウイルス	48
アデノシン	33, 307
アデノシン A_{2A} 受容体	251
アデノシン A_{2A} 受容体遮断薬	307
アデノシン三リン酸	15, 158
アデノシン三リン酸二ナトリウム	283
アデノシン三リン酸二ナトリウム水和物	347, 349
アデノシンデアミナーゼ	429
アテノロール	32
アデホビルピボキシル	108
アテローム血栓性脳梗塞	179, 180, 275, 279, 284
アトバコン	445
アドヒアランス	293
アトピー型喘息	53
アトピー性皮膚炎	367
アドリアマイシン	536, 557
アトルバスタチン	211
アドレナリン	10, 57, 196
アドレナリン $α_1$ 受容体	283
アドレナリン $α_1$ 受容体遮断薬	42
アドレナリン $α_2$ 受容体刺激薬	42
アドレナリン $β$ 受容体	349
アドレナリン $β$ 受容体遮断薬	9, 24, 32, 41
アドレナリン $β_1$ 受容体刺激薬	10
アドレナリン $β_1$ 受容体遮断薬	14
アドレナリン $β_2$ 受容体	123
アドレナリン $β_3$ 受容体	159
アドレナリン受容体	283
アドレナリン受容体刺激薬	399
アドレナリン受容体遮断薬	399
アトロピン	67, 117
アナストロゾール	478
アナフィラキシー	600
アナフィラキシーショック	600
アバタセプト	250, 252
アピキサバン	180, 181, 284
亜ヒ酸	534, 542, 545
アビラテロン	550, 552
アファチニブ	457, 460, 464
アブラキサン	486
アプラクロニジン	399
アフリベルセプト	396
アプリンジン	24
アブレーションカテーテル	19
アプレミラスト	383, 384
アポタンパク質	206, 208, 595
アポタンパク質 AⅠ	206
アポタンパク質 B	206
アポトーシス	476

663

アポトーシス誘導……………………………538
アポモルヒネ…………………………………306
アマンタジン…50,51,52,283,284,306,308,321,322
アミオダロン…………………………………25,186
アミノグリコシド系薬………347,353,405,410
アミノサリチル酸製剤………………………97
アミノ酸………………………………………598
アミノフィリン………………………………11,57,67
アミラーゼ……………………………………201,582
アミラーゼ・アイソザイム…………………119
アミロイドβタンパク………………………310
アミロイドイメージング……………………314
アミロイドカスケード仮説………310,312,315
アミロイド血管症……………………………320
アミン貯蔵枯渇型……………………………329
アムホテリシンB…………443,444,446,448
アムホテリシンBリポソーム製剤…………449
アムルビシン…………………………………458,462
アメーバ性赤痢………………………………419
アモキサピン…………………………………339
アモキシシリン………………………………78,85
アラキドン酸カスケード……………………114
アラキドン酸代謝……………………………79
アラキドン酸代謝物…………………………241
アラセプリル…………………………………43
アラニンアミノトランスフェラーゼ………579
アリスキレン…………………………………43
アリピプラゾール……………………………337,338
アルガトロバン………………………180,283,284
アルカリ血症…………………………………606
アルカリ分泌…………………………………87
アルカリホスファターゼ……………………580
アルカレミア…………………………………606
アルカローシス………………………………606
アルキル化……………………………………476
アルキル化薬…………………………………144,242
アルコール性膵炎……………………………119
アルコール性慢性膵炎………………………120
アルツハイマー型認知症……………310,316
アルテプラーゼ………………178,181,284,285
アルテプラーゼ静注療法……………………276
アルドステロン………………………41,155,593
アルドステロン依存性 Na$^+$-K$^+$ 交換部位……41
アルドステロン受容体………………………14,41
アルファカルシドール………………………136
アルブミン……………………………476,578,597
アルブミン懸濁型パクリタキセル…………509,513
アルブミン製剤………………………………107
アルブミン値…………………………………580
アレクチニブ…………………………457,460,464
アレルギー……………………………53,368,600
アレルギー性気管支肺アスペルギルス症………446
アレルゲン……………………………54,368,600

アレルゲン吸入誘発試験……………………54
アレルゲン免疫療法…………………………362
アレンドロンネート…………………………227
アロプリノール………………………135,218,220
アロマターゼ阻害薬…………………………472,478
アンジオテンシンⅠ…………………………4
アンジオテンシンⅡ…………………………4,12,42
アンジオテンシンⅡ AT$_1$ 受容体遮断薬
…………………………………………9,12,40,43
アンジオテンシンⅡ受容体拮抗薬…………155
アンジオテンシンⅡタイプ1………………43
アンジオテンシン受容体拮抗薬……………132
アンジオテンシン変換酵素…………………12,43
アンジオテンシン変換酵素阻害薬
…………………………9,12,40,43,132,155
安静時振戦……………………………………301
安息香酸ベンジル……………………………390,391
アンタゴニスト………………………………549
アンチバイオグラム…………………………405,407
アントラサイクリン…………………………473
アントラサイクリン系薬……………………533,543
アンドロゲン…………………………550,552,593
アンドロゲン依存性…………………………549
アンドロゲン受容体…………………………552
アンピシリン…………………………404,405,406
アンピシリン・スルバクタム………………404
アンブロキソール……………………………68
アンレキサノクス……………………………58,363

い

胃 MALT リンパ腫……………………………76,531
胃 X 線造影検査………………………………481
胃炎……………………………………………74
胃炎の京都分類………………………………75
イオウ…………………………………………390
イオウ外用剤…………………………………391
胃潰瘍…………………………………………79
異型リンパ球…………………………………425
胃がん…………………………………………76,479
イキセキズマブ………………………………383,384
イグラチモド…………………………………181
異型狭心症……………………………………27
医原性甲状腺機能低下症……………………186
イコサペント酸エチル………………………213
胃酸……………………………………………70,79
胃酸分泌抑制薬………………………………84
意識……………………………………………611
意識障害………………………………………611
維持血液透析…………………………………131
維持腹膜透析…………………………………131
萎縮性胃炎……………………………………77
異常 Q 波………………………………………28
移植後リンパ腫………………………………531
異食症…………………………………………164

胃食道逆流症	71	インスリノーマ	197
胃食道静脈瘤	105	インスリン	132, 196, 199, 202, 594
移植片対宿主病	535	インスリン拮抗ホルモン	197, 594
移植片対白血病効果	535	インスリン強化療法	199
イストラデフィリン	307	インスリン受容体異常症	196
イソクスプリン塩酸塩	267	インスリン抵抗性	196, 199
イソソルビド	353, 354, 395, 400	インスリン抵抗性改善薬	200
イソプレナリン	10, 349	インスリン分泌障害	196
イソプロピルウノプロストン	398	インスリン分泌能	199
イダルビシン	533, 543	インスリン様成長因子	591
一次止血	179	陰性症状	324, 325
一硝酸イソソルビド	32	陰性変力作用	4
一過性 LES 弛緩	70	インターフェロン	102, 107, 193, 522
一過性黒内障	276	インターフェロン治療	101
一過性脳虚血発作	276	インターフェロンフリー治療法	107
逸脱酵素	579, 582	インターロイキン	367
溢流性尿失禁	255	インターロイキン-1	97, 598
遺伝子異常	324	インターロイキン-2	98
遺伝子学的検査法	600	インターロイキン-4	58
遺伝子組換え組織プラスミノーゲン		インターロイキン-5	58
アクチベーター	281	インターロイキン-6	598
遺伝子組換え組織プラスミノーゲン		インターロイキン-8	77
活性化因子製剤	178	インダパミド	40
遺伝子組換えヒトエリスロポエチン製剤	169	インテグラーゼ阻害薬	433, 436
遺伝子組換えヒト免疫グロブリン G1	501	インドールテスト	599
遺伝子増幅法	599	インドシアニングリーン試験	578
遺伝子の網羅的発現解析	469	インドメタシン	123, 220
遺伝性乳がん	471	院内肺炎	403, 407
イトプリド	88	インフュージョンリアクション	539
イトラコナゾール	446, 447	インフリキシマブ	92, 96, 98, 250, 252, 383, 384
易熱性エンテロトキシン	417	インフルエンザ	48, 51
胃粘膜血流	87	インフルエンザウイルス	48
胃粘膜血流改善薬	87	インフルエンザ桿菌	403
いびき呼吸	609	インフルエンザワクチン	67

イフェンプロジル	283, 284, 285, 322	**う**
イブジラスト	283, 284, 285, 322, 349	
イブプロフェン	267

イプラトロピウム	67	ヴィダール（Widal）反応	599
胃壁細胞	71	ウイルス	605
イベルメクチン	389, 391	ウイルス DNA	431
イホスファミド	522, 538	ウイルス DNA ポリメラーゼ	427
イマチニブ	534, 541, 543	ウイルス RNA	431
イミダフェナシン	159	ウイルスカプシド	430
イミプラミン	160	ウイルス肝炎	101
イミペネム・シラスタチン配合剤	117	ウイルス性急性（嘔吐）下痢症	420
イムノクロマト法	600	ウイルスタンパク前駆体	431
イリノテカン	458, 460, 461, 462, 465,	ウィルヒョウ転移	480
	482, 497, 498, 499, 509, 515	ウィルヒョウ（Virchow）リンパ節腫大	480
イリノテカン＋セツキシマブ療法	498	植込み型除細動器	8, 19, 21
医療・介護関連肺炎	403, 407	ウェスタンブロット法	432
医療面接	574	右室心尖部	19
陰イオン交換樹脂	210, 211	右室造影	6
インジゴカルミン	494	右心不全	3
		ウステキヌマブ	383, 384
		うっ血	4

665

うつ熱	611
うつ病	334,338
ウラリット	218
ウリカーゼ	215
ウリナスタチン	122
ウルソデオキシコール酸	104,107,109,116
ウレアーゼ活性	77
ウロキナーゼ	284
ウロビリノゲン	581
運動器	343
運動症状	302
運動負荷心電図	28
運動麻痺	275

え

エイコサペンタエン酸エチル	210
エイコサペント酸エチル	210
栄養評価	575
栄養療法	120
エカベト	86
エキシマライト照射療法	382
エキセナチド	202
エキセメスタン	478
エキノキャンディン系抗真菌薬	443
エステラーゼ	429
エストラジオール	105,477,556
エストラムスチンリン酸エステルナトリウム	
水和物	553
エストロゲン	
227,230,232,269,271,478,523,555,592	
エストロゲン依存性	263,555
エストロゲン依存性悪性腫瘍	232
エストロゲン産生卵巣腫瘍	557
エストロゲン受容体	469
エストロゲン非依存性	555
エストロゲン薬	551,553
エストロン	556
エゼチニブ	132
エゼチミブ	210,212
エソメプラゾール	72,85
エタネルセプト	250,252
エダラボン	179,281,284,285
エチニルエストラジオール	551,553
エドキサバン	173,180,181
エトスクシミド	295,298
エトポシド	458,461,465,522,538
エトレチナート	382
エナラプリル	12
エノキサパリン	182
エバスチン	364
エピトープ	473
エピナスチン	58,364
エピルビシン	475
エフェドリン	160

エプレレノン	41
エベロリムス	472,510,515
エポエチンアルファ	169
エポエチンベータ	169
エポエチンベータペゴル	134,169
エホニジピン	133
エメダスチン	364
エラスターゼ	122
エラスターゼ1	119
エリスロポエチン	166
エリスロポエチン受容体	134
エリスロポエチン製剤	134
エリスロマイシン	410
エリブリン	475,476
エルゴステロール	448
エルデカルシトール	136,227,231
エルトロンボパグ	175
エルロチニブ	457,460,461,464,509,514
遠隔記憶	313
遠隔臓器転移	483
遠隔転移	509
エンザルタミド	550,552
塩酸プソイドエフェドリン	360
塩酸ミドドリン	348
炎症性腸疾患	90,97
炎症反応	245
エンタカポン	308
エンテカビル	101,103,108
エンテロトキシン	418
塩分制限	107
塩類下剤	99

お

黄体化ホルモン	592
黄体機能不全	272
黄体形成ホルモン	551
黄疸	105
黄疸色素	578
横紋筋融解症	211
オキサトミド	58,364
オキサプロジン	220
オキサリプラチン	486,497,498,509,514
オキシダーゼテスト	599
オキシトロピウム	67
オキシブチニン	159
オキシプリノール	220
オキシペルチン	329
オクトレオチド	523
オザグレル	58,180,284
オザグレルナトリウム	282,283
オシメルチニブ	457,460,461,465
オシロメトリック法	36
オセルタミビル	50,51
オテラシルカリウム	509,512

オピオイドκ受容体	117, 123
オピオイドμ受容体	88, 99, 123
オピオイド受容体関連薬	88
オピオイド受容体作動薬	99
オピオイド鎮痛薬	117, 123
オプチニュリン	393
オマリズマブ	56, 58
オムビタスビル	104, 108
オメプラゾール	72, 85
オランザピン	337
オルプリノン	11
オロパタジン	364
温式自己免疫性溶血性貧血	168
温度眼振検査	346

か

外殻温度	610
概日リズム睡眠障害	342
疥癬	387
疥癬トンネル	388
回腸人工肛門	92
改定長谷川式簡易知能評価スケール	320
回転性めまい	344
開頭動脈瘤頚部クリッピング術	278
海馬	334
海馬硬化	290
開腹胆管切開・Tチューブ留置術	113
開腹胆嚢摘出術	113
潰瘍限局型	480
潰瘍症	79
潰瘍浸潤型	480
潰瘍性大腸炎	90, 97
解離性脳動脈瘤	278
外リンパ	351
外瘻法	115
カイロミクロン	206, 595
カイロミクロンレムナント	206
会話の貧困	325
化学受容器引金帯	349
化学的便潜血検査	605
化学発光免疫測定法	599
化学発光免疫法	599
化学療法レジメン	536
過活動膀胱	157, 255, 260
下気道	48
下気道感染症	403
蝸牛	343
芽球	532
蝸牛神経複合活動電位	352
核温度	610
角化型疥癬	387, 388, 390
核酸アナログ製剤	102, 107
拡散強調画像	290
核酸系	433

拡散能力	584
核磁気共鳴画像法	275
核磁気共鳴膵胆道撮像	113
角質溶解薬	384
覚醒時大発作てんかん	290
角層下膿疱	381
拡大手術	481
拡大内視鏡	483
喀痰	403
拡張期血圧	35, 36, 609
拡張期充満時間	32
拡張不全心	3
核内受容体CAR	297
核の左方移動	598
角膜輪	207
下肢静止不能症候群	307
過剰塩基	606
下垂体関連ホルモン	520
下垂体性小人症	591
下垂体腺腫	522
ガストリンCCK$_2$/gastrin受容体	72
ガストリン刺激	71
カスポファンギン	443
かぜ症候群	48, 51
画像診断	576
家族性III型高脂血症	207
家族性高コレステロール血症	210
家族性前頭側頭型認知症	310
家族性大腸腺腫症	492
家族性大腸ポリポーシス	492
家族性乳がん	471
家族性複合型高脂血症	207
加速分割照射	461
家族療法	333
下大静脈フィルター留置	173
下腿浮腫	147
カダシル	320
褐色細胞腫	593
活性化T細胞	379
活性型ビタミンD$_3$外用薬	382, 383
活性型ビタミンD$_3$系薬	133, 136, 226, 227, 231
活性化部分トロンボプラスチン時間	182, 581, 590
滑動性眼運動	346
活動電位持続時間	23
滑膜炎	244, 246
滑膜切除術	251
家庭血圧	36
カテーテル	30
カテーテルアブレーション	21
カテーテル関連尿路感染	407
カテコール-O-メチル基転移酵素	11, 116, 123
カテコールアミン	10, 82, 198, 593
カテコールアミン製剤	9, 57

667

カテコラミン	82,593
カテプシン G	13,43
蝸電図検査	352
寡動	301,303
ガドキセト酸ナトリウム	504
ガドリニウム造影剤	353,468
ガドリニウム遅延造影	6
化膿性鼻副鼻腔炎	358
カバジタキセル	550,551,553
ガバペンチン	295,298
ガバペンチンエナカルビル	307
痂皮型疥癬	387
過敏性腸症候群	96,98
ガフキー（Gaffkey）号数	599
カプシド抗原	425
下部消化管内視鏡検査	95
下部食道括約筋	70
カプセル内視鏡	93
カプトプリル	43
下部尿路症状	157,255
花粉症	356
壁運動異常	29
ガベキサート	122
カペシタビン	181,475,476,486,487,501
カベルゴリン	306,523
過眠	303
仮面高血圧	36
仮面様顔貌	303
カモスタット	122
可溶性グアニル酸シクラーゼ	13
カラードップラーエコー法	586
ガラクトマンナン検査	445
空咳	43
ガランタミン	315,316,317
カリウムイオン競合型アシッドブロッカー	71,72
カリウム吸着薬	135
カリウム製剤	451
カリウム保持性利尿薬	41
カリニ肺炎	444
顆粒円柱	140
顆粒球	589
顆粒球吸着除去療法	383
顆粒球コロニー刺激因子	166,457
顆粒球除去療法	92
カルシウム拮抗薬	30,133
カルシウム受容体作動薬	137
カルシウム製剤	226,232
カルシウムハンドリング	4
カルシトニン	592,604
カルシトニン製剤	227,233
カルシトリオール	136,231
カルシニューリン	98,149,152,242,251,376
カルシニューリン阻害薬	144,240

カルシポトリオール	384
カルバゾクロム	283,284
カルバペネム系薬	115,117,422
カルバマゼピン	291,295,296,298,321,337,339
カルビマゾール	189
カルベジロール	14
カルペリチド	13
カルボキシルエステラーゼ	499
カルボキシル化反応	233
カルボシステイン	68
カルボプラチン	457,460,462,473,522,557,564
カルムスチン	521,523,526
カルムスチンウェハー	521,526
眼圧	393,398
眼圧測定	394
肝逸脱酵素	578
がん遺伝子中毒	453
肝炎ウイルス	101
肝炎ウイルスマーカー	101
寛解	533
寛解維持療法	84
寛解導入療法	84,533
感覚器	343
感覚障害	275
感覚毛	343
肝がん	504
冠危険因子	27
肝機能検査	578
管腔内進展	506
関係妄想	325
冠血管拡張薬	33
観血手術	394
肝血流量	578
眼瞼黄色腫	207
還元型葉酸	500
肝硬変	104,504
感作	356
幹細胞因子受容体	516
肝細胞がん	504
ガンシクロビル	426,427
カンジダ眼内炎	443
カンジダ血症	442,448
カンジダ症	442
間質性腎炎	216
間質性肺炎	245
間質性肺疾患	514
感受性再発	458
感情鈍麻	325
冠静脈洞	19
眼振	345
冠性 T 波	28
肝性胸水	105
肝性糖尿病	105

668

肝性脳症	105, 581
肝性腹水	105
がん性腹膜炎	480, 508
関節炎	245, 381
関節滑膜	244
関節形成術	251
関節固定術	251
関節腫脹	245
関節症性乾癬	379, 380
関節超音波検査	246
関節痛	236
関節破壊	246
間接ビリルビン	578, 581
間接法	36
関節包	244
関節リウマチ	223, 244
関節裂隙	246
間接路	301
乾癬	379
感染性胃腸炎	416
乾癬性関節炎	380
乾癬性紅皮症	379, 380
感染性動脈瘤	416
完全奏功	458
乾癬マーチ	379
乾燥甲状腺組織製剤	190
含嗽薬	51
がん胎児性抗原	603
肝胆道系酵素	114
肝チトクローム P450	488
カンデサルタンシレキセチル	12, 43
含糖酸化鉄	167
冠動脈 CT 検査	29
冠動脈インターベンション治療	30
冠動脈形成術	587
冠動脈疾患絶対リスク	210
冠動脈造影	6
冠動脈造影検査	29, 587
肝動脈塞栓療法	505
冠動脈バイパス手術	31, 587
肝内胆管がん	504, 505
観念運動失行	313
観念失行	313
肝庇護剤療法	104
カンピロバクター	417
肝不全用栄養剤	107
陥没呼吸	609
ガンマ-アミノ酪酸	284
ガンマ-オリザノール	213
肝ミクロゾームの薬物代謝酵素	297
寒冷凝集反応	599
冠攣縮	32
冠攣縮性狭心症	30

緩和治療	482
緩和的放射線治療	497

き

気管支拡張薬	65, 66
気管支収縮薬	55
気管支性呼吸音	403
気管支喘息	53
起坐呼吸	609
キサンチンオキシダーゼ	218
キサンチン酸化還元酵素	220
キサンチン誘導体	65
基質拡張型 β-ラクタマーゼ	405
稀少難治性てんかん	296
寄生虫	605
季節性アレルギー	359
季節性うつ病	342
基礎疾患	575
基底板	344
気道炎症	53
気道可逆性試験	54
気道過敏性	53
気道過敏性試験	55
気道リモデリング	53
キニジン	24
キニナーゼ II	12, 43
偽妊娠療法	269
機能性子宮出血	272
機能性ディスペプシア	75, 80, 84
機能的残気量	584
キノロン系薬	49, 404, 405, 407, 410, 417, 419
キノロン耐性	405
気分安定薬	335, 337, 339
偽閉経療法	267, 269
キマーゼ	13, 43
偽膜	421
偽膜性腸炎	421
ギメラシル	509, 512
キモトリプシン	120
脚肢間リエントリー性頻拍	18
逆転写酵素活性保有	108
逆転写酵素阻害薬	433
脚ブロック	18
逆流現象防止術	71
逆流性食道炎	70, 71
客観性	574
キャンディン系薬	447, 449
吸引式組織生検	469
嗅覚障害	303
吸気時右季肋部痛	114
球形吸着炭	133, 134
弓状暗点	393
丘疹	369, 387
求心性知覚神経	157

急性 HIV 感染症	431
急性胃炎	74
急性胃・十二指腸炎	84
急性(胃)腸炎	416
急性胃粘膜障害	79
急性胃粘膜病変	75
急性壊死性膵炎	120
急性合併症	199
急性肝炎	101
急性間質性腎炎	125
急性間質性肺炎	250
急性冠症候群	27
急性下痢症	416
急性甲状腺炎	186,187
急性骨髄性白血病	532,543
急性細菌性髄膜炎	405
急性糸球体腎炎	125,139
急性上気道炎	48
急性上気道感染症	48
急性症候性発作	294
急性腎炎症候群	139
急性心筋梗塞	27
急性進行性糸球体腎炎	125
急性腎障害	125
急性心不全	8
急性腎不全	216
急性膵炎	119
急性前骨髄球性白血病	176,533,543
急性相(反応)タンパク	599
急性胆管炎	114
急性単純性膀胱炎	407
急性胆嚢炎	112,113,117
急性痛風発作	219
急性尿細管壊死	125
急性白血病	532,533
急性副腎不全	193
急性副鼻腔炎	48
急性閉塞性化膿性胆管炎	114
急性リンパ性白血病	532,543
急速進行性糸球体腎炎	139
急速進行性腎炎症候群	139
吸入 β_2 刺激薬	56
吸入抗コリン薬	57
吸入ステロイド薬	55,57,66
境界型	198
強化インスリン療法	203
強化療法	543
凝固	175
狭窄音	5
狭窄形成術	94
狭心症	27
強心配糖体	9
強心薬	7,9

強直間代発作	290,296
胸部圧迫感	28
胸部絞扼感	28
胸部レントゲン	6
強膜炎	250
胸膜炎	250
強力ネオミノファーゲンシー®	104
巨核球	173
局在関連性	288
局所進行膵がん	508
局所浸潤能	508
局所治療	470
局所療法	469
虚血性神経細胞死	179
虚血性心疾患	27
巨細胞	425
挙児希望	269
巨人症	591
去勢抵抗性前立腺がん	550
巨赤芽球性貧血	165,169
去痰薬	51,68
起立性調節障害	347
起立性低血圧	42,198,303
気流制限	53
気流閉塞	62
禁煙治療	65
菌球	446
緊急度	574
筋強剛	301,302
菌血症	105,417
筋固縮	301,302
菌糸	442
近時記憶	312
筋小胞体	9
金属ステント	30

＜く＞

グアナベンズ	42
隅角	395
隅角鏡	395
隅角癒着解離術	396
空腹時血中Cペプチド	199
空腹時血糖値	198
クームス試験	589
クエチアピン	304,337
クエン酸カリウム・クエン酸ナトリウム水和物	221
クエン酸製剤	218
クエン酸第一鉄ナトリウム	167
クエン酸第二鉄	136
クスマウル大呼吸	609
口すぼめ呼吸	63,609
クッシング症候群	591,593
クッシング徴候	520,521

クッシング病	591,593
クプラ	344
くも膜下出血	274,278,282
グラスゴー・コーマ・スケール	611
グラフト	31
クラブラン酸・アモキシシリン	457
クラミドフィラ	403
グラム陰性桿菌	117
グラム染色	417,443
クラリスロマイシン	78,85
グリコアルブミン	198
グリコサミノグリカン	398
グリコペプチド系薬	410
クリスタルバイオレット	494
グリセオール	282,521
グリセリン	395,400
グリセロール検査	352
クリゾチニブ	457,460,461,464
グリチルリチン	109
グリチルリチン製剤	104,107
グリニド系薬	132,201
クリプトコッカス症	443
クリプトコッカス髄膜炎	444
クリプトコッカス脳髄膜炎	448,449
グリベンクラミド	201
グリメピリド	201
クリンダマイシン	410
グルカゴノーマ	595
グルカゴン	196,200,203,594,595
グルカゴン様ペプチド-1	202
グルカゴン様ペプチド-1作動薬	202
グルコース	198,200,202
グルコキナーゼ	196
グルコン酸カルシウム	127
グルタミン酸AMPA受容体	295
グルタミン酸作働性ニューロン	288
クルッケンベルグ（Krukenberg）腫瘍	480
クレアチニン	582
クレアチニンクリアランス	126,436,583
クレアチンキナーゼ	7,28,587
クレチン症	592
クレンブテロール	160
クローン病	77,92,97
クロザピン	327
クロストーク	40
クロストリジウムディフィシル	420
クロストリジウムディフィシル感染症	421
クロタミトン	390,391
クロチアゼパム	349
クロトリマゾール	447
クロナゼパム	295,298
クロニジン	42
クロバザム	295,298

クロピドグレル	180,282,283,284,285
クロフィブラート	116
グロブリン	597
クロモグリク酸ナトリウム	58,359,363,376
クロルプロパミド	201
クロルプロマジン	329
クロルマジノン	550,552
群発放電	289

け

経気管支生検	454
経口PDE4阻害薬	383
経口ウルソデオキシコール酸療法	113
経口吸着炭素製剤	134
経口抗悪性腫瘍剤	512
蛍光抗体法	142,583,599
経口ステロイド薬	56,362
経口直接作用型抗HCV薬	101,102
経口ブドウ糖負荷試験	594
経消化管的ドレナージ	120
経食道エコー	281
形態学的慢性胃炎	75,77
経腟超音波検査	557
経直腸的断層法	548
頸動脈エコー	275
頸動脈超音波検査	281
軽度認知機能障害	313
経乳頭的内視鏡治療	113
経尿道的前立腺切除術	259
経皮経肝胆管ドレナージ	115
経皮経肝胆道鏡下砕石	113
経皮経肝胆道造影	113
経皮経肝胆囊吸引	115
経皮経肝胆囊ドレナージ	115
経皮経肝的内視鏡治療	113
経鼻胆道ドレナージチューブ	120
経皮的エタノール注入療法	505
経皮的冠動脈形成術	30
経皮的心筋焼灼術	21
経皮的椎体形成術	228
経腹的断層法	548
頸部頸動脈狭窄症	276
頸部腺がん	561
痙攣重積状態	294
痙攣性	293
撃発活動	18
血圧	586,609
血圧測定法	36
血液がん	532
血液凝固検査	590
血液検査	588
血液浄化療法	120
血液浸透圧	582
血液生化学検査	520

血液尿素窒素	582
血液培養検査	403,417
結痂	369
血管炎	416
血管拡張薬	7,9,44,349
血管条	344
欠陥症状	325
血管新生阻害薬	453,460
血管性認知症	319
血管性浮腫	43
血管内皮増殖因子	396,510,515,525
血管内皮増殖因子受容体	516
血管内皮増殖因子受容体 2	490
血管平滑筋 β 受容体作動薬	267
血管留置カテーテル	442
血球凝集反応	599
血球成分除去療法	92
月経困難症	264
結合・解離速度	23
血行性転移	482,506
血行性転移能	508
血算	162
血腫除去術	282
血漿 HIV-RNA 量	432
血漿交換療法	143
血漿タンパク質	596
血漿タンパク質結合率	297
血小板凝集阻害薬	180
血小板血栓	179
血小板数	589
血小板由来成長因子	510
血小板由来増殖因子受容体	516
欠神発作	290,295
血清 α-フェトプロテイン	504
血清 ALT	102
血清 IP 値	593
血清 LDH	163,370
血清 TARC	370
血清アミラーゼ・リパーゼ	119
血清アルブミン	597
血清学的診断	49
血清クレアチニン	238
血清クレアチニン値	125
血清総 IgE	358
血清総 IgE 値	370
血清総胆汁酸	580
血清総タンパク値	597
血清胆道系酵素	112
血清タンパク分画	597
血清鉄	163,588,597
血清銅	597
血清特異的 IgE 抗体定量検査	358
血清尿酸値	216,219

血清ハプトグロビン	589
血清フェリチン値	163
血清ペプシノゲン法	78
血清免疫検査	141
血清リポタンパク質	207,208
血栓	172,175
血栓回収療法	276
血栓吸引	30
血栓性微小血管障害	153
血栓溶解療法	178,181,276
血中 Ca 値	593
血中 CO_2 濃度	296
血中 TSH 濃度	187
血中アミノ酸インバランス	581
血中アルドステロン	593
血中アンモニア	581
血中インスリン	594
血中好酸球数	370
血中甲状腺ホルモン	186
血中コルチゾール	593
血中脂質	580
血中総タンパク値	580
結腸がん	496
結腸左半切除術	496
結腸(部分)切除術	496
結腸右半切除術	496
血糖コントロール	198
血糖値	196,594
血尿	140
ケトアシドーシス	198
ケトチフェン	58,364
ケトン食療法	292
ケトン体	197,198,292,595
ケノデオキシコール酸	116
ゲフィチニブ	457,460,461,464
ケブネル現象	380
ケミカルメディエーター遊離抑制薬	359,363
ゲムシタビン	457,460,463,507,508,509,511
ケモカインレセプター	430
下痢型 IBS	98
下痢原性大腸菌	417
腱黄色腫	207
限局型	454,461
限局型小細胞肺がん	461
限局性前立腺がん	549
検査	574
検体検査	576
ゲンタマイシン	353,405
原虫	605
幻聴	325
見当識	611
原発開放隅角緑内障	393,398
原発性アルドステロン症	593

原発性肝がん················504	高位潰瘍·················79
原発性硬化性胆管炎···········90	高位前方切除術············496
原発性脂質異常症············207	高インスリン血症···········556
原発性読書てんかん···········289	抗インフルエンザ薬········49,51
原発性ネフローゼ症候群········146	抗ウイルス薬··············429
原発性脳腫瘍··············518	抗ウイルス療法············101
原発閉塞隅角症·············395	抗うつ薬···········315,336,339
原発閉塞隅角緑内障········395,398	好塩基球·············356,589

こ

コアグラーゼテスト··········599	抗炎症薬·················117
抗 A 型インフルエンザ治療薬·····52	構音障害·················275
高 Ca 血症···············136	口蓋扁桃摘出術············143
抗 CCP 抗体··············246	抗核抗体··········101,238,602
抗 CD20 抗体·············175	高ガストリン血症············72
抗 CD30 IgG1 型キメラ抗体/モノメチル	高カルシウム血症···········454
アウリスタチン E··········539	抗カルジオリピン抗体·········238
抗 CD33 モノクローナル抗体·····534	硬がん··················480
抗 CMV-IgG 抗体···········425	抗環状シトルリン化ペプチド抗体···246
抗 CMV-IgM 抗体···········425	交感神経·················198
抗 dsDNA 抗体············602	交感神経系·················4
抗 EA-IgG 抗体············425	交感神経系抑制薬············41
抗 EBNA 抗体·············425	交感神経刺激薬············394
抗 EGFR 抗体薬·········498,501	交感神経遮断薬············394
抗 GBM 抗体·············141	交感神経障害··············304
抗 HER2 治療·············473	抗がん薬·············177,482
抗 HIV 抗体··············431	抗凝固薬·············180,181
抗 HIV 薬···············431	抗凝固療法······144,173,180,276
抗 IgE 抗体············56,58	抗狭心症薬···············31
抗 IL-5 抗体·············56	抗菌化学療法··············407
高 K 血症········15,41,127,131,155	抗菌薬···66,68,117,120,122,177,404,407,417,445
高 LDL-C 血症············211	口腔カンジダ症············442
高 LDL 血症·············147	抗痙攣薬·············294,521
抗 PD-1 抗体·············457	高血圧···············35,131
抗 RANKL 抗体製剤·········227	高血圧性脳出血············285
抗 Scl-70 抗体············602	抗血小板薬·········143,148,282
抗 Sm 抗体············238,602	抗血小板療法·······144,179,276
抗 SS-A 抗体···········237,602	高血糖性高浸透圧症候群·······197
抗 SS-B 抗体···········237,602	抗原抗体反応··············600
高 TG 血症··············211	膠原病·············600,601
抗 TNF-α モノクローナル抗体····98	抗原不連続変異············48
抗 TSH 受容体抗体··········191	抗原連続変異··············48
抗 VCA-IgG 抗体···········425	抗高血圧薬···············40
抗 VCA-IgM 抗体···········425	抗甲状腺自己抗体···········188
抗 VEGF 抗体·············396	抗甲状腺薬············189,190
抗 VZV-IgG 抗体···········424	抗好中球細胞質抗体··········141
抗 VZV-IgM 抗体···········424	抗コリン作用··············24
降圧薬·············9,40,133	抗コリン薬·····51,65,99,113,117,123,159,261
抗アルドステロン薬········7,148	高コレステロール血症······148,207
抗アレルギー薬···········58,375	抗細菌薬·················407
抗アンドロゲン薬·····258,550,552	虹彩切除術···············395
抗アンドロゲン薬除去症候群·····550	好酸球·············357,589
高アンモニア血症···········105	好酸球比率···············54
高位右房··················19	抗糸球体基底膜抗体··········141
	鉱質コルチコイド·········241,593

673

鉱質コルチコイド過剰状態	551
膠質反応検査	580
抗シトルリン化ペプチド抗体	244
高周波熱凝固療法	471
抗腫瘍効果	535
甲状腺	186
甲状腺亜全摘術	189
甲状腺機能亢進症	187, 191, 592
甲状腺機能低下症	187, 192
甲状腺刺激ホルモン	186, 592
甲状腺自己抗体	592
甲状腺シンチグラフィー	188
甲状腺中毒症	186
甲状腺中毒性クリーゼ	189
甲状腺ペルオキシダーゼ抗体	190
甲状腺ホルモン	186, 187, 192, 523
甲状腺ホルモン産生甲状腺腫瘍	186
甲状腺ホルモン受容体	187
甲状腺ホルモン補充療法	190
甲状腺濾胞細胞	186
高照度光療法	342
抗真菌薬	443, 446, 447
高心拍出性心不全	3
口唇ヘルペス	423
抗ストレプトリジン O 抗体	599
合成 DMARDs	249
合成 T₃ 製剤	193
合成 T₄ 製剤	192
合成 Xa 因子阻害薬	182
構成失行	313
構成障害	313
抗精神病薬	327, 329, 339
向精神薬	322
合成ステロイド薬	241
抗生物質感受性検査	599
合成プロゲスチン	272
合成プロテアーゼ阻害薬	177
光線過敏症	528
抗線溶療法	177
光線療法	382, 384
考想化声	325
拘束性障害	584
酵素結合免疫吸着法	431
酵素免疫吸着測定法	600
酵素免疫法	599
抗体依存性細胞障害作用	476
抗体依存性細胞傷害反応	538
抗体医薬	536
抗体価	49, 599
高代謝回転型	223
抗体薬物複合体	540
好中球	589
好中球増多症	589, 598

高張浸透圧薬	395, 400
抗てんかん薬	294
後天性免疫不全症候群	431
行動パターン変更法	65
後頭部に突発波を持つ小児てんかん	289
後頭葉てんかん	290
行動療法	158
高度催吐性抗がん薬	486
高度房室ブロック	7
高トリグリセリド血症	148, 207
抗トリコモナス薬	85
抗トロンビン薬	283
高二酸化炭素血症	63, 66
抗二本鎖 DNA 抗体	238
高尿酸血症	132, 135, 215
高熱	610
抗脳浮腫薬	521
紅斑	369, 380
広汎子宮頸部摘出術	562
広汎子宮全摘術	557, 561
高比重リポタンパク質	206, 595
紅皮症	380
後鼻神経切断	363
抗ヒスタミン薬	51, 346, 348, 353, 359, 363, 371, 375
抗ヒト胸腺細胞ウサギ免疫グロブリン	168
抗ヒト胸腺細胞免疫グロブリン	166
高頻度刺激	20
抗不安薬	84, 347, 349, 353
後負荷	14, 31
項部硬直	406
抗不整脈薬	20, 22
抗プラスミン薬	283
高分解能 CT	62
高分化型類内膜腺がん	558
高分子重合体	96, 98
興奮性刺激	344
興奮性神経細胞	288
興奮旋回路	18
抗平滑筋抗体	581
抗ヘルペス薬	424
酵母様真菌	442
高密度焦点式超音波療法	471
抗めまい薬	353
高用量ステロイド	239
高力価パンクレアチン製剤	121
抗利尿ホルモン	592
抗利尿ホルモン不適合分泌症候群	454
抗リン脂質抗体	238
呼気 NO	54
小刻み歩行	303
呼気終末二酸化炭素分圧	585
呼気中 CO 濃度	65
呼吸音	403

呼吸器	48
呼吸機能検査	583
呼吸困難	63
呼吸数	608
呼吸性代償	607
国際前立腺症状スコア	256
黒質	301
黒質網様部	301
黒色石	112
固形がん	176
コゴイ海綿状膿疱	381
小声	303
ゴセレリン	472, 477, 550, 551
ゴセレリン酢酸塩	267
骨芽細胞	223
骨吸収マーカー	226
骨形成促進薬	227
骨形成マーカー	226
骨欠損像	246
骨細胞	223
骨シンチグラフィ	468, 548
骨髄移植	535
骨髄検査	533, 590
骨髄性白血病	532
骨髄穿刺	533
骨髄抑制	503
骨セメント	228
骨粗鬆症	223
骨代謝マーカー	225
骨盤（および傍大動脈）リンパ節郭清術	557
骨盤底筋訓練法	160
骨盤リンパ節郭清術	562
骨びらん	246
骨ミネラル代謝異常症	132
ゴナドトロピン	477
ゴナドトロピン放出ホルモン誘導体	193
コハク酸エステル型製剤	56
コハク酸脱水素酵素	15
コバマイド	169
固有活性	32, 41
固有知覚	343
孤立性結節	190
ゴリムマブ	250, 252
コリンエステラーゼ	88, 580
コリンエステラーゼ阻害薬	160, 315, 320, 399
コリン作動薬	261
コリン症状	500
コルチゾール	152, 593
コルチゾン	241
コルヒチン	217, 219
コルホルシンダロパート	11
コレシストキニン	82, 123
コレスチミド	212

コレスチラミン	116, 212
コレステロール	206, 448
コレステロール異化促進薬	213
コレステロールエステル	206
コレステロール吸収阻害薬	210
コレステロール石	112
コレラ	419
コレラ顔貌	420
コレラ菌	419
コロトコフ（Korotkoff）音	609
コロナウイルス	48
混合型	219
混合型 IBS	98
混合型インスリン製剤	203
根治切除	495
根治的化学放射線療法	485
コンピューター断層撮影	275, 468

さ

サイアザイド	7
サイアザイド系利尿薬	147
催奇形性	211
細菌	605
細菌性髄膜炎	406
細菌性赤痢	419
細菌叢	420
サイクリック AMP	9
サイクリック AMP 誘導体	12
細隙灯検査	395
最高血圧	609
最小可聴域値	352
最小発育阻止濃度	599
再生結節	105
再生不良性貧血	162, 166, 167
臍帯血移植	535
在宅酸素療法	66
催胆薬	115
最低血圧	609
サイトカイン	4, 244, 264
サイトメガロウイルス	77, 425
サイトメガロウイルス感染細胞	427
細胞障害性 T 細胞	97
細胞障害性抗がん薬	453, 458
細胞診	469, 561, 604
細胞内サイクリック GMP	13
細胞表面抗原	602
細胞表面マーカー	533
サイロキシン	592
サイログロブリン	592
酢酸ナファレリン	267
匙状爪	164
左室駆出分画	6
左室非同期収縮	7
左室流入血流速波形	6

左心不全	3
左側大腸炎型	90
ザナミビル	50, 51
サブタイプ分類	469
サプレッサー T 細胞	602
サラゾスルファピリジン	97
サルファ薬	410
サルブタモール	58
サルベージ経路	215
サルメテロール	58, 67
サル免疫不全ウイルス	430
サルモネラ	416
酸塩基平衡	606
酸塩基平衡異常	127
産科 DIC	176
「酸化ストレス」仮説	312
酸化マグネシウム	98, 99
三環系抗うつ薬	160, 181, 336, 339
酸逆流現象	70
酸血症	606
散在性肝細胞壊死	579
三叉神経節	423
三酸化ヒ素	542, 545
三次元的電気解剖学的マッピングシステム	19, 21
酸素需給バランス	32, 33
残尿	255
三半規管	344
酸分泌阻害薬	71
酸分泌抑制薬	80, 122, 422

し

ジアゼパム	295, 298
シアノコバラミン	169
シアリル Le^x-i 抗原	603
シーソー呼吸	608
視運動性眼振検査	346
ジエノゲスト	268, 271, 272
シェロングテスト	348
自家移植	535
紫外線療法	384
視覚	343
地固め療法	533
志賀毒素	419
敷石像	92
色素石	112
色素内視鏡検査	483
ジギタリス中毒	24
ジギタリス類	9
子宮頸がん	561
子宮頸部円錐切除術	562
子宮腺筋症	263
子宮体がん	555
糸球体腎炎	139
糸球体性障害	125

糸球体濾過量	127, 582
子宮内膜異型増殖症	555
子宮内膜症	263
子宮内膜全面掻爬術	557
子宮部上皮内腫瘍	561
子宮留血症	557
子宮留膿症	557
視空間失認	313
「軸索輸送障害」仮説	312
シクレソニド	57
シクロオキシゲナーゼ	220
シクロスポリン	··98, 149, 152, 166, 168, 240, 242, 371, 376, 382, 384
ジクロフェナク	123
ジクロフェナクナトリウム	267
シクロホスファミド	144, 149, 154, 169, 242, 473, 476, 522, 532, 534, 536, 543
シクロホスファミド間歇静注療法	240
持効型溶解インスリンアナログ製剤	203
思考吹入	325
持効性抗精神病薬	327
思考奪取	325
思考伝播	325
ジゴキシン	10
自己抗原	244
自己抗体	173, 236, 601
自己調律周期	20
自己反応性 T 細胞	244
自己免疫疾患	236
自己免疫性胃炎	77
自己免疫性肝炎	101
自己免疫性血小板減少症	237
自己免疫性甲状腺機能低下症	186
自己免疫性膵炎	121
自己免疫性溶血性貧血	165, 168, 237
指趾炎	380
脂質	206
脂質異常症	132, 148, 207
脂質異常症治療薬	148
脂質代謝	595
止瀉薬	421
視床下部過誤腫	520
糸状菌	442
視床出血	277
支持療法	533
視神経乳頭	393
ジスキネジア	305
ジスチグミン	399
ジスチグミン臭化物	160
シスプラチン	457, 459, 462, 482, 485, 486, 507, 509, 512, 513, 522, 558, 564
シスプラチン併用化学療法	455
姿勢反射障害	301

耳石	344	シメチジン	73
持続性血尿	140	シメプレビル	104, 108
持続性心室頻拍	22	ジメンヒドリナート	346, 348
持続的血液濾過透析	120	社会生活技能訓練	328
ジソピラミド	24	社会性の喪失	325
下顎呼吸	609	若年欠神てんかん	290
シタフロキサシン	78	若年ミオクロニーてんかん	290
シタラビン	533, 538, 543	芍薬甘草湯	107
シタラビン症候群	543	視野障害	275
シチコリン	284	周産期異常	291
シチジンデアミナーゼ	512	収縮期血圧	35, 36, 609
市中肺炎	403, 407	収縮不全心	3
疾患活動性スコア	381	重症度	574
疾患修飾性抗リウマチ薬	249	重心動揺検査	346
失語	313	修正 MRC 質問票	63
失行	313	修正型電気痙攣療法	327, 337, 342
失語症	275	重曹	218
湿潤	369	縦走潰瘍	92
湿疹	369	重炭酸イオン濃度	606
湿疹三角	369	重炭酸イオン分泌	87
湿性ラ音	5	集団精神療法	328
失調性呼吸	609	十二指腸潰瘍	79
失認	313	周辺症状	312
失認症	275	終夜睡眠ポリグラフィ検査	585
シデフェロン	167	宿主細胞	430
自動静的視野計	394	縮小手術	481
自動能	18	粥状動脈硬化	27, 30, 206
シトルリン化タンパク	244	手術・インターベンション治療	120
シトルリン化ペプチド	246	樹状細胞	431
シナカルセト	133	手掌線状黄色腫	207
シナカルセト塩酸塩	137	腫大	255
シナプス小胞膜カテコールアミントランス		出血型 DIC	176
ポーター	42	出血時間	590
自発眼振	345	術前化学放射線療法	497
紫斑	173	術前化学療法	563
ジヒドロエルゴトキシン	283	術前放射線治療	497
ジヒドロピリジン	44	術前補助化学療法	482
ジヒドロピリミジン脱水酵素	500	術中 MRI	520
ジピベフリン	399	術中虹彩緊張低下症候群	258
視標追跡検査	345	シュニッツラー（Schnitzler）転移	480
ジピリダモール	15, 33, 148	腫瘍壊死因子	598
ジフェニドール	347, 349	腫瘍随伴症候群	454
ジフェニルヒダントイン	294	受容体遮断型	329
ジフェンヒドラミン	348	受容体チロシンキナーゼ	516
ジフェンヒドラミン・ジプロフィリン配合薬		腫瘍崩壊症候群	219
	346, 348	腫瘍マーカー	469, 481, 483, 504, 602
ジプロフィリン	11	腫瘤形成型	505
ジプロフィリン配合薬	346	腫瘤限局型	480
シプロフロキサシン	93, 117, 418, 419, 457	シュレム管	398
ジペプチジルペプチダーゼ-4	202	純音聴力検査	352
シベンゾリン	24	循環血漿量	147
脂肪酸	206	循環補助	574
シムビコート	55	準広汎子宮全摘術	562

上衣腫	522
漿液性腺がん	555
消化管運動機能改善薬	84
消化管運動機能障害	82
消化管運動調節薬	96
消化性潰瘍	79,84
上下部消化管内視鏡検査	92
小がん結節	504
上気道	48
上気道炎	48,51
小球性貧血	162
小結節境界不明瞭型	504
症候性	288
症候性全般てんかん	290
症候性側頭葉てんかん	297
症候性てんかん	520,521
症候性慢性胃炎	75
小柴胡湯	110
小細胞肺がん	461
硝酸イソソルビド	13,32
硝酸薬	13,30,31
上室性不整脈	18,24
症状症候群	157
小書症	303
小水疱	369
小腸型	416
小腸型下痢	419
小腸コレステロールトランスポーター阻害薬	212
小腸造影	93
小腸内視鏡	93
焦点式マイクロウェーブ温熱療法	471
衝動性眼運動	346
小児期発症バセドウ病	191
小児欠神てんかん	290
小児の慢性進行性持続性部分てんかん	290
小児発症喘息	53
小脳出血	277
小範囲切除術	94
上皮成長因子受容体	453,464,501
上皮増殖因子受容体チロシンキナーゼ	514
上皮内がん	561
上部消化管X線造影検査	79
上部消化管内視鏡検査	70,79,481,483
静脈血栓	172,178
静脈血栓塞栓症	172,178,182
小葉新生物	467
上腕筋周囲長	575
上腕三頭筋皮下脂肪厚	575
除菌治療	80
除菌療法	174
食後愁訴症候群	84
触診法	36
食道X線造影検査	483

食道亜全摘	485
食道がん	482
食道逆流症	70
食道ステント	485
食道知覚過敏	70
食道内圧検査	70
食品交換表	199
植物ステロール	213
徐呼吸	608
女性ホルモン薬	227,232
徐放性製剤	33
徐脈	608
徐脈性心房細動	18,22
徐脈性不整脈	18,22
ジラゼプ	33,148
自律神経	198
自律神経障害	302
自律性結節	190
シルクロード病	95
ジルチアゼム	26,32,44,284
シルニジピン	133
シロスタゾール	180,282,283,284,285,322
シロドシン	160
腎移植	131
腎盂腎炎	404,407
心エコー（図）検査	29,586
腎炎惹起抗原	141
腎炎性尿所見	139
心音図	586
心外膜炎	237
心窩部痛症候群	84
腎機能検査	582
心筋イオンチャネル	22
真菌感染症	442
心筋虚血	27
心筋血流シンチ	29
心筋梗塞	27,178
心筋トロポニン	29
心筋トロポニンI	29
心筋トロポニンT	29,587
神経因性過活動膀胱	158
神経温存前立腺全摘術	549
神経芽細胞腫	593
神経可塑性	288
神経原線維変化	310,311
心係数	587
神経叢浸潤	507
神経特異性エノラーゼ	603
神経発達障害	324
神経変性疾患	301
心血管病	131
心原性ショック	5
心原性塞栓性梗塞	179,181

心原性脳塞栓	274,279,282	心拍出量	3,35,586
進行胃がん	480	シンバスタチン	211
進行型	483	心肥大	12
人工関節置換術	251	深部静脈	172
入工肛門造設術	94,496	深部静脈血栓症	172,182
人工骨頭置換術	251	心不全	2
進行性核上性麻痺	304,310	腎不全	125
人工涙液	189	心房期外収縮	18
診察	574	心房細動	18
心雑音	586	心房粗動	18
診察室血圧	36	心保護作用	25
心室期外収縮	18	心抑制作用	32,44
心室細動	18,22	心理教育的家族療法	333
心室性不整脈	18,24	心理社会的療法	328
心室頻拍	18	**す**	
侵襲	575	膵 β 細胞	196,199
侵襲性カンジダ症	447	膵 β 細胞障害	153
侵襲性肺アスペルギルス症	445,448	膵液漏	508
浸潤型	504	髄芽腫	522
浸潤がん	467	膵がん	507
浸潤性膵管がん	507	遂行機能障害	313
浸潤性乳管がん	467	錐体外路症状	331
尋常性乾癬	379	膵体尾部がん	508
腎性 AKI	126	膵胆管合流異常症	506
腎生検	141,583	垂直感染	102
新生児痙攣	295	垂直浸潤	506
新生児ヘルペス	423	推定糸球体濾過量	583
新生児ループス	237	水痘	424
腎性代償	607	膵島細胞自己抗体	199
腎性貧血	166,169	膵頭十二指腸切除	507,508
振戦	302	水頭症	279
腎前性 AKI	126	水痘・帯状疱疹ウイルス	424,426
心臓 CT	6	膵動注療法	120
心臓 MRI	6	膵頭部がん	508
心臓核医学検査	29	膵内限局膵がん	508
心臓型脂肪酸結合タンパク質	29	膵内分泌がん	507
心臓カテーテル検査	6	水平感染	102
心臓再同期療法	7	水平浸潤	506
心臓超音波検査	6,29	水疱性角膜症	395
心臓電気生理検査	19	髄膜炎	405,409
腎臓傍糸球体細胞	41	髄膜炎菌	405
心臓リモデリング	35	髄膜炎菌性髄膜炎	406
身体失認	313	髄膜炎菌ワクチン	407
身体所見	574	髄膜腫	522
腎代替療法	129,131	睡眠障害	302
心超音波検査	586	水溶性ビトレシン	522
進展型	454,461	水利胆薬	116
進展型小細胞肺がん	461	水利尿	15
心電図	5,586	頭蓋内血管狭窄症	276
浸透圧利尿	198	頭蓋内脳波記録	293
浸透圧利尿薬	180,353	スギ花粉舌下液	363
侵入阻害薬	433	スキルス胃がん	480
腎排泄型	411	スキンケア	371

すくみ足	303	性腺刺激ホルモン放出ホルモン	550, 551
スクラッチテスト	600	生存期間中央値	457
スクラルファート	86	成長ホルモン	591
巣状糸球体硬化症	150	成長ホルモン産生腫瘍	520
巣症状	519	整腸薬	98
スタチン系薬	30, 132, 148, 209, 211	静的視野測定	394
スチーブンス・ジョンソン症候群	338	制吐薬	347, 348, 353, 354
スチリペントール	296	青斑核	302
ステロイド	152	生物学的 DMARDs	249
ステロイド外用薬	239, 370, 373, 383	生物学的製剤	249, 382, 384
ステロイド大量静注療法	149	整脈	608
ステロイド治療	122	生理機能検査	576
ステロイド内服薬	376	赤芽球労	135
ステロイドパルス療法	101, 151, 152, 240	赤沈	245, 598
ステロイドホルモン	593	脊椎炎	380
ステロイド薬	56, 66, 92, 93, 96, 144, 223,	赤痢	419
	249, 250, 253, 361, 382, 398, 406, 446, 521	赤痢菌	419
ステロイド緑内障	396	赤痢菌感染症	419
ストレプトゾシン	510, 516	セクキヌマブ	383, 384
ストレプトマイシン	347	セクレチン	123
ストロンチウム 89	550	セチリジン	364
スニチニブ	193, 509, 516	節外性 NK/T 細胞リンパ腫	531
スパイログラム	583	舌下免疫療法	363
スパイロメトリー	54, 64, 583	セツキシマブ	498, 501
スパズム	296	赤血球	162
スピロノラクトン	14, 41, 107	赤血球円柱	140
スフィンゴミエリン	596	赤血球凝集抑制反応	599
スプラタスト	58	赤血球数	588
スプラタストトシル酸塩	376	赤血球生成刺激製剤	132
スペクトラルドメイン光干渉断層計	393	赤血球造血刺激因子製剤療法	169
スルチアム	296	赤血球沈降速度	245, 598
スルピリド	304	絶対性不整脈	19
スルファメトキサゾール・トリメトプリム合剤		切迫性尿失禁	255
	538	セトラキサート	86
スルホニル尿素系薬	200, 201	セファロスポリン系薬	421
スワンガンツカテーテル	586	セフェピム	457

せ

生活の質	157	セフェム系薬	49, 115, 117, 407
性器ヘルペス	423	セフェム耐性	405
正球性貧血	162	セフォペラゾン・スルバクタム配合剤	117
生検組織学的検査	91	セフタジジム	457
制酸剤	417	セフトリアキソン	404, 405, 419
脆弱性骨折	224	セベラマー	136
正常圧水頭症	304	セラトロダスト	58
正常域	198	セラミド	372
正常眼圧緑内障	393, 394, 398	セリチニブ	457, 460, 461, 465
正常洞調律	6	セリン・スレオニンキナーゼ	510
成人 T 細胞白血病・リンパ腫	531	セルトリズマブペゴル	250, 253
精神運動発作	290	セルロプラスミン	597
成人喘息患者	53	セレギリン	306, 308
成人発症喘息	53	セロトニン	82, 98, 338
性腺機能検査	594	セロトニン 5-HT_2 受容体	330
性腺刺激ホルモン	592	セロトニン 5-HT_3 受容体	98
		セロトニン 5-HT_4 受容体	99

セロトニン 5-HT$_4$ 受容体作動薬 ············· 88	全般性てんかん重積症 ················· 295
セロトニン受容体 ··················· 283	全般発作 ························· 288
セロトニン・ドパミン遮断薬 ············ 330	前負荷 ······················· 13,14,31
セロトニン・ノルアドレナリン再取り込み阻害薬	潜伏感染 ························ 423
·························· 181,322,336,339	腺房細胞がん ····················· 507
線維柱帯 ························ 398	喘鳴 ·························· 63
線維柱帯切開術 ··············· 394,396,398	線溶 ·························· 175
線維柱帯切除術 ···················· 396	線溶均衡型 ······················ 176
潜因性 ························· 288	線溶亢進型 ······················ 176
腺がん ························· 453	腺様嚢胞がん ····················· 561
前眼部超音波生体顕微鏡 ··············· 395	線溶抑制型 ······················ 176
前眼部光干渉断層計 ················· 395	線溶療法 ························ 177
仙骨神経節 ······················ 423	前立腺 ························· 255
穿刺吸引細胞診 ···················· 469	前立腺液 ························ 255
線条体 ························· 301	前立腺炎 ························ 404
全身化学療法 ················· 482,509	前立腺がん ·············· 158,257,547
全身ステロイド投与 ················· 362	前立腺生検 ······················ 548
全身性エリテマトーデス ············ 173,236	前立腺全摘術 ····················· 549
全身性炎症反応症候群 ················ 598	前立腺特異抗原 ··············· 547,603
全身性血管炎 ····················· 250	前立腺肥大症 ·············· 160,255,547
全身麻酔療法 ····················· 294	戦略的部位の単一病変による血管性認知症 ······· 319
全身薬物療法 ····················· 563	**そ**
全身療法 ························ 469	躁うつ病 ··················· 334,339
全生存期間 ······················ 497	造影 CT ························ 494
全大腸炎型 ······················ 90	早期胃がん ······················ 480
選択的 α_1 遮断薬 ················· 399	早期抗原 ························ 425
選択的 α_2 刺激薬 ················· 399	早期後脱分極 ····················· 18
選択的 CysLT$_1$ 受容体拮抗薬 ··········· 58	早期刺激 ························ 20
選択的エストロゲン受容体ダウンレギュレーター	臓器障害型 DIC ··················· 176
·························· 477	双極性障害 ·················· 334,337
選択的エストロゲン受容体モジュレーター	造血幹細胞移植 ···················· 535
·························· 227,230,477	奏効率 ························· 457
選択的セロトニン再取り込み阻害薬	総コレステロール ··················· 595
····················· 181,284,322,336,339	蔟出 ·························· 497
選択的トロンビン阻害薬 ············· 180,282	相対的副腎不全 ···················· 193
選択的なロイコトリエン受容体拮抗薬 ········· 58	相対用量強度 ····················· 536
選択的ホスホジエステラーゼ 3 阻害薬 ········· 9	総胆管結石 ······················ 114
善玉コレステロール ·············· 206,595	総鉄結合能 ·················· 163,589
先端肥大症 ······················ 591	掻爬試験 ························ 600
センチネルリンパ節 ················· 471	早発性下痢 ······················ 500
仙腸関節炎 ······················ 380	躁病 ······················ 334,337
前庭 ························· 343	総ビリルビン ····················· 578
前庭神経切断術 ···················· 354	相貌失認 ························ 313
先天性 CMV 感染症 ················· 425	即時型喘息反応 ···················· 53
先天性 QT 延長症候群 ··············· 22	即時記憶 ························ 313
先天性巨細胞封入体症 ················ 425	即時相反応 ······················ 356
先天性甲状腺機能低下症 ··············· 186	促進性 GTP 調節タンパク質 ············· 59
先天性心疾患 ····················· 8	塞栓 ·························· 172
先天性胆道拡張症 ··················· 506	側頭葉前部切除術 ··················· 297
先天緑内障 ······················ 398	側頭葉てんかん ···················· 290
前頭側頭型認知症 ··················· 310	続発性 ITP ······················ 173
前頭葉 ························· 324	続発性アルドステロン症 ··············· 593
前頭葉てんかん ···················· 290	続発性ネフローゼ症候群 ··············· 146

続発緑内障 …………………… 396
側方リンパ節 ………………… 495
組織学的慢性胃炎 …………… 75,77
組織型プラスミノーゲンアクチベーター…177
組織型プラスミノーゲン活性化因子 …… 283
組織診 ………………………… 469
組織生検 ……………………… 604
ソタロール ……………………… 25
速効型インスリン製剤 ……… 203
速効型インスリン分泌促進薬 … 200,201
ゾニサミド …………… 291,295,298,307
ソフトミストインヘラー ……… 56
ソホスブビル ………………… 103,108
ソマトスタチン ……………… 594
ソマトスタチンアナログ …… 523
ソラフェニブ ………… 505,509,510
ソリフェナシン ……………… 159
ゾレドロン酸 ………………… 550

た

ダーモスコピー検査 ………… 389
第4相脱分極 …………………… 20
大うつ病 ……………………… 334
体温 …………………………… 610
体外衝撃波膵石破砕療法 …… 121
大球性貧血 …………………… 162
大細胞がん …………………… 454
第三級アミン …………………… 67
第三世代セファロスポリン系薬 …… 406
第三世代セフェム系薬 …… 417,419,422
胎児性ヒダントイン症候群 … 297
代謝拮抗薬併用線維柱帯切除術 …… 394,396,398
代謝性アシドーシス ………… 131
代謝性代償 …………………… 607
耐術性 ………………………… 575
代償行動法 ……………………… 65
代償性肝硬変 ………………… 103,105
帯状疱疹 ……………………… 424
苔癬化 ………………………… 369
大腿骨近位部骨折 …………… 224
大腿骨頸部骨折 ……………… 224,227
大腸型 ………………………… 416
大腸型下痢 …………………… 419
大腸がん ……………………… 492
大腸菌 ………………………… 404,417
大腸内視鏡検査 ……………… 90,494
大腸ポリープ ………………… 492
多遺伝子発現解析 …………… 470
大動脈瘤 ……………………… 176
ダイナクチン ………………… 311
耐熱性エンテロトキシン …… 417
大脳基底核 …………………… 301
大脳皮質 ……………………… 302
大脳皮質基底核変性症 ……… 304,310

体表面積比 …………………… 381
第四級アミン …………………… 67
大量投与法 …………………… 217
タウ …………………………… 311,312
タウタンパク ………………… 310
タウのオリゴマー化 ………… 312
ダウノルビシン ……………… 533,543
タウリン ………………………… 15,107
ダウン症候群 ………………… 311
多価不飽和脂肪酸 …………… 210,213
タカルシトール ……………… 384
ダカルバジン ………………… 536
タキサン ……………………… 473
タキサン系薬剤 ……………… 482
ダグラス窩硬結 ……………… 265
ダクラタスビル ……………… 103,108
タクロリムス …… 92,152,240,242,251
タクロリムス外用剤 ………… 371,375
多形滲出性紅斑 ……………… 403
多系統萎縮症 ………………… 304
多結節周囲増殖型 …………… 504
多元受容体標的化抗精神病薬 …… 330
多剤併用療法 ………………… 434,535
ダサチニブ …………… 534,541,544
タゾバクタム・ピペラシリン … 457
タダラフィル ………………… 258
脱力・無動発作 ……………… 295
ダナゾール …………………… 267
ダナパロイド ………………… 177
多発アフタ ……………………… 93
多発性結節 …………………… 190
ダビガトラン ………… 180,181,284
ダプトマイシン ……………… 410
タフルプロスト ……………… 398
タミバロテン ………………… 541,545
タムスロシン ………………… 160
タモキシフェン …… 471,472,477,556
タラポルフィンナトリウム … 522,524,528
タリペキソール ……………… 306,308
樽状胸郭 ………………………… 63
ダルベポエチンアルファ …… 134,169
単一光子放射コンピューター断層撮影 …… 290
胆管がん ……………………… 506
胆管結石 ……………………… 112
胆管細胞がん ………………… 505
胆管浸潤型 …………………… 505
胆管ステント ………………… 120
胆管ドレナージ ……………… 115,120
胆管内発育型 ………………… 505
単球 …………………………… 589
単極性うつ病 ………………… 334
炭酸 Ca ……………………… 132
炭酸水素ナトリウム …… 127,347,349,353,354

炭酸脱水酵素	400
炭酸脱水酵素阻害薬	296, 394, 400
炭酸ランタン	136
炭酸リチウム	337, 339
短時間作用性β_2刺激薬	55, 58, 66
短時間作用性気管支拡張薬	66
短時間作用性抗コリン薬	66
胆汁	70
胆汁酸	207
胆汁酸吸着薬	210
胆汁酸ミセル	112
胆汁酸利胆薬	116
胆汁成分分泌促進薬	116
胆汁排泄	411
単純型異型増殖症	555
単純型増殖症	555
単純結節型	504
単純結節周囲増殖型	504
単純子宮全摘術	557, 562
単純性尿路感染症	404
単純部分発作	290
単純ヘルペスウイルス	423, 426
単純ヘルペスウイルス感染細胞	429
単純疱疹	423
男性ホルモン	593
胆石	112
胆石高エコー	112
胆石症	112
胆石膵炎	119
胆石発作	112
胆石溶解薬	116
胆石溶解療法	113, 115
淡蒼球内接	301
断層心エコー法	586
断続性ラ音	403
胆道がん	506
胆道感染症	113, 115
胆道系酵素	580, 582
胆道痛	112
胆道ドレナージ	506
胆嚢がん	506
胆嚢結石	112, 506
胆嚢腺腫	506
胆嚢摘出術	115
胆嚢ドレナージ法	114
胆嚢ポリープ	506
タンパク質代謝	596
タンパク尿	129, 131, 140, 155, 238
タンパク分解酵素	122
タンパク分解酵素阻害薬	120, 121, 122
タンパク分画	580
断眠療法	342

ち

チアジド系利尿薬	14, 40, 133
チアジド系類似利尿薬	14, 40
チアゾリジン	200
チアゾリジン薬	201
チアプリド	284, 322
チアマゾール	189, 190
チェーン-ストークス呼吸	609
遅延後脱分極	18
遅延再生検査	313
遅延整流 K 電流	21
チオトロピウム	56, 67
チオペンタール	294
蓄尿症状	255, 260
蓄尿法	127
チクロピジン	180, 282, 283, 285
チゲサイクリン	411
致死性不整脈	18
窒素含有 BP	230
チトクローム P450 1B1	393
チトクローム P450 酵素群	449
遅発型喘息反応	53
遅発性下痢	500
遅発性ジスキネジア	331
遅発性脳血管攣縮	284
遅発相反応	357
チピラシル塩酸塩	503
チミジル酸	500
チミジル酸合成酵素	500
チミジンホスホリラーゼ	503
チモール混濁試験	580
チモロール	400
チャイルド-ピュー分類	504
着衣失行	313
チャネル異常	289
中核症状	312
中間型インスリン製剤	203
中間比重リポタンパク質	206
中心静脈圧	6
中心・側頭部に棘波を持つ良性小児てんかん	289
中枢	343
中枢神経	198
中枢神経原発悪性リンパ腫	522
中枢性交感神経遮断薬	40
中枢性交感神経抑制薬	42
注腸 X 線造影検査	494
注腸検査	91, 93
中等熱	610
中毒性巨大結腸症	90, 421
中毒性甲状腺結節	190
中毒性表皮壊死融解症	511
チューブシャント手術	394, 396
中和試験	599

683

治癒切除	482
チュブリン	463, 475, 476, 488, 553
腸炎ビブリオ	418
超音波内視鏡	483
腸管環周率	492
腸管出血性大腸菌	418
腸管穿孔	421
腸管毒素原性大腸菌	417
腸管病原性大腸菌	417
腸管ベーチェット病	95
長期酸素療法	66
長時間型バルビツール酸系薬	294

長時間作用型遺伝子組換えヒトエリスロポエチン
製剤 …… 169

長時間作用性β_2刺激薬	55, 58, 66
長時間作用性気管支拡張薬	66
長時間作用性抗コリン薬	56, 66
聴診法	36
超速効型インスリン製剤	202
超低位前方切除術	496
超低比重リポタンパク質	206, 595
超低用量 LEP	271
直接 Coombs 試験	237
直接型抗ウイルス薬	107
直接浸潤	506
直接的レニン阻害薬	43
直接ビリルビン	578, 581
直接法	36
直接路	301
直腸炎型	90
直腸温	611
直腸がん	496
直腸診	547
チョコレート嚢胞	263, 265
貯留機能障害	82
治療効果予測因子	470
治療抵抗性統合失調症	327
治療薬物血中濃度モニタリング	297
治療薬物モニタリング	10
血露現象	380
チロシンキナーゼ	464, 465, 476, 510
チロシンキナーゼ阻害薬	534, 541, 543
チロシンリン酸化酵素	250
鎮咳薬	51
鎮痙薬	117, 123
鎮痛薬	122, 123

つ

椎体骨折	224, 227
通常疥癬	387
通年性アレルギー	359
痛風	216, 450, 597
痛風関節炎	217, 219
痛風結節	216

痛風腎	216, 219
痛風発作	216
爪疥癬	390
爪白癬	447
ツロブテロール	58, 67

て

手足皮膚反応	511
低 K^+ 血症	10, 15, 41
低 Mg^{2+} 血症	41
低 T_3 症候群	188
低アルブミン血症	146
低位前方切除術	496
低活動膀胱	160
低カリウム血症	451
低吸収領域	64
定型抗精神病薬	327, 329
定型手術	481
定型的乳房切除術	471
低血糖症	197, 198
低骨代謝回転型	223
低酸素血症	5, 63
低酸素性肺血管収縮	63
低侵襲手術	575
低心拍出性心不全	3
ディスコイド疹	236
低ナトリウム血症	454
低拍出	4
低比重リポタンパク質	206, 595
低補体血症	141, 237, 238
低用量エストロゲン・プロゲスチン製剤	271
低用量経口避妊薬	271
低用量ピル	267
定量的超音波法	224
デ・エスカレーション	407
デオキシウリジン一リン酸	500
デオキシチミジン一リン酸	500
テオフィリン徐放製剤	56, 67
テオフィリン製剤	56, 58, 65
テガフール	509, 512
テガフール・ウラシル配合錠	455, 459

テガフール・ギメラシル・オテラシルカリウム
配合剤 …… 457, 487, 512

デガレリクス	550, 551

デキサメタゾン
……56, 175, 241, 353, 364, 406, 457, 521, 551, 553

滴状乾癬	379, 381
デキストラン硫酸 LDL 吸着法	210
デキストラン硫酸エステル	213
テストステロン	258, 477
テストステロンデポー	523
デスラノシド	10
鉄過剰症	164
鉄欠乏性貧血	162, 163, 167

鉄剤	164, 167
テトラサイクリン系薬	49, 407, 410, 420, 421
テネリグリプチン	202
デノスマブ	227, 231, 550
デノパミン	10
テノホビル	101, 103
テノホビルアラフェナミド	103
デヒドロコール酸	116
テプレノン	86
デポ剤	327
デポステロイド筋注	362
テモゾロミド	521, 523, 526
デュークス分類	493
デュタステリド	258
デュロキセチン	159
テラプレビル	104, 108
テリパラチド	227, 232
テルグリド	523
テルビナフィン	447
デルマトーム	424
電位依存性 Na^+ チャネル	296
転移性肝がん	504
転移性脳腫瘍	518, 523
電解質	607
電解質異常	127, 583
てんかん	288
てんかん原性	289
てんかん重積状態	293
てんかん発作	288
転帰	575
電気痙攣療法	333, 342
電気水圧砕石法	113
転写促進作用	241
転写抑制作用	242
点状出血	173
伝染性単核球症	424
点頭てんかん	296
伝導ブロック	18

と

頭位眼振検査	345
頭位変換眼振検査	345
頭蓋内圧亢進症状	278, 519
糖化タンパク質	594
洞機能不全症候群	18
洞結節自動能回復時間	20
凍結標本	604
凍結療法	471
統合失調症	324
糖鎖抗原 19-9	603
糖鎖抗原 125	603
同時化学放射線療法	563
糖質コルチコイド	189, 196, 241, 593
糖質コルチコイド受容体	241

同種移植	535
同種造血幹細胞移植	534
透析療法	129
糖代謝	594
頭頂葉てんかん	290
疼痛	264
動的視野測定	394
動的肺過膨張	63
糖尿病	132, 196, 223
糖尿病域	198
糖尿病型	198
糖尿病ケトアシドーシス	197
糖尿病昏睡	202
糖尿病性神経障害	198
糖尿病性腎症	198
糖尿病性網膜症	198
頭部 CT	281, 406
頭部 CTA	281
頭部 MRI	278
頭部外傷	291
洞不全症候群	7, 22
洞房ブロック	18
動脈血 pH	606
動脈血ガス	54
動脈血ガス分析	606
動脈血酸素分圧	585, 606
動脈血栓	178
動脈血中 CO_2 分圧	585
動脈血二酸化炭素分圧	606
動脈血ヘモグロビン酸素飽和度	585
動脈硬化	27, 35, 207
動揺病	348
ドーパ誘発性ジスキネジア	307
ドカルパミン	10
ドキサプラム	117
トキシン A	421
トキシン B	421
ドキソルビシン	475, 513, 532, 534, 536, 543, 560
特異抗体	599
特異的 IgE 抗体	54, 600
特異的 IgE 抗体価	370
特異的免疫療法	362
特異な発作誘発様態を持つてんかん	290
特殊光観察内視鏡	484
特発性	288
特発性血小板減少性紫斑病	165, 173
特発性全般てんかん	290
特発性半月体形成性腎炎	144
特発性レストレスレッグス症候群	307
ドコサヘキサエン酸エチル	213
トシリズマブ	250, 252
ドセタキセル	457, 460, 461, 463, 473, 475, 486, 488, 550, 551, 553

685

ドセタキセル＋ラムシルマブ療法………………461
突進現象……………………………………303
突発性発疹…………………………………426
ドネペジル………………………315, 316, 317
ドパミン…………10, 127, 301, 306, 321, 329
ドパミン D_1 受容体………………………301
ドパミン D_2 受容体………87, 284, 301, 329, 347
ドパミン D_2 受容体拮抗薬………………87, 99
ドパミン D_2 受容体刺激薬………………306
ドパミン D_2 受容体遮断薬………………349
ドパミン D_3 受容体………………………331
ドパミンアゴニスト………………………304
ドパミンシステムスタビライザー………331
ドパミン受容体……………………………306
ドパミン受容体刺激薬……………………308
ドパミン前駆体……………………………306
ドパミン部分作動薬………………………330
トピラマート…………………………295, 298
トピロキソスタット…………………135, 221
トファシチニブ………………………250, 253
トフィソパム………………………………348
トポイソメラーゼ…………………………560
トポイソメラーゼ II ………………………475
塗沫検査……………………………………599
ドライシロップ……………………………364
ドライバー遺伝子変異……………………453
トラスツズマブ………473, 475, 476, 482, 486, 490
トラスツズマブエムタンシン………473, 475, 477
トラゾドン…………………………………321
トラニラスト……………………………58, 376
トラネキサム酸……………………177, 283, 284
トラピジル……………………………………33
トラボプロスト……………………………398
トランスフェリン…………………………588
トリアムシノロン…………………………241
トリアムテレン…………………………14, 41
鳥インフルエンザ………………………48, 50
トリグリセリド………206, 207, 211, 595
トリクロルメチアジド………………40, 133
トリコスポロン症…………………………448
取り繕い反応………………………………313
トリパミド……………………………………40
トリプシン……………………………119, 122
トリプタン製剤……………………………348
トリフルリジン・チピラシル塩酸塩……503
トリフルリジン・チピラシル塩酸塩単独療法…498
トリヘキシフェニジル……………………306
トリメタジジン………………………………33
トリメトキノール……………………………58
トリメトプリム……………………………410
トリメトプリム・スルファメトキサゾール……445
トリメブチン………………………………88, 99
トリヨードサイロニン……………………592

努力肺活量…………………………………584
トリロスタン………………………………523
トルーソー症候群…………………………282
ドルゾラミド………………………………400
トルテロジン………………………………159
トルバプタン…………………………14, 107
トレチノイン………………533, 541, 544
トレビプトン………………………………116
トローチ………………………………………51
ドロキシドパ………………………306, 308
トロポニン T ……………………………………7
トロンビン……………………………182, 283
トロンビン-アンチトロンビン複合体………177
トロンボキサン………………………………58
トロンボキサン A_2 ………………………179
トロンボキサン A_2 合成酵素阻害薬………283
トロンボキサン A_2 阻害薬…………………58
トロンボポエチン受容体作動薬…………175
トロンボモジュリン群……………………177
ドンペリドン…………………………88, 347, 349

な

内因性プロスタグランジン…………………86
内頚動脈・中大脳動脈閉塞症……………276
内頚部型腺がん……………………………561
内肛門括約筋切除術………………………496
内耳…………………………………………351
内視鏡下砕石法……………………………113
内視鏡検査……………………………………75
内視鏡治療…………………………………481
内視鏡的逆行性膵胆管造影………………120
内視鏡的逆行性胆管造影…………………113
内視鏡的静脈瘤結紮術……………………107
内視鏡的静脈瘤硬化療法…………………107
内視鏡的切除………………………………484
内視鏡的胆管ドレナージ…………………115
内視鏡的乳頭切開術………………………113
内視鏡的乳頭バルーン拡張術……………113
内視鏡的粘膜下層剥離術……………482, 497
内視鏡的粘膜切除術…………………482, 496
内視鏡的バルーン拡張術……………………94
内耳神経……………………………………343
内耳性めまい………………………………351
内臓知覚過敏…………………………………82
内側側頭葉てんかん………………………292
内分泌治療…………………………………472
内分泌ホルモン検査………………………520
内分泌療法……………………………549, 559
内分泌療法薬………………………………551
内リンパ……………………………………351
内リンパ水腫………………………………351
内リンパ水腫推定検査……………………352
内リンパ嚢開放術…………………………353
内瘻法………………………………………115

ナトリウム塩	295
ナファモスタット	122
ナフトピジル	160
ナプロキセン	220, 267
ナローバンド UVB 療法	382, 384
軟骨破壊	246
難治性てんかん	292

に

ニカルジピン	284
肉芽腫性胃炎	77
ニコチン酸	210, 212
ニコチン酸誘導体	209, 212
ニコチン性アセチルコリン	65
ニコチン置換（代替）療法	65, 67
ニコランジル	33
ニザチジン	73
二次止血	180
二次性高血圧	36
二次性高尿酸血症	218
二次性再生不良性貧血	166
二次性貧血	163, 166
二次性副甲状腺機能亢進症	132
ニセルゴリン	283, 284, 285, 321, 322
二相性真菌	442
日没症候群	313
ニトラゼパム	295, 298
ニトロ基	13
ニトログリセリン	13, 28, 31
ニトロ血管拡張薬	13, 31
ニトロソ尿素誘導体	529
ニフェカラント	25
ニフェジピン	33, 44
ニプラジロール	399
二分脊椎	297
ニボルマブ	460, 461, 466
ニムスチン	522, 525
ニムスチン塩酸塩	529
乳がん	467
ニューキノロン系薬	115, 117, 407
乳酸	595
乳酸脱水素酵素	579
乳酸デヒドロゲナーゼ	579
乳児良性ミオクロニーてんかん	290
乳腺	467
乳頭部がん	507
乳房温存療法	471
乳房再建法	471
乳房超音波検査	468
ニューモシスチス肺炎	444
乳幼児痙縮発作	295
尿 pH	218, 582
尿アルカリ化薬	218, 220, 221
尿意切迫感	157, 255

尿ウロビリノゲン	581
尿細管間質性障害	125
尿酸	215, 597
尿酸 1 ナトリウム塩	216
尿酸塩	216
尿酸オキシダーゼ	215, 221
尿酸結石	216
尿酸降下薬	218
尿酸産生過剰型	215, 218, 219
尿酸生成抑制薬	218, 220
尿酸トランスポーター 1	220
尿酸排泄促進薬	218, 220
尿酸排泄低下型	215, 218, 219
尿酸分解酵素薬	221
尿浸透圧	582
尿勢	256
尿潜血	582
尿素呼気試験	77
尿タンパク	143, 147, 582
尿中 17-ケトステロイド	593
尿中 17-ヒドロキシコルチコイド	593
尿中クレアチニン濃度	604
尿中抗原検査	404
尿中ステロイド	593
尿中ビリルビン	101
尿沈渣	140, 604
尿糖	594
尿毒症	130
尿比重	582
尿ビリルビン	581
尿閉	255
尿崩症	592
尿路感染症	404
尿路結石	216, 219
ニロチニブ	534, 541, 544
妊娠高血圧症候群	42
妊娠糖尿病	202
認知行動療法	332, 341
認知障害	325
認知症の行動・心理症状	312
認知療法	341

ぬ

ヌクレオシド系逆転写酵素阻害薬	436
ヌクレオチド	436

ね

ネガティブフィードバック機構	186
ネクロゼクトミー	120
熱ショックタンパク質	241
熱性痙攣	291
ネフローゼ症候群	139
ネフロン	129
粘液	87
粘液水腫	193, 592

粘液水腫クリーゼ	193
粘液水腫性昏睡	190
粘膜下層剥離術	484
粘膜関連リンパ組織リンパ腫	531
粘膜出血	173
粘膜切除術	484
粘膜防御因子増強薬	86

の

ノイラミニダーゼ	48
ノイラミニダーゼ阻害薬	50, 51
脳CT	290
脳MRI	290
膿海	381
脳幹出血	277
濃グリセリン	284, 285
脳血管撮影	281
脳血管性パーキンソニズム	304
脳血管造影検査	520
脳血管攣縮	279
脳血流シンチグラフィー	320
脳血流予備能	276
脳梗塞	178, 274, 279
脳室腹腔内シャント術	282
脳出血	274, 280, 282
脳腫瘍	518
脳循環改善薬	283, 322
脳循環代謝改善薬	347, 349, 353
囊状脳動脈瘤	278
脳性ナトリウム利尿ペプチド	7, 588
脳性ナトリウム利尿ペプチド前駆体N端 フラグメント	588
脳脊髄液	314
脳卒中	40
脳卒中後うつ病	181
脳代謝改善薬	283, 322
脳動脈瘤	280
脳動脈瘤コイル塞栓術	279
脳浮腫	182, 277, 521
脳ヘルニア	520
膿疱	369
膿疱性乾癬	379, 381
脳保護薬	284
脳保護療法	179, 276
脳由来神経栄養因子	339
ノギテカン	462
乗り物酔い	348
ノルアドレナリン	41, 116, 127, 338
ノルアドレナリン作動性・特異的セロトニン 作動性抗うつ薬	336
ノルアドレナリン前駆体	306
ノルエチステロン	272
ノロウイルス	420

は

バーキットリンパ腫	538
パーキンソニズム	304
パーキンソン症候群	307
パーキンソン病	301
肺炎	403, 407
肺炎球菌	403, 405
肺炎球菌ワクチン	67, 407
肺炎クラミドフィラ	48
肺炎マイコプラズマ	48
バイオシミラー	252
バイオプシー	604
肺活量	583
肺がん	453
肺気腫	62
肺クリプトコッカス症	448
敗血症	176, 177
敗血症性DIC	176
肺血栓塞栓症	172, 182
肺高血圧症	63
配合点眼薬	400
胚細胞腫	520, 522
排出機能障害	82
排出障害	160
肺静脈圧	3
バイタルサイン	607
排胆薬	116
肺動脈楔入圧	587
梅毒トレポネーマ蛍光抗体吸収テスト	599
排尿症状	255
バイパス手術	496
バイパス術	485
培養検査	599
排卵障害・多囊胞性卵巣症候群	556
白衣高血圧	36
白質アライオーシス	314
白癬菌属	446
白癬症	446
白苔	442
白内障手術	395
パクリタキセル	457, 460, 463, 473, 474, 475, 476
	486, 488, 489, 513, 557, 564
破骨細胞	223, 230
橋本病	186, 592
播種性	480
播種性血管内凝固	114
播種性血管内凝固症候群	175, 534
播種性転移能	508
バスケット鉗子	113
バセドウ病	186, 187, 188, 192, 592
バセドウ病眼症	187, 189
バゼドキシフェン	230
バソプレシン	127, 592

バソプレシン V_2 受容体	14
バソプレシン V_2 受容体遮断薬	14
ばち指	63
麦角アルカロイド	283
発汗過多	303
白金製剤	522
白血球	29, 114, 589
白血球円柱	140
白血球除去療法	92
白血球数	589
白血球増多症	589, 598
白血病	532
白血病細胞	532
発達緑内障	393
ハッチンスキー（Hachinski）の虚血スコア	320
発熱	610
発熱性好中球減少症	457
鼻アレルギー	356, 358
鼻汁好酸球検査	358
鼻副鼻腔内視鏡検査	358
鼻噴霧用ステロイド薬	362, 364
花筵状線維化	122
パニツムマブ	498, 501
バニプレビル	104, 108
バニリルマンデル酸	593
パフォーマンスステータス	456
ハプトグロビン	163
ハム（Ham）試験	589
パラインフルエンザウイルス	48
バラシクロビル	424, 427
パラソルモン	593
バリアー機能障害	367
パリタプレビル	104, 108
バルーン内視鏡	93
バルーン閉塞下逆行性経静脈的塞栓術	107
バルガンシクロビル	426, 429
ハルトマン手術	496
バルプロ酸	291, 296, 321, 337
バルプロ酸ナトリウム	295, 298, 339
バレニクリン	65
半側空間無視	313
半規管	343
パンクレアチン	123
パンクレリパーゼ	123
半月体形成性壊死性糸球体腎炎	141
バンコマイシン	406, 421
反射性頻脈	44
反跳痛	114
反復性血尿	140
汎網膜光凝固術	396

ひ	
非 Ca 含有リン吸着薬	132
非アルコール性脂肪性肝炎	101

非アルコール性慢性膵炎	120
ヒアルロニダーゼ阻害	283
ピークフロー	54
非運動症状	302
鼻炎	356
ピオグリタゾン	201
被害妄想	325
被殻	301
非核酸系	433
被殻出血	277
皮下出血	173
ビガバトリン	296
ビカルタミド	550, 552
非乾酪性類上皮細胞肉芽腫	93
ビキサロマー	136
鼻鏡検査	358
ビグアナイド系薬	200, 201
ピクノレプシー	290
非痙攣性てんかん重積状態	294
非結合型甲状腺ホルモン値	188
鼻口腔内噴霧製剤	51
皮質下出血	277
皮質形成異常	290
非手術的治療法	471
尾状核	301
微小管	311, 312
非小細胞肺がん	453, 455, 459
微小転移	482
微小変化型ネフローゼ症候群	146, 150
非神経因性過活動膀胱	158
非心原性脳梗塞	182, 282
非侵襲的陽圧換気療法	66
非浸潤がん	467
非浸潤性小様がん	467
非浸潤性乳管がん	467
ヒス束	19
ヒスタミン	53, 356, 375
ヒスタミン H_1 受容体	375
ヒスタミン H_1 受容体拮抗薬	58, 359
ヒスタミン H_2 拮抗薬	80
ヒスタミン H_2 受容体	71, 72
ヒスタミン H_2 受容体拮抗薬	72, 86, 123
非ステロイド性抗炎症薬 79, 84, 86, 113, 123, 217, 239, 249, 253, 267	
ビスホスホネート系薬	226, 230
非接触型眼圧計	394
非穿孔線維柱帯切除術	394
ヒゼンダニ	387
ビソプロロール	14
非代償性肝硬変	105
ピタバスタチン	211
ビタミン	597
ビタミン B_{12}	163, 165, 169

ビタミン B₁₂ 欠乏性巨赤芽球性貧血 …………… 169
ビタミン B₁₂ 製剤 …………………………… 169
ビタミン D₃ 誘導体 ………………………… 384
ビタミン K ……………………………… 181
ビタミン K₂ 製剤 ……………………… 227,233
ビタミン K 依存性血液凝固 ……………… 181
ビダラビン ……………………………… 427,429
非窒素含有 BP ……………………………… 230
鼻中隔湾曲 ……………………………… 363
非定型抗精神病薬 ………… 315,327,330,337
非定型肺炎 ………………………………… 407
脾摘 ……………………………………… 175
ヒト化 IgG1 モノクローナル抗体 …… 464,501,525
ヒト型 TNF-α ………………………… 252
ヒト化モノクローナル抗体 ………… 477,490
非特異的 IgE ……………………………… 358
ヒト絨毛性ゴナドトロピン …………… 604
ヒト上皮増殖因子受容体 2 型 ……… 469,490
ヒト心房性ナトリウム利尿ペプチド …… 127
ヒト白血球抗原 ………………………… 197,535
ヒトパピローマウイルス ……………… 561
ヒトヘルペスウイルス 6 型 …………… 426
ヒトヘルペスウイルス 8 型 …………… 426
ヒト免疫不全ウイルス感染症 ………… 430
ヒト免疫不全ウイルス感染症治療薬 …… 434
ヒドロキシクロロキン ………………… 240
ヒドロキシメチルグルタリル CoA …… 211
ヒドロキシラジカル …………………… 284
ヒドロキソコバラミン ………………… 169
ヒドロクロロチアジド …………………… 40,133
ヒドロコルチゾン …………………… 56,200,523
ヒドロテストステロン ………………… 552
皮内テスト ………………………………… 54
皮内反応 ………………………………… 600
非ヌクレオシド系逆転写酵素阻害薬 …… 436
微熱 ……………………………………… 610
ビノレルビン ……………… 457,459,463,475,476
非病原性大腸菌 ………………………… 418
非びらん性胃食道逆流症 ………………… 70,72
鼻副鼻腔炎 ……………………………… 356
皮膚血管炎 ……………………………… 250
皮膚糸状菌症 …………………………… 446
ヒプスアリスミア ……………………… 296
皮膚テスト ……………………………… 358
皮膚粘膜眼症候群 ……………………… 511
皮膚粘膜症状 …………………………… 236
ピペラシリン・タゾバクタム …………… 405
ビペリデン ……………………………… 306
ピペリドレート ………………………… 117
非扁平上皮がん ………………………… 457
非抱合型ビリルビン …………………… 578
ヒポキサンチン ………………………… 215,220
非ホジキンリンパ腫 …………………… 531

ビマトプロスト ………………………… 398
肥満細胞 ………………………………… 356
びまん浸潤型 …………………………… 480
びまん性星細胞腫 ……………………… 522
びまん性大細胞型 B 細胞リンパ腫 …… 531
びまん性大細胞型 V 細胞リンパ腫 …… 531
びまん性老人斑 ………………………… 311
非ムチン糖タンパク …………………… 112
ピモベンダン ……………………………… 11
百日咳菌 …………………………………… 48
病原性大腸菌 …………………………… 418
病原体の迅速診断 ……………………… 600
病原微生物 ……………………………… 575
表在型 …………………………………… 480,483
表在性カンジダ症 ……………………… 442
表層進展 ………………………………… 506
病態 ……………………………………… 574
病理組織学的検査 ……………………… 93,604
鼻翼呼吸 ………………………………… 609
ピラミッド計画 ………………………… 382,385
ピリミジン ……………………………… 251
ビリルビン ……………………… 112,163,578
ビリルビンカルシウム石 ……………… 112
非類内膜腺がん ………………………… 555
ピルシカイニド …………………………… 24
ピロカルピン …………………………… 396,399
ピロヘプチン …………………………… 306
ピロリ菌 ………………………………… 531
頻回再発型ネフローゼ症候群 ………… 153
ビンクリスチン ……… 522,524,532,534,536,543
ビンクリスチン硫酸塩 ………………… 529
貧血 ……………………………………… 162
頻呼吸 …………………………………… 608
ビンデジン ……………………………… 460
頻尿 ……………………………………… 255
ビンブラスチン ………………………… 536
頻脈 ……………………………………… 608
頻脈性心房細動 …………………………… 18
頻脈性不整脈 ……………………………… 18,24

ふ

ファスジル ……………………………… 283,284
ファビピラビル …………………………… 50,52
ファムシクロビル ……………………… 427
ファモチジン ……………………………… 73,123
ファルネソイド X 受容体 ……………… 116
不安定狭心症 ……………………………… 27
フィシュバーグ濃縮試験 ……………… 583
フィッシャー液 ………………………… 107
フィブラート系薬 ……………………… 210,212
フィブリノーゲン ……………………… 180
フィブリン ……………………………… 180,206
フィブリン血栓 ………………………… 180
フィブリン/フィブリノーゲン分解産物 …… 177

690

フィラグリン	367	腹膜刺激徴候	114
フィラデルフィア染色体	534,544,589	腹膜転移	482
フィラデルフィア染色体陽性 ALL	533	腹膜播種	480,507
フェキソフェナジン	364	服薬アドヒアランス	435
フェニトイン	291,294,297,521,529	服薬継続	293
フェノールスルフォフタレイン試験	583	ブクラデシンナトリウム	12
フェノチアジン系薬	304,331	不顕性感染	444
フェノテロール	58	ブコローム	220
フェノトリン	390,391	浮腫	14,147
フェノバルビタール	293,294,297,521	不随意運動	307
フェノフィブラート	209,218	不整形潰瘍	92
フェブキソスタット	135,218,221	不整脈	18,608
フェリチン	589	ブセレリン酢酸塩	267
フェリチン値	597	付着部炎	380
フォレスター分類	587	ブチルスコポラミン	117,123
フォンダパリヌクス	173,182	ブチロフェノン系薬	304,331
負荷心電図検査	586	フッ化ピリミジン	512
不活性化 HA ワクチン	51	ブデソニド	57
腹圧性尿失禁	160	ブドウ糖負荷試験	198
腹会陰式直腸切断術	496	ぶどう膜強膜路	398
腹腔鏡	266	フドステイン	68
腹腔鏡下前立腺全摘術	549	ブトロピウム	117
腹腔鏡下大腸切除術	496	不妊症	264
腹腔鏡下胆嚢摘出術	113	部分てんかん	292
腹腔鏡手術	481	部分発作	288
複合型高脂血症	208	不飽和脂肪酸	209
副交感神経刺激薬	394	不飽和鉄結合能	589,597
副甲状腺機能亢進症	223	フマル酸第一鉄	167
副甲状腺ホルモン	227,232,593	プラーク	27,206
複雑型異型増殖症	555	ブラジキニン	12,43
複雑型増殖症	555	プラチナ併用化学療法	455
複雑性尿路感染症	404	プラトー虹彩	396
複雑性膀胱炎	407	プラトー虹彩緑内障	396
複雑部分発作	290	プラノプロフェン	220
副腎クリーゼ	193	プラバスタチン	211
副腎髄質機能検査	593	プラミペキソール	306
副腎皮質機能検査	593	フラミンガム診断基準	4
副腎皮質刺激ホルモン	591	プランルカスト	58,364
副腎皮質ステロイド		フリーラジカル	284
	97,150,165,168,220,353,551,553	振り返り現象	313
副腎皮質ステロイド薬		プリックテスト	370
	56,68,143,148,152,217,223,241	プリミドン	294,297
副腎皮質ステロイド療法	174	ブリモニジン	395,399
副腎皮質糖質コルチコイド受容体	383	ブリンゾラミド	400
副腎皮質ホルモン	593	プリン体	215
副腎皮質ホルモン産生腫瘍	520	ブルーベリースポット	266
副腎皮質ホルモン薬	107	フルオロウラシル	486,487,497,500,509,514,564
副腎不全	149	フルオロキノロン系薬	421
腹水	264	フルクトサミン	594
腹水大量穿刺	107	フルコナゾール	442,443,444,447
副鼻腔 CT 検査	358	フルシトシン	444,449
副鼻腔レントゲン検査	358	フルタミド	550,552
腹部 MRCP	114	フルダラビン	535

フルチカゾン	364
フルチカゾンプロピオン酸エステル	57
フルバスタチン	211
フルベストラント	472,477
ブレオマイシン	522,536
フレカイニド	24
プレドニゾロン	66,97,109,144,149,150,152,168, 220,239,241,250,253,353,376,532,534,536,543
ブレンツキシマブベドチン	536,539
プロアクティブ療法	376
プロインスリン	199
フローサイトメトリー	536
フローボリューム曲線	54,65,584
プロカインアミド	24
プロカテロール	58,67
プロカルバジン	522,525
プロカルバジン塩酸塩	529
プロキシフィリン	11
プログラム刺激	19
プロゲスチン	271
プロゲステロン	269,555,592
プロゲステロン受容体	469
プロゲストーゲン	523
プロスタグランジン	53,86,97,158,264,398,400
プロスタグランジン D_2・トロンボキサン A_2 受容体拮抗薬	361
プロスタグランジン関連薬	394
プロスタサイクリン	283
プロスタノイド EP 受容体	86
プロスタマイド $F_{2\alpha}$ 誘導体	398
プロスト系	398
プロストン系	398
フロセミド	41,107,127,133,147
ブロダルマブ	383,384
プロチレリン	284
プロテアーゼ	431
プロテアーゼ阻害薬	433,436
プロドラッグ	13,43,399
プロトロンビン活性	101
プロトロンビン時間	177,182,511,578,581,590
プロトン強調画像	290
プロトンポンプ	71
プロトンポンプ阻害薬	71,84,85
プロパフェノン	24
プロピベリン	159
プロピルチオウラシル	189,190
プロフェナミン	306
プロブコール	209,210,213
プロプラノロール	32
フロプロピオン	116,123
プロベネシド	218,220
プロポフォール	294
プロメタジン	346,348

ブロモクリプチン	306,523
プロラクチン	592
プロラクチン産生腫瘍	520,522
分化型	479
分化誘導薬	541,544
分化誘導療法	534
分岐鎖アミノ酸製剤	107
分子標的型 DMARDs	249
分子標的薬	453,457,458,476,497,536
分子標的療法	473
分節性巣状糸球体硬化症	153
噴門側胃切除	481
噴門形成術	71
分類不能型	480

へ

平均血圧	609
平均赤血球容積	162
平衡覚	343,345
平衡斑	344
閉塞隅角	395
閉塞性障害	584
閉塞性静脈炎	122
ベースエクセス	606
ペースメーカー	7,19,21
ベーチェット病	94
壁深達度	483
ヘキソキナーゼ	284
ペグインターフェロン	108
ペグビソマント	523
ベクロメタゾン	364
ベクロメタゾンプロピオン酸エステル	57
ベザフィブラート	209
ベタネコール塩化物	160
ベタヒスチン	347,349
ベタメタゾン	56,97,241
ペナンブラ	274
ペナンブラ領域	179
ベニジピン	133
ペニシリン G	404
ペニシリン系薬	49,85,115,407
ベバシズマブ	457,460,464,498,501,521,523,525
ヘパリン	173,177,182,282,285
ヘパリン起因性血小板減少症	182
ペプシン	78,79
ベプリジル	26
ベポタスチン	364
ヘマトクリット	588
ペミロラストカリウム	58
ヘムアグルチニン	48
ペムブロリズマブ	458
ペメトレキセド	457,460,461,462
ヘモグロビン	588
ヘモグロビン A1c	198,594

ヘモグロビン酸素飽和度	585	抱合型ビリルビン	578
ヘモグロビン濃度	162	芳香族アミノ酸脱炭酸酵素	42
ベラパミル	26,32	膀胱尿路上皮	157
ペラミビル	50,52	放散痛	28
ペランパネル	296	房室回帰性頻拍	18
ヘリコバクター・ピロリ	70,84,479	房室結節回帰性頻拍	18
ヘリコバクター・ピロリ除菌療法	85	房室ブロック	18,22
ベリムマブ	240	放射性テクネチウム酸	188
ペルオキシソーム増殖因子活性化受容体α	212	放射性ヨウ素	188
ペルオキシソーム増殖因子活性化受容体γ	201	放射線・テモゾロミド併用療法	521
ペルオキシダーゼ染色	533	放射線同時併用化学療法	563
ペルオキシダーゼ反応	589	放射線ヨウ素	189
ペルゴリド	306	放射線療法	471,549,558,563
ペルツズマブ	475,476	房水	398
ヘルパー T 細胞	97,371,602	房水流出抵抗	395
ヘルパーリンパ球	599	房水流出路再建術	394,396
ヘルペスウイルス	423	縫線核	302
ヘルペスウイルス感染症	426	乏尿	126
ヘルペス角膜炎	423	泡沫細胞	206
ヘルペス性歯肉口内炎	423	飽和脂肪酸	209
ヘルペス脳炎	423	ホーン・ヤール（Hoehn & Yahr）重症度分類	
ペルメトリン	391		304
ベロ毒素	418	母子感染	423
ベロ毒素産生 O157 大腸菌	421	ホジキンリンパ腫	531,536
ベンザミド系薬	304	保湿剤	371,373
片頭痛性めまい	348	ポジトロン断層撮影	290,495
ベンズブロマロン	218,220	補充現象検査	352
変性	301	補助化学療法	482
便潜血検査	605	補助人工心臓	8
便潜血検査化学法	493	ホスカルネット	426,429
便潜血検査免疫法	493	ホスフェニトイン	293,521
便潜血反応検査	493	ホスフェニトインナトリウム	294
ベンゾジアゼピン系抗不安薬	339	ホスフルコナゾール	447
ベンゾジアゼピン系薬	295,297,347	ホスホジエステラーゼ	349
ベンゾジアゼピン受容体	349	ホスホジエステラーゼ 3 阻害薬	11
ベンゾチアゼピン	44	ホスホジエステラーゼ 5	258
ヘンダーソン-ハッセルバルヒ		ホスホマイシン	405,418
（Henderson-Hasselbalch）式	606	ホスホリパーゼ A_2	114,119,122,241
ペンタゾシン	117,123	補体	583,601
ペンタゾシン系鎮痛薬	113	補体依存細胞傷害反応	538
ペンタミジン	445	補体結合反応	599
ベンダムスチン	538	発作原性変化	289
便中抗原検査	77	発作性上室性頻拍	18
ベンチルヒドロクロロチアジド	40	発作治療薬	58
扁桃体・海馬切除術	297	発作誘発因子	293
便培養検査	91,416	ボノプラザン	71,72,85
便秘型 IBS	98	ポビドンヨード	193
扁平上皮がん	454,457,561	ホモ接合体	210
弁膜症	8	ポリエチレングリコール	253
ヘンレループ上行脚	41	ポリエン系薬	448

ほ	
蜂窩織炎	447
膀胱炎	404

ポリカルボフィル	98
ポリカルボフィルカルシウム	98
ボリコナゾール	446,447

ポリスチレンスルホン酸カルシウム…………135
ポリスチレンスルホン酸ナトリウム…………135
ポリソムノグラフィ…………………………585
ポリフェプロサン 20…………………………521
ポリペクトミー………………………………496
ポリメラーゼ阻害薬……………………………52
ホルター心電図検査…………………………586
ポルフィリン…………………………………597
ホルミウムレーザー前立腺核出術…………259
ホルモテロール…………………………………58
ホルモン受容体陽性乳がん…………………472
ホルモン補充療法…………………………272,522
ホルモン療法……………………………472,558
ホルモン療法薬………………………………477
本態性高血圧症……………………………36,40

ま

マイクロアレイ………………………………469
マイコプラズマ………………………………403
マイトマイシン C……………………………460
マイネルト基底核……………………………302
マイルズ手術…………………………………496
マウス・ヒトキメラ型 TNF-α モノクローナル抗体
…………………………………………………252
マウス・ヒトキメラ型モノクローナル抗体薬……539
マキサカルシトール…………………………384
膜安定化作用……………………………………41
膜結合性グアニル酸シクラーゼ………………14
膜性腎症……………………………146,151,153
膜性増殖性糸球体腎炎………………………151
膜糖タンパク…………………………………173
膜迷路…………………………………………351
マクロファージ………………………………264
マクロファージコロニー刺激因子受容体……516
マクロライド系抗生物質……………………375
マクロライド系薬……49,85,407,410,417,420,421
マザチコール…………………………………306
マスト細胞………………………………………53
末期慢性腎不全………………………………131
末梢カテコール-O-メチルトランスフェラーゼ
　　阻害薬……………………………………306
末梢血幹細胞移植……………………………535
末梢血管抵抗……………………………………35
末梢神経………………………………………198
末梢性 T 細胞リンパ腫………………………531
末梢性交感神経抑制薬…………………………42
末梢性ドパ脱炭酸酵素阻害薬………………306
末梢性めまい……………………………343,346
末梢平衡器官…………………………………343
末梢ホルモン…………………………………522
マトリックスメタロプロテアーゼ…………244
慢性胃炎……………………………………74,75
慢性壊死性肺アスペルギルス症……………446
慢性活動性 EBV 感染症………………………424

慢性活動性 EB 感染症………………………425
慢性合併症……………………………………199
慢性肝炎……………………………………101,504
慢性気管支炎……………………………………62
慢性期抗凝固療法……………………………181
慢性期抗血栓療法……………………………180
慢性空洞性肺アスペルギルス症……………446
慢性甲状腺炎……………………………186,189,592
慢性硬膜下血腫………………………………282
慢性骨髄性白血病………………………532,534
慢性糸球体腎炎………………………………140
慢性腎炎症候群………………………………140
慢性腎臓病………………125,127,166,216,223,575
慢性心不全………………………………………3,8
慢性腎不全……………………………………169
慢性膵炎………………………………………120
慢性線維性肺アスペルギルス症……………446
慢性肺アスペルギルス症……………………446
慢性白血病……………………………………532
慢性閉塞性肺疾患………………………………62
慢性リンパ性白血病……………………532,535
マントル細胞リンパ腫…………………531,538
マンニトール……………………………284,395,521
マンモグラフィ………………………………468
マンロー微小膿瘍……………………………381

み

ミアンセリン…………………………………321
ミオクロニー…………………………………290
ミオクロニー欠神てんかん…………………290
ミオクロニー失立発作てんかん……………290
ミオクロニー発作……………………………295
ミオシリン……………………………………393
ミオシン軽鎖脱リン酸化酵素…………………13
味覚異常…………………………………………43
ミカファンギン………………………………443
ミコナゾール…………………………………447
ミコナゾールゲル……………………………442
ミコフェノール酸モフェチル………144,154,240
ミソプロストール………………………………86
ミゾリビン…………………………………144,149,154
ミダゾラム………………………………294,295,298
ミトコンドリア………………………………436
ミトコンドリア遺伝子異常…………………196
ミトタン………………………………………523
ミニメンタルステートイグザミネーション……320
未分化型………………………………………479
未分化大細胞リンパ腫…………………531,536
脈圧………………………………………608,609
脈の大きさ……………………………………608
脈の緊張………………………………………608
脈拍欠損………………………………………608
脈拍数…………………………………………607
ミラノ基準……………………………………505

ミラベグロン……………………………159	メトロニダゾール……………78,85,93,410,421
ミルリノン…………………………………11	メニエール病………………………347,351

む

無顆粒球……………………………………589	メフェナム酸…………………………267
無機ヨード剤………………………………189	メフルシド…………………………………40
ムコール症…………………………………448	メペンゾラート……………………………99
無自覚低血糖………………………………198	メポリズマブ………………………………56
無症候性高尿酸血症………………………215	めまい………………………………………343
無症候性細菌尿……………………………405	メマンチン…………………315,316,317
無症候性タンパク尿………………………151	メルカプトプリン……………………98,543
無症候性の検尿異常………………………140	メルゼブルグ三徴…………………………187
無症状胆石…………………………………112	メロペネム…………………………………457
ムスカリン M3 受容体………72,99,117,123	免疫学的検査………………………………599
ムスカリン作動薬…………………………160	免疫学的便潜血検査………………………605
ムスカリン受容体…………………………261	免疫グロブリン……………146,252,597,600,601
ムスカリン性アセチルコリン受容体刺激薬……399	免疫グロブリン E…………………………600
ムスカリン性アセチルコリン受容体遮断薬	免疫グロブリン G…………………………246
………………………………306,308	免疫グロブリン検査………………………590
無増悪生存期間………………………457,497	免疫クロマトグラフィ法…………………432
ムチン………………………………………112	免疫染色……………………………………469
無動…………………………………301,303	免疫組織検査………………………………469
無尿…………………………………………126	免疫組織染色………………………………536

め

明細胞腺がん…………………………555,561	免疫チェックポイント阻害薬……453,455,457,458
迷走神経刺激療法…………………………292	免疫複合体…………………………………236
迷走神経背側運動核………………………302	免疫抑制薬……………98,143,149,152,384
メキシレチン………………………………24	免疫抑制療法…………………………101,166

も

メキタジン………………………………58,364	網赤血球………………………………162,589
メクロフェノキサート……………………283	妄想…………………………………………325
メコバラミン………………………………169	網膜神経線維………………………………393
メサラジン…………………………………97	毛様細胞性星細胞腫………………………522
メサンギウム細胞…………………………151	モサプリド………………………………98,99
メシル酸ガベキサート……………………177	モノアミン…………………………………338
メシル酸ナファモスタット………………177	モノアミン酸化酵素…………………11,306
メタボリックシンドローム…………379,556	モノグリセリド……………………………206
メチキセン…………………………………306	モノクローナル抗体…………………473,602
メチクラン…………………………………40	物盗られ妄想………………………………313
メチマゾール………………………………189	モメタゾン…………………………………364
メチラポン…………………………………523	モメタゾンフランカルボン酸エステル…………57
メチルジゴキシン…………………………10	問診…………………………………………574
メチルドパ…………………………………42	モンテルカスト…………………………58,364
メチルプレドニゾロン…………56,149,152,241	門脈-大循環シャント……………………105
メチルメチオニンスルホニウム…………86	門脈圧亢進性胃腸症………………………105
メチル硫酸アメジニウム…………………348	門脈血……………………………………105

や

メディエーター……………………………53	夜間頻尿……………………………………255
メディエーター遊離抑制薬………………58	ヤギ声………………………………………403
メテノロン…………………………………168	薬剤性めまい………………………………347
メトクロプラミド…………88,99,304,347,349	薬剤抵抗性てんかん………………………292
メトトレキサート	薬剤溶出性ステント………………………30
……249,251,383,384,522,524,527,534,538,543	薬物性パーキンソニズム…………………304
メトホルミン………………………………201	薬物動態学的増強因子……………………435
メドロキシプロゲステロン………………478	ヤヌスキナーゼ………………………250,253
メドロキシプロゲステロン酢酸エステル………272	

ゆ

融合阻害薬	433
有効不応期	25
有症状胆石	112
誘発活動	26
誘発テスト	358
幽門保存胃切除	481
遊離ガス	80
遊離脂肪酸	197, 595, 596
輸液・栄養製剤	349
輸出細動脈	133, 143
輸入細動脈	133, 143
ユビデカレノン	15

よ

陽イオン交換樹脂	135
溶血	168
溶血性尿毒症症候群	418
溶血性貧血	163, 165, 168
葉酸	163, 165, 169, 463
葉酸欠乏性巨赤芽球性貧血	169
痒疹結節	369
陽性症状	324, 325
ヨウ素	186
腰椎穿刺	281
溶連菌感染後急性糸球体腎炎	139
溶連菌性咽頭炎	49
ヨード欠乏性甲状腺機能低下症	186
抑うつ	322
抑肝散	317
抑制性刺激	344
抑制性ニューロン	288
予後	575
予後予測因子	469
予防的全脳照射	458, 461
四環系抗うつ薬	339

ら

ライエル症候群	338
ライディッヒ細胞	592
ライノウイルス	48
落屑	369
ラクツロース	107
ラクナ梗塞	179, 275, 279, 284
ラコサミド	296
ラジオ波焼灼療法	505
ラスブリカーゼ	221
ラタノプロスト	398
ラテックス凝集法	599
ラニチジン	73
ラニナミビル	52
ラニナミビルオクタン酸エステル	50, 52
ラニビズマブ	396
ラパチニブ	473, 475, 476
ラピッドサイクラー	337

ラフチジン	73
ラベプラゾール	72, 85
ラマトロバン	364
ラミブジン	108
ラムシルマブ	460, 466, 486, 490, 498, 501
ラモセトロン	98
ラモトリギン	295, 298, 337
ラロキシフェン	230
ランゲルハンス島	196
卵巣がん	265
ランソプラゾール	72, 85
卵胞刺激ホルモン	592
乱流音	609

り

リアクティブ療法	376
リウマトイド因子	246, 602
リエントリー	18, 20, 25
リオチロニン	193
リガンド	383
リシノプリル	12, 43
リステリア	405
リスペリドン	321, 337
リセドロネート	227
リゾレシチン	114, 596
離脱症候群	149
利胆薬	115
リチウム	335, 337
立位	343
リツキシマブ	150, 155, 175, 240, 532, 535, 536, 538
リドカイン	24
リトナビル	104
リナグリプチン	202
利尿薬	7, 9, 40, 107, 133, 147
リネゾリド	410
リパーゼ	582
リバーロキサバン	180, 181, 284
リバウンド	32, 42
リパスジル	400
リバスチグミン	315, 316, 317
リバビリン	103, 108, 109, 193
リポコルチンI	241
リボソーム RNA	500
リポソーム製剤	444
リポタンパク質	206, 595, 596
リポタンパク質リパーゼ欠損症	207
リモデリング	12, 42, 53, 223
硫酸亜鉛混濁試験	580
硫酸ストレプトマイシン	347
硫酸第一鉄	167
硫酸プロタミン	203
リュープロレリン	267, 472, 477, 550, 551
良性家族性新生児痙攣	290
良性新生児痙攣	290

両側精巣摘除術	549
両側付属器摘出術	557
両耳バランス検査	352
緑内障	393
リリーバー	58
リン吸着薬	136
リン酸エステル型製剤	56
リン酸水素カルシウム	226
リン脂質	596
臨床検査医学	576
鱗屑	447
リンパ	344
リンパ芽球リンパ腫	531
リンパ球	589
リンパ球減少	237
リンパ行性転移	506
リンパ性白血病	532
リンパ節	480
リンパ節郭清	495
リンパ節転移	483, 507
リンパ節転移能	508

る

類内膜型腺がん	561
類内膜腺がん	555
類白血病反応	589
ループスアンチコアグラント	238
ループス腎炎	237
ループ利尿薬	7, 14, 41, 133, 147
ルフィナミド	296

れ

レイノルズ	114
レーザー光	528
レーザー光凝固療法	471
レーザー虹彩切開術	395
レーザー虹彩切除術	396
レーザー砕石法	113
レーザー線維柱帯形成術	394, 396, 398
レーザー毛様体凝固術	396
レギュラーインスリン	203
レクリエーション療法	328
レゴラフェニブ	498, 502
レジオネラ	403
レシチン	596
レシチンベジクル	112
レジパスビル	103, 108
レジン	209
レストレスレッグ症候群	303
レスピマット	56
レセルピン	42
レダクターゼ阻害薬	210
レチノイド	384
レチノイン酸症候群	545
レッシュ・ナイハン症候群	215

レトロゾール	478
レニン	12, 41, 43
レニン-アンジオテンシン-アルドステロン系	4, 12, 14
レニン-アンジオテンシン系阻害薬	143
レニン-アンジオテンシン系抑制薬	40, 42
レバミピド	86
レバロルファン	117
レビー小体	302
レビー小体型認知症	304
レフルノミド	251
レベチラセタム	291, 295, 298, 521
レボカバスチン	364
レボセチリジン	364
レボチロキシン	192
レボチロサイロキシン	192
レボドパ	304, 306, 307
レボノルゲストレル	268, 272
レボフロキサシン	404
レボホリナート	498, 509
レボホリナートカルシウム	500
レム睡眠行動異常	303
連続性ラ音	54

ろ

ロイコトリエン	53, 97, 356, 375
ロイコトリエン受容体拮抗薬	56, 58, 361, 364
ロイコボリン	524
労作性狭心症	30
老人斑	310
ロータブレーター	30
濾過手術	394
ロキサチジン	73
ロサルタンカリウム	43
ロサンゼルス分類	70
ロスバスタチン	211
ロタウイルス	420
ロチゴチン	306
ロピニロール	306
ロペラミド	421
濾胞性リンパ腫	531
ロボット支援前立腺全摘術	549
ロミプロスチム	175
ロラタジン	364

わ

ワイルフェリックス（Weil-Felix）反応	599
ワクチン療法	51
ワルファリン	173, 181, 182, 284, 285, 552
ワルファリンカリウム	282
ワレンベルグ症候群	280

ギリシャ文字

α-GI	132
α-グルコシダーゼ	201
α-グルコシダーゼ阻害薬	200

α-フェトプロテイン	603
α-メチルノルアドレナリン	42
αβ 遮断薬	399
α1-ミクログロブリン	583
α1MG	583
α1 遮断薬	42, 160
α1 受容体	160, 255, 260
α1 受容体遮断薬	258, 260
α2 受容体	42
αhANP	13
α 型ヒト心房性ナトリウム利尿ペプチド	13, 14
α 刺激薬	160
α 遮断薬	40
β-catenin	556
β-D-グルカン	444
β-D-グルカン検査	445
β-OHBA	595
β-ヒドロキシ酪酸	595
β-ラクタマーゼ阻害薬配合ペニシリン系薬	49
β-ラクタム系薬	410, 457
β1 刺激薬	10
β1 遮断薬	14
β1 受容体	14, 32
β2-ミクログロブリン	583
β2 MG	583
β2 刺激薬	65, 67, 160
β2 受容体	32, 58
β3 受容体刺激薬	159
β 遮断薬	21, 30, 40, 107, 189, 399
β 受容体遮断薬	7
γ-GT	580
γ-GTP	112, 114
γ-アミノ酪酸	294
γ-グルタミルトランスフェラーゼ	580
γ-グロブリン	597, 600
γ グロブリン製剤	155

数字・記号	
Ⅰa 群薬	24
Ⅰb 群薬	24
Ⅰc 群薬	24
Ⅰ型 DNA トポイソメラーゼ	465, 499, 515
Ⅰ型アレルギー	600
Ⅰ型アレルギー性疾患	356
Ⅰ型インターフェロン	236
Ⅰ群薬	23
1 型 AIP	121
1 型糖尿病	196
1 日尿中 C ペプチド	199
1 秒率	62, 584
1,3-β-D-グルカン	449
Ⅱ型トポイソメラーゼ	465

Ⅱ群薬	24
2 型 AIP	121
2 型糖尿病	197
Ⅲ群薬	25
3-3-9 度方式	611
3D-CTA	278
Ⅳ群薬	26
5-ASA	97
5-ASA 製剤	92, 93, 96
5'-DFUR	487
5-FC	448, 449
5-FdUMP	449
5-FU	449, 485, 487, 497, 500, 512, 564
5-FUTP	449
5-アミノサリチル酸	97
5-アミノサリチル酸製剤	92
5-アミノレブリン酸	521
5α-DHT	552
5α 還元酵素阻害薬	258, 260
6-MP	534
12 誘導心電図検査	586
17-KS	593
17-OHCS	593
17α ヒドロキシプロゲステロン誘導体	272
18F-FDG	468
18F-フルオロデオキシグルコース PET	291
19-ノルテストステロン誘導体	272
24 時間 pH モニタリング	70
24 時間自由行動下血圧	36
99 mTc	468
125I-イオマゼニル SPECT	291
128I-IMZ SPEC	291
1997 年改訂米国リウマチ学会による分類基準	237
%VC	584
% 肺活量	583

A	
A-DROP システム	403
Aβ	311
Aβ-タウ相関	311
Aβ42	314
Aβ オリゴマー仮説	311
ABCG2 遺伝子	215
ABC アプローチ	66
ABC 分類	78
ABL	19
ABLB	352
ABL チロシンキナーゼ阻害薬	534
ABPM	36
ABVD 療法	536
AcAc	595
ACE	7, 12, 40, 43
ACE 阻害薬	9, 12, 30, 40, 43, 132, 133, 144, 155
ACh	158

ACPA	244
ACS	27
ACTH	522,553,591
acute phase reactants（proteins）	599
AC 療法	474
AD	310
ADC	281,540
ADCC	476,538
ADH	592
ADH 不適合分泌症候群	592
ADM	559
ADP 受容体	283
ADR	560
AFP	481,504,603
AGML	75,79
AGN	139
A/G 比	580,597
AHF	461
Ahmed	396
AICAR	251
AIDS	431
AIHA	165
AIP	121
air trapping	62
AKI	125
Alb	580,597
ALCL	536
ALK	531
ALK 遺伝子転座	454
ALK 阻害薬	460
ALK 融合タンパク	465
ALL	532,533,543
ALP	112,114,580
ALP アイソザイム	580
ALT	101,114,579
AML	532,533,543
AMPA 型グルタミン酸受容体	296
AMPC	78
AMPH-B	448
AMPK	200
AMP キナーゼ	201
ANA	602
ANCA	141
Ang I	4
Ang II	4
AP	352
AP-1	241
APL	533,543
APOE-ε4	314
APP	311
APRT 欠損症	215
APTT	581,590
AP 療法	460,559

AR	552
Ara-C	533
Ara-C 大量療法	533
ARB	7,9,12,40,43,132,133,144,155
ART	434
ART 療法	434
ASO	141,583,599
ASP	103
ASP・DCV 併用 24 週間根治療法	103
Aspergillus fumigatus	445
AST	29,101,114,579
AT₁	4,43
AT₁ 受容体	43
AT₂	4
AT₂ 受容体	43
ATG	166,168
ATO	534
ATP	15,158,215,349
ATP 感受性 K⁺ チャネル	33
ATRA	533,541,544
AWS	550
AZA	143,144
A 型急性肝炎	101
A キナーゼ	11,12
A 群 β 溶連菌	48,139
A ソ連型	48
A 香港型	48

B

B cell activating factor	236
BAD	280
Baerveldt	396
BAFF	236
Basal	469
basal supported oral therapy	199
BCA225	469
BCAA	107
BCL1	531
BCL2	531
BCR-ABL	534
Bcr-Abl	544
BDI	336
bDMARDs	249
BDNF	339,342
BDP	57
BE	606
Bil	578
binary toxin	421
blind loop 症候群	165
BMI 高値	379
BMS	30
BNP	7,588
BOT	199
BP	230,586,609

699

BPH	255
BPSD	312, 313
BRAF V600E	502
BRAF 野生型	502
Brudzinski 徴候	406
Brugada 症候群	22
BR 膵がん	508
BS	252
BSA	381
BT	610
BUD	57
Burkitt リンパ腫	531
B 型	48
B 型肝炎	150
B 型肝炎ウイルス	102, 515
B 型急性肝炎	101
B 型慢性肝炎	102
B 型モノアミン酸化酵素阻害薬	306
B 群連鎖球菌	405
B 細胞	175, 242, 244, 424, 602
B 細胞性非ホジキンリンパ腫	536, 538
B 細胞リンパ腫	531
B モード法	586

C

C. albicans	442
C. coli	417
C. difficile	420
C. jejuni	417
C. neoformans 抗原検査	444
C-反応性タンパク	598
C-ペプチド	594
CA15-3	469, 603
CA19-9	265, 481, 483, 505, 506, 508, 603
CA125	265, 481, 603
Ca^{2+}-induced Ca^{2+} release	9, 11
Ca^{2+} チャネル	26
Ca^{2+} チャネル遮断薬	26, 32, 40, 44, 394, 395
Ca^{2+} ポンプ	11
CA72-4	481
CAB	71
CABG	31, 587
CAB 療法	550
CADASIL	282, 320
CAF 療法	474
CAG	587
Cag A 遺伝子	77
CAM	78
cAMP	9, 11, 12, 59, 159
Campylobacter	417
cAMP 依存性タンパク質リン酸化酵素	11, 12
cAMP ホスホジエステラーゼ	322
cAMP ホスホジエステラーゼ 3	283
Candida albicans	442

Candida 属	442
CARASIL	282
carbon count	199
CARE	522
CAT 質問票	63
Ca 含有製剤	136
Ca チャネル遮断薬	304
Ca ハンドリング	4
CBDCA	457, 462, 559, 564
CCC	505
Ccr	126, 583
CCR5	430, 436
CCR5 阻害薬	433, 436
CCRT	563
CC ケモカイン受容体 5	436
CD3	531
CD4	436
CD4 抗原	430
CD4 陽性細胞	431
CD4 陽性リンパ球数	431
CD4 リンパ球	599
CD5	531
CD10	531
CD20	531, 538
CD28	253
CD30	536, 539
CD56	531
CDAI	92, 247
CDC	538
CDDP	457, 459, 462, 486, 509, 559, 564
CDHP	512
CD 感染症	422
CD 番号	602
CEA	469, 481, 483, 495, 506, 508, 603
CE 療法	462
CGA 分類	130
cGMP	13
cGMP 依存性タンパク質リン酸化酵素	13
CGN	140
CHDF	120
ChE	580
ChEI	315
Child-Pugh 分類	105
cholinesterase inhibitor	315
CHOP 療法	536
CIC	57
CIN	561
CIN 分類	561
CK	7, 28, 29, 587
CK-MB	28
CKD	125, 127, 166, 216
CKD-MBD	132
CLL	532, 535

Cmax	410
CML	532, 534
CMV	101, 425
CMV 感染症	426
CO	586
COMT	11, 116, 123, 306
Coombs 試験	165
COPD	62
COX	79, 220
COX-1	79
COX-2	79
COX 阻害	79
CPA	143, 144, 149, 534, 535
CPT-11	497
CR	458
Cre	582
CRP	4, 6, 114, 245, 382, 598
CRP 値	381
CRT	7, 485
Cryptococcus neoformans	443
Cryptococcus 属	443
CS	19
csDMARDs	249, 251
CSF	314
CSF-1R	516
CT	121, 275, 468, 520
CTLA4	253
CTZ	349
CT 検査	548
CT 療法	564
CURB-65 スコア	403
Curling 潰瘍	75
Cushing 潰瘍	75
CVD	131
Cw6	379
CXCR4	430
CyA	143, 149, 150
CyclinD1	531
CYP1A2	68, 514
CYP2C8	513
CYP2C9	220, 488
CYP2C19	451
CYP2D6	159, 477
CYP3A	529
CYP3A4	153, 211, 232, 411, 450, 489, 499, 502, 510, 513, 515, 541, 544, 553
CYP3A 阻害薬	435
CYP17	550, 552
CYP 酵素	449
CysLT₁ 受容体	364
CysLTs	364
cytochrome P450 2C9	220
C 型肝炎ウイルス	102

C 型急性肝炎	101
C 型慢性肝炎	102
C 線維神経	157
C ペプチド	199

D

D-Bil	578
D-マンニトール	400
DAA	101, 102, 103
DAAs	107
DAS	381
DAS28	247
DAT-SPECT 検査	304
DCIS	467
dCTP	511
DCV	103
DC 療法	460
de novo 経路	215
DES	30
dFdCDP	511
dFdCTP	511
DHT	552
DIC	114, 175, 534
dipper type	36
DLBCL	531
DLco	584
DLQI	381
DMARDs	249, 253
DNA	462, 486, 560
DNA 合成	449, 463
DNA プローブ法	599
DNA ポリメラーゼ	108, 475
DNA ミスマッチ修復	556
DNR	534
DOAC	282
DOC	463, 488
DP	609
DPD	500
DPP-4	202
DPP-4 阻害薬	132, 202
DRI	43
DSM-5	325, 334
DSS	331
dTMP	500
DTX 療法	474
Duke 法	590
dUMP	500
DUPAN-Ⅱ	508
DVT	172
DXA 法	224
DXR	533, 534, 560
D ダイマー	173, 177

E

E. coli	417

701

EA	425
EBNA	425
EBV	101, 424
EBV 核内抗原	425
EB ウイルス	531
ECG	586
EC 療法	474
ED	454, 461
ED-SCLC	461
EGFR	453, 464, 476, 501
EGFR-TK	514
EGFR-TKI	457, 460
eGFR	583
eGFRcys	131
EGFR 遺伝子変異	454
eGFR 推算法	127
EGFR チロシンキナーゼ阻害薬	457, 460
EHEC	418
EIA 法検査	421
ELISA	432, 600
EMR	482, 484, 496
ENBD	115
ENGBD	115
EPA	210
EPBD	113
Epidermophyton	446
EPO	166
EpoR	134
EPO 製剤	166
EPS	84
Epstein-Barr ウイルス	424
ER	232, 469
ErbB1	476
ErbB2	476
ERBD	115
ERC	113
ERCP	120
ERCP 検査	114
ERCP 像	121
ESA	132
ESA 製剤	169
ESBL	405
ESD	482, 484, 497
ESR	245, 598
EST	113
ESWL	121
ETCO$_2$	585
ETEC	417
ETP	465
EUS	121
Evans 症候群	165
Express	396
E 型急性肝炎	101

F

F-FLCZ	447
F-RNA	487
Fanconi 貧血	167
Fc 受容体	173
FD	75, 80
FDG-PET	291
FDP	177
FdUMP	500
Fe	588
FEC 療法	474
FENa	126
FeNO	54
FEV$_1$	64
FEV$_1$%	64
FEV$_{1.0}$%	584
FFA	596
FGF23	132
FGFR1	502
FISH 法	469
FK506	242
FLAIR	278
FLAIR 画像	290
FLT-3	516
Flu	535
Fms 様チロシンキナーゼ 3 受容体	516
FN	457
FOB	605
FOLFIRI	498
FOLFIRINOX 療法	509
FOLFIRI + ラムシルマブ療法	498
FOLFIRI 療法	498
FOLFOX	498
FOLFOX + BV 療法	498
FOLFOX 療法	498
FP	57
FP 療法	486, 564
Framingham criteria	4
free T$_3$	190
free T$_4$	190
Friedewald 法	208
FRV	584
FSH	523, 592
FT	512
FT3	190
FT4	190
FTA-ABS	599
FTD	310, 503
FTDP-17	310
FTU	371
functional MRI	520
FUS	471
FUTP	500

FVC	64, 584
Fyn	311, 312

G

G-CSF	166, 457, 559
GABA	294, 296
GABA$_A$ 受容体	294
GABA 作働性ニューロン	288
GABA 受容体	284
GABA トランスアミナーゼ	295, 296
GCAP	92, 383
GCS	611
GDx Nerve Fiber Analyzer	393
GEL	121
GEM	463, 509
GEM 療法	509
Genotype 1	103
Genotype 2	103
Genotype A	102
GERD	70
GFR	127, 582
GH	523, 591
GH 注射製剤	523
Gleason 分類	547
GLP-1	200, 202
Glu	594
glycemic index	199
GnRH	551
GnRH アゴニスト	267, 271
GnRH 受容体	551
GO	534
Goldie-Coldman の仮説	535
Goldmann 圧平式眼圧計	394
GOM	320
gp41	436
gp120	436
gp120 タンパク	430
GP 療法	460
GR	241
granular osmiophilic material	320
GRE	241
Gs	59
GTP	154
GVHD	535
GVL	535
G キナーゼ	13

H

H-FABP	29
H$^+$, K$^+$-ATPase	71, 85
H. pylori	70, 79, 84
H. pylori 感染	75, 173
H. pylori 感染胃炎	77
H. pylori 除菌療法	84
H1N1	48

H$_1$ 受容体	58
H2RA	71
H$_2$ 受容体拮抗薬	75
H$_2$ ブロッカー	71, 72, 86, 123
H3N2	48
H5N1	48, 50
H275Y 変異	50
HA	48
Halsted 手術	471
HAM-D	336
hANP	127
haptoglobin	589
Hb	588
HbA1c	132, 198, 594
HBe 抗原	102
HBs 抗原	101, 102, 504
HBV	102
HBV-DNA	102
HBV キャリア	102
HCC	504
hCG	604
HCQ	240
HCV	102
HCV-RNA	101, 102
HCV 抗体	101, 504
HDL	206, 595
HDL-C	211, 595
HDL コレステロール	206, 207, 595
Heidelberg Retina Tomograph	393
HER2	469, 476, 482, 490
HER2-ECD	469
HER2 遺伝子	469
HER2 タンパク	473
HER2 陽性乳がん	473
HFSR	511
HGPRT 欠損症	215
HHV	423
HHV-6	426
HHV-7	426
HHV-8	426
Hib ワクチン	406
HIFU	471
His	19
HIV-1	430
HIV-2	430
HIV-RNA 量	434
HIV インテグラーゼ	436
HIV 感染症	430, 434
HL	531
HLA	197, 535
HLA-B51	95
HLA-C 抗原	379
HLA-DRB1	244

HLA 半合致移植	535
HMG-CoA	207, 210, 211
HMG-CoA 還元酵素	211
HMG-CoA 還元酵素阻害薬	209
HNF-4α	196
HoLEP	259
HOMA-IR	199
Hoover 徴候	63
HPV	561
HP 療法	477
HRA	19
HRCT	62
HRSD	336
HRT	393
HRT 剤	272
HSP	241
HSV	423
HSV-1	423
HSV-2	423
HSV-DNA	424
Ht	588
HTLV-1	531
Humphrey 視野測定	394
HUS	418
H 鎖	600

I

I-Bil	578
IAA	92
IACA	92
IBS	98
ICA	199, 600
ICD	8, 21
ICE	522
ICG 試験	578
ICS	66
IDA	533
IDC	467
IDCP	121
IDL	206
IF	539
IFIS	258
IFN	101, 102
IFN-free 経口 DAA 併用療法	103
IFN 少量長期療法	104
IFN 療法	102
IF 法	583
IgA	600
IgA 型 HE 抗体	101
IgA 腎症	141, 143, 216
IgD	600
IgE	58, 600
IgE 抗体	356
IGF-I	591

IgG	146, 246, 600
IgG1	501
IgG4 陽性形質細胞浸潤	122
IgM	600
IgM 型 HA 抗体	101
IgM 型 HBc 抗体	101
IL-1	598
IL-2	98
IL-4	58, 361
IL-5	58, 361
IL-6	4, 252, 598
IL-8	77
IL-12	384
IL-17	385
IL-23	384
IL-36RN 遺伝子	379
imbalance theory	288
INR	511
INSTI	436
Intrinsic subtype	469
IOIBD	92
IPSS	256
IP 療法	460, 461
ISA	32, 41
ISR	496
ITCZ	447
ITP	165, 173
IVCY	240

J

Jaccoud 変形	236
JAK	250, 253
JCS	611
jolt accentuation	406
jumbling 現象	345

K

K-ras	556
Kernig 徴候	406
Ki67	469
kissing ovary	266
KIT	502, 516
Korotkoff 音	36
K 値	607
K⁺ チャネル	25, 295
K⁺ チャネル遮断薬	25
K⁺ 保持性利尿薬	14

L

L-AMB	447, 449
L-ASP	534
L-OHP	497, 498
l-T₄	192
L-アスパラギナーゼ	534, 543
L-アスパラギン酸カルシウム	226
L-カルニチン	107

LA	508
LAA	64
LABA	55,58,66
LAMA	56,66
Lambert-Eaton 症候群	454
LAP	112
LA 膵がん	508
LA 分類	70
LCAP	92
LCIS	467
LD	454,461,579
LD-SCLC	461
LDH	29,579
LDL	206,595
LDL-C	210,595
LDL アフェレーシス療法	210
LDL 吸着療法	143
LDL コレステロール	206,207,595
LDV	103
LD アイソザイム	580
Legionella pneumophila type Ⅰ	404
Lennox-Gastaut 症候群	290,296
Lennox 症候群	295
LEP	271
LES	70
LH	523,551,592
LH-RH アゴニスト	549
LH-RH アゴニスト製剤	472
LH-RH アナログ	477
Libman-Sacks 心内膜炎	237
LiCO₃	193
LPSP	121
LT	417
L 鎖	600
LTOT/HOT	66
LTRA	56
Luminal A	469
Luminal A-like	469
Luminal B	469
Luminal B-like	469
LUTS	157
LV	500
Lynch 症候群	556
L 型 Ca²⁺ チャネル	26,32,295
L 型電位依存性カルシウムチャネルブロッカー	133

M

M2 タンパク質阻害薬	51,52
MALT	531
MAO	11,306
MAP	609
MARTA	330
Masson 染色	142

maturity onset diabetes of the young	196
MCI	313
MCV	162
MD 法	224
MF	57
MIBG 心筋シンチグラフィー	304
MIC	599
Microsporum	446
mild cognitive impairment	313
Mirizzi 症候群	114
MLCP	13
MLH1	556
MLO 撮影	468
MMAE	539
MMF	144,154,240
MMI	189,190
MMP	206,244
MMP-3	382
MMR	556
MMSE	320,336
modified CODOX-M/IVAC 併用療法	538
MODY	196
MPA	272,478,558
MPA 療法	559
MRA	245,275,281
MRCP	113,119,121,505
MRI	246,266,275,281,313,468,520
MRI 検査	495,548
MSA	41
MSH2	556
MSH6	556
MST	457
mTOR	472
MTX	249,251,384,534
MTZ	78
Murphy 徴候	114
MVP 療法	460
MZB	143,144,149
M 因子	454,483
M 期	489
M タンパク	590
M タンパク血症	597
M 分類	468
M モード心エコー法	586

N

N-アセチル-β-D-グルコサミニダーゼ	583
NA	48
Na⁺-Ca²⁺ 交換機構	9,24
Na⁺-Cl⁻ 共輸送体	14,40
Na⁺-K⁺-2Cl⁻ 共輸送体	14,41
NAC	563
NADH シャトル機構	197
NAG	583

NAI	50,51	Oddi 括約筋	117
NASH	101	Oddi 括約筋弛緩薬	116
NaSSA	336,339	OGTT	198,594
Na クリアランス	126	on-off 現象	305
Na^+/グルコース共輸送担体 2	202	Oxo	512

P

Na^+ チャネル	14,24,41,294,295	P-CAB	72,78
Na^+ チャネル遮断薬	23	p53	556
Na^+ ポンプ	9	PAC	564
NBCA	520	$PaCO_2$	66,585,606
NCC-ST-439	469	PAD	244
NERD	70	PAIgG	174
neuropsychiatric SLE	237	paired helical filament	311
New York Heart Association	4	PAM 染色	142
NF-κB	241	PaO_2	606
NF-AT	98,242	PASI スコア	381
NH_3	581	PAS 染色	142
NHL	531	PC20	55
Niemann-pick C1 like 1	212	PCG	586
NINDS-AIREN 診断基準	319	PCI	30,458,461,587
NMDA 受容体	311,312,324	PCOS	556
NNRTI	436	PCP	444
NO	33	PCR 法	424,599
non-*albicans*	442	PCWP	587
non HDL-C	208	PD-1	466
non-thyroidal illness	188	PD20	55
non-Typhi	416	PDE3	11,322
non-typhoidal *Salmonella*	416	PDE3 阻害薬	11
NPC1L1	212	PDE5 阻害薬	258
NPC1L1 タンパク質	210	PDGF	510
NPPV	66	PDGFR-α	516
NPSLE	237	PDGFR-β	502,516
NP 療法	459,460	PDS	84
NRTI	436	PDT 半導体レーザー	522,524
NS3/4A プロテアーゼ	107	PEF	54
NS5A 耐性変異ウイルス	103	PEG	253
NS5A 複製複合体	107	Peg-IFN・RBV・DAA 3 剤併用療法	104
NS5B ポリメラーゼ	107	Peg-IFN 治療	101
NSAIDs	51,79,86,113,179,	PEIT	505
	219,220,239,249,253,267,269	PEM	462
NSAIDs 起因性潰瘍	79	periodic acid methenamin silver 染色	142
NSAID パルス療法	217	periodic acid-Schiff 染色	142
NSE	603	PET	290,468,495,520
NT-proBNP	7,588	PE 療法	461
NYHA	4	PFD 試験	120
N 因子	454,483	PFS	457
N 分類	468	PG	78,79,158

O

O26	418	PG I	78
O111	418	PG II	78
O157 : H7	418	pGC	14
OAB	157	PGD_2・TXA_2 受容体拮抗薬	361,364
OBV	104	PgR	469
Octopus 視野計	394	PHF	311

Ph 染色体	534
PI	436
PIC	177
PIK3CA	556
PIVKA-Ⅱ	603
PIVKA-II	504
PK/PD	409
PL	596
PLA₂	241
PLT	589
PML-RARα	544
PML-RARA	533
PMS2	556
Pneumocystis carinii	444
Pneumocystis carinii pneumonia	444
Pneumocystis jirovecii	444
Pneumocystis jirovecii pneumonia	444
Pneumonia Severity Index	403
PPARα	210, 212
PPARγ	200, 201
PPI	71, 78, 80, 84
PRL	592
PSA	257, 547, 603
PSAGN	139
PSA 値	550
PSD	181
PSD-95	311
PSI	403
PSL	239, 250, 534
PSP 試験	583
PT	101, 177, 578, 581, 590
PT-INR	591
PTC	113
PTCA	115
PTCD	115
PTCSL	113
PTE	172
PTEN	556
PTH	232, 593
PTU	189, 190
PTV	104
PTV/OBV/RTV 配合剤	104
PTX	463, 488, 559, 564
PTX＋BV 療法	474
PTX 毎週療法	474
PT 国際標準化比	591
PUVA 療法	384
p 型アミラーゼ	119
P 糖タンパク質	450

Q

QOL	157, 359
QOL スコア	256
QRS	24

QRS 波	5
QT 延長	24, 337
QUS	224

R

R-CHOP 療法	532, 536
R-レジメン	536
R4 指向性	431
R5 指向性	431
RA	244
RAA	7
RAA 系	4, 12, 14, 42
RAF	502
RANKL	227, 231
RANKL 阻害薬	231
RAS 遺伝子変異	502
RAS 阻害薬	143, 148
RAS 野生型	502
Raynaud 現象	236
RA 系阻害薬	133
RBC	588
RBV	103
RDI	536
RE	70
RET	502, 516
Ret	589
ret 前がん遺伝子	516
RF	246, 602
RFA	471, 505
Rho キナーゼ	283, 400
Rho キナーゼ阻害薬	394, 400
RNA 依存性 RNA ポリメラーゼ	109
RNA 合成	449
RNA ポリメラーゼ	475
ROCK-1	400
ROCK-2	400
Rome Ⅲ	82
Rome Ⅳ	96
ROS1 融合遺伝子	454
RPGN	139, 144
RS ウイルス	48
rt-PA	276
rt-PA 製剤	178
RT-PCR 法	432
RTK	516
RTV	104
RVA	19

S

S-1	482, 500, 507, 508
S-1＋ゲムシタビン	509
S. dysenteriae	419
S. sonnei	419
SABA	55, 66
SAH	278

707

SAMA	66
SaO₂	585
SASS	336
SCC	483,603
SCLC	461
SDA	330
SDAI	247
SDS	336
SE	293
SERD	472,477
SERM	227,230,477
seton 法	94
sGC	13
SGLT2	200,202
SG カテーテル	586
SHBG	556
Shigella	419
SIADH	454,592
Sicilian Gambit 分類	22
sick euthyroid 症候群	188
SIRS	598
SISI 検査	352
SIV	430
Skipper モデル	535
SLE	173,236
SLICC	237
SLX	603
SMART 療法	56
SN-38	465,499
SNARE タンパク群	197
SNRI	322,336,339
SOF	103
SOF/LDV 配合剤 12 週間根治療法	103
SOF・RBV 併用 12 週間根治療法	103
SOX 療法	486
SP	609
SPAN-I	508
SPECT	290,520
SpO₂	585
SP 療法	486
SR	9
SREBP-1c	207
SSRI	284,336,339
SST	328
ST	417,538
Stevens-Johnson 症候群	511
STS	599
ST 合剤	405,420,421
ST 上昇	28
ST 低下	28
suppression & replacement 療法	191
SU 受容体	200,201
SV2A	296

Sydney system	75
Systemic Lupus International Collaborating Clinics	237
S 状結腸切除術	496

T

T-Bil	578
T-Chol	595
T-DM1	473,477
t-PA	283
T1，T2 強調画像	290
T2T	248
T₃	186,592
T₃ 製剤	190
T₄	186,592
T₄ 製剤	190
TAC 療法	474
TAE	505
TAP 療法	559
TAS-102	503
TAT	177
TBB	454
TC＋BV 療法	460
TCH 療法	473
TC 療法	460,473,474,559,564
TDM	10,297
TEN	511
TG	206,211,595
TGF-β	129
Th2 サイトカイン阻害薬	58,361,364
therapeutic time window	179
TIA	276
TIBC	163,589
TIE-2	502
TKI	534
TLESR	70
TLR	236
TNF	379,598
TNF-α	4,97,98,197,244,384
TNF-α 阻害薬	384
T/NK 細胞リンパ腫	531
TNM 分類	454,548
TnT	587
Topo I	465,515
torsades de pointes	24,25
TP	580,597
TPHA	599
TPI	503
TP 療法	564
TPO	175
TOP	564
TRAb	191
tractography	520
Trichophyton	446

TS···················500	VC···················64,583
TS-1·················512	VCA·················425
tsDMARDs···········249	VCR·················534
TSH·······186,187,190,523,592	VEGF·······396,510,515,525
TSH 下垂体産生腫瘍······186	VEGF-A············464,501
TTT·················580	VEGFR-1············516
TTW·················179	VEGFR-2·······466,490,501,516
TUR-P···············259	VEGFR-3············516
TX·····················58	vestibular migraine·····348
TXA₂ 合成酵素阻害薬·······58	VFGFR··············502
TXA₂ 受容体拮抗薬········58	Virchow の三徴········172
Typhi···············416	VLDL············206,595
Tzanck テスト··········424	VMA·················593
T 因子············454,483	VNR··············459,463
T 型 Ca²⁺ チャネル·····26,295	VRCZ···············447
T 細胞······58,97,150,242,379	VT1·················418
T 分類···············468	VT2·················418
T リンパ球············602	VTE·················172
	VZV·················424

U

UA··················597
UDCA············104,107
UDCA 療法···········113
UDP-グルクロン酸転移酵素·····465
UFT·················500
UGT·················465
UGT1A1··············499
UGT1A9··············510
UIBC·············589,597
UICC-TNM 分類········492
UN··················582
unopposed estrogen·····556
updated Sydney system·····75
URAT1···············220
US··················121

V

V. cholerae·········419
V. parahaemolyticus·····418
Vac A················77
VAS·················381
Vaughan-Williams 分類·····22

W

Wallenberg 症候群·······345
Wassermann 反応········599
WBC·················589
wearing-off 現象·······305,307
Wernicke 脳症··········293
West 症候群········290,295,296
Wolff-Chaikoff 効果······189

X

Xa 因子···············182
Xa 阻害薬·············173
XELOX 療法···········498
XO 阻害薬·············136
XP＋トラスツズマブ療法·····486
X 線 CT··············313

Y

YAM 値···············224
YMRS···············336
Young 躁病評価スケール·····336

Z

ZTT·················580

〈監修者略歴〉

寺 田 　 弘 （てらだ　ひろし）

1960年　京都大学医学部薬学科　卒業
1965年　京都大学大学院薬学研究科博士課程　単位修得退学
1967年　薬学博士（京都大学）
現　在　新潟薬科大学　理事長，学長
　　　　日本医薬情報センター（JAPIC）会長

金 保 安 則 （かなほ　やすのり）

1976年　京都薬科大学薬学部製薬化学科　卒業
1982年　京都薬科大学大学院薬学研究科博士課程　修了
1982年　薬学博士（京都薬科大学）
現　在　筑波大学　副学長・理事（産学連携担当）

原 　 　 晃 （はら　あきら）

1979年　東北大学医学部医学科　卒業
1989年　医学博士（筑波大学）
現　在　筑波大学　副学長・理事・附属病院長

- 本書の内容に関する質問は，オーム社書籍編集局「（書名を明記）」係宛に，書状または FAX（03-3293-2824），E-mail（shoseki@ohmsha.co.jp）にてお願いします．お受けできる質問は本書で紹介した内容に限らせていただきます．なお，電話での質問にはお答えできませんので，あらかじめご了承ください．
- 万一，落丁・乱丁の場合は，送料当社負担でお取替えいたします．当社販売課宛にお送りください．
- 本書の一部の複写複製を希望される場合は，本書扉裏を参照してください．
  [JCOPY] ＜出版者著作権管理機構　委託出版物＞

Common Disease の病態生理と薬物治療

2019 年 3 月 1 日　　第 1 版第 1 刷発行

監 修 者　寺 田 　 弘
　　　　　金 保 安 則
　　　　　原 　 　 晃
編 　 　 者　システム薬学研究機構
　　　　　牧 野 公 子
　　　　　宮 城 島 利 一
　　　　　高 乗 　 仁
　　　　　江 口 至 洋
　　　　　礒 濱 洋 一 郎
発 行 者　村 上 和 夫
発 行 所　株式会社 オ ー ム 社
　　　　　郵便番号　101-8460
　　　　　東京都千代田区神田錦町 3-1
　　　　　電話　03(3233)0641(代表)
　　　　　URL　https://www.ohmsha.co.jp/

© 寺田弘・金保安則・原晃 2019

印刷・製本　三美印刷
ISBN978-4-274-22070-8　Printed in Japan

関連書籍のご案内

薬効力 —72の分子標的と薬の作用—

◎NPO法人　システム薬学研究機構　編
◎A5判・192頁　　◎定価（本体2500円【税別】）

目では見えない「くすり」の秘めた働きがわかる！

本書は、薬がどのような仕組みで効くのかをできるだけ新しい薬を中心に病気別に解説。さらに、くすりにまつわる基礎的知識や最新の話題も豊富に掲載。薬剤師や薬学部の学生、医師や看護師にも有効な一冊。

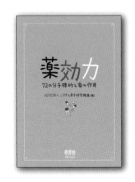

主要目次

第1部　72の分子標的と薬の作用
痛みを和らげる／炎症・アレルギーを抑える／侵入微生物と戦う／生活習慣病を治す／血の巡りを正常に／胃腸を健やかに／呼吸をスムーズに／視力を守る／老化を改善する／内乱細胞を鎮める／心を癒す

第2部　くすりアラカルト
タンパク質の基礎知識／薬物受容体／創薬技術―「経験・勘」から「理論的アプローチ」へ／臨床試験（治験）―創薬の最終コーナー／剤型開発・DDSからの創薬／医療技術の革新と薬―臓器移植を実用化した免疫抑制剤／薬の生体内運命―ADME／妊婦とくすり／副作用とは？／個別化医療―患者一人ひとりに合わせた薬・医療／オーファンドラッグ／スイッチOTC薬／患者を守る担当薬剤師とお薬手帳／医薬品情報―インターネットで調べる etc...

薬物名一覧（一般名／販売名）

遺伝子力 —ヒトを支える50の遺伝子—

◎NPO法人　システム薬学研究機構　編
◎A5判・146頁　　◎定価（本体1800円【税別】）

目では見えない「遺伝子」の隠された働きがわかる！

生命誕生から現在に至るまで、私たちを支える身近な50の遺伝子を、医学分野での科学的根拠を交えながら、驚きの働き、意外な働きをイラスト入りでやさしく紹介。さらに遺伝子アラカルトとして遺伝学関係の研究情報も掲載した、知的好奇心を刺激する一冊。

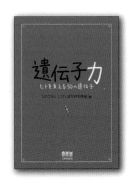

主要目次

第1部　私たちを支える50の遺伝子
縁結びの遺伝子／性を決める遺伝子／ミルクが飲める遺伝子／体型を決める遺伝子／瞳の色を決める遺伝子／美肌の遺伝子／骨をつくる遺伝子／美髪をつくる遺伝子／酒豪と下戸を決める遺伝子／ストレス、免疫を抑制する遺伝子／花粉症を発症させる遺伝子／血管をつくる遺伝子／血圧を調節する遺伝子／老廃物を処理する遺伝子／人格に影響する遺伝子／血栓の引き金となる遺伝子／脂肪をためる遺伝子／長生きの遺伝子 etc...

第2部　遺伝子アラカルト
遺伝子からタンパク質へ／遺伝子はどこまで人を決めるか／染色体地図／チンパンジーとヒトの遺伝子はどれだけ違う？／遺伝子治療／遺伝子多型とオーダーメイド医療／体内時計と薬の効かせ方／再生医療の道―細胞治療におけるES細胞／iPS細胞への展開 etc...

もっと詳しい情報をお届けできます．
◎書店に商品がない場合または直接ご注文の場合も右記宛にご連絡ください．

ホームページ　https://www.ohmsha.co.jp/
TEL/FAX　TEL.03-3233-0643　FAX.03-3233-3440

（定価は変更される場合があります）

E-1410-181